痛风病学

主 编 李长贵

科学出版社

北 京

内 容 简 介

本书共3篇：基础篇、临床篇和健康教育篇。基础篇介绍了高尿酸血症与痛风的病因、发病机制，痛风的病理生理，高尿酸血症与痛风动物模型和痛风的药物学等核心知识体系。临床篇全面阐述了痛风的临床表现、特殊类型痛风、痛风的辅助检查、痛风的诊断与评估、痛风的治疗，同时还介绍了痛风与内分泌疾病、代谢性疾病，其他关节炎、心血管疾病、消化系统疾病等的关系。特别吸收了国内外痛风诊断与治疗的新理念、新进展和新方法。健康教育篇讲述了痛风患者的饮食、运动、体重管理和痛风患者依从性管理。

本书内容丰富、新颖，科学性、实用性强，适合内分泌与代谢科、风湿免疫科、肾脏病科等相关专业医师、科研人员阅读参考。

图书在版编目（CIP）数据

痛风病学 / 李长贵主编. -- 北京：科学出版社，2024. 11. -- ISBN 978-7-03-079999-9

Ⅰ . R589.7

中国国家版本馆CIP数据核字第20245M47G4号

责任编辑：郝文娜 / 责任校对：张 娟
责任印制：师艳茹 / 封面设计：吴朝洪

科学出版社 出版
北京东黄城根北街 16 号
邮政编码：100717
http://www.sciencep.com

北京画中画印刷有限公司印刷
科学出版社发行 各地新华书店经销

*

2024 年 11 月第 一 版 开本：889×1194 1/16
2024 年 11 月第一次印刷 印张：24 1/2
字数：691 000
定价：268.00 元
（如有印装质量问题，我社负责调换）

主 编 简 介

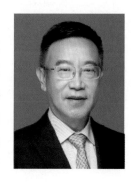

李长贵　医学博士，主任医师，教授，博士研究生导师，博士后指导导师。山东省痛风病临床医学中心主任，山东省免疫疾病与痛风临床医学研究中心主任，青岛大学代谢病研究院院长。国际高尿酸血症与痛风联盟终身常委，亚太痛风联盟联合主席，中华医学会内分泌病学分会高尿酸学组执行组长，中国老年学和老年医学学会老年病学分会副会长，山东省泰山学者。主要从事原发性高尿酸血症和痛风的基础与临床研究。作为课题负责人，在痛风病研究方向先后承担了国家重点研发计划 3 项（首席），"973"计划前期研究专项 1 项（首席），国家自然科学基金重点国际合作项目 2 项（主持），面上项目 5 项。获教育部科技进步二等奖 2 项（首位），中华医学科技进步二等奖 1 项（首位），山东省科技进步一等奖 1 项（首位），青岛市自然科学一等奖 1 项（首位）。近年来以第一作者和通信作者身份在 *Ann Rheum Dis*、*Nat Commun*、*Arthritis Rheumatol*、*Diabetes*、*Kidney Int* 等国际著名期刊发表论文 120 余篇。

副主编简介

孙明姝　医学博士，主任医师，硕士、博士研究生导师。青岛大学附属医院风湿免疫科副主任，青岛市风湿病质量控制中心主任。1994年本科毕业于青岛医学院，2008年博士毕业于上海交通大学医学院，2011年美国范德堡大学医学中心访问学者。现任山东省医学会风湿病学分会副主任委员、山东省医师协会风湿免疫病医师分会常委、青岛市医学会风湿病分会副主任委员、亚太痛风联盟副秘书长。获青岛市优秀青年医学专家、首届青岛市"好医生"荣誉称号。主持国家自然科学基金面上项目1项、国家自然科学基金重点研发项目子课题1项、省科技厅课题2项、市科技局课题1项；首位获得山东省医学科技进步三等奖1项、青岛市科技进步奖三等奖1项。以第一作者和通信作者身份发表SCI收录论文（包括1区、2区杂志）及中华论文等30余篇。

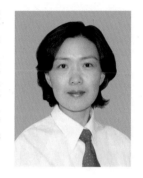

陈海冰　教授，主任医师，博士研究生导师。同济大学附属第十人民医院内分泌代谢科主任。主要从事痛风/高尿酸血症、糖尿病及其慢性并发症的诊治与研究。现任亚太痛风联盟常务委员，中华医学会内分泌病学分会高尿酸学组委员，上海市医学会内分泌学专委会副主任委员、高尿酸学组组长，中华医学会风湿病学会委员；海峡两岸关系协会痛风学组常务委员。主持国家重点研发计划子课题1项，国家自然科学基金面上项目5项、欧洲糖尿病基金会资助项目1项，获上海市第三十六届上海市优秀发明铜奖，获得省部级科技进步奖共3项。

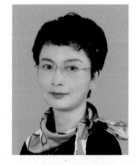

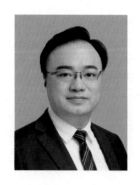

冯　哲　副主任医师，副教授，研究生导师。解放军总医院第一医学中心肾脏病医学部重症医学科主任。中华医学会肾脏病专业委员会委员；第八届中国中西医结合学会常务理事、副秘书长；解放军肾脏病专业委员会委员、秘书长；中国中西医结合学会慢病管理与防治委员会副主任委员；北京市医学会肾脏病学分会常务委员等。致力于急性肾损伤等危重症肾脏疾病及代谢性肾脏疾病的基础与临床研究。

主持科技部重点研发计划课题、国家自然科学基金、北京市课题等 7 项。发表论文 60 余篇，SCI 收录论文 20 篇。副主编专著 2 部。

获得国家科技进步一等奖 1 项，国家科技进步二等奖 2 项，省部级一等奖 2 项，国家科技创新团队奖和全国创新争先奖牌创新团队核心成员。

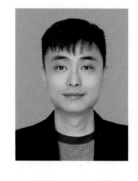

师咏勇　高级研究员，博士生导师。中国科学院脑科学与智能技术卓越创新中心副主任，特聘教授。教育部长江学者特聘教授，国家杰出青年基金获得者，"万人计划"领军人才，获评谈家桢生命科学奖创新奖、上海市科技精英、上海市青年科技杰出贡献奖、首届教育部青年科学奖、首批中组部青年拔尖人才、中青年科技创新领军人才、第十八届上海市十大杰出青年等荣誉。以第一完成人身份获得国家自然科学基金奖二等奖 1 项、上海市自然科学奖一等奖 1 项、教育部自然科学一等奖 1 项；论文总引用 2 万余次，H 指数 64；2019 年至今持续入选爱思唯尔高被引学者。

编著者名单

主　编　李长贵

副主编　孙明姝　陈海冰　冯　哲　师咏勇

编著者（按姓氏笔画排序）

于文成	青岛大学附属医院	刘　超	南京中医药大学附属中西医结合医院
于亚男	青岛大学附属医院	刘风静	上海交通大学医学院附属第六人民医院
马利丹	青岛大学附属医院	刘振明	北京大学药学院
王　灿	青岛大学附属医院	闫　飞	青岛大学附属医院
王　娟	青岛大学附属医院	许金梅	哈尔滨医科大学附属第四医院
王　琳	青岛大学附属医院	孙文艳	青岛大学附属医院
王　静	青岛大学附属医院	孙立荣	青岛大学附属医院
王芳芳	滨州医学院附属医院	孙红胜	山东第一医科大学附属省立医院
王丽芹	青岛大学附属医院	孙明姝	青岛大学附属医院
王学彬	滨州医学院附属医院	孙婧雪	哈尔滨医科大学附属第二医院
王玲珍	青岛大学附属医院	孙瑞霞	青岛大学附属医院
王海萍	青岛大学附属医院	纪晓朋	青岛大学附属医院
王海霞	青岛大学附属医院	扶　琼	上海交通大学医学院附属仁济医院
王雪峰	青岛大学附属医院	李　华	青岛大学附属医院
王颜刚	青岛大学附属医院	李　江	青岛大学附属医院
王璎珞	青岛大学附属医院	李　莉	青岛大学附属医院
尹嘉晶	同济大学附属第十人民医院	李长贵	青岛大学附属医院
石　诚	北京大学药学院	李如一	青岛大学附属医院
田字彬	青岛大学附属医院	李志强	青岛大学附属医院
付　敏	山东第一医科大学附属省立医院	李脉超	青岛大学附属医院
冯　哲	解放军总医院第一医院	李晓莉	青岛大学附属医院
宁春平	青岛大学附属医院	李海龙	青岛滨海学院
成志锋	哈尔滨医科大学附属第四医院	李鑫德	青岛大学附属医院
师咏勇	中国科学院脑科学与智能技术卓越创新中心	杨成宇	青岛大学附属医院
		杨希先	中国航天科工集团七三一医院
刘　振	青岛大学附属医院	杨绍玲	同济大学附属第十人民医院
刘　甜	青岛大学附属医院	吴　冕	南京医科大学附属苏州医院

吴世杰	同济大学附属第十人民医院	贺玉伟	青岛大学附属医院
辛　颖	青岛大学附属医院	班　博	济宁医学院附属医院
辛苗苗	青岛大学附属医院	聂　佩	青岛大学附属医院
辛燕璐	青岛大学附属医院	贾兆通	青岛大学附属医院
宋　芹	济宁医学院附属医院	夏　楠	哈尔滨医科大学附属第四医院
张　梅	济宁医学院附属医院	徐　岩	青岛大学附属医院
张　琨	烟台业达医院	徐文坚	青岛大学附属医院
张　辉	青岛大学附属医院	徐鑫森	烟台业达医院
张　婷	山东大学齐鲁医院（青岛）	高海慧	青岛大学附属医院
张会峰	江苏省中西医结合医院	高逸宁	同济大学附属第十人民医院
张丽丽₁	济宁医学院附属医院	郭庆敏	滨州市人民医院
张丽丽₂	临沂市人民医院	郭英杰	青岛大学附属医院
张振春	临沂市人民医院	郭凯锋	复旦大学附属闵行区中心医院
张晓洁	山东大学齐鲁医院	崔世超	青岛大学附属医院
张晓娜	潍坊市人民医院	崔凌凌	青岛大学附属医院
陈　颖	青岛大学附属医院	梁　楠	同济大学附属第十人民医院
陈海冰	同济大学附属第十人民医院	尉雅洁	天津市儿童医院
邵世宏	青岛大学附属医院	彭　艾	同济大学附属第十人民医院
林　静	青岛大学附属医院	韩　琳	青岛大学附属医院
林小晶	同济大学附属第十人民医院	程兆忠	青岛大学附属医院
季爱昌	青岛大学附属医院	程晓宇	青岛大学附属医院
孟冬梅	青岛大学附属医院	舒　强	山东大学齐鲁医院
赵　磊	青岛大学附属医院	温大蔚	青岛大学附属医院
赵　影	上海交通大学	虞定海	上海体育学院
赵文娟	青岛大学附属医院	路　杰	青岛大学附属医院
赵桂秋	青岛大学附属医院	解天华	山东第一医科大学附属省立医院
胡亚彬	北京大学人民医院青岛医院； 青岛大学附属妇女儿童医院	廖　琳	山东第一医科大学第一附属医院
		潘　琳	青岛大学附属医院
柳　林	潍坊市人民医院	潘月海	青岛大学附属医院
姜　彦	青岛大学附属医院	潘正论	山东大学齐鲁医院（青岛）
宫　颖	青岛大学附属医院	薛　闻	同济大学附属第十人民医院
姚　媛	青岛大学附属医院		

前 言

在我国，痛风由罕见病到少见病，经历了几十个世纪，但由少见病到常见病仅经历了几十年。面对这一突如其来的疾病，广大医务工作者尚缺乏足够的知识储备，在痛风的诊疗方面尚存在盲区和误区；广大患者对该病缺乏足够的重视，对该病治疗的依从性差，致残、致死率高。全面、系统阐述痛风的专著较少，相关参考资料也有限。近年来，关于痛风的病因学、影像学及精准医学等均取得了显著进展，痛风的治疗策略也发生了重大变化，这些进展和变化亟须进行系统归纳和整理，并进行广泛的推广和实践，以提高我国痛风病的诊疗水平。

痛风是一种慢性全身性疾病，可累及全身多个器官，导致多系统损伤，因此痛风的诊疗具有多学科交叉的专业特点。为此，我们邀请了内分泌学、风湿免疫病学、肾脏病学、运动医学、影像学、病理学、遗传学、药学等多个专业领域的著名专家共同参与编写此书。本书集中了我国痛风病及相关领域知名专家们的智慧，系统、全面阐述了痛风病的核心知识体系，特别吸收了国内外痛风诊断与治疗的新理念、新进展和新方法。本书内容丰富、新颖，科学性、实用性强，具有创新性和权威性，是内分泌与代谢性疾病、风湿免疫性疾病、肾脏病等相关专业医务工作者、科研工作者、教师及医学生的权威参考书。

本书的完成是所有参编人员共同努力的结果，也是集体智慧的结晶。由于编写内容繁多，可参考的资料相对偏少且时间仓促，书中若有不足之处，望各位读者不吝赐教，以促进本书内容的不断完善。

青岛大学附属医院

李长贵

2024 年 5 月

目　录

下篇　健康教育篇

上篇 基 础 篇

第1章
绪 论

一、对痛风的早期认识

痛风是一种古老的疾病，根据目前可参考的历史文献，在公元前400多年前古人就对痛风的表现与症状有所记载，此记载出自有"西方医学之父"之称的希波克拉底（Hippocrates）。根据医学历史的发展，痛风可粗略分为两个时期，其一，由希波克拉底发扬光大的体液学说（humoral theory）时期，起源不可考；其二，由文艺复兴、科学革命引领的西方医学时期。根据考古学的发现，1910年，Elliott Smith及Wood Jones在北埃及发现了带有痛风石的木乃伊，可见在远古时期痛风就已影响了人类的生活。希波克拉底在其著作《希波克拉底全集》中，详细描述了关节病变的18种典型表现，其中的5种表现与痛风相关。希波克拉底认为过度饮酒、吃肉会导致痛风的发生。因此，他提出饮食控制为治疗方法之一，并认为大麦水有助于痛风的控制。在希波克拉底的年代，医学家认为疾病与4种体液有关，这4种体液分别为血液、黏液、黄胆汁、黑胆汁。4种体液间若平衡失调，将导致体液阻塞堆积于关节，引起关节肿痛、炎症。故当时的学者参照体液堆积的理论，制订出通便、催吐、利尿、放血等排出体液的方法治疗关节疾病。此外，古希腊人观察到关节肿痛、炎症的情形，并根据不同的部位命名，如Podagra为影响足部、Chiragra为影响手部、Gonatagra为影响膝盖等。当然这些名词单纯是指关节受影响，因为当时还无法明确区分痛风和其他关节炎。

公元1世纪，Seneca发现痛风可能与家族有关。在公元13世纪，Vielehardouin首先使用"Gout"一词（来自于拉丁语Gutta），该名词是形容关节内恶性液体堆积的疾病。从希波克拉底到文艺复

兴与科学革命这两千年的时间里，人们对痛风的认识还仅仅停留在对关节红、肿、热、痛的观察中，但对其病理生理机制仍没有突破性进展。直到17世纪，英国的内科医生Thomas Sydenham（1624—1689年）才系统地把痛风与其他风湿性疾病进行了鉴别诊断。Thomas Sydenham本人是痛风患者，他根据自己的感受，详细描述了痛风的症状与特征，将痛风与其他风湿性关节炎真正区分开。

二、相关基础研究的历史

虽然有关痛风的描述早在公元1200年就有记录，但真正用科学的方法去探讨这个疾病始于公元1679年，荷兰科学家Antonie van Leeuwenhoek首次在自制的显微镜下观察到痛风结石中有一种奇特的晶体，但当时的知识与技术都无法对其做出进一步分析。100年后，才由瑞典化学家Scheele在一个肾结石中辨识出尿酸（uric acid）。公元1797年，英国化学家Woolastony在自己耳朵上的痛风石中观察到尿酸。尿酸晶体与痛风关联性的划时代突破的研究工作是由一位著名的英国医生Alfred Baring Garrod所完成的，在公元1848年他在论文中首次阐述了一种叫作"thread test"的化学方法，用来半定量地检测血和尿中的尿酸，并发现痛风患者血液中尿酸浓度有异常增加，并推论尿酸是形成痛风的原因，这才把尿酸与痛风联系在一起。40年以后，在Freudweiler等的一系列实验中，证实了Alfred Baring Garrod的假说。Freudweiler发现关节内注射尿酸微晶体可促成急性痛风性关节炎的产生，且持续在皮下注射尿酸微晶体会形成痛风石。这和60年后McCart和Hollander的发现相呼应，他们使用偏振光显微

镜观察痛风患者的关节液，发现那奇特的晶体是由单钠尿酸盐（monosodium urate，MSU）所组成。临床分析确认了尿酸与痛风发作之间有密切的关系，之后的研究则集中在单钠尿酸盐晶体如何造成急性炎症，进而造成痛风的症状。Webster用老鼠来探讨单钠尿酸盐晶体导致炎症的可能机制。他在1972年发表的文章中指出，单钠尿酸盐晶体会引起缓激肽（bradykinin）和激肽释放酶（kallikrein）的生成与释放，进而产生前介质，可能是造成炎症的原因。1985年，Rich发现单钠尿酸盐晶体可以机械性地破坏吞噬溶酶体（phagolysosomes），杀死中性粒细胞，继而释放出具有破坏性的激素。通过动物实验与人体试验，他又发现单钠尿酸盐晶体可以活化补体系统，包含经典途径（classical pathway）和旁路途径（alternative pathway）。也有研究发现单钠尿酸盐晶体被吞噬后，可以刺激人类多形核白细胞（polymorphonuclear leukocytes）释放超氧阴离子。单钠尿酸盐晶体协同IFN-γ能促使巨噬细胞产生一氧化氮，而其中一氧化氮在炎症反应过程中扮演相当重要的角色——会造成细胞伤害与血管过度舒张而增强炎症反应。

三、相关基础研究的现状

2003年，Shi和他所属的团队在著名杂志 *Nature* 上提出了一个重要的观念：尿酸是一种佐剂分子，由受伤的细胞释放出的尿酸应视为免疫系统的危险信号。他们发现尿酸会刺激树突状细胞的成熟，增强CD8阳性T细胞的反应。这也暗示尿酸在固有免疫（innate immunity）阶段就发挥作用。不久，通过基因敲除小鼠的实验，发现了单钠尿酸盐晶体可以被固有免疫系统的识别受体——Toll样受体-2（Toll-like receptors，TLR-2）及Toll样受体-4（TLR-4）所识别，通过髓样分化因子88（myeloid differentiation factor 88，MyD88），造成巨噬细胞的活化和中性粒细胞的成熟。该发现提供了单钠尿酸盐晶体造成痛风性关节炎发生的直接证据。CD14也被报道在痛风中扮演一定的角色。CD14是一种模式识别分子，能增强TLR-2或TLR-4的反应。在体外试验中，尿酸钠能和重组的CD14结合，并在动物实验中证实CD14可能直接参与尿酸钠诱发的白细胞介素-1β

的释放。2006年，另一篇研究痛风的里程碑式的论文发表，其中的观点是：单钠尿酸盐被视为危险信号，当它被细胞吞噬后会被模式识别受体识别，最后会活化NLRP3炎性体，继而产生白细胞介素-1β和白细胞介素-18，诱导痛风炎症的发生。NLRP3炎性体参与痛风急性炎症的发现引发了一系列的研究，这也是近年来痛风基础研究最主要的核心，其结果令人兴奋。众多证据显示，单钠尿酸盐被细胞吞噬后，刺激线粒体产生活性氧，从而导致TXNIP从TRX释放，使NALP3炎性体活化。NALP3炎性体与ASC（apoptosis-associated speck-like protein containing a CAR）和CARD（C-terminal caspase recruitment domain）-pro-caspase-1形成复合物，使caspase-1活化，作用于白细胞介素-1β前体，释放出有活性的白细胞介素-1β。白细胞介素-1β会招募中性粒细胞大量流入关节，引起急性炎症，这才造成临床上看到的关节炎。多形核中性粒细胞坏死或凋亡后可以形成一种特殊结构，称为中性粒细胞胞外陷阱（neutrophil extracellular traps，NETs），痛风的自发性缓解则可能与NETs和单钠尿酸盐晶体的结合有关，但是激活的NETs也可能导致痛风石的形成。在高中性粒细胞密度下，聚集的中性粒细胞胞外陷阱捕获并降解促炎介质。这种反应与其他抗炎因子如IL-1ra（IL1RN）、IL-10、TGF-β和IL-37一起有助于缓解痛风发作，尽管单钠尿酸盐晶体在痛风发作时持续存在。

肾尿酸排出减少的机制研究方面近年来也取得了重大进展。2002年，由Enomoto等确立了尿酸盐重吸收转运子1（urate anion transporter-1，URAT-1）的存在及功能。URAT-1是由有机阴离子编码家族SLC22A的 *SLC22A12* 基因编码的一种膜转运蛋白。SLC22A编码家族掌管许多物质在细胞膜两侧的转运，而URAT-1表达在肾近曲小管上皮细胞的刷状缘侧，负责将尿酸运回近曲小管，再由基底侧的转运蛋白（如UAT、OAT1、OAT3等）运回血管内，这是目前对尿酸转运研究最为透彻的蛋白。日本及以色列的研究显示，*SLC22A12* 突变造成URAT-1功能缺失，与肾性低尿酸血症有极强的关联性。这些人群的尿酸排泄率甚至可以达到100%，临床上鲜有症状，但可能发生运动相关的急性肾衰竭。总的来讲，在肾脏中，尿酸盐被肾小球自由过滤，排泄由近曲小管中的一组尿酸盐转运蛋白控制。在顶端表面，介导尿酸盐从管腔转运到细胞的有 URAT1（*SLC22A12*）、OAT4（*SLC22A11*）、OAT10（*SLC22A13*）和 GLUT9（*SLC2A9*）。分泌转运蛋白是 *ABCG2*、*ABCC4* 和 NPT1（*SLC17A1*）。基底外侧膜细胞有额外的转运蛋白也控制尿酸盐的转运，包括 OAT1（*SLC22A6*）、OAT2（*SLC22A7*）和 OAT3（*SLC22A8*），它们将尿酸盐转运到近端小管细胞（尿酸盐分泌）和 GLUT9，后者调节尿酸盐重吸收。ABCG2 也与肠道尿酸排泄密切相关，ABCG2 的基因变异导致肾外尿酸排泄不足和高尿酸血症。其他尿酸盐转运蛋白也可能影响肠道尿酸盐排泄，但目前研究较少。

此外，近年来对原发性高尿酸血症及痛风所进行的一系列全基因组关联分析及荟萃分析共发现超过 10 组与血尿酸浓度显著相关的基因及蛋白，如 *SLC2A9*、*ABCG2*、*SLC17A1*、*SLC22A11*、*SLC22A12*、*SLC16A9*、*GCKR*、*LRRC16A*、*PDZK1* 等，这些基因大部分参与肾尿酸的转运，这些痛风易感基因的发现和研究为深入理解高尿酸血症的分子机制、开发降尿酸新药奠定了基础。

近年来，痛风的影像学诊断技术也取得了长足进步。显微镜下确认滑液或痛风石中的单钠尿酸盐晶体被认为是诊断痛风的金标准。在诊断不明确的情况下，如果关节抽吸不可用或不可行，超声检查和双能 CT 可以帮助诊断痛风。痛风的超声检查结果包括"双轨征"（反映透明关节软骨表面尿酸单钠晶体沉积）、关节内或滑囊内痛风石和"暴风雪"外观。重要的是，超声检查或双能 CT 未发现单钠尿酸盐晶体沉积并不能排除痛风，尤其是在疾病早期。在初步诊断时，X 线片通常是正常的，在疾病晚期，特征性表现包括明确的、近关节的破坏性骨侵蚀，具有硬化边缘和悬垂边缘。关节间隙宽度通常保持不变，但晚期痛风石除外，此时关节间隙可能会变宽或变窄。

四、治疗的历史及发展

秋水仙碱是第一个用于治疗痛风的药物，从公元前 1500 年就有用番红花属秋水仙类草药作为痛风治疗的记录。公元 2 世纪左右，当时有医书作家在他的书中写道：关于痛风"Hellebore 是很好的治疗药物"；另外，在公元 550 年左右，Alexander Trallianus 在他的 *Therapeutica* 一书中报道："推荐 Hermodactyl 作为痛风治疗使用的药物选择，因为患者宣称他们的疼痛马上解除，因为此药物使得毒物随粪便排除，患者随之便能走路。"其实，Hellebore 和 Hermodactyl 就是现在所指的秋水仙碱（colchicine）。尽管使用秋水仙碱治疗痛风的历史久远，但直到 13 世纪秋水仙碱才正式被用于急性痛风性关节炎的治疗，至 1820 年，秋水仙碱才被准确定量。第二个用于治疗痛风的药物丙磺舒于 1950 年开始用于临床，是第一个降尿酸药物，也是第一个促尿酸排泄药物。1960 年，Rundel 等发明抑制尿酸生成的药物——别嘌醇，1966 年，别嘌醇在临床得到广泛应用。1970 年，第二个促尿酸排泄药物苯溴马隆问世。其后，随着生物科学技术的发展，现有非布司他（febuxostat）与尿酸氧化酶等新的治疗痛风药物问世。上述研究和药物发明极大地提高了痛风的诊疗水平。

近年来，痛风的诊疗知识也更加普及，越来越多的医护人员和患者认识到，痛风和高尿酸血症不是一过性疾病，而是需要长期的生活管理、用药和预防。痛风的后续护理应包括确保加强对疾病的了解及确保患者持续接受降尿酸治疗的过程。全面的教育干预包括讨论患者对痛风的信念和治疗优先级，可提高对降尿酸治疗的依从性，提升尿酸治疗达标率，并改善临床结果。

（李长贵　陈海冰　孙明姝）

参考文献

Bevis M, Blagojevic-Bucknall M, Mallen C, et al, 2018. Co-morbidity clusters in people with gout: an observational cohort study with linked medical record review. Rheumatology (Oxford, England), 57 (8) :1358-1363.

Chiba T, Matsuo H, Kawamura Y, et al, 2015. NPT1/SLC17A1 is a renal urate exporter in humans and its common gain-of-function variant decreases the risk of renal under-excretion gout. Arthritis Rheumatol,67(1): 281-287.

Cipolletta E, Tata LJ, Nakafero G, et al, 2023. Association between gout flare and subsequent cardiovascular events among patients with gout. JAMA, 328(5) :440-450.

Dalbeth N, Gosling AL, Gaffo A, et al, 2021. Gout. Lancet, 397(10287): 1843-1855.

Dehlin M, Jacobsson L, Roddy E.Global epidemiology of gout: prevalence, incidence, treatment patterns and risk factors. Nature reviews. Rheumatology, 2020, 16(7): 380-390.

Doherty M,Jenkins W, Richardson H, et al. Efficacy and cost-effectiveness of nurse-led care involving education and engagement of patients and a treat-to-target urate-lowering strategy versus usual care for gout: a randomised controlled trial. Lancet, 2018, 392(10156): 1403-1412.

FitzGerald JD, Dalbeth N, Mikuls T, et al. 2020 American college of rheumatology guideline for the management of gout, Arthritis Rheumatol, 2020, 72(6): 879-895.

Galozzi P, Bindoli S, Doria A, et al. Autoinflammatory Features in Gouty Arthritis, Journal of clinical medicine, 2021, 10(9): 1880.

Joosten LAB, Crişan TO, Bjornstad P, et al. Asymptomatic hyperuricaemia: a silent activator of the innate immune system. Nat Rev Rheumatol, 2020, 16(2): 75-86.

Lee YH, Song GG, 2018. Diagnostic accuracy of ultrasound in patients with gout: A meta-analysis. Semin Arthritis Rheum, 47(5): 703-709.

Lee YH, Song GG. Diagnostic accuracy of dual-energy computed tomography in patients with gout: A meta-analysis. Semin Arthritis Rheum, 2017, 47(1): 95-101.

Liu L, Xue YM, Zhu YF, et al, Interleukin 37 limits monosodium urate crystal-induced innate immune responses in human and murine models of gout. Arthritis Res Ther, 2016, 18(1): 268.

Major T J, Dalbeth N, Stahl EA, et al. An update on the genetics of hyperuricaemia and gout. Na Rev Rheumatol, 2018, 14(6) :341-353.

McCormick N, O'Connor MJ, Yokose C, et al. Assessing the causal relationships between insulin resistance and hyperuricemia and gout using bidirectional mendelian randomization, Arthritis Rheumatology, 2021, 73(11): 2096-2104.

Nagao H, Nishizawa H, Tanaka Y, et al. Hypoxanthine secretion from human adipose tissue and its increase in hypoxia, Obesity(Silver Spring), 2018, 26(7): 1168-1178.

Rao J H, Ye P Y, Lu J, et al. Prevalence and related factors of hyperuricaemia in Chinese children and adolescents: a pooled analysis of 11 population-based studies, Annals of medicine, 2022, 54(1): 1608-1615.

Richette P, Doherty M, .Pascual E, et al. 2018 updated European League Against Rheumatism evidence-based recommendations for the diagnosis of gout, Ann Rheum Dis, 2020, 79(1): 31-38.

Wang C, Lu J, SunWY, et al. Profiling of serum oxylipins identifies distinct spectrums and potential biomarkers in young people with very early onset gout, Rheumatology (Oxford), 2022, 62(5): 1972-1979.

Watson L, Belcher J, Nicholls E,et al. Latent class growth analysis of gout flare trajectories: a three-year prospective cohort study in primary care. Arthritis Rheumatol, 2020, 72(11): 1928-1935.

Yanai H, Adachi H, Hakoshima M, et al, Molecular biological and clinical understanding of the pathophysiology and treatments of hyperuricemia and its association with metabolic syndrome, Cardiovascular Diseases and chronic kidney disease, Int J Mol Sci, 2021, 22(17): 9221.

Yeh KH, Hsu LA, Teng MS, et al. Pleiotropic effects of common and rare GCKR exonic mutations on cardiometabolic traits, Genes(Basel), 2022, 13(3): 491.

第2章
高尿酸血症与痛风的病因及发病机制

高尿酸血症（hyperuricemia）是指正常嘌呤饮食状态下，无论性别和年龄，非同日两次空腹血尿酸水平 > 420μmol/L。高尿酸血症是痛风的前期阶段和生化基础，但高尿酸血症患者中只有10%～20%最终发展为痛风。提示高尿酸血症只是痛风发生的必要条件，但并非唯一条件，在嘌呤代谢紊乱和（或）尿酸排泄减少的基础上，同时伴有免疫功能异常才能发展为痛风。高尿酸血症和痛风均为多基因遗传性疾病，其发病是环境因素和遗传因素共同作用、交互作用的结果，其中遗传易感性在高尿酸血症和痛风发病过程中发挥重要作用。

第一节　高尿酸血症的病因及发病机制

尿酸（uric acid，UA）是嘌呤代谢的终末代谢产物，多以尿酸盐阴离子的形式在血液中循环。近80%的尿酸在肝脏生成，90%以上的尿酸由肾脏和肠道排出体外。血中尿酸浓度取决于尿酸生成和排泄之间的平衡。尿酸产生过多和（或）尿酸排泄减少均可导致高尿酸血症。参照肾脏尿酸排泄情况，可将高尿酸血症分为肾尿酸排泄减少型、肾尿酸排泄过多型、混合型和肾尿酸排泄正常型。

一、原发性高尿酸血症的遗传因素及其致病机制

通过研究相关个体间的表型相关性可评估相关疾病的遗传度。双生子的研究报道显示，血尿酸水平的遗传度为45%～73%，尿酸排泄分数的遗传度为46%～96%。遗传度还可以通过全基因组数据中估计所有遗传变异所能解释的变异水平来获得，应用此方法得到的欧洲人的血尿酸水平遗传度为27%～41%。随着高通量测序技术和遗传学分析方法的不断发展，尤其是大规模的全基因组关联研究，为进一步研究疾病易感基因和挖掘基因功能提供了有效手段。目前在全基因组关联研究（genome wide association studies，GWAS）中，已经确定了183个与血尿酸水平密切关联的位点。

已明确的基因变异位点能解释约7.7%的血尿酸水平的变化。

（一）尿酸生成过多

先天性酶缺陷导致肝脏尿酸生成增多，是原发性高尿酸血症的常见病因。嘌呤的从头合成途径需要5′-磷酸核糖-1-焦磷酸合成酶（PRS）的催化，该酶的活性增高与高尿酸血症和痛风均密切相关。导致PRS活性增强的机制包括基因突变和转录活性增强。基因突变主要是获得性错义突变，能影响PRS的调节功能，也称为PRS过度活跃。转录活性增强表现为PRPS1的转录加速，但相关基因未见异常，也称为PRS相关高尿酸血症。由于PRS活性增强，PRPP的产生增加，患者的嘌呤合成增加，导致尿酸产生增加。此外，磷酸核糖焦磷酸（PRPP）酰基转移酶浓度或活性增高，对PRPP亲和力增强，将降低对嘌呤核苷酸负反馈作用的敏感性，也可导致尿酸产生增加。

嘌呤可以通过涉及HPRT酶的途径进行补救。次黄嘌呤-鸟嘌呤磷酸核糖转移酶（HGPRT）部分缺乏，常表现为X连锁遗传，可使鸟嘌呤转化为鸟嘌呤核苷酸及次黄嘌呤转化为次黄嘌呤核苷酸减少，导致对嘌呤代谢的负反馈作用减弱；黄嘌呤氧化酶（XO）活性增强，加速次黄嘌呤转变

为黄嘌呤，黄嘌呤转化为尿酸。因此，在 Lesch-Nyhan 综合征和相关疾病中 HPRT 的遗传缺陷与高尿酸血症和痛风等均有关。

葡萄糖 -6- 磷酸酶缺乏可导致 ATP 降解为二磷酸腺苷（ADP）和一磷酸腺苷（AMP），代谢为尿酸盐。因此，与 ATP 净降解增加相关的疾病，例如糖原贮积症，特别是 I 型，可能与高尿酸血症和痛风有关。

（二）尿酸排泄减少

尿酸在肾脏的排泄经历肾小球滤过、近端肾小管重吸收、分泌和分泌后重吸收 4 个过程。因此，任何影响肾小球滤过率或降低肾血流量、损害肾小管排泄功能的遗传性疾病、药物、代谢障碍性疾病都会导致尿酸排泄减少。尿酸排泄障碍是引起高尿酸血症的重要因素，80%～90% 的高尿酸血症都有尿酸排泄障碍，包括肾小球滤过减少、肾小管重吸收增多、肾小管分泌减少。其中肾小管重吸收增多是肾脏尿酸排泄减少的主要机制。

尿酸是有机阴离子，其在细胞膜内外的转运依赖尿酸盐转运子。几乎所有与尿酸盐重吸收和分泌有关的尿酸盐转运蛋白基因变异均与血尿酸水平改变有关，其中与血尿酸水平密切相关的尿酸转运蛋白包括 SLC2A9（GLUT9）、SLC22A12（URAT1）、SLC17A1（NPT1）和 ABCG2。

SLC2A9 基因变异对血清尿酸盐水平有显著的影响，但在不同人群中存在独立效应。SLC2A9 基因座在欧洲人群中有 3 个独立的变异影响血尿酸水平，其中最显著相关位点 rs12498742 可解释欧洲人群血尿酸水平 2%～3% 的变异。在欧洲人群中，影响血尿酸水平的最强信号可能通过调控 SLC2A9a 和 SLC2A9b 这两种亚型在肾近端小管基底外侧膜和顶膜上的表达水平，调控肾近端小管对尿酸盐的重吸收。在东亚人群中，和血尿酸水平相关性最强的基因也是 SLC2A9，但与欧洲人群不同，东亚人群中只有一个独立的基因变异影响血尿酸水平，rs3775948 是东亚人群在全基因组水平显示最强的关联信号，而在欧洲人群关联性最强的 rs12498742 与东亚人群血尿酸水平并没有相关性。这可能是因为该位点在东亚人群中属于低频突变，其最小等位基因频率（minor allele frequency，MAF）约为 1%。

此外，拷贝数变异作为人类遗传变异的重要来源，其在复杂疾病的遗传易感性中也起着重要作用。人类拷贝数变异可以通过单个变异事件直接造成基因表达的显著变化，被认为是一种遗传和进化机制。SLC2A9 基因座上有两个独立拷贝数变异（copy number variant，CNV）与尿酸水平在全基因组水平上有显著关联。这两个 CNV 分别是 SLC2A9 基因上游的 200kb 和 350kb 的 12Mb 和 7.5Mb 片段的缺失，分别可解释女性约 5% 的血尿酸水平变异和男性约 1% 的血尿酸水平变异。尽管这两个拷贝数变异如何影响血尿酸水平的机制仍未知，但它们仍是一个强有力的候选变异。

ABCG2 是由 4 号染色体上的 ABCG2 基因编码的尿酸盐转运蛋白，该基因在肠上皮和近端肾小管上皮细胞表达。在欧洲人群和东亚人群均发现了编码 ABCG2 基因的变异，可解释约 1% 的血尿酸水平变异。与 SLC2A9 相比，ABCG2 的遗传基础要相对简单得多。据报道该基因的常见功能性变异包括 rs2231142（Gln141Lys）和 rs72552713（Gln126Ter），且都表现为显著增加血尿酸水平和痛风风险。rs2231142 被证实可导致尿酸转运效率降低 53%。Gln141Lys 突变体的每一个拷贝都与尿酸平均增加 12μmol/L 相关。小鼠实验表明，ABCG2 基因敲除使血尿酸水平和肾脏尿酸排泄增加而肠道尿酸排泄量减少。虽然并非所有易感基因的功能都被揭示，但对其遗传功能的分析已经为高尿酸血症的分子机制提供了重要见解。

除 SLC2A9 和 ABCG2 这两个基因外，在多个人群中具有相似效应的还有 SLC22A12 基因（编码 URAT1）。URAT1 在近端肾小管顶膜上表达，并在尿酸的重吸收过程中起主要作用。该转运蛋白可被促进肾脏尿酸排泄类药物（如丙磺舒、苯溴马隆和 lesinurad 等）抑制。SLC22A12 和 SLC2A9 上的功能缺失突变分别可导致 1 型和 2 型肾低尿酸血症。

SLC17A1 基因编码肾尿酸分泌转运蛋白 NPT1，该转运蛋白在肾近端小管的顶膜上表达。研究表明，位于该基因上的常见错义突变 rs1165196（I269T）是一种功能获得性变异，对痛风具有保护作用，其所导致 NPT1 活性增加将促进肾脏尿酸排泄。ABCG2 和 NPT1 都介导尿酸的排泄，但由于 ABCG2 主要介导肠道尿酸的排泄，因此

NPT1 被确定为第一个主要在人类肾脏中发挥作用的尿酸分泌转运蛋白。

PDZK1 基因编码的蛋白可与大多数尿酸转运蛋白（包括 ABCG2，SMCT1 和 SMCT2）相互作用并协同表达。研究表明 *PDZK1* 上的 rs1967017 被认为是与尿酸水平增加相关的遗传突变，其在 *PDZK1* 转录起始位点上游的增强子中引入了 HNF4α 结合位点，从而导致 *PDZK1* 的表达增加。由于 PDZK1 是许多离子通道转运体的支架蛋白，因此可以预测表达的增加会增加尿酸转运蛋白的活性并改变尿酸的排泄。编码葡萄糖激酶调节蛋白的 *GCKR* 是另一个与尿酸相关的基因座，主要在肝脏中表达，其常见变异 rs1260326（Leu446Pro）表现出与血尿酸最强的关联性。p.Leu446 突变体不易被 6- 磷酸果糖激活，导致抑制葡萄糖激酶的能力降低，糖酵解和 ATP 消耗增加，血尿酸水平升高。

二、原发性高尿酸血症的环境因素及其致病机制

（一）诱发因素

摄入高嘌呤或抑制尿酸排出的食物是最常见的诱因，例如动物内脏、海鲜、肉类、饮酒或高脂肪食物。体力活动产生大量乳酸，乳酸作为有机酸抑制肾脏尿酸排泄。

（二）外环境因素

影响高尿酸血症与痛风的外环境因素包括自然环境与生活环境，两者是人类生存的必要条件，其质量优劣与人类健康关系密切。外环境因素可通过不同的途径影响高尿酸血症和痛风的发生、发展。

1. 自然环境　自然环境与人类健康密切相关。自然环境在不断赐予人类维持生命所需物质的同时，也存在许多对健康不利甚至有害的因素。自然环境中，大气压或氧分压受温度、湿度、风速和海拔高度等因素的影响而改变，其中以海拔高度的影响最为显著。有关资料显示，由平原移居到高原的人群高尿酸血症与痛风患病率明显升高，反之亦然。可能与高原缺氧导致的肾脏尿酸排泄减少有关。

2. 生活环境　生活环境指人类为了更好地生活而建立起来的居住、工作和娱乐环境及相关生活环境如家用化学品等。随着社会的发展，人们的生存环境日渐恶化，肿瘤及慢性病的发病率急剧上升。充分认识环境污染的危害，并对其进行积极且合理有效的治理和防范，已成为迫在眉睫的关键问题。

（1）空气污染：在空气污染指数高的地区，人们易吸入有毒气体，如 SO_2、SO_3、H_2S、NO_2、N_2O、N_2O_3、HCN 等，这些有毒气体在体内的代谢产物可抑制肾脏对尿酸的排泄。

（2）土壤污染：重金属对土壤环境的污染基本上是一个不可逆的过程，需要较长时间才能降解，并富集到鱼虾等水生生物体内或渗入地下水。通过饮食方式影响尿酸的代谢和排泄，进而影响血尿酸水平。

（3）水源污染：水源污染，特别是重金属污染，导致体内重金属蓄积，肝、肾功能受损，肾脏尿酸排泄能力降低，导致血尿酸水平升高。

（4）职业性有害因素：特殊工作环境，如铅、铍作业工人长期与重金属打交道，难免沾染重金属。重金属进入血液导致慢性中毒，损伤肾脏，使其排泄尿酸能力下降，从而引起高尿酸血症和痛风。有关资料显示，从事铅、铍等职业的工人高尿酸血症与痛风的患病率显著高于普通人群。

（三）内环境因素及其致病机制

影响高尿酸血症的内环境因素包括肥胖、胰岛素抵抗（IR）、脂代谢紊乱、高血压、高血糖等。这些因素分别通过影响尿酸的合成和（或）排泄，诱发或加重高尿酸血症，增加痛风发生的风险。

1. 肥胖　大量临床资料显示，高尿酸血症与肥胖密切相关，肥胖是高尿酸血症的重要危险因素，肥胖人群中高尿酸血症的发病率更高。肥胖不但引起肝脏尿酸合成增加，而且导致肾脏尿酸排泄减少。肥胖又可分为腹型肥胖和皮下肥胖，腹型肥胖与尿酸的关系更为密切。肥胖诱发高尿酸血症的可能机制如下。

（1）肝脏合成增加：首先肥胖患者摄入增加，消耗减少，造成过多的脂肪在皮下、腹部或内脏器官蓄积，增加外源性核酸总量，导致尿酸生成增加。此外，内脏脂肪具有较强的脂肪生成与脂解作用，内脏脂肪过多积累，将产生大量的游离脂肪酸（FFA），通过门静脉被肝脏摄取，并在肝脏酰基辅酶 A（acyl-CoA）合成酶的作用下，合

成过多的中性脂肪。肝脏中过多的游离脂肪酸也将加重肝脏的胰岛素抵抗。这些原因均导致甘油醛-3-磷酸脱氢酶（G-3-PDH）活性降低和 3-磷酸甘油醛代谢延迟，使辅酶Ⅱ介导的由 5-磷酸核糖向磷酸核糖焦磷酸（PRPP）进行的从头合成功能亢进，导致三酰甘油的合成增加及尿酸产生增加。

（2）肾脏尿酸排泄减少

1）胰岛素抵抗（IR）是使肾脏尿酸排泄减少的主要原因。之前提到肥胖可以导致 IR，IR 直接作用于肾近曲小管细胞，促进肾小管 Na^+/H^+ 泵的活性增加，引起尿液酸化和水钠潴留。尿液的 H^+ 通过阴离子交换系统促进有机酸等阴离子吸收，后者再通过 URAT1 来吸收尿酸，使尿酸重吸收增加，排泄减少。

2）部分肥胖患者会出现肥胖相关性肾病，导致肾小球损失，甚至肾小球动脉硬化，使肾血流量减少，而尿酸的排泄与肾血流成正比。

3）当劳累、饥饿时，肥胖患者动用贮积的脂肪产生热量供机体活动的需要，此时脂肪分解产生的酮体抑制肾脏尿酸排泄，使血尿酸水平升高。

（3）脂肪因子的内分泌作用

1）瘦素：瘦素是由肥胖基因编码，由脂肪细胞分泌的一种多肽激素。一方面瘦素可以影响肾脏对尿酸的清除，另一方面瘦素可以通过诱导高胰岛素血症和胰岛素抵抗导致高尿酸血症。

2）脂联素：脂联素被认为是细胞胰岛素的增敏剂，肥胖患者存在胰岛素抵抗且其脂联素水平较正常者低。脂联素水平与血尿酸呈负相关。

2. 高血压　高血压是高尿酸血症的高危因素。有研究显示，高血压患者中高尿酸血症的患病率为 30%～35%。在未经治疗的高血压患者中，高尿酸血症患病率可达 58%。

高血压诱发高尿酸血症的可能机制如下。

（1）高血压引起的微血管损害，可导致组织缺氧，使血乳酸水平增高，乳酸与尿酸竞争排泄，使肾小管分泌尿酸被抑制，从而导致血尿酸浓度增高。

（2）在治疗高血压的药物中，利尿药（特别是氢氯噻嗪和呋塞米）的长期使用，一方面可造成血容量减少，引起肾小管对尿酸盐的重吸收增加；另一方面还可导致血乳酸过度产生，从而抑制尿酸盐在肾小管的分泌，导致肾脏尿酸排泄减少，血尿酸水平升高。

（3）为预防心脑血管疾病的发生，高血压患者长期使用阿司匹林。小剂量阿司匹林（≤2g/d）可抑制尿酸盐在肾小管的分泌。

3. 脂代谢紊乱　近年来随着生活水平的提高，高尿酸血症及血脂异常患病率均有所升高。高尿酸血症患者多存在不同程度的脂代谢紊乱，尤其是高三酰甘油血症。多项研究已证实高三酰甘油血症和高尿酸血症之间存在相关性，且三酰甘油升高程度与血尿酸水平呈正相关。而高尿酸血症与胆固醇的相关性报道不一，多数研究认为高尿酸血症与高密度脂蛋白呈弱负相关，但尚需要进一步研究证实。脂代谢紊乱诱发高尿酸血症的可能机制如下。

（1）在肝脏中，脂肪酸合成三酰甘油与嘌呤的从头合成之间可能存在一定的联系，过多的脂肪酸在导致三酰甘油合成增加的同时也使得嘌呤合成增加，血尿酸水平升高。

（2）三酰甘油降解生成的部分游离脂肪酸再酯化进入其他组织的过程中将会加速三磷腺苷（ATP）的利用率，血三酰甘油升高将引起更多的游离脂肪酸生成和利用，从而增加 ATP 的分解，引起尿酸生成增加。

（3）血脂代谢分解产生的酮体阻碍血尿酸的排泄，间接地使血尿酸水平增高，从而导致高尿酸血症。

4. 糖代谢紊乱　血糖代谢异常的人群（包括 1 型糖尿病、2 型糖尿病、空腹血糖调节受损及糖耐量减低的患者）高尿酸血症和痛风的患病率明显高于普通人群。高血糖（多指伴有胰岛素抵抗的 2 型糖尿病）导致高尿酸血症的机制如下。

（1）2 型糖尿病患者常合并高胰岛素血症和（或）胰岛素抵抗。高水平胰岛素直接作用于肾近曲小管细胞，增加肾脏对尿酸的重吸收。

（2）胰岛素抵抗状态下，2 型糖尿病患者正常的糖酵解途径受阻，其中间产物向嘌呤合成途径转移增多，导致尿酸生成增多。

（3）糖尿病肾病患者肾血流量减少，乳酸生成增加，与尿酸竞争性排泄，导致肾尿酸排泄减少。

5. 人文因素　人际或家庭关系紧张会引起人

们心理状态的改变，表现为焦虑、烦躁、失眠等，机体长期受不良心理的影响，影响肝、肾等器官的功能，使尿酸、尿素氮、肌酐等代谢废物的排

出率下降，导致血尿酸水平升高。

（师咏勇　李志强）

第二节　原发性痛风的病因及发病机制

痛风是多基因遗传性疾病，其发病是遗传因素和环境因素交互作用的结果。高尿酸血症是痛风发作最重要的危险因素，迄今发现的痛风易感基因多为与尿酸相关的易感基因，但单钠尿酸盐结晶（MSU）引发痛风发作的遗传背景知之甚少，参与或调控痛风炎症和免疫的易感基因发现较少，痛风发作和终止的分子机制仍不十分清楚，成为国内外学者研究的热点，以下对该方面的内容做一概述。

一、原发性痛风的遗传因素

遗传因素对痛风表型的相对贡献度在男性和女性中分别为35.1%和17.0%。对于痛风这类复杂疾病遗传易感性的研究，目前常用的研究策略包括全基因组关联分析策略、全基因组连锁分析策略和候选基因策略。全基因组关联分析策略是通过对患者和正常对照人群SNPs的筛查，从整个基因组SNPs变异来识别、鉴定微效基因。应用该策略，国内外学者已经鉴定出了一些与痛风相关的基因座，这些基因座与已明确的血尿酸水平相关的基因座有部分重叠。冰岛痛风患者的GWAS除了检测到了与 ABCG2 基因座的关联外，还在 ALDH16A1 基因中发现了人群特异性的低频错义变异 rs150414818，且该变异也与血尿酸水平和痛风相关。ALDH16A1 的功能尚不清楚，它具有酶活性且与许多蛋白质相互作用。对小鼠的研究发现，ALDH16A1 在肾脏中表达，该基因敲除会导致 SLC2A9 和 ABCC4 的表达升高和 SLC17A3 的表达降低，且这些位点与尿酸水平和痛风均相关。欧洲人群的痛风 GWAS 鉴定出了 ABCG2（rs1481012）和 SLC2A9（rs4475146）为全基因组水平显著位点，并证明 ABCG2 除在人类主要参与肠道尿酸转运外，位于巨噬细胞膜表面的 ABCG2 可通过内在化进入细胞内，参与NALP3 的激活，直接参与痛风炎症反应。在日本人群的痛风研究中，除了 ABCG2、SLC2A9 和

糖脂代谢基因 GCKR 外，还确定了 MYL2-CUX2（rs2188380）和 CHIN-2（rs4073582）为两个新的痛风风险位点。除此之外，中国汉族人群的痛风 GWAS 研究还报道了 3 个新的风险位点，包括 BCAS3（rs11653176）、RFX3（rs12236871）和 KCNQ1（rs179785）。BCAS3 基因座在欧洲人群的 GWAS 研究中也被报道过。初步研究的结果显示，BCAS3 可能通过参与 NALP3 的激活，参与痛风炎症反应。RFX3 可能通过调节巨噬细胞的成熟，调节痛风炎症强度。KCNQ1 可能通过调节巨噬细胞钾离子内流参与 NALP3 的激活。另外，包含 1888 例患有痛风的中国男性的 GWAS 报告了 4 个位点（MSX2、CXCR5、PRKCE 和 MARCKS）与痛风石具有全基因组水平显著性。这些位点在之前关于痛风的研究中均未涉及，因此它们还有待进一步研究。

全基因组连锁分析策略是以家系为研究对象，首先通过全基因组扫描结合家系连锁分析对致病基因所在区域进行染色体定位，然后通过精细定位对致病基因进行定位克隆。应用该策略国内学者发现了 1 个全新的痛风易感基因 cGK II 基因（cGMP-dependent protein kinase II），该基因变异通过影响巨噬细胞向 M1 或 M2 的转化，参与痛风的发生、发展。

候选基因策略是在假设的基础上，以可能与痛风有联系的基因为候选基因，研究其与痛风间的关联性，确定是否为痛风易感基因。应用该策略，国内外学者发现参与和调控痛风炎性通路的信号分子变异在痛风的发生和发展中发挥重要作用。研究表明 TLR4-IL-1β 信号通路参与 MSU 介导的痛风炎症的发病机制，TLR4 基因的 rs2149356 突变的一个等位基因与 TLR4 的 mRNA 表达的增加相关且 IL-1β 蛋白水平显著升高，表明其与痛风风险增加相关。CARD8 基因编码的蛋白质具有与 caspase1 相互作用的结构域，可与 caspase1 相互作用并抑制其活化，并

可结合 NLRP3 阻止其招募到活性炎症体复合物中。*CARD8* 的 rs2043211 突变会编码功能失调的 CARD 且在多个人群中都表现与痛风风险升高相关。此外，IL-1β 基因 rs1143623 的 G 等位基因与 TNF 刺激引起的 IL-1β 表达增加和 IL-1β 效应因子 IL-6 水平的增加有关，且与痛风风险增加具有相关性。CARD8（rs2043211）和 IL-1β（rs1143623）变体之间存在交互作用，这与一种分子机制一致，即减少 CARD8（Ter10）表达导致 NLRP3 炎症小体活性增强。IL-1β rs1143623 的 G 等位基因与较高水平的 pro-IL-1β 相关，导致 IL-1β 的产生增加并对 MSU 晶体的免疫反应增强。来自中国台湾的研究表明 *PPARGC1B* 错义突变 Arg265Gln（rs45520937）与中国汉族痛风患病风险增加相关。该等位基因也与波利尼西亚血统的人患痛风的风险增加有关，但在欧洲人群中该错义突变并不常见。Arg265Gln（rs45520937）与 NLRP3 的 mRNA 表达量和 IL-1β 蛋白的表达增高有关。PPARGC1B 编码过氧化物酶体增殖物激活受体 -γ 共激活因子 1β（peroxisome proliferator-activated receptor γ coactivator 1β，PGC1β），参与维持线粒体生物发生过程。鉴于线粒体 DNA 拷贝数减少与痛风发生相关，因此我们有理由推测痛风的发生与 PGC1β、PPARγ 和 AMPK 活性的协同改变有关。此外，有关研究显示，急性痛风性关节炎患者中 MSU 结合的 APOA1 增加，APOA1 能够抑制 IL-1β 的产生，APOA1（rs670）仅与痛风关联但与血尿酸水平无关，提示 APOA1 可能参与了从高尿酸血症发展到痛风这一过程。

二、原发性痛风的环境因素

痛风是长期嘌呤代谢紊乱导致血尿酸增高、尿酸盐晶体沉积引起组织损伤的一种炎症性疾病。MSU 晶体的形成和在关节内外的沉积是痛风性关节炎的始动因素和关键环节，其形成受血尿酸水平、温度、pH 及局部生物大分子等环境因素的影响。

血尿酸水平

尿酸在血中以尿酸钠的形式运输，生理情况下（pH 7.4，温度 37℃），其溶解度为 381μmol/L，在血中的饱和度为 420μmol/L。如果血尿酸水平长期持续超过这个饱和点，就容易在关节及其周围组织中形成 MSU 晶体，因此高尿酸血症是痛风发作的最危险环境因素。血尿酸水平越高，MSU 晶体形成的可能性越大，急性痛风性关节炎的发生率越高。有关资料显示，当血尿酸≥ 360μmol/L 发生痛风的危险明显升高；血尿酸 > 480μmol/L 时，痛风累计发病率迅速上升。血尿酸 < 300μmol/L 时，痛风复发率不到 10%，血尿酸 > 420μmol/L 时，痛风复发率 > 40%，而血尿酸 > 540μmol/L 时，痛风复发率近 80%，是血尿酸 < 300μmol/L 患者的 8 倍。此外，所有引起血尿酸水平升高的内环境和外坏境因素也是痛风发作的危险环境因素。

1. 温度　尿酸钠的溶解度与温度有关，37℃时，尿酸钠溶解度为 408μmol/L；30℃时，尿酸钠溶解度为 268μmol/L。

人类虽然是恒温动物，但是人体各部位的体温并不完全相同。总的趋势是躯干、内脏等部位的中心体温明显高于体表和四肢的周围体温，以四肢末端的体温最低。此外，人类的体温特别是四肢末端的体温受周围环境的温度影响较大，例如在冰天雪地的冬天，手脚会变得冰冷，而在烈日炎炎的夏天，身体也会大汗淋漓以维持中心体温在生理范围，从而保护重要脏器。图 2-2-1 为环境温度 20℃时人体体温分布图，从图中可以看出，从躯干到体表，从躯干到四肢，体温逐渐降低。与躯干中心部位体温 37℃相比，躯干体表体温只有 32℃，二者相差了 5℃，上肢近末端体温只有 28℃，二者相差了 9℃。尿酸盐晶体易沉积于足趾、耳缘等温度明显低于中心体温的部位。痛风

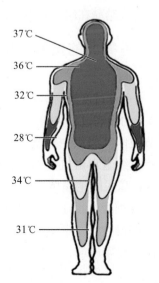

图 2-2-1　环境温度 20℃时，人体体温分布图

患者典型的足部关节炎常在夜间发作，即可能与这些部位的夜间温度低有关。此外，痛风有明显的季节性，表现为痛风发作多发生在春夏和秋冬季节交替之时。可能与气温、气压及湿度改变有关，其中气温变化为主要因素。

2. pH 生理情况下，人体血液和组织液 pH 为 7.35 ～ 7.45，在此范围，尿酸钠在血液和组织液中的溶解度约 380μmol/L，超过该溶解度，尿酸钠将以针样晶体析出，形成 MSU，导致痛风急性发作。这也是将痛风患者血尿酸靶标值定在 ≤ 360μmol/L 的理由之一。

临床资料显示，血液和（或）组织液中的 pH 降低是痛风发作的常见诱因。例如剧烈运动后关节肌肉所在部位的乳酸浓度升高，局部组织液中的 pH 降低，可导致痛风急性发作。代谢性酸中毒患者，血液和组织液 pH 均明显降低，痛风的发生率明显升高。因此剧烈运动和代谢性酸中毒均为痛风的诱因，维持血液和组织液 pH 在正常范围是预防和治疗痛风的重要措施。

3. 生物大分子

（1）软骨和滑囊液中含有多种蛋白聚糖，这些大分子不但占据较大空间，而且带有大量负电荷，使尿酸盐溶解度提高 3 倍。若蛋白多糖分子结构异常或浓度降低，则尿酸钠溶解度降低，导致 MSU 形成，痛风急性发作。

（2）饱和状态的尿酸钠，与血浆特异性 α_1、α_2 球蛋白结合，仍具有一定的稳定性。若血尿酸钠浓度过高或血浆特异性 α_1、α_2 球蛋白含量降低，则尿酸钠易于形成结晶在组织中沉积。

三、原发性痛风的发病和自愈的分子机制

痛风是固有免疫过度激活引发的炎症反应。急性痛风性关节炎的发病过程包括 3 个阶段：①尿酸钠晶体在关节腔内外组织中析出、沉积；②位于关节腔内的巨噬细胞和由血液中单核细胞分化而来的巨噬细胞吞噬尿酸钠晶体，分泌 IL-6、IL-8、IL-1β、TNF-α 等前炎性因子；③中性粒细胞在上述前炎性因子的趋化下，透过毛细血管基底膜，到达炎症部位，吞噬尿酸钠晶体，释放大量炎症因子，导致痛风急性发作。与其他类型的关节炎不同，急性痛风性关节炎呈现自限性，表现为在

疾病早期，急性发作 3 ～ 5d，最多不超过 14d，可自行终止。对于痛风发病和自愈的分子机制国内外学者提出了系列学说，丰富了人们对痛风发病机制的认识。

（一）痛风发病和自愈的分子机制学说

2010 年 William John Martin 等综合国内外有关研究，提出了痛风发病和自愈的分子机制（图 2-2-2）：①当尿酸超过了其在血中的饱和度（血尿酸 > 420μmol/L）时，将形成尿酸盐结晶，并在关节内外组织中广泛沉积。②沉积在关节局部的尿酸钠结晶部分与 ApoB 和 ApoE 结合，形成非炎性尿酸钠晶体（non-inflammatory MSU），部分与补体 C3a、C5a、C5b-9 和免疫球蛋白 IgG 结合，形成炎性尿酸钠晶体（inflammatory MSU）。③非炎性尿酸钠晶体不参与痛风炎症反应过程，最终自溶。炎性尿酸钠晶体可被巨噬细胞和中性粒细胞识别、吞噬，是引起痛风发作的 MSU。④位于关节局部的巨噬细胞首先迁移到炎性 MSU 所在部位，识别并吞噬炎性 MSU，启动痛风炎症过程。⑤吞噬了炎性 MSU 的巨噬细胞释放促炎性因子（IL-6、IL-8、IL-1β、TNF-α），同时沉积在晶体表面的补体蛋白（C3a、C5a、C5b-9 等）被活化，促炎症因子和活化的补体共同启动、增强中性粒细胞的募集。⑥大量中性粒细胞趋化黏附到炎性 MSU 所在部位，吞噬 MSU，释放大量炎症因子和氧自由基，引起痛风发作。到达炎症部位的大部分中性粒细胞死亡或凋亡。⑦ IL-1β 与关节滑膜细胞上的受体结合，促进 MCP-1 的合成和分泌。⑧ MCP-1 趋化血液中的单核细胞迁移到炎症部位。来自血液中的单核细胞在趋化和迁移过程中逐渐分化为成熟的巨噬细胞。⑨新分化成熟的巨噬细胞部分停留在关节组织中，以补充消耗的局部巨噬细胞，部分吞噬炎性 MSU 及死亡或凋亡的中性粒细胞，释放 TGF-β。⑩ TGF-β 抑制局部巨噬细胞吞噬和释放前炎症因子，间接抑制中性粒细胞的趋化，炎症终止。在此过程中，单核细胞对尿酸钠晶体的吞噬和前炎症因子的释放是痛风发作的始动因素，前炎症因子对中性粒细胞的大量募集是关键环节，中性粒细胞吞噬炎性 MSU 后大量释放炎症因子是痛风急性发作的直接原因。

（二）痛风发病的双信号通路激活学说

巨噬细胞是体内重要的固有免疫细胞，痛风急

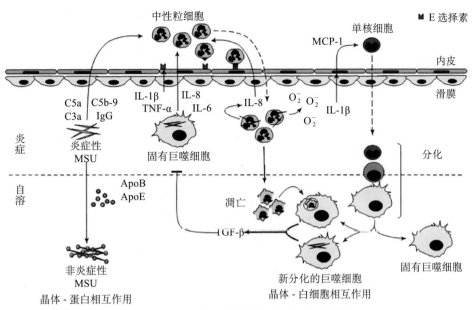

图 2-2-2　急性痛风性关节炎分子机制学说

（摘自 Immunology and Cell Biology，2010，88：15-19）

性发作依赖于巨噬细胞 TLRs/NF-κB 信号通路（信号 1）和 NLRP3 炎性复合体 /IL-1β（信号 2）双信号通路的激活（图 2-2-3）。MSU 晶体刺激巨噬细胞 TLR2/4 后，信号 1 被激活，为信号 2 的活化提供 NLRP3 炎性复合体组装所需元件 ASC、Pro-Caspase 1、NLRP3 及作用底物 Pro-IL-1β。MSU 晶体通过胞吞进入巨噬细胞，使 NLRP3 炎性复合体活化，信号 2 激活，将 Pro-IL-1β 裂解为其 IL-1β。

（三）痛风炎症微环境中其他免疫细胞参与炎症调节学说

　　除 MSU 晶体直接作用巨噬细胞引起炎症反应，痛风炎症微环境中其他免疫细胞也参与炎症的调节。近年来研究发现，T 淋巴细胞亚群通过与巨噬细胞相互作用，参与并调控痛风炎症过程（图 2-2-4）。Th1 分泌的 IFN-γ 协同 MSU 晶体激活巨噬细胞，引发痛风局部免疫反应。Th1 关键转录因子 T-bet 基因敲除可预防 MSU 晶体诱导的小鼠痛风炎症。痛风炎症启动后，IL-1β 可协同 IL-23 诱导 T 细胞分泌 IL-17，IL-17 可在细胞因子的协同作用下放大炎症反应。痛风急性期患者和 MSU 晶体诱导的痛风模型小鼠 Th17 细胞比例和 IL-17 水平均明显升高。

（四）痛风性关节炎的自限性缓解分子机制学说

　　痛风性关节炎的自限性缓解是其重要临床特征。在痛风急性发作 1 周内，患者关节局部炎症微环境中 IL-1β、IL-6、IL-8 和 TNF-α 等促炎因子浓度逐渐降低，而 TGF-β 逐渐升高。TGF-β 通过调控其下游信号分子，抑制巨噬细胞活化，抑制痛风炎症，使炎症自限性缓解。在此过程中，免疫抑制性 T 淋巴细胞亚群发挥重要调控作用，Treg 细胞通过调节 iNKT 细胞促进 M2 型巨噬细胞的极化，控制痛风炎症的严重程度。此外，招募到炎症部位的中性粒细胞经氧化爆发形成中性粒细胞外陷阱（neutrophil extracellular traps，NETs），聚集的 NETs 通过降解细胞因子和趋化因子及破坏中性粒细胞的募集和激活来促进中性粒细胞炎症的消退。

　　痛风石是对 MSU 结晶的一种复杂且有组织的慢性炎性肉芽肿反应，该过程涉及先天性和适应性免疫。IL-1β、TNF-α 及 TGF-β 等促炎和抑炎细胞因子在痛风石中共表达，这表明痛风石中存在的促炎和抗炎因子都会导致慢性炎症、炎症消退和组织重塑。此外，聚集的 NETs 也可能通过在非炎症状态下局限 MSU 晶体并形成晶体核心而在痛风石形成的过程中起作用。

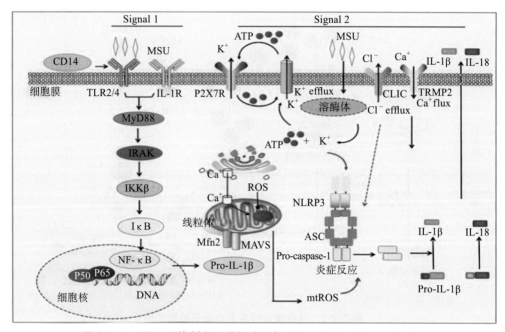

图 2-2-3 MSU 晶体刺激巨噬细胞引起炎症反应的双信号通路学说

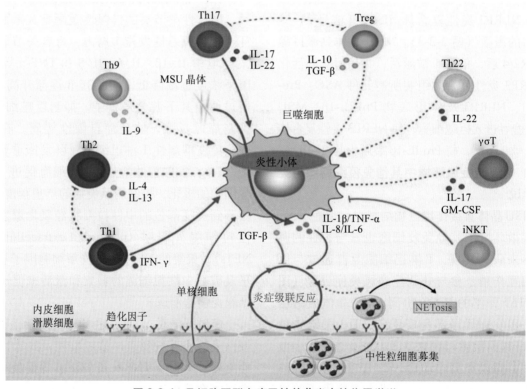

图 2-2-4 T 细胞亚群在痛风性关节炎中的作用学说

（摘自 Int J Immunopharmacol, 2020, 88: 106877）

（刘 甜）

第三节　继发性高尿酸血症的病因及发病机制

继发性高尿酸血症的病因及发病机制可以分为以下三大类。

一、分解亢进 / 合成 - 摄入过多引起高尿酸血症

（一）核酸分解亢进

由于血液系统疾病（如溶血性贫血、恶性淋巴瘤、红细胞增多症、白血病、骨髓瘤等），免疫性疾病（如系统性红斑狼疮）、化疗、放疗及灼伤、挫伤等破坏细胞过多，释放大量 DNA 与 RNA，尿酸合成原料增加，可导致核酸代谢加速，进而导致继发性高尿酸血症。

（二）ATP 分解亢进

糖原贮积病（Ⅰ、Ⅲ、Ⅴ、Ⅶ）、进食高嘌呤饮食及饮酒、组织低氧血症、无氧运动、果糖摄入过多等使 ATP 分解亢进，尿酸生成增多。

二、尿酸排泄障碍导致高尿酸血症

尿酸排泄障碍是引起继发性高尿酸血症的重要因素，包括肾小管滤过减少、肾小管重吸收增多、肾小管分泌减少。

（一）肾脏病变

各种肾脏疾病所致的肾功能不全，如肾小球病变导致尿酸滤过减少和肾小管病变导致尿酸分泌减少，导致高尿酸血症。30% ～ 84% 的肾移植患者发生高尿酸血症，可能与长期使用免疫抑制剂，且与肾小管尿酸排泄功能受抑制有关。高血压及慢性铅中毒等疾病均可造成肾小管损害而使尿酸排泄减少。

（二）药物

临床常用药物如噻嗪类利尿剂、呋塞米、乙胺丁醇、吡嗪酰胺、阿司匹林、烟酸、乙醇等竞争性抑制肾小管排泄尿酸，干扰肾小管对尿酸的重吸收，引起高尿酸血症。

（三）体内有机酸增加

酮症（饥饿、糖尿病酮症）、高乳酸血症（乙醇摄取、妊娠中毒症、组织低氧血症、1 型糖尿病）、脱水等情况下均会导致体内有机酸（酮酸、乳酸）产生增加。酮酸、乳酸可竞争性抑制肾小管尿酸分泌。

三、其他——混合型

许多系统性疾病常伴有混合型高尿酸血症，如糖尿病患者，由于 PRPP 产生过多导致尿酸生成增加，同时乳酸生成增多致尿酸排泄减少，导致高尿酸血症。

（程晓宇　张　辉）

参考文献

中华医学会内分泌学分会, 2020. 中国高尿酸血症与痛风诊疗指南 (2019). 中华内分泌代谢杂志, 36(1): 1-13.

Chen Y H, Hsieh S C, Chen W Y, et al. Spontaneous resolution of acute gouty arthritis is associated with rapid induction of the anti-inflammatory factors TGF beta1, IL-10 and soluble TNF receptors and the intracellular cytokine negative regulators CIS and SOCS$_3$. Ann Rheum Dis, 2011, 70: 1655-1663.

Dai X J, Tao J H, Fang X, et al. Changes of Treg/Th17 ratio in spleen of acute gouty arthritis rat induced by MSU crystals. Inflammation, 2018, 41(5): 1955-1964.

Dewulf J P, Marie S, Nassogne M C. Disorders of purine biosynthesis metabolism . Mol Genet Metab, 2022, 136(3): 190-198.

Halperin Kuhns V L, Woodward O M. Urate transport in health and disease. Best Pract Res Clin Rheumatol, 2021, 35(4): 101717.

Hoque K M, Dixon E E, Lewis R M, et al. The ABCG$_2$ Q$_{141}$K hyperuricemia and gout associated variant illuminates the physiology of human urate excretion. Nat Commun, 2020, 11(1): 2767.

Huang J H, Chiang B L. Regulatory T cells induced by B cells suppress NLRP$_3$ inflammasome activation and alleviate monosodium urate-induced gouty inflammation. iScience, 2021, 24: 102103.

Liu Y, Zhao Q Z, Yin Y X, et al. Serum levels of IL-17 are elevated in patients with acute gouty arthritis. Biochem Biophys Res Commun, 2018, 497(3): 897-902.

Madeo A, Di Rocco M, Brassier A, et al. Clinical, biochemical and genetic characteristics of a cohort of 101 French and Italian patients with HPRT deficiency. Mol Genet Metab, 2019, 127(2): 147-157.

Scanu A, Oliviero F, Ramonda R, et al. Cytokine levels in human synovial fluid during the different stages of acute gout: role of transforming growth factor β_1 in the resolution phase. Ann Rheum Dis, 2012, 71: 621-624.

Üsküdar Cansu D, Erdoğan B, Korkmaz C. Can hyperuricemia predict glycogen storage disease (McArdle's disease) in rheumatology practice? (Myogenic hyperuricemia). Clin Rheumatol, 2019, 38(10): 2941-2948.

Wang B, Chen S J, Qian H Y, et al. Role of T cells in the pathogenesis and treatment of gout. Int J Immunopharmacol, 2020, 88: 106877.

Wang J, Yang Q B, Zhang Q B, et al. Invariant natural killer T cells ameliorate monosodium urate crystal-induced gouty inflammation in mice. Front Immunol, 2017, 8: 1710.

Wing J B, Tanaka A, Sakaguchi S. Human FOXP3[+] regulatory T cell heterogeneity and function in autoimmunity and cancer. Immunity, 2019, 50(2): 302-316.

Wu M M, Tian Y, Wang Q Q, et al. Gout: a disease involved with complicated immunoinflammatory responses: a narrative review. Clin Rheumatol, 2020, 39(10): 2849-2859.

Yang Q B, He Y L, Zhang Q B, et al. Downregulation of transcription factor T-bet as a protective strategy in monosodium urate-induced gouty inflammation. Front Immunol, 2019, 10: 1199.

Zhao J N, Wei K, Jiang P, et al. Inflammatory response to regulated cell death in gout and its functional implications. Front Immunol, 2022, 13: 888306.

第3章
痛风的病理学

痛风性关节炎（gouty arthritis）是单钠尿酸盐（MSU，分子式 $C_5H_3N_4O_3Na$）晶体沉积于关节和（或）非关节部位所引起的炎症性疾病。MSU 晶体易于沉积在富含胶原的组织，如关节软骨、韧带、皮肤、心瓣膜等，可能与局部蛋白聚糖/葡聚糖比例和（或）化学成分改变等有关。体外模型显示，局部温度、pH、盐浓度、振动及大分子物质均与 MSU 结晶相关。MSU 晶体形成后可能再溶解，也可能在关节、耳郭、肾脏、心脏、皮肤等处形成异物性肉芽肿，称为痛风石或痛风结节。其形成与多因素相关，包括血尿酸水平、饮食、人体 pH 和温度及免疫系统状态等。单钠尿酸盐结晶溶于水，不溶于无水乙醇，用无水乙醇固定后，其针状、负双折光性通过偏振光显微镜和红色滤光片清晰可见。3.7% 中性甲醛溶液固定并常规病理学制片后，由于单钠尿酸盐结晶溶解，组织病理学标本很难见到典型的单钠尿酸盐结晶，在偏振光显微镜下难以见到折光性，但根据出现的针状裂隙（MSU 晶体溶解后遗留的空隙）或残存的 MSU 晶体及典型的异物性肉芽肿也可以做出病理诊断。

第一节 痛风性关节炎

痛风性关节炎（gouty arthritis）占慢性关节疾病的 2%～5%。病变可分为潜伏期（无症状伴 MSU 晶体沉积）、急性期（急性痛风性关节炎）、间歇期（缓解期）、慢性期（慢性痛风性滑膜炎，痛风石，关节结构破坏）。首次发作多为单关节，50% 首发于第一跖趾关节，在以后的病程中，约 90% 的患者该部位反复受累。足弓、距小腿关节、膝关节、腕和肘关节等也是常见发病部位。

一、潜伏期痛风性关节炎

近年来，有研究陆续发现，15%～25% 无症状高尿酸血症患者及少数血尿酸水平正常患者具有无症状 MSU 晶体沉积，尤其多见于第 1 跖趾关节，关节彩超影像学检查可以看到关节软骨表面因 MSU 沉积形成的"双轨征"，关节镜检查时发现关节软骨表面白垩样物质沉积（图 3-1-1A），但患者无临床症状且无显著组织病理学改变，称之为痛风潜伏期，或临床前期痛风，或亚临床痛风。

病理学改变：关节滑膜无炎症表现，仅关节穿刺液可有白细胞增多，普通光学显微镜可见细针状晶体，偏振光显微镜观察呈针状、双折光的晶体（图 3-1-1B、C）。

二、急性期痛风性关节炎

痛风急性期是由沉积的单钠尿酸盐晶体在理化或环境因素影响下，被局部驻留的巨噬细胞吞噬，并引发炎症级联反应，包括中性粒细胞趋化、炎症细胞因子释放、血管内皮细胞活化，刺激机体在关节部位产生红、肿、热、痛的炎症反应，即急性痛风性关节炎，也称为痛风发作。

病理学改变：①滑膜组织见中性粒细胞趋化及纤维素性渗出，并有大量单核细胞、淋巴细胞与少量浆细胞浸润，伴血管扩张充血、渗出，一般无淋巴滤泡形成，无含铁血黄素沉积（图 3-1-2A）。②滑膜表面衬覆细胞可坏死脱落，可见灶状增生（图 3-1-2B）。③部分中性粒细胞胞质内可见吞噬的单钠尿酸盐结晶（图 3-1-1D）。④抽取关节液，经无水乙醇固定，在偏振光显微镜下可见细针状、负双折光的单钠尿酸盐结晶，长 5～15μm，散在随机分布（图 3-1-1B、C）。

三、间歇期痛风性关节炎

急性关节炎发作缓解后一般无明显后遗症状，有时仅有发作部位皮肤色素加深，呈暗红色或紫红色、脱屑、发痒，称为无症状间歇期。多数患者在初次发作后出现 1～2 年的间歇期，但间歇期长短差异很大。随着病情的进展，间歇期逐渐缩短。

病理学改变：①软骨表面没有纤维形成或糜烂，没有炎细胞浸润，部分病例可见灰白色单钠尿酸盐结晶呈糊状黏贴在软骨表面；②关节穿刺液中仍然可以见到单钠尿酸盐结晶，偏振光显微镜观察呈平行放射状排列，类似于痛风石中的排列方式。

四、慢性期痛风性关节炎

痛风发作在同一关节反复出现，最终导致受累关节无明显缓解，出现或轻或重的持续性关节炎，即进入慢性痛风性关节炎期，多在起病 5～10 年后出现。痛风石是慢性痛风性关节炎的常见表现，可见于关节内、关节周围、皮下组织及内脏器官等，常见于足趾、手指、腕、踝、肘等关节周围，隆起于皮下（详见本章第三节）。

单钠尿酸盐晶体反复刺激使病变成为慢性，此时除有慢性痛风性滑膜炎及软骨破坏外，关节软骨边缘软骨膜可出现增生并伴钙化、骨化，形成"鸟嘴样"骨赘，加重关节的肥大和畸形，引起关节纤维粘连甚至强直。关节软骨的破坏除直接因单钠尿酸盐沉着的原因外，滑膜的痛风性肉芽肿也可破坏关节软骨，导致关节液浑浊及关节软骨表面糜烂并呈地图状白色斑，进而破坏软骨

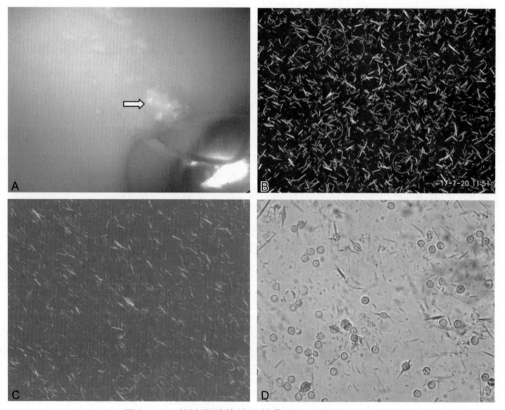

图 3-1-1　单钠尿酸盐结晶关节镜和显微镜下改变

A. 1 例老年女性患者，无高尿酸血症病史，关节镜检查时发现股骨髁关节软骨表面白垩样物质沉积（李瑞延教授赠送，吉林大学第二附属医院骨科）；B. 关节液可见细针状晶体（普通光学显微镜，白志瑶教授赠送，云南省曲靖市第一人民医院检验科）；C. 关节液可见细针状、双折光的晶体（偏振光显微镜，白志瑶教授赠送，云南省曲靖市第一人民医院检验科）；D. 关节液中性粒细胞胞质内可见吞噬的单钠尿酸盐结晶（普通光学显微镜，曾强武教授赠送，贵阳市第二人民医院检验科）

下骨质导致局部缺损，出现持续性关节肿痛、强直、畸形，甚至骨折，形成骨关节炎，称为慢性痛风性骨关节炎。

病理学改变：①持续的滑膜炎和关节结构破坏是病程进入慢性病变的病理标志。②慢性痛风性滑膜炎 / 关节炎急性发作时，组织学表现除了可见痛风石结构与组织细胞或多核巨细胞吞噬单钠尿酸盐结晶外，还可见到血管扩张、充血、纤维素性渗出及中性粒细胞浸润，同时可见大量单核细胞、淋巴细胞浸润等类似于急性期的病理改变（图 3-1-2）。③滑膜液分析呈白细胞增多的炎症性改变，可以在滑膜液的沉淀物中通过偏振光显微镜识别出负性双折光的针状结晶。

五、与其他类型关节炎的病理鉴别

痛风性关节炎的诊断结合临床病史、实验室检查及病理学改变，一般不难诊断。在诊断时要注意与假性痛风、类风湿关节炎、肿瘤性钙盐沉着症、淀粉样瘤等相鉴别。

（一）假性痛风

假性痛风又称焦磷酸钙结晶沉着病或软骨钙质沉着症，较为罕见，多发生于中老年人，平均年龄 60 岁，女性略多，大中关节中膝关节及腕关节最常受累，其次为肩关节、肘关节、髋关节和跗骨关节，手部掌指关节、颞颌关节也不少见。多表现为无痛性肿块或肿胀，部分患者可伴有急性发作。病因是由于焦磷酸钙盐沉着于关节软骨内并融合，至软骨细胞坏死破裂，焦磷酸钙盐结晶释放入滑膜液内引发急性滑膜炎。X 线表现为

关节纤维软骨或透明软骨钙化。在滑液或活检组织中，偏振光显微镜可发现杆状或菱形正性双折光晶体。病理通常在软骨的基质内见到点状晶体沉积，周围见组织细胞及异物巨细胞反应，局灶可见化生性软骨，部分软骨母细胞有一定异型性。

（二）类风湿关节炎

早期病变发生于滑膜，滑膜呈绒毛状或乳头状增生，滑膜细胞增生伴大量浆细胞、淋巴细胞浸润，常见淋巴滤泡形成。滑膜表面纤维素样物沉积，关节表面血管翳形成。关节软骨被增生的滑膜破坏，导致软骨"磨损"，滑膜和软骨下骨产生的血管翳样组织浸润关节软骨，晚期可导致骨质破坏，出现关节畸形、半脱位或脱位。

（三）肿瘤性钙盐沉着症

肿瘤性钙盐沉着症是一种非肿瘤性无定形钙盐沉积，周边围绕反应性的组织细胞和异物巨细胞。临床有 3 种类型。①孤立性病变，无高磷酸血症，常发生于热带或亚热带地区，疑为与寄生虫感染相关的肉芽肿；②多发性病变，伴高磷血症，无高钙血症，多发于青少年，好发于大关节附近，特别是股骨大转子、臀部、肩关节和肘关节，很少位于手足、膝部，生长在软组织，骨和关节不受累；③继发于肾衰竭、高维生素 D 血症和乳 - 碱综合征，通常伴有高磷酸血症和高钙血症。组织形态为无定形或颗粒状钙化物，周边围绕增生的单核或多核巨噬细胞、破骨细胞样多核巨细胞、纤维母细胞及慢性炎细胞。

（四）淀粉样瘤

淀粉样瘤是一种淀粉样物质的瘤样聚集，周

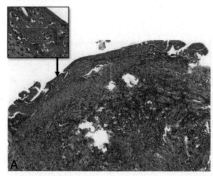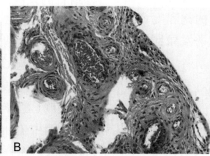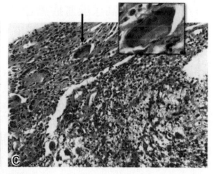

图 3-1-2　1 例慢性痛风性关节炎急性发作期患者

A. 滑膜表面衬覆细胞坏死脱落，表面见中性粒细胞及纤维素性渗出（HE 染色，×100）；B. 滑膜表面衬覆细胞灶状增生，间质血管扩张、充血（HE 染色，×400）；C. 大量单核细胞、淋巴细胞浸润并多核巨细胞反应，多核巨细胞的胞质内见吞噬的淡嗜伊红色的单钠尿酸盐结晶（HE 染色，×400）

围可见异物巨细胞反应或钙化，包括局灶性、系统性与 β_2 微球蛋白沉积型，临床上可见于多发性骨髓瘤、淋巴浆细胞性淋巴瘤、各种类型的感染性或炎症性疾病和血液透析患者，如结核、骨髓炎和风湿性关节炎患者。组织形态由淡染的无定性嗜伊红物质组成，PAS 染色阳性，刚果红染色呈砖红色，偏振光显微镜下呈苹果绿色或橘黄色双折射光。

（五）骨性关节炎

多发生于 50 岁以上人群，是一种退行性疾病，主要累及负重关节如膝关节和髋关节。最早期的改变是关节面透明软骨的均匀变性，进而形成乳头状突起或伴有软骨碎片脱落，软骨层变薄后至消失，两侧关节骨面发生直接接触，导致骨质增生，可见周围 Heberden 结节形成。滑膜增生后伴骨和软骨化生，如脱落则成为关节腔内游离体。

（邵世宏 孙明姝）

第二节 痛风与肾脏疾病

痛风患者常伴发肾脏疾病。高尿酸血症在其中起着重要作用。高尿酸血症既可引起原发尿酸性肾病，也可以促进其他肾脏疾病的进展。

一、高尿酸血症（hyperuricemia，HUA）的定义

尿酸是人类嘌呤化合物的终末代谢产物，嘌呤代谢紊乱可引起高尿酸血症，无论男性还是女性，非同日 2 次血尿酸水平超过 420μmol/L，称之为高尿酸血症。高尿酸血症在我国患病率逐年增长，高发年龄为中老年男性和绝经后女性，年轻人发病并非少见。高尿酸血症及痛风人群中肾脏疾病的发生率明显增高。据美国国家健康和营养调查（NHANES）2007—2008 年的数据估算，痛风患者中 71% 的患者 GFR < 60ml/min（CKD 3 ～ 5 期），19.9% 的患者 GFR < 30ml/min（CKD 4 ～ 5 期），24% 的患者合并肾结石，且 CKD 患病率与血尿酸水平成正比；另一方面，透析第一年终末期肾病患者痛风患病率为 5%，而透析前 5 年患病率高达 15.4%。大多数高尿酸血症患者可终身无症状，血尿酸水平超过其在血液或组织液中的饱和度可在关节局部形成尿酸钠晶体并沉积，诱发局部炎症反应和组织破坏，称为痛风。

二、尿酸性肾病的流行病学

尿酸性肾病可分为慢性尿酸盐肾病（chronic urate nephropathy）、急性尿酸性肾病（uric acid nephropathy，UAN）和尿酸性肾结石（uric acid nephrolithiasis）。目前国内外尚无尿酸性肾病的确切发病率，这可能是由于尿酸性肾病的诊断标准尚不明确，对其认识不足，缺乏有助于明确病因的生物标志物等。早些年的研究提示经解剖证实痛风患者出现肾损害的发生率为 100%。目前对于尿酸性肾结石这一亚型的发病率存在一定的文献支持。一篇发表于 2000 年的综述指出尿酸性肾结石占据了全球肾结石的 8% ～ 10%。一项比较研究显示，1980—2015 年，所有肾结石患者中尿酸性肾结石的比例从 7% 增加到 14%。与钙肾结石患者相比，尿酸结石形成者的年龄较大，BMI 较高，尿液 pH 较低。其他类型的尿酸性肾病存在一些其他方面的流行病学资料。急性尿酸性肾病目前被认为是肿瘤溶解综合征（TLS）的特征之一。急性尿酸性肾病的另一个常见原因是横纹肌溶解综合征。尿酸的高生成率和尿液排泄率及肾小管尿液的低 pH 进一步促使含尿酸晶体阻塞肾小管。慢性尿酸性肾病方面，在痛风等高尿酸血症相关疾病患者中，慢性肾损害较为常见。相关研究提示痛风患者中合并慢性肾脏病（CKD）分期 ≥ 4 期的比例为 2%。痛风病史也会独立增加男性发生肾结石的风险。但是应当指出，由于尿酸排泄能力下降，高尿酸血症在 CKD 患者中也比较常见。在缺乏病理结果的情况下，不能直接推定患者的高尿酸血症与 CKD 直接存在病因联系。

此外，尿酸性肾病目前被发现与某些地方性肾病有关联。近年来，在中美洲太平洋沿岸发现了一种被称为中美洲肾病（MeN）的慢性肾脏病正在流行，其发病率逐年升高。它通常影响在甘蔗或其他农业社区工作的体力劳动者。最近对萨尔瓦多 189 名甘蔗工人的研究指出工人的平均 SUA 水平上午是 386.8μmol/L（6.5mg/dl），下午为 428.4μmol/L

（7.2mg/dl）。此外，通过偏振光显微镜，研究者在 MeN 患者的尿沉渣中发现了二水合物尿酸结晶，这表明，某些生活方式或职业习惯可能与高尿酸肾病的发生有关。值得注意的是，中国也存在着类似工作环境的人群。对于这些人群是否也存在着类似的肾脏疾病，需要进一步的流行病学调查。此外，一些遗传性肾脏疾病似乎也与尿酸性肾病有关。家族性青少年尿酸性肾病（FJHN）是一种常染色体显性疾病，目前被归类于常染色体显性遗传肾小管间质肾病（ADTKD）。此病与儿童时期的高尿酸血症相关。据观察，家族性青少年尿酸性肾病的早期别嘌醇治疗可改善肾脏疾病的长期进展。

三、高尿酸血症与肾脏疾病的关系

高尿酸血症可通过多途径引起心脏、脑、肾脏、胰腺等多脏器损害，因此长期高尿酸血症很可能是诸多代谢性疾病重要的共同损伤病因（图 3-2-1）。

尿酸主要通过肾脏与肠道排泄。大部分经肾小球滤过后，98% 在近端肾小管 S1 段主动重吸收，50% 在 S2 段分泌，40%～44% 在 S3 段分泌后重吸收。肾小球滤过的尿酸 98% 被肾小管重吸收，尿酸的排泄主要靠肾小管的再分泌，是一个主动分泌的过程，肾脏排泄尿酸的能力容易受到损害。目前已经发现葡萄糖转运体 9（GLUT9）、尿酸盐转运体 1（URAT1），以及人类 ATP 结合盒亚家族 G2（ABCG2），有机阴离子转运体（OAT）1、3 和 4 等与之相关。

高尿酸血症可引起肾脏损伤。高尿酸血症除了可导致原发性尿酸性肾病外，目前已经发现高尿酸血症是其他多种肾脏疾病发展的危险因素。具体来说，目前已经发现高尿酸血症会增加急性肾损害（AKI）的风险。临床研究表明预防高尿酸血症的发生可以预防 TLS，从而避免 AKI 的发生。TLS 的相关治疗指南认为血清尿酸（SUA）水平每增加 60μmol/L（1mg/dl），发生 TLS 和肾脏事件的风险就会分别增加 1.75 倍和 2.21 倍。即使是轻微的血清尿酸水平升高也会增加对比剂诱发 AKI 的风险。此外，高尿酸血症还可以独立预测糖尿病肾病（DKA）和 IgA 肾病患者发展。在非 CKD 患者中，高尿酸血症也是未来进展为 CKD 的危险因素。有趣的是，SUA 水平被发现与女性 IgA 肾病患者更严重的肾脏组织病理学有关，而男性中未发现这种关联。这提示尿酸所导致的肾损害可能存在性别差异。使用别嘌醇来降低血清尿酸水平可以延缓肾脏疾病的进展。预防性口服别嘌醇，可以保护高危患者免受对比剂诱发的 AKI。降低 SUA 可减弱 TGF-β_1 诱导的 2 型糖尿病肾病的进一步进展。综上所述，大部分研究都证实了高尿酸血症与肾损害的关系。但一篇纳入了 363 例患者的随机临床试验发现别嘌醇可以降低 SUA，却不能改善 CKD 3 期、4 期患者的肾功能，这与目前大部分观察性结果不一致。在这项随机临床试验中，未达到试验终点而退出实验的患者比例相对较高，约为 27.8%，存在一定偏倚。并且纳入患者的 eGFR 相对较低，忽略了别嘌醇改善早期 CKD 患肾功能的可能性。因此还需要更多的随机临床试验来验证其结果的可靠性。

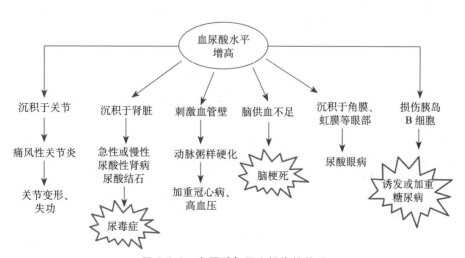

图 3-2-1 高尿酸与器官损伤的关系

四、尿酸肾损伤的病理机制

大量的证据表明：高尿酸血症是痛风形成的基础，与高血压、急慢性肾脏病、肥胖、代谢综合征、脂肪肝和糖尿病发病密切相关。高尿酸血症是慢性肾脏病的独立危险因素。高尿酸血症时尿酸盐沉积在肾脏可直接导致尿酸性肾病；另一方面，肾脏疾病影响其对尿酸的排泄，发生继发性高尿酸血症，高尿酸血症又可导致或加重肾脏疾病（图 3-2-2）。

虽然尿酸性肾病的发病机制目前还存在诸多争议，但是尿酸盐肾病发病机制与持续高尿酸血症尿酸钠结晶沉积在肾髓质间质组织，机械性阻塞肾小管，激活局部 RAS 系统，损伤内皮细胞，引起肾小球高压力、慢性炎症反应、间质纤维化等病理改变有关。沉积的尿酸结晶可通过：①激活单核巨噬细胞 NLRP3 炎症小体，诱导自噬功能障碍、改变氧化还原状态和（或）抑制 AMP-活化蛋白激酶（AMPK），从而促进 IL-1β 激活，导致肾脏细胞损伤；②直接诱导丝氨酸蛋白酶依赖性激活促炎细胞因子，激活中性粒细胞；③可溶性尿酸盐通过激活 MAPK 通路、AKT-mTOR 或抑制 AMPK 信号通路促氧化作用，诱导炎症损伤；④可溶性尿酸盐和高尿酸血症可改变先天免疫细胞的表观遗传程序，并通过促进持续的炎症高反应性而致 CKD 的形成和进展。此外，游离性尿酸即非结晶性尿酸在尿酸性肾病中的作用也逐渐被发现并得到重视。

五、尿酸性肾病的临床病理特点

（一）慢性尿酸盐肾病

尿酸结晶形成的微结石沉积于肾间质，引起慢性炎症反应、间质纤维化和慢性肾衰竭。

1. **临床及实验室表现**　早期出现高尿酸血症伴夜尿增多、低比重尿、小分子蛋白尿、镜下血尿，轻度白细胞尿和管型尿等；晚期出现肾小球滤过功能下降，慢性肾功能不全和高血压、贫血等。

2. **病理表现**　尿酸盐肾病的主要损害部位是肾小管和肾间质，病变以肾髓质部位最为严重。免疫荧光为全阴性。光镜下可见呈针尖、双折光放射状排列的尿酸盐结晶沉积于肾小管-肾间质内（图 3-2-3），此为尿酸盐肾病的特征性变化，但常规肾活检在肾组织中难以见到典型的尿酸盐结晶，经过石蜡切片后尿酸盐结晶会溶解，留下针尖样缝隙，周围可见灶性炎细胞浸润等，肾小

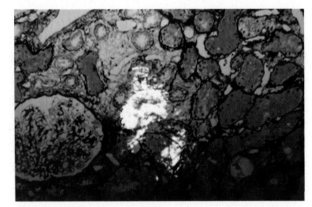

图 3-2-3　肾间质见尿酸结晶（银染色，偏振光 ×400）

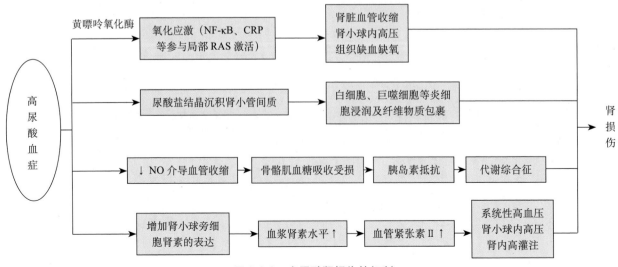

图 3-2-2　高尿酸肾损伤的机制

球无特异性病变，可有系膜区轻度增殖。

晚期可见肾小管扩张、萎缩，肾间质纤维化，纤维组织压迫血管引起肾缺血，肾小动脉硬化及肾小球硬化，导致肾功能不全。

由于尿酸盐结晶需要特殊的固定和染色，未见到尿酸盐结晶并不能排除尿酸盐肾病。电镜有时可见到肾小球基底膜分层、增厚，内皮下疏松，这与尿酸损伤内皮细胞，影响 RAS 系统改变血流动力学有关。

3. 诊断 ①高尿酸血症；②肾损伤：早期肾小管功能障碍，如夜尿增多、低比重尿、小分子蛋白尿，后期肾功能不全；③尿酸升高水平与肾功能损伤程度不匹配，血尿、蛋白程度与肾功能损伤程度不一致；④肾髓质内见有双折光的尿酸盐结晶沉积，在排除其他慢性肾脏病可考虑诊断。

4. 鉴别诊断 由于高尿酸血症患者常同时合并高血压、结石或肾囊肿，慢性高尿酸血症是否会引起慢性间质性肾炎，多年来一直存在争议。通常很难与合并高尿酸血症的其他慢性肾脏病区别开来。肾脏活检和双能 CT 发现尿酸盐结晶沉积对于慢性尿酸盐肾病的诊断具有重要意义。

5. 治疗与预防 慢性尿酸性肾病一旦确诊即开始非药物治疗，疗效不佳者根据尿酸水平及合并症开始药物治疗。饮食调整是治疗的重要环节，目前有资料提示奶制品、豆制品、咖啡等有助于降低尿酸，而酒精、红肉、海鲜、添加糖类尤其果糖则会升高尿酸。咖啡中的咖啡因含量与尿酸关系呈负相关，但是茶与尿酸的关系尚不明确。适当补充维生素 C 可降低 sUA，并且在动物实验中观察到维生素 C 可以阻断 TXNIP 和 NLRP3 之间的结合，并通过减少炎症和纤维化来缓解尿酸性肾病。但是过量的维生素 C 摄入也会导致尿液酸化从而阻碍尿酸的排泄，维生素 C 的具体推荐摄入量还需要进一步的研究支持。

无痛风性关节炎发作史，慢性尿酸盐肾病患者建议 sUA > 480μmol/L 起始药物治疗；当出现肾功能损害、尿酸性肾结石或有过痛风性关节炎发作史的患者 sUA > 420μmol/L 即开始降尿酸治疗，降尿酸治疗靶目标为 sUA 水平维持在 180 ～ 360μmol/L。如慢性尿酸肾病合并严重痛风（如痛风石、慢性关节炎、痛风频繁发作）的患者应更严格控制血尿酸水平，sUA 靶目标为

180 ～ 300μmol/L。

慢性尿酸性肾病并发痛风治疗药物的选择需依据患者的肾功能和并发症情况。

（1）急性发作期：① NSAID。肝肾功能、心功能不全患者慎用；消化性溃疡患者慎用，必要时可联合用 PPI。②糖皮质激素。短期（3 ～ 5d）口服 0.5mg/kg 或关节内注射。

（2）痛风间歇期：降尿酸治疗可以降低肾小球尿酸负荷，延缓慢性肾脏病进展，依据个体化治疗原则选择抑制尿酸生成药物和（或）促尿酸排泄药物。①抑制尿酸生成药物推荐黄嘌呤氧化酶抑制剂别嘌醇或非布司他。一项大型对照研究发现，是否发生别嘌醇超敏反应与药物剂量无关，而与 *HLA-B5801* 基因有关。HLA-B5801 阴性的 CKD 患者，即使超剂量使用别嘌醇也没有明显增加不良事件的发生率。CKD 4 ～ 5 期患者别嘌醇起始剂量（mg）为 1.5×GFR（ml/min），2 周后血尿酸水平未达标（> 360μmol/L）的患者可谨慎增加剂量直至将其控制达标。非布司他在轻中度肾功能不全患者（CKD 1 ～ 3 期）和轻中度肝损伤患者（Child-Pugh 分级 A/B）中应用无须调整剂量，CKD 4 ～ 5 期患者谨慎使用。目前的研究证据表明非布司他可能在肾脏保护方面较别嘌醇更优，并且非布司他的超敏反应综合征发生率低于别嘌醇，但须监测肝功能和心血管病变。②促尿酸排泄药物推荐苯溴马隆，苯溴马隆（50mg/d）可安全地应用于肾功能轻中度受损患者，但尿酸性肾结石患者和重度肾功能不全（GFR < 20ml/min）患者禁用。

（二）急性尿酸性肾病

急性尿酸性肾病是严重的高尿酸血症导致过量尿酸盐沉积和积聚在肾小管，引起的少尿或无尿性 AKI。该病多见于 TLS，亦可见于剧烈运动后所导致的横纹肌溶解综合征。

1. 临床表现及实验室检测 可伴尿量急剧减少、高尿酸血症、血肌酐增高、高血钾、代谢性酸中毒、水肿和心力衰竭。尿液可见尿酸结晶，随机尿中尿酸/肌酐（mg/mg）> 1。其他类型急性肾损伤，随机尿中尿酸/肌酐（mg/mg）在 0.60 ～ 0.75。

2. 病理 常需要进行肾活检排除小管间质性肾病等疾病。肾脏病理可见肾小管不同程度的变性、坏死，梗阻还可导致肾小管肥大、肾间质水

肿。肾小球无明显病变，或有毛细血管袢缺血皱缩。偏振光显微镜可见肾小管腔内尿酸结晶形成。电镜下集合小管上皮细胞内可见结晶，溶酶体增多。

3. 诊断

（1）近期有引起高尿酸血症的诱因。

（2）急性肾损伤的表现。

（3）尿检可见尿酸结晶，随机尿中尿酸/肌酐（mg/mg）＞1。

（4）血肌酐水平升高，血尿酸增高。

（5）偏振光显微镜可见肾小管腔内尿酸结晶形成。

（6）肾脏B超：肾脏大小和结构未见异常。

4. 鉴别诊断　急性肾损伤有放、化疗病史，血、尿尿酸水平短时间迅速升高，尿酸/肌酐＞1，排除肾前性、肾性和肾后性急性肾损伤原因。肾活检对于急性尿酸性肾病有重要意义。

5. 治疗与预防

（1）预防为先：急性尿酸性肾病通常可逆，但重在预防。高风险患者应积极预防急性尿酸性肾病的发生，放、化疗前建议将血尿酸水平控制在300μmol/L以下。

（2）控制尿酸水平：确诊急性尿酸性肾病的患者需要紧急处理，治疗措施如下。①严格低嘌呤饮食。②水化治疗，在没有禁忌情况下，每日液体摄入量应达到3L，保持尿量达到每小时80～100ml/m²。③碱化尿液，将尿pH控制在6.2～6.9。④降尿酸药物，首选减少尿酸生成的药物，注意根据肾功能调整药物用量。促进尿酸排泄的药物如苯溴马隆，在充分水化和碱化尿液的基础上可使用。肿瘤溶解综合征患者首选尿酸酶，禁用别嘌醇，以避免黄嘌呤性肾病或黄嘌呤性结石形成。⑤必要时给予血液透析治疗。

（三）尿酸性肾结石

尿液中尿酸溶解度下降和过饱和化是泌尿系尿酸结石形成的前提。

1. 临床表现　尿酸性肾结石常表现为腰痛和血尿，部分患者仅有砂石排出；急性梗阻时可出现发热、少尿、无尿、肾积水、急性肾损伤等；慢性梗阻可引起肾积水和肾实质萎缩，甚至发展为慢性肾衰竭。

2. 病理　有一定程度的肾间质炎症，尿酸性

肾病的病理特点见表3-2-1。

表3-2-1　尿酸性肾病的病理特点

类型	光镜	免疫荧光	电镜
急性尿酸盐肾病	肾小管不同程度变性、坏死，管腔内尿酸盐结晶	阴性	集合小管上皮细胞内可见结晶，溶酶体增多
慢性尿酸盐肾病	髓质区可见针尖样、放射状排列间隙，周围可见多核巨细胞	阴性	肾小球基底膜分层、增厚，内皮下疏松
尿酸结石	可伴有一定程度的肾间质炎症	阴性	

3. 诊断

（1）高尿酸血症。

（2）血尿，尿液呈持续性酸性，pH＜6.0，大多数在5.5以下，尿沉渣检查可见尿酸结晶。

（3）影像学检查：尿酸性结石X线片不显影（阴性结石），造影表现为充盈缺损；若混有草酸钙、磷酸钙等成分，则表现为密度不一的结石影。

（4）B超可见高回声区伴声影。

（5）肾脏双能CT原位无创诊断技术鉴定为尿酸性肾结石（图3-2-4）。

4. 鉴别诊断　尿酸性肾结石还需排除黄嘌呤、次黄嘌呤等阴性结石，阴性结石在碱性环境中不能溶解。建议对排出的结石行肾脏双能CT原位无创诊断技术。对肾结石进行成分鉴定是诊断尿酸肾病的重要依据。

5. 治疗与预防　大多数尿酸结石患者合并代谢综合征，通过运动降低BMI等方式可通过改善代谢综合征并减少尿酸结石复发的概率。大部分尿酸结石经保守治疗可消失。增加尿量（＞2000ml/d）、碱化尿液（pH 6.2～6.9），避免尿液pH＞7.0以免形成磷酸钙结石。降尿酸治疗与慢性尿酸盐肾病相似，但不推荐使用促尿酸排泄药物。巨大结石、伴尿路梗阻或混有其他成分的尿酸结石建议行外科治疗，体外震波碎石和各种微创腔内碎石术均有良好疗效，治疗前后需碱化尿液。

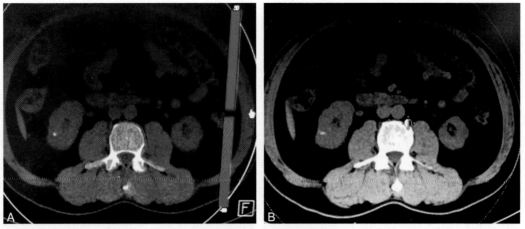

图 3-2-4　CT 显示尿酸性肾结石

A. 双能 CT 成分鉴定（尿酸性结石为橙色）；B. 普通 CT 平扫显示相应层面高密度结节

（薛　闻　吴世杰　彭　艾）

第三节　痛　风　石

痛风石（tophus），又称痛风结节，是痛风进入晚期或慢性期的最重要标志，表现为皮下结节和（或）与肌腱或关节相关的结节，通常不伴急性炎症。痛风石可见于关节内、关节周围、皮下组织及内脏器官等，常见于足趾、手指、腕、踝、肘等关节周围，隆起于皮下。从外观上看，痛风石呈白垩样或淡黄色（图 3-3-1），大小不一，可以从几毫米至几厘米，一般不超过 6cm，表面菲薄，破溃后排出白色粉末状或糊状物，经久不愈，但较少发生继发性感染。

痛风石是机体对沉积的单钠尿酸盐晶体产生的慢性异物肉芽肿性炎，包括三层结构：中央核心区是紧密排列的单钠尿酸盐晶体，一般是无细胞或寡细胞的；周围的细胞晕区，以组织细胞及异物巨细胞为主；外侧是纤维血管区。痛风石标

本经 3.7% 中性甲醛固定并常规病理制片后，可见到针状裂隙与淡嗜伊红色无定形物质，呈放射状、扇形、扇贝状或羽毛状排列（常规病理切片制备过程，单钠尿酸盐结晶溶解），有时可见残留的淡黄褐色、针状、负性双折光的单钠尿酸盐结晶，可伴有钙盐沉积，上述物质构成痛风石的核心；周围绕以大量组织细胞及异物巨细胞、少量淋巴细胞、浆细胞及中性粒细胞，组织细胞和（或）异物巨细胞呈栅栏状或环状排列；最外侧绕以成纤维细胞、纤维细胞及胶原组织；此三层结构形成特异的痛风性异物性肉芽肿，称为痛风石或痛风结节（图 3-3-2A～C），具有重要的诊断意义。在偏振光显微镜下观察，痛风石内单钠尿酸盐结晶为针状，折光明显（图 3-3-2D）。

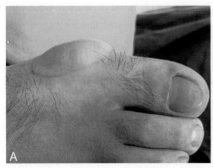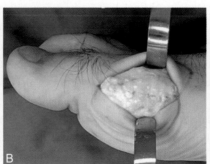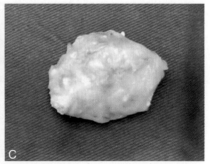

图 3-3-1　右足第 1 跖趾关节痛风石，表现为第 1 跖趾关节偏心性肿大

A. 第 1 趾跖关节痛风石，表现为皮下隆起性结节；B. 痛风石呈白垩样或淡黄色，位于皮下；C. 痛风石大体呈白垩样或淡黄色，表面凹凸不平（青岛大学附属医院手足外科，毕本军教授赠送）

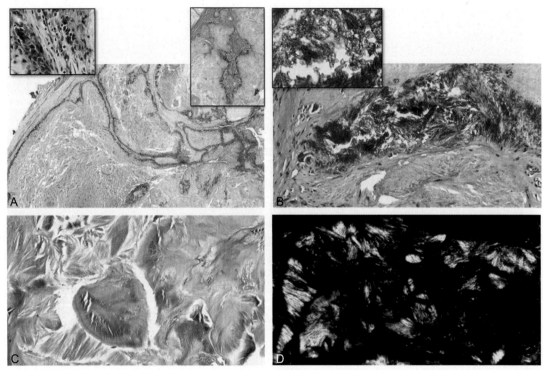

图 3-3-2　痛风石

A.三层结构：中央核心区是紧密排列的单钠尿酸盐晶体（已溶解，仅遗留淡嗜伊红色无定形物）；周边组织细胞、多核巨细胞与少量淋巴细胞呈栅栏状或环状排列；外侧是纤维血管区，可见成纤维细胞、纤维细胞、血管及胶原组织。多个痛风结节可互相融合（HE 染色，×50）。B.痛风石经 3.7% 中性甲醛固定液固定并常规病理制片后，可见针状裂隙及淡染嗜伊红色无定形物，合并小矩形、杆状、长菱形的焦磷酸钙结晶沉积（HE 染色，×400）。C.痛风石内见针状、淡黄褐色单钠尿酸盐结晶，混合淡嗜伊红色无定形物，呈放射状、扇形、羽毛状排列（HE 染色，×400）。D.偏振光显微镜下，单钠尿酸盐结晶呈负性双折射光，色彩绚丽（×400）

（邵世宏）

参考文献

李长贵.实用痛风病学.北京：人民军医大学出版社，2016.

伍沪生.痛风与晶体性关节病.北京：人民卫生出版社，2014.

中华医学会风湿学分会.原发性痛风诊断和治疗指南.中华风湿病学杂志，2011，15(6)：410-413.

Badve S V, Pascoe E M, Tiku A, et al. Effects of Allopurinol on the Progression of Chronic Kidney Disease. N Engl J Med, 2020, 382(26): 2504-2513.

Chen J H, Chuang S Y, Chen H J, et al. Serum uric acid level as an independent risk factor for all-cause, cardiovascular, and ischemic stroke mortality: a Chinese cohort study. Arthritis Rheum, 2009, 61(2): 225-232.

Coiffier B, Altman A, Pui C H, et al. Guidelines for the management of pediatric and adult tumor lysis syndrome: an evidence-based review. J Clin Oncol, 2008, 26(16): 2767-2778.

Dalbeth N, Gosling AL, Gaffo A, et al. Gout. Lancet, 2021, 397(10287): 1843-1855.

Enomoto A, Kimura H, Chairoungdua A, et al. Molecular identification of a renal urate anion exchanger that regulates blood urate levels. Nature, 2002, 417(6887): 447-452.

Erol T, Tekin A, Katırcıbaşı M T, et al. Efficacy of allopurinol pretreatment for prevention of contrast-induced nephropathy: a randomized controlled trial. Int J Cardiol, 2013, 167(4): 1396-1399.

Fairbanks L D, Cameron J S, Venkat-Raman G, et al. Early treatment with allopurinol in familial juvenile hyerpuricaemic nephropathy (FJHN) ameliorates the long-term progression of renal disease. QJM, 2002, 95(9): 597-607.

Hahn J, Schauer C, Czegley C, et al. Aggregated neutrophil extracellular traps resolve inflammation by proteolysis of cytokines and chemokines and protection from antiproteases. FASEB J, 2019, 33(1): 1401-1414.

Hamburger M, Baraf H S B, Adamson TC 3rd, et al.2011 Recommendations for the diagnosis and management of gout and hyperuricemia. Postgrad Med, 2011, 123(6 Suppl1): 3-36.

Khurana J S, Mccarthy E F, Zhang P J. Essentials in Bone

and Soft-Tissue Pathology, 2010: 44-47.

Juan Rosai. 阿克曼外科病理学 .10 版 . 郑杰，主译 . 北京：北京大学医学出版社，2014.

Khan S R, Pearle M S, Robertson W G, et al. Kidney stones. Nat Rev Dis Primers, 2016, 2: 16008.

Kim S K, Choe J Y, Park K Y, TXNIP-mediated nuclear factor-κB signaling pathway and intracellular shifting of TXNIP in uric acid-induced NLRP3 inflammasome. Biochem Biophys Res Commun, 2019, 511(4): 725-731.

Lester E. Wold. 骨科病理学图谱　3 版　郭卫，主译 . 北京：北京大学医学出版社 .

Li RR, Yu K, Li C, Dietary factors and risk of gout and hyperuricemia: a meta-analysis and systematic review. Asia Pac J Clin Nutr, 2018, 27(6): 1344-1356.

Liu R, Han C, Wu D, et al. Prevalence of Hyperuricemia and Gout in Mainland China from 2000 to 2014: A Systematic Review and Meta-Analysis. Biomed Res Int, 2015, 2015: 762820.

Liu X M, Wang H F, Ma R X, et al. The urate-lowering efficacy and safety of febuxostat versus allopurinol in Chinese patients with asymptomatic hyperuricemia and with chronic kidney disease stages 3-5. Clin Exp Nephrol, 2019, 23(3): 362-370.

Merriman T R, Dalbeth N. The genetic basis of hyperuricaemia and gout. Joint Bone Spine, 2011, 78(1): 35-40.

Nuki G.An appraisal of the 2012 American College of Rheumatology Guidelines for the Management of Gout. Curr Opin Rheumatol, 2014, 26(2): 152-161.

Richette P, Perez-Ruiz F, Doherty M, et al. Improving cardiovascular and renal outcomes in gout: what should we target? Nat Rev Rheumatol, 2014, 10(11): 654-661.

Richie Xu L H, Adams-Huet B, Poindexter J R, et al. Temporal changes in kidney stone composition and in risk factors predisposing to stone formation. J Urol, 2017, 197(6): 1465-1471.

Roughley M J, Belcher J, Mallen C D, et al. Gout and risk of chronic kidney disease and nephrolithiasis: meta-analysis of observational studies. Arthritis Res Ther, 2015, 17(1): 90.

Roughley M J, Belcher J, Mallen C D, et al. Gout and risk of chronic kidney disease and nephrolithiasis: meta-analysis of observational studies. Arthritis Res Ther, 2015, 17(1): 90.

Storhaug H M, Norvik J V, Toft I, et al. Uric acid is a risk factor for ischemic stroke and all-cause mortality in the general population: a gender specific analysis from The Tromsø Study. BMC Cardiovasc Disord, 2013, 13: 115.

Vitart V, Rudan I, Hayward C, et al. SLC_2A_9 is a newly identified urate transporter influencing serum urate concentration, urate excretion and gout. Nat Genet, 2008, 40(4): 437-442.

Wesseling C, Aragón A, González M, et al. Kidney function in sugarcane cutters in Nicaragua-A longitudinal study of workers at risk of Mesoamerican nephropathy. Environ Res, 2016, 147: 125-132.

Woodward O M, Köttgen A, Coresh J, et al. Identification of a urate transporter, ABCG2, with a common functional polymorphism causing gout. Proc Natl Acad Sci U S A, 2009, 106(25): 10338-10342.

第4章
高尿酸血症与痛风动物模型

动物疾病模型是开展实验生理学、实验病理学和实验治疗学（包括新药筛选）研究的重要工具。

本章将介绍高尿酸血症和痛风动物模型的制备。

第一节　高尿酸血症动物模型制备

高尿酸血症动物模型可大致分为基因修饰小鼠模型和环境因素诱导小鼠模型（如药物、饮食等）。本节将系统介绍这两种类型的高尿酸血症动物模型。

一、基因修饰的高尿酸血症动物模型

1. 尿酸氧化酶基因修饰的小鼠模型　尿酸氧化酶（urate oxidase）可将尿酸分解为更易溶于水的小分子尿囊素排出体外，这是许多低级动物（包括小鼠）维持尿酸稳态的主要途径。与低级动物不同，人类在进化过程中（图4-1-1）由于基因突变，导致该基因不能表达尿酸氧化酶，这是人类易患高尿酸血症的重要原因。

（1）1994年，美国学者 Wu 等应用传统 ES 细胞打靶方法获得 Uox 基因敲除小鼠，其主要表型为：① Uox 杂合子小鼠无异常表型，Uox 纯合子小鼠约65%死于出生后4周内，且存活的纯合子小鼠存在明显的生育障碍。② 3～4周的 Uox 纯合子小鼠血尿酸水平为（11±0.7）mg/dl（1mg/dl=60μmol/L）为杂合子及野生型小鼠的10倍左右，相当于普通成年人的2倍左右；而杂合子及野生型小鼠血尿酸水平无明显差异，分别为（1.4±0.5）mg/dl 和（0.9±0.3）mg/dl。③ 肾脏病理发现，Uox 纯合子小鼠可见中度肾盂积水，显微镜下可见肾皮质层变薄，髓质层的肾小管及集合管有尿酸盐沉积，肾小管腔扩大、腔上皮脱落、急性肾小管坏死伴大量中性粒细胞浸润，偏振光显微镜下可见肾小管尿酸盐结晶沉积（图4-1-2）。

（2）2018年，Lu 等应用 TALEN 技术（通过针对特定的 DNA 序列设计人工核酸酶，核酸酶对基因的特定位点进行切割修饰后造成翻译提前终止或蛋白读码框移位，从而造成基因功能性失活）成功构建尿酸氧化酶基因敲除自发高尿酸血症小鼠模型。该模型小鼠为 C57BL/6J 背景，无须药物干预，普通饲料喂养，自发高尿酸血症，可长期存活。血尿酸水平稳定，介于400～600μmol/L，符合人类高尿酸血症诊断标准。病理检测结果显示，该自发高尿酸血症小鼠模型尿酸持续升高6周，

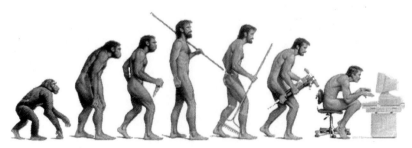

图4-1-1　人类进化过程示意图

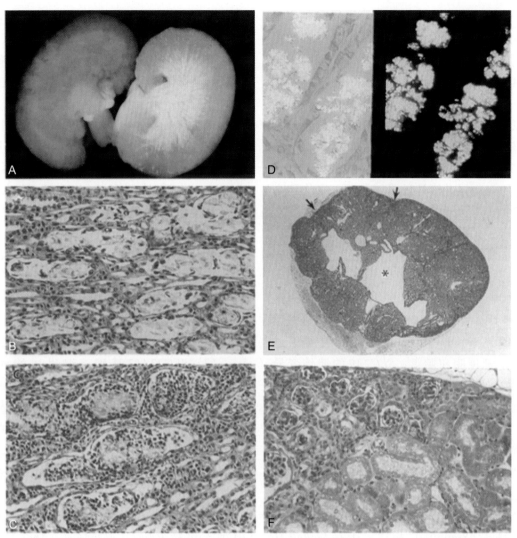

图 4-1-2　A. 小鼠肾脏大体标本。左边为野生型小鼠正常肾脏大体结构，右边为 Uox 纯合子小鼠肾脏大体结构。B. 显微镜下可见肾小管腔扩大、腔上皮脱落（苏木精 - 伊红染色，×40）。C. Uox 纯合子小鼠 14 日龄时见急性肾小管坏死伴大量中性粒细胞浸润（×20）。D. 可见 Uox 纯合子小鼠肾小管尿酸盐结晶（其中右图是在偏振光显微镜下所见，×110）。E. Uox 纯合子小鼠 5 周龄的肾脏标本。* 示中度肾盂积水，↑示外侧皮质层（×5）。F. 左侧为肾小管萎缩塌陷，右侧为正常肾小管

出现肾脏尿酸盐结晶沉积、肾囊肿 / 肾萎缩、免疫细胞浸润等严重肾损伤表现，证实长期高尿酸血症可导致尿酸性肾病。该小鼠模型本身不发生糖尿病及动脉硬化，但经小剂量链脲佐菌素干扰后，80% 模型小鼠空腹血糖明显升高，出现糖尿病表型；经高胆固醇、高脂饲料喂养和颈动脉套环处理，模型小鼠颈动脉内膜明显增生，出现动脉硬化表型，降尿酸治疗可明显改善血糖和动脉硬化。相关成果发表于 *Kidney Int*、*Diabetes*、*FEBS J*，并应邀在国际顶尖杂志 *Nat Rev Rheumatol* 撰写高尿酸动物模型述评。

美国哈佛大学麻省总医院 Xiqun Chen 教授在 *EBioMedcine* 上验证了相关研究结果；我国神经生物学家姜宏教授和上海交通大学附属瑞金医院李燕教授分别在 *Front Mol Neurosci* 和 *Hypertension* 杂志对该模型给予高度评价，认为该新型高尿酸小鼠模型，能高度模拟人类高尿酸血症的发病过程，可诱发高血压和代谢紊乱，是研究痛风及其相关疾病的理想工具。目前该小鼠模型引起国际小鼠基因组信息学组织（MGI）高度关注，并根据国际标准化小鼠遗传命名委员会制定的规则，将该小鼠模型正式命名为 Uoxem1Cli，MGI ID：j.271949。

2.其他基因修饰的小鼠模型　高尿酸血症属于多基因遗传病，遗传因素与血尿酸水平密切相关。对原发性高尿酸血症进行的系列全基因组关联分析（genome-wide association study，GWAS）及荟萃分析发现了多个与血尿酸水平密切关联的易感位点，这些易感位点所在的基因大部分为参与肾脏尿酸排泄的基因如 *ABCG2*、*SLC2A9*、*SLC22A12*、*GCKR* 等。国内外学者通过修饰基于人类发现的与小鼠共表达的易感基因，来构建高尿酸血症小鼠模型。

（1）*SLC2A9* 基因：位于 4p16.1，全长 214 025bp，包含 1 个非编码外显子和 13 个编码外显子。编码两个主要亚型：亚型 1（长亚型，GLUT9）由 540 个氨基酸组成，具有 12 个跨膜结构域，主要表达于近端肾小管基底膜、肝脏、胰腺；亚型 2（短亚型，GLUT9 △ N）具有 511 个氨基酸，主要表达于近端肾小管顶膜和胎盘。*SLC2A9* 的遗传变异与血清尿酸浓度密切相关，解释了表型变异的 3% 左右。外国学者基于 C57BL6/J 和 C57BL6/N 遗传背景构建了 *Slc2a9* 基因全身敲除小鼠模型（G9KO）和肝脏特异性 *Slc2a9* 基因敲除模型（LG9KO）。从其表型来看，G9KO 小鼠的活产率是预期孟德尔频率的 50%，表明在没有 *SLC2A9* 的情况下存在明显的胚胎致死率。与野生型小鼠的平均血尿酸浓度（24 ～ 48μmol/L）相比，所有 *Slc2a9* 基因敲除小鼠的血尿酸浓度均明显增加，雄性和雌性 G9KO 小鼠分别为 90μmol/L 和 108μmol/L，而在雄性和雌性 LG9KO 小鼠中分别为 120μmol/L 和 186μmol/L。G9KO 小鼠肾脏结构从 2 周龄开始变得明显异常，而 LG9KO 小鼠即使血尿酸水平更高但并未表现出尿酸盐肾病和肾脏结构异常。在 LG9KO 小鼠中，给予肌苷和高脂肪饮食引起血尿酸浓度的进一步增加会诱发慢性炎症和急性肾衰竭。

除了肝脏和肾脏，SLC2A9 还在小鼠的顶端和基底外侧肠道肠细胞膜上表达。通过将含有 floxed *Slc2a9* 等位基因的小鼠与过表达 Cre 重组酶的小鼠杂交可获得肠细胞特异性 *Slc2a9* 基因敲除小鼠（G9EKO），其活产率符合预期的孟德尔比率，与年龄匹配的野生型小鼠血尿酸水平（138μmol/L）相比，G9EKO 小鼠血清尿酸浓度略有升高（174μmol/L）。G9EKO 小鼠肠细胞尿酸盐转运动力学受损，导致

代谢综合征，包括自发性高血压、血脂异常和体脂增加等。

（2）*ABCG2* 基因：位于 4q22，其编码的 ABC 家族转运体表达于近端肾小管上皮细胞管腔膜及肝脏、胎盘、肠、大脑、膀胱等组织的质膜，主要负责尿酸的分泌。ABCG2（Q141K）可引起 ABCG2 转运活性的失活和肠道排泄的阻塞，导致肾尿酸排泄增加。应用 CRISPR–Cas9 系统在 C57BL/6 背景下构建的 Q140K-Abcg2 小鼠其血尿酸盐浓度增加约 50%。然而，尽管尿酸盐的总尿排泄量代偿性增加约 50%，但尿酸盐的排泄分数没有变化。有趣的是，在 Q140K-Abcg2 小鼠中，Abcg2 的表达和功能在胃肠道中以性别特异性的方式丢失（即雄性的丢失比雌性大），但在肾脏中没有。这些发现强调肠道是尿酸排泄调节的重要部位。

（3）*SLC22A12* 基因：编码尿酸转运蛋白（SLC22A12；也被称为 URAT1），在肾脏中表达，从过滤后的尿液中重新吸收尿酸。*SLC22a12* 基因敲除小鼠模型已在 C57BL/6 背景或 C57BL/6J*129Sv 背景上产生，但均未导致血尿酸浓度的变化，尽管两种模型中敲除小鼠的尿酸排泄分数高于野生型小鼠。

（4）其他与高尿酸血症相关的基因诱导小鼠模型，包括 *Pdzk1*、*Aldh16a1*、*Abcc* 和 *Maf*，已被用于研究基因或肾功能或其他目的。这些小鼠的血尿酸浓度未见报道；然而，就肾功能而言，转录因子 MAF 的 DNA 结合域中自然发生的突变可导致肾小管肾炎。

二、环境诱导的高尿酸血症动物模型

（一）促进尿酸生成法

1.腺嘌呤　腺嘌呤又名 6- 氨基嘌呤，为五元杂环化合物，分子式 C6H5N5。腺嘌呤是核酸组成的一部分，在动物组织，茶叶中也能找到游离形态的嘌呤碱基，也是含有 ATP、NAD、CoA 等辅酶中的重要物质，可通过核酸的水解获得。给大量腺嘌呤后，磷酸核糖焦磷酸和谷酰胺增加，体内谷酰胺磷酸核糖焦磷酸转移酶、黄嘌呤氧化酶活性增加，使尿酸合成加速，引起血中尿酸含量的增加。

（1）大鼠高尿酸血症模型：SD 大鼠或 Wistar

大鼠，按照腺嘌呤 2g/kg、4g/kg 灌胃给药，3d 时，大鼠血尿酸水平开始升高，7d 时，明显升高，10d 时，血尿酸水平降低，同时出现肾功能损害。

（2）鸡高尿酸血症模型：1 月龄的鸡分别给予含腺嘌呤 2g/kg、4g/kg、6g/kg 的饲料饲喂，每只鸡每日给予上述饲料 20g，不足部分饲以普通饲料补足。4g/kg、6g/kg 组，第 3 周时血尿酸水平明显上升，且可持续稳定升高 8 周以上。

（3）鹌鹑高尿酸血症模型：雄性迪法克品系鹌鹑（体重 170 ～ 190g），每日分别给予 150mg/kg、300mg/kg 腺嘌呤溶液灌胃。5d 时，血尿酸水平升高，10 ～ 15d 时仍维持在较高水平，但体重和肾功能未见明显变化。

2. 酵母　酵母含有丰富的蛋白质、核苷酸和 B 族维生素等。在体内充分水解能产生含氮的有机碱，包括嘌呤碱类、嘧啶碱类和磷酸。当大剂量的酵母进入体内后，能干扰机体正常的嘌呤代谢，导致嘌呤代谢紊乱。主要表现为黄嘌呤氧化酶活性增加，尿酸生成加速。

（1）小鼠高尿酸血症模型：昆明种小鼠给予酵母膏连续灌胃可以诱发小鼠高尿酸血症模型。以 15 ～ 30g/（kg・d），连续灌胃 1 ～ 2 周效果较好。

（2）鹌鹑高尿酸血症模型：雄性迪法克品系鹌鹑（体重 180g 左右），每日每只分别给予 15g 模型饲料（含 3g 酵母干粉），食后补充普通饲料。造模 7d 时血尿酸水平升高，14d 升高明显，可持续至 35d。血清黄嘌呤氧化酶和 BUN 在造模 7d 时有一过性升高，至造模 14d 时恢复正常。

3. 腺嘌呤 + 酵母　将酵母干粉、腺嘌呤均匀拌入粉碎的大鼠颗粒饲料中，重新压粒成型，制备高嘌呤饲料。酵母干粉、腺嘌呤在饲料中的含量分别为 10% 和 0.1%。SD 大鼠，体重（200±20）g，适应环境 1 周，自由饮水进食。然后随机分为对照组和模型组。模型组给予高嘌呤饲料，控制酵母、腺嘌呤的进食量分别为 10g/kg、100mg/kg，对照组则给予普通颗粒饲料，两组动物自由饮水。模型组大鼠体重减轻，多饮、多尿，精神萎靡，畏寒蜷缩，体毛干枯、变黄、无光泽。给予高嘌呤饲料 7d，模型组大鼠血清中肌酐、尿素氮、尿酸含量较对照组略有升高，但无统计学意义。12d 时肌酐、尿素氮含量升高，出现统计学差异（$P < 0.05$）；尿酸含量则明显升高（$P < 0.01$）；19d 时模型组

大鼠血清三项指标均明显升高（$P < 0.001$）。停用高嘌呤饲料后，血尿酸仍继续上升，24d 时开始回落，52d 时与对照组相比仍差异显著。

4. 尿酸　直接腹腔注射或灌胃法，增加动物体内的尿酸含量。

（1）小鼠高尿酸血症模型：尿酸 250mg/kg 直接腹腔注射，小鼠血尿酸 10min 达到高峰，并可持续高尿酸血症达 4h。

（2）鹌鹑高尿酸血症模型：雄性迪法克品系鹌鹑（体重 170 ～ 190g），每日分别给予 350mg/kg、700mg/kg 尿酸水溶液灌胃。5d 时，血尿酸水平升高，10 ～ 15d 时仍维持在较高水平，体重和肾功能未见明显变化。

5. 次黄嘌呤　直接注射可生成尿酸的前体物质——次黄嘌呤。

昆明种小鼠（体重 18 ～ 22g），直接腹腔注射次黄嘌呤 1000mg/kg。小鼠血清尿酸在给药 0.5h 后达到高峰，4h 后降低到 50%，高尿酸血症可维持 24h。

（二）抑制尿酸代谢法

用尿酸酶抑制剂氧嗪酸抑制尿酸酶活性，减少尿酸的分解与排泄，造成高尿酸血症动物模型。

1. 大鼠高尿酸血症模型　大鼠饲以 2% 氧嗪酸并给予低盐饮食，持续 7 周可出现轻度高尿酸血症。同时血压升高，入球小动脉增厚。

2. 小鼠高尿酸血症模型　给予小鼠氧嗪酸钾盐 300mg/kg 腹腔注射，2h 后取血检测，其血尿酸水平明显升高。

（三）促进尿酸生成与抑制尿酸代谢联用

1. 黄嘌呤 + 乙胺丁醇 / 次黄嘌呤 + 烟酸　沈金锐等将雄性昆明种小鼠（体重 20g±2g），随机分为 9 组：正常对照组；黄嘌呤 + 乙胺丁醇组；黄嘌呤 + 乙胺丁醇组；次黄嘌呤 + 乙胺丁醇组；次黄嘌呤 + 乙胺丁醇组；次黄嘌呤 + 烟酸组；次黄嘌呤 + 烟酸组；乙胺丁醇组；烟酸组。药物剂量分别为黄嘌呤 600mg/kg，乙胺丁醇 250mg/kg，次黄嘌呤 600mg/kg，烟酸 100mg/kg。连续给药 5d 后测定血尿酸浓度。结果表明黄嘌呤 + 乙胺丁醇组、次黄嘌呤 + 烟酸组的血尿酸水平与正常组比较有显著性差异（$P < 0.05$），以前者升高更为显著。该模型可作为高尿酸血症动物模型。

2. 腺嘌呤 + 乙胺丁醇　雄性 Wistar 大鼠（体

重 200g±10g），按照腺嘌呤 100mg/kg+ 乙胺丁醇 250mg/kg 灌胃给药，每日 1 次，连续 7 ～ 21d，血尿酸水平明显升高。

3. 尿酸 + 氧嗪酸

（1）大鼠高尿酸血症模型：Wistar 大鼠每天饲喂 0.4g/kg 氧嗪酸和 0.6g/kg 尿酸，3 ～ 4 周后大鼠血尿酸水平持续性升高。

（2）小鼠高尿酸血症模型：C57BL/6 小鼠，雄性，体重 22 ～ 26g，用高嘌呤饲料喂饲（尿酸 + 氧嗪酸），3 周后小鼠血尿酸水平和三酰甘油均明显升高，同时伴有肾功能改变。

4. 腺嘌呤 + 酵母 + 氧嗪酸　将 Wistar 大鼠随机分为对照组和模型组，模型组饲以高酵母饲料并给予腺嘌呤 100mg/（kg·d）灌胃，定期监测大鼠血尿酸水平，血尿酸水平开始下降时，改进造模方法，模型组饲以高酵母饲料，并以腺嘌呤溶液 50mg/（kg·d）灌胃，同时给予氧嗪酸钾乳悬液 100mg/（kg·d）分 2 次皮下注射，以维持大鼠在高尿酸血症状态。实验开始，模型组大鼠血尿酸水平均显著高于对照组（t=5.438 ～ 8.404，$P < 0.05$）。结果显示以高酵母饲料加腺嘌呤灌胃并适时给予氧嗪酸钾乳悬液皮下注射所复制的大鼠慢性高尿酸血症模型具有血尿酸值高、维持时间长、模型稳定的特点。

5. 酵母膏 + 乙胺丁醇　将雄性昆明小鼠随机分为对照组、酵母膏组、酵母膏 + 乙胺丁醇组及别嘌醇组 4 组，分别采用蒸馏水、酵母膏、酵母膏 + 乙胺丁醇、酵母膏 + 乙胺丁醇 + 别嘌醇片灌胃，3 周后取血测定小鼠血清尿酸水平。连续灌胃 3 周后，各组小鼠血清尿酸水平分别为：酵母膏组血清尿酸（247±61）μmol/L，酵母膏 + 乙胺丁醇组血清尿酸（301±53）μmol/L、对照组小鼠血清尿酸（235±34）μmol/L，别嘌醇组血清尿酸（114.67±49.74）μmol/L。结果表明酵母膏 + 乙胺丁醇灌胃可建立相对持久稳定的小鼠高尿酸血症模型。

三、小结

人源化动物模型是人类疾病体内研究的活体替代模型，与普通动物模型相比，这类模型的实验结论更适用于人体。通过敲除小鼠尿酸氧化酶基因构建高尿酸血症人源化动物模型，为高尿酸血症的基础与临床研究开辟了新的途径。可以说，模式生物是研究人类疾病的"显微镜"，是人类疾病治疗新药的"孵化器"。

（路　杰）

第二节　急性痛风性关节炎动物模型制备

痛风性关节炎是由于尿酸盐晶体在关节囊、滑囊、软骨、骨质等关节腔周围沉积而导致的一种无菌性炎症，表现为关节及周围组织红、肿、热、痛。因此，国内外主要采用将尿酸盐晶体直接注射到动物的关节腔或体内形成关节肿胀，来制备急性痛风性关节炎动物模型，用于痛风发病的炎性机制研究与抗炎镇痛药物的药效学评价等。

一、尿酸钠晶体及其相关溶液的制备

尿酸钠晶体制备方法主要有 3 种：酸滴定法、碱滴定法和中和法。

1. 酸滴定法　将 1.0g 尿酸溶解于 200ml NaOH 溶液中（0.03mol/L，pH7.5），过滤，HCl 调节溶液 pH 至 7.2 后，形成的晶体在 180℃加热 2h 灭菌，室温搅拌逐渐冷却，在 4℃保存过夜。过滤溶液获得沉淀，低温干燥，刮下粉末，放入研钵中研成细末，制成尿酸钠晶体备用。

2. 碱滴定法　将 4.0g 尿酸溶解于 800ml 去离子水中，加热至 60℃，NaOH 调节 pH 至 8.9，保持温度直至尿酸溶解完全。过滤，得到的溶液在 4℃静置 24h，析出的白色沉淀物在 100℃干燥 6h，然后在 180℃灭菌 2h。

3. 中和法　采用上述中和法制备 MSU 晶体，在 45ml 去离子水中加入 0.25g 尿酸，然后加入 5mol/L NaOH 300μl，搅拌，250℃加热，直至尿酸完全溶解。加入 1ml 5mol/L NaCl 后，室温静置 7d。结晶用无水乙醇洗涤 3 次，自然干燥。每次实验前，180℃加热灭菌 2h。

得到的三斜针形 MSU 晶体长度为 5 ～ 25mμm，对偏振光具有双折射（图 4-2-1）。通过鲎试剂法测定所有 MSU 晶体无内毒素（0.01EU/10mg）。

动物造模前，称取 500mg 尿酸钠晶体，加入

18ml 生理盐水，再加入分散剂吐温 -80 2ml，加热搅拌，制成注射用尿酸钠晶体悬液。

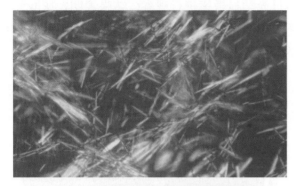

图 4-2-1 偏振光显微镜下尿酸盐晶体

二、急性痛风性关节炎动物模型

痛风性关节炎是关节内尿酸钠结晶沉积所引起的急性炎症反应。单核巨噬细胞吞噬尿酸盐晶体，可产生氧自由基、溶酶体酶，并释放 IL-1β、IL-6、IL-8、IL-18、TNF-α 等细胞因子和趋化因子。这些炎症介质会引起大量白细胞募集到炎症部位，放大炎症反应，导致痛风的发病。

目前常用的急性痛风性关节炎动物模型主要有两类，一类是直接向动物关节腔注射尿酸盐晶体引起急性关节炎，另一类是通过气囊法形成类关节滑膜后注入尿酸盐晶体，引起急性滑膜炎症。

（一）关节直接注射法构建的急性痛风性关节炎动物模型

1. 大鼠跖趾关节炎模型 大鼠右足垫皮内注射 0.2ml（0.4mg）尿酸钠结晶混悬液引发急性炎症反应，利用游标卡尺对足垫厚度定量评价，72h 后采集血液分离血清，实验期末取血分离血清，测定各项指标。结果显示，MSU 结晶可致大鼠足垫体积增加，血清溶酶体酶、血清酸性磷酸酶、组织蛋白酶 -D、β- 葡萄糖苷酸酶、β- 半乳糖苷和 N- 乙酰氨基葡糖酶活性显著增高，该模型表明尿酸盐晶体所致的大鼠跖趾关节水肿和溶酶体酶活性增高有关。白细胞释放溶酶体酶可能是细胞内吞作用的结果，而胞外释放溶酶体酶对组织损伤和炎症的发生至关重要。该模型适用于观察治疗痛风药物对跖趾关节肿胀和溶酶体酶的影响。

2. 大鼠踝关节炎模型 本模型所用实验动物为雄性 Wistar 大鼠，体重 250g±20g。向大鼠腹腔注射戊巴比妥钠（40mg/kg）麻醉，选右踝关

节外侧后方为穿刺点，针口斜面朝前上方与胫骨成 45°穿入踝关节腔，以 4.5 号针头向关节腔注入 50μl 的尿酸盐晶体溶液，以关节囊对侧鼓起为注入标准，诱导急性关节炎模型，并通过检测炎症指数、肿胀指数和功能障碍指数变化以研究关节炎性变化与注入尿酸盐晶体剂量的关系。结果表明 5mg/ml 的尿酸盐晶体可导致明显的关节红肿。5 ～ 20mg/ml 范围内，关节红肿和功能障碍严重程度呈剂量依赖性增加，超过 20mg/ml 后关节炎的严重程度不再随尿酸盐晶体注射用量的增加而加重，但可延长关节炎病程，并见关节腔内 MSU 晶体被大量蛋白样物质和炎症细胞包裹。将 20mg/ml 的尿酸盐晶体注入大鼠踝关节可迅速出现关节的红肿和功能障碍，发生率 100%；诱导后 2h 出现反应，4h 表现明显，8 ～ 12h 达到高峰期，24h 后自发减轻，5 ～ 6d 可自行缓解；关节炎高峰期见三足步态，关节腔积液。病理结果显示组织严重水肿，关节液、关节滑膜及其周围组织见大量炎症细胞浸润。该模型能较好地模拟人急性痛风性关节炎早期急性发作、迅速出现高峰和随后缓解的典型病变过程。

3. 家兔膝关节炎模型 本模型经上髌骨韧带向兔左膝关节内注入尿酸钠结晶 10mg/1.5ml，引起急性痛风性膝关节炎，致炎后 6h、12h、24h 在麻醉下处死家兔，用测径器测量弯曲到 90°检测膝关节的直径，以注射 MSU 侧减去对照侧作为关节肿胀程度。然后向关节内注入生理盐水，关节按摩后吸取滑膜液经尼龙网过滤，PBS 悬浮后计数白细胞及分类。由于关节腔内滑膜液量甚少，为检测滑膜液中相关因子，宜在尿酸钠晶体诱导关节炎后的指定时间向关节内注入 1ml 生理盐水以获得滑膜液样本，离心后冷冻储存，供检测使用。结果显示，尿酸钠结晶能显著诱导家兔膝关节炎，致炎 6h 后迅速出现关节肿胀，12h 后达最高峰，约至 24h 炎症逐渐缓解。致炎 6h 后引起以中性粒细胞显著渗透为主的浅表滑膜炎，滑膜下衬里层可见少量中性粒细胞积聚，12h 和 24h 后浅表滑膜细胞渗透增强，进入关节腔的炎症细胞以中性粒细胞为主，表明中性粒细胞对尿酸钠晶体引起的关节炎的发生起关键作用。由于注射 1h 后关节液中即能测出 IL-8 水平快速升高，2h 后达峰值，此后至 6h 内呈缓慢下降，但仍维持于增高水平，

提示关节内 IL-8 的产生先于关节内中性粒细胞积聚。尿酸钠晶体所致急性关节炎中性粒细胞募集和炎症反应都与 IL-8 有关，并且研究发现 IL-8 单克隆中和抗体对尿酸钠晶体所致关节炎有治疗作用。这些均表明，IL-8 是尿酸钠晶体诱导关节炎时募集和活化中性粒细胞的关键介质，与痛风发病密切相关。

（二）气囊法构建的急性痛风性关节炎动物模型

1. 大鼠气囊法滑膜炎模型　雄性 SD 大鼠（200 ～ 250g），麻醉后背部区域剃毛并皮下注入 10ml 灭菌空气形成气囊，每 2 ～ 3 天重复注射以维持气囊胀大，6d 后气囊内注入尿酸钠晶体 15mg。药物治疗组则于致炎 24h 后向气囊内注入药物，定时处死小鼠，观察各项指标。处死前即刻取气囊液作白细胞计数（个 /mm³），计算每高倍镜视野白细胞吞噬尿酸钠晶体的比例。切取气囊组织制备组织切片，进行病理分析。结果表明，气囊内注射尿酸钠结晶后，出现明显组织学炎症变化。该模型可很好地模拟痛风性滑膜炎的发病过程，同时可用于评估痛风抗炎药物的疗效等（图4-2-2）。

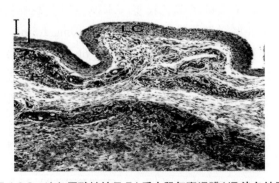

图 4-2-2　注入尿酸钠结晶 7d 后大鼠气囊滑膜 HE 染色结果

2. 小鼠气囊法滑膜炎模型　以 8 周龄 C57/BL6 雄性小鼠为基础，将小鼠麻醉后，向其背部皮下注射灭菌过滤空气 5ml，形成适当大小的气囊，第 4 天，再次注射空气 3ml，1 周内形成一层滑膜样膜。造模 7d 时将粒径 5 ～ 15μm 的无致热原 200μl 尿酸盐晶体（3mg/ml）注入气囊，作用一定时间后即形成小鼠痛风气囊模型（图 4-2-3）。

将粒径 5 ～ 15μm 的无致热原 200μl 尿酸盐晶体注入气囊，按照尿酸盐晶体的浓度分为 3 组，分别为空白对照组、1.5mg/ml 组和 3mg/ml 组。处理 8h 后，观察气囊红、肿程度并收集气囊内液

体。向皮下气腔内注射 3ml PBS，冲洗按摩 5min，抽取冲洗液进行涂片并进行吉姆萨（giemsa）染色。通过光学显微镜进行观察，结果表明，尿酸盐晶体可引起气囊中白细胞的表达明显增高，3mg/ml 尿酸盐晶体所引起的炎症反应最强。

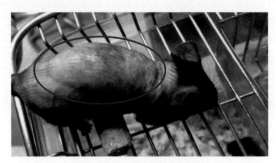

图 4-2-3　小鼠气囊模型

小鼠皮下气囊作为拟痛风性滑膜炎模型，因气囊不能表达 IL-8 和某些前炎症细胞因子，显然不能等同于人类痛风性关节炎。但气囊内注射尿酸钠结晶引发的显著炎症反应与急性痛风患者中性粒细胞摄取尿酸钠结晶并堆积在滑膜液和滑膜内的组织病理学有相似特点，因此是一个实用的动物模型。

（贺玉伟　崔凌凌　李海龙）

参考文献

黄火高，孙运峰，胡明，等. 大鼠急性痛风性关节炎模型的建立及特点. 军事医学科学院院刊，2005, 29(6).

钱伯初，史红，郑晓亮. 尿酸钠晶体诱导痛风性关节炎动物模型研究进展. 中国比较医学，2008, 18(6): 65-69.

Cong L, Ran F A, Cox D, et al. Multiplex genome engineering using CRISPR/Cas systems. Science, 2013, 339(6121): 819-823.

Deuschle U, Meyer W K, Thiesen H J. Tetracycline-reversible silencing of eukaryotic promoters. Mol Cell Biol, 1995, 15(4): 1907-1914.

Doehner W, Landmesser U. Xanthine oxidase and uric acid in cardiovascular disease: clinical impact and therapeutic options. Semin Nephrol, 2011, 31(5): 433-440.

Dow L E, Nasr Z, Saborowski M, et al. Conditional reverse tet-transactivator mouse strains for the efficient induction of TRE-regulated transgenes in mice. PLoS One, 2014, 9(4): e95236.

Duan X H, Chang J R, Zhang J, et al. Activating transcription factor 4 is involved in endoplasmic reticulum stress-mediated apoptosis contributing to vascular calcification. Apoptosis, 2013, 18(9): 1132-1144.

Fujiwara K, Ohkawara S, Takagi K, et al. Involvement of CXC chemokine growth-related oncogene-alpha in monosodium urate crystal-induced arthritis in rabbits. Lab Invest, 2002, 82(10): 1297-1304.

Gagliardi A C M, Miname M H, Santos R D. Uric acid: a marker of increased cardiovascular risk. Atherosclerosis, 2009, 202(1): 11-17.

Halterman M W. An improved method for the study of apoptosis related genes using the tet-on system. J Biomol Screen, 2011, 16(3): 332-337.

Liu-Bryan R, Scott P, Sydlaske A, et al. Innate immunity conferred by Toll-like receptors 2 and 4 and myeloid differentiation factor 88 expression is pivotal to monosodium urate monohydrate crystal-induced inflammation. Arthritis Rheum, 2005, 52(9): 2936-2946.

Luk A J, Simkin P A. Epidemiology of hyperuricemia and gout. Am J Manag Care, 2005, 11: S435-S442.

Martin W J, Walton M, Harper J. Resident macrophages initiating and driving inflammation in a monosodium urate monohydrate crystal-induced murine peritoneal model of acute gout. Arthritis Rheum, 2014, 60(1): 281-289.

Minutolo R, Locatelli F, Gallieni M, et al. Anaemia management in non-dialysis chronic kidney disease (CKD) patients: a multicentre prospective study in renal clinics. Nephrol Dial Transplant, 2013, 28(12): 3035-3045.

RasooL M, Latha L, Varalakshmi P. Effect of Withania somnifera on Lysosomal Acid Hydrolases in Adjuvant-induced Arthritis in Rats. Pharmacy and Pharmacology. Communications, 2000, 6(4): 187-190.

Rull M, Clayburne G, Sieck M, et al. Intra-articular corticosteroid preparations: different characteristics and their effect during inflammation induced by monosodium urate crystals in the rat subcutaneous air pouch. Rheumatology, 2003, 42(9): 1093-1100.

Szulc J, Wiznerowicz M, Sauvain M O, et al. A versatile tool for conditional gene expression and knockdown. Nat Methods, 2006, 3(2): 109-116.

Wang P, Qu J, Wu M Z, et al. "TET-on" pluripotency. Cell Res, 2013, 23(7): 863-865.

Wu X, Wakamiya M, Vaishnav S, et al. Hyperuricemia and urate nephropathy in urate oxidase-deficient mice. Proc Natl Acad Sci, 1994, 91(2): 742-726.

第 5 章
痛风的药物学

痛风的药物治疗涉及痛风发作和预防发作的抗炎镇痛药物、降尿酸药物及合并用药。

痛风发作一般为自限性炎症，单次发作一般不引起关节结构的破坏，但发作期剧烈的疼痛和功能障碍可能产生严重病理生理、心理和社会生活影响，包括心血管不良事件的发生和死亡风险的增加。慢性痛风性关节炎出现持续的关节炎症，导致关节滑膜增生、软骨和骨及关节周围组织破坏，最终导致关节畸形和永久性功能障碍，增加手术治疗概率，因此控制炎症是此期患者治疗的重要内容。痛风发作危险因素中，起始降尿酸治疗是常见诱因，因此起始药物降尿酸的预防性抗炎镇痛治疗成为共识。常用抗炎镇痛药物包括秋水仙碱、靶向前列腺素/非甾体抗炎药（NSAID）的药物、糖皮质激素，在难治性痛风发作的患者，靶向炎症性细胞因子的生物制剂也获得指南推荐。本章抗炎镇痛药物主要涉及上述数种。

血尿酸的达标治疗是目前痛风治疗核心策略，良好的血尿酸控制使得痛风得以治愈。然而，仅有少数患者能通过减轻体重、忌酒和减少外源性嘌呤摄入使得尿酸达标、治愈痛风。高尿酸血症与多种内在机制有关，包括肝脏合成的增加、肾脏或肠道排泄的减少及胰岛素抵抗，这些异常多数与代谢相关的酶或有机酸转运子功能异常相关。这些固有缺陷以复杂疾病的模式影响患者的血尿酸水平，常需要相应药物终身的降尿酸治疗。目前常用降尿酸药物包括黄嘌呤氧化酶抑制剂、URAT1 抑制剂及重组尿酸氧化酶。不足 20% 的痛风患者为单纯关节炎，大多数有各种合并症，如高血压、高脂血症、非酒精性脂肪肝、心脑血管病及肾脏病。因此，痛风的药物治疗也涵盖了合并用药对血尿酸的影响。这些内容在本章一并介绍。

针对高尿酸的新药研发因临床需求的激增，近年非常活跃，因此本章专门辟出一节，介绍痛风的新药研发。

第一节 秋水仙碱

秋水仙碱（colchicine）是从百合科植物秋水仙球茎中提出的一种生物碱，分子式为 $C_{22}H_{25}NO_6$，分子量为 399.4g/mol。其最早由两位法国科学家波列特与卡文顿于 1820 年提取出来。公元 6 世纪拜占庭特拉列斯的内科医生亚历山大最早使用秋水仙碱治疗痛风性关节炎。由于其有效剂量和中毒剂量非常接近，部分患者服用后出现腹痛、腹泻等消化道症状，历史上秋水仙碱多次被临床医师放弃使用，直到 1763 年在奥地利再次被提出。150 年前巴斯德提出秋水仙碱不仅用于治疗痛风发作，还可用于痛风发作的预防。Cohen 最早在1936 年使用秋水仙碱片剂预防高危人群的痛风发作。现代医学逐渐探明了秋水仙碱的分子机制，更多循证医学证据也逐渐汇集，近年各国指南对其在痛风抗炎镇痛的使用趋于一致和规范。

一、作用机制

早期体外研究确定了秋水仙碱抑制中性粒细胞的趋化作用。秋水仙碱与白细胞微管蛋白的亚基结合形成不可逆的秋水仙微管蛋白复合物。在低剂量的秋水仙碱下，这些复合物与微管末端结合，阻止微管蛋白进一步增加，从而阻止微管生长。

在较高剂量下，秋水仙碱最终导致微管解散。秋水仙碱通过抑制微管聚合，起到阻止有丝分裂的作用，同时阻断细胞内囊泡运输，阻止趋化因子的释放，使多形核白细胞的游动、趋化、黏附和吞噬活动降低。

Martinon 等研究发现，秋水仙碱通过抑制巨噬细胞 NLRP3 炎症小体的激活，抑制 IL-1β 的产生。体外试验和动物实验均表明，秋水仙碱可促进细胞能量上游传感器 AMPKa 的磷酸化和巨噬细胞 M2 极化，减少 MSU 晶体对 caspase-1 的激活和 IL-1β 及 CXCL1 的释放。

二、药代动力学

秋水仙碱主要通过肝脏代谢、肠肝循环和胆汁排泄排出，P 糖蛋白和细胞色素 P450（CYP）3A4 两种蛋白在秋水仙碱的代谢和清除中起决定作用。肾脏清除只占秋水仙碱清除量的 20%，肾功能不全患者药物不良反应增加，需要调整剂量。

三、不良反应

秋水仙碱的治疗窗口很窄，相关不良事件可危及生命。

1. **胃肠道症状**　腹痛、恶心、呕吐，特别是腹泻，是秋水仙碱最常见的不良反应，严重者可造成脱水及电解质紊乱等表现。在腹泻情况下减少秋水仙碱的剂量是普遍共识。

2. **肌肉、周围神经病变**　包括肌肉麻木、刺痛、肌肉痉挛、肌无力，血液检查可发现血清肌酸肌酶增高。在肌细胞受损的同时可出现肌神经病变，并不多见，往往在预防痛风而长期服用者和有轻度肾功能不全患者中出现。

3. **骨髓抑制**　出现血小板减少、中性粒细胞下降，甚至再生障碍性贫血，有时可危及生命。

4. **肝脏损害**　可引起肝功能异常，转氨酶升高，严重者发生黄疸。

5. **休克**　表现为少尿、血尿、抽搐及意识障碍，死亡率高，多见于老年人。

6. **影响生育**　女性长期使用可出现闭经或痛经，而男性表现为精子减少或消失。对于胎儿还具有致畸作用，妊娠期服用秋水仙碱导致唐氏综合征的发生率升高。

7. **其他**　脱发、皮疹、发热等症状。

四、禁忌证及注意事项

1. **禁忌证**　骨髓功能低下、肝肾功能不全、孕妇、哺乳期妇女、GFR < 10ml/min 及透析者禁用。

2. **注意事项**　年老体弱者慎用；骨髓造血功能不全者慎用；严重肾、心功能不全者慎用；胃肠道反应是严重中毒反应的先兆，一旦出现应立即停用；用药期间定期监测肝、肾功能及血常规；每天最大用量不宜超过 1.5mg。

五、秋水仙碱治疗痛风的现代认识

（一）秋水仙碱的传统用法

静脉注射秋水仙碱易导致粒细胞缺乏症、肾衰竭、弥散性血管内凝血、肝坏死、急性腹泻、癫痫和死亡等不良反应，目前主要的给药途径为口服。秋水仙碱传统用法为：初始口服 1mg，然后每小时 0.5mg 或 1.0mg 直至症状缓解。每日最大剂量 6～8mg，该用法易导致恶心、呕吐、厌食和腹泻等胃肠道反应，发生率高达 75%，已被淘汰。大量证据表明，低剂量（每日 1.5～1.8mg）秋水仙碱与高剂量（每日 4.8～6.0mg）秋水仙碱相比，在有效性方面差异无统计学意义，而在安全性方面，不良反应发生率更低。

（二）在痛风发作期的用法

秋水仙碱被美国风湿病学会（ACR）、欧洲抗风湿病联盟（EULAR）推荐作为治疗痛风急性发作的一线药物，急性期尽早（发病 24h 甚至 12h 以内）进行抗炎镇痛治疗。自 2006 年 EULAR 指南以来，就建议减少秋水仙碱治疗痛风发作的剂量，这一观点均体现于 2012 年及 2020 年 ACR 指南、2016 年 EULAR 指南、2016 年和 2019 年中国指南。

1. 2016 EULAR 指南推荐秋水仙碱应在痛风发作开始的 12h 内使用，发病后第 1 天的负荷剂量为 1mg，1h 后再次给药 0.5mg，和（或）联用非甾体抗炎药，如有必要可口服皮质类固醇类药物（剂量等效于泼尼松龙 30～35mg/d，3～5d）。对肾功能严重受损患者应避免使用秋水仙碱和非甾体抗炎药。使用强效 P 糖蛋白和（或）CYP 3A4 抑制剂的患者亦应禁止使用秋水仙碱。

2. 2012 年 ACR 指南推荐应在痛风最初发作的 24h 内启动药物治疗，秋水仙碱应在发作 36h 内应用。秋水仙碱同非甾体抗炎药、糖皮质激素并列为一线用药。秋水仙碱负荷量为1.2mg（每片0.6mg规格）或1.0mg（每片0.5mg规格），1h后服用0.6mg（或0.5mg），12h后按照每次0.6mg，每日1～2次服用，或每次0.5mg，每日3次维持至痛风完全缓解。2020年ACR指南亦推荐低剂量秋水仙碱进行治疗，而非高剂量。

3. 2016年中国痛风指南推荐痛风急性发作尽早（24h内）进行抗炎镇痛治疗，首先使用非甾体抗炎药缓解症状，有禁忌者单独使用低剂量秋水仙碱。2019年中国高尿酸血症与痛风诊疗指南推荐痛风急性发作期尽早使用小剂量秋水仙碱，首剂1mg，1h后追加0.5mg，12h后改为0.5mg每日1次或每日2次。与非甾体抗炎药同为一线药物。

（三）预防痛风发作

1. 2016年EULAR指南建议在降尿酸的最初6个月内使用小剂量秋水仙碱进行预防性治疗，每日0.5～1.0mg，肾功能受损者应减小剂量。对肾功能受损或正在接受他汀类治疗的患者，应意识到预防性使用秋水仙碱会有神经毒性和（或）肌肉毒性的可能性，应避免同时使用秋水仙碱和强效P糖蛋白和（或）CYP 3A4抑制剂。

2. 2012年ACR指南推荐降尿酸治疗初期首选口服秋水仙碱（0.5mg或0.6mg每日2次或每日1次，肾功能损害者酌情减量）预防发作，用药时间为6个月，或者尿酸水平达标后继续预防3个月（无痛风石）或6个月（有痛风石）。2020年ACR指南将预防用药时间最短缩短至3个月，如果在预防性用药过程中，仍有急性痛风发作，则应延长预防用药时间。

3. 我国痛风指南推荐降尿酸治疗初期首选小剂量秋水仙碱每日0.5～1.0mg预防痛风发作，至少维持3～6个月。

六、使用注意事项

1. 肾功能不全时剂量要调整　内生肌酐清除率<10ml/min或有严重肝损害者禁用，具体剂量指导如表5-1-1。

表5-1-1　内生肌酐清除率与秋水仙碱可用剂量的对应关系

内生肌酐清除率（ml/min）	可用剂量
＞50	0.5mg，每日2次
35～50	0.5mg，每日1次
10～34	0.5mg，每2～3日1片
＜10	禁止使用

2. 药物相互作用

（1）与羟甲基戊二酸单酰辅酶A还原酶抑制剂（如阿托伐他汀等）、其他降脂药（如贝特类药、吉非贝齐）、环孢素合用可导致肌病和横纹肌溶解，与洋地黄糖苷类药（如地高辛）合用也有致横纹肌溶解的报道。因此，二者合用时（尤其合用初期）应密切监测肌痛、压痛、无力的症状或体征，对肌酸磷酸激酶的监测不一定可预防严重肌病的发生。

（2）与中枢神经系统抑制药合用可增强中枢神经系统抑制药的疗效；与拟交感神经药合用，可增强拟交感神经药的反应性。

（3）与维生素B_{12}合用可导致可逆性维生素B_{12}吸收不良，停药后可恢复。

（4）与细胞色素P450（CYP）3A4抑制剂或P糖蛋白抑制剂联合使用时增加中毒机会（表5-1-2）。

表5-1-2　与秋水仙碱发生相互作用的CYP 3A4抑制剂和P糖蛋白抑制剂

CYP 3A4强效抑制剂	阿扎那韦、克拉霉素、茚地那韦、伊曲康唑、酮康唑、奈法唑酮、奈非那韦、利托那韦、沙奎那韦、泰利霉素
CYP 3A4中等抑制剂	安普那韦、福沙那韦、阿瑞吡坦、地尔硫䓬、红霉素、氟康唑、维拉帕米
P糖蛋白抑制剂	环孢素、雷诺嗪

3. 其他　如果患者使用秋水仙碱进行预防性治疗，且14d内使用过负荷量秋水仙碱，本次发作不再选用秋水仙碱，而选择非甾体抗炎药或糖皮质激素。

（王学彬　王芳芳）

第二节　非甾体抗炎药

非甾体抗炎药(non-steroidal anti-inflammatory drug，NSAID)是指一大类具有解热、镇痛，且兼具抗炎、抗风湿作用的药物，鉴于其抗炎作用与含有甾体结构的糖皮质激素不同，故称为非甾体抗炎药。因其作用机制是抑制环氧化物酶从而减少前列腺素的生产，近年也将这类药物归结到靶向前列腺素的治疗。ACR 和 EULAR 指南均推荐 NSAID 作为治疗痛风急性发作的一线药物。对于降尿酸治疗初期，秋水仙碱不能耐受或存在禁忌证的痛风患者，ACR 和 EULAR 指南推荐选择小剂量 NSAID 作为预防痛风发作的二线药物。

一、作用机制

NSAID 类药物的作用机制相似，即通过抑制组织细胞环氧化酶(COX)活性，减少 COX 介导产生的炎症介质——前列腺素的产生，从而发挥抗炎、解热、镇痛作用，在临床上广泛用于发热、关节炎症和缓解其他各种疼痛症状。

（一）抗炎作用

大多数的 NSAID 具有抗炎作用，其作用机制为抑制 COX 的活性，以阻断花生四烯酸转化为前列腺素(PGs)，从而发挥抗炎镇痛的作用。

（二）解热作用

下丘脑作为体温调节中枢在机体产热和散热间维持动态平衡作用。机体产生炎症反应发生时，巨噬细胞释放 IL-1β、IL-6、TNF-α 等细胞因子，并进一步促进下丘脑视前区合成前列腺素，并通过 cAMP 促发下丘脑的体温调节中枢产热增加，从而使体温调定点上移。NSAID 即是通过抑制中枢前列腺素的合成发挥解热作用，这类药物只能使发热者的体温下降，而对正常体温没有影响。

（三）镇痛作用

NSAID 对于机体炎症反应及损伤引起的疼痛疗效显著。其主要镇痛机制是抑制前列腺素的合成从而使局部痛觉感受器对缓激肽的敏感性降低。NSAID 对关节、肌肉、血管及神经源性疼痛有良好的镇痛作用，如关节炎、压痛、痛经等。

二、常见不良反应

NSAID 抑制 COX 可产生抗炎镇痛作用，但不能消除炎症产生的病因。同时由于前列腺素具有抑制胃酸分泌、保护胃黏膜、调节肾血流、增加肾小球滤过率、抑制血小板聚集及促进钠排泄、降低血压等作用，因此，使用 NSAID 可能会导致胃肠道黏膜糜烂、溃疡、出血、穿孔等胃肠道反应，引起急性肾功能不全、间质性肾炎等，还可造成中枢神经系统、血液系统、肝脏、皮肤等器官系统损害。尤其是 NSAID 用于治疗关节炎症长期大量使用时，上述不良反应的发生率显著增加。

（一）胃肠道反应

胃肠道反应是最常见的应用 NSAID 的不良反应，其原因主要是经 COX-1 生成的前列腺素对于消化道黏膜的保护作用被阻断，常见的胃肠道反应包括上腹部不适、恶心、呕吐、出血和溃疡等。长期应用 NSAID 的患者，约 20% 发生胃肠损害，尽管有些患者没有症状，但仍有消化道大出血的可能。口服前列腺类似物如枸橼酸铋钾可以减轻 NSAID 对胃肠功能的损害。

（二）过敏反应

过敏反应是 NSAID 药物应用的第二大常见不良反应，包括皮疹、荨麻疹、瘙痒、剥脱性皮炎、光敏等，有时还可发生一些罕见的、严重甚至致命的不良反应，如血管神经性水肿、哮喘等过敏反应。

（三）肾损害

其原因主要是 NSAID 抑制了对维持肾脏血流有重要作用的前列腺素(PG) E_2 和 PGI_2 的生成。健康个体使用治疗剂量 NSAID 一般很少引起肾功能损伤，及时停药可恢复。某些病理情况下，如充血性心力衰竭、肝硬化、高血压、糖尿病等已存在肾功能下降及合并利尿剂等，更易发生肾损害。

（四）肝损伤

治疗剂量下，NSAID 所致肝损伤发生率较低，不可逆性肝损伤罕见。高龄、肾功能损害、长期大剂量应用者更容易发生肝损害。

（五）心血管系统不良反应

长期大剂量应用 NSAID 可引起心血管不良反应，包括血压升高、心律失常、心悸等，NSAID 具有抑制前列腺素生成、抗利尿、收缩血管作用，因此，对血压的影响较大。有基础病变的心血管脏器对血压调节非常敏感，研究表明，舒张压升高 5mmHg 即可使心脑血管的发生率显著升高。此外，NSAID 可通过下调基础血浆肾素的活性使 β 受体阻滞剂的作用降低。鉴于所有 NSAID 均有潜在的心血管风险，尤其对于老年人，NSAID 的使用应遵循个体化原则。

（六）血液系统不良反应

NSAID 均可抑制血小板聚集，延长出血时间，阿司匹林的作用甚至是不可逆的。部分 NSAID 可引起粒细胞缺乏症、再生障碍性贫血和其他血液病。

（七）神经系统不良反应

几乎所有 NSAID 均可导致中枢神经系统反应，如嗜睡、失眠、感觉异常、精神错乱等。

NSAID 虽然可以引起上述诸多不良反应，但大多数患者在短期服用该类药物时出现的不良反应较轻微，停药后即可消失，不会对该类药物发挥疗效产生影响。

三、分类

根据作用时间长短，可分为短半衰期 NSAID（双氯芬酸、依托度酸、酮洛芬、吲哚美辛等）和长半衰期 NSAID（塞来昔布、美洛昔康、萘丁美酮等）。

根据对 COX-2 选择性抑制程度不同，NSAID 分为高度选择性 COX-2 抑制剂（依托考昔、塞来昔布、罗非昔布等）、一定选择性 COX-2 抑制剂（尼美舒利、依托度酸、美洛昔康等）和非选择性 NSAID（吲哚美辛、布洛芬、双氯芬酸等）。高选择性 COX2 抑制剂由于其胃肠道不良反应小，目前在临床上被广泛应用。但高度选择性抑制 COX-2 对 COX-1 产生的血栓素失去抑制作用，在应用过程中可增加心血管不良反应的发生。常用治疗痛风的 NSAID 具体药物分类及用法见表 5-2-1。

表 5-2-1　常用治疗痛风的 NSAID 一览表

药物名称	COX2-选择性	常用量
吲哚美辛（消炎痛）	非选择性	50mg 每日 3 次
双氯芬酸钠		
英太青	非选择性	50mg 每日 2 次
戴芬	非选择性	75～150mg 每日 1 次
扶他林	非选择性	50mg 每日 1 次
布洛芬	非选择性	200mg 每日 1 次
布洛芬缓释胶囊（芬必得）	非选择性	300mg 每日 2 次
萘普生	非选择性	250mg 每日 2 次或每日 3 次
美洛昔康	选择性	7.5～15mg 每日 1 次
尼美舒利	选择性	50～100mg 每日 2 次
依托度酸	选择性	400mg 每日 1 次
依托考昔	选择性	60～120mg 每日 1 次
艾瑞昔布	选择性	100mg 每日 2 次
塞来昔布	选择性	200mg 每日 1 次或每日 2 次

注：罗非昔布已撤市。

四、使用原则及注意事项

NSAID 是改善关节症状的常用药，但不能控制病情，无论何种 NSAID 都会出现诸多不良反应，必须遵循个体化治疗原则，视情况联合降尿酸药物治疗。

1. 首选药物：首选起效快、胃肠道副作用小的药物，如依托考昔（安康信）。

2. 剂量及疗程：NSAID 治疗强调早期足量，足疗程（直到急性痛风性关节炎完全缓解），通常需要数天至 2 周时间。伴有合并症、肝肾功能损害的患者剂量减小。对于心力衰竭、缺血性心脏病、外周血管疾病、肝肾功能不全、既往有消化性溃疡、出血、穿孔的患者应用时需提高警惕。尽量避免不必要的大剂量和长期应用 NSAID，确实需要长期用药时，应在医师或药师的指导下使用，用药过程中注意监测可能出现的各系统、器官和组织的损害。

3. 用药过程中如出现可疑不良反应时应立即停药，必要时对不良反应给予适当处理。

4. 用药期间不宜饮酒，否则会加重对胃肠道黏膜的刺激。不宜与抗凝血药（如华法林）合用，因为可能增加出血的危险。

5. 不宜同时使用两种或两种以上 NSAID，因为会导致不良反应的叠加。特别注意一药多名，同一种化学成分的药物可能以不同的商品名出现，避免重复用药。

6. 下列情况应禁服或慎服 NSAID：活动性消化性溃疡和近期胃肠道出血者，对阿司匹林或其他 NSAID 过敏者，肝功能不全者，肾功能不全者，严重高血压和充血性心力衰竭患者，血细胞减少者，妊娠和哺乳期妇女。

（张振春　张丽丽 2）

第三节　糖皮质激素

糖皮质激素（glucocorticoid，GC）（以下简称激素），又称为肾上腺皮质激素，该类激素由肾上腺皮质合成分泌。1949 年，Hench 论证了可的松和促肾上腺皮质激素（ACTH）治疗类风湿关节炎的显著临床疗效。他与其他几位科学家因在研究肾上腺皮质激素方面的卓越工作而共同荣获诺贝尔奖。长期的临床观察表明，对许多炎症性关节炎患者而言，使用糖皮质激素类药物是最有效的方法之一，因其具有非常有效的抗炎作用，可有效减轻关节充血水肿，而痛风的发生和炎症反应存在一定的相关性，临床上也常用于急性痛风性关节炎的治疗。

一、糖皮质激素的药理作用

（一）抗炎作用

GC 有强大的抗炎作用，GC 抑制炎症的作用涉及多种机制，现已清楚的是主要通过下列途径：①抑制膜磷脂类释放花生四烯酸，由此减少前列腺素和白三烯的形成。②增加毛细血管对儿茶酚胺的敏感性。③稳定肥大细胞和溶酶体膜，减少脱颗粒和溶酶体酶的释放。④干扰补体激活，减少炎症介质的产生。在炎症早期可减轻渗出、水肿、毛细血管扩张、白细胞浸润及吞噬反应，从而改善关节的红、肿、热、痛等症状；在后期可抑制毛细血管和成纤维细胞的增生，延缓肉芽组织生成，防止粘连及瘢痕形成，减轻后遗症。

（二）免疫抑制作用

1. GC 对细胞免疫的抑制作用　GC 对细胞免疫影响是多个环节的，包括抗原识别、免疫活化、细胞增殖、免疫效应等过程。

2. GC 对体液免疫的抑制作用　GC 抑制体液免疫的确切机制并不十分清楚。一般认为小剂量 GC 主要抑制细胞免疫，只有大剂量才能抑制体液免疫，抑制 B 细胞转换成浆细胞，减少抗体生成。

二、药代动力学和药效学

常用的糖皮质激素类药物的血浆半衰期大致为：皮质醇 90min；泼尼松 3～4h；泼尼松龙和甲泼尼龙 2～3h；地塞米松 2～5h。糖皮质激素类药物的血浆半衰期差别很小，但在效能和生物活性的持续时间上，各个药物差别显著，根据糖皮质激素类药物的生物活性持续时间，可以将其分为 3 组：短效（8～12h）：皮质醇（氢化可的松）和可的松；中效（12～36h）：泼尼松、泼尼松龙和甲泼尼龙；长效（36～72h）：地塞米松、倍他米松。常用不同制剂糖皮质激素的特点见表 5-3-1。

表 5-3-1　常用不同制剂糖皮质激素的特点比较

糖皮质激素	等效剂量（mg）	抗炎效力	滞钠作用	血清半衰期（min）	药理半衰期（h）	HPA 抑制时间（d）	与白蛋白结合力
短效							
氢化可的松	20	1.0	2+	90	8～12	1.2～1.5	100
可的松	25	0.8	2+	30	8～12	1.2～1.5	128
中效							
泼尼松	5	4.0	1+	60	12～36	1.2～1.5	68

续表

糖皮质激素	等效剂量（mg）	抗炎效力	滞钠作用	血清半衰期（min）	药理半衰期（h）	HPA 抑制时间（d）	与白蛋白结合力
泼尼松龙	5	4.0	1+	200	12～36	1.2～1.5	61
甲泼尼龙	4	5.0	0	180	12～36	1.2～1.5	74
曲安西龙	4	4.0	0	＞200	12～36	1.2～1.5	
长效							
地塞米松	0.75	25	0	200	36～72	2.75	＞100
倍他米松	0.60	25	0	＞300	36～72	3.25	＞100

三、抗炎镇痛的机制

糖皮质激素的抗炎作用用于免疫性、化学性、无菌性炎症等原因引起的炎症反应。GC 主要通过以下几个方面发挥抗炎和免疫调节作用：①减少白细胞的移动，并阻止其进入炎症部位；②干扰白细胞、成纤维细胞和内皮细胞的功能；③抑制参与炎症过程的体液因子，其中对细胞免疫的抑制作用更强，可以减少循环中细胞的数量，减少 Fc 受体的表达，减少致炎细胞因子（如 IL-1、IL-6、TNF-α）和前列腺素的合成。糖皮质激素常应用于痛风患者中，源于其能产生强有力的抗炎效果和免疫调节作用，同时减少循环系统中单核巨噬细胞的数量，抑制致炎因子和前列腺素的合成，减少 Fc 受体的表达，可有效抑制炎症细胞向炎症部位移动。与此同时，GC 能防止炎症细胞的渗出，可以迅速切断炎症反应过程，迅速控制患者关节的炎症与疼痛。

四、在急性痛风性关节炎中的应用

ACR 和 EULAR 指南均推荐糖皮质激素类药物作为治疗急性痛风性关节炎的一线药物，中华医学会风湿病学分会和内分泌学分会指南均推荐糖皮质激素类药物作为治疗急性痛风性关节炎的二线药物，对非甾体抗炎药（NSAID）和秋水仙碱无效或有禁忌证或过敏时才选择糖皮质激素。对痛风急性发作患者，应根据疼痛程度和受累关节数来选用适宜的药物治疗。如果 1～2 个小关节受累可口服糖皮质激素，而 1～2 个大关节受累可关节内注射糖皮质激素。受累关节数量≥2 个关节或疼痛评分≥7 分时，可选择全身用药，

短期应用激素严重不良反应较少。

1. 口服　泼尼松 0.5mg/（kg·d）或等效甲泼尼龙，5～10d 停用，或 2～5d 后减量，7～10d 后停用；或先予复方倍他米松肌内注射后予以口服糖皮质激素。

2. 皮下、肌内及静脉注射　地塞米松 5～10mg 入液静脉滴注，连用 3～5d。ACTH 常用 25～50U 加入葡萄糖液 500ml 内静脉滴注，维持 8h 滴完，每日 1 次或 40～80U 肌内注射，每 6～8 小时 1 次，连用 2～3d。

3. 关节腔穿刺给药　可用氢化可的松 25～50mg 做关节腔内局部注射；亦可用曲安西龙 10～25mg。采用本类药物加麻醉剂同时做关节腔内注射疗效较好，如以曲安西龙 5～20mg 加 2% 利多卡因 2～3ml，或 0.25% 普鲁卡因 10～20ml，或 0.75% 丁哌卡因 2～3ml，后者维持时间更长。

五、不良反应

大多数不良反应与大剂量、长疗程相关。短期（2 周以内）激素治疗，风险较低。因此，应用激素的原则是：在控制病情的基础上，用尽可能小的剂量，维持尽可能短的疗程。尽管不同个体引起不良反应的阈剂量不同，只要长时间使用均存在风险。

常见不良反应如下。

1. 感染与免疫抑制　长期应用可使患者对感染的抵抗力降低，易发生细菌、病毒、真菌和寄生虫等感染。常见结核病、化脓性感染（常为肺、膈下、腹腔、尿路、肛周等）和真菌感染等。

2. 类固醇溃疡和肠道出血　长期大剂量应用 GC 可诱发消化性溃疡，称为"类固醇溃疡"，也

可使原有消化性溃疡复发恶化，重者导致出血或穿孔。

3. 医源性皮质醇增多症　长期应用 GC 可引起医源性皮质醇增多症，其临床表现与内源性皮质醇增多症类似，但青光眼、后囊下白内障、良性颅内高压、骨无菌性坏死、胰腺炎等多见于医源性皮质醇增多症。

4. 类固醇性糖尿病　可加重糖尿病患者的病情或诱发糖耐量异常或糖尿病。

5. 对血脂、血压及心血管系统的不良影响　长期应用 GC 可以诱发和加重高血压、脂代谢紊乱、高凝状态等，使冠心病和心血管事件发病率增高。

6. 对水、电解质平衡的不良影响　常见水钠潴留和低钾血症。

7. 对眼的不良影响　常见眼压增高、类固醇性青光眼。

8. 肌肉萎缩、肌无力及伤口愈合不良　GC 引起的肌肉萎缩和肌无力，常累及上臂屈肌和肩胛肌，其组织学改变为肌纤维萎缩，称"类固醇肌病"。

9. 对骨骼的不良反应　常见继发性骨质疏松、无菌性骨坏死。

10. 精神失常　多见于女性，早期以欣快症最常见，表现为兴奋、多语、失眠、轻躁狂，也有表现为抑郁、焦虑，甚至有自杀倾向。

11. 对痛风的影响　实验动物和临床研究均提示，激素能够更快地消除关节肿胀，但对部分患者疼痛改善与肿胀消退不成比例；此外，反复使用激素治疗痛风的炎症增加了痛风石形成和皮下痛风石破溃的概率。

六、结语

激素是把双刃剑，如何把控它的疗效和使用中的副作用仍然是一个难题，目前尚无统一答案。中、短期使用小剂量 GC 的获益可能远大于风险，长期使用弊大于利。

（宋　芹　张丽丽[1]）

第四节　生物靶向药及改善病情抗风湿药

急性痛风性关节炎由尿酸单钠晶体的沉积诱发，涉及局部巨噬细胞活化、中性粒细胞趋化、血管上皮细胞反应及炎症细胞因子、趋化因子和前列腺素等生物活性分子的释放，最终引起局部组织充血、肿胀、疼痛和功能障碍的炎症反应。关节腔反复晶体沉积或关节腔痛风石可能诱发慢性痛风性关节炎，出现关节滑膜细胞增生、活化及破骨细胞趋化、活化，引起关节软骨及软骨下骨破坏，甚至关节畸形和不可逆转的功能障碍。痛风关节炎尚可伴发急、慢性系统性炎症，出现发热、出汗、食欲减退、体重下降等表现。

痛风炎症的抗炎镇痛治疗，包括秋水仙碱、非甾体抗炎药（NSAID）/ 靶向前列腺素药及糖皮质激素 / 促肾上腺皮质激素。此外，有临床资料显示，靶向痛风关节炎主效细胞因子白细胞介素 -1（IL-1）、白细胞介素 -6（IL-6）和肿瘤坏死因子 -α（TNF-α）的生物靶向药可有效缓解重症和难治性痛风的症状；改善病情抗风湿药（DMARD）如甲氨蝶呤、来氟米特可改善慢性痛风性关节炎表现。

一、IL-1 拮抗剂

（一）阿那白滞素

阿那白滞素（anakinra）是一种重组 IL-1 受体拮抗剂，通过竞争性抑制 IL-1α 和 IL-1β 与 IL-1 I 型受体的结合来限制它们的活性，从而抑制炎症，可有效抑制痛风发作，是第一个被证明可有效治疗痛风发作的 IL-1β 阻滞剂。Janssen 等在一项随机、对照研究中证明了阿那白滞素在急性痛风发作镇痛作用优于安慰剂，且疗效不逊于痛风发作常规治疗方案，提示阿那白滞素是急性痛风发作的有效治疗选择。然而，在 4～5 期慢性肾疾病（CKD）和肾移植患者中秋水仙碱和非甾体抗炎药是禁忌的，而皮质类固醇会加重相关的合并症，Clotilde Loustau 等的一项多中心、回顾性研究中未观察到应用阿那白滞素对肾功能有明显影响，这提示阿那白滞素可能是晚期 CKD 痛风患者的安全治疗选择。

（二）卡纳单抗

卡纳单抗（canakinumab）是一种人类抗 IL-1β

单克隆抗体，在缩短和缓解因发作引起的剧烈疼痛方面与阿那白滞具有相似的作用。通常皮下给药，主要通过细胞内分解代谢被消除（平均消除半衰期为 26.1d），效果比阿那白滞素更持久，长半衰期有助于其延长抗炎作用，可显著减少痛风的复发率，其很少经肾脏代谢，且研究发现其有降低心血管事件的好处，康纳单抗在急性痛风中的表现优于曲安奈德，在预防痛风发作和减轻疼痛等方面优于秋水仙碱，在痛风合并心血管疾病或 CKD 患者中，康纳单抗或许是更好的选择。康纳单抗现已被批准在美国和欧洲用于急性痛风发作的治疗，但由于价格昂贵，临床应用并不多。

（三）利纳西普

利纳西普（rilonacept）是一种重组人 IL-1 可溶性受体，可结合 IL-1（α 和 β）阻断其生物活性，预防急性痛风发作，具有较长的血浆半衰期（3～4 周）。尽管有很多项关于它的研究，但只有一个 RCT 研究评估了其治疗急性痛风性关节炎的疗效，研究结果显示，在急性痛风发作的 72h 内，利纳西普和吲哚美辛联用与单独使用吲哚美辛相比，并不能更好地缓解疼痛。虽然预防痛风有效，但尚无国际权威机构推荐，该药物在治疗急性痛风的适应证中未获得批准。

二、IL-6 拮抗剂

托珠单抗（tocilizumab）是一种人类 IL-6 受体单克隆抗体，痛风患者中尿酸单钠晶体刺激滑膜细胞和单核细胞产生 IL-6，托珠单抗可抑制 IL-6 信号通路。有研究报道一例 44 岁男性难治性痛风患者，其手、肘关节、膝关节和足伴有直径为 3～5cm 的痛风石，日常活动受限，在接受了 8 年的传统方案治疗后，没有明显改善，给予每月 8mg/kg 的托珠单抗治疗，在治疗后的评估中，患者没有出现新的痛风发作，并且已经恢复了基本日常活动，但是没有观察到痛风石的大小及数量的减少。另外，日本一篇个案报道，一例患有慢性痛风石性痛风的老年妇女，同时伴有 CKD，在给予托珠单抗治疗 24 周后改善了包括痛风石关节炎在内的临床症状，并减少了痛风石的大小，治疗期间也没有痛风的发作。以上案例表明，托珠单抗可能对痛风石性痛风的临床症状有效。

三、TNF-α 拮抗剂

依那西普（etanercept）是重组人肿瘤坏死因子受体抗体融合蛋白（rhTNF-α-FC），与血液中的 TNF-α 竞争性结合，阻断其与细胞表面 TNF-α 受体的结合，降低其活性，有效控制关节炎，目前该药的主要临床适应证是类风湿关节炎和强直性脊柱炎。仅有个案报道依那西普用于痛风的治疗，Yan Zhang 等报道了一名男性患者，被诊断为急性痛风性关节炎合并高血压、胃肠道真菌感染、胃溃疡等疾病，在接受常规低嘌呤饮食、碱化尿液、抑制尿酸合成降尿酸、抑酸、降压、抗感染等治疗后血尿酸控制在 261μmol/L，但关节反复肿胀、疼痛，后续给予非甾体抗炎药物镇痛后仍未缓解，给予了每周 2 次的依那西普 25mg 皮下注射，持续应用 2 周，其间停用非布司他，3～5d 后关节肿痛缓解，CRP 及血常规检查恢复正常，后续给予抗痛风的常规药物（非布司他、秋水仙碱、碳酸氢钠等）治疗，出院后随访中患者病情逐渐好转，痛风石减小甚至消失。这一成功案例为难治性急性痛风发作提供了新的治疗思路。

四、共刺激因子分子阻滞剂

阿巴西普（abatacept）是一种可溶性融合蛋白，由细胞毒性 T 细胞相关蛋白（CTLA）-4 和 IgG$_1$ 的 Fc 片段组成。2009 年一项研究表明，在 RA 合并痛风患者中，仅有 1 例应用阿巴西普的患者未再发作痛风，其余患者都有至少 1 次的痛风发作，考虑阿巴西普可以降低痛风发作频率。

五、改善病情抗风湿药（DMARD）

当前临床试验显示 6 个月的普瑞凯希应答率仅为 42%，无应答率主要归因于针对普瑞凯希的高滴度抗药物抗体（ADA）形成。在许多自身免疫病中，免疫调节减弱了生物制剂对 ADA 的形成，但它们与普瑞凯希一起用于不受控制的痛风的机制尚不明确。有研究总结了普瑞凯希在联合免疫抑制剂的背景下总体反应率为 82.9%。其与单个免疫调节剂联合治疗患者的反应率如下：甲氨蝶呤 87.5%（35/40）、吗替麦考酚酯 86.4%（19/22）、硫唑嘌呤 63.6%（7/11）和来氟米特 66.7%（4/6）。以上数据表明普瑞凯希联合免疫抑制剂的应用明显提高了普瑞凯希的应答率，免疫调节联合治疗有可能显著提高未控制痛风患者的普瑞凯希反应率。

（一）甲氨蝶呤

甲氨蝶呤（methotrexate，MTX）是一种二氢叶酸还原酶抑制剂，能够抑制细胞内叶酸合成，影响细胞增殖，从而发挥抗炎和免疫抑制作用，有研究报道 MTX 可以减弱如类风湿关节炎、脊柱关节病和炎性肠病等自身免疫病患者体内的生物抗药抗体形成。John 等在一项回顾性研究中，接受 MTX（15mg/ 周）和普瑞凯希（8mg/2 周）治疗 3 ～ 6 个月 80% 以上患者 SUA < 6mg/dl（360μmol/L），共同应用 MTX 与普瑞凯希的 100% 维持普瑞凯希对血清尿酸反应，且治疗时间内没有输液反应。在另一项多中心研究中，所有入组患者均提前接受 4 周的口服 MTX（15mg/ 周），然后接受普瑞凯希（8mg/2 周）和 MTX（15mg/ 周）治疗，持续时间最长至 52 周（治疗期），普瑞凯希联合 MTX 治疗方案 12 个月内具有良好的耐受性，持续降低血尿酸，减少痛风发作，并且也没有新的安全问题出现，药物抗体检测 / 药代动力学检测发现表明 MTX 可减弱 ADA 的形成，这与更高的治疗反应率一致。这些研究都提示 MTX 可以让更多的患者更完整地接受普瑞凯希治疗而从中获益。

（二）硫唑嘌呤

硫唑嘌呤（azathioprine，AZA）作为一种嘌呤样分子，通过共享的嘌呤代谢途径代谢，AZA 或许可以抑制尿酸盐的合成。AZA 可以干扰腺嘌呤、鸟嘌呤核苷酸合成的作用，从而抑制淋巴细胞的增殖，阻止抗原敏感淋巴细胞转化为免疫母细胞，发挥免疫抑制作用。目前有研究提出普瑞凯希联合 AZA 在难治性痛风中的治疗中取得新进展，Adey 等报道了一例 56 岁难治性痛风患者，考虑到单用普瑞凯希的不良后果，联合 AZA（50mg/d）共同给药，虽然血清尿酸值偶有波动，但始终对普瑞凯希治疗有反应，痛风石面积减小，

骨侵蚀也有好转，尿酸值在治疗的第 77 周降至 12μmol/L，此后仍保持在较低水平。既往也有研究表明炎性肠病患者对英夫利昔单抗治疗失去反应，后加用了 AZA、MTX 6 周后，恢复炎性肠病患者的临床反应，药物抗体消失，英夫利昔单抗谷水平恢复及血清中 TNF-α 活性降低。这些研究提示低剂量的口服免疫抑制剂治疗可以提供一种安全、经济、有效的辅助手段，以防止生物制剂治疗期间产生抗药物抗体。

（三）吗替麦考酚酯

吗替麦考酚酯（mycophenolate mofetil，MMF）选择性地阻断淋巴细胞中的嘌呤合成，从而抑制其增殖，是另一种常用且成功使用的免疫调节药物，在一项 Ⅱ 期临床研究中参与者被随机分组，每日 2 次 1000mg MMF 或安慰剂（PBO）治疗 14 周，2 周后接受 MMF 8mg 每 2 周 1 次，持续 24 周，在 MMF 组的尿酸达标率有更好的表现，但在发作频率及疼痛程度中组间未见明显差异。MMF 联合普瑞凯希组中更大比例的个体继续经历痛风发作，考虑痛风发作在普瑞凯希启动期间增加，部分原因是普瑞凯希明显降低尿酸盐水平，导致潜在的尿酸盐沉积物动员导致。

（四）来氟米特

来氟米特（leflunomide，LEF）的活性代谢物通过抑制二氢乳清酸脱氢酶抑制嘧啶核苷酸的合成，使活化淋巴细胞合成、生长受阻，LEF 在类风湿关节炎患者中与生物制剂联合使用可以提高治疗效果和安全性，10 例患者在接受普瑞凯希前后接受 LEF 联合治疗，7 例（70%）患者符合治疗反应标准，此研究仅是小样本、回顾性研究，缺乏普瑞凯希单药治疗组的比较，但是这些结果表明，LEF 等多种免疫调节剂可能减轻不受控制的痛风患者的普瑞凯希免疫原性，为临床医师提供一些药物选择的证据支持。

（孙明妹　郭庆敏）

第五节　痛风新药研发研究进展

痛风治疗药物分为抗炎镇痛药物和降尿酸药物。痛风发作期间的治疗目标是减少炎症反应。传统的抗炎镇痛药物包括秋水仙碱、非甾体抗炎药和糖皮质激素。慢性期痛风治疗主要是持续降低和控制血尿酸水平。降尿酸药物可分为 3 类：抑制尿酸生成的药物、促进尿酸排泄的药物和尿酸酶药物。抑制尿酸产生的代表性药物主要是黄嘌呤氧化酶（xanthine oxidase，XO）抑制剂，包

括别嘌醇、非布司他和托吡司他。促进尿酸排泄的主要药物是丙磺舒、苯溴马隆和 lesinurad。而尿酸酶药物聚乙二醇化酶，这是一种由大肠埃希菌基因突变产生的聚乙二醇化重组尿酸酶可特异性分解尿酸。近年来，随着生物学、计算机科学、化学、材料学及相关交叉学科的高速发展，痛风治疗药物的研发也在蓬勃发展，本节将从目前痛风药物治疗的两个方向（抗炎镇痛及降尿酸）概述近年来的痛风治疗药物的研究进展，以期促进读者对痛风药物研发的了解。

一、抗炎镇痛药物的开发

近年来，随着痛风作为一种自身炎症性疾病的广泛认识，针对痛风的抗炎镇痛药物的开发不仅限于非特异性抗炎药物如 NSAID、糖皮质激素等，而是开始转向开发导致痛风发展的重要炎症因子的特异性抑制剂，并取得了显著成果。痛风炎症主要与 NLRP3、肿瘤坏死因子-α（TNF-α）和几种白细胞介素细胞因子的激活有关。

（一）NLRP3 激活与痛风发展的关系

痛风是由 MSU 晶体刺激引起的自身炎症反应，其中 NLR 家族 pyrin 结构域蛋白 3（NLRP3）炎症小体的激活与痛风发作密切相关。痛风炎症的分子机制通常被描述为一个涉及两个相互作用的独立信号的两个阶段过程。在起始阶段，TLR4 和 TLR2 识别病原体相关分子模式（pathogen-associated molecular patterns，PAMPs）或危险相关分子模式（danger-associated molecular patterns，DAMP），刺激 NF-κB，合成 pro-IL-1β 和炎性体成分。MSU 在第二阶段充当激活信号，通过多种途径导致 NLRP3 组装和 caspase-1 激活。在此过程中，pro-IL-1β 被水解为成熟的 IL-1β，它可以与 IL-1β 受体相互作用，触发促炎细胞因子相关下游信号的炎症级联反应，导致中性粒细胞和其他细胞募集到晶体沉积并最终引发痛风的部位。由于 MSU 晶体主要参与该过程第二阶段的启动，并且 NLRP3 炎性体的激活需要两个单独的步骤，因此 MSU 沉积不一定会导致炎症。因此，在某些临床情况下，关节中存在 MSU 而没有明显的炎症。这些研究都强烈提示 NLRP3 在痛风发病机制中的关键作用。所以，抑制 NLRP3 炎性体激活可能有助于痛风发作的消退。

（二）NLRP3 抑制剂发现策略及相关进展

NLRP3 是最具特征和必要的炎症小体之一，由传感器分子 NLRP3、ASC 适配器、半胱天冬酶激活募集结构域（caspase activating recruitment domain，CARD）和募集 caspase-1 组成。NLRP3 蛋白包括氨基末端 PYD 结构域、NACHT 结构域和羧基末端富含亮氨酸的重复（leucine-rich repeat，LRR）结构域（图 5-5-1）。由于 NLRP3 激活涉及许多复杂的信号级联，因此可以通过多种方式对其进行抑制。例如，抑制 NLRP3 炎性体激活，靶向 NLRP3 炎性体的成分，炎性体抑制上游信号传导，抑制 caspase-1 活化，阻断成孔蛋白 GSDMD 裂解，以及减少 NLRP3 炎性体产生的炎性细胞因子。近年来报道了几种 NLRP3 炎性体通路的抑制剂（图 5-5-2，表 5-5-1）。主要有两大类：抑制 NLRP3 炎症小体激活上游和下游通路关键因子的抑制剂和直接靶向 NLRP3 蛋白的抑制剂。

1. 不直接靶向 NLRP3 的抑制剂 对于靶向 NLRP3 炎症小体激活的上游和下游途径的关键因素的抑制剂，其中一种代表性化合物是格列本脲，这是一种用于治疗 2 型糖尿病的磺酰脲类化合物。人们发现格列本脲可作用于 P2X7 受体的下游以抑制 ASC 聚集。研究表明格列本脲可抑制骨髓衍生巨噬细胞（BMDM）中由 ATP、尼日霉素和溶酶体破裂诱导的 NLRP3 活化，IC_{50} 约为 13μmol/L。不幸的是，完全抑制需要高于 100μmol/L 的浓度，并且在如此高的剂量下抑制 NLRP3 会增加脱靶效应的机会。格列本脲可有效阻断多种 NLRP3 依赖性病理模型，包括 LPS 诱导的人外周血单核细胞（PBMC）感染性休克和小鼠模型中的支气管肺发育不良。随后鉴定了格列本脲合成中的中间底物（CAS 号：16673-34-0）。该分子缺乏调节葡萄糖代谢所需的环己脲基团。其作用机制尚不完全清楚。它似乎会干扰与 NLRP3 激活或与 ASC 结合后构象变化相关的下游事件。

由于 Toll 样受体起始信号的刺激可以诱导 NRLP3 的转录后修饰，例如 NLRP3 去泛素化和磷酸化，从而对随后的 NLRP3 炎性体激活产生积极影响。因此，一些抑制剂以这种方式起作用，例如 JNK1、SYK 的磷酸化和 BRCC3 的去泛素化。Py 等报道了异肽酶抑制剂 G5 可通过抑制去泛素酶 BRCC3 诱导的 NLRP3 多泛素化来抑制 NLRP3

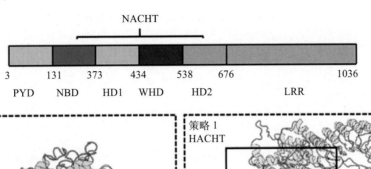

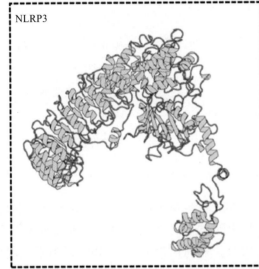

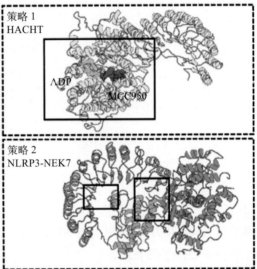

图 5-5-1　NLRP3 的结构和直接靶向 NLRP3 的抑制剂设计策略

不直接靶向 NLRP3 的抑制剂

格列本脲　　　　　　　小白菊内酯　　　　　　　瑞巴派特

VX-740　　　　　　　　BHB　　　　　　　　　EGCG

直接靶向 NLRP3 的抑制剂

MCC950　　　　　　OLT1177　　　　　　曲尼司特　　　　　冬凌草甲素

图 5-5-2　代表性 NLRP3 抑制剂结构

表 5-5-1   在研痛风临床抗炎镇痛药物

药物	临床研发状态	原研公司	适应证	靶点
MCC950	Ⅱ期	辉瑞	类风湿关节炎	NLRP3
OLT1177	Ⅱ期	Olatec	骨关节炎；痛风	NLRP3
Tranilast	Ⅱ期	Nuon Therapeutics	高尿酸血症；痛风	NLRP3
IFM-2427	Ⅱ期	诺华	冠状动脉疾病；痛风	NLRP3
Somalix	Ⅰ期	Inflazome	关节炎；炎症性疾病	NLRP3
VTX-2735	Ⅰ期	佐马根生物	炎症性疾病	NLRP3
SSGJ-613	Ⅰ期	三生国健	痛风；炎症性疾病	IL-1β
Kinnazumab	Ⅰ期	长春金赛药业	痛风	IL-1β
Goflikicept	Ⅰ期	TRPharm	心包炎；痛风	IL-1β

炎症小体的活化。此外，据报道，SKY 抑制剂 R406 和 BAY 61-3606 及 JNK 抑制剂在 NLRP3 激活期间降低下游炎症因子的表达。

除了抑制相关的关键炎症因子外，还有抑制 NLRP3 炎性体成分的抑制剂，例如 caspase-1。小白菊内酯（parthenolide）是一种植物倍半萜内酯，具有多种抗炎特性，因此用于治疗各种炎症性疾病。小白菊内酯可通过烷基化 caspase-1 的半胱氨酸残基来抑制 NLRP3 活化。VX-740 和类似物 VX-765 是 caspase-1 的拟肽抑制剂，通过共价修饰 caspase-1 活性位点中的催化半胱氨酸残基来阻断 caspase-1 和随后的 IL-1β 裂解。在 RA 患者中进行的 Ⅰ 期和 Ⅱ 期临床试验中，VX-740 显示出显著的抗炎作用及出色的药代动力学特性，但具有较大的肝毒性。瑞巴派特（rebamipide）是一种氨基酸衍生物，最初于 1980 年用作治疗胃炎和溃疡的胃保护剂。随后发现瑞巴派特可抑制人 THP-1 细胞中 MSU 晶体介导的 caspase-1 表达及 IL-1β 和 ROS 产生。

除了抑制 NLRP3 激活的下游因素外，已经报道了几种影响炎性体激活的上游过程抑制剂。目前，NLRP3 的激活机制被以下 3 种理论广泛认可：离子通量、活性氧（ROS）生成和溶酶体破裂。例如，β- 羟基丁酸（BHB）可以通过多种机制抑制 NLRP3 的活化，包括抑制 K^+ 外流。已经表明，BHB 抑制巨噬细胞中 MSU 激活的 NLRP3 炎性体，并在小鼠和人类中以 NLRP3 依赖性方式阻断中性粒细胞中 IL-1β 的分泌。除此以外，生物活性多酚 EGCG 也被报道可通过抑制 ROS 产生和随后的 NLRP3 炎性体组装，而在几种痛风模型中表现出效果。在痛风炎症中，MSU 充当不可降解颗粒，主要通过刺激溶酶体膜透化来激活 NLRP3 炎性体。然而，所涉及的机制尚未完全阐明，据报道减轻痛风发病机制的抑制剂较少。

2. 直接靶向 NLRP3 的抑制剂   抑制 NLRP3 炎性体激活的上游和下游途径的关键因素的抑制剂可能具有较短的药物半衰期并影响其他细胞功能并产生副作用，因此需要针对 NLRP3 蛋白的更特异性抑制剂。现在许多研究已经转向通过直接靶向 NLRP3 蛋白来阻止 NLRP3 与其他蛋白的组装。这些抑制剂分为两大类：靶向 NLRP3 的 NACHT 结构域以影响 NLRP3 寡聚化并抑制 ATP 酶活性；阻断 NLRP3- 有丝分裂 Ser/Thr 激酶 NEK7 相互作用以实现 NLRP3 抑制（图 5-5-1）。

已经报道了几种直接靶向 NLRP3 的小分子抑制剂。其中一些抑制剂正在进行临床试验或已在临床试验中进行测试。MCC950（也称为 CRID3 或 CP456，773）可能是最著名和研究最充分的 NLRP3 抑制剂之一，可有效抑制 ATP 引起的 NLRP3 活化和 IL-1β 分泌，并对人单核细胞的 IC_{50} 为 8.1μmol/L。MCC950 通过各种刺激抑制 NLRP3 激活，并在许多 NLRP3 介导的疾病模型中表现出优异的抗炎特性。最近 MCC950 与 NLRP3 结合的复合物的结构已经被报道。结果表明，MCC950 结合在 NACHT 的 4 个子结构域形成的裂隙中，与 ADP 结合口袋靠近，共同维持

NLRP3 的自抑制构象。MCC950 在类风湿关节炎 Ⅱ 期临床试验中进行了测试。不幸的是，由于一些可能的肝毒性问题，没有进一步的研究被报道。目前，MCC950 的肝毒性原因尚未阐明，尽管结构中存在可能导致肝损伤的呋喃部分。

一些药物可通过阻断 NLRP3-NEK7 相互作用来抑制 NLRP3 的激活。冬凌草素就是一个代表性例子，这是一种具有生物活性的天然产物，是中药冬凌草本植物的重要成分。研究表明，冬凌草甲素可以通过共价键与 NACHT 结构域的 CYS279 相互作用并影响 NLRP3-NEK7 相互作用。这个化合物在 2 型糖尿病、腹膜炎和痛风性关节炎的小鼠模型中显示出显著的预防和治疗作用。值得一提的是，由江苏恒瑞与上海交通大学联合研发的冬凌草甲素衍生物 HAO472，正处于 Ⅰ 期临床试验阶段。除了上述已完全阐明其作用机制的药物外，还有几种药物正在临床研究中。没有临床可用的 NLRP3 抑制剂。

3. 参与痛风发病的关键白细胞介素细胞因子 除了抑制 NLRP3 以外，靶向 NLRP3 下游痛风发展的关键炎症因子 IL-1β 的药物也在痛风治疗中显示出可喜的结果（表 5-5-1，表 5-5-2）。IL-1β 是痛风炎症的关键，可被 MSU 刺激分泌。IL-1β 可刺激促炎细胞因子和趋化因子的释放及内皮细胞上黏附分子的上调加剧痛风相关炎症，还可以促进中性粒细胞和单核细胞募集到 MSU 晶体沉积位点，并促进炎症的正反馈。因此，在传统痛风治疗（如 NSAID、秋水仙碱或糖皮质激素类固醇）无效或被禁止的情况下，IL-1 抑制可作为一种有效的替代疗法。目前，已经有三种 IL-1β 抑制剂（利纳西普、阿那白滞素和卡那单抗）已经显示出治疗痛风的潜力。其中，利纳西普虽然显示可减少痛风发作的频率，但由于其潜在的副作用风险，未被美国 FDA 批准用于痛风的治疗。阿那白滞素是痛风治疗最常用的处方抑制剂。然而，较短的血浆半衰期（4 ～ 6h）对其应用造成了重大限制。相比之下，卡那单抗是最有前途的 IL-1β 抑制剂，目前已获得欧洲药品管理局（EMA）的批准用于治疗难治性痛风。临床试验表明，卡那单抗可显著减轻疼痛并降低新痛风发作的风险。

4. 肿瘤坏死因子 -α（TNF-α）在痛风中的作用 TNF-α 是一种已被广泛研究的多功能促炎细胞因子，已被证明在痛风的发病机制中起重要作用。在痛风发作期间，MSU 刺激单核细胞产生 TNF-α，导致痛风患者体液中 TNF-α 的显著增加。产生的 TNF-α 可通过其受体 TNFR1 和 TNFR2 促进 caspase-1 的分泌，从而增加痛风的严重程度。此外，研究表明 TNF-α 暴露于 MSU 可显著刺激中性粒细胞增加 pro-IL-1β mRNA 的表达并促进 IL-1β 释放。这些结果都表明 TNF-α 在 MSU 诱导的炎症中的重要性。一些 TNF-α 抑制剂也在难治性痛风的治疗中也显示出巨大的潜力。例如依那西普是一种 TNF-α 拮抗剂，可与血液中的 TNF-α 竞争结合 TNF-α 受体，从而减弱 TNF-α 活性，目前临床用于治疗类风湿关节炎和强直性脊柱炎。

二、降尿酸药物的开发

虽然痛风在临床上通常被认为是一种炎症性疾病，但这只是 MSU 在关节处沉积后诱发痛风发作的症状。体内尿酸长期过度堆积是导致尿酸盐沉积的直接原因，因此降尿酸是治疗痛风的有效方法之一。目前降尿酸治疗药物主要分为抑制尿酸生成的药物和促进尿酸排泄 / 分解的药物，主要涉及以下靶点：嘌呤核苷磷酸化酶（PNP）抑制剂、黄嘌呤氧化酶（XO）抑制剂、尿酸转运蛋白抑制剂（主要是 URAT1）和尿酸。

（一）靶向 PNP 和 XO 的降尿酸药物

1. PNP、XO 与痛风发生的关系 尿酸是嘌呤的代谢产物，体内约 70% 的嘌呤是从内源性核苷酸中代谢出来的，约 30% 是从食物中代谢出来的。

表 5-5-2 现有 IL-1β 抑制剂

药物	作用模式	公司	适应证	给药方式
利纳西普	IL-1β	再生元制药	未被批准用于痛风	注射
阿那白滞素	IL-1β	瑞士孤儿药制造商	痛风	注射
卡那单抗	IL-1β	诺华	痛风	注射

PNP 是一种在嘌呤代谢上游起作用的酶，可催化 6-氧嘌呤核苷和脱氧核苷磷酸化为 α-D-（脱氧）核糖 -1- 磷酸，并促进次黄嘌呤的形成。而 XO 则可氧化次黄嘌呤和黄嘌呤以产生尿酸。因此，抑制尿酸产生的限速酶 PNP 和 XO 可减少尿酸在体内的积累。

2. PNP 抑制剂的研究策略与进展　PNP 一般以三聚体的形式存在，每个单体约 32kDa。PNP 的活性位点位于两个单体之间的界面附近，每个三聚体 PNP 形成三个活性位点。PNP 与底物或过渡态类似物相互作用的活性口袋附近的关键活性残基包括 Asn243、Glu201、His257、Phe200、Tyr88 Met219 和 Phe159（图 5-5-3A）。由于 PNP 缺乏会导致血液中 d- 鸟苷升高，从而导致 T 细胞凋亡，因此 PNP 抑制剂已被用于治疗 T 细胞癌和一些自身免疫病。目前只有 ulodesine（BCX4208）作为 PNP 抑制剂开发用于治疗高尿酸血症和痛风并处于临床 Ⅱ 期。一项双盲试验调查了 ulodesine 在 60 例痛风患者中的降尿酸作用，约 1/3 患者的尿酸在 3 周内低于 360μmol/L。此外，与别嘌醇的联合试验表明，40%～55% 的患者可达到目标血尿酸水平，而单独使用别嘌醇治疗的患者中只有 25% 达到目标血尿酸水平。然而，由于缺乏 PNP 对 T 细胞的显著影响，在后续研究中值得警惕 ulodesine 对自身免疫的影响。

3. XO 抑制剂的研究策略与进展　XO 是一种复杂的核黄素蛋白，分子量为 300kDa，以二聚体形式存在。XO 的每个单体由三个主要结构域组成：黄素腺嘌呤二核苷酸（FAD），铁硫中心（Fe-S Ⅰ、Ⅱ）和钼蝶呤（Mo-pt）（图 5-5-3B）。黄嘌呤的氧化发生在 Mo-Pt 结构域，其中 Mo（Ⅵ）被还原为 Mo（Ⅳ），在这个过程中，有 5 种氨基酸发挥着至关重要的作用，即 Glu802、Arg880、Phe914、Phe1009 和 Glu1261。产生的电子通过 Fe/S 和 FAD 传递给氧分子，从而产生超氧阴离子和过氧化氢。然后将 Mo（Ⅳ）氧化为 Mo（Ⅵ）。XO 的 Mo-Pt 结构域是 XO 催化底物产生尿酸的必要位点。因此抑制剂与 Mo-Pt 结合可以阻碍黄嘌呤的结合，从而抑制尿酸的产生。XO 抑制剂分为嘌呤类（例如别嘌醇）、非嘌呤类（例如非布司他）和天然抑制剂（例如槲皮素）。由于嘌呤类抑制剂严重的副作用，例如别嘌醇引起的超敏反应，大多数 XO 抑制剂的发现都集中在能够与 Mo-Pt 结构域中的关键氨基酸相互作用的非嘌呤抑制剂上（图 5-5-4）。目前主要的非嘌呤类抑制剂有 O- 杂环（黄酮衍生物、芸苔衍生物、香豆素衍生物等）和 N-杂环（吡唑衍生物、吲哚衍生物、嘧啶衍生物、噻唑衍生物、咪唑衍生物等）。除了现有的 XO 抑制剂如非布司他、托吡司他类似物和新骨架如咪唑衍生物外，还有一些植物如花椒、青椒的提取物对 XO 的抑制活性也有报道。例如，Chen 等合成了一系列与非布索坦作用方式相同的 1- 羟基 /甲氧基 -4- 甲基 -2- 苯基 -1H- 咪唑 -5- 羧酸衍生物，并表现出优异的抑制效力。然而，具有良好的体外抑制并不总是产生良好的体内抑制。许多当前的化合物的活性数据结果表明不仅需要与 5 个核心残基相互作用，而且还需要与活性位点狭窄通道中的其他残基相互作用。

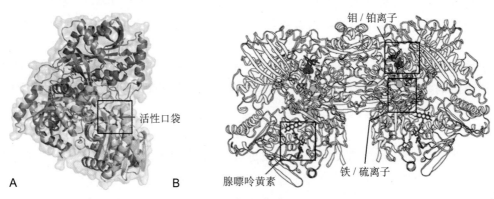

图 5-5-3　人 PNP 与多底物类似物抑制剂

9-（5'，5'-difluoro-5'-phosphonopentyl）-9-deazaguanine（PDB ID：3FUC）复合的晶体结构和及槲皮素复合的牛黄嘌呤氧化酶的晶体结构（PDB ID：3NVY）

目前，已经有几种 XO 抑制剂在临床中使用（表 5-5-3，图 5-5-4）。tigulixostat，也称为 LC350189，是一种新型选择性黄嘌呤氧化酶抑制剂，处于 Ⅱ 期临床状态。在体外试验中，tigulixostat 的酶抑制活性与非布司他相当。除此以外，在大鼠和犬中以 12.5mg/kg 和 200mg/kg 的高剂量给药时未观察到明显的毒性。在临床试验中，在 10 ～ 800mg 剂量范围内单次和多次口服剂量后，tigulixostat 具有良好的耐受性，可减少尿中尿酸排泄的同时降低血清尿酸浓度。另外，多次口服 200mg tigulixostat 后血尿酸浓度的降低与口服 80mg 非布司他相当。

KUX-1151 是由 Kissei Pharmaceutical Co.,Ltd. 开发的双 XO 酶和 URAT1 抑制剂，已经在 2015 年完成了 Ⅱ 期临床试验，以评估 KUX-1151 在 3 种不同剂量下对痛风和高尿酸血症患者的疗效、安全性和药代动力学。目前并未公布试验结果。辉瑞（Pfizer）获得了除日本以外的 KUX-1151 的全球独家经营权，并于 2013 年更名为 PF-06743649。PF-06743649 导致健康受试者和痛风患者的 SUA 显著而迅速降低，其降低幅度超过了其他单一药物的报道。这表明 XO 和 URAT1 双重

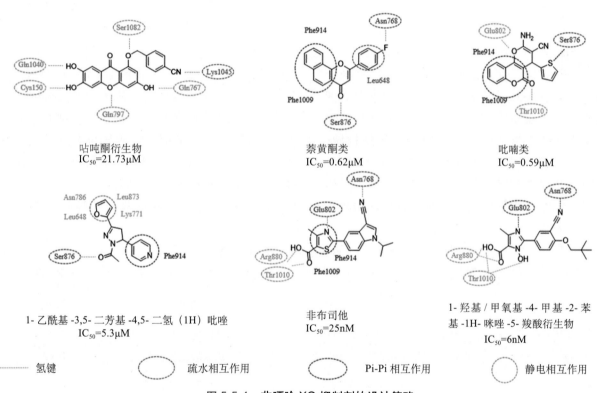

| 咕吨酮衍生物 | 萘黄酮类 | 吡喃类 |
| IC$_{50}$=21.73μM | IC$_{50}$=0.62μM | IC$_{50}$=0.59μM |

1- 乙酰基 -3,5- 二芳基 -4,5- 二氢（1H）吡唑
IC$_{50}$=5.3μM

非布司他
IC$_{50}$=25nM

1- 羟基 / 甲氧基 -4- 甲基 -2- 苯基 -1H- 咪唑 -5- 羧酸衍生物
IC$_{50}$=6nM

———— 氢键　　　⬭ 疏水相互作用　　　◯ Pi-Pi 相互作用　　　◯ 静电相互作用

图 5-5-4　非嘌呤 XO 抑制剂的设计策略

表 5-5-3　临床研究中的 XO 抑制剂

药物	临床在研状态	原研公司	适应证	靶点
ALN-XDH	Ⅱ期	阿里拉姆制药	痛风	XO
NC-2500	Ⅰ期	日本化学药品株式会社	高尿酸血症	XO
ARO-XDH	临床前	ARWR.US/ 地平线治疗公司	痛风	XO
THDB-150	临床前	药明康德	痛风	XO；URAT1
WSJ-557	临床前	沈阳药科大学	高尿酸血症	XO
RLBN-1127	临床前	ACTU	痛风	URAT1；XO

抑制剂是快速减少 SUA 的有效方法。不幸的是，在试验中看到了 2 例急性肾损伤患者，表明 PF-06743649 存在重大的安全问题，故进一步开发已终止。

（二）靶向尿酸转运蛋白的降尿酸药物

1. 尿酸转运蛋白与痛风发生的关系　身体通过尿酸的产生和排泄来维持血液中的尿酸水平。尿酸的排泄取决于位于近端肾小管细胞、肠上皮细胞及负责尿酸重吸收和分泌的血管平滑肌细胞中的转运蛋白。这些尿酸转运蛋白分为尿酸重吸收蛋白（包括 URAT1、GLUT9、OAT4 和 OAT10）和分泌性尿酸蛋白 [包括 OAT1、OAT3、Na^+/ 磷酸盐转运蛋白（NPT1、NPT4）] 和 ATP 驱动的分泌外排泵 MRP4，它们共同参与尿酸盐运输。肠道尿酸排泄与 ABCG2 密切相关。URAT1 是主要的重吸收蛋白，其对尿酸盐的特异性、亲和力和转运效率高于其他转运蛋白，并且对维持血清尿酸水平至关重要。URAT1 由 *SLC22A12* 基因编码，包含 555 个氨基酸，具有 12 个跨膜结构域，在近端肾小管腔膜侧特异性表达。研究发现，*URAT1* 基因缺失导致尿酸重吸收显著降低，尿酸排泄率达 90%，引发肾性低尿酸血症和肾功能不全。因此，抑制 URAT1 或同时抑制包括 URAT1 在内的多种尿酸转运蛋白是促进尿酸排泄的降尿酸药物的主要研究方向（表 5-5-4，图 5-5-5）。

2. URAT1 抑制剂的研究策略及进展　目前批准用于临床的 URAT1 抑制剂包括丙磺舒、磺吡酮、苯溴马隆、lesinurad 和 dotinurad（FYU-981）。其中，lesinurad 是一种口服 URAT1 选择性抑制剂，抑制 URAT1（IC_{50}=7.3μmol/L）和 OAT4（IC_{50}=3.7μmol/L），但不与 GLUT9 相互作用，与丙磺舒相比药物相互作用较少。除此以外，口服 lesinurad 可剂量依赖性降低血尿酸水平并促进尿酸排泄。2015 年 12 月 lesinurad 被美国批准与黄嘌呤氧化酶抑制剂联合治疗，用来黄嘌呤氧化酶抑制剂单独治疗无法降低 SUA 水平的痛风和高尿酸血症。

URAT1 分子结构非常复杂，尚未发表蛋白质晶体结构，因此目前所发现的 URAT1 抑制剂大部分是对之前发表的抑制剂的修饰，如 lesinurad 和苯溴马隆等化合物的结构修饰，两者都有很大的优化空间。现有 URAT1 抑制剂的构效关系研究（SAR）可用于指导 URAT1 抑制剂的开发。Dong 等已经很好地概述了这一内容。

苯溴马隆是一种具有苯并呋喃衍生物结构

表 5-5-4　正在临床研究的 URAT1 抑制剂

药物	临床在研状态	原研公司	适应证	靶点
XNW-3009	Ⅱ期	Sinovent 私人有限公司	高尿酸血症；痛风	URAT1
D-0120-NA	Ⅱ期	一肪生物科技	高尿酸血症；痛风	URAT1
ABP-671	Ⅱ期	江苏新元素医药	高尿酸血症；痛风	URAT1
YL-90148	Ⅱ期	上海璎黎药业	高尿酸血症；痛风	URAT1
AR-882	Ⅱ期	Arthrosi	高尿酸血症；痛风	URAT1
SAP-001	Ⅱ期	上海珊顿医药	高尿酸血症；痛风	URAT1
HP501	Ⅱ期	海创医药	高尿酸血症；痛风	URAT1
SIM1909-13	Ⅰ期	江苏先声	高尿酸血症；痛风	URAT1
FCN-342	Ⅰ期	重庆复创医药	高尿酸血症；痛风	URAT1
THDBH130	Ⅰ期	药明康德	高尿酸血症；痛风	URAT1
Tininurad	Ⅰ期	天津药物研究所	高尿酸血症；痛风	URAT1
FCN-207	Ⅰ期	重庆复创医药	高尿酸血症；痛风	URAT1
CS3001	Ⅰ期	基石药业	痛风	URAT1

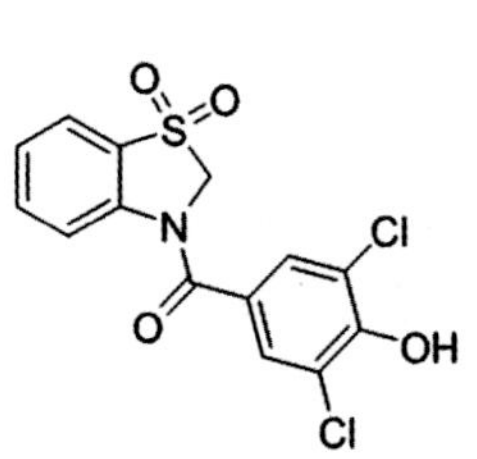

多替诺雷

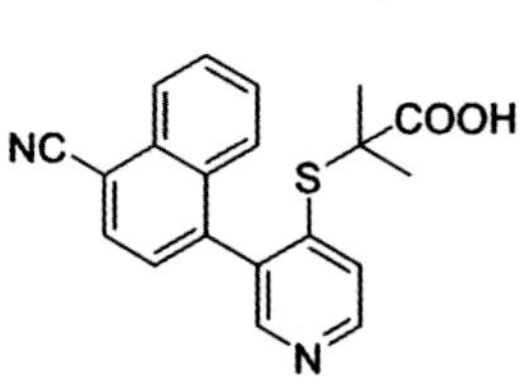

维立诺雷

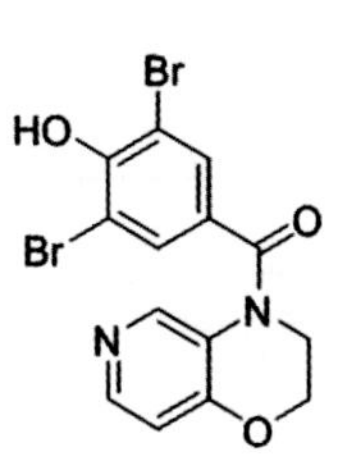

URC-102

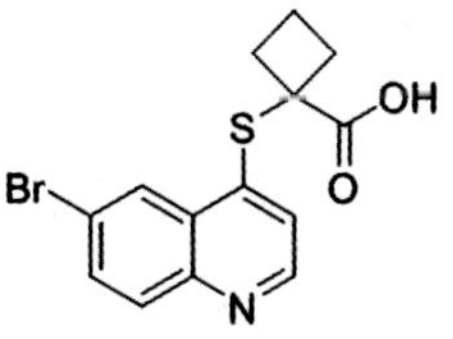

SHR-4640

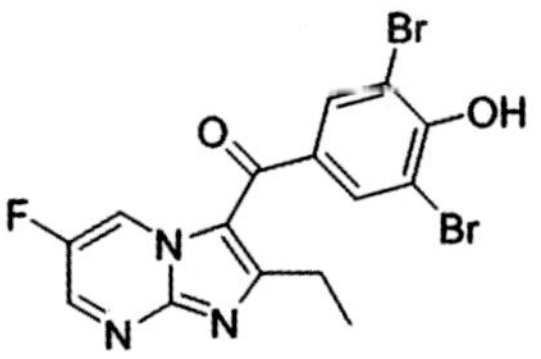

XNW-3009

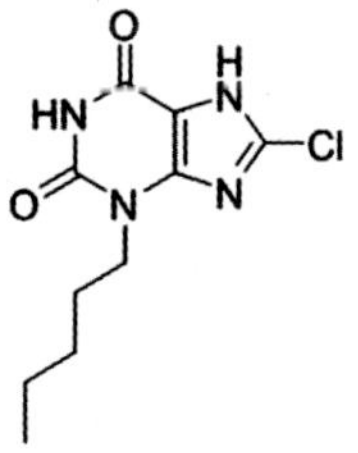

SAP-001

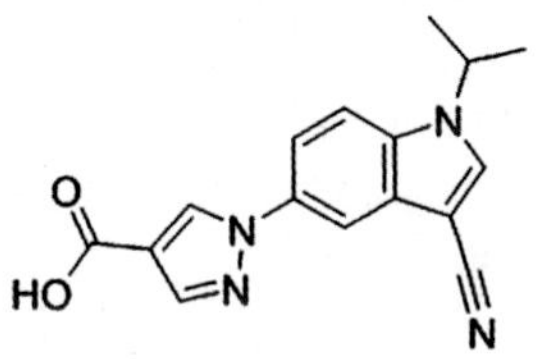

替古索司他

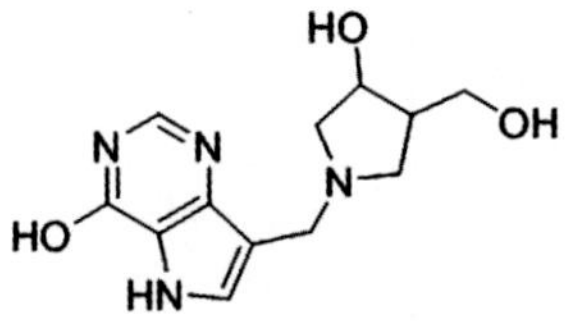

BCX4208

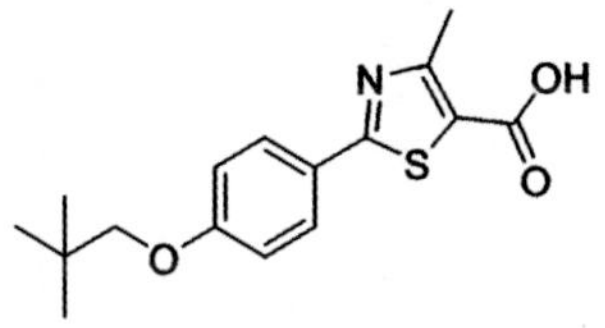

TEI-6469

图 5-5-5　降尿酸药物结构

的 URAT1 抑制剂，可通过减少近端肾小管的重吸收而有效促进尿酸排泄。然而，苯溴马隆有严重的肝毒性。最近基于苯溴马隆的研究取得了突破性进展，例如 dotinurad（FYU-981）和 URC-102（图 5-5-5）。dotinurad 是一种新型 URAT1 抑制剂，于 2020 年获准在日本上市，长期给药维持剂量 0.5 ～ 4mg 即可显著降低血尿酸。研究表明 dotinurad 可将尿酸盐水平维持在 ≤ 360μmol/L 水平，且未观察到严重不良反应，包括肝损伤。dotinurad 抑制 URAT1 的 IC_{50} 为 37.2nmol/L，并弱抑制其他转运蛋白（包括 ABCG2 和 OAT1/3），目前是最有效的选择性 URAT1 抑制剂。另外，dotinurad 的主要代谢物是葡萄糖苷酸和硫酸盐，因此有安全的代谢途径，0 ～ 72h 尿排泄率分别为44.3% 和 20.0%。总的来说，dotinurad 有望成为伴有或不伴有痛风的高尿酸血症患者的新治疗选择。

URC-102（又称 UR-1102），来源于苯溴马隆的结构，是中外药业联合 Jw Pharmaceutical 开发

的 URAT1 抑制剂，已完成治疗痛风和高尿酸血症的 II 期临床试验。URC-102 是一种含有 2,6- 二溴苯酚官能团的苯溴马隆类似物，与苯溴马隆相比，对 OAT1 和 OAT3 的抑制作用相当弱。UR-102 的最大药效是苯溴马隆的 2 倍并具有更好的药代动力学特性和降尿酸活性作用。对 UR-102 诱发肝损伤风险的评估显示 URC-102 的风险较低。

lesinurad 由 3 部分组成：三氮唑环（A 区）、环丙基萘（B 区）和含羧基的疏基侧链（C 区）。三氮唑环可能主要用作支架，并且可以在其形成氢键的能力方面进一步修饰。环丙基萘是一种功能性药效团，可产生疏水相互作用和范德华力。最后，羧酸部分可能是阴离子转运蛋白 URAT1 的重要特征。目前 lesinurad 的结构修饰主要集中在取代基修饰、主链跳跃和生物电子排等几个方面。所修改的化合物似乎也有望用于治疗高尿酸血症和痛风（图 5-5-6）。

除了基于现有 URAT1 抑制剂的设计外，还

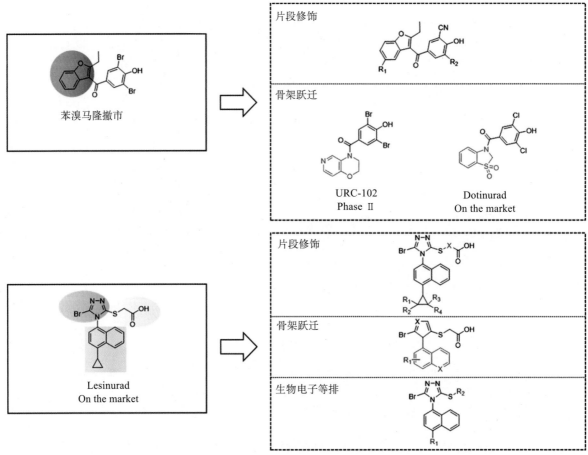

图 5-5-6 URAT1 抑制剂及其衍生物

有一些基于 URAT1 结构的药物设计。考虑到 URAT1 与主要促进子超家族（MFS）蛋白具有许多结构特征，一些研究人员基于 GlpT（甘油 3-磷酸转运蛋白，一种 MFS 蛋白）构建了 URAT1 的三维同源模型，并进行了基于药效团的药物筛选。

除了上面提到的比较突出的 URAT1 抑制剂外，目前临床上还有几种 URAT1 抑制剂（表 5-5-4）。如阿斯利康（AstraZeneca）开发的选择性 URAT1 抑制剂 verinurad 已完成治疗痛风和高尿酸血症的临床 Ⅱ 期试验，进一步的研究尚未公开。verinurad 可剂量依赖性地抑制 URAT1（IC$_{50}$=25nmol/L），单次 40mg 剂量可使血清尿酸降低 60%。verinurad 结构也源自 lesinurad，但比 lesinurad 更有效且半衰期更长。研究表明，人类 URAT1 Met-25、Ser-27、Cys-32、Ser-35 和 Ile-481 在与 verinurad 相互作用中起重要作用。其中，Cys-32 是以前未与其他抑制剂相互作用的残基，而 URAT1 的 Ser-35 和 Phe-365 对底物尿酸盐的高亲和力转运动力学也至关重要，这表明抑制剂可能通过阻碍底物

通过转运通道的空间位阻来抑制转运。最后，verinurad 在慢性肾病的所有阶段都是安全的且耐受性良好。

SHR4640 是由江苏恒瑞药业开发的强效 URAT1 抑制剂（IC$_{50}$=33.7nmol/L），目前在中国正在进行治疗高尿酸血症和痛风的临床 Ⅲ 期试验。在一项随机双盲剂量范围 Ⅱ 期研究中，SHR4640 在中国高尿酸血症患者中显示出显著的 SUA 降低功效和可接受的安全性，最佳每日剂量为 5mg 和 10mg。SHR4640 单药对治疗有或无痛风的高尿酸血症显示出有希望的疗效，且肾脏相关疾病发病率较低。

目前，痛风尚无治愈方法，痛风发作对患者来说非常痛苦。随着痛风患病率的增加及年轻化，全球对对抗急性痛风炎症和降低尿酸药物的需求正在增加。尽管近年来痛风治疗药物的研究成果众多，但长期使用的药物和刚刚上市的新药仍然存在不可避免的毒副作用。例如，与丙磺舒相关的肾结石风险、苯溴马隆的显著肝毒性及报道的

聚乙二醇重组尿酸酶输液相关不良事件。由于痛风治疗往往需要长期服药，因此对药物的安全性要求更高，需要格外注意。因此，需要研究新的痛风靶点，开发新的抗痛风药物，以解决痛风患者的心理和经济负担。

（刘振明　石　诚）

参考文献

Abeles A M, Pillinger M H. Febuxostat and the black box blues. ACR Open Rheumatol, 2019, 1(6): 343-344.

Abt, E R, Rashid K, Le T M, et al. Purine nucleoside phosphorylase enables dual metabolic checkpoints that prevent T cell immunodeficiency and TLR$_7$-dependent autoimmunity. J Clin Invest, 2022, 132(16): e160852.

Albert J A, Hosey T, LaMoreaux B. Increased efficacy and tolerability of pegloticase in patients with uncontrolled gout Co-treated with methotrexate: A Retrospective Study. Rheumatol Ther, 2020, 7(3): 639-648.

Botson J K, Peterson J. Pretreatment and Coadministration With Methotrexate Improved Durability of Pegloticase Response: An Observational, Proof-of-Concept Case Series. J Clin Rheumatol, 2022, 28(1): e129-e134.

Botson J K, Tesser J, Bennett R, et al. A multicentre, efficacy and safety study of methotrexate to increase response rates in patients with uncontrolled gout receiving pegloticase(MIRROR): 12-month efficacy, safety, immunogenicity, and pharmacokinetic findings during long-term extension of an open-label study. Arthritis Res Ther, 2022, 24(1): 208.

Chinta P K, Tambe S, Umrani D, et al. Effect of parthenolide, an NLRP3 inflammasome inhibitor, on insulin resistance in high-fat diet-obese mice. Can J Physiol Pharmacol, 2022, 100(3): 272-281.

FitzGerald J D, Dalbeth N, Mikuls T, et al. 2020 American college of rheumatology guideline for the management of gout. Arthritis Care Res(Hoboken), 2020, 72(6): 744-760.

Goraya N, Wesson D E. Clinical evidence that treatment of metabolic acidosis slows the progression of chronic kidney disease. Curr Opin Nephrol Hypertens, 2019, 28(3): 267-277.

Gottlieb M, Rabah W, Long B. Colchicine for acute gout. Acad Emerg Med, 2022, 29(3): 387-388.

He Y W, Xue X M, Terkeltaub R, et al. Association of acidic urine pH with impaired renal function in primary gout patients: a Chinese population-based cross-sectional study. Arthritis Res Ther, 2022, 24(1): 32.

Hochheiser I V, Pilsl M, Hagelueken G. Structure of the NLRP3 decamer bound to the cytokine release inhibitor CRID3. Nature, 2022, 604(7904): 184-189.

Janssen C A, Oude V M, Vonkeman H E, et al. Anakinra for the treatment of acute gout flares: a randomized, double-blind, placebo-controlled, active-comparator, non-inferiority trial. Rheumatology(Oxford), 2019.Jan 2.doi: 10.1093/rheumatology/key402. Online ahead of print.

Keenan R T, Botson J K, Masri K R, et al. The effect of immunomodulators on the efficacy and tolerability of pegloticase: a systematic review. Semin Arthritis Rheum, 2021, 51(2): 347-352.

Khanna P P, Khanna D, Cutter G, et al. Reducing immunogenicity of pegloticase with concomitant use of mycophenolate mofetil in patients with refractory gout: a phase Ⅱ, Randomized, Double-Blind, Placebo-Controlled Trial. Arthritis Rheumatol, 2021, 73(8): 1523-1532.

Kimyon G, Kalyoncu U, Kiraz S, et al. Biological and targeted-synthetic disease-modifying anti-rheumatic drugs with concomitant methotrexate or leflunomide in rheumatoid arthritis: real-life TReasure prospective data. Clin Exp Rheumatol, 2021, 39(4): 852-858.

Klionsky J D, Abdel-Aziz A K, Abdelfatah S, et al. Guidelines for the use and interpretation of assays for monitoring autophagy(4th edition)[1]. Autophagy, 2021, 17(1): 1-382.

Loustau C, Rosine N, Forien M, et al. Effectiveness and safety of anakinra in gout patients with stage 4-5 chronic kidney disease or kidney transplantation: A multicentre, retrospective study. Joint Bone Spine, 2018, 85(6): 755-760.

Mackenzie I S, Ford I, Nuki G, et al. Long-term cardiovascular safety of febuxostat compared with allopurinol in patients with gout(FAST): a multicentre, prospective, randomised, open-label, non-inferiority trial. Lancet, 2020, 396(10264): 1745-1757.

Masri K R, Padnick-Silver L, Winterling K, et al. Effect of leflunomide on pegloticase response rate in patients with uncontrolled gout: a retrospective study. Rheumatol Ther, 2022, 9(2): 555-563.

Pascart T, Richette P. Colchicine in gout: an update. Curr Pharm Des, 2018, 24(6): 684-689.

Roddy E, Clarkson K, Blagojevic-Bucknall M, et al. Open-label randomised pragmatic trial(CONTACT)comparing naproxen and low-dose colchicine for the treatment of gout flares in primary care. Ann Rheum Dis, 2020, 79(2): 276-284.

Roth M E, Chinn M E, Dunn S P, et al. Association of colchicine use for acute gout with clinical outcomes in acute decompensated heart failure. Clin Cardiol, 2022, 45(7): 733-

741.

Saag K G, Khanna P P, Keenan R T, et al. A randomized, phase Ⅱ study evaluating the efficacy and safety of anakinra in the treatment of gout flares. Arthritis Rheumatol, 2021, 73(8): 1533-1542.

Schlesinger N, Lipsky P E.Pegloticase treatment of chronic refractory gout: Update on efficacy and safety. Semin Arthritis Rheum, 2020, 50(3S): S31-S38.

Solomon D H, Glynn R J, MacFadyen J G, et al. Relationship of interleukin-1beta blockade with incident gout and serum uric acid levels: exploratory analysis of a randomized controlled trial. Ann Intern Med, 2018, 169(8): 535-542.

Szekanecz Z, Szamosi S, Kovacs G E, et al. The NLRP$_3$ inflammasome-interleukin 1 pathway as a therapeutic target in gout. Arch Biochem Biophys 2019, 670: 82-93.

Xue X M, Liu Z, Li X D, et al.The efficacy and safety of citrate mixture vs sodium bicarbonate on urine alkalization in Chinese primary gout patients with benzbromarone: a prospective, randomized controlled study. Rheumatology-(Oxford), 2021, 60(6): 2661-2671.

Yanai H, Adachi H, Hakoshima Mariko, et al, Molecular Biological and Clinical Understanding of the Pathophysiology and Treatments of Hyperuricemia and Its Association with Metabolic Syndrome, Cardiovascular Diseases and Chronic Kidney Disease. Int J Mol Sci, 2021, 22(17): 9221.

Zhang Y, Pan R Z, Xu Y, et al. Treatment of refractory gout with TNF-alpha antagonist etanercept combined with febuxostat. Ann Palliat Med, 2020, 9(6): 4332-4338.

中篇 临床篇

第 6 章
痛风的临床表现

痛风是一种单钠尿酸盐（monosodium urate, MSU）结晶沉积引发的晶体相关性疾病，与嘌呤代谢中尿酸生产过多和（或）尿酸排泄减少所致的高尿酸血症直接相关，发病风险随血尿酸水平升高而增加。原发性痛风以男性多见，女性大多出现在绝经期后，国家风湿病数据中心网络注册及随访研究的阶段数据显示，男：女为 15：1，平均年龄为 48.28 岁，患病率随年龄增长有逐渐增高趋势，近年来逐步趋于年轻化。

MSU 晶体会引发急性炎性关节炎，即痛风发作，常出现在蹈趾、足背和足踝，为剧烈的疼痛，常有局部组织红肿。痛风发作可在 1～2 周自限，但通常反复发作，间歇性长短不等。严重的发作和慢性痛风可出现痛风石，会导致关节活动受限、继发感染、关节损伤和畸形，最终导致残疾，影响生活质量。前瞻性研究显示，随着高尿酸病程的延长，频发痛风、慢性痛风及痛风石的风险增加。

除关节损害外，超过 80% 的痛风患者伴有合并症，包括慢性肾脏病（CKD）、肾结石、代谢综合征及其组分高血压、糖尿病、肥胖、高血脂、非酒精性脂肪肝，以及冠心病、脑血管疾病等。痛风增加了多种合并症的发病风险，并影响其疾病转归，特别是在女性痛风患者中。

第一节　高尿酸血症及痛风的流行病学

高尿酸血症是嘌呤代谢紊乱引起的代谢异常综合征。无论是男性还是女性，非同日 2 次血尿酸水平超过 420μmol/L，称之为高尿酸血症。血尿酸超过其在血液或组织液中的饱和度可在关节局部形成尿酸钠晶体并沉积，诱发局部炎症反应和组织破坏，称为痛风。高尿酸血症及痛风的患病率随着人民生活水平的提高而呈现日益上升的趋势，且成为肾病、高血压和心血管病的独立危险因素，并与年龄、性别、种族、地区和生活方式等密切相关。已证实，高尿酸血症、遗传因素、饮食习惯、酒精、代谢综合征、药物使用等危险因素均可促进痛风的发生和发展。另外，作为心血管疾病的独立危险因素，痛风可诱发和加重冠心病、卒中等重大疾病，严重影响人们的生活质量，因此受到各个国家的广泛重视。本节将对近年来高尿酸血症及痛风流行病学及相关危险因素进行阐述。

一、时间、地域因素

近年来，高尿酸血症的疾病负担不断增加，特别是在高收入国家和西方生活方式的经济发展中国家。高尿酸血症的患病率在不同地理区域存在很大差异。在我国，一项纳入 2000—2019 年发表的 177 个调查研究的荟萃分析结果显示，高尿酸血症的总体患病率为 16.4%（95%CI：2.48%～2.51%）。同时研究发现，高尿酸血症的分布也表现出地理上的差异，中国南方、西南和东北地区的患病率较高，分别为 25.5%、21.2% 和 15.9%，这可能与当地的饮食习惯有关。在南方，海鲜是日常饮食之一，而在西南地区，火锅最受欢迎。东北地区的酒精消费量高于其他地区。同时发现广东和新疆的高尿酸血症患病率分别为 42.2% 和 1.8%，这可能与有限的样本量有关，表明需要在这些地区进行更大样本量和基因多态性的研究。另外，最近的一项全国性研究估计，2015—2016 年中国成年人（18 岁及以上）高尿酸血症的患病率约为 11.1%，2018—2019 年为 14.0%。一项全国性横断面调查显示，2009—2010 年，中国成人高尿酸血症患病率为 8.4%（男性为 9.9%，女性为 7.0%）。过去 10 年，高尿酸血症患病率持续上升，表明高尿酸血症在中国普通人群中已达到警戒水平。日本的一项全国调查报告显示，2016—2017 年高尿酸血症的患病率为 13.4%。韩国一项横断面研究显示，高尿酸血症总体患病率为 11.4%，其中男性为 17%，女性为 5.9%。在美国，根据 2007—2016 年的国民健康与营养调查（National Health and Nutrition Examination Survey，NHANES）显示，2015—2016 年，美国成年人高尿酸血症的患病率为 20.1%，其中男性为 20.2%，女性为 20.0%。所对应的平均血清尿酸水平男性为 362.4μmol/L，女性为 287.4μmol/L。高尿酸血症的患病率在 2007—2016 年保持稳定。在非洲，一项包含 500 例年龄在 15 岁以上的尼日利亚人群

的横断面调查研究显示，高尿酸血症的患病率为 17.2%，其中男性为 25%，女性为 13.7%。欧洲方面，一项来自意大利初级保健数据库的对 18 岁以上患者分析数据显示，高尿酸血症患病率从 2005 年的 8.54% 上升到 2009 年的 11.93%。另一项来自包含有 1370 名葡萄牙人的调查显示，葡萄牙人高尿酸血症的患病率为 12.8%，其中男性为 17.8%，女性为 9.9%。

高尿酸血症是痛风发作的最主要的生化基础和最直接病因，随着人们生活方式的改变，痛风的患病率也呈逐渐上升趋势，已成为一种常见病、多发病。了解痛风的流行趋势对促进卫生保健资源的合理规划非常重要，因为痛风可以通过容易获取且廉价的治疗方案治愈。由于多国的数据缺失，且不同地区和人群使用的痛风定义不同，导致患病率的估计值差别较大，很难准确估计全球痛风患病率（图 6-1-1）。2015 年发表的一篇荟萃分析，分析了 1962—2012 年发表的 71 项痛风患病率的研究，发现全球总患病率为 0.6%（95% CI：

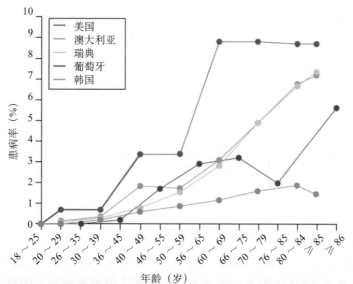

	患病率（%）及对应的年龄段（岁）							
	20～29	30～39	40～49	50～59	60～69	70～79	80～84	≥85
美国	0.7	0.7	3.4	3.4	8.8	8.8	8.7	8.7
澳大利亚	0.08	0.33	1.84	1.68	3.03	4.9	6.72	7.19
瑞典	0.06	0.27	0.8	1.54	2.83	4.89	6.61	7.38
韩国	0.03	0.2	0.59	0.85	1.15	1.59	1.9	1.49

	患病率（%）及对应的年龄段（岁）							
	18～25	26～35	36～45	46～55	56～65	66～75	76～85	≥86
葡萄牙	0	0	0.2	1.7	2.9	3.2	2	5.6

图 6-1-1　五个国家不同年龄组的痛风患病率

0.4%～0.7%），但纳入评估的数据存在显著的统计学异质性。在不同时间、不同地域，痛风的患病率显著不同。

据报道，大洋洲的人们有着世界上最高的痛风患病率，特别是在一些特定族群中，如中国台湾原住民和毛利人，其患病率已超过10%。过去的10年里发表了4项来自澳大利亚的痛风研究（痛风的诊断基于医疗记录或自我报告），显示患病率为1.5%（2008—2013年一个大型全科医学电子数据库中20岁以上的成年人）～6.8%（2015年全人口中自我报告的痛风诊断）。据报道，美国的痛风患病率相当高，2007—2008年有3%～4%的成年人患病。与此相符的是，在2015—2016年NHANES中，自我报告和卫生专业人员诊断的痛风患病率为3.9%。在一项完全覆盖加拿大不列颠哥伦比亚省450万名居民的卫生保健数据库的分析中，2012年痛风的整体患病率为3.8%，与2003年估计的3%的成人痛风患病率相比有大幅度增加。痛风在欧洲国家很常见，法国、德国、希腊、意大利、荷兰、西班牙和英国的研究发现，2003—2014年，痛风患病率波动在1%～4%。但这些研究在数据收集时间、数据来源和研究对象的年龄方面存在相当大的异质性。

痛风的患病率在亚洲国家之间差异显著，来自中国和韩国的新近数据表明患病率正在上升。2017年，一项对2000—2016年发表的30项研究的荟萃分析发现，中国成年人中痛风的总患病率为1.1%，患病率从2000—2005年的1.0%略微上升至2010—2016年的1.3%。2020年，另一项对1998—2019年发表的67项研究的荟萃分析发现，中国普通人群中痛风的总患病率为1.6%（95%CI：1.2%～2.2%）。在韩国，一项研究分析了来自国家健康赔付数据库的专科医疗数据，发现总人口中痛风患病率从2007年的0.35%上升到2015年的0.76%，并预计到2025年将进一步上升到1.66%。相比之下，2009年在阿拉伯联合酋长国进行的一项研究，随机抽取了3985例基层医疗中的成年患者，发现痛风患病率为0.1%。

与非洲的痛风患病率有关的数据很少，曾有报道称痛风在中美洲和南美洲国家的发病率很低。在以社区为导向的风湿病控制项目（COPCORD）的研究中，2015—2016年，在尼日利亚一个半城市社区2454名15岁及以上的人群中，痛风的估计患病率为0.1%，2014年在厄瓜多尔则为0.4%。

总之，痛风的患病率在全球范围内差异很大，在海洋国家患病率最高，尤其是土著和南太平洋岛屿人群，而在发展中国家患病率最低。除了先前已报道的欧洲和美国痛风患病率在升高，也有证据表明澳大利亚（自我报告的痛风诊断）、加拿大、中国和韩国患病率也在升高。

二、年龄

最近，基于美国NHANES数据库的分析结果显示，高尿酸血症的患病率与年龄密切相关。20～39岁高尿酸血症患病率为16.6%，40～59岁为18.7%，60～79岁为26.1%，80岁以上老年人患病率上升至27.8%。另外一项来自我国的荟萃分析研究也证实了年龄与高尿酸血症患病率密切相关。该研究结果显示，15～29岁高尿酸血症患病率为13.7%，30～39岁患病率为16.5%，40～49岁患病率为17.9%，50～59岁患病率为19.4%，60～69岁患病率为20.5%，70岁以上人群患病率高达24.9%。

痛风的患病率随年龄增长而增加，发病具有明显的年龄依赖性（图6-1-1）。这种情况在男性的整个生命周期中可见，女性则主要是在绝经后，原因可能是雌激素的促尿酸排泄作用。因此，研究人群的人口统计学特征会影响痛风的患病率。此外，世界各地预期寿命的增加也导致痛风发病率在世界范围内增长。在加拿大，2012年70～79岁男性和女性痛风患病率为11.8%，而50～59岁的患病率为5.1%，＜30岁的患病率＜1%。在澳大利亚，2013年男性痛风的患病率为0.2%（25～29岁）～11.05%（≥85岁），而女性在绝经前的患病率非常低，＞85岁时患病率上升到4.64%。2015年韩国男性痛风患病率为1.36%，女性为0.16%。此外，男性患痛风的年龄也比女性更早，丹麦一项对1995—2015年成人痛风病例的研究发现，男性的平均发病年龄为65.3岁，女性为71.4岁。

2015—2016年，来自美国NHANES的数据显示，各个年龄段对应的痛风患病率呈逐年上升趋势。其中，20～39岁为0.7%（95%CI：0.3～1.5%），40～59岁为3.4%（95%CI：2.2%～5.3%），

60 ～ 79 岁为 8.8%（95%CI：7.2% ～ 10.7%），80 岁以上为 8.7%（95%CI：5.8% ～ 12.7%）。

三、性别

来自美国 NHANES 2015—2016 年的数据显示，男性高尿酸血症的患病率为 20.2%（95% CI：16.6% ～ 24.3%），女性为 20.0%（95% CI：17.8% ～ 22.4%）。一项荟萃分析结果显示，在中国，20 岁以上成人高尿酸血症的患病率，男性为 21.5%（95% CI：19.0% ～ 24.2%），女性为 8.9%（95% CI：7.7% ～ 10.2%）。另一项来自全国 31 个省级行政区进行的两次横断面调查研究分析表明，高尿酸血症在男性中更为常见，2015—2016 年为 19.3%（95% CI：17.9% ～ 20.7%），2018—2019 年为 24.4%（95% CI：23.0% ～ 25.8%），尽管女性的患病率也从 2015—2016 年的 2.8%（95% CI：2.5% ～ 3.0%）上升至 2018—2019 年的 3.6%（95% CI：3.2% ～ 4.0%）。日本冲绳健康协会报道显示，高尿酸血症总体患病率为 25.8%，其中男性为 34.5%，女性为 11.6%。在曼谷，高尿酸血症总体患病率为 24.4%，其中男性为 59%，女性为 11%。以上资料显示，高尿酸血症患病率存在性别差异，表现为男性高于女性。究其原因，可能与女性体内雌激素促进肾尿酸排泄有关。

痛风影响了西方国家约 1% 的成年男性，大部分发病年龄在 45 岁以上。在这些国家痛风的预期发病率为每年（0.6 ～ 2.1）/1000，而患病率为每年（3 ～ 7.5）/1000。在临床上，痛风好发于男性，希波克拉底第一个提出痛风是性别相关性疾病，痛风在男性的患病率明显高于女性。女性一般在绝经后出现。在年龄＜ 65 岁患者中男性患病率为女性的 4 倍，然而痛风在年龄更大的人群中性别的分布就相对比较平衡。在年龄＞ 65 岁患者中，性别差异带来的高尿酸或痛风的患病率比例缩小，男女比例 3：1。随着性激素的减少，老年女性患者中痛风的患病率将会上升。2020 年，对 1998—2019 年发表的 67 项研究的荟萃分析发现，中国男性痛风患病率为 1.9%（95%CI：1.5% ～ 2.4%），女性为 0.5%（95%CI：0.3% ～ 0.8%）。美国 NHANES 2015—2016 年数据显示，美国男性痛风患病率为 5.2%（95%CI：4.4% ～ 6.2%），女性为 2.7%（95%CI：2.0% ～ 3.8%）。2004 年，

中国的另一项调查发现，高尿酸血症和痛风的患病率都随年龄的增长而增高，而女性高尿酸血症和痛风的平均年龄分别比男性晚 7.5 周岁和 8.5 周岁。Jansen 等在他的一项关于女性痛风特点的系统综述中，选择了 9 篇文章，这几篇文章分别选择了不同的研究人群，例如住院人群、门诊人群或普通人群、绝经后妇女等，得出的结论是女性痛风性关节炎的发病几乎比男性晚 10 年，并且更易于合并例如高血压、肾功能不全等疾病，而且女性典型的第 1 跖趾关节受累的情况较男性少见，并且女性使用利尿药多于男性。在以痛风石作为诊断标准的亚组，多关节的痛风损害倾向于在男性多发，而在以 ACR 指南作为诊断标准的亚组多关节损害倾向于女性高发。男性和女性在痛风的发病年龄上具有显著不同，一个可能的原因是绝经的影响。绝经后的女性痛风的患病率明显高于育龄期女性。这种差异与绝经后性激素水平的改变有关。17β- 雌二醇可以调节嘌呤生物合成和尿酸代谢，从而降低尿酸水平，女性绝经后雌激素水平的下降失去了该保护性作用，而男性体内雄激素具有促进肾尿酸重吸收、抑制肾尿酸排泄的作用。Hak 等开展的一项大型前瞻性研究亦表明绝经升高了患痛风的风险。相比男性，患痛风的女性具有更高的肾功能不全及高血压的风险，并且她们在利尿药的使用概率上高于男性。即便校正了年龄因素的影响，女性中肾功能不全的发生及利尿药的使用在女性组仍明显升高。酒精增加痛风的风险，但是在女性痛风的发展中起的作用较小。女性痛风患者在痛风性关节炎的部位上具有差异性。在女性，不仅足部的关节会累及，而且其他关节像手指关节和踝部也可累及。因此，痛风在老年女性的急性（单一）关节炎中需要特别警惕痛风的可能。关节液尿酸盐的穿刺检查在基层医疗的诊疗常规中很少应用，这些非典型部位可以引起诊断的延误。此外，女性患者伴发其他慢性病的概率高于男性，Harrold 等开展了纳入较多女性患者的研究。在该研究中，与男性相比，女性痛风与高血压、脂代谢紊乱、慢性心脏病、外周动脉疾病、糖尿病和肾功能不全有更多的相关性。这些并发疾病的存在往往掩盖了痛风的症状，亦是老年女性痛风易于漏诊或误诊的原因之一。研究还发现，女性患者中痛风的复发率较低。另

外，在社会因素方面，男性有更多的社会应酬，更易饮酒及摄入含高嘌呤食物，而这些正是痛风发病的诱因。

四、遗传因素

遗传因素是痛风重要的致病因素。原发性痛风常具有家族聚集性特征。国内外对原发性痛风患者的调查发现，有阳性家族史者所占比例为 10% ～ 30%。程晓宇等分析了 2330 例山东沿海地区痛风患者（家族性痛风 431 例，散发痛风 1899 例）临床资料发现，有痛风家族史者占 18.5%。Calabrese 等分析 21 例青年原发性痛风患者，平均发病年龄为 28 岁，其中 15 例有痛风家族遗传史。但痛风的家族遗传性在世代和家系中出现规律尚不明显，原发性痛风患者中 10% ～ 25% 有阳性家族史，患者的近亲中 15% ～ 25% 患有高尿酸血症，因此，认为原发性痛风是常染色体显性遗传，但外显性不全。痛风的家族遗传可能与环境有关，即同一家族具有相同的生活习惯，另一方面则与遗传相关，特别是与嘌呤代谢有关限速酶的基因变异有关。Eswar 等对来自美国心肺血液机构（National Heart, Lung and Blood Institute，NHLBI）的 253 对同卵双生和 261 对异卵双生双胞胎进行了 34 年随访调查，结果发现，痛风主要是受环境而非遗传因素的影响。

尿酸主要经肾脏排泄。两项对双胞胎的研究显示，肾尿酸清除率和尿酸 / 肌酐比值都有很高的遗传倾向性，遗传率分别达 60% 和 87%。另外，孙芳分析了 73 例家系痛风和 243 例散发痛风的临床资料，结果显示，与散发痛风组比较，家系痛风组患者发病年龄明显早于散发痛风患者，由饮酒或高嘌呤饮食诱发的比例明显高于散发痛风患者，并且具有更高水平的血尿酸值。家系痛风患者的家系痛风与散发痛风均易合并代谢综合征，但家系痛风更易合并脂代谢紊乱。

五、生活方式

近些年在认识痛风的危险因素方面取得了相当大的进展，特别是在肥胖、生活方式因素、合并症和基因等重要方面。大多数因素通过诱发高尿酸血症而增加痛风风险。最近的研究证实了高尿酸血症作为痛风的危险因素的重要性。在马尔默的预防性研究中，超过 25 年的随访显示，高尿酸血症人群 [血尿酸 > 405μmol/L] 中男性患痛风的绝对风险为 13.3%，女性为 17.7%，而在血清尿酸盐 < 360μmol/L 人群中则分别为 2.7% 和 1.9%。在一个对 4 个队列研究（包括 18 889 名基线期无痛风受试者）的荟萃分析中，痛风的 15 年累积发病率在血清尿酸 < 360μmol/L 的人群中为 1.1%（95% CI：0.9% ～ 1.4%），在血清尿酸盐 ≥ 600μmol/L 的人群中为 49%（95% CI：31% ～ 67%）。与基线血清尿酸 < 360μmol/L 的人群相比，基线血清尿酸在 360 ～ 414μmol/L 的人群患痛风的校正后风险比为 2.7（95% CI：2.0 ～ 3.6），在基线血清尿酸盐 ≥ 600μmol/L 的人群中则增至 64（95% CI：43 ～ 96），并以浓度依赖的方式增加。虽然高尿酸血症大大增加了痛风的发生风险，但即使经过长时间的随访，大多数高尿酸血症不会发展为痛风。因此，如果没有典型的临床特征或关节穿刺证据，单靠高尿酸血症不足以诊断痛风。

肥胖是痛风的一个重要危险因素，并被认为是痛风患病率和发病率上升的主要原因。在 2018 年的荟萃分析中，BMI ≥ 30kg/m² 者与 BMI < 30kg/m² 者相比，痛风的风险增加了 2 倍 [校正 RR（aRR）=2.24，95% CI：1.76 ～ 2.86]。在一项孟德尔随机化研究中，较高的 BMI 与痛风发生有因果关系，且独立于其他危险因素，而腰臀比则无此关系。瑞典肥胖研究的一项最新成果显示，减重手术除了降低体重外，还可降低痛风和高尿酸血症的发病风险，长达 26 年的随访显示减重手术后痛风的发生率降低了 40%（aHR=0.60，95% CI：0.48 ～ 0.75）。尽管饮食因素在痛风发病机制中的作用已经被怀疑了几个世纪，支持这一观点的流行病学证据在过去 15 年才刚出现。食用红肉、海鲜和贝类、果糖、含糖软饮和酒精饮料（尤其是啤酒）会增加患痛风的风险，而低脂乳制品、维生素 C 和咖啡则有保护作用。新加坡华人健康的前瞻性研究证实，摄入总蛋白量（aHR=1.27，95% CI：1.12 ～ 1.44）、家禽（aHR=1.27，95% CI：1.11 ～ 1.45）、鱼类和贝类（aHR=1.16，95% CI：1.02 ～ 1.32）略增加痛风风险，但可能与摄入红肉无关（aHR=1.08，95% CI：0.94 ～ 1.24）。前瞻性队列研究的荟萃分析发现，摄入果糖和含糖软

饮可使痛风发病风险增加（最高摄入量与最低摄入量相比，aHR 分别为 1.62（95% CI：1.28～2.03）和 2.08（95% CI：1.40～3.08）。这些研究调查了食物类型和痛风风险之间的关系，而最近的研究也验证了综合饮食模式对痛风风险的影响。DASH 饮食包括水果、蔬菜、低脂肪奶制品，并减少饱和脂肪和总脂肪的摄取。在 26 年的健康专业人员随访研究中，遵循 DASH 饮食的男性发生痛风的风险较低（得分最高的 1/5 与最低的 1/5 相比，RR=0.68，95% CI：0.57～0.80）。此外，在两个来自中国台湾慈济的前瞻性队列中，素食者患痛风的风险较低 [aHR=0.40（95% CI：0.17～0.97）和 0.61（95% CI：0.41～0.88）]。

饮食和遗传因素对高尿酸血症和痛风的病因的相对贡献是最近争论的主题。一项对美国的 5 个队列研究总共 16 760 名欧洲血统的人进行的荟萃分析显示，饮食模式可解释 0.3% 的血清尿酸水平的方差，而常见的全基因组单核苷酸变异可解释 23.9% 的方差，表明饮食对患高尿酸血症风险的影响不如遗传学。然而，一些研究人员质疑用方差解释率来衡量影响的大小是否合适，并将超重或肥胖、不遵从 DASH 饮食、饮酒的人群归因危险度（分别为 44%、9% 和 8%）与其对应的相当小的血清尿酸水平的方差解释率（分别为 8.9%、0.1% 和 0.5%）进行了对比。因此，饮食和遗传因素对高尿酸血和痛风的风险的相对贡献及特定的饮食干预和减肥的临床有效性的比较值得进一步研究，虽然看起来超重或肥胖可能比特定的饮食模式影响更大。

（陈海冰）

第二节　急性痛风性关节炎

传统的痛风自然病程分为无症状高尿酸血症期、急性发作期、发作间歇期、慢性痛风石病变期。2018 年欧洲抗风湿病联盟更新的痛风诊断循证专家建议中，将痛风的病程分为临床前期（无症状高尿酸血症及无症状 MSU 晶体沉积）和临床期（即痛风期，分为痛风性关节炎急性发作期、发作间歇期及慢性痛风石病变期）。急性痛风性关节炎是痛风最典型的临床表现，大多数发生在下肢关节，其中又以第 1 跖趾关节最常见，全身其他各个关节均可受累。

一、常见临床表现及特点

1. 起病　典型痛风发作常发生于夜间，起病急骤，疼痛进行性加剧，12～24h 达到高峰。多数患者发病前无先驱症状，部分患者发病前有疲乏、周身不适及关节局部刺痛等先兆。部分患者可伴有体温升高、头痛等症状。

2. 诱因　发作前多有诱发因素，多为饮酒、进食高嘌呤饮食、剧烈运动、外伤、劳累、应激、应用利尿剂等某些药物等。

3. 关节疼痛　关节疼痛是急性痛风性关节炎的主要临床表现。疼痛剧烈，呈撕裂样、刀割样或虫蚀样，患者常难以忍受。受累关节及周围软组织红肿、皮温升高、触痛明显，常有关节活动受限。

4. 发作部位　痛风好发于下肢，以第 1 跖趾关节和趾间关节最常见，足背、足跟、踝关节、膝关节亦为痛风好发部分。初次发病时绝大多数仅侵犯单个关节，偶可同时发生多关节炎，随着病程进展，反复发作的患者受累关节逐渐增多，指、肘、腕关节也可受累，少数可影响到骶髂关节、肩关节或脊柱关节。

5. 持续发作时间　急性痛风性关节炎的发作多具有自限性。轻微发作一般经过数小时至数日即可缓解，症状严重者可持续 1～2 周或更久。

6. 发作后的表现　急性痛风性关节炎发作缓解后一般无明显后遗症状，关节活动完全恢复正常，偶有炎症区皮肤脱屑、色素沉着。

7. 全身表现　少数急性痛风性关节炎患者可伴有发热、寒战、乏力、心悸、头痛等全身表现，在老年人更常见。关节局部明显红肿伴发热的患者需与化脓性关节炎、急性蜂窝织炎、丹毒等疾病相鉴别。

二、不常见临床表现及特点

临床上并不是所有的痛风发作都具有典型表现，各种不典型的痛风表现更为复杂。不典型的痛风性关节炎极易造成误诊或漏诊。

1. 疼痛　少数患者早期无关节红、肿、热、痛等典型表现，可仅为关节不适、僵硬感或刺痛，有的患者直至关节局部出现痛风石样表现才得以明确诊断。

2. 多关节受累　急性痛风性关节炎初次发病时绝大多数仅侵犯单个关节，偶可同时发生多关节炎，尤其是发生于手、腕等关节时，易与类风湿关节炎相混淆，需要完善相关化验检查加以鉴别。

3. 罕见关节受累　痛风性关节炎虽然全身所有关节均可受累，但最常受累的关节还是下肢关节，尤其是第1跖趾关节、踝关节和膝关节，罕见部位关节受累时易误诊，因此应特别注意。目前报道的罕见受累关节有肩锁关节、颞下颌关节、中轴关节（如脊柱关节）等。脊柱受累时多伴有疼痛及神经压迫症状，极易误诊为脊柱肿瘤，需要完善双能CT、磁共振等检查，必要时完善穿刺活检加以鉴别。

4. 腘窝囊肿破裂　可在痛风性关节炎出现，特别在反复发作膝关节肿胀的痛风性关节炎患者。囊肿内液体可沿腓肠肌间隙流注、扩散，引起局部红、肿、热、痛的炎症反应。对小剂量糖皮质激素治疗反应良好，可短期改善炎症表现并促进渗出液的吸收。

（潘正论　张　婷）

第三节　慢性痛风性关节炎

传统上，高尿酸血症和痛风被认为有4个疾病阶段。①无症状性高尿酸血症：存在高血清尿酸盐，但没有临床症状；②急性痛风性关节炎：持续的高尿酸血症导致关节或关节周围组织中MSU晶体沉积，导致间歇性自限性急性炎症性关节炎；③间歇期痛风：定义为急性发作之间的时期，个体将保持高尿酸血症，并在不治疗的情况下进一步发作；④慢性痛风：通常发生在痛风存在多年后，与痛风和骨/关节损伤等并发症有关。在2018版欧洲抗风湿病联盟更新的痛风诊断循证专家建议中，将痛风的病程分为临床前期（无症状高尿酸血症及无症状尿酸钠晶体沉积）和痛风期（即临床期，分为痛风关节炎发作期及发作间期、慢性痛风性关节炎期）。

随着多次、反复的发病，体内多余的尿酸不仅会蓄积在关节腔内，还会向皮下组织慢慢沉积，患者就进入了慢性痛风性关节炎期，主要表现为痛风石、慢性关节炎、尿路结石及痛风性肾病，并可出现多器官受累表现。

一、慢性痛风性关节炎及痛风石

皮下痛风石和慢性痛风性关节炎是长期血尿酸水平显著升高未受控制的结果，两者经常同时存在。痛风石是在皮下软组织、关节内或关节周围软组织、肌腱、韧带、视网膜和滑囊中发现的非压痛性软组织肿块，继发于对尿酸钠晶体的慢性肉芽肿反应。它们具有纤维血管基质，其尿酸钠晶体中心被肉芽组织包围。痛风石往往发生在机械应力区域，例如靠近第1跖趾关节、跟腱、髌腱、鹰嘴滑囊和髌前滑囊。十字韧带、腓肌腱、腘肌腱和髌下脂肪垫是尿酸钠沉积的常见部位。痛风石形成过程隐匿，小的不能触及，大的肉眼可见。痛风石出现的时间是在痛风发病后的3～42年，平均出现时间为10年，少于5年就有痛风石的人比较少见，10年后约50%的患者有痛风石，以后逐渐增多，20年后只有28%的患者无痛风石，下肢功能障碍者达24%。初期形成的结石较软，表皮呈红色，内含乳白色液体，其中有尿酸钠结晶。数周内，急性症状消失，形成较硬的痛风石，并逐渐增大，出现纤维组织增生，骨质破坏，使关节受到破坏，表现为持续关节肿痛、压痛、畸形、功能障碍和继发退行性变等，可出现假性类风湿关节炎样关节，使关节功能完全丧失（图6-3-1、图6-3-2）。痛风石可以溃烂，形成瘘管，化脓较罕见。

痛风会导致脊椎损害，Toprover等回顾了131例中轴痛风病例，表明痛风可能发生在脊髓的任何水平。腰椎、颈椎、胸椎的比例分别为38%、24.8%和17.8%。此外，中轴性痛风可能会影响脊柱的任何解剖成分，痛风可累及脊椎的所有部分。包括硬膜外间隙、硬膜内间隙、黄韧带、椎间盘、椎弓根、小关节、终丝和神经孔。最常见

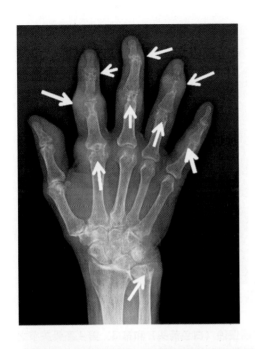

图 6-3-1　一名 74 岁男性，累及双手的痛风关节炎。右手 X 线检查显示手部和尺骨茎突的多个关节的糜烂性和囊肿样改变，邻近致密软组织结节（箭头）。尺骨茎突糜烂附近的结节性增厚内出现微弱钙化

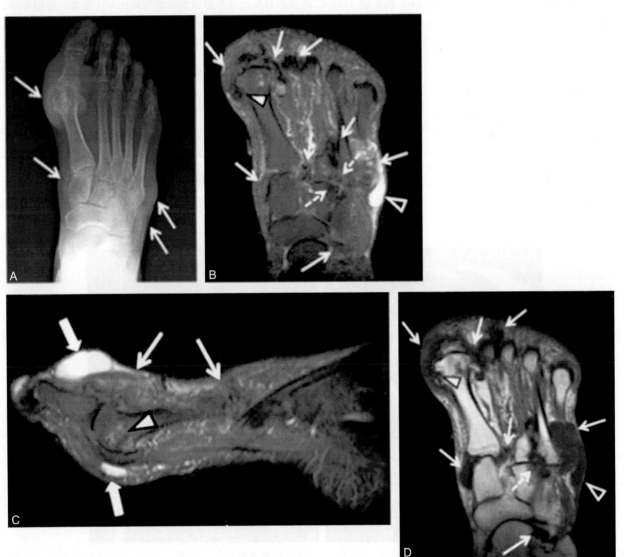

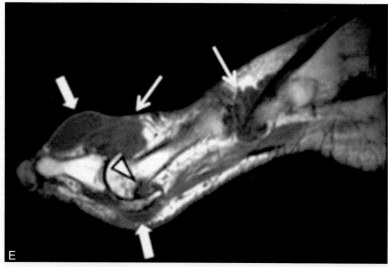
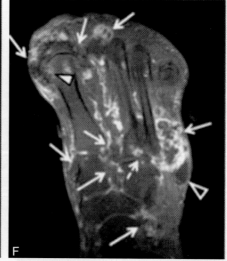

图 6-3-2　60 岁男性右足痛风。A. 右足 X 线片显示第 1 跖趾关节和第 1 跗骨关节内侧及第 5 跗骨关节外侧（箭头）有致密的结节性软组织增厚。轴向（B）和矢状 STIR（C）和轴向（D）和矢状 T$_1$ 加权 MR 图像（E）显示，前足和中足关节周围区域与 MSU 沉积物和痛风（白色箭头）有关，第 1 跖骨头内侧的皮质侵蚀（白色箭头）和第 3、第 4 跖骨关节之间的皮质侵蚀（白色箭头），显示轴向（F）和矢状（G）T$_1$ 加权的异质增强与脂肪饱和度后对比 MR 图像。在图 B 中，近端第 5 跖骨侧面的高信号分叶外膜囊集合（开放的白色箭头），其在图 D 中显示中等至低信号，在图 F 中显示边缘增强。在第 1 跖趾关节的背侧和跖侧可以看到额外的外膜囊（白色块箭头），其在图 C 中显示高信号，在图 E 中显示中等至低信号

的报告症状是背痛，通常与尿酸盐沉积的位置相关，脊柱痛风石可能压迫神经根或脊髓（图 6-3-3、图 6-3-4），引起神经系统损害，包括神经根病、脊髓病和肠 / 膀胱功能障碍的症状，也可以出现脊柱感染的症状。

二、痛风性肾病及肾结石

慢性尿酸盐肾病，又称痛风性肾病，为持续高尿酸血症时尿酸钠结晶沉积在远端集合管和肾间质，特别是肾髓质和乳头区，从而激活局部肾素 - 血管紧张素 - 醛固酮系统（renin-angiotensin-

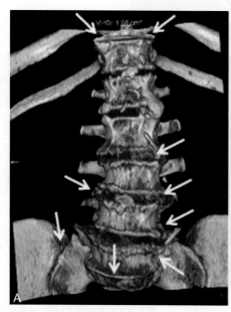
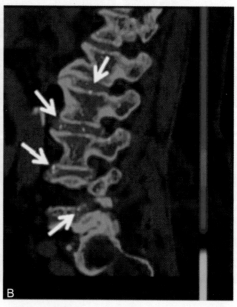

图 6-3-3　一名 65 岁女性，患有脊柱痛风。腰椎的三维（A）和二维矢状重建的 DECT 图像（B）显示沿腰椎和可见的下胸椎、骶骨和骶髂关节的 MSU 晶体沉积

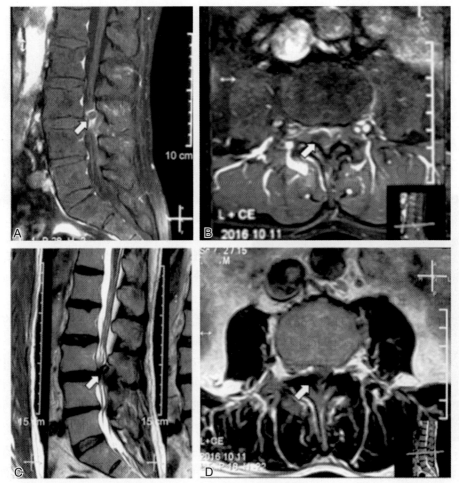

图 6-3-4　一名 62 岁男性因下背部疼痛病史 2 年，右下肢放射痛和间歇性跛行 3 个月就诊。腰椎 MRI 显示 $L_{3/4}$ 水平的异常圆形硬膜外肿物，损害椎管并导致马尾受压（白色箭头）。T_1 加权图像序列（A 和 B）上具有周围反应性高信号。在 T_2 加权图像上，它看起来相对明亮，内部信号很高（C 和 D）

aldosterone system，RAAS），损伤内皮细胞，进而引起肾小球高压力、慢性炎症反应、间质纤维化等病理改变，导致慢性尿酸盐肾病。慢性痛风肾病与尿酸盐晶体沉积有关，其特征性组织学表现是间质和小管中存在尿酸盐沉积物，为双折射针状尿酸单钠晶体。集合管中的微钙化可导致集合管扩张，并易发生继发性细菌感染。它还与内皮细胞损伤、RAAS 激活、尿酸单钠晶体诱导炎症反应及环氧化酶系统激活有关。一项针对 502 例患者的横断面研究发现，重度痛风患者的肾髓质有弥漫性高回声。这一发现支持了长期未经治疗的痛风患者肾髓质产生回声的观点，这可能与肾髓质内痛风结石的发展有关。这种肾病不是高尿酸血症和痛风肾损伤的唯一机制。慢性痛风肾病表现为肾小管内和（或）间质微石，由中央针状裂隙组成，周围有细胞反应，包括上皮样巨噬

细胞、淋巴细胞和嗜酸性粒细胞，伴有肾小管间质纤维化。肾小球改变包括类囊基质增生和肾小球基底膜的双重轮廓。临床表现为由于尿浓缩功能下降导致夜尿增多，晚期因肾小球滤过功能下降出现肾功能不全的表现，如高血压、水肿、贫血等。

尿中尿酸浓度过饱和时在泌尿系统沉积并形成结石，有痛风病史的高尿酸血症患者中肾结石发生率为 20% ～ 25%，可出现在痛风关节炎之前。结石造成尿路梗阻时可引起肾绞痛、血尿和排尿困难，严重者继发泌尿系统感染、肾盂扩张积水等。

三、痛风性心血管损害

痛风患者存在高尿酸血症，是心血管疾病的独立危险因素，同时与许多传统的心血管危险因素相互作用参与心血管疾病的发生、发展及转归。

研究显示，血尿酸水平每升高 60μmol/L，女性心血管病病死率和缺血性心脏病病死率增加 26% 和 30%，男性增加 9% 和 17%。高尿酸血症是女性全因死亡和冠心病死亡的独立危险因素，高尿酸血症对男性和女性冠心病的发生及预后影响不同，对女性影响更大，可能与雌激素水平有关。痛风可以直接在心瓣膜形成痛风石，造成瓣膜损害（图6-3-5），所有心瓣膜均可能出现尿酸钠沉积。

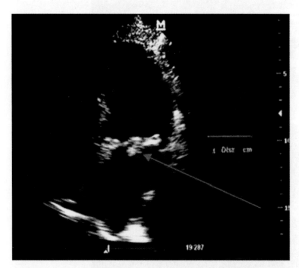

图 6-3-5　一名 75 岁男性，经胸超声心动图显示，二尖瓣后叶高回声椭圆形肿块，尺寸为 1.5cm×1.0cm×1.0cm，未显著减少瓣膜的开口面积（3.0 cm²）

四、痛风性皮肤损害

　　真皮痛风石通常表现为皮下结节或硬结斑块，可能出现溃疡。在某些情况下，溃疡中排出白垩状物质。痛风性脂膜炎是痛风的一种不寻常的临床表现，其特征是小叶皮下组织中尿酸盐单钠晶体的沉积，临床表现为红斑、皮下结节或表面不规则且边界明确的斑块（图6-3-6）。患者可能会出现结节和斑块疼痛或压痛，这些结节和斑块有溃疡和引流白色物质的倾向，其阳性晶体通常影响下肢。这些症状可能出现在疾病的任何阶段——关节痛风石发生之前、期间或之后。此外，慢性肾衰竭和高血压肾病是增加皮下组织中单钠晶体沉积的危险因素。

五、痛风性眼部损害

　　痛风的眼部表现多种多样。在几乎所有的眼部和附件位置都观察到尿酸盐晶体沉积，包括眼睑、结膜、巩膜、角膜、晶状体、虹膜、眼眶、玻璃体、

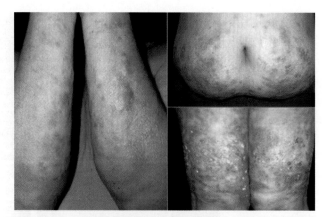

图 6-3-6　一名 40 岁男性，躯干、手臂、腿部和双足背侧皮肤出现广泛的无触痛性、坚硬、白色或黄色结节及斑块。病理表现为小叶性脂膜炎，真皮深部和皮下部无定形物质，晶体沉积物周围的异物肉芽肿性炎症

视盘和视网膜。此外，除了较低的温度外，眼部结构还具有相对较差的溶剂能力，因此容易发生痛风石沉积。巩膜和巩膜外侧的尿酸盐沉积可能表现为前后巩膜炎或结节性和复发性巩膜外膜炎。巩膜痛风石可能表现为巩膜表面的白色病变。痛风石可见于角膜的所有层，包括角膜上皮、基质和弓形膜层，并可能导致角膜溃疡。据报道，虹膜和前房的 MSU 沉积物在虹膜表面和前室角上为透明凝胶状沉积物。红眼是痛风患者最常见的眼部症状，可能部分归因于结膜和巩膜旁血管充血。结膜血管可能明显曲折、扩张和脆弱，使其易发生结膜下出血。据报道，透明结膜血管在痛风患者中的发病率是对照组的 4 倍。这些血管改变可能提示潜在的尿酸盐诱发的微血管疾病，但血管脆性的确切病理生理学尚不清楚。图 6-3-7 显示了眼睛多部位 MSU 晶体沉积及继发改变。

六、痛风性呼吸系统损害

　　气管树可形成 MSU 沉积及痛风石，痛风石可引起气管阻塞，表现为支气管异物（图 6-3-8B），出现呼吸困难、继发感染，相对罕见。也可出现间质性肺炎、胸腔积液、肺结节等表现（图 6-3-8A）。

七、痛风性消化系统损害

　　痛风石可以在胰腺、结肠、小肠、肝脏等部位出现（图 6-3-9，图 6-3-10），或累及骨盆，通常类似于脓肿或癌症表现，长期存在也可诱发肿瘤发生。

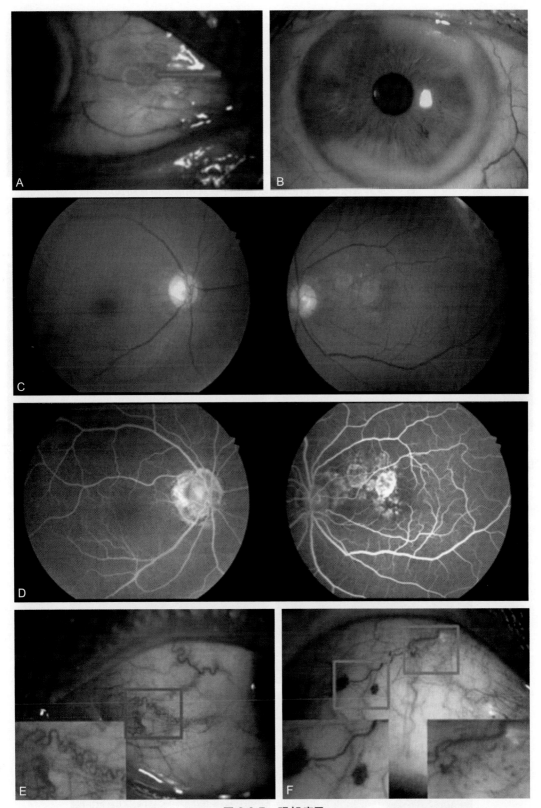

图 6-3-7　眼部痛风

A. 沿着浅表巩膜的环状白色沉积物。B. 角膜基质上的白色沉积物。角膜刮片在光学显微镜下揭示了 MSU 晶体。此外，还可见巩膜和结膜血管充血。C. 眼底镜检查图像显示，黄斑中有许多小的屈光性黄色病变，提示晶体沉积及萎缩区域。D. 荧光素血管造影图像显示窗缺损和毛细血管萎缩区域。E. 沿着巩膜和结膜表面的曲折血管。F. 多个结膜下出血

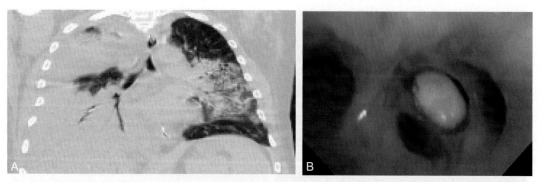

图 6-3-8　一名 56 岁男性因脓毒性休克和缺氧性呼吸衰竭需要插管而住进内科 ICU

A. 胸部 CT 显示右下叶支气管内支气管病变。随后右下叶完全实变。B. 支气管镜检查显示右下叶支气管有肿块。组织病理显示含有多个 MSU 晶体的痛风石

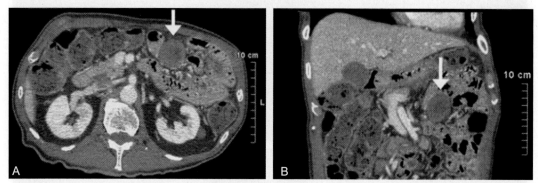

图 6-3-9　一名 72 岁男性，出现体重减轻、恶心和呕吐。腹部超声和 CT 扫描显示空肠的局限性肿瘤肿块，直径为 3.7cm。空肠切除的病理检查显示肿瘤是痛风石

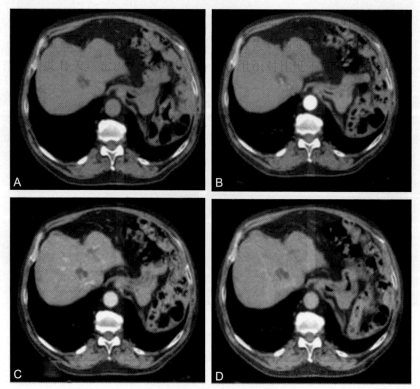

图 6-3-10　一名 72 岁男性，查体腹部 CT 显示第 Ⅷ 肝段存在实体局灶性病变（直径 2.3cm），其特征是血管形成不良和脂肪成分；甲胎蛋白阴性。病理证实为痛风石

八、痛风性头颈部损害

痛风可出现中耳受累，最常见的临床表现为传导性听力损失和耳漏。累及喉部，包括声带、声门下和环状突关节，表现为声音嘶哑、吞咽痛、吞咽困难或喘鸣（图 6-3-11）。累及鼻部，表现为坚硬且固定的肿块，导致鼻骨和鼻中隔软骨的侵蚀，引起骨质破坏，出现面部畸形、局部疼痛肿胀、鼻塞、打鼾、呼吸暂停等症状（图 6-3-12）。

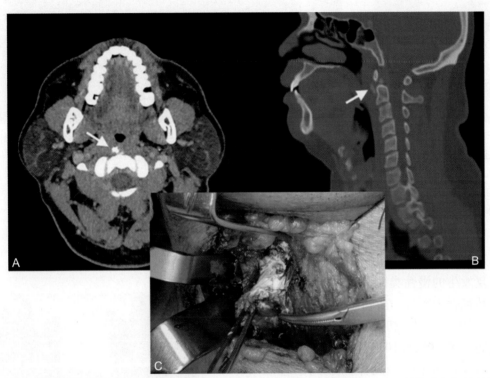

图 6-3-11　一名 42 岁男性因吞咽痛、吞咽困难就诊，颈部 CT 扫描显示中线右侧 C_2 水平的椎前组织软组织钙化，咽后间隙水肿（A、B）。术中，见带有乳白色液体的坚固的不规则病变（C），病理证实为痛风石

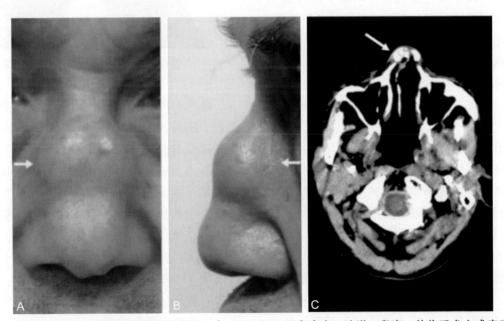

图 6-3-12　一名 65 岁男性，鼻梁肿块缓慢生长了 1 年（A、B）。无鼻出血、流涕、鼻塞、外伤手术史或疼痛感。CT 显示不透光的占位性病变（C），穿刺病理证实为痛风石

九、痛风的其他损害

痛风石还可以出现在乳腺、前列腺/阴茎、阴囊等不常见部位，表现为无痛性肿块，也可出现破溃、窦道形成（图 6-3-13）。

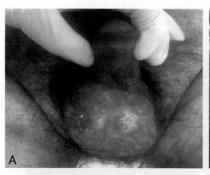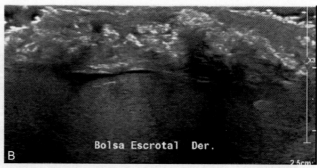

图 6-3-13　一名 56 岁男性因阴囊病变 8 个月就诊（A）。超声显示阴囊厚度增加；回声增强部位考虑钙化结节（B）。从阴囊溃疡区域进行切除活检以确诊，病理报告为痛风石

（解天华　孙红胜）

第四节　痛　风　石

痛风石是单钠尿酸盐（MSU）结晶沉积引起周围组织反复发生的慢性类肉芽肿样反应，为慢性期痛风的特征性表现，一般在急性痛风性关节炎初次发作后 10 年出现，初次发作若未治疗，痛风石 5 年患病率为 30%，10 年为 50%，20 年可达 72%。MSU 晶体沉积及痛风石形成易于发生在富含蛋白聚糖的组织，如皮肤、关节、肌腱、巩膜、心瓣膜等，并且在上述组织的远心部位。

痛风石是人体显性尿酸池，增加了降尿酸治疗的难度。长期存在的痛风石影响患者的关节功能，也可能形成神经压迫，严重时可合并溃疡、感染；同时也影响美观，严重者造成自尊心低下，不愿参加社会活动。

一、临床表现

皮下痛风石在体格检查中表现为耳郭、关节周围、肌腱和软组织周围出现的浅黄色或白色皮下肿胀或结节，质地坚硬，可能排出白色结晶物质。痛风石沉积的典型部位包括第 1 跖趾关节、鹰嘴滑囊、跟腱、耳郭和指关节（图 6-4-1）。此外，最近有关于不寻常部位痛风石表现的报道，这包括导致脊髓或神经根受压或累及跗骨、髌腱、第 2 掌骨和三角骨的非典型肌肉骨骼表现。非骨骼表现可能很少发生，包括支气管、心瓣膜、肝脏和乳房。

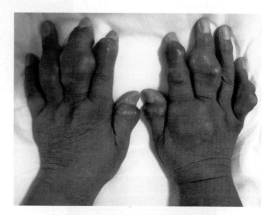

图 6-4-1　双手指间关节多发痛风石

痛风石沉积于皮下，常突出皮肤表面而影响美观。随着 MSU 结晶不断增多，内部压力增高，使局部皮肤膨胀、菲薄。一旦受到外界带来的摩擦、压力及创伤等原因可发生溃烂，排出粉笔灰样物质，继发感染且难以愈合。痛风石沉积于关节内，引起患肢疼痛、肢体畸形及功能障碍。痛风石压迫神经，导致肢体麻木或活动障碍。此外，由于痛风石内高浓度 MSU 结晶的存在，导致患者血尿酸水平难以控制，痛风反复发作。长期血尿酸水平控制不佳、肾功能受损、饮酒等因素是痛风石形成的临床危险因素。

二、常见特殊部位痛风石

（一）脊柱痛风石

一系列脊柱痛风病例报道中，脊柱痛风石临床表现多样，无症状、进展性双下肢乏力、下腰痛伴右侧坐骨神经痛或伴小腿麻木和无力，出现严重并发症，如截瘫、四肢瘫痪。颈椎、胸椎、腰椎各脊髓段均可受到影响，亦可影响任何脊髓结构，如椎间盘、关节面、椎体、椎弓根、终端纤维和脊髓附近软组织。

（二）腕管综合征

痛风石沉积在腕部可导致肌腱神经病变，增加腕管内组织体积，进而压迫正中神经，引起腕管综合征，严重影响手部功能（图 6-4-2）。腕管是由上方的腕横韧带（屈肌支持带）和下方的腕骨构成的解剖管道，其内有正中神经及 9 根前臂屈肌腱穿过。任何引起腕管内压力增高的因素均可引起正中神经受压、缺血，从而造成正中神经功能障碍，常表现为正中神经支配区的疼痛性感觉异常，累及第 1～3 指及第 4 指桡侧半，夜间加重，常由近端放射至前臂，少数情况下放射至肘部以上，甚至肩部。痛风石可以沉积在各种结构中，包括屈肌腱、腱鞘、腕横韧带甚至正中神经。由于尿酸单钠结晶沉积引起的复杂慢性炎症型组织反应对肌腱的侵袭性要明显强于神经，屈肌腱可出现纤维变性、坏死，继而胶原纤维样变性、增生，造成屈肌腱粘连、固定，严重者可导致肌腱自发性断裂。因此痛风石所致的腕管综合征除表

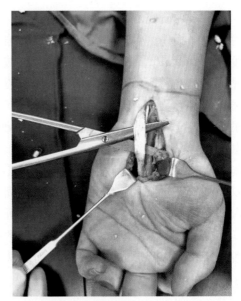

图 6-4-2　痛风石所致腕管综合征患者行痛风石手术，可见前臂屈肌腱因痛风石附着而增粗

现为手部正中神经压迫症状外，常同时伴有手指屈伸功能受限。

（三）心血管单钠尿酸盐结晶沉积

心血管 MSU 结晶沉积最早是在颈动脉内膜切除术标本的动脉粥样硬化斑块中被鉴定出来。后随着影像学技术的发展，近些年痛风患者的心肌、心内膜、心脏传导通路和瓣膜的组织病理检查均发现 MSU 晶体。在动脉粥样硬化斑块和动脉瘤部位的病理和影像学检查中，血管壁内也发现了 MSU 结晶沉积物。

（韩　琳　李脉超）

第五节　痛风性肾病

除痛风性关节炎外，肾损害是高尿酸血症最常见的并发症。痛风性肾病又称尿酸性肾病，简称痛风肾，是由于体内嘌呤代谢紊乱，血尿酸过高，尿酸盐在肾脏长期沉积、结晶而引起的以肾间质性炎症为主的肾损害。临床上主要有 3 种类型，即急性梗阻性肾病、慢性间质性肾炎和肾结石，该病如能早期诊断治疗，肾脏病变可减轻或停止发展，如延误治疗或治疗不恰当，病情可能恶化，甚至死于肾衰竭。痛风性肾病在西方国家常见，欧美国家发病率约为 0.3%，欧洲透析移植协会报道，终末期肾衰竭由痛风所致者占 0.6%～

1.0%。据 Zollinger 统计，经尸解证实痛风患者肾病发生率为 100%。近年来，我国痛风发病率增高。调查提示痛风多见于肥胖、喜肉食及酗酒者，男性明显高于女性（9∶1），且 85% 为老年人。而痛风性肾病多发生在有 10 年以上病程的痛风患者中。20%～40% 的痛风患者有蛋白尿，通常轻微且间歇出现。只有当尿酸盐浓度长期升高，才可能引起慢性肾疾病。在常规治疗无症状高血压前，肾衰竭致痛风患者死亡的占 10%。

高尿酸血症是痛风性肾病的基础，可通过破坏肾自我调节机制导致高血压、蛋白尿，从而加

重肾损伤。多项研究均表明，尿酸通过直接和间接作用导致肾损伤。生理情况下尿酸盐在血中的饱和度为420μmol/L，超过此浓度时，尿酸盐析出结晶，沉积在肾小管-间质部位，导致慢性间质性肾炎，亦可沉积于肾盂、肾盏、输尿管内，形成尿酸盐结石，阻塞尿路。众多研究资料显示，痛风患者肾结石的发生率是正常人的20倍。痛风性肾病的典型病理特征表现为肾间质和肾小管内可见双折光的针状尿酸盐结晶，这些结晶周围有大量白细胞浸润，导致肾小管上皮细胞坏死、肾小管萎缩、管腔闭塞、间质纤维化，进而致使肾单位毁损。在集合管形成的微小钙化可使集合管扩张，并易引发继发性细菌感染。

一、临床表现

（一）急性尿酸性肾病

起病急骤，由于大量尿酸结晶沉积于远端肾小管和集合管内，由于大量尿酸结晶沉积于肾间质及肾小管内，肾小管腔被尿酸填充、堵塞，导致急性少尿或无尿性肾衰竭。主要见于骨髓增生病、恶性肿瘤治疗或化疗后或应用噻嗪类等利尿药后，亦可发生在痛风患者及有明显高尿酸血症的患者。原发性高血压、心肌梗死、外伤及手术等也可以使血尿酸在短期内突然升高，引起急性高尿酸血症。此外，还可见于剧烈运动的代偿或癫痫大发作产生明显高尿酸血症和高尿酸尿症。强酸性尿和酸中毒等均可使尿酸结晶沉积在集合管、肾盂和输尿管，形成急性尿酸性肾病。初期24h尿酸排出升高为急性尿酸性肾病的临床特征，尿有多形结晶、血尿、白细胞尿、逐渐少尿、无尿，伴随病情恶化，24h尿酸排泄降低或正常。急性尿酸性肾病的少尿、氮质血症应该和其他原因引起的急性肾衰竭相鉴别，以便及时治疗，预防并发症，尚可使肾功能损害得到逆转。

（二）慢性尿酸性肾病

约20%的原发性高尿酸血症患者有临床症状，痛风患者中仅有10%～20%有临床肾病的表现。起病隐匿，很多患者临近中年才出现痛风的临床症状，而此前一直处于无症状高尿酸血症期而不自知，实际上其肾功能已受到不同程度的损害。

1. 腰痛及水肿　早期患者可有轻度腰痛，可为单侧或双侧，伴有轻度水肿。

2. 高血压　40%～50%的患者有中度高血压，血压波动于150～180mmHg，一般降压药可控制。

3. 轻度蛋白尿　约85%的痛风患者在出现明显肾损害前，往往有持续数年的简短或持续性轻度蛋白尿，很少有大量蛋白尿。据报道，20%的痛风患者有蛋白尿，其中无症状高尿酸血症者为15%。

4. 酸性尿及血尿　尿酸结晶沉积于肾间质肾小管，使肾小管功能受损、尿浓缩功能障碍为受累的最早指征。尿呈酸性，尿pH < 6.0会促使肾结石形成。结石堵塞肾小管及肾脏以下尿路可引起肾绞痛和血尿（镜下血尿或肉眼血尿），其中肉眼血尿者占54%。

5. 肾盂肾炎症状　结石阻塞尿路可以引起继发感染，呈肾盂肾炎表现，有尿频、尿急、尿痛、发热及腰痛等症状，尿中白细胞增多，细菌培养成阳性结果，病程迁延可达10余年之久。

6. 尿渗透压及肾小球滤过率　由于痛风的肾损害以髓质为主，并早期出现，随着病情的发展再累及肾小球，因此初期患者肾功能障碍100%有浓缩稀释功能下降，为尿酸性肾病最早的指征。尿液最高渗透压在700mmol/L以上者约50.2%，内生肌酐清除率（CCr）80ml/min以下者为14.2%，二者均随着病情加重而降低。

7. 氮质血症及尿毒症　年轻的尿酸性肾病患者在5～10年后加重，晚期肾小球功能受损，出现肌酐清除率下降，尿素氮上升，呈尿毒症临床表现，约10%的患者死于尿毒症。如早期诊断并给予恰当治疗，肾脏病变可以减轻或停止发展，这一点有别于其他不可逆性肾病。但是原发性高尿酸血症患者常伴有大量尿酸生成，肾脏病变广泛且严重，预后不佳。

（三）尿酸性肾石病的临床表现

研究表明，痛风患者肾结石的发生率较正常人高200倍，约25%的痛风患者有泌尿系结石，其中约80%属于尿酸性肾结石，剩下的是尿酸性和草酸钙的混合型或单纯草酸盐或磷酸盐结石。肾结石常见临床表现如下。

1. 疼痛　表现为肾区或上腹部疼痛，疼痛多表现为绞痛或钝痛。多数为阵发性，亦可为持续性。这是由于结石堵塞肾盂或输尿管上部所致。肾结石绞痛为一种阵发性剧痛，严重时呈刀割样，疼痛以病侧为主，少数为两侧，疼痛常放射至下腹部、腹股沟、大腿内侧、睾丸或阴唇部位。肾绞痛发作时，患者呈急性病容，蜷缩在床，双手紧压腹部或腰部，甚至在床上翻滚，呻吟不已，面色苍白，全身出冷汗，脉细而速，甚至血压下降，呈虚脱状态。同时恶心呕吐、腹胀便秘等，易误诊为急腹症。发作常持续数小时，亦可数分钟。有的须经解痉治疗后缓解，也可自行停止发作。疼痛轻时，可仅表现为腰部酸胀或不适，亦可呈隐痛或胀痛，劳动可使疼痛加重。绞痛发作时，尿量可减少，绞痛缓解后，尿量有增多现象。缓解后常有数日虚弱无力，腰部酸胀或腹部隐痛。如结石转至输尿管膀胱内末端可引起尿频、尿急及尿痛症状。

2. 血尿　肾结石疼痛时，常伴肉眼血尿或镜下血尿，以后者居多。体力活动如运动、骑车或劳动后可诱发血尿或使血尿加重。肾结石偶可出现无痛性血尿。

3. 尿中排出沙石　尿酸性肾石病患者尿内可排出小结石，有的呈沙砾状，特别是在疼痛和血尿发作时，结石通过尿道时可有堵塞或刺痛感。如收集到结石，需要做分析，以确定结石的性质，为今后防治作参考。

4. 感染　部分尿酸性肾石病患者可继发尿路感染。常表现为发热、寒战、膀胱刺激等症状。当肾结石合并感染时，常可加速结石增长和肾实质的损害。在结石排出或取出之前，这种感染很难治愈。尿酸性肾石病合并感染时可以发生肾盂肾炎、肾积脓、肾周围炎，甚至可发展为肾周围脓肿，与腹膜粘连后，可穿破入肠管。

5. 梗阻　尿酸结石在泌尿系管腔内堵塞可引起梗阻，造成梗阻以上积水。一般结石的梗阻常是不完全梗阻。梗阻时患者常感尿道疼痛、排尿困难、尿流中断。孤立肾或双侧肾结石梗阻可发生无尿及所谓结石性无尿。梗阻引起肾积水，可出现上腹部或腰部水肿。

二、临床分类

（一）慢性尿酸性肾病（痛风性间质性肾炎）

长期高尿酸血症患者易出现肾小管间质的慢性病变。早期多数患者无临床表现，严重程度与高尿酸血症的持续时间和幅度有关。过量尿酸盐晶体在肾脏沉积，可导致肾间质纤维化和肾动脉

硬化。这些晶体主要沉积于肾脏的远端集合管和肾间质，尤其在肾髓质和乳头区（图 6-5-1）。

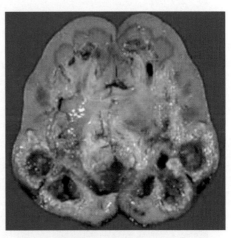

图 6-5-1　高尿酸血症和痛风患者的肾纵向切面，大量尿酸盐晶体沉积（白色亮点）

显微镜下可见尿酸和单钠尿酸盐在肾实质内沉积。间质尿酸结晶来源于集合管。这些结晶体形成核心，周围有白细胞、巨噬细胞浸润及纤维物质包裹。这种标志性组织学改变即为肾内的痛风石。典型痛风性肾病的痛风石在皮髓质交界处及髓质深部沉积。在有长期痛风病史的患者中，肾脏不仅表现为痛风石形成，还伴有纤维形成、肾小球硬化、动脉硬化及动脉壁增厚（图 6-5-2）。

（二）急性尿酸性肾病（肾小管尿酸沉积、急性肾衰竭）

由短时间内大量尿酸结晶堆积于肾集合管、肾盂和输尿管所致。由于尿液中尿酸浓度骤然增高形成过饱和状态，显微镜下可见管腔内尿酸结晶沉积，形成晶体或呈雪泥样沉积物。可阻塞肾小管，使近端肾小管扩张，但肾小球结构正常。这些沉积物可导致梗阻及急性肾衰竭。

（三）尿酸性肾石病

男性比女性多见，多发生于青壮年，左、右侧发病相似。我国尿酸性肾结石占泌尿系结石发病率的 8% ～ 10%。尿酸性肾结石的发病率存在地域与种族的差异，美国尿酸性肾结石约占泌尿系结石的 10%；日本的比例为 16%；德国的比例为 25%；而中东国家的比例要高得多，例如以色列的比例为 40%。

1. 尿酸性肾结石的危险因素

（1）性别与年龄：年龄超过 65 岁的患者尿酸

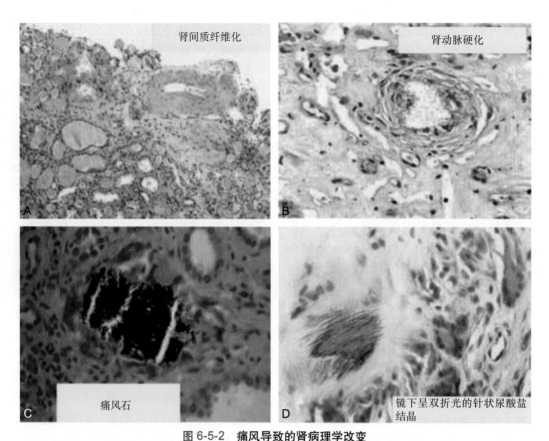

图 6-5-2　痛风导致的肾病理学改变

A. 痛风性肾病导致的肾间质纤维化；B. 肾动脉硬化；C. 痛风石；D. 镜下呈双折光的针状尿酸盐结晶

性肾结石的发病率是其他人的 2 倍。男性尿酸性肾结石的发病率高于女性。

（2）种族：美国白种人尿酸性肾结石发病率为 9%，非白种人发病率为 35%，频率差为 26%。印度频率差小于 1%，瑞士频率差为 4%，日本频率差为 15%，德国频率差为 17%，以色列频率差可达 40%。美国苗族人是由老挝移民到美国的一个中国少数民族，该人群尿酸性肾结石占泌尿系结石的比例超过了 50%。

（3）饮食：高动物蛋白的摄入及高嘌呤饮食可导致血尿酸水平升高，尿酸性肾结石的发病率升高。

（4）疾病：尿酸性肾结石的形成与一些疾病相关，例如原发性痛风患者中约 20% 患有尿酸性肾结石，而继发性痛风可达 40%。代谢因素会直接影响尿酸性肾结石的发病，例如 2 型糖尿病患者与肥胖患者尿酸性肾结石的发病率明显升高。

（5）其他：处于炎热室外环境工作的工人肾结石的发病率为 8%，而标准室温下工作的工人的发病率仅为 0.9%。

2. 尿酸性肾结石的关键因素

（1）低尿量：低尿量（< 2L/d）增加了尿液中肾结石成分的饱和度，容易导致各种肾结石的形成，其中包括尿酸性肾结石。由于尿酸的溶解度是有限的，高浓度尿酸盐会导致尿酸盐沉积。任何原因引起尿量减低，例如大量出汗、慢性腹泻等都可能会导致尿酸性肾结石的形成。

（2）高尿酸尿症：高尿酸尿症定义为尿液的尿酸排泄量超过 700mg/d。多种遗传与环境因素可增加尿液尿酸的排泄。URAT1 基因突变所导致的功能降低或缺失，将使肾近端小管尿酸的重吸收明显减少，原尿中尿酸的浓度明显增加，血尿酸水平明显低下。高尿酸尿症也发生于一些罕见遗传性酶代谢异常性疾病，例如 Lesch-Nyhan 综合征、糖原贮积病等。饮食不均衡（高嘌呤饮食）和一些药物（如丙磺舒、苯溴马隆和高剂量的水杨酸盐等）的使用会导致尿酸过度排泄，阻碍肾小管对尿酸的重吸收，也是引起高尿酸尿症的常见原因。

（3）低尿液 pH：过度酸性尿是尿酸性肾结石

形成最重要的机制。事实上，如果尿酸没有达到一定水平并且在机体内没有出现低尿液 pH 时，高尿酸尿症也不足以导致尿酸性肾结石的产生。酸性环境促使更多的尿酸盐转变成相对不溶解的尿酸，从而导致尿酸盐晶体沉积。24h 尿液 pH < 5.5 被认为是尿酸性肾结石形成最主要的原因。尿酸性肾结石患者的尿酸排泄可以是正常的。生理情况下，原尿中的尿酸与尿酸盐处于动态平衡状态（尿酸；尿酸盐 +H⁺，尿酸 pKa 是 5.5），当尿液的 pH < 5.5 时，这一平衡将向左移动，尿酸浓度增加，减少尿酸盐浓度。因为尿酸的溶解度明显低于尿酸盐，这一变化会导致更多的尿酸沉积。导致酸性尿的条件包括碱流失（例如慢性腹泻）、尿酸生成增加或者内源性酸性物质生成增加及通过胃肠道过多摄入酸性食物。腹泻会导致碳酸氢盐的丢失，腹泻还会减少尿量及增加尿饱和度，从而促进结石的形成。剧烈运动产生大量乳酸及大量排汗也会导致尿 pH 降低。含有大量动物蛋白的饮食会增加人体酸负荷，导致尿液酸度增加而引发高尿酸尿症。同时，酸性尿也与原发性痛风相关。Yu 和 Gutman 发现痛风患者中无论有无肾结石，其 92% 以上尿 pH 均低于 5.6。一项关于痛风患者肾结石的研究发现，肾结石患者的尿 pH 平均为 5.4，而非肾结石患者的尿 pH 平均为 5.6。

（冯　哲）

第六节　痛风常见合并症

一、痛风合并糖尿病

糖尿病是痛风患者的常见合并症之一。痛风患者糖尿病的发生率明显高于非痛风患者，痛风已成为糖尿病发生的一个独立危险因素。研究表明：26% 的痛风患者合并有糖尿病，远高于非痛风患者。Kodama 等 2009 年发表了一篇血尿酸与 2 型糖尿病关系的系统评价和荟萃分析，纳入 11 项队列研究，共 42 834 名研究对象，随访 2 ～ 13.5 年，结果发现血尿酸水平每增加 60μmol/L，2 型糖尿病的发生风险增加 17%（RR=1.17，95%CI：1.09 ～ 1.25）。根据研究设计、研究地点、年龄、性别、尿酸水平、研究质量、代谢混杂因素、随访年限、糖尿病诊断方式进行亚组分析，所有亚组均一致发现，尿酸增加 2 型糖尿病的发生风险。

高尿酸血症是导致糖尿病发生的重要危险因素之一，但因高尿酸血症常与高嘌呤饮食、酒精摄入等危险因素相关，这些危险因素亦与糖尿病发生有关，因此很难理清因果关系。临床研究发现，血尿酸水平与 2 型糖尿病的发病风险呈正相关：血尿酸水平每升高 60μmol/L，2 型糖尿病发病风险增加约 1.17%。此外，血尿酸水平与糖尿病的预后具有相关性，与糖尿病患者的心血管并发症、周围神经病变、糖尿病视网膜病变和糖尿病肾病等器官损害密切相关。可见，高尿酸血症和痛风患者合并糖尿病的风险较高。研究发现，降尿酸治疗可降低高尿酸血症人群糖尿病的发病率，改善患者预后，降低肾脏、心血管等并发症的发生率。

痛风合并糖尿病的可能机制：患者多伴有尿酸水平的升高，尿酸升高产生的尿酸盐结晶可以沉积在胰岛细胞上，导致胰岛 B 细胞损伤，胰岛素分泌减少。血尿酸水平和胰岛素敏感指数呈负相关，即使在无糖尿病的痛风患者中胰岛素抵抗仍然存在。尿酸盐沉积在外周组织及肌肉组织中，导致靶细胞对胰岛素的敏感性降低，产生胰岛素抵抗，进一步发展为糖尿病，同时高胰岛素水平及胰岛素前体促进了肾脏对钠离子的重吸收，从而减少对血尿酸的排泄，又增加了痛风患者的尿酸水平。有关资料显示，糖尿病和痛风可能拥有共同的遗传基础。应用全基因组扫描关联分析方法，目前已发现了 36 个与糖尿病和痛风均关联的风险基因，但这些基因是否为糖尿病和痛风共有的易感基因，有待于大样本、多种族和多地域的验证。

二、痛风合并肥胖

痛风是一种代谢性疾病，患者常伴有肥胖。研究证实，肥胖是患痛风的危险因素之一。痛风好发于超重或肥胖患者中，70% 的痛风患者体重超重 15% 以上。减重可降低血尿酸水平，并对减少痛风发作有益处。

弗雷明汉研究（the Framingham study）纳入5209名受试者，随访32年后发现，痛风患者BMI水平与对照组相比明显增高，即使在校正了年龄因素后，这种现象依然存在。约翰斯·霍普金斯先驱研究（the Johns Hopkins Precursor study）纳入了1337名年轻的医学生，调查发现肥胖及青年时期体重过度增加是导致痛风的危险因素之一，35岁时BMI的水平与痛风的发生紧密相关（RR=1.12，P=0.02）。然而，目前关于BMI增加痛风发病风险的报道还不一致。来自中国台湾的研究表明，中国台湾省汉族人高尿酸血症和肥胖之间缺乏关联。另有一项持续12年的前瞻性研究发现，BMI > 25kg/m² 的人群中痛风的发病风险明显增加；个体BMI水平的增加也会导致痛风的发病风险增加，并且呈剂量-效应关系。研究期间体重增加30磅（1磅=0.4536千克）的受试者与体重维持不变者相比，发生痛风的风险增加2倍。此外，早在20世纪70年代就有研究报道，减少体重可以降低临床痛风的发生风险，通过控制饮食，体重减轻4~22kg可使血尿酸水平降低0.8mg/100ml。另据报道，肥胖的痛风患者接受减肥手术后，血尿酸水平明显降低，甚至低于目标治疗水平；即使在停用降尿酸药的患者中这种现象依然可以观察到。

目前，关于痛风伴肥胖症发病机制的研究报道还不多，然而痛风和肥胖同属于代谢性疾病，二者之间有着密切的联系。痛风是由于尿酸排泄减少和（或）生成增多导致的一种疾病，是嘌呤代谢的异常状态。在嘌呤的代谢过程中，尿酸生成的同时可产生大量自由基，同时促进低密度脂蛋白的氧化和脂质的过氧化，导致脂代谢紊乱。肥胖与许多因素如胰岛素抵抗、脂肪细胞因子、肠道菌群与膳食结构等相关。这些因素均可介导免疫炎症，并在痛风的发病中可能起重要作用。

三、痛风合并脂代谢紊乱

血脂异常和高尿酸血症是代谢紊乱的重要标志。临床发现高尿酸血症易伴发血脂异常，尤其是高三酰甘油血症，甚至在健康人群中也发现血尿酸水平与三酰甘油水平呈正相关。有资料显示，高尿酸血症与痛风患者67%合并脂代谢紊乱，高三酰甘油血症患者60%~80%伴高尿酸血症（包括无症状高尿酸血症）。流行病学调查资料表明，痛风患者中有75%~84%合并高三酰甘油血症，且三酰甘油升高程度与血尿酸水平呈正相关。高尿酸血症与三酰甘油呈显著正相关，与胆固醇的相关性报道不一，与高密度脂蛋白呈弱负相关。

高尿酸血症易合并脂代谢紊乱的机制目前尚不清楚，但有学者认为：血清中高水平尿酸可能通过降低脂蛋白脂酶活性，三酰甘油分解代谢受限，引起血中三酰甘油水平升高；高水平尿酸可直接促进肝三酰甘油的合成；血清中高水平尿酸可促进低密度脂蛋白的氧化和脂质的过氧化，从而导致动脉粥样硬化的发生；血脂代谢分解产生的酮体阻碍血尿酸的排泄，间接使血尿酸水平增高；脂代谢紊乱可引起肾动脉硬化，使肾血流减少，使尿酸盐从肾排泄减少。

四、痛风合并心血管疾病

（一）痛风合并高血压

高血压是高尿酸血症和痛风第一大共患病。高尿酸血症与痛风患者中47.2%~77.7%合并高血压。2011年Grayson等和2014年Wang等分别发表了一篇高尿酸血症与新发高血压关系的系统评价和荟萃分析。前者纳入18个前瞻性队列研究，共55 607名研究对象，荟萃分析显示，高尿酸血症增加高血压的发生风险41%（校正的风险比RR=1.41，95%CI：1.23~1.58）；校正潜在混杂因素后，尿酸水平每增加60μmol/L，高血压发生风险增加13%（RR=1.13，95%CI：1.06~1.20）。研究发现：高尿酸血症增加高血压的发生风险，并且独立于传统的高血压危险因素之外，这种风险在年轻人（P=0.02）和女性（P=0.059）中更为明显。后者纳入25个队列研究和巢式病例-对照研究，共97 824名研究对象。该系统评价不仅发现高尿酸血症增加高血压的发生风险（校正后RR=1.48，95%CI：1.33~1.65），而且发现尿酸水平越高，高血压发生风险越大，两者存在剂量-效应关系，进一步表明尿酸水平增高是高血压发生的独立危险因素。青岛大学附属医院研究结果显示：痛风患者中高血压患病率明显高于对照人群（63.25% vs 49.19%，x²=316.25，P < 0.01）。在调整多个因素后，痛风组高血压的患病风险比是非痛风组的1.173倍，调整UA后仍有统计学意义，

痛风组是非痛风组的 1.065 倍。

HUA 合并高血压病引起痛风发生可能的机制如下：高血压对肾血管及肾间质的损害导致肾功能不全，从而影响尿酸的排泄。另外，某些降压药如利尿药、β 受体阻滞药、ACEI 及 ARB（氯沙坦除外）等会导致血尿酸水平升高，诱发痛风。然而，部分研究显示高血压与痛风之间的关联独立于肾功能及利尿药的使用。此外，高血压和痛风患者存在某些共同的混杂因素，如不健康的生活方式、胰岛素抵抗、炎症刺激等。

（二）痛风合并冠心病、心力衰竭

20 世纪 50 年代，Framingham 心脏研究就提出了痛风与心血管疾病相关的假设，20 世纪 80 年代，已有痛风与心血管病病死率相关的研究报道发表。目前，国际上已有多项大规模人群研究显示，校正传统的风险因素后，高尿酸血症仍然是心血管疾病的独立风险因素。

2010 年 Kim 等发表的高尿酸血症与冠心病关系的系统评价和荟萃分析，共纳入 26 个前瞻性队列研究，402 997 名成年人，荟萃分析显示，高尿酸血症可略微增加冠心病事件的发生风险，这种风险独立于传统的冠心病危险因素之外。校正潜在混杂因素后，冠心病发生风险增加 9%（RR=1.09，95%CI：1.03 ～ 1.16）；冠心病死亡风险增加 16%（RR=1.16，95%CI：1.01 ～ 1.30）；血尿酸每增加 60μmol/L，冠心病死亡率增加 12%（RR=1.12，95%CI：1.05 ～ 1.19）；亚组分析显示，男性高尿酸血症和冠心病的发病率 / 死亡率没有显著相关性，女性随着血尿酸水平的升高，冠心病死亡的风险增加（RR=1.67，95%CI：1.30 ～ 2.04）。Huang 等 2014 年发表了一篇尿酸与心力衰竭关系的系统评价和荟萃分析，共纳入 33 个研究。其中 5 个研究、共 427 917 名研究对象评估了尿酸与心力衰竭发生风险的关系，荟萃分析发现高尿酸血症增加心力衰竭发生风险（HR=1.65，95%CI：1.41 ～ 1.94），血尿酸水平每增加 60μmol/L，心力衰竭的发生风险增加 19%（HR=1.19，95%CI：1.17 ～ 1.21），且尿酸水平越高，心力衰竭发生的风险越大；28 项研究涉及心力衰竭合并高尿酸血症患者的预后，其中慢性心力衰竭患者 41 935 例、急性心力衰竭患者 9617 例，心力衰竭患者合并高尿酸血症时发生总死亡（HR=2.15，95%CI：

1.64 ～ 2.83）、心血管疾病死亡（HR=1.45，95%CI：1.18 ～ 1.78）和复合终点事件（死亡和心血管事件，HR=1.39，95%CI：1.18 ～ 1.63）的风险增加。2013 年发表了一篇关于入院时尿酸水平预测急性心肌梗死患者结局的系统评价和荟萃分析，纳入 9 个研究，共 7655 例 ST 段抬高型急性心肌梗死患者，评估急性心肌梗死患者主要结局（死亡和主要不良心脏事件）与入院时尿酸水平的关系。结果发现，入院时尿酸水平越高，急性心肌梗死患者的短期（校正后 OR=2.26，95%CI：1.85 ～ 2.77）和中长期结局（校正后 OR=1.19，95%CI：1.03 ～ 1.37）越差。

体内和体外研究均有相关报道来阐明高尿酸血症促进心血管疾病发病的潜在病理生理机制。氧化应激作用是导致动脉粥样硬化发生的重要原因，尿酸能引起氧负离子的过量释放，并能促进低密度脂蛋白的氧化、脂质过氧化及氧自由基的生成增加，启动氧化应激反应。尿酸通过阴离子载体（URAT1）进入血管平滑肌细胞内，激活特异性细胞丝裂原活化蛋白激酶，诱导环氧化酶 2，刺激局部血栓素的生成，上调血小板源性生长因子 A 和 C 链及血小板生长因子 α 受体 mRNA 的表达，从而促进血管平滑肌细胞增殖。血尿酸可以激活白细胞对内皮细胞的黏附，并且和体内一系列炎症因子水平呈正相关，具有促炎功能。单核细胞趋化蛋白 21（MCP21）在动脉粥样硬化斑块形成中起着主要作用，尿酸可以上调 MCP21 的表达，同时尿酸可以激活转录因子 NF-κB，刺激环氧化酶 -2 表达，从而发挥其促炎症作用。

（廖　琳）

参考文献

程晓宇，苗志敏，杨雯雯，等，2012. 山东沿海地区家族性痛风 431 例临床特点分析 . 中华风湿病学杂志，16(4)：239-242.

张琪，高惠英，2021. 肥胖相关因素介导免疫炎症机制在痛风中的研究进展 . 中国临床研究，34(11)：1574-1577.

中华医学会内分泌学分会，2020. 中国高尿酸血症与痛风诊疗指南 (2019). 中华内分泌代谢杂志，36(1)：1-13.

Al Saleh J, Sayed M E L, Monsef N, et al. The prevalence and the determinants of musculoskeletal diseases in Emiratis attending primary health care clinics in Dubai. Oman Med J, 2016, 31(2): 117.

Alikor C A, Emem-Chioma P C, Odia O J. Prevalence of hyperuricemia in a rural population of Nigerian Niger Delta region. Niger J Med, 2013, 22(3): 187-192.

Ayoub-Charette S, Liu Q, Khan T A, et al. Important food sources of fructose-containing sugars and incident gout: a systematic review and meta-analysis of prospective cohort studies[J]. BMJ Open, 2019, 9(5): e024171.

Bardin T, Nguyen Q D, Tran KM, et al. A cross-sectional study of 502 patients found a diffuse hyperechoic kidney medulla pattern in patients with severe gout. Kidney Int, 2021, 99(1):218-226.

Branco J C, Rodrigues A M, Gouveia N, et al. Prevalence of rheumatic and musculoskeletal diseases and their impact on health-related quality of life, physical function and mental health in Portugal: results from EpiReumaPt-a national health survey. RMD Open, 2016, 2(1): e000166.

Calabrese G, Simmonds H A, Cameron J S, et al. Precocious familial gout with reduced fractional urate clearance and normal purine enzymes.QJM, 1990, 75(2): 441-450.

Chen S L, Yang J R, Yang S W. Painless gouty tophus in the nasal bridge: A case report and literature review. Medicine (Baltimore), 2019, 98(11): e14850.

Chen-Xu M, Yokose C, Rai S K, et al. Contemporary prevalence of gout and hyperuricemia in the United States and decadal trends: the National Health and Nutrition Examination Survey, 2007-2016. Arthritis Rheumatol, 2019, 71(6): 991-999.

Chiu T H T, Liu C H, Chang C C, et al. Vegetarian diet and risk of gout in two separate prospective cohort studies. Clinical Nutrition, 2020, 39(3): 837-844.

Choi H K, McCormick N, Lu N, et al. Population impact attributable to modifiable risk factors for hyperuricemia. Arthritis Rheumatol, 2020, 72(1): 157-165.

Courage U U, Stephen D P, Lucius I C, et al. Prevalence of musculoskeletal diseases in a semi-urban Nigerian community: results of a cross-sectional survey using COPCORD methodology. Clin Rheumatol, 2017, 36(11): 2509-2516.

Dalbeth N, Phipps-Green A, Frampton C, et al. Relationship between serum urate concentration and clinically evident incident gout: an individual participant data analysis. Ann Rheum Dis, 2018, 77(7): 1048-1052.

Dehlin M, Drivelegka P, Sigurdardottir V, et al. Incidence and prevalence of gout in Western Sweden. Arthritis Res Ther, 2016, 18(1): 1-7.

Dehlin M, Jacobsson L, Roddy E. Global epidemiology of gout: prevalence, incidence, treatment patterns and risk factors. Nat Rev Rheumatol, 2020, 16(7): 380-390.

Evans P L, Prior J A, Belcher J, et al. Obesity, hypertension and diuretic use as risk factors for incident gout: a systematic review and meta-analysis of cohort studies. Arthritis Res Ther, 2018, 20(1): 1-15.

González-Chica D A, Vanlint S, Hoon E, et al. Epidemiology of arthritis, chronic back pain, gout, osteoporosis, spondyloarthropathies and rheumatoid arthritis among 1.5 million patients in Australian general practice: NPS MedicineWise MedicineInsight dataset. BMC Musculoskelet Disord, 2018, 19(1): 1-10.

Guevara-Pacheco S, Feicán-Alvarado A, Sanín L H, et al. Prevalence of musculoskeletal disorders and rheumatic diseases in Cuenca, Ecuador: a WHO-ILAR COPCORD study. Rheumatol Int, 2016, 36(9): 1195-1204.

Jamnik J, Rehman S, Mejia S B, et al. Fructose intake and risk of gout and hyperuricemia: a systematic review and meta-analysis of prospective cohort studies. BMJ Open, 2016, 6(10): e013191.

Kapetanovic M C, Hameed M, Turkiewicz A, et al. Prevalence and incidence of gout in southern Sweden from the socioeconomic perspective. RMD Open, 2016, 2(2): e000326.

Kapetanovic M C, Nilsson P, Turesson C, et al. The risk of clinically diagnosed gout by serum urate levels: results from 30 years follow-up of the Malmö Preventive Project cohort in southern Sweden. Arthritis Res Ther, 2018, 20(1): 1-10.

Khanna P, Johnson RJ, Marder B, et al. Systemic urate deposition: an unrecognized complication of gout? J Clin Med, 2020, 9(10):3204.

Kim J W, Kwak S G, Lee H, et al. Prevalence and incidence of gout in Korea: data from the national health claims database 2007-2015. Rheumatol Int, 2017, 37(9): 1499-1506.

Kim Y, Kang J, Kim G T. Prevalence of hyperuricemia and its associated factors in the general Korean population: an analysis of a population-based nationally representative sample. Clin Rheumatol, 2018, 37(9): 2529-2538.

Koto R, Nakajima A, Horiuchi H, et al. Real-world treatment of gout and asymptomatic hyperuricemia: a cross-sectional study of Japanese health insurance claims data. Mod Rheumatol, 2021, 31(1): 261-269.

Krishnan E, Lessov-Schlaggar C N, Krasnow R E, et al. Nature versus nurture in gout: a twin study. Am J Med, 2012, 125(5): 499-504.

Kuo C F, Grainge M J, Zhang W Y, et al. Global epidemiology of gout: prevalence, incidence and risk factors. Nat Rev Rheumatol, 2015, 11(11): 649-662.

Larsson S C, Burgess S, Michaëlsson K. Genetic association between adiposity and gout: a Mendelian randomization study. Rheumatology (Oxford), 2018, 57(12): 2145-2148.

Lee S Y C, Gan Y J, Goh J P N, et al. Laryngeal gout mimicking chondrosarcoma with concurrent longus colli tendinitis. BMJ Case Rep, 2019, 12(10): e231070.

Liu H, Zhang X M, Wang Y L, et al. Prevalence of hyperuricemia among Chinese adults: a national cross-sectional survey using multistage, stratified sampling. J Nephrol, 2014, 27(6): 653-658.

Lu X L, Li X X, Zhao Y, et al. Contemporary epidemiology of gout and hyperuricemia in community elderly in Beijing. Int J Rheum Dis, 2014, 17(4): 400-407.

Major T J, Topless R K, Dalbeth N, et al. Evaluation of the diet wide contribution to serum urate levels: meta-analysis of population based cohorts. BMJ, 2018: 363.

Maynard J W, McAdams-DeMarco M A, Law A, et al. Racial Differences in Gout Incidence in a Population-Based Cohort: Atherosclerosis Risk in Communities Study. Am J Epidemiol, 2013, 179(5):576-583.

Mei YS, Dong BZ, Geng Z, et al. Excess Uric Acid Induces Gouty Nephropathy Through Crystal Formation: A Review of Recent Insights. Front Endocrinol (Lausanne), 2022, 13:911968.

Ministrini S, Baronio G, Zorzi F, et al. Unusual presentation of gouty tophus in the liver with subsequent appearance in the same site of HCC: a correlate diagnosis? Case report. World J Surg Oncol, 2019, 17(1):10.

Nagahama K, Iseki K, Inoue T, et al. Hyperuricemia and cardiovascular risk factor clustering in a screened cohort in Okinawa, Japan. Hypertens Res, 2004, 27(4): 227-233.

Parlindungan F, Setiyohadi B, Arisanti R. Disseminated cutaneous tophi in a patient with chronic tophaceous gout and renal impairment: a case report of a rare manifestation of gout. Am J Case Rep, 2020, 21: e919349.

Perng W T, Hung Y M, Lai W Y, et al. Increased risk of glaucoma amongst new-onset gout patients aged 20-39 years: A nationwide population-based cohort study in Taiwan. Int J Clin Pract, 2021, 75(7): e14169.

Pisaniello H L, Lester S, Gonzalez-Chica D, et al. Gout prevalence and predictors of urate-lowering therapy use: results from a population-based study. Arthritis Res Ther, 2018, 20(1): 1-10.

Rai S K, Aviña-Zubieta J A, McCormick N, et al. The rising prevalence and incidence of gout in British Columbia, Canada: population-based trends from 2000 to 2012//Seminars in Arthritis and Rheumatism. Semin Arthritis Rheum, 2017, 46(4): 451-456.

Rai S K, Fung T T, Lu N, et al. The Dietary Approaches to Stop Hypertension (DASH) diet, Western diet, and risk of gout in men: prospective cohort study. BMJ, 2017: 357.

Richette P, Doherty M, Pascual E, et al. 2018 updated European League Against Rheumatism evidence-based recommendations for the diagnosis of gout. Ann Rheum Dis, 2020, 79(1): 31-38.

Robinson P C, Taylor W J, Dalbeth N. An observational study of gout prevalence and quality of care in a national Australian general practice population. J Rheumatol, 2015, 42(9): 1702-1707.

Rottmann E, Bulbin D, Zaklama A. Gouty tophus erodes nasal bone. Clin Rheumatol, 2022, 41(3):939-941.

Stamp L K, Wells J E, Pitama S, et al. Hyperuricaemia and gout in New Zealand rural and urban Māori and non-Māori communities.Inter Med J, 2013, 43(6): 678-684.

Teng G G, Pan A, Yuan J M, et al. Food sources of protein and risk of incident gout in the Singapore Chinese Health Study. Arthritis Rheumatol, 2015, 67(7): 1933-1942.

Ting K, Gill T K, Keen H, et al. Prevalence and associations of gout and hyperuricaemia: results from an Australian population based study. Intern Med J, 2016, 46(5): 566-573.

Trifiro G, Morabito P, Cavagna L, et al. Epidemiology of gout and hyperuricemia in Italy during the years 2005-2009: a nationwide population-based study.Ann Rheum Dis, 2013, 72(5): 694-700.

Uaratanawong S, Suraamornkul S, Angkeaw S, et al. Prevalence of hyperuricemia in Bangkok population.Clin Rheumatol, 2011, 30(7):887-893.

Wändell P, Carlsson A C, Ljunggren G. Gout and its comorbidities in the total population of Stockholm. Prev Med, 2015, 81: 387-391.

Wang W H, Chang S J, Wang T N, et al. Complex segregation and linkage analysis of familial gout in Taiwanese aborigines. Arthritis Rheum, 2004, 50(1): 242-246.

Weaver J S, Vina E R, Munk P L, et al. Gouty arthropathy: review of clinical manifestations and treatment, with emphasis on imaging. J Clin Med, 2021, 11(1):166.

Wijnands J, Viechtbauer W, Thevissen K, et al. Determinants of the prevalence of gout in the general population: a systematic review and meta-regression. Eur J Epidemiol, 2015, 30(1): 19-33.

Zeng S-Y, Gong Y, Zhang Y-P, et al. Changes in the prevalence of rheumatic diseases in Shantou, China, in the past three decades: a COPCORD study. PLoS One, 2015, 10(9): e0138492.

Zhang M, Zhu X X, Wu J, et al. Prevalence of Hyperuricemia

Among Chinese Adults: Findings From Two Nationally Representative Cross-Sectional Surveys in 2015-16 and 2018-19. Front Immunol, 2021, 12: 791983.

Zhu Y, Pandya B J, Choi H K. Prevalence of gout and hyper- uricemia in the US general population: the National Health and Nutrition Examination Survey 2007-2008. Arthritis Rheum,2011,63(10): 3136-3141.

Zobbe K,Prieto-Alhambra D,Cordtz R, et al. Secular trends in the incidence and prevalence of gout in Denmark from 1995 to 2015: a nationwide register-based study. Rheumatology, 2019, 58(5): 836-839.

第7章
特殊类型痛风

原发性痛风常发生于中年男性，与高嘌呤饮食、饮酒、肥胖等环境因素相关，并容易合并高血压、心脑血管病、非酒精性脂肪肝、肾结石和慢性肾脏病。其关节表现常为发作性，常累及足、踝关节，有自限性。而在一些患者，痛风发病机制、关节受累的表现、合并症、治疗转归等与上述常见痛风不同。本章汇总了儿童及青少年痛风、早发痛风、老年痛风、女性痛风及难治性痛风的相关内容。

第一节 儿童及青少年痛风

儿童及青少年痛风是指发病年龄≤19岁的一种特殊类型痛风。近年来，痛风在全球范围内患病率增加并呈现明显的年轻化趋势。虽然缺乏青少年痛风全球流行病学数据，但与2008—2012年相比，2013—2018年中国早发痛风（发病年龄≤30岁）的比例由11.7%上升到23.7%。高尿酸血症是痛风的前期阶段和重要的生化基础，也是痛风及其相关合并症发生、发展的根本原因。多项流行病学调查结果显示，我国青少年高尿酸血症患病率急剧上升，其中男性达29.5%～49.6%，明显高于成年男性的19.4%～20.2%，已成为痛风患病率持续增加及年轻化趋势的重要原因。

一、儿童及青少年痛风临床特点

与成人不同，青少年痛风通常不存在酒精、肾衰竭和利尿药等成人常见诱因，而表现为遗传背景更强，尿酸水平更高，痛风临床特征更明显。日益增多的证据显示，痛风和高尿酸血症严重威胁青少年健康。该病不但导致关节剧烈疼痛和关节畸形，还可引起青少年及儿童严重的肝肾功能受损、血脂异常和高血压，促发慢性肾病进展，引发心血管疾病，增加死亡风险。尤其值得关注的是，近年来研究发现，痛风/高尿酸血症对男性、女性生殖和发育均有明显影响。多项大样本队列的研究结果显示，痛风患者发生ED的风险增加了1.21～2.04倍。妊娠期高尿酸血症是低体重新生儿的独立危险因素，导致胎儿宫内发育迟缓，新生儿低体重、血管内溶血的发生率明显增加。但目前青少年痛风致病机制的研究较少，已成为青少年痛风防治的瓶颈。

二、儿童及青少年痛风相关的致病基因

目前已确认的青少年痛风致病基因只有4个，多为先天性遗传缺陷病的致病基因。这些基因的缺陷通过影响尿酸的合成和排泄参与痛风的发生和发展。

（一）次黄嘌呤磷酸核糖转移酶

次黄嘌呤磷酸核糖转移酶（hypoxanthine-guanine phosphoribosyl -transferase，HGPRT）的完全缺乏导致一种罕见的X连锁隐性遗传病，即Lesch-Nyhan综合征，又称自毁容貌综合征，几乎只见于男性。该病发病率约为1∶380 000。HGPRT在嘌呤补救合成途径中催化鸟嘌呤、次黄嘌呤与5-磷酸核糖-1-焦磷酸（phosphoribosyl pyrophosphate，PRPP）合成鸟嘌呤核苷酸（图7-1-1）。HGPRT缺乏导致嘌呤补救合成途径受阻，次黄嘌呤、鸟嘌呤增加，经黄嘌呤氧化酶作用生成尿酸。PRPP增加，经PRPP氨基转移酶（嘌呤

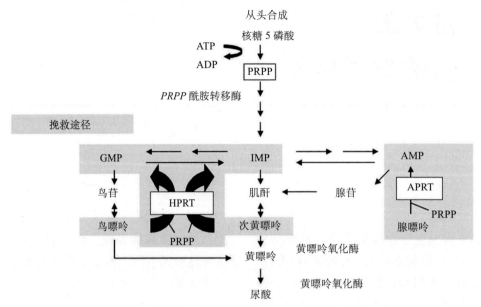

图 7-1-1　嘌呤代谢途径

从头合成的限速酶）合成嘌呤核苷酸，增加嘌呤的合成；IMP、GMP 能够负反馈抑制 PRPP 氨基转移酶的生成，当 HGPRT 缺乏时 IMP、GMP 生成减少，对 PRPP 氨基转移酶的反馈抑制作用下降，PRPP 氨基转移酶作用增强，导致嘌呤合成增多。这种双重作用机制导致 HGPRT 缺失时嘌呤碱基重利用下降及嘌呤核苷酸合成增加。

（二）磷酸核糖焦磷酸合成酶

该基因缺陷是一种罕见的 X 连锁隐性遗传病，该病多为男性纯合子，其母亲多为携带者。该基因缺陷导致痛风的发病率占原发性痛风的 0.5%～1%。根据临床表现可分为 2 型：①在儿童早期发病，临床表现主要为明显的高尿酸血症以及神经系统发育异常，包括运动失调、感音神经性耳聋、肌张力低下以及智力发育迟缓等，其中最常见的神经系统表现为耳聋；②在青少年或成人早期发病，临床主要表现为高尿酸血症、痛风及尿酸性肾结石，无神经系统异常表现。此外，杂合子的母亲也可有痛风及感音神经性耳聋的表现。磷酸核糖焦磷酸合成酶（phosphoribosylpyrophosphate synthase，PRS）功能获得性突变导致磷酸核糖焦磷酸合成酶 1（phosphoribosylpyrophosphate synthetase 1，PRPS1）的活性明显增强，造成磷酸核糖焦磷酸（phosphoribosylpyrophosphate，PRPP）聚积，而 PRPP 是嘌呤合成的重要底物，其聚积导致嘌呤合成明显增加。

（三）葡萄糖 -6- 磷酸酶

该基因缺失造成先天性糖代谢酶缺陷，引起糖原代谢障碍，是常染色体隐性遗传病，称为糖原贮积病（glycogen storage disease，GSD）。由于酶缺陷的种类不同，临床表现可多种多样。根据临床表现和生化特征，共分为 13 种类型，临床症状上伴随高尿酸血症和痛风的包括Ⅰa 型、Ⅰb 型、Ⅲ型、Ⅴ型和Ⅶ型，其中以Ⅰa 型最为多见。

糖原贮积病Ⅰ型又称 von Gierke 病，为常染色体隐性遗传病，发病率为 1：50 000～1：100 000，国内尚无流行病学数据。患者双亲为携带者。临床表现主要为肝体积增大、空腹低血糖、代谢性酸中毒、身材矮小、肥胖、高脂血症等。患者几乎都有不同程度的高尿酸血症和尿液尿酸排出增多，并有 50% 左右的患者可出现痛风性关节炎、尿酸性肾结石，在年龄较大者更为多见。

病因主要是葡萄糖 -6- 磷酸酶缺乏，不能将6-磷酸葡萄糖水解为葡萄糖，而参与体内旁路代谢，导致体内 5- 磷酸核糖增多，5- 磷酸核糖是合成 PRPP 的基质，从而导致嘌呤合成增多，引起高尿酸血症（图 7-1-2）。

（四）尿调素

该基因缺陷导致家族性青少年高尿酸性肾病（familial juvenile hyperuricemic nephropathy，FJHN），该病是常染色体显性遗传病。临床特点为青少年发病，具有明显的高尿酸血症、肾小管

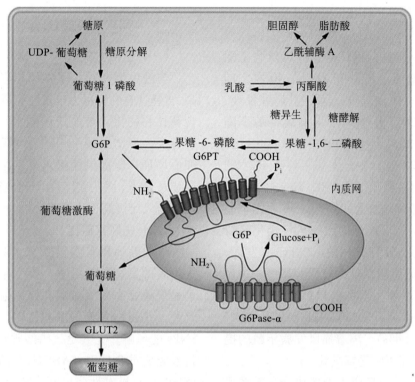

图 7-1-2 糖异生中 6- 磷酸葡萄糖的主要合成代谢和分解代谢途径

尿酸排泄障碍及进行性发展的间质性肾炎。患者可出现痛风性关节炎，且具有病情重、间歇期短、持续时间长、常出现在肾损害之后等特点。此外，该病患者的尿酸性肾结石患病率也较高。尿调素（Uromodulin，UMOD）基因缺陷导致 Uromodulin 在髓袢升支粗段细胞中的异常聚积，Uromodulin 的聚积导致髓袢升支粗段钠离子重吸收的障碍，进而促进了近端小管的钠离子重吸收，而这个过程与尿酸的重吸收偶联，进而导致高尿酸血症的发生。Uromodulin 的聚积同时也会导致髓袢升支粗段细胞的凋亡，引起肾小管瘢痕形成和肾单位的损伤，最终导致肾功能进行性衰竭。

三、展望

青少年痛风危害大且呈上升趋势，但目前没有针对青少年痛风的诊断方法和用药指南，这是由于青少年痛风的致病机制研究相对较少，国内外学者在青少年高尿酸血症与痛风流行病学调查及致病机制研究方面尚处于起步阶段，青少年痛风的病因未知。由此，青少年痛风的致病机制亟待研究，为将来青少年痛风的预测、诊断和治疗提供依据。

（季爱昌）

第二节 早发痛风

高尿酸血症是一种由嘌呤代谢紊乱引起的代谢性疾病，长期高尿酸血症导致尿酸盐结晶积聚引发痛风。近年来研究发现，痛风与代谢综合征、心脑血管疾病密切关联，是这些疾病的独立危险因素。荟萃分析结果显示，中国大陆痛风患病率已达 1.1%，并呈每年明显递增的趋势。尤其值得注意的是，痛风在全球范围平均发病年龄下降，呈现明显年轻化趋势。国内外将发病年龄 < 40 岁定义为早发型痛风。近来，相关研究表明早发痛风患者更易出现严重并发症。因此，及早发现并及时治疗可以减少并发症的发生。

一、临床特点

既往流行病学研究普遍认为，痛风发病率随着年龄的增长而增加，直到 70 岁，在 40 岁之前发病并不常见。来自山东省的一项最新研究发现，与 2002 年相比，2021 年痛风平均发病年龄下降了 2.3 岁，2012—2021 年与 2002—2011 年相比，发病年龄中位数减小了 3 岁，发病年龄 < 40 岁的痛风患者构成比明显上升，由 2002 年的 45.1% 上升到 57.8%，20 年间增加了 12.7%。30 岁以下痛风患病率的显著增加可能是导致痛风年轻化趋势的关键因素。美国 NHANES 数据调查研究发现，年龄 < 40 岁的痛风患病率整体较低。2015—2016 年周期内，20 ～ 39 岁人群的痛风患病率为 0.7%（95%CI：0.3% ～ 1.5%），2007—2008 年为 0.8%（95%CI：0.5% ～ 1.4%）。随着痛风发病年龄的提前，早发痛风的研究不断受到关注。

Lu 等研究显示，与健康人群相比，早发痛风患者表现出显著异常的血脂谱和肝、肾功能受损，与中年发病的痛风石患者相比，早发痛风的青少年痛风石患者更容易出现肾功能不全。一项横断面法国国家队列研究（GOPLES）显示，与迟发性痛风患者相比，早发性痛风患者（40 岁前发病）通常有多关节发作、痛风家族史、长期降尿酸治疗、较高的血尿酸（SUA）水平和代谢综合征。Zhang 等报道，与“迟发性痛风”患者相比，“早发性痛风”患者具有以下特点：更容易出现踝关节的发作，发作的次数更多，发作关节的数量更多，通常是在饮酒后发作的，同时也更少出现并发症 /合并症（代谢性、心血管、脑血管、肾脏）。然而，早发性痛风患者发生严重痛风和未来心血管事件的风险更高。就痛风相关的合并症而言，晚发性痛风患者更可能患有慢性肾脏疾病、代谢综合征和心血管疾病，这一现象可能与两组患者之间的年龄差异有关。然而，这些合并症在早发性痛风患者中发生的年龄较小。相反地，最近的一项研究表明，40 岁或 40 岁以下被诊断为痛风的患者与后来被诊断为痛风的患者相比，心血管疾病和痛风复发的风险可能会增加，并且其血尿酸水平 < 360μmol/L 的可能性较小。临床医师应该意识到，早发痛风患者可能是治疗不足的人群，对降尿酸的依从性较差。

二、病因及危险因素

（一）生活方式

与晚发组相比，早发组患者含糖饮料饮用率高，含糖饮料的饮用为早发性痛风的独立影响因素。含糖饮料的摄入与血清尿酸水平和高尿酸血症患病有关，血清尿酸水平随着含糖饮料摄入量的增加而增加。除高果糖摄入外，早发患者饮食及用药依从性差，早发患者因不恰当剧烈运动及饮酒诱发痛风比例高于晚发组。

（二）痛风家族史

早发性痛风有明显的家族聚集性，阳性家族史患者的发病年龄更早，提示家系痛风存在遗传早显现象。高尿酸血症和痛风通常与遗传易感性有关，并受许多编码尿酸盐转运蛋白的基因中的 SNPs 的影响。尤其是三磷酸腺苷结合转运蛋白 G 超家族成员 2 基因（ABCG2）的单核苷酸多态性（SNPs）与早发性痛风高度相关。ABCG2 是肾小管和肠黏膜上皮细胞转运尿酸的关键通道蛋白。日本学者研究发现 ABCG2 功能障碍是早发型痛风的重要病因。ABCG2 严重功能障碍者痛风发病年龄提前了 6.5 岁。因此，在遗传易感家族中进行高尿酸血症的临床筛查，可能有助于延缓痛风的发作和高尿酸血症相关合并症的发展。

（三）血尿酸水平

血尿酸水平是痛风发病的强预测因子，与痛风发病年龄 ≥ 40 岁者相比，发病年龄 < 40 岁患者的血尿酸水平更高。高尿酸血症是痛风及其相关合并症发生、发展的根本原因。近年来全球青少年高尿酸血症的患病率急剧增加，导致越来越多的青少年成为潜在的痛风人群，日益增多的青少年高尿酸血症患者也是痛风年轻化的重要因素之一。

（四）代谢综合征

代谢综合征与痛风早发有关，合并代谢综合征的患者，早发型痛风的概率增加 7.04 倍。肥胖是代谢综合征的核心环节。肥胖不但是痛风发病的危险因素，而且与痛风早发密切相关。糖尿病家族史也是痛风早发的独立影响因素。代谢综合征引起痛风早发的机制虽然尚未阐明。但国内外学者普遍认为与胰岛素抵抗有关。腹型肥胖是代谢综合征的核心，由其引起的胰岛素抵抗和全身慢性的炎症状态可进一步影响肾小管中尿酸盐的排泄，导致血尿酸水平进一步升高。

（五）吸烟

吸烟是痛风早发的一项独立危险因素，吸烟导致痛风早发的机制目前尚不清楚。有关资料显示，在 BMI > $25kg/m^2$ 的人群，吸烟会引起脂肪组织大量释放促炎细胞因子，增加活性氧自由基水平，促进炎症性疾病的发展。吸烟与痛风年轻化的关系尚需进一步研究。

三、治疗与转归

在发达国家，痛风是一项主要的医疗保健负担，有 1% ～ 2% 的成年人患有痛风，是男性炎症性关节炎最常见的病因。除了肥胖和高尿酸血症外，近几十年来工业化国家生活方式的改变，如富含红肉和果糖的饮食、缺乏运动和饮酒增加，可能在人群中痛风表现的年轻化转变中发挥作用，需要早期干预。由于有证据表明，高尿酸血症和痛风的早期发作不仅与痛风性关节炎的严重临床病程有关，还与其他合并症（如高血压、代谢综合征和心血管并发症）有关，因此应考虑在有遗传易感性年轻患者中早期发现高尿酸血症，并进行早期降尿酸治疗，以降低这些患者的发病率和死亡率。

研究显示，在年轻起病痛风患者中，饮食、吸烟、肥胖及缺乏运动对血尿酸水平影响更大，因此对这部分患者改变这些诱因显得尤为重要。同时，对这部分患者，降尿酸治疗的同时显示降血压和保护肾脏的获益。尽管大多数指南推荐黄嘌呤氧化酶抑制剂别嘌醇或非布司他作为降尿酸治疗的一线药物，对年轻起病特别是有年轻起病家族史的患者，适时使用促排药物如苯溴马隆治疗反应更佳。

（郭凯锋　陈海冰）

第三节　老年痛风性关节炎

随着生活方式的改变，高尿酸血症及痛风的患病率在各年龄段均逐渐升高，加之人口寿命的延长，老年人中，痛风发病率和患病率呈明显的增长趋势。老年痛风不同于中青年痛风，其流行病学特征、病理生理机制、临床特点、诊断及管理有其特殊之处。

一、流行病学及现状

痛风的患病率与年龄和性别密切关联。美国国家健康与营养检查与调查（NHANES）数据显示，美国 1988—1994 年痛风患病率为 2.64%，2007—2010 年患病率升高至 3.76%，尽管 2007—2016 年 10 年间痛风患病率整体趋于稳定（3.6% ～ 4.0%），但随着年龄的增长痛风患病率呈明显上升趋势，65 岁以上人群中，痛风的患病率为 8.6%，显著高于整体水平。2004 年阎胜利等对山东沿海地区不同年龄段痛风流行病学研究调查显示，痛风患病率随年龄增长而升高，并且这种趋势在女性群体中更加明显。2006 年曾学军等对北京地区痛风的流行病学调查结果显示，男性痛风患者集中在 50 ～ 79 岁，60 ～ 69 岁患病率最高，为 3.1%，女性痛风患者集中在 70 ～ 79 岁，患病率为 1.4%。65 岁以上，痛风和高尿酸血症的男女患病率差异减少，80 岁以上新发痛风患者几乎全是女性，并且女性痛风发病年龄常较男性晚 10 年。

二、病理生理机制及危险因素

痛风的病理基础是高尿酸血症。高尿酸血症形成的原因是由于尿酸生成增加或排泄减少所致。老年痛风进展缓慢，病程长，症状不典型，表明其病理生理机制可能与普通人群不同，主要有以下几个方面。

（一）年龄

肾功能下降在痛风的发病机制中扮演着重要角色。年龄对肾功能的影响独立于高血压、糖尿病等慢性疾病，这与随着年龄的增长，肾血流量下降、血管硬化、激素水平不足有关。有研究显示 40 岁以后肾功能进行性下降，70 岁以后肾小球滤过率以每年 1.05% 的速率下降，导致肾排泄尿酸的能力逐渐下降，血尿酸水平随着年龄增长而增加。动脉粥样硬化累及肾脏也可导致肾功能下降，老年人动脉粥样硬化的发生率高，病变程度重，累及肾动脉及肾小球动脉致循环量不足，肾血流量灌注减少，肾小球滤过率下降，肾小管排泌功能降低，也是老年人尿酸升高的原因之一。

（二）合并疾病

老年人是高血压、冠心病、心力衰竭、糖尿病、乳酸酸中毒、血脂异常、慢性肾病、乙醇性酮症、肥胖等疾病的高发人群，往往同时患有一种或数种疾病，而这些疾病引起的肾功能下降、胰岛素抵抗、酸性代谢产物的增加等进一步影响尿酸的排泄，导致血尿酸升高，痛风难以控制，这些均是老年痛风迁延不愈的原因。此外，骨关节炎在老年人患病率高，是该群体最常见的关节病，常影响痛风的诊断和治疗、转归。假性痛风患病群体也是老年患者，也可能叠加于痛风，造成痛风诊断、治疗困难。

（三）药物影响

老年人因合并症多，同时应用多种药物，其中有些药物影响尿酸的代谢，如噻嗪类利尿药、袢利尿药、小剂量阿司匹林（< 300mg/d）、胰岛素、吡嗪酰胺、乙胺丁醇、左旋多巴、硝苯地平、普萘洛尔、烟酸、部分泻药、非甾体抗炎药、环孢素等，均可导致肾小管排泌尿酸功能下降，血尿酸升高。

（四）激素水平

雌激素可促进尿酸的排泄，在痛风的发生过程中具有保护作用。正常情况下不同年龄和性别的人血尿酸水平稍有差异，随着年龄的增长，血尿酸浓度略有升高。绝经前女性的血尿酸水平略低于男性，绝经后达到与男性相近的水平。老年女性失去雌激素对尿酸排泄的有利作用，导致女性痛风患病率增加。

（五）其他危险因素

此外，先天性遗传的肾结构异常，如多囊肾发展至老年阶段，其产生高尿酸血症及痛风的发生率也明显升高。

三、临床特点

老年痛风性关节炎进展缓慢，病程长，症状不典型，主要表现在急性痛风关节炎期与缓解期、慢性期没有截然明确的区分，甚至可能关节炎持续不缓解。中青年急性痛风急性发作时红、肿、热、痛明显，伴炎症指标升高，数天至1周可自行缓解。老年患者可能表现为持续中低热，伴全身酸痛，关节症状可不突出，仅有皮温增高，甚至无关节痛。

另外，老年痛风还有以下特点：①女性发病率明显增高。②合并症多。老年痛风患者往往合并高血压、冠心病、糖尿病、高脂血症等慢性病。③病程长，复发率高。考虑一方面与老年人认知功能下降，治疗依从性差相关，另一方面受药物因素的影响，老年患者因合并症，用药复杂，应用胰岛素、利尿剂和长期服用小剂量阿司匹林等，均会影响血尿酸水平。④较少发生急性痛风性关节炎，以亚急性或慢性多关节炎的形式起病，关节炎症状不典型，常为多关节受累，累及手小关节比例增加。有证据表明 < 60 岁的患者80% ～ 90% 有下肢末端的急性单关节炎症状，而只有50% 的老年痛风患者有此症状。⑤更早出现痛风石。老年痛风患者因更多长期服用利尿剂和非甾体抗炎药，导致肾功能受损的，在疾病的早期就可出现痛风石沉积，而没有急性痛风性关节炎发作的病史。⑥骨关节炎常与痛风关节炎并存。Heberden 结节和 Bouchard 结节在老年患者中的皮下常有痛风石沉积。⑦肾功能受损常见，一旦形成痛风性肾病，极易发展为终末期肾病。

四、诊断

老年痛风性关节炎与非老年人的诊断无特异性，主要根据 2015 年 ACR/EULAR 诊断分类标准。但需注意以下几点。

1. 老年痛风患者认知功能减退或既往资料缺乏影像评估，假性痛风、骨性关节炎等需要鉴别的疾病发病率增高，均给老年痛风的诊断增加了难度。

2. 高尿酸血症在老年中患病率很高，急性单关节炎合并高尿酸血症并不能诊断为痛风；血尿酸轻度升高或在正常范围内，但没有关节疼痛发作也不能除外痛风。诊断困难时，可行关节腔穿刺或超声、双能 CT 检查，发现尿酸盐结晶有助于早期诊断，早期治疗。

3. 影像学检查有助于鉴别诊断、疾病评估和治疗随访。老年人的痛风性关节炎与老年人常见的退行性骨关节炎难以鉴别，在指节间产生的骨关节炎也可在关节周围形成结节称为 Hebebden 结节，与痛风石相似。

4. 痛风诊断同时需要详细评估共患疾病、用药及重要脏器功能。以便制订综合性管理方案。

五、管理

因大部分治疗证据来自普通人群痛风性关节炎患者，目前尚缺乏关于老年痛风性关节炎最佳治疗策略。对于老年痛风性关节炎理想的治疗目标仍然是控制血尿酸使其达标，减少痛风发作次数，有效预防及控制各种合并症。

（一）生活方式干预

指南推荐的方案同样适合老年痛风患者，但老年人同时患有多种疾病，饮食限制更多。加之老年人食量减少，胃肠道消化吸收功能下降，严格控制饮食，尤其是蛋白质类摄入减少，会导致营养不良、机体抵抗力下降。另外，饮食控制对于血尿酸下降的程度是有限的，严格的饮食控制血尿酸仅降低 60 ～ 90μmol/L。因此对老年痛风患者，不应执行低嘌呤饮食而过度限制蛋白质类的摄入，推荐老年人以地中海饮食、DASH 饮食的模式进行。推荐痛风和高尿酸血症患者多饮水，保证每日 1500 ～ 2000ml 以上尿量，但对合并心、肾疾病的老年患者应警惕加重心脏和肾脏的负担。

（二）药物干预

1. 急性痛风性关节炎的治疗

（1）卧床休息：卧床休息也是痛风急性发作期主要的治疗措施，卧床休息应持续到发作缓解后 24h，过早活动可会诱发痛风发作。

（2）药物干预：急性痛风性关节炎治疗的主要目标是控制剧烈的炎症反应。因为痛风常在发作 6 ～ 12h 后炎症反应达到高峰，越早开始治疗，症状越容易控制。这点对老年患者尤其重要，早期治疗可缩短疗程、减少药物剂量、降低并发症风险。建议老年痛风患者随身携带一剂口服药，一旦发作应及时治疗。急性痛风性关节炎常用的治疗药物有 NSAID、秋水仙碱、糖皮质激素。

NSAID 的禁忌证包括严重的肝、肾或心功能衰竭、活动期胃肠道溃疡、胃出血或穿孔，最好避免用于肾功能不全、水肿、有消化道出血病史的患者。即使是选择性 COX-2 抑制剂，老年痛风患者发生致命性胃肠道事件和急性肾衰竭事件仍多于年轻患者。非甾体抗炎药对老年患者的急性痛风性关节炎患者有较好的抗炎镇痛效果。对无肾功能不全和消化道出血风险的患者可给予 NSAID 治疗，直至症状消失后 2 ～ 3d 减量或停药。

秋水仙碱是中青年急性痛风治疗的一线药物，最新治疗指南推荐小剂量应用的方法。老年患者常用的药物如地尔硫䓬、维拉帕米、他汀类药物等可抑制秋水仙碱的代谢，容易出现药物蓄积中毒，应慎重或避免使用秋水仙碱。老年合并心血管疾病、肾或胃肠道疾病是秋水仙碱的相对禁忌证。肾功能损害、肝功能疾病、心力衰竭者慎用，剂量需要根据肾功能调节。

糖皮质激素在老年痛风患者中的使用越来越多。肾功能损伤患者可首选糖皮质激素治疗。其在肾功能不全的老年患者中有较好疗效，使用前必须先除外细菌性关节炎。老年人在使用糖皮质激素时应注意监测血糖、血压、电解质、精神神经症状等。应注意心脏功能、电解质紊乱、骨质疏松等风险。因使用时间短，常可避免发生长期并发症。

2. 慢性痛风性关节炎的治疗

主要是降低血尿酸水平，老年痛风降尿酸治疗原则与中青年相同。别嘌醇的活性代谢产物氧嘌醇经肾脏排泄，其排泄量与年龄呈负相关，因而老年患者用药后更容易发生相关不良反应；另外，有研究表明，老年患者使用别嘌醇的累积剂量超过 400g 或连续用药超过 3 年，可增加白内障的发生风险。非布司他在老年患者中应用时需警惕心血管安全性，尤其是已经应用阿司匹林、非甾体抗炎药的患者。苯溴马隆、丙磺舒、磺吡酮等促排药物，老年患者在使用前应检查肾功能和有无尿酸性肾结石的存在，若肾功能受损或有肾结石时应慎用或不用，该类药物应注意从小剂量开始，同时服用碱化尿液药物，有利于尿酸的排泄，预防泌尿系结石的形成。

非诺贝特、阿托伐他汀、SGLT-2 抑制剂、氯沙坦、左旋氨氯地平等在调脂、降血糖、降压的同时可降低血尿酸，尤其适合痛风合并血脂异常、糖尿病、高血压的老年患者。对于需要多药联合才能实现血压、血糖达标的患者无须考虑降血糖、降压药物的降尿酸作用，但对于血脂、血糖、血压轻度升高的患者可应用此类药物治疗，实现一箭双雕的效果，减少药物应用种类。

（三）手术治疗

中国高尿酸血症与痛风诊疗指南（2019）提到手术剔除痛风石，对毁损关节进行矫形手术，可以有效缓解疼痛，提高生活质量，同时减少机体尿酸池的"储备"，可能更有利于血尿酸的有效控制，缩短降尿酸药物治疗的疗程，减少治疗费用和药物不良反应。

尽管对老年痛风的了解大幅度增加，但关于其诊断、治疗方法及并发症预防的可靠和循证数据仍然有限。老年痛风患者的特点是并发症和合并症发生率高，病程长，治疗难度大，达标率低。治疗的目标是维持血尿酸水平长期稳定达标，减少或消除痛风急性发作，避免或延缓关节、肾脏、心血管等重要脏器功能受损，同时兼顾共患疾病的规范治疗，避免不同药物之间疗效的相互影响及不良反应的加重。

（孙瑞霞）

第四节 女性痛风

痛风多见于男性患者，但在女性中亦不少见。由于雌激素的促尿酸排泄作用，男女痛风发病率之比在绝经前后存在着明显差异。男性青年人群中痛风的发病率是绝经前女性的 5～10 倍，45～65 岁男性痛风发病率为女性的 3～4 倍，在 65 岁以上患者，男性痛风发病率约为女性的 1.5 倍。根据部分地区数据统计显示，男性痛风发病率为 1.3%～2.8%，女性痛风发病率为 0.3%～0.8%。其中，绝经前的女性痛风发病率不足 0.1%，45～65 岁女性痛风发病率约为 0.5%，65 岁以上女性痛风发病率约为 2.5%。

临床特点

女性自身的生理特点决定了痛风的发病及病例特点与男性存在差异。雌激素水平在女性绝经期前明显高于男性，雌激素不仅能促进肾尿酸的排泄，降低血尿酸水平，而且能够抑制尿酸盐结晶的形成，抑制痛风急性发作期炎症因子的释放，因此女性绝经期前痛风的发病率明显低于男性（女性：男性约 1：20），男性发生痛风的平均年龄要早于女性，据丹麦的一项研究统计，男性痛风的平均发病年龄为 65.3 岁，女性为 71.4 岁。发病年龄比男性晚 7～12 年，而绝经期后女性痛风发病率与男性相仿。基因研究方面，影响血尿酸水平的基因变异影响男性发生痛风的风险要大于女性。近几年女性痛风的发病率呈上升趋势。女性痛风在不同年龄阶段均有各自的特点。

（一）绝经后痛风

女性痛风多见于绝经后女性，绝经前痛风相对少见，绝经后痛风占女性痛风的 90% 以上，这与雌激素的促尿酸排泄作用有着密切的联系。女性绝经后，随着雌激素水平降低，尿酸水平接近男性，痛风发病率也更接近男性痛风。但绝经后女性痛风也表现出一些不同于男性的临床特点：①女性痛风患者中慢性肾病和恶性血液病的发病率明显高于男性；②利尿药更容易导致绝经后女性痛风的发生；③女性痛风中有更多的患者出现高血压、高脂血症、冠心病等合并症；④女性痛风患者更易出现肾结石及痛风石及肾功能损伤，甚至早于痛风关节炎而成为首发表现；⑤在痛风性关节炎方面，女性痛风起病关节以距小腿关节为主，男性以第 1 跖趾关节多见，而女性痛风患者累及上肢关节及手指关节较男性更多见；⑥女性痛风患者更容易合并骨关节炎，推测与发病年龄较晚有关；⑦女性痛风的复发率较男性低；⑧女性痛风的炎症表现如红、肿、热、痛较男性轻。这些临床表现的差异为我们对绝经后女性痛风患者提供了更丰富的思路，更多地关注女性痛风患者的差异性症状，争取更早关注不典型症状，更早发现不典型的女性痛风，使患者更早地接受规范化治疗。

（二）青少年女性痛风

青少年痛风最早报道于 19 世纪 70 年代，主要与家族性青少年痛风性肾病（familial juvenile gouty nephropathy，FJGN）有关。由于发病人数很少，这部分患者的发病率并不清楚。其中约 50% 的患者有遗传性痛风疾病如 HGPRT 酶功能不足和家族性青少年高尿酸性肾病。PRPP 合成酶活性过高也是导致青少年痛风的原因之一。青少年痛风最常发生的部位为手指关节。家族性青少年高尿酸性肾病发展到 20～30 岁因导致关节畸形及痛风石而变得棘手，早期诊断和治疗对阻断相关肾病的进展有着重要意义。Lesch-Nyhan 综合征在女性患者相对少见，仅当患者遗传了两个突变的等位基因时才会发生，此外，糖原贮积病、肉碱棕榈酰转移酶 Ⅱ 缺乏症、常染色体显性遗传的多囊肾、肾髓质囊性病、脂肪酸氧化异常等疾病也可导致青少年女性痛风。有一部分少见的青少年女性痛风可继发于甲状腺功能减退、铅性肾病和传染性单核细胞增多症。

（三）绝经前痛风

绝经前女性痛风发病率明显低于男性，男性：女性约 20 ∶ 1，绝经前女性痛风患者大多有痛风阳性家族史，或继发于其他原因导致的高尿酸血症。与青少年女性痛风类似，HGPRT 酶功能不足和 PRPP 合成酶活性过高也会导致绝经前痛风。而遗传性肾病则是导致绝经前痛风最常见的原因，包括常染色体显性遗传的家族性青少年痛风性肾病（FJGN）、多囊肾、肾髓质囊性病等。妊娠糖尿病也是绝经前痛风的诱发因素。药物使用也是导致绝经前痛风的重要因素。最为典型的例子是器官移植后的患者同时使用环孢素 A 和利尿药。而且，单独使用利尿药导致绝经前痛风的案例也有报道。此外，有一类不寻常的痛风案例，少量女性患者使用泻药后出现痛风，并且伴有全身乏力、低钾血症、碱中毒等症状。这些症状与泻药的使用互相依存，低钾血症又可导致肠道蠕动减弱，使得患者需要进一步使用泻药。

（四）妊娠期痛风

妊娠期女性发生痛风非常罕见，仅有少数个例报道，且均为其他病因导致的继发性痛风。结合少数案例介绍，利尿药的使用、肝功能受损和内分泌紊乱被认为是出现妊娠期痛风的重要原因。需要注意的是，妊娠期高尿酸血症是先兆子痫的诱因之一，而子痫所引起的肝、肾功能受损则会导致血尿酸升高，进一步诱发痛风发作。因此，对于患有痛风的孕妇，避免子痫的发生有着明确的意义。

总之，相比绝经前女性，痛风更常见于绝经后女性。青少年和绝经前女性痛风多为遗传性或继发性痛风。对于绝经后女性痛风患者，则需要更注重利尿药的使用情况、慢性肾功能不全及某些恶性疾病的可能。此外，异于男性患者的部分临床表现及合并症情况也是女性痛风患者诊治中值得注意的地方。

（尹嘉晶　陈海冰）

第五节　难治性痛风

一、定义

2011 年美国风湿病协会（American College of Rheumatology，ACR）首次提出了难治性痛风的定义：传统降尿酸及抗炎镇痛药物规范治疗如下：①血尿酸难以达标（< 360μmol/L）；②仍有反复痛风发作；③存在持续性或进展性痛风石或尿酸性肾结石。

二、病因

在血尿酸浓度过高和（或）酸性环境下，尿酸可析出结晶，沉积在骨关节、肾脏和皮下等组织，造成组织病理改变，形成痛风性关节炎、肾结石和痛风石等。导致难治性痛风原因众多，但都与降尿酸治疗相关，常见原因有：①降尿酸治疗延迟及患者对降尿酸治疗的依从性较差；②痛风常伴随其他系统疾病，如代谢性疾病、肾脏疾病、心脑血管疾病等，其中多种疾病及治疗药物可干扰尿酸的排泄，并可能导致降尿酸药物无法达到足够的治疗剂量，使血尿酸水平无法达标；③应用足量降尿酸药物，仍无法达到足够的血药浓度。

三、治疗

尿酸持续达标是治疗难治性痛风的关键，"持续"是指降尿酸的持续，疗程需要数年、数十年乃至终身。体内痛风石越多，降尿酸持续时间越长。"达标"即"血尿酸达到控制标准"，对于一般的痛风患者而言，理想的血尿酸目标为 300 ～ 360μmol/L，而对于反复发作的重症痛风及有痛风石的患者，应控制在 300μmol/L 以下。对所有患者，不建议血尿酸水平长期低于 180μmol/L。

（一）一般治疗

对患者进行宣教及生活方式干预：①提倡均衡饮食，限制每日总热量摄入，控制饮食中嘌呤含量。以低嘌呤饮食为主，严格限制动物内脏、海产品和肉类等高嘌呤食物的摄入，食用含果糖较少的水果，如樱桃、草莓、菠萝、西瓜、桃子等。②大量饮水，心肾功能正常者，维持每日尿量在 2000～3000ml。③限制酒精摄入，禁饮黄酒、啤酒和白酒。④过重或肥胖患者应减肥，将体重控制在正常范围（BMI18.5～23.9kg/m²）。⑤坚持适量运动，建议每周至少进行 150min（30min/d×5d/周）中等强度的有氧运动。中等强度是指运动时心率在（220−年龄）×（50%～70%）。运动中应避免剧烈运动或突然受凉诱发痛风发作。⑥戒烟、避免被动吸烟。

（二）药物治疗

1. 降尿酸治疗　临床上常用的传统降尿酸药物包括抑制尿酸合成和促进尿酸排泄两类，需根据病因、合并症及肝肾功能选择药物。

（1）抑制尿酸生成药物：该类药物通过抑制黄嘌呤氧化酶活性，减少尿酸合成。常用药物包括别嘌醇和非布司他等。

1）别嘌醇：成人初始剂量 50～100mg/d，每 4 周左右测血尿酸水平 1 次，未达标患者每次可递增 50～100mg，最大剂量 800mg/d。别嘌醇可引起皮肤过敏反应及肝、肾功能损伤，严重者可发生致死性剥脱性皮炎。HLA-B*5801 基因阳性、应用噻嗪类利尿剂和肾功能不全是别嘌醇发生不良反应的危险因素。

2）非布司他：是新型非嘌呤类选择性黄嘌呤氧化酶抑制剂。对不能耐受别嘌醇或肾功能损害使用别嘌醇剂量不足难以达到治疗目标时，可选择非布司他。初始剂量 20～40mg/d，每 4 周左右评估血尿酸水平，未达标者可逐渐递增加量，最大剂 80mg/d。因其主要通过肝脏清除，在肾功能不全和肾移植患者中具有较高的安全性，轻中度肾功能不全（G1～3 期）患者无须调整剂量，重度肾功能不全（G4～5 期）患者慎用。不良反应包括肝功能损害、恶心、皮疹等。

（2）促进尿酸排泄药物：苯溴马隆通过抑制肾小管尿酸转运蛋白 1（uric acid transporter 1，URAT1）抑制肾小管尿酸重吸收而促进尿酸排泄，降低血尿酸水平。成人起始剂量 25～50mg/d，每 4 周左右监测血尿酸水平，若未达标，则缓慢递增剂量至 75～100mg/d。可用于轻、中度肾功能异常或肾移植患者，eGFR 20～60ml/min 患者推荐 50mg/d；eGFR < 20ml/min 或尿酸性肾结石患

者禁用。不良反应有胃肠不适、腹泻、皮疹和肝功能损害等。

（3）新型降尿酸药物

1）尿酸酶：将尿酸分解为可溶性产物排出。对难治性痛风，其他药物疗效不佳或存在禁忌证，血液系统恶性肿瘤或放化疗所致的急性血尿酸显著升高者，可考虑使用尿酸酶，主要不良反应包括严重心血管事件、输液反应和免疫原性反应等。该类药物包括拉布立酶（rasburicase）和普瑞凯希（pegloticase）。

2）新型降尿酸药物 RDEA594（lesinurad）：通过抑制 URAT1 和有机酸转运子发挥作用，用于单一足量使用黄嘌呤氧化酶抑制剂仍不能达标的痛风患者，可与黄嘌呤氧化酶抑制剂联合使用。服药的同时加强水化，服药前需评估肾功能，eGFR < 45ml/min 患者不建议使用。

3）BCX4208：是一种新型抗尿酸生成药物，作用机制主要是通过抑制嘌呤腺苷磷酸化酶，抑制尿酸的生成。

（4）降尿酸药物的联合应用：对于单一用药无效或疗效不佳，或者不能耐受大剂量常用降尿酸药物的患者，可通过联合用药提高降尿酸效果，减少药物不良反应。联合用药的方式主要为促进尿酸排泄药与抑制尿酸合成药的联合，如稳定剂量下的别嘌醇（200～600mg/d）与苯溴马隆（100mg/d）或丙磺舒（0.5g/d）联合降尿酸作用均明显优于单一药物。当然，也可以有其他方式的药物联合，如两种抑制尿酸合成药的联合，别嘌醇（100～300mg/d）与 BCX4208（20～80mg/d）联用比单用别嘌醇能使更多痛风患者的尿酸水平达标，并随两种药物剂量的增加而提高达标率。

（5）兼有治疗并发症的降尿酸药物：痛风患者常伴随其他系统疾病，如代谢性疾病、肾脏疾病、心脑血管疾病等，在降尿酸治疗中应注重合并症的治疗，遵循多学科联合治疗原则。当痛风患者合并其他并发症时尽量选择不增加血尿酸或具有弱排尿酸的药物。合并高血压者，优先考虑利尿剂以外的降压药物，可选择具有弱促尿酸排泄的降压药物如氯沙坦、氨氯地平；合并高血糖者，磺脲类、噻唑烷二酮类、达格列净、卡格列净等钠-葡萄糖协同转运蛋白 2（sodium-glucose linked transporter，SGLT-2）抑制剂均能降低血尿

酸水平，而糖苷酶抑制剂阿卡波糖可增加血尿酸；合并高血脂者，推荐使用具有弱降尿酸作用的他汀类和贝特类降脂药物；合并冠状动脉粥样硬化性心脏病，应考虑阿司匹林对血尿酸的影响，小剂量阿司匹林（75～325mg/d）轻度升高血尿酸，但考虑到低剂量阿司匹林对心脑血管的保护作用，对合并高尿酸血症的患者不建议停用；合并心力衰竭者，首选非噻嗪类利尿剂，同时摄取适量的水分并碱化尿液。

2. 痛风发作急性期用药　痛风急性期可选择使用秋水仙碱、NSAID 及糖皮质激素，如无法耐受或存在禁忌，可考虑使用 IL-1 受体拮抗剂控制痛风发作。IL-1 受体拮抗剂通过抑制中性粒细胞在炎症部位的聚集缓解痛风急性发作症状。值得注意的是，使用 IL-1 受体拮抗剂会增加脓毒血症的风险。有个案报道，IL-6 受体拮抗剂和 TNF-α 拮抗剂对减轻难治性痛风患者关节炎发作也具有一定疗效。

四、预后及展望

痛风是一种可治愈的疾病。基于对痛风病因和发病机制的研究较为清楚，目前痛风的诊断并不困难，预防发作和治疗均有很好的疗效。如果及早给予正规治疗，大部分痛风患者可正常工作和生活，但目前仍然存在患者依从性差及痛风治疗的不规范等问题。对于慢性痛风性关节炎或存在痛风石的患者，积极降尿酸后痛风石可缩小或消失，关节及相关脏器的功能可得到部分恢复。对于难治性痛风，需重视尿酸持续达标治疗，并多学科联合治疗合并症。

除了上述药物外，目前研究发现尿酸转运体 ATP 结合蛋白转运体亚家族的 G2（ABCG2）在肠道尿酸排泄中发挥了重要作用，其功能异常导致肾脏以外的尿酸排泄障碍是人类高尿酸血症的一个重要原因。此外，葡萄糖转运蛋白 9（glucose transporter 9，GLUT9）的基因位点多态性与痛风发病密切相关，是后续药物研发的重要靶点。

（王　娟　扶　琼）

参考文献

陈莉惠，陈思，刘风静，等．早发痛风患者的临床特征及相关影响因素分析．中华内分泌代谢杂志，2020, 36(9): 767-772.

谢琳峰，赵卫，钟昱超．青年学生高尿酸血症患病率的调查分析．中华医学杂志，2018, 98: 987.

Abdul Sultan A, Mallen C, Hayward R, et al. Gout and subsequent erectile dysfunction: a population-based cohort study from England. Arthritis Res Ther, 2017, 19: 123.

Chen-Xu M, Yokose C, Rai S K, et al. Contemporary Prevalence of Gout and Hyperuricemia in the United States and Decadal Trends: The National Health and Nutrition Examination Survey, 2007-2016. Arthritis Rheumatol, 2019, 71: 991-999.

Chou J Y, Jun H S, Mansfield B C. Glycogen storage disease type I and G6Pase-β deficiency: etiology and therapy. Nature Reviews Endocrinology, 2010, 6: 676-688.

Dalbeth N, Choi H K, Joosten L A B, et al. Gout. Nat Rev Dis Primers, 2019, 5(1): 69.

Fitzgerald J D, Dalbeth N, Mikuls T, et al. 2020 American College of Rheumatology Guideline for the Management of Gout. Arthritis Care Res, 2020, 72(6): 744-760.

Gao Q H, Cheng X Y, Merriman T R, et al. Trends in the manifestations of 9754 gout patients in a Chinese clinical center: A 10-year observational study. Joint Bone Spine, 2020, 88(6): 105078.

Kiltz U, Smolen J, Bardin T, et al. Treat-to-target(T$_2$T)recommendations for gout.Ann Rheum Dis, 2017, 76(4): 632-638.

Li Y J, Perng W T, Tseng K Y, et al. Association of gout medications and risk of cataract: a population-based case-control study. QJM, 2019, 112(11): 841-846.

Li Y, Piranavan P, Sundaresan D, et al. Clinical Characteristics of early-onset gout in outpatient setting. ACR open rheumatology, 2019, 1(7): 397-402.

Lu J, Sun W Y, Cui L L, et al. A cross-sectional study on uric acid levels among Chinese adolescents. Pediatr Nephrol, 2020, 35(3): 441-446.

Lukkunaprasit T, Rattanasiri S, Turongkaravee S, et al. The association between genetic polymorphisms in ABCG2 and SLC2A9 and urate: an updated systematic review and meta-analysis. BMC medical genetics, 2020, 21(1): 1-13.

Narang RK, Topless R, Cadzow M, et al. Interactions between serum urate-associated genetic variants and sex on gout risk: analysis of the UK Biobank. Arthritis Res Ther, 2019, 21(1): 13.

Pascart T, Norberciak L, Ea H K, et al. Patients with early-onset gout and development of earlier severe joint involvement and metabolic comorbid conditions: results from a cross-sectional epidemiologic survey. Arthritis Care Res, 2019, 71(7): 986-992.

Singh J A, Cleveland J D. Gout is associated with a higher risk of chronic renal disease in older adults: a retrospective cohort study of U.S. Medicare population. BMC Nephrol, 2019, 20(1): 93.

Te Kampe R, Janssen M, van Durme C, et al. Sex differences in the clinical profile among patients with gout: cross-sectional Analyses of an Observational Study. J Rheumatol, 2021, 48(2): 286-292.

Tin A, Marten J, Halperin Kuhns V L, et al. Target genes, variants, tissues and transcriptional pathways influencing human serum urate levels. Nature genetics, 2019, 51(10): 1459-1474.

Toyoda Y, Pavelcová K, Bohatá J, et al. Identification of two dysfunctional variants in the ABCG2 urate transporter associated with pediatric-onset of familial hyperuricemia and early-onset gout. Int J Mol Sci, 2021, 22(4): 1935.

Zaidi F, Narang R K, Phipps-Green A, et al. Systematic genetic analysis of early-onset gout: ABCG2 is the only associated locus. Rheumatology, 2020, 59(9): 2544-2549.

Zheng S, Lee PY, Huang Y, et al. Clinical characteristics of juvenile gout and treatment response to febuxostat. Ann Rheum Dis, 2022, 81(4): 599-600.

Zobbe K, Prieto-Alhambra D, Cordtz R, et al. Secular trends in the incidence and prevalence of gout in Denmark from 1995 to 2015: a nationwide register-based study. Rheumatology(Oxford), 2019, 58(5): 836-839.

第8章
痛风的辅助检查

痛风的诊断、鉴别诊断、病情评估、制订治疗方案及治疗反应监测等，除了要依据症状、体征外，尚需依赖辅助检查，包括实验室检测和影像学检查，少数情况需进行组织病理检查。本章就痛风相关的辅助检查项目、检查方法、结果解读等内容进行系统阐述。

第一节　痛风的实验室检查

痛风患者最重要的诊断、评估和治疗依据是血尿酸浓度，而尿尿酸浓度及排泄量、排泄分数是判断肾脏尿酸排泄的重要依据。炎症标志物如 C 反应蛋白（CRP）、红细胞沉降率（ESR）、CA72-4 的检测有助于病情的判断。此外，要求所有痛风患者进行合并症的筛查以及肝、肾功能和必要的检测，包括糖脂代谢、肝肾功能和尿液检查，以全面评估病情，制订相应的治疗和随访方案。

一、尿酸的检测

尿酸（2,4,6- 三羟基嘌呤）分子式为 $C_5H_4N_4O_3$，其分子量（MW）为 168.1116。它是一种白色结晶性物质，较难溶于水、难溶于酸，也难溶于醚和乙醇。尿酸在生物体内以盐的形式存在，因而溶解度较高。人体尿酸有两种存在形式，一种为烯醇式，另一种为酮式。尿酸的烯醇式具有酸性，主要以其钾、钠等盐类形式排泄于尿中。健康成人体内尿酸含量约为 1.1g，其中约 15% 存在于血液中。血液中尿酸经肾小球过滤后，在近端肾小管经过重吸收和再分泌的过程，最终，经肾小球滤过的尿酸约 10% 经尿液排出。尿酸是血浆中非蛋白氮的重要成分之一，在正常生理情况下含量相对稳定，但当生成增多或肾小球滤过功能或小管排泄功能受损时，血尿酸浓度即升高；反之，生成减少，或肾小管重吸收异常，则会出现血尿酸浓度降低。临床上，根据需要可以测定血尿酸或尿尿酸的水平。

（一）尿酸的检测方法

目前，测定尿酸的方法主要有磷钨酸法、尿酸氧化酶法、绝对测量法等。

1. 磷钨酸法　早在 1894 年，Offer 发现尿酸在碱性条件下能还原磷钨酸。1912 年 Folin 和 Denis 首先利用这一原理实现对尿酸含量的测定，后又经一系列改良。其反应原理是：无蛋白的血清滤过液中的尿酸在碱性溶液中被磷钨酸氧化成尿囊素及 CO_2，而磷钨酸被还原成钨蓝，可用比色法测定 660nm 处波长，根据吸光度的变化计算尿酸的含量。由于此方法测定线性范围窄（< 594.8mol），尿酸在无蛋白滤液中的稳定性差，尿酸与蛋白产生共沉淀而影响结果。为了防止产物褪色，试剂中加入了有毒的氰化物，并且该方法容易受其他非尿酸还原试剂如麦角硫因、谷胱甘肽、抗坏血酸及糖等物质的干扰，且特异性不强，目前临床上已经很少应用。

2. 尿酸氧化酶法　尿酸氧化酶法广泛应用于尿酸测定以提高反应的比色特异性。尿酸酶法是以尿酸酶催化尿酸氧化为尿囊素和 H_2O_2 为基础进行的检测。

（1）紫外法：1947 年 Kalckar 等设计了尿酸酶紫外法。其检测原理为：尿酸、水和氧气在尿酸酶氧化还原反应后生成尿囊素和 H_2O_2。尿囊素与尿酸不同，在 290 ~ 293nm 处无吸收，通过测定反应前后吸光度的变化计算尿酸的含量。反应方程如下：尿酸 $+2H_2O+O_2$ 在尿酸氧化酶的作用下分解为尿囊素 $+CO_2+H_2O_2$。该方法反应时间长，吸光度的变化小，灵敏度低。检测波长是 293nm，生化分析仪器未设置该波长，不能实现自动化。该方法被推荐为尿酸测定候选的参考方法。

（2）基于过氧化氢定量的尿酸间接测定法：尿酸酶法测定多数建立在尿酸酶、过氧化物酶（或过氧化氢酶）与显色剂偶联反应的基础上，凡是可以进行过氧化氢定量的方法几乎都可以间接测定尿酸。

1）以烟酰胺腺嘌呤二核苷酸（NADH）为指示反应的尿酸酶法测定：原理是在过氧化氢酶的作用下，过氧化氢与乙醇反应生成乙醛，乙醛与 NADH 和 H^+ 在脱氢酶的作用下生成 NAD^+，NADH 的下降量与尿酸的含量呈正相关，通过测定 340nm 处 NADH 吸光度的变化就可以计算尿酸的含量。反应方程如下：尿酸 $+2H_2O+O_2$ 在尿酸氧化酶作用下生成尿囊素 $+CO_2+H_2O_2$；乙醇 $+H_2O_2$ 在过氧化物酶作用下生成乙醛 $+2H_2O$；乙醛 $+NADH+H^+$ 在脱氢酶作用下生成乙醇 $+NAD^+$。

此酶偶联方法检测 340nm 处 NADH 的变化，吸光率比较大，解决了灵敏度与自动化的问题，线性范围达到了 120mg/L，但反应比较耗时。此反应第一步是特异的，但偶联的氧化还原反应和脱氢反应受到还原性物质和内源性脱氢酶的干扰。经过改进用烟酰胺腺嘌呤二核苷酸磷酸（NADPH）代替 NADH，并在反应体系中加入草酸盐，可明显降低检测受内源性脱氢酶干扰的程度。

2）以基于 Trinder 反应的酶偶联法：该方法测定尿酸应用最为广泛。其反应原理为：尿酸、氧气和水在尿酸酶的作用下生成 H_2O_2，H_2O_2 与联二茴香胺发生颜色反应，根据颜色变化来计算尿酸的含量。但是联二茴香胺是致癌物质，且需要用热酸或乙醇去蛋白，中间过程比较烦琐，不适合临床常规检测，没有得到推广。后来此方法得到进一步发展，酶反应生成的 H_2O_2 与 4-氨基替比林（4AAP）和各种不同的酚反应生成不同颜色的醌类物质。反应方程如下：尿酸 $+2H_2O+O_2$ 在尿酸氧化酶作用下生成尿囊素 $+CO_2+H_2O_2$，再经过过氧化物酶作用，生成 $H_2O_2+4AAP+$ 酚颜色醌亚胺 $+CO_2+H_2O$。

3）以 TOOS 作为显色剂的酶偶联法：20 世纪 90 年代以来，一些发明专利利用 N-乙基-N-（2-羟基 -3-磺基丙基）-3-甲苯胺钠盐（TOOS）作为测定 H_2O_2、4AAP 和过氧化物酶的反应体系的显色酚，形成红色醌亚胺，在 550nm 处有强的吸收峰，应用于尿酸、胆固醇、糖等检测中。TOOS 作为显色剂显色比较单一，反应比较灵敏，加入抗坏血酸氧化酶去除抗坏血酸的干扰。目前临床使用较多的酶偶联方法大多属于这种方法。

3. 绝对测量法 1995 年国际物质量咨询委员会（CCQM）在巴黎召开第六次会议，将同位素稀释质谱法（isotope dilution mass spectrometry，IDMS）、精密库仑、电位测定、凝固点下降和重量法定位于具有绝对测量性质的方法。

德国临床化学会（DGKL）、美国国家标准和技术研究院（NIST）及根特大学建立的尿酸测定参考方法均为气相色谱／同位素稀释质谱测定方法。采用 1,3-15N₂ 同位素标记的尿酸内标加入血清样品中，样品与 1,3-15N₂ 标记的尿酸内标孵育后用阴离子交换色谱柱净化、乙酸洗提、衍生化反应、气相色谱进行分析，用多离子检测器测定标记物与非标记物峰高的比值计算尿酸的含量。气相色谱／同位素稀释质谱测定方法所用的样品预处理手段烦琐、费时且成本高。因此，人们试图研究开发液相色谱／同位素稀释质谱测定方法。最近中国计量院 Dai 等报道了液相色谱／同位素稀释质谱测定方法，该液相与气相法有很好的相关性，并具有较高的精密度和准确性。

（二）血液中的尿酸测定

尿酸作为嘌呤代谢的最终产物，主要由肾脏排出体外。嘌呤代谢紊乱或肾脏对尿酸排泄障碍均可导致血中尿酸浓度升高或降低。

1. 血尿酸参考值 正常男性和女性儿童期血尿酸的平均值为 216μmol/L，在青春期后男性开始增高，而女性尿酸增高主要在围绝经期（更年期）。成年男性血尿酸为 210 ～ 420μmol/L，女性为 150 ～ 360μmol/L，绝经后接近男性。正常体温和体液酸碱度下，尿酸超过 426μmol/L 即达到饱和浓度，可能出现尿酸单钠结晶和沉积，目前将男性和女性高尿酸均定义为血尿酸＞ 420μmol/L。

2. 血尿酸增高 血尿酸增高主要见于痛风，

但少数痛风患者在痛风发作时血尿酸测定正常。血尿酸增高无痛风发作者为高尿酸血症。在细胞增殖周期快、核酸分解代谢增加时，如白血病及其他恶性肿瘤、多发性骨髓瘤、真性红细胞增多症等血清尿酸值常见增高。肿瘤化疗后血尿酸升高更明显。当核酸代谢增高、肾功能减退、氯仿中毒、四氯化碳中毒及铅中毒、子痫、妊娠反应及食用富含核酸的食物等，也可引起血中尿酸含量增高。

3. 血尿酸降低　痛风或高尿酸血症患者经降尿酸治疗后血清尿酸值会降低。恶性贫血、范科尼综合征、钠潴留、妊娠、抗利尿激素分泌亢进时可引起血容量增加，则尿酸重吸收减少，廓清增加，血尿酸浓度降低。如血尿酸 < 120μmol/L，判断为低尿酸血症。原发性低尿酸血症见于遗传性嘌呤代谢紊乱造成的尿酸生成减少或肾小管 URAT1 功能减低性突变造成的尿尿酸排泄增多等疾病。

4. 检测时须注意　应在清晨空腹抽血检查血中尿酸，即空腹 8h 以上（晚上 12 时后禁食，但可饮水）。进餐（尤其是高嘌呤饮食）可使血尿酸偏高。在抽血前 1 周，停服影响尿酸排泄的药物。抽血前避免剧烈运动，因剧烈运动可使血尿酸增高。

高尿酸血症是痛风的重要生化指标之一。长期高尿酸血症可引起痛风，但少数人亦可多年有高尿酸血症而无痛风临床症状。只有部分高尿酸血症的患者发展为临床痛风。血尿酸水平越高，发生痛风的机会越大。但仍有高达 30% 的痛风病例在痛风急性期血尿酸正常，而在间歇期血尿酸反而升高。因此，不能将高尿酸血症与痛风等同起来。未经治疗的痛风患者血尿酸水平大多数升高，且继发性痛风较原发性痛风升高更为明显。原发性痛风血尿酸波动的原因可能是急性期尿酸盐结晶大量沉积在关节腔内，而血液中可溶性尿酸浓度一时性相对下降所致；也可能是由于急性期肾上腺皮质激素分泌过多促进了尿酸排泄及饮水利尿和药物等因素的影响。因此，如可疑痛风患者，发作期 1 ～ 2 次血尿酸检测不高，也不能排除痛风诊断，需要反复多次查血尿酸，尤其在间歇期复查，对痛风的诊断具有重要价值。

（三）尿中的尿酸测定

尿中尿酸水平的测定对于判断肾脏尿酸排泄情况有重要作用。临床上根据肾脏尿酸排泄状况将高尿酸血症分为排泄不良型、生成过多型和混合型。通过尿液检查可了解尿酸排泄情况，有利于指导合理用药并为临床诊断提供很多有价值的线索。

判断尿酸生成过多和排泄不良的方法主要有以下 4 种方法。

1. 24h 尿尿酸定量　通过收集 24h 尿，测定 24h 尿尿酸排泄量（24hUUE）进行分型。24hUUE=（24h 尿尿酸浓度 × 总尿量 ×1.73）÷[6×（0.006 1× 身高 +0.012 8× 体重 −0.152 9）]。24hUUE < 800mg/（d·1.73m²）（4.8mmol，普通饮食）或 < 600mg/（d·1.73m²）（3.6mmol，低嘌呤饮食）为排泄不良型，24hUUE > 800mg/（d·1.73m²）或 > 600mg/（d·1.73m²）为生成过多型。尿酸生成过多仅占高尿酸血症成因的 10%，因而，大部分（约占 90%）高尿酸血症的病因是尿酸排泄减少所致，也有一部分为混合型。因此高嘌呤饮食不是痛风的原发病因，却常是痛风性关节炎急性发作的诱因。24h 尿尿酸定量有较高的临床价值，主要意义有以下几点：①肾功能正常的痛风患者，尿中尿酸排泄增高时对痛风的诊断有一定的帮助。②对选择治疗方案有帮助。例如痛风患者尿酸排泄量无明显增高，则可选择促进尿酸排泄的药物。已有尿酸排泄显著增高的患者，则可选用抑制尿酸生成的药。③尿酸排泄量显著升高，如 24h 尿尿酸含量 > 900 ～ 1000mg 时，尿酸就容易在肾内沉积，所以尿中尿酸排泄量可以作为在肾内沉积而导致肾损害的指标之一。但尿中尿酸排泄量正常并不等于肾不容易受到损害，还须结合血尿酸和肾功能来综合判断。影响 24h 尿尿酸定量的因素较多，包括药物、饮食、肾功能、其他疾病等，尤其是常规饮食条件下的测定值可有较大的波动。有学者推荐测定尿酸清除率与内生肌酐清除率之比来消除这些影响，尤其是在肾功能障碍时，测定这一比值可以更准确地了解体内尿酸生成的情况。

24h 尿液的收集法：从早上 6 时（或 8 时）起到次日早上 6 时（或 8 时）止，早上 6 时排尿弃去，随后收集至次日 6 时截止，共 24h，要完全收集，否则会影响尿液总量计算的准确性。留尿的容器应于首次排尿后添加防腐剂甲苯或二甲苯，并置于阴凉处。留尿前应停用影响尿酸生成或排泄的药物不少于 14d，停用与尿酸代谢相关的药物如降血压、降血脂、降血糖、抗炎镇痛等药物不少于 7d，低嘌呤饮食不少于 7d。留尿前一天及留尿当天，应多饮水，避免剧烈活动、大量出汗等。收集期间不要喝咖啡、茶及可可饮料，也勿吃维生素 C 及小苏打。24h 尿液收集总量应不低于 2000ml，收集后用量杯准确计量尿液总量。

2. 尿酸清除率（Cua）测定　尿尿酸（Uua）测定方法是准确收集 60min 尿，留尿中间采血测血尿酸，计算每分钟尿酸排泄量与血清尿酸值之比，正常范围在 6.6 ～ 12.6ml/min。尿酸排泄不良型 < 6.6ml/min；尿酸生成过多型 > 12.6ml/min。

3. Cua 与肌酐清除率（Ccr）比值测定　即 Cua/Ccr×100%，> 10% 为生成过多型，< 5% 为排泄不良型，5% ～ 10% 为混合型。此法可排除肾功能对尿酸排泄的影响。

4. 随机尿中尿酸 / 肌酐比值　随机尿与 24h 尿的 Cua/Ccr 呈显著正相关，故在门诊可采用简便的一次尿计算法。若 Cua/Ccr > 1.0 属生成过多型，< 0.5 可判断为排泄不良型。

（四）其他体液与组织液中的尿酸测定

实验发现，人体经剧烈运动后，检测汗液发现其尿酸浓度为血液中的 6.3%，而汗液中的尿素含量为血液中的 3.6 倍，从而说明汗液中的尿酸含量是很微量的，用其估计正常生理状态下每天尿酸的排泄是没有意义的；也说明当肾脏受到损害时汗液无助于排泄尿酸，但可有效排出尿素。大量出汗会减少尿量而使尿酸浓度升高，故建议运动后多喝水。

与血液标本相比，唾液是一种更容易操作、快速、经济、无创性检测的重要标本，大量研究表明，无论是健康人群还是慢性肾脏病（CKD）患者，唾液尿酸水平与血清尿酸均具有良好的相关性，尤其晚期 CKD 患者唾液尿酸明显增高。唾液尿酸除了用来检测 CKD 患者的病情外，还可用来判断肾透析患者的透析充分性。

痛风性关节炎发作时，通过抽取关节液进行尿酸含量测定，对痛风性关节炎的诊断及疗效观察都是一个非常好的指标。研究发现痛风发作时，关节液中尿酸值升高，治疗后明显下降。

二、肾脏尿酸排泄分数测定

区分尿酸排泄减少或尿酸生成增多对高尿酸血症的临床分型和指导用药十分重要，既往大多以 24h 尿尿酸定量测定来简单区分，但此种方法受饮食、饮水、尿量及血尿酸的影响，而采用尿酸排泄分数（fraction excertion of uric acid，FEUA）代替 24h 尿尿酸定量法，该指标消除了血尿酸波动、尿量等混杂因素的影响，更为准确可靠。尿酸排泄分数是指经肾小球滤过的尿酸最终从尿中排出的百分率。在实际测定时，用肌酐清除率代替肾小球滤过率，FEUA=（血肌酐 × 尿尿酸）/（尿肌酐 × 血尿酸）×100%，正常值为 5% ～ 10%。

研究发现女性尿酸排泄分数高于男性，可能与性激素密切相关。其作用机制是雌激素通过上调尿酸盐单向转运体（UAT）基因的表达，促进肾尿酸排泄。另外，研究发现用睾酮刺激近曲小管上皮细胞能明显增加 hURAT1 启动子活性，进而促进肾近段小管对尿酸的重吸收。

尿酸排泄分数在各年龄段无差异，可能是由于随着年龄增长，肾小球滤过率降低，30 岁后每 10 年肾小球滤过率下降 10ml/（min·1.73m²），尿酸排泄分数随肾小球滤过率降低而升高。而女性性激素水平随年龄增长而降低，性激素促尿酸排泄作用减弱，尿酸排泄分数也随之降低。在性激素和肾小球滤过率双重影响下，尿酸排泄分数在不同年龄段没有差异。有研究表明三酰甘油升高可以抑制尿酸排泄，导致尿酸排泄分数降低。

1. 24h 尿酸排泄分数：留取 24h 尿，收集方法同 24h 尿尿酸定量，取 2 ～ 3ml 送检，用生理盐水稀释 10 倍。抽取留尿当天早晨的空腹血，2h 内离心分离血清。标本于当天进行检测。目前，国际上根据 FEUA 与 UUE 这两个肾脏尿酸排泄参数，将原发性高尿酸血症分为 4 个亚型：肾脏负荷过多型，UUE > 600mg/（d·1.73m²）和 FEUA ≥ 5.5%；肾脏排泄减少型，UUE ≤ 600mg/（d·1.73m²）和 FEUA < 5.5%；混合型，UUE > 600mg/（d·1.73m²）和 FEUA < 5.5%；肾脏正常型，UUE ≤ 600mg/（d·1.73m²）和 FEUA ≥ 5.5%。

2. 12h 尿酸排泄分数：采用 12h 夜尿，可避免收集 24h 尿液的不便和运动、饮食对随机尿的影响。标本留取：晚上 8 时排尿弃去，随后收集至第二天早晨 8 时排出的全部尿液，取 2 ～ 3ml 送检，用生理盐水稀释 10 倍。抽取留尿当天早晨的空腹血，2h 内离心分离血清。标本于当天进行检测。研究发现 12h 尿与 24h 尿的尿酸排泄分数具有很好的相关性，12h 尿可以替代 24h 尿标本。

三、血生化及免疫学指标测定

（一）肝功能：天冬氨酸转氨酶（AST）、丙氨酸转氨酶（ALT）、胆红素、白蛋白

虽然尿酸盐结晶在肝脏的沉积量很少，但痛风患者合并严重肥胖症、糖尿病或长期使用别嘌醇等药物时，肝功能也可出现不同程度的异常。在糖原贮积病和果糖不耐受症引起的继发性痛风患者，肝功能甚至出现明显异常，一般表现为转氨酶升高、白蛋白下降、白/球比值倒置、血清胆红素水平升高等。

测肝功能的目的主要是了解痛风是否伴发脂肪肝及药物对肝脏的损害情况。其中痛风伴发脂肪肝引起的转氨酶（ALT 和 AST）增高最多见，转氨酶可间断性升高，也可持续性升高。不少痛风患者因降尿酸药的不良反应而停药，所以痛风患者用药前必须测肝功能。

（二）肾功能：尿素氮（BUN）、肌酐（Cre）、肾小球滤过率、内生肌酐清除率

当痛风患者的尿酸性肾病引起肾功能受损时，可引起肾小球滤过率、内生肌酐清除率下降，血 Cre、BUN 水平上升。

痛风肾损害率很高，Cre 是检测肾功能的重要指标之一，Cre 正常值为 44 ～ 133μmol/L（0.5 ～ 1.5mg/dl）。对慢性肾病患者需要做肾小球滤过率的评估，利用血肌酐应用 MDRD 公式计算肾小球滤过率是目前推荐的方法。肾功能可根据肾小球滤过率（glomerular filtration rate，GFR）分为 5 期，见表 8-1-1。BUN 受饮食中蛋白质摄入量影响较大，仅作为检测肾功能的参考条件，正常范围 3.2 ～ 7.1mmol/L（9 ～ 20mg/dl）。

表 8-1-1　肾功能分期

分期	肾功能	GFR
1 期	正常	≥ 90ml/min

续表

分期	肾功能	GFR
2 期	轻度下降	60 ～ 89ml/min
3 期	中度下降	30 ～ 59ml/min
4 期	重度下降	15 ～ 29ml/min
5 期	肾衰竭	＜ 15ml/min

（三）血脂：胆固醇（TC）、三酰甘油（TG）、高密度脂蛋白（HDL）、低密度脂蛋白（LDL）、载脂蛋白 A（ApoA）、载脂蛋白 B（ApoB）、载脂蛋白 E（ApoE）

原发性痛风患者易出现脂代谢紊乱，血脂异常特点符合致动脉粥样硬化血脂谱的典型特征，表现为 TC、TG、LDL、ApoB、ApoE 升高，HDL、ApoA 降低。ApoA 是合成 HDL 的重要原料；ApoB 是 LDL 主要成分之一；ApoE 主要存在于乳糜微粒（CM）、极低密度脂蛋白（VLDL）、中间密度脂蛋白（IDL）和部分 HDL 中，与血浆三酰甘油含量呈正相关。TG、TC、LDL、ApoB 是动脉粥样硬化的促进因子，HDL 和 ApoA 是对抗动脉粥样硬化因子。

（四）血糖、糖化血红蛋白

痛风患者约 30% 伴发糖尿病。怀疑患糖尿病的痛风患者应测空腹血糖（GLU）、糖耐量试验（OGTT）及糖化血红蛋白（HbA1c），三者正常参考值分别为 3.9 ～ 6.0mmol/L、＜ 7.8mmol/L、＜ 6.0%。

（五）电解质

原发性痛风患者病程早期电解质一般无改变，当发生痛风性肾病引起肾功能受损时，可有电解质紊乱，表现为水钠潴留、高钾血症、低钙、高磷。

（六）C 反应蛋白（CRP）

CRP 是肝脏合成的炎症急性时相蛋白，由肝细胞在 IL-6 刺激下产生，与白蛋白呈反向合成。在痛风发作和慢性痛风均可升高。高水平 CRP 提示炎症反应重，可能伴发多关节受累或痛风全身炎症反应，如发热。炎症缓解后 CRP 迅速下降。但该指标所指示的炎症反应不具有特异性，感染、自身免疫病的炎症反应均可升高。

（七）红细胞沉降率（ESR）

ESR 是一种炎症标志，其结果受多种因素的

影响。贫血、低蛋白血症、多种肿瘤均可能造成 ESR 升高，而与炎症无关。同样，作为非特异性炎症标志物，ESR 也与感染、自身免疫性炎症反应相关。痛风发作期及慢性痛风，可能有 ESR 增快，通常 < 60mm/h。

（八）CA72-4

CA72-4 是预测痛风急性发作的有用生物标志物，在痛风性关节炎患者中特异性上调，但在其他主要关节炎类型中没有上调。痛风患者 CA72-4 水平显著高于健康人和高尿酸血症患者，42.7% 的痛风患者 CA72-4 水平 > 6.9U/ml，无症状高尿酸血症患者和健康人的 CA72-4 水平均在正常参考范围内（0 ~ 6.9U/ml）。频繁发作（每年 2 次或更多）的痛风患者的 CA72-4 水平高于发作较少的患者（每年少于 2 次）。CA72-4 水平 > 6.9U/ml 是痛风发作的强预测因子。预防性秋水仙碱对于 CA72-4 水平 > 6.9U/ml 的痛风性关节炎患者尤其有效。

四、尿液分析

尿常规和尿生化的这些指标常受机器、试剂和患者饮食、留尿时间等许多因素的干扰，要多检测几次，并将检测结果与疾病有关的其他检查指标结合临床症状综合判断，采取应对措施。

（一）尿常规

病程早期尿常规一般无改变，累及肾脏者可有蛋白尿、血尿、脓尿，偶见管型尿；并发肾结石者，可见明显血尿，亦可见酸性尿石排出。

化验尿常规简单、易行、廉价，几分钟即可出结果。尿常规一般检测项目包括酸碱度（pH）、比重（SG）、蛋白质（PRO）、红细胞（ERY）、隐血（BLD）、白细胞（WBC）、葡萄糖（GLU）、酮体（KET）、亚硝酸盐（NIT）、胆红素（BIL）、尿胆原（UBG）、结晶等项目，与痛风患者关系较密切的有以下几项。

1. pH　参考值为 5.0 ~ 7.0，24h 尿 pH 平均 5.5 ~ 6.5，呈微酸性。几乎所有未经治疗的痛风患者尿 pH < 5.5。实验显示，当尿 pH 为 4.75 时，91% 以上的尿酸为溶解度低的非离子化（即游离尿酸），易沉积在肾脏，损害肾实质或形成结石；当尿 pH 为 6.75 时，90% 的尿酸为溶解度高的离子化（即尿酸盐），随尿排出体外。所以如果尿

pH < 5.5，有可能是尿尿酸浓度增高所致，还应进一步检测 24h 尿尿酸的含量，如证明体内尿酸生成增加，服用抑制尿酸生成的降尿酸药（别嘌醇）是最佳选择；如果尿 pH 正常或增高，24h 排尿酸量也较低，说明肾小管近端对尿酸的重吸收过多或分泌功能下降，此时应首选促进尿酸排泄药（苯溴马隆等）为宜。经治疗后的尿 pH 维持在 6.2 ~ 6.9 是最佳水平。

2. 尿比重　尿比重的最大范围为 1.002 ~ 1.030，正常为 1.015 ~ 1.025，晨尿为 1.020 左右。影响尿比重的因素很多，如饮水多少、留尿时间、尿中含物质的多少等。痛风患者尿比重升高，常见痛风合并尿酸性肾功能不全或伴发糖尿病或高血压性肾病，应进一步做肌酐清除率、肾同位素扫描、测血糖等相关检查。痛风合并肾病高达 30% ~ 70%，伴发糖尿病约 30%，应引起重视。如尿比重 < 1.015，说明肾的浓缩功能下降，常见痛风合并肾功能严重损伤时。

3. 尿红细胞　两项正常结果都应该是阴性。红细胞可做定性定量两项检查，其关系为 -（0 ~ 偶见 /HP），±（≤ 2/HP），+（3 ~ 10/HP），++（11 ~ 30/HP），+++（> 30/HP），++++（满视野 /HP）。如果二者呈阳性，首先应考虑痛风合并肾结石的可能，因为结石多是尿酸结晶构成，X 线容易穿过结石，X 线腹部平片结石多不显影，被称为阴性结石。B 超检查发现结石阳性率高，即使结石直径 < 1mm，肾集合管也常可见到反光增强的泥沙样结石，所以痛风患者尿中出现红细胞和血时，做肾脏 B 超是发现肾结石的第一选择。

4. 尿白细胞（WBC）　正常为阴性。尿 WBC 定性与定量的关系：正常情况下尿中可见 ≤ 3/HP，尤其女性患者。±（< 4/HP），+（5 ~ 10/HP），++（11 ~ 30/HP），+++（> 30/HP），++++（满视野 /HP）。如果尿中出现较多的 WBC，这是痛风合并泌尿或生殖系统感染的征兆；假如感染存在，还常伴有 NIT、PRO、ERY、BLD 等指标阳性或升高，尿液 pH 常高于不合并感染者。

5. 尿糖和酮体　尿中的糖主要是葡萄糖，偶见乳糖和果糖。正常情况下，尿糖为阴性。尿糖为阳性，提示痛风伴发糖尿病的可能性大，可进一步做空腹和餐后血糖及糖化血红蛋白等检测。尿酮体是 β- 羟丁酸、乙酰乙酸、丙酮的总称，是

脂肪代谢的中间产物。正常人为阴性。如痛风患者尿酮体阳性，多见于伴发糖尿病酮症。酗酒的痛风患者常伴有血乳酸水平和血酮酸水平升高，尿酮体也可以呈阳性。

（二）尿蛋白

尿 PRO 检测有定性和定量两项。正常人尿 PRO 定性应为阴性，定量为 20～80mg/24h，>150mg/24h 为蛋白尿。痛风性肾病可有尿蛋白升高，但一般不严重。尿蛋白产生的机制可分为：①肾小球性蛋白尿。尿中以白蛋白为主，24h 尿蛋白量常>2g，定性可为>++。痛风性肾病肾小球损害不明显，这种情况在痛风性肾病中少见。②肾小管性蛋白尿。以 β_2、α 微球蛋白等小分子蛋白质为主，24h 尿蛋白量一般小于 1.5g。痛风性肾病以肾小管性蛋白尿为主。定性多为<++。③混合性蛋白尿。肾小球、肾小管同时受累出现的蛋白尿称混合性蛋白尿。此种情况在痛风性肾病也少见。④溢出性蛋白尿。肾小球滤过及肾小管重吸收均正常，但由于血中有多量异常小分子、特殊形式的蛋白质如免疫球蛋白轻链、血红蛋白、肌红蛋白等，可经肾小球滤出，超过肾小管的重吸收能力而产生的蛋白尿，称为溢出性蛋白尿，如本周蛋白尿、含铁血黄素尿及血红蛋白尿等。痛风性肾病也少见，一般不会出现溢出性蛋白尿。

（三）显微镜检查

1. 检查方法：取新鲜混匀的尿液约 10ml 于试管内，以 2000r/min 速度离心沉淀 3～5min，弃去上清液，约剩 0.2ml 沉渣，倾于玻片上覆以盖片后镜检。寻找有无细胞、管型及结晶体，计数各类细胞在 10 个视野内所见的最低和最高数目，临床上各类细胞高倍镜下计数常以 +、++、+++、++++ 表示，即 + 为大于 5 个、++ 为大于 10 个、+++ 为大于 15 个、++++ 为大于 20 个。

2. 尿液中尿酸浓度愈高，单钠尿酸盐（MSU）形成的结晶愈多，尤其是在血尿酸水平很高，用大量促尿酸排泄药后，留尿涂片在普通显微镜下即可见到 MSU 结晶。要用新鲜尿，尿液放置过久，MSU 结晶易溶解。

3. 结果分析：痛风患者可以有镜下白细胞和红细胞，但一般不严重。由于痛风常有高血压、糖尿病等合并症，尿检异常是痛风本身所致还是合并症所致是难以区分的。痛风并发肾结石出现绞痛时可有较多红细胞，甚至肉眼血尿。

五、治疗痛风药物致敏相关基因筛查

别嘌醇是黄嘌呤氧化酶抑制剂，能够减少尿酸合成并降低血中尿酸浓度，是治疗痛风的首选药物。但该药引起的严重药疹临床屡见报道，是最易引起严重药疹的药物之一。有研究结果显示，别嘌醇的不良反应主要表现为皮肤、黏膜损害，占不良反应的 88.28%，其余不良反应 57.81% 为发热，31.64% 为肝损害，20.31% 为肾损害，9.77% 为血液系统损害。2002 年，通过文献计量学方法回顾性分析了国内近 10 年公开发表的药物不良反应报道，共计 2663 例，其中死亡 210 例，而别嘌醇超敏反应致死率达 40%（12/30）。因此，如何保证别嘌醇服用人群的用药安全，减少不良反应的发生，成为该药在临床应用中的挑战。

随着基因检测技术的不断发展与临床应用，药物严重不良反应与基因多态性的关系研究取得一定进展。研究发现，具有遗传异质性的药物不良反应常与人类白细胞抗原基因密切相关，其中 HLA-B*5801 位点与服用别嘌醇患者发生严重不良反应事件高度相关，提示如果在服用别嘌醇之前进行基因检测，明确其遗传相关信息，则可有效避免这种严重不良反应的发生。但研究也显示，虽然 HLA-B*5801 位点与别嘌醇引发严重不良反应高度相关，但它并不是唯一因素，还有许多其他因素在这一复杂过程中发挥作用，例如人类组织相容性抗原（MHC）、T 细胞受体和一些细胞药物代谢酶等，这种不良反应发生的具体作用机制虽然有很多假设提出，但均未被明确证实，有待于进行更深入的实验研究来阐明。

（纪晓朋 王雪峰）

第二节 痛风的 X 线检查与诊断

X 线片是密度成像，对骨骼、关节破坏程度、软组织钙化、关节对位显示较好，且价廉、简便、普遍，可长期作为痛风影像学检查的首选。痛风石可形成典型的 X 线征象，表现为关节周围软组织偏心性、结节状肿胀，密度均匀增高，或其内密度不均；慢性痛风石可侵蚀邻近骨组织，表现为偏心性穿凿样骨质破坏，边缘锐利，可有硬化边；也可呈现膨胀性破坏，骨缺损边缘可呈"悬空边缘征"；受累部位可位于关节面边缘、远离关节面的骨组织，也可形成髋关节破坏；关节间隙狭窄不明显；周围骨质疏松亦不明显。早期急性痛风关节炎表现为关节积液、周围软组织偏心性肿胀，X 线检查不典型、不敏感；晚期关节间隙明显变窄甚至消失，形成纤维性强直，也可出现关节半脱位成像重叠，复杂情况下对关节的骨质破坏评估不可靠。

一、X 线检查技术与要求

（一）X 线检查技术特点

X 线是一种波长极短、能量很大的电磁波。X 线穿透物质的能力与射线光子的能量有关，X 线的波长越短，光子的能量越大，穿透力越强。X 线的穿透力也与物质密度有关，密度大的物质对 X 线的吸收多，透过少；密度小则吸收少，透过多。利用差别吸收这种性质可以把密度不同的骨骼与肌肉、脂肪等软组织区分开来，这是 X 线成像的物理基础。

X 线之所以能使人体组织显像，一方面是基于 X 线的穿透性、荧光效应和感光效应；另一方面是基于人体组织之间有密度和厚度的差别。当 X 线透过人体不同组织结构时，被吸收的程度不同，所以到达探测器上的 X 线量有差异，这样就形成了不同灰度的影像。

X 线图像为包含多种组织成分的复合影像，对组织结构的空间分辨力高，而密度分辨力较低。X 线操作简单，费用较低，易被患者所接受，可显示四肢骨关节较为明显的骨质破坏、关节间隙和骨性关节面的异常及关节肿胀。痛风石含尿酸盐和钙盐，因而密度较高并与周围软组织形成良好对比，但 X 线检查小的痛风石阳性率很低。此外，X 线管的阳极靶具有一定面积且产生的 X 线呈锥形投射。伴影使 X 线影像的清晰度减低；而锥形投射，使处于射线中心部位的物体只有放大，并无失真和变形，但在射线边缘部位的物体除了放大，还有失真和变形。X 线图像较 CT 的密度分辨力低，软组织对比度不如 CT 和 MRI（图 8-2-1）。

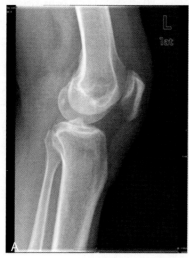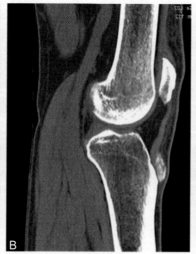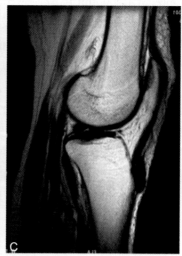

图 8-2-1　患者，男，57 岁，病程 20 年，左侧膝关节痛风性关节炎

A. X 线侧位图像无明显异常；B. CT 矢状位图像显示左侧髌下韧带痛风石，内呈沙石样改变；C. MRI 矢状位 T_2WI 图像示呈明显低信号，边界清楚，相邻胫骨平台未见明显异常信号

（二）X 线检查技术要求

骨关节的 X 线检查需满足以下要求：图像对比度好，骨皮质、骨松质、骨髓腔、周围软组织结构清晰，层次分明；关节面及关节间隙显示清楚。

根据患者病史、治疗史、临床症状及临床医师的不同需求选择检查部位，包括足、踝关节、膝关节、肩关节、肘关节、手、腕关节等。常见部位的检查方法如下。

1. 足　患者坐位。前后位：膝关节和髋关节屈曲，足底紧靠探测器，中心线向足跟侧倾斜 15°，对准第 3 跖骨基底部；内斜位：膝关节和髋关节屈曲，下肢向内侧倾斜 45°。足外侧离开探测器，中心线对准第 3 跖骨基底部垂直入射。

2. 踝关节　前后位：患者仰卧，下肢内旋，使第 4 趾与足跟连线与台面垂直。足尖前倾，中心线对内外踝连线中点上 1cm 处；外侧位：患者侧卧，踝关节外侧靠探测器，足跟摆平成侧位，中心线对内踝上 1cm 处。

3. 膝关节　前后位：患者仰卧，下肢与踝关节前后位相同，中心线对髌骨下缘；外侧位：患者侧卧，膝关节外侧靠探测器，膝关节屈曲 30°～45°。中心线对准关节间隙。

4. 肩关节　患者站立于胸片架的前方，肩部紧靠胸片架，手臂伸直，手掌向前，肩胛骨喙突对准胸片架中线，中心线对准喙突水平入射。

5. 肘关节　患者坐立位。前后位：前臂伸直，手掌向上，中心线对肘关节中心；侧位：肘部弯曲 90°，手掌呈侧位向受检者，中心线对肱骨外侧髁。

6. 手　患者坐立位。后前位：掌面靠探测器，中心线对第 3 掌骨头；后前斜位：手指自然弯曲，手掌面与探测器成 45°，中心线与第 3 掌骨头和探测器垂直。

7. 腕关节　患者坐位。后前位：掌面靠探测器，手和前臂成一直线。中心线对尺、桡骨茎突连线中点；侧位：第 5 掌骨靠探测器，手掌面后倾 10°。中心线对准桡骨茎突。

二、X 线表现

（一）急性痛风性关节炎的 X 线表现

急性痛风性关节炎的 X 线表现主要为：①疾病早期，间歇发作，X 线常无阳性发现（图 8-2-2）。②痛风性骨关节炎发作期，可出现突发弥

漫性或局限性软组织肿胀，多见于跖趾、掌骨和膝关节旁及肘关节鹰嘴两侧。其中以第 1 跖趾关节最为常见。随发作次数增加，受累关节数目亦逐渐增加。X 线上，主要表现为关节周围软组织偏侧性或弥漫性局限性膨大，密度增高，皮肤和皮下脂肪分界及肌间脂肪线模糊，皮下和肌间脂肪密度增高，可呈网格状—"云雾征"（图 8-2-3、图 8-2-4）。关节间隙、骨性关节面和关节周围骨质多正常。软组织肿胀多为唯一的 X 线表现，而且早期多是可逆的。③痛风石呈现均匀性钙质样密度或伴斑点状致密影，有时伴钙化边缘。少数

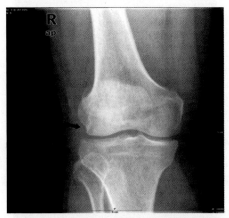

图 8-2-2　患者，男，74 岁，病程 9 年。痛风性关节炎早期，右侧膝关节无明显软组织肿胀，股骨外侧髁骨皮质轻度破坏（箭头）

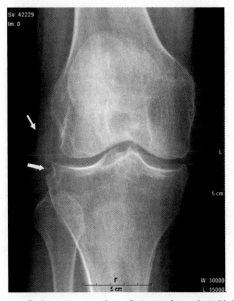

图 8-2-3　患者，男，82 岁，病程 22 年。痛风性关节炎发作期，右侧膝关节外侧软组织肿胀，皮下密度增高，见云雾状及小斑点状高密度影（细箭头）。胫骨平台外侧骨质见浅弧形压迹（粗箭头）

伴有相邻骨皮质浅弧形、小波浪状或小圆形骨皮质压迹，骨皮质呈吸收缺损或轻微花边状骨膜反应，最常见于手、足小关节（图 8-2-5）。偶尔出现的滑囊炎性肿胀表现为边界较清的卵圆形略高密度影，常偏于关节一侧，其内偶可见小斑片状钙化。

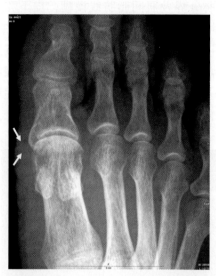

图 8-2-4　患者，男，59 岁，病程 7 年。痛风性关节炎急性发作。右侧第 1 跖趾关节内缘软组织轻度肿胀，呈不均匀较高密度影（箭头），邻近骨皮质结构未见明显破坏

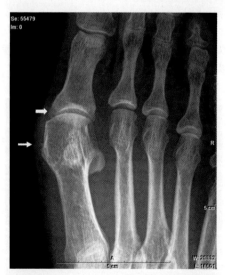

图 8-2-5　患者，女，74，病程 2 年。右侧第 1 跖趾关节外侧缘局限性轻度软组织肿胀，皮下密度较高，邻近第 1 趾骨头外侧缘骨质破坏（粗箭头），第 1 跖骨头处见小斑点状钙质密度影，邻近骨皮质见波浪状骨质破坏（细箭头）

（二）慢性痛风性关节炎的 X 线表现

慢性痛风性关节炎特征性的 X 线表现出现在中晚期。关节和邻近关节骨质异常，痛风石进一步增大，多见于手、足小关节。主要表现如下。①痛

风石：表现为受累关节周围的软组织呈偏心性、结节状肿胀，内密度不均匀，结节的中心和骨质破坏区的中心基本相符（图 8-2-6）。骨质破坏系骨内痛风石形成所致。位于骨端较大的骨质破坏可导致相邻的骨性关节面缺失或塌陷。骨性关节面的缺损和相邻的骨质破坏可使关节软骨下的骨质破坏区与关节腔相通，骨端形成杯口状凹陷。随病程进展，骨端破坏区进一步增多增大，并可向骨干延伸。除了因疼痛而致长期失用者外，破坏区周围骨质仍无明显疏松。②骨质破坏：位于邻近关节骨端的一侧，大小在 1 ～ 3cm，呈圆形、长轴与骨干相一致的卵圆形、囊状、穿凿状或虫蚀状骨质破坏，边缘锐利，可伴有硬化边（图 8-2-7 ～图 8-2-11）。骨质破坏区相邻的骨皮质可轻度膨胀或出现局限性缺损，边缘可翘起。翘起的骨皮质薄如蛋壳，为骨内痛风石的典型表现，称为"边缘悬空征"（图 8-2-12，图 8-2-13）；软组织肿块内钙盐沉积形成较均匀的钙质样轻微致密影和（或）出现斑点状钙化（图 8-2-10）。多发性的骨质破坏可使骨端呈蜂窝状（图 8-2-14），边缘仍较锐利。由于骨质广泛破坏，跖趾骨可发生病理性骨折。③继发性退行性骨关节病改变：关节滑膜增生和软骨破坏出现较晚，常发生于明显的骨质破坏之后。骨性关节面破坏显示骨性关节面模糊、中断或局灶性缺损。受累关节若继续负重和使用，则出现退行性变，包括骨性关节面边缘致密或小骨刺形成（图 8-2-11）。软骨破坏导致

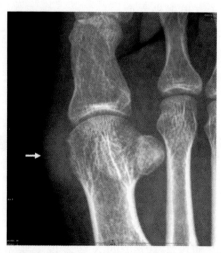

图 8-2-6　患者，男，70 岁，病程 3 年。痛风性关节炎慢性期。右侧第 1 跖趾骨关节外侧局限性软组织肿块，密度较高，相邻跖骨左侧缘骨皮质锯齿样破坏（箭头）

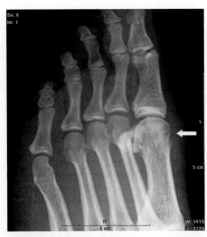

图 8-2-7　患者，男，31 岁，病程 1 年。左侧第 1 跖趾关节外侧软组织肿胀，第 1 趾骨头外缘可见囊状低密度影，边界较清，局部见硬化（箭头）

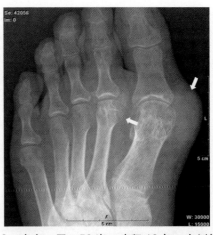

图 8-2-10　患者，男，56 岁，病程 16 年。左侧第 1 跖趾关节内侧缘软组织明显增厚，内见痛风石形成，呈云雾状夹杂斑点状高密度影（上箭头）。邻近第 2 跖骨头可见类圆形囊状穿凿样，边缘锐利清楚，伴硬化边（下箭头）

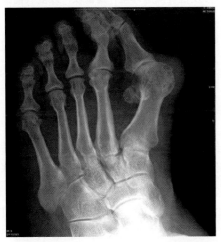

图 8-2-8　患者，男，71 岁，病程 7 年。左侧第 1 跖趾关节，关节半脱位，偏侧性局部软组织肿胀，跖骨头多发类圆形或囊状穿凿样骨质破坏，边缘锐利清楚，部分可见硬化边（引自《实用痛风病学》）

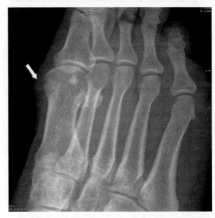

图 8-2-11　患者，男，55 岁，病程 18 年。右侧第 1 跖趾关节内缘局限性软组织增厚，第 1 跖骨头内缘可见骨皮质局限性侵蚀，边缘清楚、锐利（箭头）

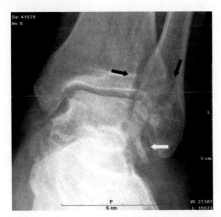

图 8-2-9　患者，男，56 岁，病程 16 年。左侧踝关节外侧软组织肿胀，胫骨外侧髁多发囊样改变，左侧外踝距骨关节间隙内见多发性小斑片状高密度影，可疑痛风石（白色箭头）。下胫腓骨联合关节面较模糊（黑色箭头）。之后 CT 平扫确诊为痛风性关节炎

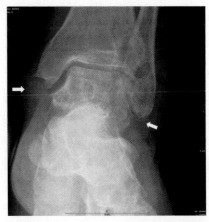

图 8-2-12　患者，男，54 岁，病程 16 年。踝关节慢性痛风性关节炎，前后位平片显示内外踝软组织影增厚，内见云雾状高密度影，即痛风石形成，相邻内踝见囊样骨质破坏，距骨内缘骨皮质翘起，见"悬空边缘征"（箭头），关节间隙相对正常，无明显骨质疏松

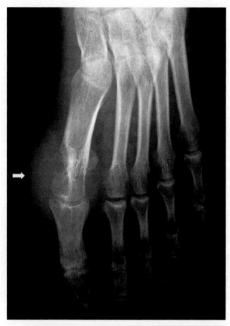

图 8-2-13　患者，男，37 岁。左足第 1 跖趾关节偏侧行软组织肿胀。第 1 跖骨头及第 1 近节趾骨基底部见穿凿样骨质破坏，边缘骨质硬化，第 1 跖骨内侧见一骨皮质翘起，形成"悬空边缘征"（箭头），而关节间隙无明显改变

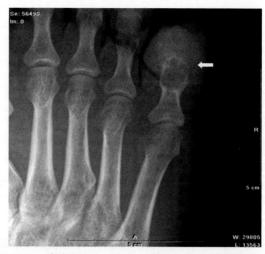

图 8-2-14　患者，男，40 岁，病程 10 年。右侧第 5 近侧趾间关节偏斜畸形，骨性关节面模糊并不规则硬化。第 5 近节趾骨多发性骨质破坏呈"蜂窝状"改变（箭头）

关节面硬化、毛糙，关节间隙变窄，关节边缘部见骨赘形成，晚期，少数跖趾关节或掌指关节和腕关节可见关节半脱位或强直，关节间隙呈现均匀性狭窄；关节反复发作时，非对称性软组织肿块进一步增大，相邻关节骨质可形成较大的边缘性凹陷缺损，多呈半圆形或弧状，边缘光整、锐利，并伴有均匀硬化边。凹陷性骨缺损边缘可见"边缘悬空征"，具有特征性意义。跖趾骨可因软组织痛风石的侵蚀而呈向心性骨吸收和铅笔样尖细畸形。

三、痛风的 X 线诊断与鉴别诊断

早期痛风性关节炎无阳性 X 线征象或仅表现为关节周围软组织肿胀，因此 X 线对早期痛风性关节炎诊断价值有限。痛风性关节炎典型的 X 线征象为偏心性穿凿样骨质破坏及痛风石，骨缺损边缘可见"边缘悬空征"，晚期关节间隙明显变窄甚至纤维性强直，可出现关节半脱位。结合临床症状、血尿酸浓度及典型 X 线表现可进行诊断。

痛风性关节炎需与假性痛风、类风湿关节炎、银屑病性关节炎、退行性骨关节病等相鉴别。假性痛风常累及膝、髋、肩、肘等大关节，四肢小关节较少受累，很少累及第 1 跖趾关节，可见双侧对称性关节软骨线状钙化，骨质破坏少见。类风湿关节炎常见于中年女性，好发于手、足小关节，常有明显的骨质疏松，类风湿因子阳性，而痛风性关节炎多见于男性，且较少发生骨质疏松。银屑病性关节炎多有皮肤银屑病病史，好发于手、足的远侧指（趾）间关节，以指（趾）骨的肌腱、韧带附着处骨质增生为特征，痛风性关节炎一般无银屑病病史。退行性骨关节病易发生于承重大的关节，表现为关节间隙变窄、关节边缘骨质增生硬化、关节面下囊变，多无边缘性骨侵蚀改变。

（徐文坚　宁春平　聂　佩
李晓莉　胡亚彬）

第三节　痛风的 CT 检查与诊断

计算机体层摄影（computed tomography，CT）是随着计算机技术的不断发展，并与 X 线检查技术相结合的产物。CT 通过体层成像和适当调整窗位、窗宽，可以极大地提高复杂部位和微小病变的显示清晰度，对于痛风微小的关节破坏、小痛风石和脊柱、颌面部、骶髂关节等复杂部位病灶有极大的优势。双能 CT 通过两种不同能量射线扫描，能够对尿酸钠晶体进行定性、定位和定量的显示，目前已被纳入国际痛风关节炎分类标准。本节就 CT 检查在痛风的应用进行系统讲述。

一、CT 检查技术与要求

（一）传统 CT 的成像原理

CT 是用 X 线束对人体一定厚度的层面进行扫描，由探测器接受人体某断面上各个不同方向上人体组织对 X 线的衰减值，经模 / 数转换将信息储存至计算机中，经过计算机的后处理，得到扫描断面组织的衰减系数的数字矩阵，然后将数字矩阵内的数值经过数 / 模转换，得到荧光屏上黑白不同的灰度图像。CT 图像清晰，具有很高的密度分辨率，其横断扫描的方式可避免结构的相互重叠所带来的干扰，相对于 X 线检查来说有极大的优势，可作为 X 线检查的补充检查手段。

经过多年的临床推广使用，CT 已成为当今诊断疾病的一种十分重要的手段，尤其在骨关节疾病中，CT 横断面成像的特点，避免了组织重叠影响，使细微病变的显示更加理想。CT 的优越性和适用范围如下：①在结构复杂、重叠较多的颅底、骨盆、胸壁、脊柱等部位，可确定其他放射学检查阴性或可疑的微小骨质破坏及周围硬化。②可清楚地显示骨病变的范围、边界和内部有无死骨、钙化及脂肪，对病变的早期发现和定性具有重要意义。③可明确浸润性病变对骨髓腔和软组织的浸润范围。④可清楚地显示病变骨周围软组织的密度、边界和血供情况，更容易确定病变的性质。⑤可清楚地显示关节肿胀并确定其病理性质，包括关节积液、关节囊及周围软组织水肿、关节滑膜增生、关节及周围囊肿、关节及周围肿块。⑥可清楚地显示关节或滑囊内钙化、骨化游离体。⑦可清楚地显示关节囊或滑囊的钙化、骨化和肥厚。⑧可清楚地显示邻关节骨和软组织病灶。⑨可清楚地显示冠状位和矢状位走行的关节面和关节间隙的异常。

由于人体多数部位只能进行横断扫描及图像后处理技术的限制，CT 难以对病变进行整体性全面观察，在显示水平走行的骨性关节面、关节间隙和手足小关节方面不及 X 线片，亦难以显示关节软骨的破坏。对骨膜反应的形态、手足指（趾）骨和关节的病变显示较 X 线片亦无明显优势。

（二）双能 CT（DECT）的成像原理

目前，临床上诊断痛风的手段较为局限。关节腔穿刺抽取的关节滑液经偏振光显微镜找到特征性的单水尿酸钠结晶是诊断痛风的"金标准"，然而，此方法为有创检查，并且，在关节液量少、穿刺不到位或穿刺者经验水平不足时出现假阴性结果的概率大大增加。另外，临床上常依靠患者血尿酸水平的升高以及临床表现作为诊断痛风的依据，但是由于部分患者在痛风发作时血尿酸水平是正常的，这部分患者容易漏诊、误诊。传统 X 线、B 超、MRI 等作为诊断手段，亦存在各自不同的敏感性、特异性及优缺点。近几年应用于临床的双能 CT 为尿酸盐结晶检测及痛风的早期诊断提供了新的方法。

双能 CT 装配了两套 X 线球管 A、B 和相应的探测器（图 8-3-1）。两个数据采集系统成 90° 角装在旋转轴上，两套探测器分别有 50cm 和 26cm 的成像视野，使整个系统具有了较大的机架孔径和成像视野。两个球管的管电压和电流可以完全相同，进行单独重建以提高时间分辨力，也可将两 X 线源 / 探测器组合获得的数据叠加，获得高质量的图像；两个球管的管电压和电流也可完全不同，因此，可进行双能量数据采集，有利于机体组织的区分定性。

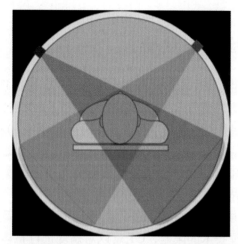

图 8-3-1 图示双能 CT 的双能量扫描过程，80kV 和 140kV 的 X 线球管连续的接收数据，可以减少数据错配和患者移动所造成的误差 [引自：Desai MA, Peterson JJ, Garner HW，et al.Clinical Utility of Dual-Energy CT for Evaluation of Tophaceous Gout. Radiographics，2011，31(5):1365-1375; discnssion 1376-1377.]

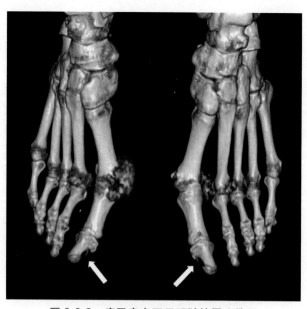

图 8-3-2 痛风患者双足跗趾的甲床伪影

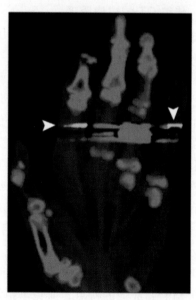

图 8-3-3 手指珠宝的射束硬化伪影

双能 CT（DECT）成像技术：DECT 采用双能量扫描，两个球管的管电压分别 80kV 和 140kV，低 kV 球管的管电流为高 kV 球管管电流的 3 倍，以保证其输出的射线有足够的能量，两个球管能同时同层进行扫描，所获得的低能和高能数据不存在位置和时间差，极大拓展了双能 CT 的应用。目前 DECT 成像的应用包括去除骨骼及钙化、评价组织血流灌注、鉴别组织成分等方面，这是 CT 历史上第一次在组织分辨力上有所作为。双能 CT 鉴别组织成分技术，能显示痛风尿酸盐结晶成分，对痛风的早期诊断具有重大意义。DECT 扫描后可得到 3 组数据（140kV、80kV、双能 0.3 比例融合图像）。双能 CT 70% 的 140kV 及 30% 的 80kV 图像信息融合所获得的图像质量与标准的 120kV 图像质量相似，因此双能 0.3 比例融合 CT 图像可作为常规 120kV 的 CT 扫描图像。

伪影是颜色编码图像判读的一大障碍，它直接影响 DECT 的诊断效能，并会导致尿酸盐沉积量高于真实负荷。伪影可能出现于指甲、增厚的皮肤、运动和线束硬化，并可出现亚毫米伪影，韧带伪影（图 8-3-2，图 8-3-3）。国内外科学家为此做了很多研究。

在足踝部的双能 CT 图像上，块状伪影可以通过其位置和形状与痛风石区别开来。典型的块状伪影位于肌腱内，呈线状或点状，较宽且小于肌腱横截面的 50%。而典型的痛风石呈卵圆形，大于肌腱横截面的 50%，与邻近的腱周绿色像素相关。Sara Nysom Christiansen 等认为痛风患者彩色编码的 DECT 病变在性质和分布上具有异质性，通过分析痛风患者足踝部、膝关节和手的图像，只有第 1 跖趾关节和髌骨肌腱能明确显示尿酸盐沉积。因此在痛风患者的评估中，只关注这两个部位可以提高 DECT 扫描的特异性。对于足踝部的双能 CT 图像，没有加锡过滤器的 DECT 经常出现块状伪影。与最小衰减值 130HU 相比，150HU 可以降低块状伪影的出现频率，在 DECT

中添加锡过滤器可以大大减少块状伪影的出现。Ji Young Jeon 等认为 DECT 中，加锡过滤器的 80/150kV 扫描协议在减少伪影和降低辐射剂量方面，优于传统的 80/140kV 扫描协议。

笔者根据文献及个人经验初步认为，除了观察颜色编码图像和排除上述常见伪影外，还要仔细判读融合图像，当融合图像阳性，颜色编码图像阴性时，判定为阳性；此外，当降尿酸治疗有效时，伪影体积不随治疗时间而变化。

（三）宝石能谱 CT 的成像原理

2009 年开始出现的以瞬时双 kVp 为核心技术的双能能谱 CT（Spectral CT）利用物质分离技术把每种组织分解成任意两种已知物质的组合，得到不同的配对基物质（例如碘 / 水配对、钙 / 水配对、尿酸 / 钙配对等）图像，进而定量分析组织内配对基物质的含量。

由于应用了能谱成像技术而使原来的能量成像上升为能谱成像，使 CT 成像由原来的单个 CT 值参数成像模式变为多个 CT 值多参数成像，由原来的混合能量成像转变为多个能量的谱成像，可以获得单能谱成像从而进行物质分离及浓度成像，这使得其具备了双源双能 CT 所没有的对被测物质的定量分析能力，从而为能量成像更广阔的临床应用和研究打开了大门。

（四）痛风 CT 成像技术的最新进展

应用两种 Syngovia 后处理 DECT 协议来评估第 1 跖趾关节尿酸盐沉积和痛风石大小，两种协议包括双能 CT 150 协议（最小衰减阈值为 150HU）和双能 CT 120 协议（最小衰减阈值为 120HU），后者比前者可以更好地显示尿酸盐沉积，并且测量痛风石大小更准确，与超声的痛风石大小的相关性也更好。

通过双能量宝石光谱成像 CT，Liu Xiaofei 等发现在尿酸盐 - 骨界面，较长的病程和升高的组织尿酸浓度与痛风患者的骨侵蚀相关。

在一个手术切除的痛风指关节中，多能量光谱光子计数 CT 和双能 CT 都能显示尿酸盐沉积，前者能显示更多的细节。在一个手术切除的钙化的膝关节半月板中，多能量光谱光子计数 CT 能显示并且鉴别焦磷酸钙和羟基磷灰石，有可能作为诊断晶体关节病的工具。

二、痛风的 CT 表现

（一）痛风关节病变的特点

痛风引起的关节病变的主要病理改变为软骨变性、滑膜增生和边缘性骨侵蚀，引起关节强直者罕见。尿酸盐沉积于肌腱时，可引起肌腱断裂。少数病例亦可累及脊柱等少见部位。痛风早期引起的软组织病变缺乏特异性，仅表现为软组织的红、肿、热、痛症状，一般的影像学检查很难与其他炎性关节炎相鉴别，有报道称双能 CT 和能谱 CT、新技术对早期痛风的软组织病变有一定的诊断价值。痛风的骨侵蚀特点是呈穿凿样骨质破坏，通常有一个薄的硬化边。痛风的骨侵蚀另一个典型特征是悬空边的出现，悬空边是侵蚀周围的一个薄的骨质边缘，侵蚀延伸入软组织，并且部分覆盖了痛风石，逐渐扩大的痛风石侵蚀皮质，同时新的骨膜骨形成试图遏制痛风石的发展，从而形成了悬空边。关节间隙往往直到疾病的晚期都非常完好。

（二）痛风的传统 CT 表现

1. 相对于 X 线片，CT 具有较高的密度分辨率，在显示痛风引起的软组织肿胀、轻微骨质破坏及关节内微小痛风石方面有着极大的优势。早期 CT 检查发现这些征象，可指导患者及时接受有效治疗，防止关节内痛风石和骨质破坏进一步的发展。急性痛风时肢体远端关节突发的局限性或弥漫性的肿胀在 CT 上表现为软组织的增厚，皮下及肌间脂肪内网状和斑片状软组织密度，肌肉密度减低。早期多表现为单侧关节受累，随病情发展可累及双侧关节，病变附近骨质可有不规则骨质缺损，CT 上多表现为骨皮质浅弧形、波浪状、或类圆形缺损，较 X 线及 MRI 显示更清晰（图 8-3-4）。CT 对于区分慢性痛风石和其他原因引起的关节周围软组织肿胀也较 X 线有一定的优势，痛风石多为类圆形或梭形，呈稍高于肌肉的均匀软组织密度，可伴有斑点状钙化或呈均匀性钙质样密度，高密度分辨率的特点使 CT 对于痛风石内的云雾状钙化有着更好的敏感性（图 8-3-5）。此外，CT 也更容易发现关节腔内的积液（图 8-3-6）。在痛风进入慢性期后，最主要的特点就是痛风石形成，CT 不仅能发现痛风石的存在，经过后处理技术，CT 还能评估痛风石的体积大小，三维重建

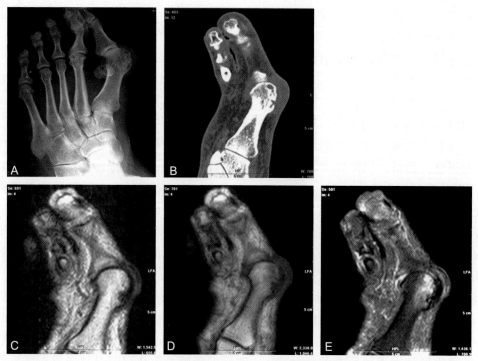

图 8-3-4　男，71 岁，病史 7 年

A. X 线检查发现左侧第 1 跖趾关节周围软组织肿胀，可见骨质破坏；B. CT 可更清晰地显示软组织肿胀及穿凿样骨质破坏；

C、D、E. MRI 检查显示骨质破坏效果不如 X 线及 CT，但可见骨髓水肿

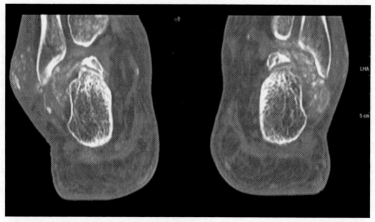

图 8-3-5　男，63 岁，病史 10 余年，CT 平扫显示双踝关节周围软组织肿胀，内斑点状尿酸盐沉积

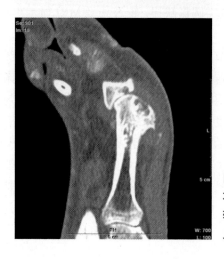

图 8-3-6　男，51 岁，病史 6 余年，CT 平扫示右侧第 1 跖趾关节可见明显的骨质破坏，周围软组织肿胀，内可见斑点状高密度，关节腔内见较多液体

技术能直观地显示痛风石的数量、位置、大小和痛风石对邻近关节的侵蚀情况（图 8-3-7）。CT 的这些应用不仅可以诊断痛风，还为痛风的病情评估提供了客观有效的证据。

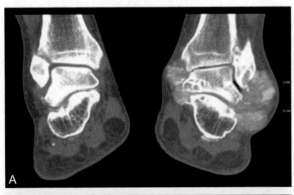

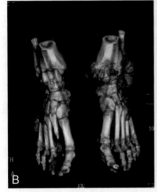
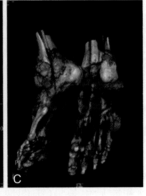

图 8-3-7　男，73 岁，病史 8 余年
A. CT 平扫显示左侧踝关节骨质破坏，周围软组织肿胀，内斑点状尿酸盐沉积；B、C. VR 更直观展示痛风石的存在，双侧足部见多发痛风石形成

2. 第 1 跖趾关节是最常见的特征性好发部位，骨质破坏常见于第 1 跖骨头远端的内侧或背侧，其次是跖骨外侧，第 1 近节趾骨近端少见，常合并邻近软组织肿胀。痛风石沉积于受累关节周围软组织内或破坏的骨质内，CT 上呈斑片状或结节样，常与邻近关节破坏、关节周围软组织肿胀并存。MRI 还可以观察到关节面下囊变、骨髓水肿和关节积液（图 8-3-8，图 8-3-9）。

3. 手和腕关节也经常受累，通常有双侧但不对称的关节和软组织畸形。最常受累的关节依次为远端指间关节、近端指间关节和掌指关节。软组织肿胀及痛风结节多形成于受累关节的背侧，其次为关节两侧，腕骨间关节和腕掌关节亦可有受累，并可见骨质破坏。在 MRI 上，痛风石在 T_1WI 表现为中低信号，脂肪抑制 T_2WI 上表现为中高信号，增强扫描显示明显强化（图 8-3-10）。

4. 肘关节主要呈现鹰嘴滑囊炎或软组织痛风石所致的肘关节两侧软组织肿胀，可伴有尺骨鹰嘴骨质增生和破坏（图 8-3-11）。

5. 膝关节早期为滑膜炎，胫、腓骨近端两侧出现软组织肿胀及痛风石形成，邻近骨质穿凿样骨破坏，但关节间隙正常，受累膝关节间隙内亦可见到少量痛风石，胫骨平台关节面破坏常不明显或较轻微。较大的痛风结节所致的腓骨囊状骨质破坏与骨肿瘤不易区分。髌骨前痛风结节多为软组织肿块状，可影响关节功能，膝关节后方可出现腘窝囊肿，内为含尿酸盐晶体的液体，关节

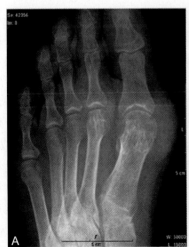
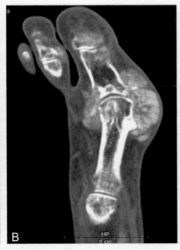
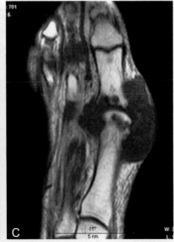

图 8-3-8　A. X 线片显示第 1 跖趾关节痛风性关节炎，第 1 跖趾关节周围软组织肿胀，密度增高，第 1 跖骨头囊状、虫蚀样骨质破坏；B. CT 显示痛风石呈不均匀高密度影，并清晰显示该患者第 1 近节趾骨基底部囊状、边缘偏心骨质吸收，边缘硬化；C. MR 的 T_1WI 显示痛风石呈均匀长 T_1 异常信号，并清晰显示了关节周围骨侵蚀范围

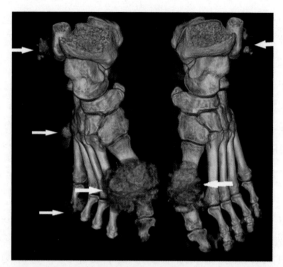

图 8-3-9　CT 三维重建图像示双侧第 1 跖趾关节、右侧第 5 远侧趾间关节、右侧第 5 跖趾关节和双侧外踝周围软组织内见团块状、砂石样痛风结节（箭头）

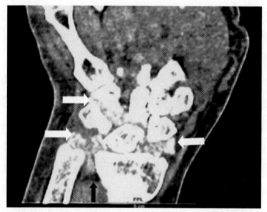

图 8-3-10　右侧腕关节痛风性关节炎，桡尺远侧关节和腕部诸小关节间隙内见砂石样高密度

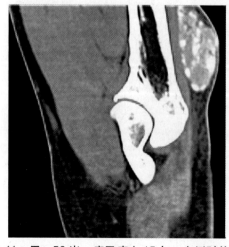

图 8-3-11　男，56 岁，痛风病史 15 年。左侧肘关节背侧皮下见一团块状砂石样高密度，为痛风石形成，周围皮下脂肪密度增高，见多发条索样高密度

造影可显示囊肿的形状和范围。膝关节腔内痛风石多数呈 T_1WI 为低信号，T_2WI 为中等信号或高信号，增强扫描周边变强化，相邻股骨髁骨质侵蚀破坏（图 8-3-12 ～图 8-3-14）。

6. 踝关节痛风结节好发于韧带和肌腱，多呈条块状邻近骨质生长，周围骨质多显示弧形或波浪状骨质破坏，周围常见骨髓水肿信号和软组织水肿，可能有融合生长的趋势。距腓前韧带为踝跗关节痛风石最常受累韧带，跟腱为最常受累肌腱，痛风石最易累及的关节为楔骨间关节（图 8-3-15）。

7. 尿酸盐沉积于髌骨时，外上方可见地图样溶骨性破坏区。髌骨前方多有软组织结节，其内可有片絮状、结节状高密度痛风石。

8. 痛风引起的脊柱病变较少见，常发生于低位胸椎或腰椎，并常与四肢病变并存。当尿酸盐沉积于椎间盘和邻近椎体时，X 线片可显示椎间隙变窄，椎体终板处边界清晰或模糊的骨质破坏区及反应性硬化。椎管内尿酸盐沉积时，临床上可出现神经压迫症状，脊髓造影显示硬膜外充盈缺损区，椎间小关节及韧带也可受累。

传统 CT 评价 17 例脊柱痛风性关节炎，主要累及下腰椎，高密度痛风石在椎体小关节周围向前和向后生长，CT 图像可显示骨吸收、小关节糜烂、关节腔狭窄（图 8-3-16）。韩国一项研究显示，95 例痛风患者，15 例传统 CT 扫描，伴有脊髓症状的痛风患者中轴骨沉积的频率为 15.8%，腰椎区是脊柱最常见的受累部位。此外，糖尿病与中轴骨痛风的影像学证据相关。Zhang Ting 等做患者水平的系统性综述，来总结的特点。他们总结了 127 个研究中的 142 个病例，发现人们低估了脊柱痛风的发病率，孤立性脊柱痛风性关节炎独立于外周关节炎而存在。当痛风患者发生腰痛和神经系统受累时，应该想到脊柱痛风性关节炎。DECT 是一种很有前景的技术，可以对脊柱痛风性关节炎启动早期干预，与侵入性治疗形成互补。

9. 髋关节和骶髂关节，痛风可合并股骨头坏死，可能是类固醇药物、饮酒及高三酰甘油血症引起的脂肪栓塞所致。局部 pH 减低所致的尿酸盐沉积亦可导致髋关节痛风性股骨头坏死。骶髂关节，痛风早期可出现骶髂关节炎，多伴有其他部位的明显症状和体征。骶髂关节炎表现为关节面硬化及不规则囊变区，局部骨质疏松和关节间隙

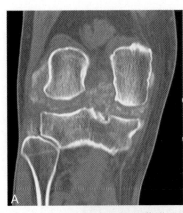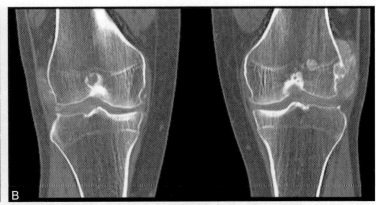

图 8-3-12 A. 显示痛风患者膝关节内、股骨外侧髁外缘痛风石形成，邻近骨质破坏不明显；B. 显示患者双膝关节受累，左侧为著，膝关节间隙内及股骨外侧髁外缘痛风石形成，邻近骨质囊状、虫蚀样骨质破坏

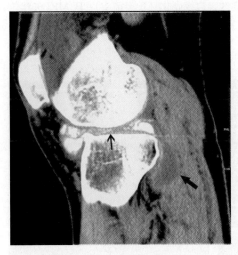

图 8-3-13 膝关节 CT 矢状位示关节后下方软组织内见囊状水样密度，边界清晰，即腘窝囊肿（粗箭头），关节腔内砂石样痛风石形成（细箭头）

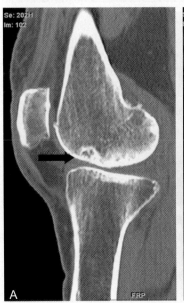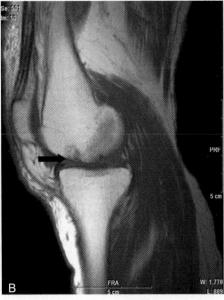

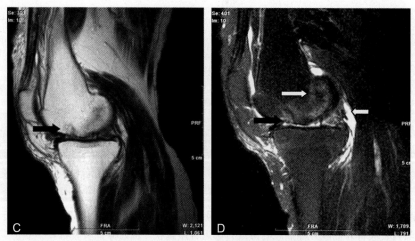

图 8-3-14 女，78岁，左侧膝关节痛风性关节炎

A. CT 矢状位示关节面软骨破坏，其下骨质见囊状低密度区，边缘硬化（长黑箭头）；B. MRI 矢状位；C. T_1WI；D. T_2WI，T_2WI 压脂像示关节软骨局部缺损（长黑箭头），关节面下骨质见大片状骨髓水肿信号（长白箭头），还可见关节积液（短白箭头）

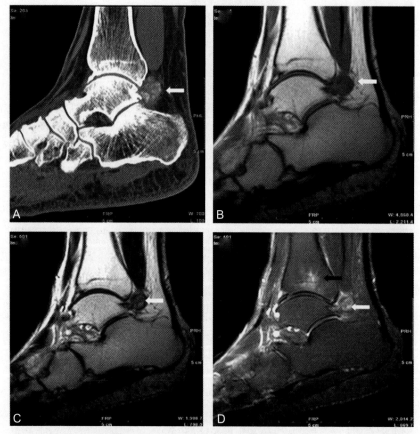

图 8-3-15 男，54岁，痛风病史 16 年

A. 矢状位 CT 图像显示左侧踝关节后部软组织内卵圆形高密度痛风结节（白箭头），邻近骨质不规则破坏，边缘硬化；B. 矢状位 T_1WI 图像痛风结节呈均匀长 T_1 信号（白箭头）；C. 矢状位 T_2WI 图像显示痛风结节呈不均匀等、高信号（白箭头）；D. 矢状位压脂 T_2WI 图像显示痛风结节呈欠均匀的高信号（白箭头），并可见显示受累关节骨髓水肿（黑箭头）及少量的关节积液

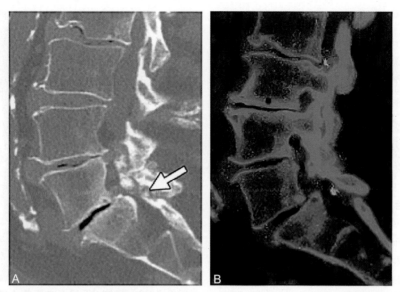

图 8-3-16　A. 传统 CT 显示 L_5/S_1 层面的痛风石；B. 同一个患者，显示 $L_{2/3}$、L_5/S_1 层面椎体小关节的尿酸盐沉积

消失。单侧或双侧发病，左侧更为多见和明显。晚期可见明显高密度痛风石形成于骶髂关节间隙内（图 8-17）。

（三）痛风的双能 CT 表现

过去人们根据不同成分的特异的衰减特性，利用双能 CT 鉴别肾脏尿酸盐结石和钙盐结石，这提示我们双能 CT 对痛风的诊断也会有帮助。双能 CT 的双能量成像痛风结石识别功能能够显示出关节中可能存在的尿酸盐结晶。使用对比剂增强扫描的双能量成像能够进一步提高痛风结石诊断的特异性和可靠性。对于已经确诊痛风的患者，双能 CT 可以对亚临床痛风石体积进行连续定量监测来评估治疗效果。此外，对于不明原因关节疼痛的患者，双能 CT 也是一种很有效的筛查手段，

用来排除痛风所致的关节损害。

通过应用双能痛风结石识别技术可以将尿酸盐结石、骨性结构和造影剂同时显示出来，并赋予不同的伪彩色显示。如图 8-3-18 所示，尿酸盐结石的 X 线衰减值与骨性结构（包括与碘的 X 线衰减值相近的松质骨）的 X 线衰减值相比，差别非常之大，在算法中使用一条蓝色的直线就能够将尿酸盐结石的体素与其他组织体素区分开来。图中的粉红色直线代表软组织在造影剂增强过程中 X 线的衰减（图 8-3-18）。

临床上双能 CT 已用来对人体不同部位的尿酸盐沉积进行评估，双能 CT 配套的软件可准确发现并计算尿酸盐结晶的体积（图 8-3-19）。CT 三维容积成像技术可以直观地显示尿酸盐晶体的

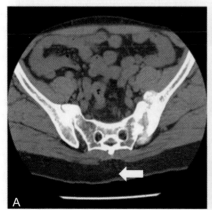
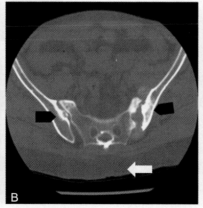
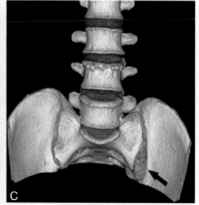

图 8-3-17　A、B. 显示痛风累及骶髂关节时，患者左侧骶髂关节内痛风石填充（白箭头），邻近骨质不规则破坏并可见硬化边（黑箭头）；C. VR 图像显示痛风石填充于受累骶髂关节内

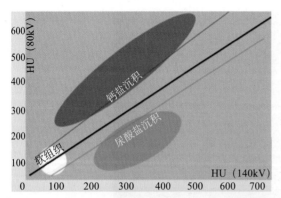

图 8-3-18 双能 CT 后处理技术所示组织成分分析原理：*y* 轴代表低电压（80kV）球管所测的衰减值，*x* 轴代表高电压球管（140kV）所测得的衰减值。粉红色直线之上的表示钙盐沉积（Calcium），蓝线以下的表示尿酸盐沉积（uric acid），两者之间表示软组织（soft Tissue）

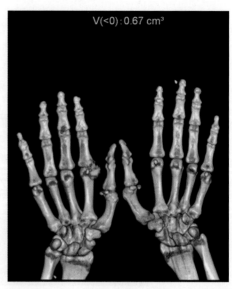

图 8-3-20 双能 CT 显示右手第 1 掌指关节绿色编码的尿酸盐沉积及体积

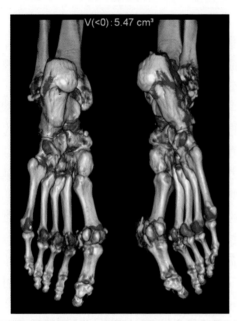

图 8-3-19 双侧踝关节、跗部、跖趾关节多发绿色编码的尿酸盐沉积及总体积

数量、沉积部位及大小，其可发现的最小尿酸盐结晶的直径为 3mm（图 8-3-20）。一项对 31 例可疑痛风患者滑膜液分析及双能 CT 评估的研究表明，显微镜尿酸盐结晶阳性的 12 例患者中，双能 CT 均证实有尿酸盐结晶沉积（100%）；显微镜尿酸盐结晶阴性患者中，79% ~ 89% 的患者在双能 CT 检查中也未证实有尿酸盐结晶沉积。双能 CT 总精确率达 87% ~ 94%。显微镜证实的痛风患者中，双能 CT 的阳性预测值是 75% ~ 86%，阴性预测值是 100%。另外，一项回顾性研究对符合美国风湿病学会 1977 年分类标准的痛风患者行四

肢双能 CT 检查分析，发现双能 CT 检出尿酸盐结晶的敏感度为 72.6%，特异度为 100%，准确度为 75.9%。表明双能 CT 能发现更多部位、更小体积的尿酸盐结晶，提示其在痛风早期诊断中具有潜在的价值（图 8-3-21）。在痛风的诊断和治疗中，双能 CT 早期发现、色彩标记及多平面立体重建的优点得到医务工作者的认可（图 8-3-22，图 8-3-23）。双能 CT 采用了剂量调控系统（CareDOSE 4D）软件，针对不同人的体格特点调节扫描参数，使辐射剂量降到最低，其外周关节扫描的平均辐射剂量为 2 ~ 3mSv，在安全范围之内。

在 2015 年美国风湿病学会 / 欧洲抗风湿病联盟（ACR / EULAR）制定的痛风分类标准中，

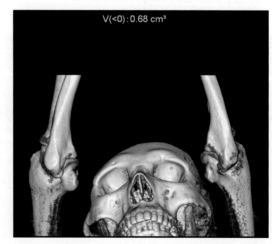

图 8-3-21 双能 CT 显示双侧肘关节绿色编码的尿酸盐沉积及总体积

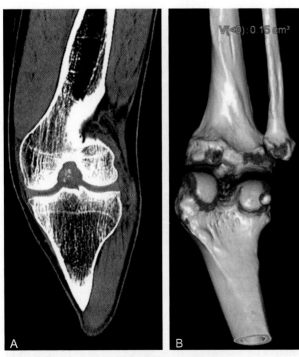

图 8-3-22　A. 传统 CT 显示膝关节腘窝痛风石形成；B. 双能 CT 显示膝关节交叉韧带绿色编码的尿酸盐沉积及总体积

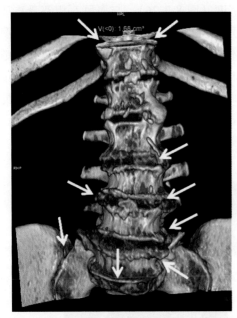

图 8-3-23　双能 CT 显示沿腰椎和可见的下胸椎、骶骨和骶髂关节有大量绿色编码的尿酸盐晶体沉积灶及总体积

评分 8 分即诊断痛风，而双能 CT 检测出尿酸盐沉积阳性就占了 4 分，可见该检查技术在诊断痛风上的重要性。新的诊断标准效力较高，敏感度和特异度分别为 92% 和 89%，可用于痛风急性期的评估，同时也适用于慢性期痛风的评估。

在一项横断面研究中，68 例痛风患者纳入研究，利用双能 CT 计算足踝部的尿酸盐含量，利用荷兰风险预测评分和弗雷明汉评分评估患者的心血管事件历史和心血管危险因素。结果发现，心血管事件历史可能与痛风确诊时就已经存在的尿酸盐含量有关。诊断痛风时，有必要评估和治疗心血管危险因素。128 例痛风患者纳入研究，双能 CT 测量患者膝关节和足部的尿酸盐体积作为基线资料，并进行 2 年随访。结果显示，双能 CT 测量的尿酸盐体积是心脏 - 代谢疾病新发风险，以及全因死亡率的生物标志物。

（四）痛风的宝石能谱 CT 表现

已经了解到能谱 CT 的基本成像原理，即利用物质分离技术把每种组织分解成任意两种已知物质的组合，得到不同的配对基物质（例如碘 / 水配对、钙 / 水配对、尿酸 / 钙配对等）图像，进而定量分析组织内配对基物质的含量。

能谱成像基物质对的选择具体到痛风病的诊断中应该选择尿酸和钙配对基物质图像，原因在于痛风受累关节的主要构成组织为痛风石与邻近关节组成骨。有研究显示骨皮质及骨松质的钙含量明显高于邻近尿酸盐沉积灶及软组织中的钙含量，可以在钙基图像上良好地显示骨质破坏边缘的情况。同时沉积在关节内的痛风石具有明显的骨质侵蚀特性，是痛风性关节炎引起骨质破坏发展的一个重要决定因素，因此在使用尿酸基图像检测痛风石的同时可以在钙基图像上清晰显示出痛风石邻近关节骨质的侵蚀破坏情况。同时把水和钙选择为第二对基物质，水是常规 CT 成像的基准物质之一，而钙则是人体骨骼的主要成分，也是诸多钙化病变的主要成分，并且这两种物质在人体中的含量最多（图 8-3-24）。据报道痛风石、肌肉、骨皮质及骨松质这 4 种组织的尿酸（钙）浓度和水（钙）浓度组间两两比较均有明显的统计学差异，同时痛风石的钙（尿酸）浓度及钙（水）浓度与骨皮质及骨松质间也有统计学差异。但痛风石与肌肉在钙（尿酸）浓度及钙（水）浓度间的差异没有统计学意义。这说明能谱 CT 基物质图像可以方便快捷地检测痛风患者外周关节内的尿酸盐沉积及定量测量痛风石内的基物质浓度，为无创性诊断痛风提供了新的方法。

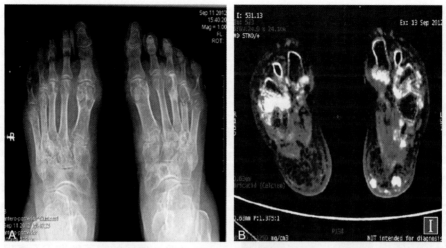

图 8-3-24　男，62 岁，病史 7 余年

A. 该痛风患者双足的普通 X 线片，可以看到双足、踝关节周围多发片状及结节状高密度，邻近关节面骨质呈穿凿样破坏，并且合并病理性骨折；B. 表明尿酸（钙）基图像上除了能显示出 X 线片上沉积的痛风石外，在左足跟皮下软组织内也可以检测到多枚痛风石

三、CT 诊断与鉴别诊断

（一）急性痛风性关节炎的 CT 诊断

1. 传统 CT 诊断　急性痛风发作期，表现为突发性关节旁弥漫性或局限性软组织肿胀，多见于跖趾关节、掌指关节、膝关节旁和肘关节鹰嘴两侧（图 8-3-25，图 8-3-26）。关节肿胀呈弥漫性，为软组织水肿所致，表现为关节周围软组织增厚，皮下及肌间脂肪内可见网格状和斑片状软组织密度，肌肉密度减低，CT 增强扫描未见明显强化（图 8-3-27）。早期痛风石多为单侧或非对称性肿块，位于鹰嘴部者可能是滑囊肿胀所致（图 8-3-28）。痛风石多呈类圆形或梭形，密度高于肌肉组织，结节内可伴有斑点状钙化或呈均匀性钙质样密度（图 8-3-26）。与痛风石相邻骨皮质可出现骨质吸收或缺损，较为典型的表现为穿凿样骨质破坏和悬空边缘征的出现（图 8-3-29）。滑囊炎性肿胀表现为边界清楚的卵圆形密度，常偏于关节之侧，平扫时囊壁通常难以显示，偶可见到线样钙化。增强扫描囊壁呈线状轻中度强化。关节腔积液时，还可见到液性低密度影。

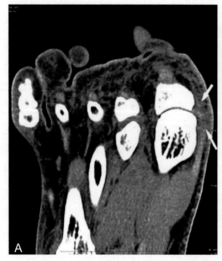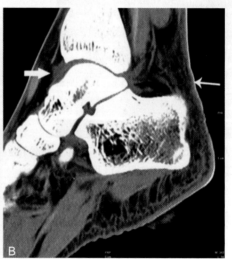

图 8-3-25　男，55 岁，急性痛风性关节炎患者

A 显示右侧第 1 跖趾关节内侧软组织局限性肿胀，内见片状液体密度，周围皮下脂肪见网格样软组织密度（箭头），相邻骨质未见明显破坏；B. 显示踝关节腔内较多的液体密度（粗箭头），后部软组织肿胀，皮下见网格样软组织影（细箭头）

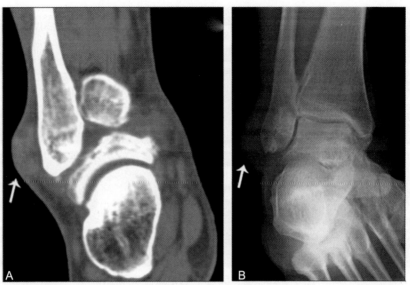

图 8-3-26　男，45 岁，无外伤史，右足外踝急性疼痛就诊，行 X 线（B）与 CT（A）检查均发现非特异性的软组织肿块，后证实为痛风石

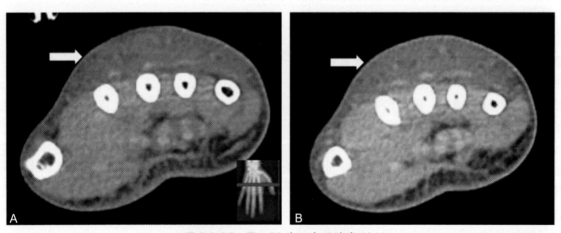

图 8-3-27　男，70 岁，右手肿痛 13d

A. 右手 CT 横轴位 CT 平扫，显示手背软组织明显肿胀（箭头）；B. CT 强化扫描，显示手背软组织未见明显强化

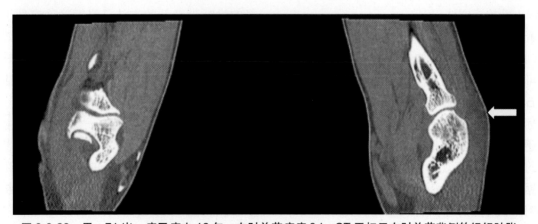

图 8-3-28　男，71 岁，痛风病史 16 年，左肘关节疼痛 3d。CT 平扫示左肘关节背侧软组织肿胀

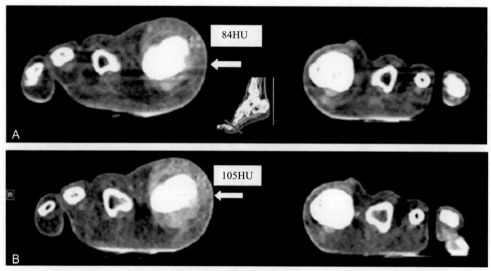

图 8-3-29　男，58 岁，右足急性痛风发作

A. 右足第 1 跖趾关节 CT 平扫示周围软组织增厚，内见多发斑片尿酸盐沉积，CT 值为 84HU，相邻骨质见弧形压迹，左侧第 1 跖趾关节正常；B. CT 增强扫描右足第 1 跖趾关节周围痛风石轻度强化，CT 值为 105HU

2. 双能 CT 诊断　急性痛风的特点主要表现为关节炎，最常累及跖趾关节等肢体远端关节，也可累及中轴骨。急性痛风发作时，受累关节肿胀、发热、疼痛，表面皮肤颜色变红，与其他病因所致的关节炎症状类似，因而给临床诊断带来很大的挑战，虽然可以通过实验室检查来测定患者的血尿酸水平，但研究表明血尿酸水平高低与痛风发作无必然联系，并且也不能排除痛风患者患其他病因所致的关节炎。目前痛风诊断的金标准为在偏光显微镜下看到双关节液中出现双折射针状的尿酸钠晶体，但该检查为侵入性检查，并且有可能发生并发症。在这种情况下，迫切需要一种能够在典型影像学征象出现之前就能诊断痛风的非侵入性检查方法。

随着双能 CT 的出现，上述问题迎刃而解。双能 CT 成像原理的应用使扫描目标组织成分分析成为可能，在痛风尚未发展到骨质破坏和典型的痛风石形成时期，通过对组织成分分析就可鉴别出目标组织内是否含有尿酸盐结晶，利用后处理技术还可以给不同组织标记不同的伪色彩，使尿酸盐的诊断更加直观，为早期痛风的诊断提供确凿证据。2007 年 Johnson 等报道了一例通过双能 CT 诊断不典型的急性痛风性关节炎。2008 年 Choi HK 等研究指出双能 CT 能量技术能够提供尿酸盐沉积的彩色能量图，可以帮助确定痛风石沉积的亚临床位置，并通过自动扫描体积估算测量尿酸盐结晶大小，因此，他们认为应该建立更大规模的研究，以确定尿酸钠晶体在不同阶段的敏感性和特异性。此后，Savvakis 等描述了 5 例急性病例，通过双能 CT 进行了确诊或排除诊断。一项关节镜检研究证实：首次急性发作的急性痛风性关节炎患者关节腔内可见痛风石产生，双能 CT 对首次发作的急性痛风性关节炎亦有一定的诊断价值。一项研究回顾 11 例临床诊断为首次发作的急性痛风性关节炎，81.82% 的患者可见绿色伪彩显示。可见，双能 CT 可作为一种潜在诊断急性期痛风的工具。

在临床工作中，还可能漏诊一些亚临床痛风患者。双能 CT 的双能量技术的应用为亚临床痛风的诊断带来新的方法，早期确诊有助于临床医师及时对这部分患者采取治疗措施，有效延缓病情发展，减少痛风远期并发症给患者带来的痛苦，对于减轻患者的负担、提高患者整体生活质量具有重大的临床意义。

痛风患者所患关节炎一定是痛风性关节炎吗？答案是否定的，但是有时很难鉴别患者的关节炎症状是痛风的发作还是其他原因导致，如果能明确受累关节是否有尿酸盐沉积，诊断就容易多了。双能 CT 目标组织分析能力显然在这方面有着极大的优势，在临床工作中可以对一些原因不明的关节炎患者进行双能 CT 检查，以排除或协助诊断痛风性关节炎（图 8-3-30）。

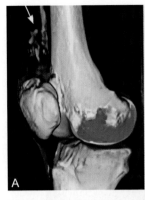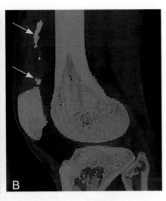

图 8-3-30　男，38 岁，痛风病史 6 年，右膝关节肿痛 10 余天就诊

A. VR 图像示右侧髌骨上方软组织内多发尿酸盐沉积（箭头）；B. MPR 图像示右侧髌骨上方软组织内多发尿酸盐沉积（箭头）

3. 宝石能谱 CT 诊断　宝石能谱 CT 由于采用了能谱成像模式，可以获得单能谱成像，从而可以对被测组织进行物质分离以及对其成分进行模拟定量分析。近年出现的双能能谱 CT 由于使用了以瞬时双 kVp 为核心的能谱成像技术，因而实现了物质分离，它可以利用物质分离技术把任意一种组织解离为两种已知物质的组合，得到不同的配对基物质（例如钙／水配对、碘／水配对、尿酸／钙配对等）图像，从而定量分析该组织内的配对基物质含量。使用不同的基物质对于模拟某种组织能提供丰富的定量信息，从而可以对不同组织来源的物质进行鉴别。宝石 CT 能谱成像技术较传统 CT 能够显示更多的痛风石数量及更小的痛风石，从而为痛风的早期诊断提供了一种新方法（图 8-3-31）。

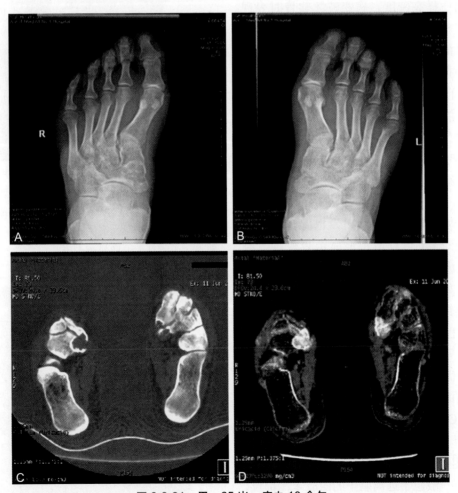

图 8-3-31　男，65 岁，病史 10 余年

A、B. 为该患者双足 X 线片，在关节周围未见明显高密度，关节邻近骨质亦未见明显破坏征象；C、D. 分别为该患者双足尿酸（钙）基图像及钙（尿酸）基图像，尿酸（钙）基图像显示在双足内侧跗骨间关节可见类圆形痛风石沉积，并向邻近骨质内侵蚀，钙（尿酸）基图像示受侵蚀骨质边缘形成清晰的硬化带

（二）慢性痛风性关节炎的 CT 诊断

1. 传统 CT 诊断　急性痛风性关节炎的反复发作可发展为多关节受累，并从急性期的关节局部肿胀发展为慢性期的局部骨质缺损、关节畸形。尿酸盐结晶沉积于关节附近的肌腱、腱鞘及皮肤结缔组织中，形成大小不一的痛风石，CT 值在 179HU 左右，边界清楚，并逐渐增多，受累关节骨性关节面边缘或关节面下可出现圆形、卵圆形囊状穿凿样骨质破坏，边缘锐利清楚、多有硬化缘，骨质破坏呈高于肌肉的软组织密度，可伴有斑点状钙化或呈均匀性钙质样高密度，相邻骨皮质可轻度膨胀或局限性缺损，随病程进展，骨端破坏区进一步增多增大，并向骨干延伸。多发性骨质破坏可相互靠近或融合，使骨端呈蜂窝状，但边缘多仍锐利清楚。关节滑膜和纤维囊亦可弥漫性增厚，充填部分关节腔，并向关节囊外突出，呈较均匀的钙质样高密度。病变破坏软骨时表现为关节间隙变窄，骨性关节面模糊、中断或局灶性缺损，受累的关节若继续负重或使用，则出现退行性变，包括骨性关节面边缘致密或小骨刺形成（图 8-3-32）。

计算机断层扫描（CT）及其后处理技术能够极好地显示痛风患者的痛风石，对手足小关节病变的显示 CT 明显优于 X 线片。CT 多用于结构复杂的部位，X 线片上显示不清的细微的痛风石钙化，以及小的骨质破坏（图 8-3-33）。另外，CT 在评估痛风并发症和引导抽吸时，也有其特定的临床应用。由于 CT 可以清楚地显示骨侵蚀，有可能对慢性痛风的骨侵蚀机制提供依据。鉴于 CT 对骨侵蚀有极好的敏感性和特异性，这种成像方式可以同时测评皮下和骨内痛风石的尺寸，以及邻近骨的侵蚀程度。

除了其特异性和可靠性，CT 还有对于系列评估图像存储的优势。CT 允许快速扫描多个关节和痛风石，扫描时间短，这有利于关节疼痛或畸形患者。另外，CT 先进的后处理技术也使得痛风的诊断更加一目了然（图 8-3-34 ～ 图 8-3-36）。但是，CT 的使用也有其缺点，尤其是电离辐射的使用，虽然痛风石一般位于远离躯干的四肢末端部位，但仍有一定的辐射风险。此外，虽然可以迅速获得扫描数据，但是三维体积评估可耗费较多时间。

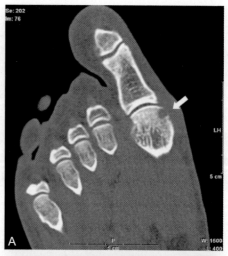
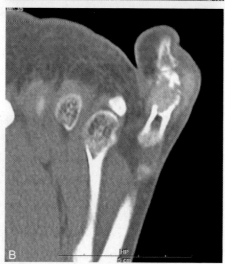

图 8-3-32　男，51 岁，痛风病史 10 余年

A. 显示患者第 1 跖趾关节内侧软组织轻度肿胀，邻近第 1 跖骨头内侧偏心性圆形囊状骨质破坏（箭头）；B. 显示患者第 5 近节、中节趾骨大范围骨质破坏，边缘硬化，近节趾间关节骨性关节面显示不清

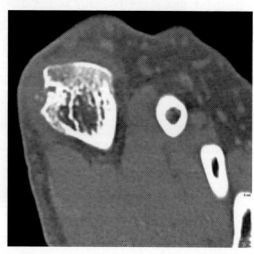

图 8-3-33　CT 平扫显示左足第 1 跖趾关节远端骨质穿凿样破坏

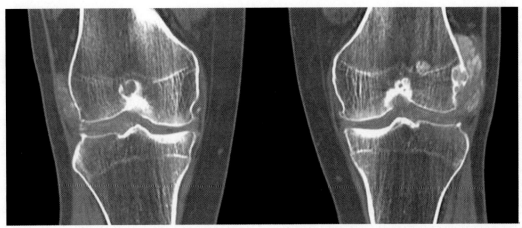

图 8-3-34 男，82 岁，病程 22 年。检查部位为双膝关节。CT 平扫冠状位重建显示双膝关节间隙、股骨外侧髁外侧软组织内多发片状高密度，邻近骨质不同程度破坏，左膝为著

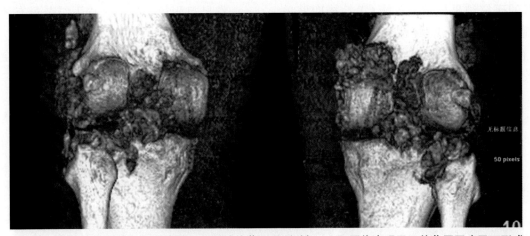

图 8-3-35 CT 平扫冠状位重建显示双侧膝关节面骨质破坏，VR 图像直观显示关节周围痛风石形成

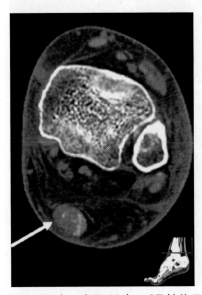

图 8-3-36 男，65 岁，痛风 20 年。CT 轴位示左侧跟腱可见点片状痛风石沉积（箭头）

2. 双能 CT 诊断　双能 CT 的应用给痛风石的鉴定提供更为先进的方法。双源拥有两个球管，一个管电压是 140kV，另一个为 80kV。利用图像的分解算法，双能 CT 可以高度精确地确定尿酸肾结石，并将其与体内和体外的含钙结石区分开。基于上述观点，可以使用一个修正的双能 CT 肾结石显示标准来确定关节内和关节周围软组织的尿酸盐沉积。双能 CT 的伪彩色编码将尿酸盐沉积编码为红色，而钙化为蓝色，这易于区分尿酸盐沉积和钙化。研究证明双能 CT 能评估痛风患者的尿酸盐沉积，特别是确定无症状的痛风石；双能 CT 扫描显示的尿酸盐沉积是标准体格检查的 4 倍；双能 CT 的彩色编码信息和特定的软件可以评估痛风患者周围关节的总尿酸沉积量，表明双能 CT 可以在痛风的潜伏期探测到尿酸盐沉积，这对于药物预防、治疗早期的痛风性骨关节炎和

骨质破坏，延缓病情发展，减少后期痛风并发症的发生均具有重要的临床意义。双能 CT 自动体积评估软件可以精确地测量痛风石的大小，并且双能 CT 扫描周围关节的辐射剂量非常小，扫描完全身周围关节只需 2 ～ 3mSv，为临床痛风患者的疗效评估提供了便捷可靠的工具（图 8-3-37，图 8-3-38）。2010 年 Dalbeth N 等通过多种方法对慢性痛风石、痛风性关节炎进行回顾性系统评估指出：双能 CT 可以对痛风石进行体积大小的测定。此后，有研究对 20 例慢性痛风患者进行双能 CT 平扫时，可见到明显的尿酸盐结晶沉积，而作为对照的其他关节炎 10 例患者则未发现明显沉积。另外，Paul I 等一项对 241 例病程超过 2 年的慢性痛风患者的研究结果显示：双能 CT 扫描四肢关节，发现 148 例患者尿酸盐结晶阳性比例为 61.4%，在这 148 例患者中，足、膝关节、踝关节、肘关节、手、腕关节尿酸盐阳性比例分别为 68.2%、56.1%、53.4%、27.7%、16.9%、16.9%。以上均提示：双能 CT 对痛风患者的尿酸盐沉积评估，尤其是在痛风石的鉴别方面具有较高的应用价值。

由于可以相对特异地标注尿酸盐沉积，双能 CT 亦可用于排除痛风患者的非痛风性关节病变（图 8-3-39）。

慢性痛风性关节炎患者在治疗过程中，可以通过对比治疗前后痛风石的数量及大小变化来评估治疗效果。常见的临床评估方法有计数痛风石的个数并使用卷尺或测径器进行体表体积测量，或采用辅助检测 X 线、CT、MRI 和超声等。

卷尺与测径器是测量皮下结节最有效的直接测量方法，该方法可操作性强、成本低，但不能测量体内较深的尿酸盐结晶，无法获得全部尿酸

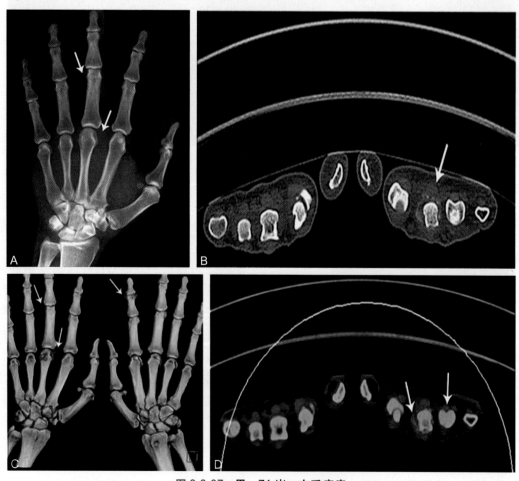

图 8-3-37　男，71 岁，左手疼痛

A. X 线片正位面显示第 3 掌指关节和近侧指间关节周围模糊的高密度（箭头）；B. CT 平扫轴位面显示第 3 掌指关节周围软组织内结节状高密度（箭头）；C. 双能 CT 平扫冠位面的容积再现图像显示红色的尿酸盐沉积，确诊为痛风；D. 颜色编码的双能 CT 平扫轴位面的双物质分解图像显示红色的尿酸盐沉积（箭头）

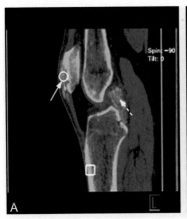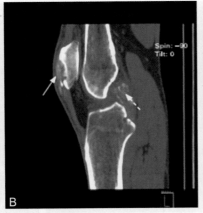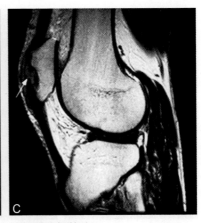

图 8-3-38　双能 CT 扫描痛风患者的膝关节，应用 3 种物质分解算法

A. 应用分解算法；B. 普通平扫；C. MRI 的 T_1WI 图像。侵蚀髌骨的软组织肿块（实线箭头）经穿刺抽吸或显微镜检查证实为痛风石。另一个痛风石沿着后交叉韧带沉积（虚线箭头）

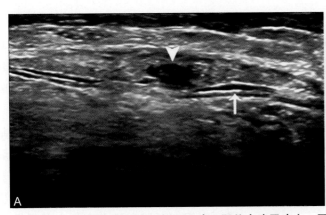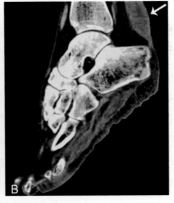

图 8-3-39　女，54 岁，既往有痛风病史，因足背区疼痛就诊

A. 超声提示跟腱肿大，内部有液体回声（粗箭头），跟腱移行处撕裂（细箭头）；B. 为了确定跟腱撕裂是否由痛风引起，给患者进行了双能 CT 的检查。双能 CT 显示跟腱肿大（箭头）并跟腱撕裂，没有代表尿酸盐沉积的伪色彩，进而排除了痛风为跟腱撕裂的病因

盐沉积的信息，其可重复性受到解剖部位、大小及观察者经验等多因素的影响。传统的成像工具中，尽管 X 线可以较好地显示晚期骨质破坏，但痛风石在 X 线片上并非总是可见，而且，即使可见其边缘也较难判别，不能很好地用于体积评估；CT 和 MRI 可以避免这种缺陷，显现肉眼看不见的、位置较深的晶体沉积物及组织，对痛风石检测及测量的敏感性、特异性均有所提高，但结晶的大小需要手工描绘轮廓辅以测量；超声对操作者依赖性强，而且痛风石的测量也仅限于几个指标。而双能 CT 既能检测皮下和深部组织是否有尿酸盐沉积物，又能利用其自带的自动化体积分析软件快速、准确地测量尿酸盐沉积物的体积大小，且对操作者依赖小。双能 CT 可通过三维容积成像软件检测患者体内痛风石的数量并测量尿酸盐

结晶体积治疗前后的变化，为评价慢性痛风的治疗效果提供了新的简单有效方法，临床应用前景广阔（图 8-3-40）。

双能 CT 虽然在发现尿酸盐结晶及痛风石方面有很大优势，但由于扫描技术因素，双能 CT 也有局限性。Melzer 等一项研究中发现双能 CT 未检测出慢性痛风石性关节炎患者尸检病理证实的两处足部痛风石，提示双能 CT 可能只能显示高密度的痛风石（即痛风石中体积比高于 15%～20% 的尿酸盐），而大部分痛风石是低于 150HU 的检测阈值（默认值），密度低的痛风石，尽管体积较大，也不会被双能 CT 识别。也有报道初次发作经晶体证实的急性痛风性关节炎患者双能 CT 的假阴性结果，尽管其原因尚不明确，但进一步扩大病例数，验证双能 CT 检查在痛风不同阶段诊断准

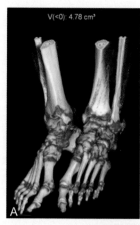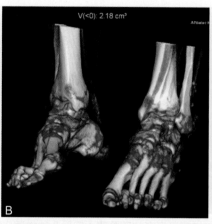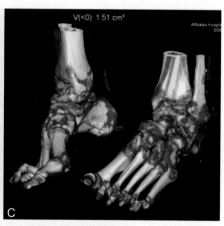

图 8-3-40 男，22 岁，接受非布司他治疗。双能 CT 扫描双侧足踝部图像

A. 2019 年 3 月 29 日检查，尿酸盐体积为 4.78cm³；B. 2019 年 7 月 17 日检查，尿酸盐体积为 2.18cm³；C. 2019 年 9 月 30 日检查，尿酸盐体积为 1.51cm³。通过双能 CT 图像，尿酸盐沉积量随着治疗时间的延长而减少

确性研究，是今后研究的方向之一。

双能 CT 在无创性诊断痛风的方面具有较大的优势，是尿酸盐结晶可视化的影像学工具，有较高的敏感性及特异性，并可以快速、自动化地显示尿酸盐结晶体积，较其他影像学检查具有独特的优势（图 8-3-41）。同时，双能 CT 在诊断急性痛风和慢性痛风，以及评估降尿酸疗效方面尚需要更深入的研究，这项新技术要使其作为疾病诊断和病情监测的常规检查手段，仍需大量临床数据支持。

在有症状的第 1 跖趾关节的早期痛风评估中，融合 CT 图像（40% 的 80kV 图像混合 60% 的 140kV 图像）联合 DECT 图像能提升诊断效能。单独使用 DECT 评估足踝部或膝关节痛风性关节炎，得到的诊断总体准确度是最好的。DECT／超声联合成像或多关节成像不能提高诊断总体准确度。研究纳入 153 例痛风患者，平均病程 15 年，别嘌醇平均治疗时间为 5 年，DECT 扫描双侧手腕部、足踝部和膝关节。结果在长期痛风患者的降尿酸治疗中，MSU 晶体沉积和骨侵蚀累及多个关节，包括手／手腕、足／足踝和膝关节是高度对称的。这些影像数据支持痛风的 MSU 晶体沉积的对称多关节病。DECT 对已确诊痛风患者具有较高的诊断准确性，但对近期发作的痛风患者（病程 1～4.3 周）的诊断敏感性较低。

3. 能谱 CT 诊断 能谱 CT 通过基物质图像上对外周关节内沉积的痛风石进行定量分析，显示痛风石内的尿酸（钙）浓度明显高于骨松质及肌肉组织，提示痛风石与这两种被累及关节主要组成组织在尿酸含量上有很大差异性，表明高尿酸含量的痛风石在尿酸（钙）基图像上可以被明确地显示（图 8-3-42），这有助于在基物质图像上对外周关节内可能的尿酸盐沉积进行检测。同时，在基物质图像的基础上还可以依据不同组织尿酸（钙）浓度的差异性使用伪彩色来对高尿酸含量的痛风石进行标记，从而更加清晰地显示痛风石的有无、大小、部位及分布状况。

应用能谱 CT 研究发现，痛风患者与正常人外周关节肌肉间的尿酸（钙）浓度有统计学差异，而骨皮质及骨松质的尿酸（钙）浓度间没有统

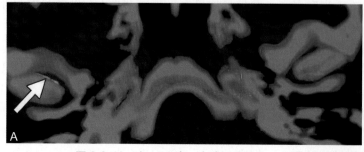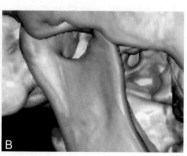

图 8-3-41 女，63 岁，有痛风家族史，无症状的右侧颞下颌关节见尿酸盐沉积

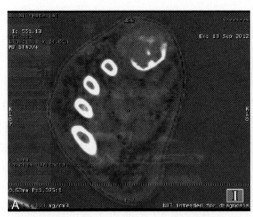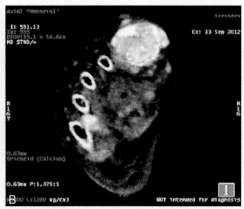

图 8-3-42　足能谱 CT 检查

A. 尿酸（钙）基图像可以通过尿酸（钙）浓度的差异性清晰显示高尿酸浓度的痛风石沉积；B. 钙（尿酸）基图像可以明确显示痛风石对邻近骨质的侵蚀情况，以及鉴别出痛风石内的钙化区

计学差异，提示了在痛风性关节炎的发病过程中，尿酸盐可能最先沉积于关节周围的肌肉组织中。因此可以通过监测关节旁肌肉组织的尿酸（钙）浓度的变化来较敏感地反映痛风患者关节周围的尿酸水平，这或许能够作为一种新的诊断工具，来预测高尿酸血症患痛风的风险以及评估痛风患者降尿酸治疗后的疗效。

（三）痛风性关节炎的 CT 鉴别诊断

临床上一些痛风患者急性发作的症状并不典型，与脓毒性关节炎、骨髓炎、CPPD 和类风湿关节炎的临床表现相似，且高达 42% 的急性痛风性关节炎发作患者血尿酸不高，使诊断变得复杂。老年人常合并有其他炎性关节病（如骨关节炎），有时与痛风难以鉴别，可能会延误痛风诊断并影响治疗（图 8-3-43）。双能 CT 检测尿酸盐结晶的特异性高，甚至可检出偏光显微镜不能检出的尿酸盐晶体，在鉴别临床表现不典型痛风患者及其他关节炎患者上具有重要价值。此外，如果炎症改变的程度与双能 CT 发现的晶体沉积量不成比例，可能需要考虑痛风以外的并发症。

利用一个圆柱形的软组织体模，Anna Døssing 等发现 DECT 可以用来检测尿酸单钠（MSU）、

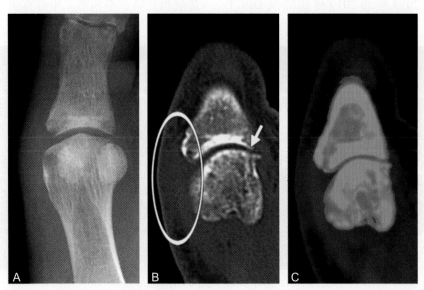

图 8-3-43　骨关节炎。52 岁男性，高尿酸血症，有痛风病史，第 1 跖趾关节疼痛和肿胀。怀疑急性痛风复发

A. X 线片显示第 1 跖趾关节内侧周围轻微不对称的软组织肿胀，无侵蚀或矿化迹象；B. 长轴位传统 CT 图像显示第 1 跖趾关节内侧周围软组织肿胀（椭圆形），伴有轻度外侧关节间隙狭窄（箭头）和早期骨赘形成；C. 彩色编码双能 CT 图像显示无尿酸盐晶体沉积，从而排除了痛风，诊断为骨关节炎

焦磷酸钙（CPP）和羟基磷灰石钙（HA）晶体沉积。当晶体沉积直径小于 3.7mm 时，无法鉴别 CPP 和 HA，但在标准临床扫描条件下，能够准确鉴别 MSU、CPP 和 HA。另一项研究发现 DECT 显示的 CPPD 与半月板组织标本显示的 CPPD 定位一致（图 8-3-44）。

（四）CT 的临床应用新进展

通过 DECT 扫描腕部、足踝部和膝关节，一项多中心研究表明，在用别嘌醇治疗的痛风患者中缓解标准所定义的缓解状态与更少的 DECT 尿酸盐晶体沉积相关。虽然这项研究支持暂时痛风缓解标准的有效性，但也表明达到这些标准的人可能存在尿酸盐沉积。

在一项初步研究中，比较随访 12 个月的双侧足踝部的 CT 骨侵蚀评分的变化，发现地诺单抗在强化降尿酸治疗痛风性骨侵蚀方面，没有提供额外的益处。利用 DECT 检测亚临床 MSU 沉积，并量化 MSU 沉积随时间的变化。结果发现快速痛风结节溶解和骨侵蚀重塑发生在培戈洛酶 / 甲氨蝶呤联合治疗期间。

87 例痛风患者纳入一项 2 年的随机临床研究，DECT 扫描足部、手足拍摄 X 线片，并对 DECT 显示的骨侵蚀和尿酸盐体积评分。这些发现表明，目标血尿酸水平 < 360μmol/L 的长期降尿酸治疗可以影响痛风患者的结构损伤，减少尿酸盐晶体沉积。

在一项比较 2013 年和 2019 年的痛风 DECT 检查的回顾性研究中，发现 2019 年出现放射科医师诊断不明确的频率显著降低，可能与间隔期的技术进步有关。2019 年关节穿刺的阴性率较低，这可能反映出临床对 DECT 结果的接受度增高。

在一项包含 104 例痛风患者的 2 年随机双盲对照试验中，与 < 300μmol/L 血尿酸浓度组相比，< 200μmol/L 血尿酸浓度组很难通过口服降尿酸治疗达到目标，导致较高的药物负担，且不能改进侵蚀性痛风的骨侵蚀评分。

在一项 89 例痛风患者的前瞻性研究中，评估 DECT 在 2015 年 ACR/EULAR 痛风分类标准中（临床标准亚组，临床 + 血尿酸亚组，临床 + 血尿酸 + DECT 亚组）的作用。结果显示，将血尿酸结果添加到临床亚组可改善诊断效能，但添加 DECT 结果不能，将 DECT 结果添加到临床 + 血尿酸亚组也不能。然而，DECT 在痛风分类中似乎有附加价值，特别是当尿酸盐晶体镜检为阴性时；仅 16% 的患者使用 DECT 时符合分类标准。

Uhlig T 等进行了一项包含 187 例痛风患者的 2 年的纵向研究，治疗目标血尿酸水平 < 360μmol/L，如果有痛风石则低于 300μmol/L，DECT 在基线水平、第一年、第二年各扫描一次患者的双侧足踝部，使用半定量的巴亚特法评分。研究发现在痛风患者中，当使用目标血尿酸水平 < 360μmol/L 的治疗方法时，通过 DECT 测量的足踝部的尿酸盐沉积在第一年和第二年都有所下降。

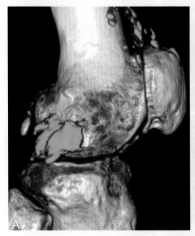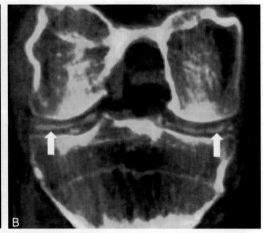

图 8-3-44　DECT 图像

A. 膝关节痛风性关节，多发绿色编码的尿酸盐沉积；B. 膝关节半月板的 CPP 沉积，没有颜色编码

（胡亚彬　徐文坚）

第四节　痛风的 MRI 检查与诊断

磁共振成像（MRI）由于其不同于 X 线和 CT 的独特成像技术，能够很好地区分液体、软组织和组织水肿及血流情况，对于痛风的炎症有较好显示，包括骨髓炎症（骨髓水肿信号）、痛风石的炎性肉芽肿性病变。但 MRI 对于骨皮质的微小破坏显示不如 CT 清晰。此外，尽管 MRI 也能够显示复杂部位病变，如脊柱痛风石，但无法像双能 CT 成像，形成定性显示，其影像学表现特异性差。

一、MRI 检查技术与要求

（一）磁共振现象与 MRI

含单数质子的原子核，例如人体内广泛存在的氢原子核，其质子有自旋运动，带正电，产生磁矩，有如一个小磁体。小磁体自旋轴的排列无一定规律，但如在均匀的强磁场中，则小磁体的自旋轴将按磁场磁力线的方向重新排列。在这种状态下，用特定频率的射频脉冲（radio frequency，RF）进行激发，作为小磁体的氢原子核吸收一定的能量而共振，即发生了磁共振现象。停止发射射频脉冲，则被激发的氢原子核把所吸收的能量逐步释放出来，其相位和能级都恢复到激发前的状态。这一恢复过程称为弛豫过程（relaxation process），而恢复到原来平衡状态所需的时间则称之为弛豫时间（relaxation time）。有两种弛豫时间，一种是自旋 - 晶格弛豫时间（spin-lattice relaxation time），又称纵向弛豫时间（longitudinal relaxation time），称 T_1；另一种是自旋 - 自旋弛豫时间（spin-spin relaxation time），又称横向弛豫时间（transverse relaxation time），称 T_2。

人体不同器官的正常组织与病理组织的 T_1 是相对固定的，而且它们之间有一定的差别，T_2 也是如此。这种组织间弛豫时间上的差别，是 MRI 的成像基础。MRI 有 T_1、T_2 和自旋核密度（P）等几个参数，其中 T_1 与 T_2 尤为重要。因此，获得选定层面中各种组织的 T_1（或 T_2）值，就可获得该层面中包括各种组织影像的图像。

（二）MRI 设备

MRI 设备包括主磁体、梯度线圈、供电部分、射频发射器及 MRI 信号接收器，这些部分负责 MRI 信号产生、探测与编码；模拟转换器、计算机、磁盘与磁带机等，则负责数据处理、图像重建、显示与存储。

根据磁场产生的方式可将磁体分为永磁型和电磁型。电磁型主磁体是利用导线绕成线圈通电后产生的磁场。根据导线材料不同又可将电磁型主磁体分为常导磁体和超导磁体。目前中高场强的 MRI 仪均采用超导磁体。痛风的 MRI 检查一般选用高场机或超高场机，1.0～2.0T 者称为高场机（以 1.5T 为代表），＞ 2.0T 的称为超高场机（以 3.0T 为代表）。高场强 MRI 仪的主要优势表现为：①具有高质子磁化率和图像信噪比；②在保证足够信噪比的前提下，可缩短 MRI 的信号采集时间；③磁共振频谱（magnetic resonance spectroscopy，MRS）对代谢产物的分辨能力提高；④更容易实现脂肪饱和技术；⑤增强磁敏感效应，使基于血氧饱和度水平依赖效应增强，脑功能成像的信号变化更为明显。

梯度线圈可修改主磁场，产生梯度磁场。虽然磁场强度只有主磁场的几百分之一，但梯度磁场为人体 MRI 信号提供了空间定位的三维编码的可能。梯度场由 X、Y、Z 3 个梯度磁场线圈组成，并有驱动器以便在扫描过程中快速改变磁场的方向与强度，迅速完成三维编码。

射频发射器与 MRI 信号接收器为射频系统，射频发射器可产生不同的脉冲序列，激发人体内氢原子核产生 MRI 信号。射频发射器及射频线圈很像一个短波发射台及发射天线，向人体发射脉冲，人体内氢原子核相当一台收音机接收脉冲。脉冲停止发射后，人体氢原子核变成一个短波发射台，而 MRI 信号接收器则成为一台收音机接收 MRI 信号。脉冲序列发射完全在计算机控制之下。

（三）痛风中 MRI 特点

1. 应用基础　骨骼肌肉组织具有良好的天然对比，MRI 能很好地显示解剖形态，并提供生化病理方面的信息。皮下脂肪和骨髓在 T_1WI、T_2WI 和质子密度像上均呈高信号；骨皮质、空气、韧带、肌腱和纤维软骨呈低信号；肌肉和关节透明软骨呈中等偏低信号。液体，如关节内积液，炎症或

水肿和肿瘤组织在 T_1WI 上为低信号，在 T_2WI 上为高信号。MRI 具有较高的软组织分辨率，可直接进行任意方向成像，且无 X 线所致的电离辐射损害。增强扫描可显示病变组织的血供及灌注情况。

2. 检查方法 MRI 检查需根据受检部位选择不同的体线圈或表面线圈，以提高信噪比（signal-noise ratio），使影像更为清晰。自旋回波是最基本的扫描序列。其中，T_1WI 可显示细致的解剖结构，用于观察骨髓及皮下脂肪内的病变。T_2WI 用于显示病变累及软组织的范围。根据关节和疾病的不同而用冠状面、矢状面和横断面扫描。

除了 T_1WI 和 T_2WI，临床上常用的序列还有：

（1）质子密度加权成像（PDWI）：可用来观察受累的软组织和一些细微的病变，较 T_1WI 和 T_2WI 有更高的信噪比和对比度。

（2）扩散加权成像（diffusion-weighted imaging，DWI）：在关节软骨检查中也有较深入的研究。应用 DWI 序列的 ADC 值定量分析，可以诊断早期骨关节炎和区别骨关节炎的类型。当前研究较深入的有线阵扫描弥散加权成像（line-scan diffusion weighted imaging，LSD DWI）和回波平面弥散加权成像（echo planar imaging DWI，EPI DWI）。

（3）脂肪抑制技术目前主要有：①频率选择饱和技术；②短时间反转恢复（short time inversion recovery，STIR）序列技术；③频率选择反转脉冲脂肪抑制技术；④选择性水激发技术；⑤ Dixon 技术。化学位移选择饱和技术的优点是具有很高的选择性或特异性，利用脂肪和水的化学位移效应。因此脂肪信号抑制的特异性高，主要抑制脂肪信号，对其他组织的信号影响小。在痛风性关节炎发作期，T_2WI 可以明确骨质水肿和骨骼旁软组织炎症的范围，软组织及骨水肿在 T_1WI 呈等或略低信号，在 T_2WI 呈高信号，以炎症渗出部位的信号异常为主。T_2WI 图像中高信号是由水肿信号与脂肪信号共同构成的，而脂肪信号不是炎症的特征。脂肪的高信号会掩盖炎症的表现，在 T_2WI 中使用脂肪抑制技术，对痛风性关节炎的诊断起着重要的作用。

痛风性关节炎的早期，尿酸盐可能首先沉积于关节软骨。近年来，关节软骨的 MRI 技术发展较快，集中研究了关节软骨的 MRI 检查方法与成像序列设计，揭示关节软骨的生化成分、组织学特点和生物力学结构等诸方面变化与 MRI 影像的关系，试图在关节软骨出现形态改变前对早期关节病变进行诊断。①三维脂肪抑制扰相梯度回波（3D-FS-SPGR）序列可以准确测量关节软骨的真实厚度，检测关节软骨异常的敏感度极高，应用 3D-FS-SPGR 序列检测关节软骨的分层结构与组织学分层基本一致，与 SE 序列同时应用，可清晰显示软骨表层带的微小缺损和内部信号的异常，采取多次激发提高关节软骨分辨率，显示如中间带异常、深层带不连续、信号的缺失等，结合增强扫描准确性会更高。②直接关节造影与 Gd-DTPA 延时增强扫描：在关节囊内注射对比剂 MR 成像称为直接关节造影。应用静脉注射 Gd-DTPA，延时增强扫描，测定增强后 T_1 值与组织学上软骨改变的关系，观察对比剂渗透和洗脱的时间，可对关节软骨损伤作出定性评价；延时增强扫描较关节内注射对比剂要更安全、无创伤，当关节软骨发生变性或炎性反应时，静脉注射 Gd-DTPA，$2\sim4h$ MR 扫描 T_1WI 可见不均匀强化，观察到钆溶液扩散后 T_1 值缩短的区域正好对应于组织学上蛋白多糖丢失的区域。③磁化传递对比（magnetization transfer contrast，MTC）序列设计可以明显增加软骨与周围组织的对比；短 TE 的成像序列设计比 3D-FS-SPGR 序列更能敏感地显示胶原纤维排列异常引起的信号改变；Na^+ 的成像通过 ^{23}Na MRI 和 MRS 测量 Na^+ 的分布图对软骨内 Na^+ 分布测量，可以敏感地检出关节软骨早期的异常。

二、痛风性关节炎的 MRI 表现

虽然 MRI 为断层成像且骨皮质和钙化、骨化组织在各序列上均多呈低信号，不能像 X 线片那样对骨病变进行整体性全面观察，不易显示轻微骨关节面的塌陷及破坏，以及关节囊和韧带的钙化、骨化，且对骨质破坏、骨质硬化和钙化的显示不及 CT 直观，甚至不如 X 线片，但是，与 X 线、CT 等影像技术相比，磁共振可以任意角度、方向及任意平面直接成像，有着良好的软组织分辨率，可以很好地显示关节各组织及其结构（肌腱、韧带、骨髓及滑膜囊），MRI 在诊断痛风性关节炎方面仍然具有一些优越的作用。对比其他常用的影像学检查，MR 成像能更清楚地显示髓内病变、皮质旁病变及病变对关节的侵犯，更清楚地显示关节肿胀并确定其病理性质，包括关节积液、关节囊及周围软组织水肿以及软骨板、韧带等结构，更容易显示关节及滑囊内游离体，还能发现邻关节骨和软组织的小病灶，MRI 增强扫描还能确定病变的范围和对血管、神经、髌板及肌肉的浸润（图 8-4-1）。此外，MRI 可更早期地观察到痛风累及骨关节所致的骨质改变，早期仅有骨质水肿信号，还未出现骨质破坏。MRI 还可以显示痛风发生的具体部位、病灶数量，常常可以发现痛风病灶呈单个或多个，分布在关节的不同部位，甚至呈点状散在分布（图 8-4-2）。注射对比剂后，MRI 显示大多数痛风石边缘强化，沉积的尿酸盐还可导致关节滑膜增厚，强化程度与局部炎性组织血管分布增加有关，在一定程度上揭示痛风病灶的活跃程度（图 8-4-3 ～图 8-4-6）。同时，MRI 能帮助诊断痛风性肾病，表现为肾脏皮髓质分辨模糊不清，动态增强扫描可以发现肾脏的血流灌注降低，但 MRI 显示骨关节外痛风改变也无特异性。

三、MRI 诊断与鉴别诊断

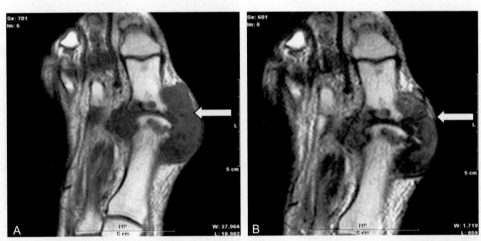

图 8-4-1 右足第 1 跖趾关节周围痛风石。男，56 岁，右足冠状位 T$_1$WI（A）、T$_2$WI（B）示第 1 跖趾关节周围一巨大痛风石，T$_1$WI 呈均匀低信号，T$_2$WI 呈混杂信号，相邻第 1 跖趾关节面下见多发囊状骨质破坏区，骨端亦见穿凿样骨质破坏

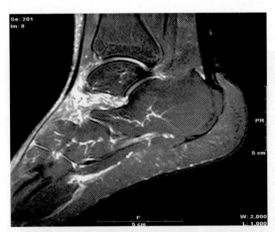

图 8-4-2 左踝关节痛风性关节炎 MRI 早期改变。男，42 岁，左踝跗部 MRI 矢状位（脂肪抑制 T$_2$WI）图像示跗骨窦内软组织见片状、条状高信号，结合临床症状，考虑痛风石引起的跗骨窦综合征，相邻跗骨见斑片状骨髓水肿信号

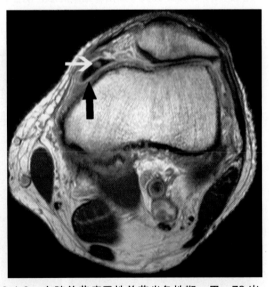

图 8-4-3 左膝关节痛风性关节炎急性期。男，72 岁，左膝关节注射对比剂后，轴位 T$_1$WI 显示髌上囊滑膜明显增厚强化（黑箭头），局部呈结节样增厚（白箭头），并有蒂与滑膜相连

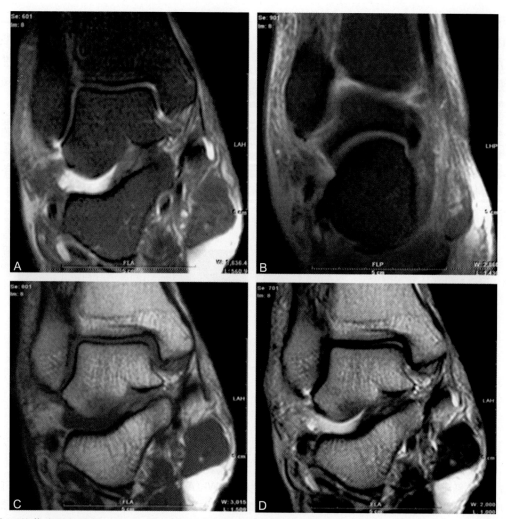

图 8-4-4　右踝关节痛风急性期。男，56 岁，右踝跗部急性痛风发作期，冠状位 T_1WI（A）、T_2WI（B）、脂肪抑制 T_2WI（C）。T_1WI 增强（D）示踝跗部关节周围软组织肿胀，明显强化，距下关节积液

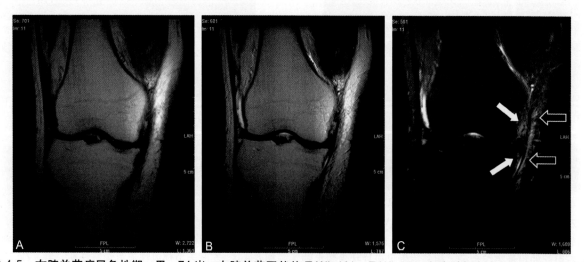

图 8-4-5　右膝关节痛风急性期。男，74 岁，右膝关节冠状位 T_1WI（A）、T_2WI（B）和脂肪抑制 T_2WI、（C）显示右股骨内侧髁皮质下区和胫骨内上缘关节面下区间斑片状骨髓水肿信号（细箭头），邻近软组织弥漫性水肿信号（空箭），以脂肪抑制 T_2WI 明显。

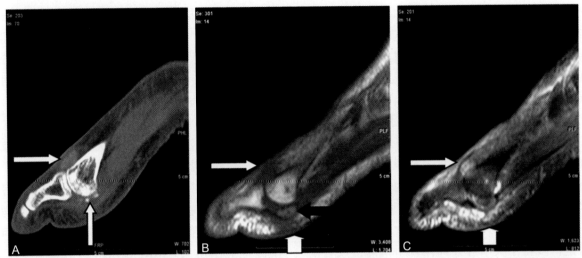

图 8-4-6　左足第 1 跖趾关节急性痛风性关节炎。男，70 岁，CT 矢状位图像（A）显示左足第 1 跖趾关节关节周围软组织内见云雾状和斑片状高密度（白箭头），即痛风石形成。MRI 矢状位的 T_1WI（B）和 T_2WI 压脂像（C）示痛风石 T_1WI 为低信号，T_2WI 压脂像为高信号（白箭头），周围软组织肿胀（粗白箭头），黑箭头所示为籽骨，所示诸骨见片状骨髓水肿信号

（一）急性痛风性关节炎

痛风性关节炎是嘌呤代谢紊乱和（或）尿酸排泄减少致使尿酸盐沉积在关节囊滑膜和关节软骨，引起关节周围软组织出现明显红、肿、热、痛的慢性关节炎。磁共振成像（MRI）具有多参数、多方位成像的特点，可以清楚地显示软骨、韧带、肌腱等解剖结构并发现病变，是目前骨关节影像学诊断的重要检查方法。MRI 可对痛风性关节炎的早期诊断提供帮助，指导临床治疗；为关节镜手术的定性及定位诊断提供帮助，从而更方便有效地达到治疗效果；评价患者的治疗效果，为临床用药提供依据。

急性痛风性关节炎是痛风的首发症状，好发于第 1 跖趾关节，这是因为尿酸盐常沉着于血供欠丰富的组织中，而下肢温度低，尤其是踇趾局部承受的压力最大，容易损伤，故为痛风性关节炎的好发部位。MRI 可以早期发现痛风患者的软组织及骨质破坏范围，以及亚临床的痛风石沉积。痛风最初发作期，仅见关节周围软组织肿胀，肿胀程度轻微，常为非对称性，为关节周围对尿酸盐沉积的炎症性改变，而邻近骨质结构完全正常。痛风早期发作时仅有滑膜轻度增厚，增厚的滑膜 T_1WI 呈等或稍低信号，T_2WI 呈稍高信号；病变邻近骨髓可有水肿信号，邻近骨皮质可出现轻度压迫或骨质缺损，关节腔积液时出现液体信号。

随着病情的进展，沉积的尿酸盐对邻近关节软骨产生压迫和侵蚀，软骨下可出现少量囊变，直径＜2mm，T_1WI 及 T_2WI 均呈低信号，边缘清晰。当关节旁软组织进一步肿胀，可形成软组织肿块（痛风石），边缘模糊，MRI 能清楚显示直径在 3mm 以上的痛风石影。MRI 不能明确地显示痛风石内的少量钙化。见图 8-4-4 ～图 8-4-6。

慢性痛风急性发作时，出现突发性关节旁弥漫性或局限性软组织肿胀。弥漫性软组织肿胀表现为关节周围软组织增厚，皮下及脂肪间隙和肌肉组织内出现广泛的网格状和斑片状影，边缘模糊，T_1WI 为低信号，T_2WI 为高信号，脂肪抑制 T_2WI 显示得更为明显和清楚。

（二）慢性痛风性关节炎

慢性痛风性关节炎的突出特点是痛风石的形成，表现为关节周围软组织肿块，边缘锐利的骨侵蚀、悬挂边缘的骨破坏及滑膜增厚，痛风石累及的关节可出现滑膜增厚渗出、骨破坏及邻近的骨髓水肿。研究表明，尿酸盐沉积沿着肌肉筋膜面分布，而非放射状分布。

慢性痛风性关节炎痛风石多呈圆形、卵圆形或梭形，T_1WI 多呈均匀低信号，与肌肉相仿，T_2WI 多呈较均匀的等、高信号，其中蛋白成分为高信号，钙化、纤维组织和尿酸结晶为低信号。MRI 可以很好地显示关节旁软组织、滑膜、关节软骨及骨内受尿酸盐浸润的变化。Gd-DTPA 静脉

注射后扫描，病灶均匀强化，少数强化不均匀和周边强化。周边强化可能是围绕尿酸结晶的肉芽组织强化所致。肌腱、韧带、肌肉甚至骨髓也可出现强化。滑膜炎结节性肿胀表现为边界清楚的卵圆形结节，常偏于关节一侧，T_1WI 为低信号，T_2WI 为水样高信号，平扫时囊壁通常难以显示，偶尔 T_2WI 呈略低信号，增强扫描囊壁呈线样轻度强化，关节腔内多有少量关节积液，多不均匀分布于关节囊腔的松弛部，T_1WI 为低信号，T_2WI 为水样信号。

1. 痛风石　痛风石一般数目大小不等，边界较清楚，多位于关节腔及周围软组织内，或者同时累及多个区域；形态多为结节状及团块状，在 T_1WI 上呈等或稍低信号，T_2WI 上呈稍高信号，PDWI 上呈等或稍高信号，其信号的变化与痛风石内尿酸盐沉积的多少有关（图 8-4-7）。增强后，早期的痛风石可见不均匀强化，以周边环状强化为主，这可能与痛风石内沉积的尿酸盐钙化先从中央开始，周围则以肉芽组织增生为主，血供相对丰富，所以呈环形强化。

2. 骨质异常　骨质因痛风石的侵蚀而破坏，表现为骨皮质浅碟形或波浪状压迹或小圆形骨质缺损，部分患者邻近骨髓水肿（图 8-4-8）。

3. 滑膜病变　MRI 也能很好地评估痛风引起的滑膜损害。在正常情况下，滑膜很薄，无法在 MRI 上显示，但当滑膜病理性增厚时 MRI 就可以清晰地显示出来。MRI 显示滑膜信号强度不定，但在 T_2WI 上多数呈低至中等信号。痛风引起的典型滑膜炎显示为局限性的或弥漫性的低信号改变。还有一些情况，如血友病性关节炎、滑膜性软骨

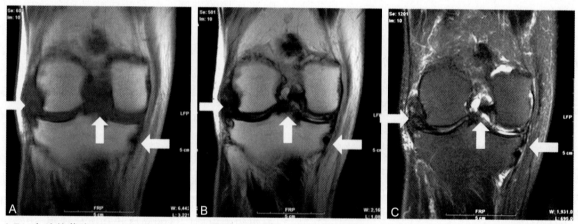

图 8-4-7　右膝关节痛风石。男，82 岁，右膝关节腔内可见多发散在分布痛风石（箭头），T_1WI（A）呈均匀低信号，T_2WI（B）呈混杂信号，压脂像（C）呈等或稍高信号，周围软组织肿胀，关节面骨质毛糙

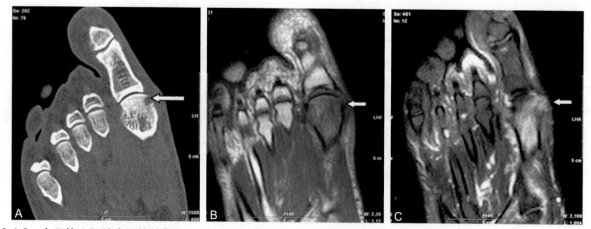

图 8-4-8　右足第 1 跖趾痛风性关节炎。男，31 岁。CT（A）示右足第 1 跖趾关节周围软组织肿胀，第 1 跖骨远端内侧可见边缘锐利、悬挂边缘的骨破坏（长白箭头）。MRI 的 T_1WI（B）、压脂像（C）示第 1 跖骨可见斑片状高信号（骨髓水肿，短白箭头）

瘤病、长期风湿性关节炎，甚至其他肉芽肿性疾病（结核或真菌感染）可能出现滑膜增生的表现，MRI 可通过信号特点及有无强化区分以进行一定程度的鉴别诊断（图 8-4-9）。

4.软组织病变　多表现为非对称不规则肿胀，T_2WI 压脂像上可见软组织内片状高信号（图 8-4-10）。

MRI 在确定痛风的并发症方面也有其特定的

临床作用。部分膝关节检查没有可视性皮下痛风石沉积的痛风患者可出现不明原因的膝关节活动受限，对于这种由尿酸盐沉积引起的关节功能障碍，MRI 能早期发现关节内的尿酸盐沉积及小的痛风石，进而明确病因，并可以进行有效的评估，为早期治疗提供依据。

（李晓莉　徐文坚）

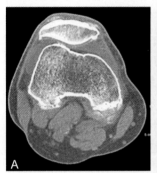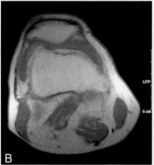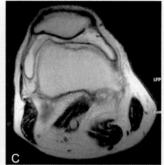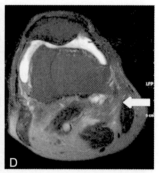

图 8-4-9　右膝关节痛风性关节炎。男，82 岁，痛风病史 22 年
A.为 CT 横轴位图像，未见滑膜增厚。B、C、D.分别为 MR 的 T_1WI、T_2WI 和压脂的横轴位图像，可见关节腔积液和不均匀增厚的滑膜（箭头）

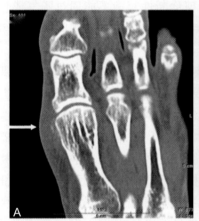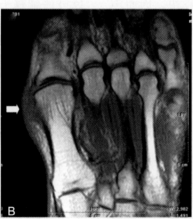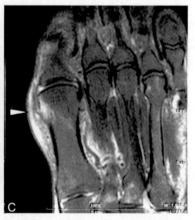

图 8-4-10　左足痛风性关节炎。男，59 岁。CT（A）示第 1 跖趾关节内侧软组织肿胀（长白箭头），MRI 的 T_1WI（B）示均匀低信号（粗白箭头），T_2WI 压脂像（C）见片状高信号（三角箭头）

第五节　痛风的超声检查与诊断

关节超声检查近些年为痛风的诊断和鉴别诊断提供了非常有用的工具，特别是痛风急性期。超声典型痛风关节炎声像图已纳入 2015 年 ACR/EULAR 痛风关节炎分类标准。痛风急性期晶体聚集、晶体沉积及慢性期痛风石形成，均会形成典型超声声像图，具有诊断和鉴别诊断价值；非痛

风性关节炎，如类风湿关节炎、银屑病性关节炎、骨性关节炎，其多普勒超声会有相对典型的表现，有助于痛风的鉴别诊断。同时，超声检查简便、价格相对低廉且无辐射，临床应用广泛。但超声检查应由受过专门训练的医师完成，需要有标准的图像采集手法和对声像图准确的解读，否则易

出现假阴性或假阳性结果。

一、超声检查技术与要求

（一）超声检查技术原理

1. 基本定义

（1）超声波：声波是在介质中传播的一系列重复的机械压力波，其计量单位是赫兹（Hz）。通常情况下，声波的人耳听觉范围为 16 000 ～ 20 000Hz，而振动频率超过 20 000Hz 的声波称为超声波。

（2）振幅：指声波的峰值压力（高度），即声波的响度。振幅与回声的强度有关，振幅越大，声音越响；振幅越小，声音越轻。

（3）周期：指声源振动一次所经历的时间。

（4）频率：指单位时间（s）内超声振动的次数。

（5）脉冲空间长度：指每个脉冲的长度或距离，取决于频率和脉冲持续时间。

（6）声速：指超声在传播介质中的行进速度。声速与声波传播的介质有关，而与频率的高低无关。因为超声波通过同一介质的速度是恒定的，介质分子与分子的间距越近则传播越快，因而声速在骨骼中的传播速度快于软组织，在分子间密度低的介质（如空气）则声速变慢，在真空中则无法传播。

（7）波长：速度／频率指声波在一次完整振动周期中传播所占有的空间长度。

（8）衰减：声波的衰减始于探头内部产生脉冲的瞬间，然后一直持续到它返回探头时被记录。导致衰减的因素有多个，包括声波发射的波长，通过的介质及遇到界面的数量多少。组织的类型、密度及均匀或不均匀的程度均影响衰减率。反射是衰减的一种形式，指返回声源的一部分声波。反射是超声波扫描的基础，超声声束应尽可能垂直于界面从而得到最大限度的反射，以利用观察解剖结构和评价感兴趣区。折射指穿过具有不同传播速度的介质界面时，该部分声波发生了方向的改变，亦属两次声源。入射角非直角时折射更明显（图 8-5-1）。当超声声束遇到小于波长或不规则界面时发生散射现象。声能在组织中传播时，除反射、散射外还有部分声能转变热能，称为声吸收现象，即声能在组织中的热耗散。

（9）界面：当声波穿过具有不同声阻抗的相邻组织时，相邻组织间的接触面就称为界面。

（10）声阻抗：是指组织对分子运动的阻力，声阻抗与组织密度有直接关系。血、尿、脂肪和肌肉在反射时均有明显不同的声阻抗。不同组织间密度差别越大则反射越明显。反射强度（回声大小）取决于相邻组织间存在声阻抗差别的大小。密度差别（声阻抗）小则产生的回声小，密度差别大则产生的回声大，但同时也损耗大量能量，因此仅有小部分声能可继续用于深部结构成像。这就能解释为何诊断性超声不能通过肠气或骨骼进行观察，因为这些组织与软组织间界面的声阻抗差别太大。

（11）图像分辨力：指仪器图像的质量，即对正常和病理感兴趣区的鉴别显示更多细节的能力。

2. 二维灰阶超声成像原理　二维超声成像采用的是"脉冲 - 回声"原理。电流经过换能器的晶体后转变成脉冲波（声波），这种脉冲波以相对恒定的速度传播，直到遇到一个反射界面，此时，小部分声波反射回并撞击换能器的晶体，产生一个可被转换成信息的电脉冲（回波）。超声仪可捕

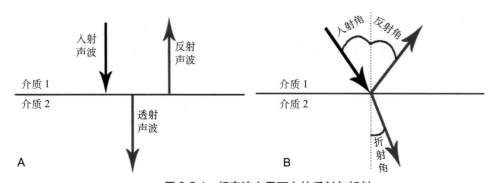

图 8-5-1　超声波在界面上的反射与折射
A. 入射声波垂直入射；B. 入射声波以一定角度入射

捉这种脉冲波，并测量其强度和往返时间。回声强度与图像像素的灰阶分配成正比，往返时间决定了该点与换能器的相对距离，这些信息在显示器上以一个像素（点）表示，从而最终被处理成能够反映人体组织解剖结构的二维灰阶图像。

3. **多普勒效应及其成像技术** 多普勒超声是临床上广泛应用的超声技术之一，包括彩色多普勒（color Doppler）、脉冲多普勒（pulse wave Doppler）和能量多普勒（energy Doppler）、组织多普勒（tissue Doppler）等。多普勒效应是超声多普勒诊断物理基础。当波源与靶目标之间存在相对运动时，声波的频率会发生变化，这种现象称为多普勒效应。在人体内，心脏、瓣膜、血管壁、血流都是运动体，其中最主要的运动体是血流。血液内的红细胞运动使反射回波发生频移，因此可以通过检测多普勒频移的大小，无创计算出血液的运动速度和方向。

根据多普勒测量血流速度的原理：在超声医学中，通常使用反射式探头，假设发射超声频率为 f_d，接收频率为 f_λ，则频移：

$$f_d = f_\lambda - f_0 - f_0 \cos\theta$$

式中，θ 为声速与血管的夹角，θ 应 ≤ 60°。

彩色多普勒超声成像技术对血流进行彩色编码并叠加在二维灰阶超声图像上，从而形成能够直观、实时显示血流二维分布的超声图像。通常情况下，朝向探头的血流编码为红色，背离探头的血流设置为蓝色。红色及蓝色的程度越亮表示血流的速度越快，当血流中有湍流时血流图五彩镶嵌。脉冲多普勒是用脉冲采样的方式来分析血流信号的多普勒频移。在脉冲重复间期通过电子门控制技术来调节取样容积的位置和大小，因此具有深度分辨力高的特点，可以比较准确地获得感兴趣区的血流速度及其随心动周期的变化情况，并于图像的一侧采用彩色标尺来表示。

能量多普勒是一种高敏感度的多普勒超声技术，其基本原理仍是人体血液中血细胞运动时产生的多普勒效应。与彩色多普勒不同的是，能量多普勒反映的是血细胞的密度、散射强度和能量分布，因此，它的敏感度较高，适用于显示比较低速的血流和细小的血管。但它不能显示血流的方向，且对探头移动非常敏感，易产生闪烁伪像。

4. **超声造影的原理** 超声造影（contrast en-hanced ultrasound，CEUS）是近年来超声领域中的新技术，被誉为超声发展史上的"第三次革命"。它的物理基础是利用血液中超声对比剂气体微泡在声场中的非线性效应和所产生的强烈背向散射来获得对比增强图像。该技术能动态观察组织及病灶局部血流灌注的情况。与 CT 和增强 MRI 不同的是，CEUS 是纯血池造影显像，即对比剂仅局限于血管内，不能穿过血管内皮进入组织，且可以通过呼吸排出体外，对肝脏、肾脏等器官不会产生影响，具有较高的安全性。

（二）超声伪像

伪像（artifact）是指超声显示的断层图像与其相应解剖断面图像之间存在的差异。伪像表现为声像图中回声信息特殊的添加、减少或失真。伪像是普遍存在的，是由超声的物理特性决定的，即超声在传导过程中与人体介质存在着相互作用（反射、折射、散射、绕射、衰减等）的结果。任何声像图上都可能存在一定的伪像，尤其是在肌骨超声诊断中较为突出，有的伪像容易造成对病变的误判，而另有一些伪像可以帮助超声医师做出准确诊断。因此在超声检查过程中应注意甄别。

1. **声影** 声影是肌肉骨骼超声检查中最常见的超声伪像。扫描声束遇到声衰减程度很高的物质时，如骨骼、结石、瘢痕，绝大部分的声波被反射回去，从而在其后方出现条带状无回声区——边界清晰的声影（clear shadow）。在二维声像图中，骨皮质多显示为边界清晰、表面光滑的强回声，其后方可见清晰的声影（图 8-5-2）。当发生骨质破坏时，声影也会发生相应的变化。

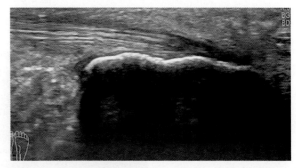

图 8-5-2 骨骼后方的声影，显示强回声的骨皮质后方回声重度衰减，形成声影

2. **各向异性伪像（anisotropy）** 各向异性是指组织的声像图特征随着声束的方向不同而发生

变化的特性，多见于纤维状组织内，如肌肉、肌腱、韧带、神经等。各向异性伪像是由于声束与感兴趣区角度不垂直导致目标组织出现回声减低或缺失的现象，容易误诊为损伤或炎症。因此，在检查过程中，应随时根据组织的形态和纤维走行改变探头方向、调整声束入射角，保持声束方向与感兴趣区垂直（图8-5-3）。各向异性伪像可以用来帮助超声医师识别一些位置较深或被高回声脂肪组织包绕的肌腱、韧带。

3. 后方回声增强　回声增强多见于液体后方，是由于液体对声波的吸收和衰减较少，从而使其后方组织的回声较周边的组织更强。后方回声增强还可以见于某些急性肌腱炎或某些软组织肿瘤（图8-5-4）中。

（三）仪器调节及检查时的注意事项

1. 注意选择合适的探头　进行肌骨超声检查时，应根据检查部位的不同，选择不同的探头。

一般来讲，探头频谱在3～18MHz。检查肩、肘、腕、膝、踝等较大、位置较深的关节时，多选择频率稍低的线阵探头，以提高声波穿透力，从而清晰地显示位置深在的病变；而当检查指/趾关节、位置较浅的肌腱、滑囊、神经时，应选择频率较高、分辨率较高的探头。对于范围较大的病变，为了评估更为全面，推荐使用梯形拓宽和宽景成像功能；当怀疑皮肤病变或细小神经病变时，有条件者可使用18～22MHz的超高频探头。

2. 注意双侧对比检查　肌骨关节超声检查时，应注意双侧对比检查。双侧对比有助于发现比较细微的图像差异（图8-5-5），有助于异常声像图的识别，判断异常声像图与患者临床症状或体征是否有直接关系，避免误诊、漏诊。一般推荐先对健侧或病变较轻的一侧进行检查。

3. 注意动态扫查　实时动态扫查是超声的突出优势之一。在进行肌肉骨骼关节超声检查时，

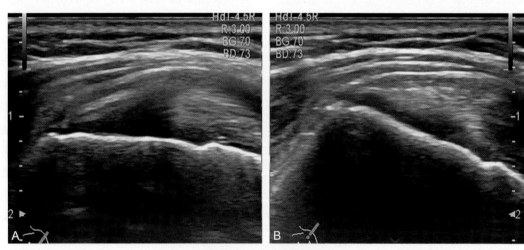

图8-5-3　各向异性伪像
A. 显示冈上肌腱在肱骨大结节附着处回声减低，似连续中断，改变探头方向后；B. 显示腱体内低回声消失

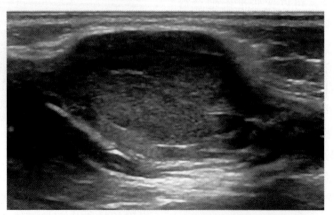

图8-5-4　肌肉内转移瘤。显示低回声肿瘤后方回声增强

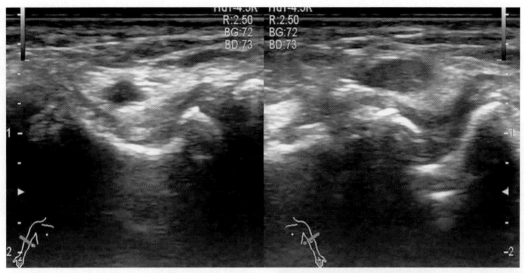

图 8-5-5　双侧对比探查，显示左侧尺神经横截面较对侧明显增粗

应注意动态扫查，包括关节的主动 / 被动运动、改变患者体位及探头加压等。动态检查能够帮助超声医师避开某些骨骼遮挡，显示某些特殊位置的结构（如股骨末端髁间软骨）或只在某些运动时才出现的病变（如肌疝）。

4. 检查弯曲关节或较浅表关节时，适度多涂耦合剂或加用导声垫　人体很多关节由于位置浅表或骨骼影响会发生弯曲或凹凸不平，尤其是伴有较大痛风石的关节，受到探头形状的限制往往难以得到满意的图像。此时，适度多涂耦合剂或加用导声垫可以很好地改善图像的质量（图 8-5-6）。

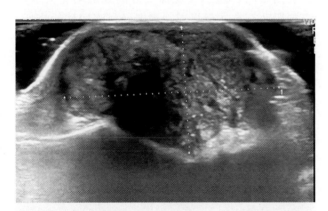

图 8-5-6　第 1 跖趾关节较大痛风石，致皮肤明显隆起，涂抹较厚的耦合剂有助于显示病灶的全貌

5. 检查积液或观察血流时避免加压　关节积液受压后可从检查位置移动到其他位置，故加压可能会导致积液测量不够准确。同样的，彩色多普勒信号也会在加压时出现明显减少或消失（图 8-5-7），

造成对病变尤其是急性期病变的低估或误判。

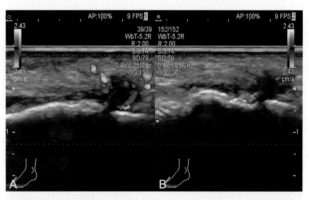

图 8-5-7　A. 显示不加压时，第 1 跖趾关节腔滑膜局部增厚、回声减低，血流信号增多；B. 显示同一切面，加压后血流信号消失

6. 随时注意仪器的调节　进行肌骨超声检查时，医师应根据检查部位或感兴趣区及时对仪器进行调节，包括调整深度、聚焦位置、二维增益、彩色标尺、彩色增益等，以获取满意的图像。

二、痛风性关节炎的典型超声特征

痛风性关节炎有四大典型超声特征，分别为点状高回声、"双轨征"、痛风石、骨质破坏，是诊断痛风性关节炎的重要影像学依据。

（一）点状高回声

点状高回声是痛风性关节炎患者最早出现的超声征象，一般认为，点状高回声的物理基础是尿酸盐结晶。可见于滑膜上、关节腔内、韧带内、滑囊内、肌腱内、皮下软组织内（图 8-5-8～图 8-5-11），直径一般小于 1mm，后方无声影。位于积液内的点状高回声可能会伴有"彗星尾征"，探头加压时可见移动。急性痛风性关节炎时，位于

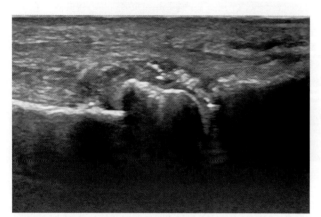

图 8-5-8　第 1 跖趾关节腔滑膜增厚并滑膜上多发点状高回声

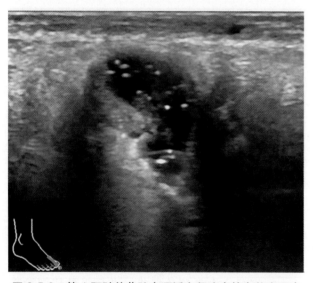

图 8-5-9　第 1 跖趾关节腔内漂浮在积液中的点状高回声

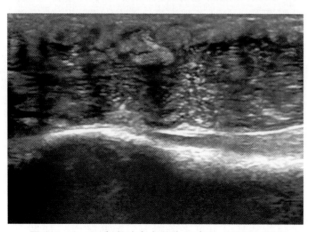

图 8-5-10　腘窝囊肿内点状高回声呈"暴风雪征"

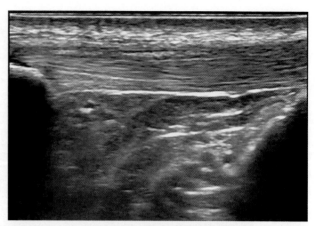

图 8-5-11　位于髌腱内的点状高回声沿腱纤维排列呈线状

滑囊或关节囊内的大量点状高回声在探头加压时来回移动可形成典型的"暴风雪征"。当点状高回声位于韧带、肌腱等纤维结构中时，多排列呈线状。

（二）"双轨征"

尿酸盐结晶沉积在透明软骨表面时，形成线状高回声，与深方骨皮质的光滑线状强回声共同形成"双轨征"（double contour sign）（图 8-5-12），是痛风性关节炎的特异性征象。多见于股骨末端髁间软骨、肱骨远端、距骨顶、掌骨头、跖骨头等区域，表现为与深方骨质相互平行的、表面较光滑的线状高回声。"双轨征"应与界面效应、钙化灶、"假性痛风"相鉴别，鉴别点见表 8-5-1。鉴别困难时，适当改变探头方向或运动靶关节可能有帮助。有文献报道，患者经过降尿酸治疗后，"双轨征"有可能消失。

（三）痛风石

痛风石（tophus）又称痛风结节，是大量尿

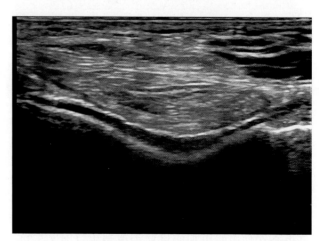

图 8-5-12　股骨末端软骨表面线状高回声，呈"双轨征"

表 8-5-1　"双轨征"与界面效应、钙化灶、假性痛风的鉴别要点

	"双轨征"	界面效应	钙化灶	"假性痛风"
原理	尿酸盐结晶沉积于透明软骨表面	不同组织的声阻抗的差异	钙质沉积	二羟焦磷酸钙沉积于软骨内
形态	平行于软骨、表面光滑或欠光滑、厚薄均一/欠均一	平行于软骨、表面光滑、菲薄,多见于少量积液时	多为弧形或斑块状、点状,表面不光滑,多位于肌腱或韧带内,多与运动或外伤有关	位于软骨内部
连续性	连续或不连续	连续	多不连续	多不连续
后方回声	无改变	无改变	后方伴声影	无改变
改变声束方向	无改变	多出现在声束垂直入射时,改变声束方向可消失	无改变	无改变

酸盐结晶在人体组织中沉积并反复诱发炎症后形成的异物肉芽肿,是患者致残、致畸的罪魁祸首,也是诊断痛风性关节炎/疾病的最可靠证据。组织学上,痛风石由 3 部分组成,包括位于中心的大量辐射状排列的尿酸盐晶体、脂质、蛋白质、黏多糖等,位于外周的纤维血管组织,以及位于二者中间丰富的巨噬细胞、中性粒细胞等炎症细胞。痛风石可以出现在关节腔、滑囊、肌腱、皮下、耳郭等部位,从而造成相应部位的隆起、畸形和疼痛。

超声能准确定位痛风石,测量痛风石大小,由于其无创、无辐射的特点,也适用于治疗后患者的随访观察。超声图像中,典型的痛风石表现为不均匀的实性回声,呈"湿糖团征"(图 8-5-13),有占位感,可致相应区域的关节囊或其他软组织隆起、抬高。回声可以是低回声(图 8-5-14)、高回声(图 8-5-15)或强回声。较大的痛风石多表

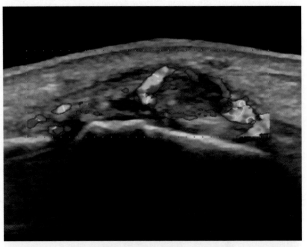

图 8-5-14　第 1 跖趾关节的低回声小痛风石,彩色多普勒可见周边部较多血流信号

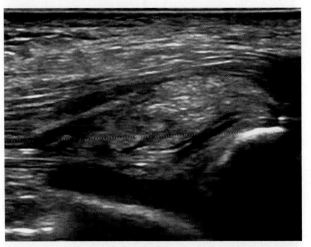

图 8-5-15　位于股四头肌腱腱体内的多发不均质高回声痛风石

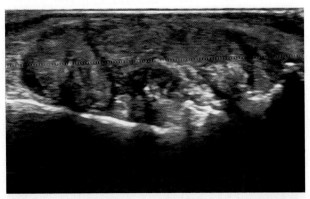

图 8-5-13　"湿糖团征":位于第 1 跖趾关节腔的混合回声痛风石

现为强回声伴后方明显声影（图 8-5-16）。较小的痛风石多表现为低回声为主，急性期可伴有丰富血流信号。痛风石与周围组织之间常可见一条细窄的低回声带。较大的痛风石可突破关节囊达到皮下（图 8-5-17）甚至突破皮肤，造成局部皮肤破溃，超声图像上表现为高回声的皮肤层连续中断。

　　超声医师不仅应掌握不同时期痛风石的超声图像特征，而且要熟悉痛风石的常见部位，避免漏诊。跖趾关节常是痛风最先累及的关节，痛风石多位于跖趾关节内侧，紧邻内侧的韧带，有占位感，可致关节囊局部隆起。在踝关节，痛风石多见于踝关节前方的胫距关节腔、距舟关节腔和踝关节内侧三角韧带处。跗骨间关节也是痛风常累及的部位，尤其是舟楔关节腔和骰跖关节腔。此外，跟腱（图 8-5-18）和腓骨长短肌腱周围、外踝处皮下及胫腓前下韧带处也常见痛风石，检查时应注意扫查。在膝关节，痛风石常见于股四头肌腱内、髌上囊内、髌腱内、髌内侧支持带深

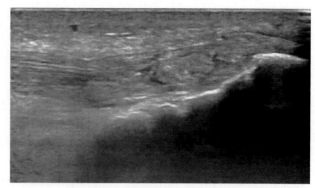

图 8-5-18　跟腱内多发高回声痛风石

方关节腔内、内外侧副韧带深方及腘肌腱滑囊内。肘关节的鹰嘴滑囊和肱三头肌肌腱（图 8-5-19）是痛风石最常见的部位，可能与此处的摩擦、压损等有关。腕关节腔内的痛风石可以造成腕管内容物增多从而产生正中神经卡压的症状（图 8-5-20）。

（四）骨质侵蚀（bone erosion）

　　在一个正常的骨重塑周期中，破骨细胞介导的骨吸收后紧随的是成骨细胞介导的骨形成，使

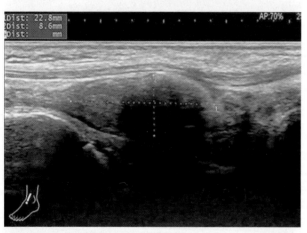

图 8-5-16　位于踝关节腔内强回声痛风石，后方伴声影

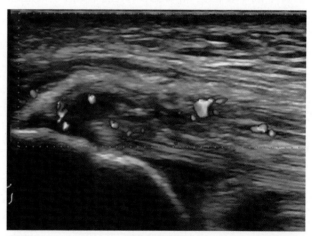

图 8-5-19　位于肱三头肌肌腱内的痛风石，彩色多普勒显示其内血流信号增多

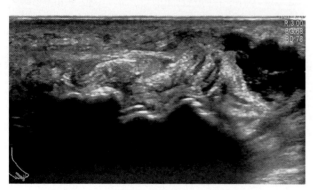

图 8-5-17　跖趾关节腔痛风石突破关节囊

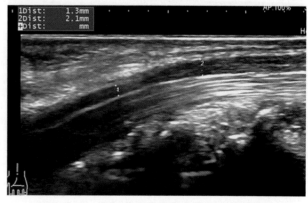

图 8-5-20　腕关节多发痛风石致正中神经受压

正常骨量得以保存。在痛风关节中，痛风石内的 MSU 晶体可以直接或间接参与炎症反应，导致成骨细胞活力和功能降低而破骨细胞形成和活性增加，从而导致痛风石附近的骨侵蚀。但有意思的是，极少数患者的骨侵蚀可能发生于痛风石形成之前。在超声图像中，痛风性关节炎的骨质侵蚀多表现为边缘锐利、穿凿状的骨质缺损（图 8-5-21）。与风湿性关节炎的虫蚀样骨质缺损不同，痛风性关节炎患者的骨质缺损更宽、更深，且多位于第 1 跖骨远端偏内侧。骨质缺损处常可见增生滑膜充填，彩色多普勒多可探及较丰富的血流信号（图 8-5-22）。

三、痛风性关节炎的非典型超声表现

除了上述 4 个典型征象以外，痛风性关节炎还可以出现滑膜增生、关节腔积液、血流信号增多、周围软组织肿胀等非特异性征象。其中，滑膜增生多为轻度（图 8-5-23），在非急性发作期，趾/指关节处滑膜增生一般不超过 2mm，踝、膝等关节处一般不超过 5mm。滑膜内丰富的血流信号多提示疾病的活动期，与患者的疼痛相关。关节腔积液多出现在急性发作期，表现为透声好的无回声液体，探头加压可有流动感，可导致关节囊明显扩张，积液内有时可见飘浮的点状高回声。

四、超声在痛风临床分期中的价值

无症状高尿酸血症期患者主诉无明显关节疼痛，但高频超声检查时，偶可在髌腱或跟腱内发现沉积呈线状的高回声，第 1 跖骨远端可出现不连续的菲薄的线状高回声，称"双轨征"。

急性发作期临床上表现为受累关节明显红、肿、热、痛。超声图像中，多表现为滑膜明显增厚，回声减低，彩色多普勒可见丰富的血流信号。关节腔内少至中等量积液，关节周围软组织肿胀、增厚，回声增高、层次不清。可累及关节周围的滑囊，致滑囊扩张、积液、伴/不伴滑膜增生。痛风可累及关节周围的肌腱、腱鞘，致相应区域肌腱肿胀、回声减低、血流信号增多，腱鞘增厚，其内滑膜增生并血流信号增多。急性发作期痛风石回声多偏低不均匀，彩色多普勒可探及较丰富

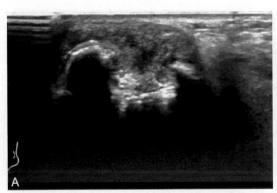
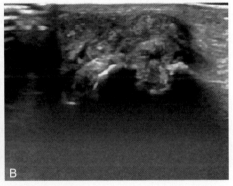

图 8-5-21 第 1 跖骨远端局部骨质缺损

A. 纵切面；B. 横切面

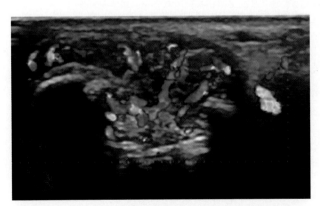

图 8-5-22 第 1 跖骨骨质缺损处滑膜血流信号丰富

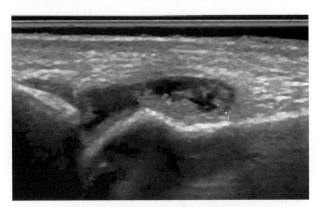

图 8-5-23 第 1 跖趾关节腔滑膜稍增厚

的血流信号。部分患者可合并感染，甚至发生脓毒血症。此时，关节腔积液多浑浊、透声差，部分可侵入肌层或肌间隙，致肌肉纹理模糊不清，甚至形成脓肿（图 8-5-24）。

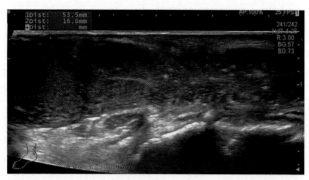

图 8-5-24　痛风性关节炎合并化脓，致皮下脓肿形成

急性发作期后，患者可能会进入间歇期。此时患者无明显关节不适症状，高频超声检查可为阴性。但也有部分患者可能发现"双轨征"或少量的骨侵蚀，多出现在第 1 跖趾关节的内侧和后方。

慢性痛风期，临床上多无剧烈疼痛，以关节畸形、运动受限为主要表现。超声检查时多可发现各种不同回声的痛风石，不仅位于关节腔内，肌腱、韧带、皮下均可受累。较大的痛风石可导致关节囊明显扩张，后方回声重度衰减，从而使骨质侵蚀难以显示，此时应采用 X 线或 CT 等其他影像学方法对骨质侵蚀进行评估。尽管疼痛不明显，痛风石却可以缓慢持续增长。部分患者还可能出现肾脏受累，表现为肾脏髓质边缘尤其乳头区点状高回声聚集。

五、痛风性关节炎的鉴别诊断

（一）类风湿关节炎

类风湿关节炎为侵犯多关节的慢性炎性系统疾病，40 ～ 60 岁女性高发，临床表现为关节肿痛、晨僵、发热、疲劳。多累及小关节，如近 / 远端指间关节，且多双侧对称性受累。超声表现包括滑膜增生、骨和软骨破坏、腱鞘炎和肌腱断裂。其中滑膜增生是类风湿关节炎的显著特征之一。与痛风性关节炎的滑膜增生不同，类风湿关节炎的滑膜增生多较重，在手指等小关节处滑膜增生可达Ⅲ级，在膝、踝等大关节处超声图像中表现为叶状或指状的低回声突起，部分或全部填充受累关节腔。软骨改变多表现为软骨变薄或缺失（图 8-5-25），以膝关节和踝关节为主，同时伴有骨质的侵蚀和增生，表现为近端关节面无透明软骨覆盖区域的虫蚀样骨质缺损、唇状骨质增生、关节间隙变窄等。类风湿疾病累及肌腱或腱鞘时，多表现为腱鞘滑膜明显增厚，肌腱肿胀、回声减低、腱鞘和肌腱内血流信号增多等特征，严重者可发生肌腱断裂。二者的鉴别要点见表 8-5-2。

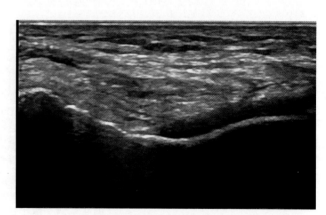

图 8-5-25　股骨末端髁间软骨局部变薄，近乎消失

表 8-5-2　痛风性关节炎与类风湿关节炎的鉴别

	痛风性关节炎	类风湿关节炎
位置	跖趾关节、跗骨间关节、踝关节、膝关节	指间关节、掌指关节、腕关节、膝关节
症状	急性期明显红、肿、热、痛，起病急骤，严重者可累及皮肤导致破溃；慢性期轻度疼痛或无症状，可造成关节变形	晨僵、轻 - 中度慢性疼痛，可造成"天鹅颈"等手指畸形
对称性	不对称	对称
滑膜增生	多为轻度	慢性期多为轻度增生，急性期可明显增生
痛风石	有	无

续表

	痛风性关节炎	类风湿关节炎
骨质缺损	穿凿状、深而大的骨质缺损，呈杯口状或花瓶状	小而浅，虫蚀状
双轨征	有	无
骨质增生/骨赘形成	少/无	常见

（二）骨性关节炎

骨性关节炎是一种慢性退行性关节病变，多累及踝关节、膝关节、远端指间关节等，可以造成相应区域的畸形、疼痛。多与创伤、受凉、劳累、肥胖等因素有关。常见的病理改变为明显骨质增生骨赘形成（图8-5-26）、关节间隙变窄、关节软骨磨损/变薄、半月板膨出/变性、关节腔积液、滑膜增生、关节腔内游离体形成等。

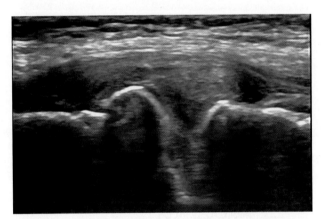

图 8-5-26　膝关节内侧纵切面，显示股骨下端及胫骨上端骨赘形成，内侧半月板外膨出

（三）钙化性腱病

痛风可累及肌腱，尤其是股四头肌肌腱、跟腱等，表现为腱体内的点状高回声，应注意与钙化性腱病相鉴别。钙化性腱病多由于肌腱的劳损、慢性摩擦引起，除了股四头肌肌腱、跟腱等，还常累及冈上肌肌腱。稳定期多无明显症状，超声图像中表现为沿着肌腱纹理的弧形强回声，后方多伴有声影（图8-5-27）。活动期可伴有剧烈疼痛，致运动严重受限，与痛风症状相似，声像图中表现为钙化表面不光滑、不连续，后方声影不明显等特征。此时应根据患者的临床症状、体征和化验结果综合判断。

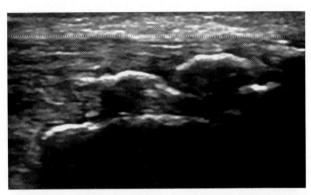

图 8-5-27　跟腱内多发粗钙化，表现为斑块状强回声，后方伴声影

六、超声检查注意事项

1. 注意医患沟通，患者疼痛的部位往往是病变所在的部位：与其他影像学检查不同，大部分超声检查时是与患者面对面的。此时，患者的主诉对超声医师的检查有很好的指导作用。在检查过程中，应注意与患者交流，询问其不适的部位可能有助于阳性特征的发现。

2. 检查第1跖趾关节时，注意不要把关节内侧的韧带当作痛风石：第1跖趾关节内侧的韧带在超声图像上显示为回声均匀的低回声或略高回声，此处也是尿酸盐沉积和痛风石形成的最常见部位，韧带内可以看到平行线状的条索样结构，且回声相对均匀，无明显占位感，检查时应注意区分。

3. 痛风常侵袭曾经受伤的部位：踝关节、膝关节、肘关节等一些容易受到运动损伤的部位，也是痛风常累及的部位。在同一部位，可能同时出现两种疾病的影像学表现。例如，股四头肌肌腱末端的粗钙化往往和腱体内的痛风石或尿酸盐沉积并存，创伤后踝关节腔内的游离体可能与痛风石并存等。

4. 四种典型声像图特征可以同时或先后出现在受累关节，骨质缺损并非一定是最晚出现的特征。

5. 当患者有多年高尿酸史、多个关节痛风发作史时，应注意检查肾脏是否有痛风肾。痛风肾在超声声像图中表现为髓质边缘部或整个髓质区域的回声增高（图 8-5-28），是尿酸盐在集合管沉积的后果，与钙质沉积症和海绵肾的声像图类似，严重者可伴有后方声影和肾皮质变薄。

6. 痛风性关节炎急性发作可出现破溃，并发感染后可合并化脓、脓肿形成、脓毒血症，严重时甚至导致感染性休克，危及生命，因此对于明显红、肿、热、痛的患者，超声医师应注意鉴别是否合并感染。

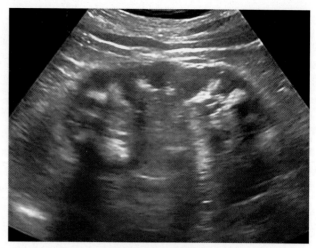

图 8-5-28　痛风肾

（宁春平）

第六节　痛风的特殊检查

除常用的生化和影像学检查，少数情况下还需要进行关节液检查（包括偏光显微镜检查）、单细胞测序、免疫因子检查以及核素骨扫描、红外线成像等特殊检查，以帮助痛风的诊断、鉴别诊断、病情评估等。本节着重探讨这些检查方法、痛风表现及应用场景。

一、关节液检查

急性痛风性关节炎患者的关节滑液增多，抽取滑液可见外观多为白色不透明的液体，白细胞计数在 5×10^9/L，以中性分叶核细胞为主，在偏振光显微镜下可于白细胞内见到双折光的针状尿酸盐晶体。

通常急性痛风性关节炎发作时，与化脓性关节炎早期常不易鉴别，且容易出现漏诊或延误诊断，而关节穿刺和关节液检查对早期诊断具有很高的价值。

痛风也可伴有化脓性关节炎，或与化脓性关节炎早期鉴别时，关节腔穿刺滑膜液为脓性，白细胞计数 $> 50 \times 10^9$/L，甚至高达 200×10^9/L 以上，90% 为中性粒细胞。滑膜液涂片染色可找到细菌，85% 滑膜液培养为阳性。培养阴性时，宜做其他特殊检查，如检查滑膜液中细菌的代谢产物，一般 4h 内可获得结果。免疫电泳法检测滑膜液中的细菌抗原，即使细菌已被杀死，其抗原仍为阳性。

二、偏振光显微镜

尿酸盐晶体由尿酸钠分子聚集而成，除中枢神经系统外，可在全身各部位沉积。其在关节及其周围组织中的沉积是痛风发作的始动因素，不但引发天然免疫反应，而且可对局部组织造成直接损伤，加重局部炎症。

尿酸盐结晶镜下观察长 2 ~ 20nm，在偏振光显微镜下尿酸盐晶体为蓝黄双折光针状晶体。如图 8-6-1 所示，用偏振光显微镜观察关节滑液或痛

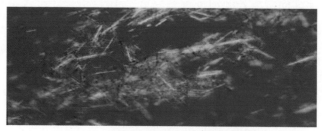

图 8-6-1　偏振光显微镜下的尿酸盐晶体

风石抽取物，如果用红光补偿棱镜在偏振光下观察，在补偿棱镜的主（"慢"）轴方向呈黄色（负性双折光的针状或杆状），而在相反的垂直方向呈蓝色。

三、单细胞测序

单细胞测序技术（single-cell sequencing）是指在单个细胞水平对基因组及转录组进行高通量测序分析的一项新兴技术，揭示细胞间的异质性差异，即单细胞水平的遗传信息表达谱的特异性，在肿瘤、发育生物学、神经科学等领域发挥了重要作用。单细胞测序包括单细胞基因组测序、外显子测序、转录组测序及表观遗传测序。其中应用最广泛的单细胞转录组测序（single-cell RNA-sequencing，scRNA-seq）将分离的单个细胞中的微量 mRNA 通过高效扩增后再进行高通量测序，旨在捕获整个转录组而不需要预先选择靶基因，能够有效解决常规 RNA-seq 被掩盖的样本细胞群转录组异质性难题，尤其适用于研究免疫细胞这样高度异质性的细胞群体，为免疫细胞转录状态提供多维评估。

免疫系统因细胞类型、状态、分布和功能差异呈现出多态性。新型 scRNA-seq 能够揭示出每一个细胞特异的微小差异。该技术在免疫学方向主要用于绘制完整的免疫细胞图谱，探索特定细胞的分子易感性并为干预治疗提供候选靶标分子。研究表明，免疫与炎症也参与痛风的发病，尤其是固有免疫在痛风急性炎症发生、发展的过程中发挥着重要作用。党万太等通过 RT-PCR 检测痛风患者外周血单个核细胞中核苷酸结合寡聚化结构域样受体 3（NLRP3）炎性体基因及其转录剪接体 mRNA 的表达，探讨 NLRP3 炎性体基因及其转录剪接体 mRNA 表达异常。在研究中药时，在痛风疾病中的作用也具有重要影响。朱伟坚通过转录组测序技术探索从蝉花虫草中分离提取了镇痛活性物质 N-6-（2-羟乙基）腺苷 [N-6-(2-hydroxyethy1)-adenosine，HEA] 对痛风模型大鼠 Adora 1、Adora2a 相关基因的调控，结果 mRNA 表达中 932 个基因差异表达，其中 A1R 与 A2AR 上调表达。这些可能的调控通路，为痛风治疗提供新策略，也为今后的深入研究打下基础。

四、免疫因子

自然免疫系统的被激活是高尿酸血症导致痛风的主要机制。当尿酸超过了其在血中的饱和度（血尿酸 > 420μmol/L），将形成尿酸盐结晶，并在组织器官中广泛沉积。单核细胞将趋化到晶体所在部位，成长为巨噬细胞，吞噬尿酸盐晶体，释放促炎性因子（IL-1β、IL-6、IL-8、TNF-α），同时沉积在晶体表面的补体蛋白（C3α、C5α、C5b-9 等）被活化，促炎性因子和活化的补体共同启动和增强中性粒细胞的募集。大量中性粒胞趋化黏附到尿酸盐所在部位，吞噬尿酸盐晶体，释放大量的炎症因子，引起痛风发作。在此过程中，单核细胞对尿酸盐晶体的吞噬是痛风发病的始动因素，细胞因子对大量中性粒细胞的趋化、黏附和吞噬的诱导是关键环节，中性粒细胞大量炎症因子的释放是痛风急性发作的直接原因。炎性通路中任何环节的先天异常均是导致痛风发作的重要原因。

1. IL-1 IL-1 是由活化巨噬细胞产生并且参与刺激免疫反应细胞增殖、细胞分化的因子。IL-1 是一种多肽，有 IL-1α 及 IL-1β 两种亚型。IL-1β 在痛风中的作用相对明确，已有研究证实白细胞浸润总数、IL-1β 与关节炎症呈线性关系。IL-1 单抗治疗急性发作期痛风性关节炎已卓有成效，目前 IL-1 单抗的适应证为痛风的急性发作，但诸多个案报道 IL-1 单抗在慢性痛风性关节炎治疗中亦能够控制症状，减轻炎症，缩小痛风石。

2. IL-8 IL-8 是由单核巨噬细胞和中性粒细胞产生的促炎细胞因子，其主要作用是促使中性粒细胞、嗜酸性粒细胞和淋巴细胞向局部炎症转移，引发炎症或过敏反应。IL-8 可以促进人单核细胞释放 IL-1β、IL-6、TNF-α 等，进一步扩大炎症反应。Kim 等的研究发现 MSU 晶体刺激滑膜细胞，可促使 IL-8 mRNA 的表达显著增加，诱导中性粒细胞聚集，且中性粒细胞介导的炎症依赖于 IL-8 的表达，提示 IL-8 与痛风的急性发作密切相关。Liu 等发现 MSU 晶体刺激人外周血单核细胞和中性粒细胞后，出现血清中 IL-8 的明显升高，聚集在炎症部位的 IL-8 吸引其他炎性细胞因子，扩大炎症反应。

3. 肿瘤坏死因子 -α（TNF-α） TNF-α 主要

由活化的单核巨噬细胞产生。TNF-α 作为重要的炎症介质，可促进白细胞的炎性渗出，增强中性粒细胞、单核巨噬细胞的吞噬和杀伤作用。

4. 转化生长因子 β₁　转化生长因子 β₁ 是一种重要的抗炎细胞因子，它是由分化成熟的巨噬细胞分泌产生的，在急性炎症过程中阻断内皮细胞的激活及白细胞的黏附和聚集，并减少了前炎症细胞因子的生成，增加 IL-1Ra 的生成。研究发现，痛风患者关节液中的转化生长因子 β₁ 浓度的上升先于白细胞计数、多分叶核白细胞比及 IL-1β、IL-6、IL-8、TNF-α 等指标的下降，证明了转化生长因子 β₁ 的出现可能是炎症免疫反应关闭的信号。

5. 补体　补体是在血液或体液内除抗体分子外，另一族参与免疫效应的大分子。其是一组具有酶活性的免疫球蛋白，约占血清球蛋白总量的 10%。它可被抗原与抗体形成的复合物所活化，产生溶菌和溶细胞现象。补体系统被活化后，具有溶菌、溶细胞现象，并可促进吞噬细胞的吞噬作用，还可使肥大细胞脱颗粒、释放组胺等，导致血管通透性增高、产生炎症反应。有利于将杀菌因素和吞噬细胞集中到炎症部位，将免疫复合物清除。在补体成分 C6 缺失的小鼠中，发现 MSU 诱导的痛风性关节炎的发病程度显著降低，提示补体系统在痛风性关节炎的发病机制过程中发挥关键作用。

五、治疗痛风药物致敏相关基因筛查

别嘌醇为黄嘌呤氧化酶抑制剂，能够减少尿酸合成并降低血尿酸浓度，是治疗痛风的首选药物。但该药引起的严重药疹临床屡见报道，是最易引起严重药疹的药物之一。有研究结果显示，别嘌醇的不良反应主要表现为皮肤、黏膜损害，占不良反应的 88.28%，其余不良反应 57.81% 为发热，31.64% 为肝损害，20.31% 为肾损害，9.77% 为血液系统损害。2002 年，通过文献计量学方法回顾性分析了国内近 10 年公开发表的药物不良反应报道，共 2663 例，其中死亡 210 例，而别嘌醇超敏反应致死率达 40%（12/30）。因此，如何保证别嘌醇服用人群的用药安全，减少不良反应的发生，成为该药在临床应用中的挑战。

随着基因检测技术的不断发展与临床应用，药物严重不良反应与基因多态性的关系研究取得一定进展。研究发现，具有遗传异质性的药物不良反应常与人类白细胞抗原基因密切相关，其中 HLA-B*5801 位点与服用别嘌醇患者发生严重不良反应事件高度相关，提示如果在服用别嘌醇之前进行基因检测，明确其遗传相关信息，则可有效避免这种严重不良反应的发生。

HLA-B*5801 是引起别嘌醇过敏反应的高风险基因（OR=3.94），汉族人携带该基因型频率高，美国和中国的指南均建议在使用别嘌醇前最好检测该基因。山东省痛风病临床医学中心近年来应用 PCR 测序分型法（PCRI sequencing-based typing，PCR-SBT）对中国北方汉族 1200 余例痛风患者 HLA-B*5801 的检测结果显示，HLA-B*5801 突变阳性率为 12.5%，在目前报道的各种族中仅次于韩国。

但研究也显示，虽然 HLA-B*5801 位点与别嘌醇引发严重不良反应高度相关，但它并不是唯一因素，还有许多其他因素在这复杂的过程中发挥作用，例如人类组织相容性抗原（MHC）、T 细胞受体和一些细胞药物代谢酶等，这种不良反应发生的具体作用机制虽然有很多假设提出，但均未被明确证实，有待于进行更深入的实验研究来阐明。

六、ECT 检查

骨显像对骨转换和成骨活动检测的灵敏度高，较小的辐射剂量即可获得全身骨代谢状况，避免了 CT、磁共振因扫描范围受限造成的漏检。有助于了解痛风结石性关节炎的范围分布及严重程度。痛风的骨显像表现为受累关节骨代谢增高，同时可伴有关节旁软组织摄取（图 8-6-2、图 8-6-3）。

七、红外热成像技术

红外热成像是一种新的医用功能学影像技术，可反映出机体代谢功能的强弱。有研究表明，当人体局部组织发生炎症时，机体的血液循环受到影响，导致患处的热辐射温度大幅上升。红外热成像技术不仅可以监测疾病的转归，而且还可在疾病早期起到预警作用（图 8-6-4）。

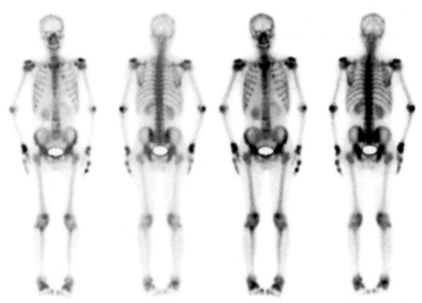

图 8-6-2　痛风患者全身骨现象示多关节显像异常，为痛风性关节炎所致骨质受累表现

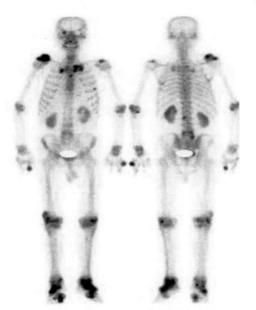

图 8-6-3　痛风结石性关节炎累及脊柱附件患者(男,68岁)，^{99m}Tc- 亚甲基二膦酸盐（MDP）骨显像示全身多个关节及胸腰椎多发高代谢灶（右眼眶内高代谢灶为义眼）

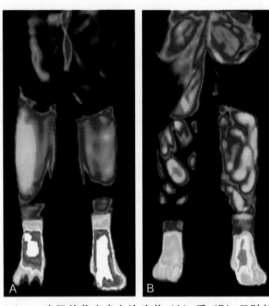

图 8-6-4　痛风关节炎患者治疗前（A）后（B）足趾的红外热图

（王　静　李　莉）

参考文献

陈则军，方剑锋，王东，痛风结石性关节炎累及脊柱附件 ^{99}Tc^m-MDP SPECT/CT 显像一例 . 中华核医学与分子影像杂志，2019, 39(1): 35-36.

王焱焱、赵文鹏、苏芮，等 . 单细胞测序技术在自身免疫病中的研究进展 . 中华风湿病学杂志，2020, 24(2):

135-139.

杨青，童德银，金鑫，等 . 别嘌醇致严重皮肤不良反应与 HLA-B*58 ： 01 等位基因相关性的研究进展 . 药物不良反应杂志 , 2018, 20(1): 43-47.

杨瑞宇，吴晶金，彭江云，等 . 利用红外热成像技术探究高尿酸血症的病因病机 . 红外 , 2019, 40(4):36-38.

Alexander So, Thibaut De Smedt, Sylvie Revaz, et al. A pilot study of IL-1 inhibition by anakinra in acute gout. Arthritis

Res Ther, 2007, 9(2): R28.

Annett H, Veit H, Gabor CP, et al. The NALP3 inflammasome is involved in the innate inmmne response to amyloid-β. Nat Immunol, 2008, 9(8):857-865.

Bai X S, Sun M S, He Y W, et al. Serum CA72-4 is specifically elevated in gout patients and predicts flares. Rheumatology(Oxford), 2020, 59(10): 2872-2880.

Dinarello CA.A clinical perspective of IL-113 as the gatekeeper of inflammation. Eur J Immunol, 2011, 41(5): 1203-1217.

Eisenbarth SC, Flavell RA. Innate instruction of adaptive immunity revisited: the inflammasome.EMBO Mol Med, 2009, 1: 92-98.

Hornung V, Bauernfeind F, Halle A, et al. Silica crystals and aluminum salts activate the NALP3 inflammasome through phagosomal destabilization. Nat Immunol, 2008, 237-241(8): 847-856.

Kim KW, Kim BM, Lee KA, et al. Reciprocal interaction between macrophage migration inhibitory factor and interleukin-8 in gout. Clinical Exp Rheumatol, 2019, 37: 270-278.

Kingsbury S R, Conaghan P G, McDermott M F, et al. The role of the NLRP$_3$ inflammasome in gout. J Inflamm Res, 2011, 4:39-49.

Martinon F, Petrilli V, Mayor A, et al. Gout-associated uric acid crystals activate the NALP3 inflammasome. Nature, 2006, 440: 237-241.

Naomi Schlesinger, Eduardo Mysler, Hsiao-Yi Lin, et al. Canakinumab reduces the risk of acute gouty arthritis flares during initiation of allopurinol treatment: results of a double-blind, randomised study. Ann Rheum Dis, 2011, 70: 1264-1271.

Petrilli V, Dostert C, Muruve D A, et a1. The inflammasome:a danger sensing complex triggering innate immunity.Curr Opin Immunol, 2007, 19(6): 615-622.

Schumacher HR Jr, Sundy JS, Terkeltaub R, et al. Rilonacept(Interleukin-1 Trap)in the Prevention of Acute Gout Flares During Initiation of Urate-Lowering Therapy: results of a phase. Arthritis Rheum, 2012, 64: 876-884.

Sidiropoulos PI, Goulielmos G, Voloudakis GK, et al. Inflammasomes and rheumatic diseases:evolving concepts. Ann Rheum Dis, 2008, 67(10): 1382-1389.

Terkeltaub R, Sundy JS, Schumacher HR, et al. The interleukin 1 inhibitor rilonacept in treatment of chronic gouty arthritis:results of a placebo-controlled, monosequence crossover, non-randomised, single-blind pilot study.Ann Rheum Dis, 2009, 68(10): 1613-1617.

Vegh P, Haniffa M. The impact of single-cell RNA sequencing on understanding the functional organization of the immune system. Brief Funct Genomics, 2018, 17(4): 265-272.

第9章

痛风的诊断与评价

痛风目前已发展为继糖尿病之后我国又一常见代谢性疾病，是男性关节炎中最常见类型，常与中心性肥胖、脂代谢紊乱、糖尿病、高血压及心脑血管病伴发，这些疾病的存在不但使疾病复杂化，而且可导致患者过早死亡。参照痛风的临床表现、实验室检查及影像学检查可对痛风做出初步诊断，但由于检查方法的特异性和敏感性等问题，目前痛风的诊断尚存在误诊、漏诊等亟待解决的问题。此外，疾病的不同状态和不同严重程度对应不同的治疗方案，因此在对痛风患者做出初步诊断后，尚需进一步明确患者已发展到哪个阶段，即分期；患者的临床表现和实验室及影像学检查结果严重到何种程度，即分级。明确上述问题，是痛风精准诊断的开端，也是精准治疗的依据。

第一节 痛风诊断标准的演变及评价

一、痛风的罗马诊断标准（1963 年）

满足下列 4 条中的 2 条即可诊断。

1. 血清尿酸盐浓度男性≥ 420μmol/dl，女性≥ 360μmol/dl。

2. 痛性关节肿胀，伴突然发生，基本在 1 ～ 2 周消失。

3. 滑液中出现尿酸盐结晶。

4. 痛风石出现。

该诊断标准目前已被弃用。

二、痛风的纽约诊断标准（1968 年）

1. 在滑液或组织中找到尿酸盐结晶的证据。

2. 或下述表现中的 2 个或 2 个以上。

（1）突然发作的肢关节肿痛，1 ～ 2 周可自行缓解，2 次以上。

（2）单个关节发作累及踇趾。

（3）使用秋水仙碱治疗后，48h 内炎症明显减轻。

（4）出现痛风石。

该诊断标准目前已不再使用。

三、痛风的美国风湿病学会（ACR）诊断标准（1977 年）

1. 关节液中有特异性尿酸盐结晶。

2. 用化学方法或偏振光显微镜证实痛风石中含尿酸盐结晶。

3. 具备以下 12 条（临床、实验室、X 线表现）中的 6 条。

（1）急性关节炎发作＞ 1 次。

（2）炎症反应在 1d 内达高峰。

（3）单关节炎发作。

（4）可见关节发红。

（5）第 1 跖趾关节疼痛或肿胀。

（6）单侧第 1 跖趾关节受累。

（7）单侧跗骨关节受累。

（8）可疑痛风石。

（9）高尿酸血症。

（10）不对称的关节内肿胀（X 线证实）。

（11）无骨侵蚀的骨皮质下囊肿（X 线证实）。

（12）关节炎发作时关节液微生物培养阴性。

四、诊断标准的评价

该诊断标准目前仍然是国内外专家普遍采用的痛风诊断标准。该诊断标准虽有一定的敏感性，但缺乏特异性，存在一定的误诊率。

1. 关节腔内及关节周围或痛风石内尿酸盐结晶的发现或证实是诊断痛风的金标准。但尿酸盐结晶临床不易获取。

2. 临床医师诊断痛风的主要依据为临床表现、实验室检查和影像学检查结果（符合 12 条中的 6 条即确诊）。但实验室检查结果缺乏特异性，影像学检查易出现误诊和漏诊，此外，尚未建立痛风早期影像学诊断标准，影像学阳性发现多为痛风中晚期表现。

3. 符合 12 条中的 6 条确诊痛风的敏感度为 87.6%。误诊率为 19.5%。容易误诊的疾病主要为风湿性关节炎、化脓性关节炎和假性痛风。

五、对痛风诊断线索价值的评价

痛风诊断线索的特异性和可靠性排序如下。

1. 痛风石（证实或可疑）。

2. 应用秋水仙碱治疗后，炎症反应在 48h 内明显缓解。

3. 不对称关节周围肿胀（X 线证实）。

4. 第 1 跖趾关节疼痛、肿胀。

5. 单侧第 1 跖趾关节受累。

6. 高尿酸血症。

7. 无骨侵蚀的骨皮质下囊肿（X 线证实）。

8. 单侧跗骨关节受累。

9. 四肢关节疼痛、肿胀 2 次以上，发病急，1 ～ 2 周自行缓解。

10. 夜间发作。

11. 明显红肿且炎症反应在 1d 内达高峰。

12. 关节炎发作时关节液微生物培养阴性。

六、2011 年 ACR 有关痛风诊断标准的补充建议

2006 年欧洲风湿病学会参照 1945—2005 年有关文献，制定了欧洲痛风病诊疗指南，对痛风的诊断标准提出了 10 条建议。2011 年美国风湿病学会参照欧洲风湿病学会的诊疗指南和 2005—2011 年的有关文献提出了 10 条修订意见。

1. 发生于下肢的急性单关节炎，如果剧烈疼痛、肿胀、拒摸，特别是红肿发展迅速，在 6 ～ 12h 达到高峰，尽管对痛风的诊断不特异，但高度提示晶体性炎症。

2. 尽管只有证实滑液中或痛风石抽吸物中有尿酸盐结晶才可确诊痛风，但是如果患者有典型的痛风临床表现，也可以做出痛风的临床诊断。

3. 虽然高尿酸血症是痛风最重要的危险因素，但血尿酸水平既不能确诊也不能排除痛风。因为许多高尿酸血症患者并不发展为痛风，而在痛风的急性期，血尿酸也可能正常。

4. 对未确诊的关节炎关节滑膜液，建议进行常规的寻找尿酸盐结晶检查。

5. 如果怀疑痛风，可在间歇期，无临床症状的关节内寻找尿酸盐结晶，如果发现即可确诊。

6. 痛风与感染性关节炎可能会并存，当怀疑有感染性关节炎时，即使已经证实积液中存在尿酸盐结晶，也要对积液做细菌培养和革兰染色。

7. 一般情况下不需要对痛风患者肾尿酸排泄情况进行评估。然而对于发病年龄 < 25 岁的痛风患者及有年轻发病痛风家族史的患者需要评估。

8. 痛风患者有很高的肾结石发病率，所有肾结石患者均应确认是否有痛风因素参与。

9. 影像学检查可用于痛风的鉴别诊断，可显示痛风的典型特征，但不能用于痛风的早期诊断。

10. 应对痛风的危险因素进行评估，包括代谢综合征（肥胖、高血糖、高血脂、高血压）、慢性肾脏疾病、治疗方案、家族史和生活方式等。

七、2015 年 ACR 和 EULAR 痛风分类标准建议

（一）痛风分类标准建议

2015 年 ACR 与 EULAR 联合发布了新的痛风分类诊断标准。

1. 该分类标准强调必须有至少 1 次及以上关节疼痛病史，才能使用该分类标准。

2. 关节滑囊或痛风结节中找到尿酸盐结晶是痛风诊断的金标准。

3. 通过回顾痛风影像学表现的相关文献，并对部分有纸质病历的患者患痛风的可能性进行排序，运用多准则决策分析方法达成共识，确定痛风的主要特点，最终形成新的痛风分类标准。

4. 根据不同的临床表现及相关检验、检查对痛风诊断的价值，赋予不同的分值，总分≥8分可诊断为急性痛风性关节炎（表9-1-1）。

（二）分类标准的评价

1. 新的 ACR/EULAR 痛风分类标准具有一定的优越性和更好的可行性，特别是提高了特异性。目前是国内外学者普遍采用的痛风诊断标准。

2. 新的分类标准分别从临床特点、实验室检查及影像学表现3个方面进行评分。

3. 强调对痛风性关节炎的金标准评估仍是MSU晶体分析。

4. 先进的成像技术（超声、双能CT）被纳入诊断分类标准。

5. 强调了血尿酸水平在确诊痛风中的作用。

（三）痛风分类诊断标准的临床应用

临床实践中出现以下表现应疑似或诊断急性痛风性关节炎：①中年及以上男性，夜间突发急性非对称性，趾或趾关节肿痛，炎症在24h内达高峰，疼痛性质与功能障碍不同于一般性关节炎。②单个小关节首发后，在同一或另一关节再发，但存在无症状间歇期。③受累关节附近，耳郭触及痛风石或缓慢肿大的结节，经穿刺或破溃流出白色豆渣样分泌物且查获尿酸盐结晶。④X线骨片发现有圆形、月牙状或不规整的穿凿样缺损。⑤有痛风家族史，或有脱水，输血及使用利尿药诱发或加重关节肿痛史。⑥虽然在皮下结节及滑囊液中未发现尿酸钠结晶，但既往有高尿酸血症（排除继发因素）史，又有典型痛风关节炎发作史和秋水仙碱治疗特效者。

表 9-1-1 2015 年 ACR 和 EULAR 痛风分类标准建议

	标准	分类	得分
临床表现	受累关节部位和数目	距小腿关节/足中段（单关节或寡关节）	1
		第1跖趾关节（单关节或寡关节）	2
	特异性症状数目（红斑、明显压痛、活动困难）	1	1
		2	2
		3	3
	典型发作次数（符合2～3条为典型发作：①疼痛达峰时间＜24h；②症状缓解时间＜14d；③2次发作之间完全缓解）	单次典型发作	1
		多次典型发作	2
	痛风石	有	4
实验室指标	血尿酸水平（未使用降尿酸药物，急性发作4周后，任意时间的最高值）	360～479μmol/L	2
		480～599μmol/L	3
		≥600μmol/L	4
影像学	超声或双能CT发现尿酸盐沉积	有	4
	X线示痛风骨侵蚀表现	有	4

注：①如血尿酸＜240μmol/L，减4分，如滑液尿酸盐结晶检查阴性，减2分；②总分≥8分可诊断为急性痛风性关节炎。

（李长贵 李鑫德）

第二节 痛风的分期诊断

国内外学者参照临床症状、病理特点等将痛风分为5期，即高尿酸血症期、急性痛风性关节炎期、间歇期、慢性期和肾病期。

一、高尿酸血症期

一般称之为痛风前期。该期患者主要表现为血尿酸水平升高，可伴代谢综合征组分或心脑肾疾病甚至痛风石或关节畸形，但从未出现明显的关节疼痛。临床工作中对该期患者首先应通过24h尿尿酸的检查，明确血尿酸升高的原因并进行分型，在此基础上进一步明确关节内外、内脏、血管等是否存在尿酸盐结晶沉积和靶器官损伤等情况，为治疗方案的制订提供依据。

二、急性痛风性关节炎期

该期患者往往起病急骤，多数患者发病前无先兆症状，或仅有疲乏、全身不适、关节刺痛等。部分患者可伴有体温升高、头痛等症状。常于夜间或清晨突然发病，数小时内出现患处关节及周围软组织明显肿胀、发热、活动受限及剧烈疼痛，关节的红、肿、热、痛较其他类型关节炎更为明显，症状一般在数小时内发展至高峰，常影响行走及睡眠。常见诱因为饮酒、暴饮暴食、进食高嘌呤食物、劳累、寒冷、感染、创伤及手术等。初发时往往表现为单关节受累，继之可累及多个关节，以第1跖趾关节为好发部位，其次为足背部、踝、足跟、膝、腕、指和肘关节。非对称性或偏心性关节肿胀和疼痛为急性痛风性关节炎的典型特征。此外，该病在早期多有自愈现象，经数小时至数日可自行缓解。轻微发作一般经过数小时即可缓解，症状严重者可持续7～14d或更久。通常情况下，急性痛风性关节炎发作缓解后，患者症状全部消失，关节活动完全恢复正常。有些患者存在局部皮肤瘙痒脱屑，甚至仅表现为高尿酸血症。缓解期一般数月到数年不等。但随着痛风病程的延长及痛风发作次数的增多，缓解期会逐渐缩短，自愈现象消失。在反复发作的过程中，距小腿关节、膝关节和第1跖趾关节是3个最常受累的关节，可伴有体温升高、白细胞增多、红细胞沉降率增快等全身症状。

由于急性期大量炎症因子产生和应激激素水平升高，肾代偿性尿酸排泄增加，使该期患者血尿酸水平比平时低60～100μmol/L，约30%的患者血尿酸可处于正常水平；但急性期过后，血尿酸水平又恢复到基线水平，即血尿酸升高60～100μmol/L。因此痛风急性期血尿酸水平不高，不能排除痛风。

三、间歇期

两次痛风发作之间称为间歇期。高尿酸血症为该期主要临床特点，患者无痛风表现。该期患者与高尿酸血症期的最大区别在于，所有患者均为痛风患者，因此在制订治疗方案时，应参照指南中痛风部分而非高尿酸血症部分的建议。

四、慢性关节炎期

若痛风未经治疗或者治疗不规范，导致痛风反复发作，将进入慢性关节炎期。该期有以下临床特点。

1. 发作频繁（≥2次/年），缓解期缩短，疼痛加剧，甚至有些患者表现为痛风持续性发作。

2. 受累关节增多，表现为好发关节以外的关节受累及多个关节同时发作。

3. 出现关节畸形、活动受限。

4. 痛风石形成，常出现在耳郭、手足、胫前、尺骨鹰嘴等处，如痛风石破溃，可导致无菌性溃疡，分泌物中可检测出白色粉末状的尿酸盐结晶。

5. 骨质破坏甚至骨折，痛风引起的骨质破坏影像学表现常为虫蚀样、斧凿样透亮骨质缺损，后期可表现为骨皮质的不连续甚至骨折。

6. 当血尿酸浓度超过535μmol/L时，约50%的患者出现痛风石；而血尿酸＜475μmol/L时，约90%不发生痛风石。病程越长，痛风石越多。另外，经饮食控制和药物治疗后，将血尿酸长期控制在300μmol/L以下，可使痛风石逐渐缩小甚至消失。

五、痛风性肾病期

尿酸在血中以尿酸钠的形式运输，当其在血中的浓度超过其在血中的溶解度时，过量的尿酸钠将形成结晶，在肾脏中沉积，导致肾脏损伤，称之为痛风性肾病，也称尿酸性肾病。痛风性肾病在临床上主要有以下3种形式。

1. *慢性尿酸性肾病* 为尿酸盐结晶在肾间质沉积引起。起病隐匿，早期可仅表现为轻度腰痛及间歇性蛋白尿和镜下血尿，随着病程进展，可发展为持续性蛋白尿、肉眼血尿、高血压。如处理不当，一般10～30年后可进展为氮质血症甚至尿毒症。但如果早期诊断并给予恰当治疗，肾脏病变可以减轻或停止进展，这一点有别于其他不可逆肾病。

2. *急性尿酸性肾病* 起病急骤，由大量尿酸盐结晶沉积于肾间质及肾小管内，肾小管管腔被尿酸填充、阻塞所致。患者可突然出现少尿、无尿，如处理不及时会造成急性肾衰竭。主要见于骨髓增生性疾病、恶性肿瘤放化疗后或应用噻嗪类利尿剂后，亦可发生于短期内尿酸显著升高的原发性高尿酸血症及痛风患者。

3.尿酸性肾结石　为尿酸盐结晶沉积在肾脏及尿路形成的泥沙样、砂砾状结石。男性较女性多见，多发于青壮年。细小泥沙样结石可以通过尿液排出，较大结石常引起肾绞痛、血尿、尿路感染及尿路梗阻等症状。

（潘正论）

第三节　痛风及其相关合并症的分级及评估

对痛风的症状、体征和实验室检查及影像学检查结果等参照国内外相关文献，尽可能进行量化，根据量化赋分结果决定药物的种类、剂量和疗程。

一、关节疼痛的分级及严重程度评估

（一）关节疼痛的分级

目前国际上普遍采用的是视觉模拟评分法（visual analogue scale，VAS）。该方法将疼痛的程度用 $0 \sim 10$ 共 11 个数字表示。其中，0 表示无痛，10 代表最痛，患者根据自身疼痛程度在 $0 \sim 10$ 个数字中挑选一个数字代表疼痛程度（图 9-3-1）。该方法简单、准确、可操作性强，已被国内外学者广泛接受。

（二）关节疼痛的严重程度评估

痛风疼痛严重程度的评估依据为疼痛 VAS 评分和受累关节数目。

1.VAS 评分　①≤ 4 分：轻度；② $5 \sim 6$ 分：中度；③≥ 7 分：重度。

2.受累关节数目　① 1 个或少数几个小关节；② 1 个或 2 个大关节；③多关节受累；④ 3 个及以上大关节；⑤ 4 个及以上。

二、关节肿胀的分级及评估

关节肿胀分级及评估：0 分，皮肤纹理、骨突无改变，关节无积液；1 分，皮肤纹理变浅、附近骨突清晰可见，关节积液少量；2 分，皮肤纹理基本消失、肿胀与骨突相平，骨突标志不明显，关节积液中等；3 分，皮肤纹理完全消失、肿胀高出骨突，骨突标志消失，关节积液多，影响功能。

三、关节畸形的分级及评估

慢性痛风性关节炎出现关节畸形及关节功能受损时，应对畸形进行分级，对关节功能进行评估，指导治疗方案的制订。

1.重度关节畸形　关节融合，关节功能基本丧失。

2.中度关节畸形　关节间隙变窄，关节活动度部分受限。

3.轻度关节畸形　关节间隙正常，关节功能基本正常。

四、痛风石的分级

1.轻度　痛风石大小稳定，生长缓慢，累及单一关节；关节无异常分泌物，无侵袭性团块或结缔组织破坏。

2.中度　痛风石大小稳定，生长缓慢，但累及 $2 \sim 4$ 个关节。

3.重度　痛风石累及的关节数超过 4 个或关节有异常分泌物；有侵袭性团块或结缔组织破坏；痛风石生长迅速；严重的慢性痛风石性关节炎。

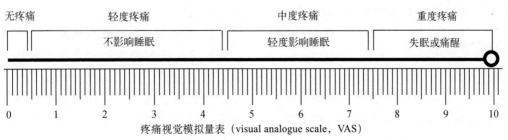

疼痛视觉模拟量表（visual analogue scale，VAS）

图 9-3-1　疼痛 VAS 评分法

五、肾结石的分级及评估

肾结石分级及评估主要参照肾结石的大小、密度、数目和性质而定。结石的直径和密度越大，数目越多，对肾的损害越重，病情越重。

1. 直径 > 2.5cm 的肾结石　一般为钙盐结石或混合性结石，容易在泌尿系统嵌顿，引起肾积水，影响肾功能。

2. 直径 1 ~ 2.5cm 的肾结石　可伴有肾积水。

3. 直径 0.6 ~ 2.5cm 的肾结石　可伴有肾积水。

4. 直径 < 0.6cm 的结石　多为壁薄且形状不规则的尿酸性小结石，在 X 线下不显影。

5. 直径 < 0.6cm 的钙盐结石　多为壁厚且形状规则的小结石，在 X 线下显影。

6. 直径 < 0.6cm 的混合性结石　介于尿酸性和钙盐性结石之间，X 线下显影，但体积小。

六、痛风性肾病的分期

1. 1 期　eGFR $\geqslant$ 90ml/ (min · 1.73m^2)。

2. 2 期　eGFR 60 ~ 89ml/ (min · 1.73m^2)：轻度肾损伤。

3. 3 期　eGFR 30 ~ 59ml/ (min · 1.73m^2)：中度肾损伤。

4. 4 期　eGFR 15 ~ 29ml/ (min · 1.72m^2)：重度肾损伤。

5. 5 期　eGFR < 15ml/ (min · 1.73m^2)：肾衰竭。

（廖　琳）

第四节　慢性痛风性关节炎的诊断与评估

一、概述

痛风反复发作，将进入慢性关节炎期。该期患者表现为关节畸形、关节功能逐渐丧失，痛风频繁发作，可出现痛风石。痛风石通常为可见的和（或）可触及的结节，位于耳部或其他部位软组织中，包括关节周围软组织、肌腱或滑囊。痛风石性痛风表现为固体尿酸盐沉积伴周围结缔组织的慢性炎症，通常呈破坏性改变。痛风石本身不伴有炎症时，不会引起疼痛或压痛，可能会使皮肤变薄，呈现出黄色或白色。

虽然痛风间歇期关节炎症状不明显，但仍可能发生痛风石性物质的持续沉积，造成骨侵蚀，进而发展为慢性痛风性关节病。如果在痛风发作期未确诊痛风，在间歇期仍有机会确诊，此时应考虑各种临床线索，如相关的临床诊断标准，既往血尿酸水平和炎性关节的影像学检查资料，对先前受累关节或疑似痛风结节的抽吸物分析有无结晶，因为它们在发作间期通常持续存在。

二、实验室检查

（一）滑液分析

痛风发作时，从关节或滑囊中获取的滑液标本通过偏振光显微镜直接检查可见到细胞内单钠尿酸盐（monosodium urate, MSU）结晶。发作间期，也常可在既往受累关节和痛风石沉积的穿刺抽吸物中发现尿酸盐结晶。

（二）血液检查

未经降尿酸治疗的痛风间歇期患者的血液检查多显示尿酸水平升高，基线时血尿酸水平越高，痛风发作越频繁。而采取降尿酸治疗的发作间歇期，很难解读血清尿酸水平，可升高、正常或降低。同样，发作期的血液检查可能会显示出非特异性炎症改变，尿酸水平可能升高、正常或降低。因此，对于根据临床特征而疑诊为痛风的患者，如果血清尿酸水平升高（$\geqslant$ 480μmol/L）则可支持诊断，但这并不具有确诊意义，也不是确诊所必需的。评估血清尿酸盐及确定其基线值最准确的时间是在痛风发作完全消退后 2 周或以上（即在痛风间歇期）。

三、影像学检查

通过多种检查方法发现符合痛风各阶段的影像学表现。

（一）X 线片和磁共振成像（MRI）

X 线片或 MRI 发现骨皮质下囊肿可能提示痛风石或骨侵蚀，但在首次痛风发作时常无法检查出这些影像学改变。更具特异性的痛风病变为痛风石引起骨侵蚀相关的细小骨质"突出边缘"，多发生于慢性痛风性关节炎患者的关节中。

痛风石的 MRI 表现：T_1 加权像中低信号强度区域、相对均匀，T_2 加权像信号强度不一。钆增强时可能出现均质或外周信号增强。MRI 表现可提示痛风诊断，但不具特异性，鉴别诊断涉及感染或恶性肿瘤时，需要穿刺抽吸确认。

（二）超声检查

超声检查可作为痛风的独立诊断依据，有助于痛风的早期发现和治疗监测。重要的诊断性特征包括关节软骨表面的线性高回声区，即"双轨征"（double contour sign，DCS），其他有用的发现包括超声发现的痛风石（存在高回声，不均匀的病变被无回声边缘包围）和"暴风雪"的外观。

（三）双能 CT（dual-energy CT，DECT）

DECT 检查可以特异性识别关节和关节周围的尿酸盐沉积，还可区分尿酸盐与钙沉积。DECT 除用于诊断外，还可作为确定疗效和评估预后的依据使用。但需要注意的是，DECT 可能出现伪影和假阳性结果。

四、诊断

（一）关节滑液或痛风石抽吸物中检出结晶

研究显示，在痛风间歇期，几乎所有未经治疗的痛风患者和约 70% 接受降尿酸盐治疗的患者，可从既往受累关节的滑液中检出尿酸盐结晶。这使得大多数在急性期未确诊的患者可在痛风发作之后得以确诊。即使既往仅受累过一次的关节，抽吸液也会有很高的概率发现尿酸盐结晶，提示关节或其周围组织的尿酸盐沉积在痛风首次发作之前即已存在相当长的时间。

对于有痛风石的患者，从痛风石沉积的穿刺抽吸物中证实有尿酸盐结晶是一种方便且具有特异性的确诊方法。

（二）组织学检查

制备新鲜组织切片或冷冻切片来做尿酸结晶的组织学检查，或者保存在乙醇中，非甲醛，随后用非水性技术染色，如 Oestricher 苏木精法、Mallory 法、Cromori-Burtner 六胺银法及 Sohultze-Schmidt 甲烯蓝法染色等。水性染色剂（如 HE 染色）会溶解尿酸盐结晶，可能形成含有异物巨细胞和肉芽肿病变，但不具有诊断价值的嗜酸性基质。经甲醛固定、石蜡包埋的组织，使用非水性技术（使用乙醇伊红）染色后，偶尔也可显示出双折射尿酸盐结晶。

晚期痛风的特点是痛风石、慢性痛风性滑膜炎和结构性关节损伤。痛风结节是一种对单钠尿酸晶体的慢性异物肉芽肿性炎症反应，有 3 个主要组分：紧密排列的单钠尿酸晶体核心、周围的细胞冠状区和外纤维血管区。先天免疫系统和适应性免疫系统的细胞都存在于痛风石中，当然也包括多核巨细胞。结构性关节损伤，伴有骨侵蚀和局灶性软骨损伤，是晚期痛风的共同特征。痛风石通常出现在痛风的结构损伤部位，在顶骨界面有大量的骨吸收破骨细胞。此外，尿酸单钠晶体直接降低成骨细胞的活力和功能，并间接促进破骨细胞的功能，促进骨吸收和炎症。

（三）临床诊断

当缺乏识别尿酸盐结晶的方法或偏振光显微镜检查结果阴性时，可结合临床和病史及影像学检查结果做出慢性痛风性关节炎的初步诊断，但仍要警惕其他疾病，需在后续过程中边治疗边观察，必要时及时修正诊断。

对持续有症状的、既往诊断过"痛风性关节炎"的患者所进行的影像学检查可能有助于识别痛风和（或）感染的典型特征，或有助于指导细针抽吸受累关节以证实该关节或邻近组织中有结晶。

五、鉴别诊断

详见本章第七节。

六、评估

（一）关节炎症的评估工具

关节超声因其易操作、可重复且价格低廉的特点，可作为首选检查。超声提示不同程度的积液、滑膜增厚和尿酸盐结晶，部分出现"双轨征"、痛风石、骨侵蚀，彩色多普勒提示有不同程度的血流信号，分别为 1 级、2 级和 3 级。

1. DECT 成像通过不同组织对光子能量的衰减特性不同获得两组扫描数据，通过软件处理，可以评价尿酸盐沉积的形态、部位及与周围组织的关系，同时可以测量尿酸盐结晶和骨质破坏的体积。

2. X 线能发现晚期痛风引起的骨质破坏。

3. MRI 可早期发现关节的软组织变化，敏感性高，但特异性不高，不能显示尿酸盐结晶，且不能鉴别痛风性关节炎与其他关节病。

4. 普通 CT 组织分辨率高，但亦不能特异性识别尿酸盐结晶。

（二）降尿酸药物治疗的指征评估

1. 频繁或致残性痛风发作　≥ 1 个痛风石、每年痛风发作 ≥ 2 次被视为降尿酸治疗的指征。如果慢性痛风性关节炎患者发作期长，或在数年内持续复发，或即使无痛风石证据、发作次数不超过 2 次，也可选择性建议启动降尿酸治疗。

2. 痛风石和结构性关节损害　严重的临床或影像学损害，如骨侵蚀等结构性关节破坏、多关节受累、软组织或关节痛风石沉积，影响正常工作和生活。

3. 重度痛风风险高但无反复发作或痛风石的患者　对于无上述指征，但有过痛风发作，且重度痛风风险高的患者，应选择性建议启动降尿酸治疗。风险情况如下：血清尿酸盐基线水平过高 > 540μmol/L，症状发作非常早、疾病由家族遗传基因决定或痛风发作治疗药物有可能引起重度不良事件，例如中至重度慢性肾脏病、糖尿病和心血管疾病，需要权衡、评估各种风险及开始降尿酸盐治疗的益处。该方法符合 2016 年 EULAR 的指南。①≥ 1 个痛风石、痛风造成的影像学损伤、频繁的痛风发作（≥ 2 次 / 年）。②选择性建议，起始降尿酸药物治疗的指征是既往曾经经历过 1 次以上的痛风发作，但发作频率 < 2 次 / 年。③对于首次痛风发作的患者，选择性建议起始降尿酸治疗；但选择性建议伴有慢性肾脏病 ≥ 3 期，血清尿酸 > 540μmol/L，或者肾结石患者起始降尿酸治疗。④对于无症状的高尿酸血症患者，选择性建议不要开始降尿酸治疗。

随机对照试验显示，对于无症状的高尿酸血症患者，3 年期间新发痛风仅为 5%；血清尿酸 > 540μmol/L 的无症状高尿酸血症患者，5 年内仅 20% 出现痛风。因此对于无症状的高尿酸血症患者，降尿酸治疗的获益与治疗花费和药物风险相比尚不足以推荐用药。

（三）开始降尿酸药物治疗的时机评估

一般会选择痛风发作消退后至少 2 周，再开始降尿酸药物治疗。但对于某些患者，可在发作期间开始降尿酸药物治疗，如已证实痛风、有发作间歇期血清尿酸盐基线测量值且认知功能完整的患者，特别是发作期症状非常难以控制、几乎不间断的患者。对于这类患者，可能有效且耐受性良好的方法为：发作期成功启动降尿酸盐治疗，联合糖皮质激素及其他抗炎治疗，之后非常缓慢地将抗炎药物逐步减量至停药（可历时数周至数月）。无论哪种情况，一旦开始用药，患者若后续出现急性痛风发作，也不应中断降尿酸治疗。

根据欧盟药品说明书，使用 IL-1β 抑制剂卡那单抗治疗痛风发作时，必须同时启用降尿酸治疗。

（四）降尿酸药物治疗持续时间评估

决定开始后，降尿酸治疗应无限期持续。如果需要终身维持亚饱和尿酸盐水平和保持临床疗效，应持续用药，不建议停用。在初始患者教育和随后的治疗过程中，都应强调持续治疗的理由和重要性，以便提高患者治疗的依从性。

可能部分患者停用降尿酸盐药物有益，但随后应仔细观察确定安全性，包括以下内容。

1. 在启动降尿酸药物治疗后才开始改变生活方式的患者，停药是为了评估非药物治疗的效果。

2. 未通过证实尿酸盐结晶来诊断痛风的患者，每日口服极低剂量降尿酸药物，即可达到很低的血清尿酸水平，如 < 180μmol/L。停药是为了确定痛风诊断是否正确，或者如果诊断正确，确定是否需要降尿酸药物。

大多数通过长期降尿酸治疗成功控制痛风的患者都会在停止治疗时出现症状和（或）痛风石复发。治疗期间的血尿酸水平越低，再次发作或痛风石再次出现所经历的时间越长。

（付　敏　孙红胜）

第五节　痛风石的诊断与评估

一、痛风石的影像学特征及评估

目前影像学有多种方法诊断和评估痛风石，包括 X 线、超声（US）、磁共振成像（MRI）、计算机断层扫描（CT）及双能 CT（DECT）等。上述检查除了能评估 MSU 结晶沉积的位置和数量、关节破坏程度及炎症反应等，还可评估降尿酸治疗效果。穿刺内容物中 MSU 结晶的检出依然是诊断痛风的金标准。

痛风石 X 线典型特征包括：软组织或骨质内的肿块，伴有局部骨质破坏，其他特征还有骨赘形成、骨内钙化、关节间隙扩大和软骨下骨质破坏等。如果小于 5 ～ 10mm，则痛风石可能影像学隐匿。Sharp/van der Heijde 破坏分数和关节腔狭窄分数是两种评价慢性痛风患者 X 线表现破坏程度的评分方法，实践证实此方法可重复、易行，可用来区分早期和晚期病变。X 线摄影在痛风诊断中的敏感度为 31%，特异度为 93%。目前鉴于其他影像学技术的发展，X 线已经不作为诊断痛风石的首选方法。

MSU 结晶沉积在软骨表面的特征性超声表现为高回声不规则带（"双轨征"），而痛风石常表现为高衰减的不均匀高回声肿块，伴或不伴声影（图 9-5-1）。超声检查还可显示痛风石邻近的骨皮质破坏及周围的血管变化。但是超声更依赖于超声医师的临床经验水平，且仅限于比较表浅的关节。超声诊断痛风石的敏感度为 65%，特异度为 80%。

MRI 可以早期发现痛风石及骨质破坏。在 T_1 加权像（T_1WI）上痛风石呈均匀的低信号，但在 T_2 加权像（T_2WI）上信号多种多样，最常见呈不均匀的中 - 低信号。痛风石累及的关节可以出现滑膜增厚和渗出、骨破坏及痛风石邻近的骨髓水肿等。但 MRI 不能发现透明软骨表面的 MSU 结晶沉积。

CT 对痛风石的鉴别效果较好，在评价关节内部痛风石方面优于 MRI 和超声检查，痛风石在 CT 上呈高密度的肿块，其 CT 值不同于其他占位病变（图 9-5-2）。DECT 是近年发展起来的影像学检查方法，其是利用不同能量的 X 线及组织相对应的 CT 值变化，通过相关软件处理获得体现组织化学成分的彩色编码，可以较体格检查发现更多的痛风石沉积部位，其敏感度可达 87%，特异度达 84%，为非侵入性诊断痛风带来了希望。DECT 对有非典型临床表现和受累部位异常的患者的作用较大。但应该认识到 DECT 尚有不少局限性，如其与物理方法测量结果有不少出入，且仅能检测出"密度较高"的痛风石（痛风石中尿酸盐含量至少在 15% ～ 20%），当尿酸盐含量低于此水平时，无论痛风石大小，DECT 都无法检测到。在痛风早期，如果 MSU 体积较低或痛风石非常小（< 2mm），则可导致假阴性成像。DECT 中伪影也较为普遍，主要为皮肤中的绿色像素，特别是足跟、指甲和甲床。

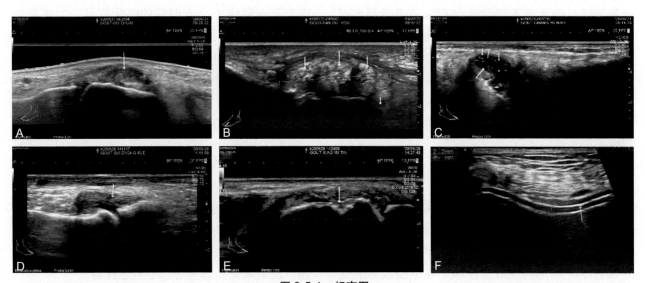

图 9-5-1　超声图

A. 左侧第 1 跖趾（MTP1）关节中的单个痛风石；B. 左第 2 个 MTP 接头中的多个痛风石；C. 右侧 MTP1 关节滑膜积液；D. 右侧 MTP1 关节滑膜增厚；E. 右距骨远端的骨侵蚀；F. 左膝关节"双轨征"

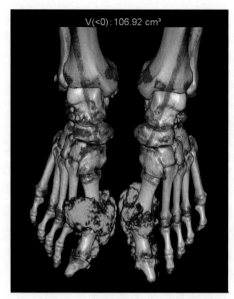

图 9-5-2　双能 CT 示双足痛风石，绿色示痛风石结晶

二、诊断、评估及鉴别诊断

对于已经诊断为痛风的患者，依靠体格检查和影像学检查，可完成痛风石的诊断和鉴别诊断。在影像学检查完成之前，注意与骨质增生性结节、类风湿性结节和肿瘤等进行鉴别。此外，尚应注意不同疾病并存情况，如骨质增生常与痛风并存，可累及同一个关节，注意不要漏诊（详见本章第七节）。

临床工作中，对痛风患者进行查体时，如果在易受压或易摩擦部位及手、足、膝、肘、踝等部位发现非对称突起的皮下结节，应首先考虑痛风石，应用偏振光显微镜发现结节中存在尿酸盐结晶，是诊断痛风石的"金标准"。应用影像学检查方法发现尿酸盐结晶特异性影像学表现，也可诊断痛风石。痛风石体积的变化可作为痛风治疗效果的评估方法之一。比较常用的简单方法是使用卷尺测量痛风石所在的面积。使用卷尺测量痛风石的长轴直径及测量与长轴垂直的短轴直径，两者的乘积即为痛风石的面积。另外也可以使用更为精确的游标卡尺进行测量。除了物理测量外，也可以通过风湿病的计算机辅助摄影（CAPER）数码照片及图像软件进行治疗前后的痛风石变化的评估。

（韩　琳）

第六节　痛风性肾病的诊断与评估

痛风性肾病，又称为尿酸性肾病，是痛风常见合并症，也是痛风患者死亡的重要原因。有关资料显示，痛风患者初诊时约 37% 的患者已出现肾功能降低，在开始进行降尿酸治疗时，近 50%的患者存在肾功能降低。病史 10 年以上的痛风患者，肾病的发生率超过 78%。目前尿酸性肾病已成为慢性肾衰竭的第六大病因，痛风专科医师在面对痛风患者时，应考虑痛风性肾病的诊断、分期及鉴别诊断。

一、临床症状及分期

（一）无临床表现的痛风性肾病

肌酐清除率（Ccr）> 50%，血肌酐（Scr）< 133μmol/L。该期痛风患者一般症状都比较轻，平时也很少有痛风性关节炎发作，较少出现肾病的临床症状，尿常规检查正常，各项肾功能检查也在正常范围内。所以临床上难以确诊，只有做肾穿刺活检进行病理检查才可确诊。

（二）早期痛风性肾病

Ccr 25% ～ 50%，Scr 133 ～ 221μmol/L。该期患者一般也不会有明显的临床症状，大多是在做尿常规检查时发现微量蛋白尿，而且呈间歇性特点，此时血和尿中白蛋白与 β_2 微球蛋白明显增加，表明有早期肾小球与肾小管功能受损。部分患者可出现夜尿增多、尿比重低等临床表现。

（三）中期痛风性肾病

Ccr 10% ～ 25%，Scr 221 ～ 442μmol/L。该期患者尿常规检查已有明显改变，蛋白尿变为持续性，尚可发现红细胞或管型。患者可出现轻度水肿及低蛋白血症。部分患者还会出现高血压、腰酸、乏力、头晕、头痛等症状，可伴有轻度水肿。相关的肾功能检查可发现轻至中度肾功能减退，血中尿素氮与肌酐水平明显升高。

（四）晚期痛风性肾病

Ccr < 10%，Scr > 442μmol/L，该期痛风性肾病症状明显，水肿、高血压、低蛋白血症等更加明显，并可出现贫血、少尿等症状。这一期患者最突出的表现是逐渐加重的肾衰竭，尿量逐渐减少，血尿素氮、肌酐持续升高，出现明显的氮质血症，甚至发展为尿毒症。

二、辅助检查

诊断尿酸性肾病需要依靠血生化、影像学检查和查找尿酸盐结晶。确定肾功能不全的方法主要有：既往认为痛风患者出现血肌酐升高、肌酐清除率下降（Ccr < 80ml/min）或（和）24h 尿蛋白 > 150mg 和（或）微量白蛋白 > 22.5mg/L 可诊断肾功能不全。如既往无明确痛风病史，可检查发现尿酸性肾结石，结合患者有高尿酸血症病史亦可诊断痛风性肾病。

实验室检查

1. 血生化

（1）血尿酸：测定血尿酸需要患者空腹 8h 以上，我国男性血尿酸正常值为 150 ～ 420μmol/L，女性为 90 ～ 360μmol/L。通常男性 > 420μmol/L，女性 > 360μmol/L，即诊断为高尿酸血症，女性在绝经后期接近男性。由于血尿酸受多种因素的影响，存在波动性，应重复测定。此外，影响尿酸溶解度的因素，如雌激素水平下降、尿酸与血浆蛋白结合减少、局部温度和 pH 降低等，也可促进尿酸盐析出。小部分痛风患者在急性关节炎发作期的血尿酸在正常范围。

（2）肾功能：尿酸性肾病患者可出现肾小球滤过率、内生肌酐清除率下降，血 Scr、BUN 水平上升。

（3）其他生化指标：痛风与高血压、糖尿病、脂代谢紊乱等密切相关，亦需要检查血脂、血糖、肝功能，如有明显骨破坏，尚需要检查骨代谢标志物。

2. 尿检

（1）尿酸：低嘌呤饮食 5d 后，留取 24h 尿进行尿尿酸测定。尿中尿酸排泄量 < 800mg/d（3.6mmol，普通饮食）或 < 600mg/d（4.8mmol，低嘌呤饮食）属排泄不良型。尿中尿酸排泄量 > 800mg/d（普通饮食）或 > 600mg/d（低嘌呤饮食）属生成过多型。尿酸生成过多仅占高尿酸血症成因的 10%，实际上不少患者会同时存在生成增多或排泄减少，通过尿尿酸测定，可初步判断高尿酸血症的分型，有助于降尿酸药物的选择及鉴别

尿路结石的性质。影响 24h 尿尿酸测定的因素较多，包括药物、饮食、肾功能、其他疾病等，尤其是常规饮食条件下的测定值可有较大的波动。有人推荐测定尿酸清除率与内生肌酐清除率之比来消除这些影响，尤其是在肾功能障碍时，测定这一比值可以更准确地了解体内尿酸生成的情况。

（2）尿酸清除率（Cua）、尿尿酸（Uua）测定：方法是准确收集 60min 尿，留尿中间采血测血尿酸，计算每分钟尿酸排泄量与血清尿酸值之比，正常范围在 6.6 ～ 12.6ml/min。尿酸排泄不良型：< 6.6ml/min；尿酸生成过多型：Cua > 12.6ml/min；混合型：尿酸清除率 < 6.2ml/min。

（3）尿常规：是评估肾功能的重要方面，尿沉渣检查中可发现数量不等的红细胞、白细胞、上皮细胞及颗粒管型。

（4）尿蛋白定量：痛风患者出现肾功能不全时，尿蛋白定量增加，但在肾衰竭的终末期由于肾小球绝大多数被损坏，尿蛋白反而减少。

（5）其他指标：包括尿比重、尿渗透浓度、尿渗透浓度 / 血渗透浓度、尿钠、肾衰竭指数及钠排泄分数等，对诊断及鉴别诊断也有一定的帮助。当患者有合并感染的症状时，也需要积极行尿细菌检查。

3. 影像学检查

（1）普通 X 线检查：单钠尿酸盐结晶在 X 线检查时不能显影，因此腹部的 X 线检查诊断价值很低。

（2）超声检查：超声不仅可以迅速了解肾脏的结构，还可以对肾功能不全的原因是肾前性、肾源性还是肾后性做出相对准确的判断，有利于痛风性肾病的诊断、鉴别诊断及预后判断。由于痛风是全身代谢性疾病，所以往往累及双肾，且绝大多数肾实质病变都表现为实质回声增强。因为尿酸在肾小管中聚集形成结晶甚至进入肾间质，引起肾间质炎症、纤维化改变，使肾实质吸收超声波能量增加，反映在超声影像上表现为肾实质回声增强。肾被膜不规则及增厚是因为肾实质长期受累，肾组织受到破坏、皱缩，致使被膜受牵拉变形及炎症的刺激反应，严重者则出现肾萎缩。肾结石表现多样化，最常见的部位为肾锥体内，呈致密状排列，因尿酸盐结晶在肾锥体内常聚集形成微小结石，结构较松散，故声影常不

明显，即使颗粒较大也仅显示弱声影。VTQ 技术（声触诊组织定量分析）作为一种超声成像新技术，可以提供肾脏各部的组织弹性信息。原发性痛风患者在尿检及肾功能检测出现异常之前，肾弹性已发生改变，VTQ 可定量评价其弹性特征，从而为早期诊断原发性痛风患者有无肾损害及损害程度提供参考依据。B 超既能显示结石的特殊声影，又能评价肾积水引起的肾包块或肾实质萎缩等，可发现泌尿系平片不能显示的小结石和 X 线透光结石。

（3）CT 检查：CT 平扫可以发现肾积水、准确确定肾大小、皮质萎缩程度等。但因为注射碘对比剂可能诱发急性肾衰竭，故痛风患者在肾功能不全时，应尽量避免行 CT 增强造影。另一项 CT 技术可能对痛风性肾病有较高的诊断价值，即双能 CT。它利用不同物质在不同能量下 X 线衰减值不同的原理，通过计算机将不同组织用不同颜色标记出来，使不同的组织呈现出不同的颜色，将躯体组织区分定性。CT 是一种常用的检测肾结石的手段、具有可以显示远端输尿管，对于射线可透过的结石（即尿酸性肾结石）及 1～2mm 的结石均可显示出来等优势。研究显示，双能 CT 可以将尿酸性肾结石与其他成分的肾结石区别开来，提示双能 CT 对发现尿酸盐结晶具有重要价值。双能 CT 还能发现临床体检所不能发现的亚临床病灶，有利于对患者病情进行更加准确的全面评估。

（4）放射性核素肾显像：评价治疗前肾受损情况和治疗后肾功能的恢复情况。确定双侧尿路梗阻患者功能较好的肾。

（5）内镜检查：包括肾镜、输尿管镜和膀胱镜检查。通常在泌尿系平片未显示结石、排泄性尿路造影有充盈缺损而不能确诊时，借助内镜可以明确诊断和进行治疗。

4. 肾活检 单纯的尿酸性肾病一般不需要行肾活检，若考虑伴随其他肾病的高尿酸血症可考虑行肾活检。尿酸结晶呈水溶性，在普通切片内被溶解，仅见放射状的无色针状结晶，冷冻切片或纯乙醇固定的肾组织中呈蓝色针状结晶。急性尿酸性肾病时可见肾小管管腔内尿酸盐沉积阻塞肾小管，近端肾小管扩张。慢性尿酸性肾病的早期仅在髓袢和集合管内出现尿酸盐结晶，进而出现肾小管上皮细胞损坏崩解。尿酸盐在肾间质沉积导致淋巴细胞和单核细胞浸润、多核巨细胞形成和间质纤维化，随后出现肾小动脉壁增厚、管腔狭窄和肾小球硬化。

三、诊断

（一）慢性尿酸性肾病的诊断

慢性尿酸性肾病的诊断主要依据肾组织活检中有双折光尿酸盐结晶。但由于尿酸盐结晶多沉积在肾髓质，越是髓质深部越明显，针吸或穿刺活检常不易吸到，因此，凡中年以上男性肾病患者，有小至中等量蛋白尿伴镜下血尿或肉眼血尿、高血压或水肿、尿浓缩功能受损，伴发关节炎及尿路结石时，应首先怀疑本病。血尿酸 > $420\mu mol/L$、尿尿酸排出量增多、尿呈酸性（尿 pH < 6.0）、尿石成分为尿酸盐者，即可做出诊断。当先有关节病变，后发现肾病变者，易做出诊断。但亦可因关节病变严重而忽视肾脏病变，造成漏诊。如肾脏病变表现突出而关节病变轻微或关节病变发生在肾病变之后，又无肾结石表现者，常误诊为慢性肾小球肾炎或慢性肾盂肾炎等，应注意进行鉴别。临床上出现以下情况需要考虑慢性尿酸肾病的诊断。

（1）中年以上男性，尤其有痛风家族史者。

（2）急性不对称性关节炎。

（3）深夜骤发的关节炎，疼痛剧烈者。

（4）夜尿、多尿和尿常规轻度异常或伴有肾小管功能不全和缓慢发展的肾功能减退。

（5）关节痛伴有尿路结石，尤其 X 线阴性多发性结石者。

（二）急性痛风性肾病的诊断与鉴别诊断

一旦发现痛风患者尿量突然明显减少，肾功能急剧恶化（血肌酐每日升高 ≥ $44.2\mu mol/L$）时，即应考虑急性肾衰竭的可能，特别是在有心力衰竭、失钠失水、感染、休克或应用对肾脏有毒性的药物等情况时，更应高度警惕。

1. 病史 急性尿酸性肾病多发生于有骨髓和淋巴增生性疾病、恶性肿瘤放疗或化疗后，或有应用噻嗪类、呋塞米及利尿酸类利尿药史的患者。此外，原发性高血压、心肌梗死、外伤大手术后，均可使血尿酸在短期内急骤升高，造成急性尿酸性肾病。通过病史、体检、血常规或骨髓检查、心电图等检查可协助诊断。

2. 临床特征　急性尿酸性肾病常并发肾结石、肾绞痛、血尿、白细胞尿。初期 24h 尿酸排出量增加，尿中有多形尿酸结晶；而其他原因引起的急性肾衰竭初期，24h 尿酸排出量减少，尿中无尿酸结晶、无肾结石等并发症。

3. 实验室检查　急性尿酸性肾病 24h 尿尿酸清除率与肌酐清除率比值常低于 5%，而其他原因导致的急性肾衰竭该比值高于 16%。急性尿酸性肾病血尿酸水平升高较早且较明显，而其他原因导致的急性肾衰竭，相较于尿酸，尿素氮升高更早、更明显。尿常规其他指标包括尿比重、尿渗透压浓度、尿渗透压浓度 / 血渗透压浓度、尿钠、肾衰竭指数及钠排泄分数等，对肾前性急性肾衰竭和急性肾小管坏死的诊断及鉴别诊断也有一定的帮助。

4. 其他辅助检查　影像学检查包括 B 超、肾区腹部 X 线片、CT、尿路造影、放射性核素扫描等，有时常需要配合膀胱镜、逆行肾盂造影或静脉肾盂造影等检查结果来判断。当完全排除肾前、肾后性急性肾衰竭而肾内病变不能明确时，可以采用肾穿刺行病理检查以明确诊断，特别是对各型急进性肾炎、血管炎、溶血性尿毒症综合征及急性间质性肾炎等的鉴别诊断。

（三）痛风性肾石病的诊断

1. 尿酸性肾结石的诊断　尿酸结石的临床表现并无特异性。纯尿酸结石在 X 线检查时不显影，若混有草酸钙、磷酸钙等成分，则显示出密度不均的结石影。B 超可见高回声区伴声影。CT 对尿酸结石的诊断很有帮助。在 CT 片上，尿酸结石的密度为 300～400HU，远低于胱氨酸结石，但远高于血块、肿瘤等病变。尿液呈持续性酸性，pH 均低于 6.0，绝大多数在 5.5 以下。尿沉渣检查可见淡红色的尿酸结晶，偶见这些结晶位于脱落的上皮细胞内。血和 24h 尿中尿酸含量可增高，也可以正常或低于正常，不能作为诊断的依据。如图 9-6-1 所示，纯尿酸结石通常体积较小，形状呈圆形，质软，易碎，颜色呈黄红色或棕色，光滑而无光泽。痛风所致的肾结石约 80% 是尿酸性的，其余的是尿酸和草酸钙的混合性结石及单纯的草酸钙或磷酸盐结石。纯尿酸结石是透光的，通常不能显影，因此只能在 B 超下发现，在 X 线下不易被发现。但直径 2cm 以上的结石多为草酸钙和磷酸钙等混合结石，一般可显影，在 CT 片上显示反光增强，即可在 B 超下发现，也可在 X 线下被发现。下面的彩色图片中，红色箭头所指为尿酸性肾结石。图 9-6-2 为 CT 片上肾结石的形态，红色箭头所指区域为肾结石所在位置。可以清晰地看到该患者双侧肾内均可见到高密度反光增强影，该反光增强影即为尿酸性和钙盐性混合肾结石。

2. 病因的诊断　应详细询问患者的工作性质、饮食习惯、用药情况、既往病史及家族史等，从中发现病因或诱发因素。生化检查除常规检查尿酸水平外，还应注意有无增生性疾病，必要时行骨髓穿刺检查以免漏诊。一些代谢酶的测定亦有助于明确病因。

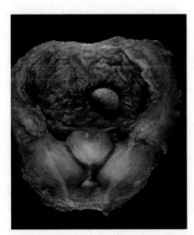
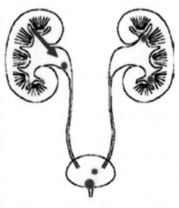

图 9-6-1　肾结石彩色图片

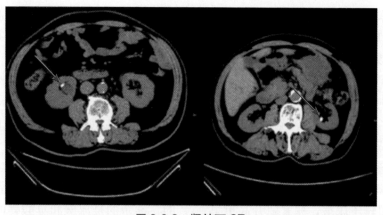

图 9-6-2　肾结石 CT

（冯　哲）

第七节　鉴别诊断

一、急性痛风性关节炎的鉴别诊断

（一）急性蜂窝织炎

蜂窝织炎是一种由不同类型的细菌（β 溶血性链球菌，一般为 A 组链球菌，即化脓性链球菌，其次为甲氧西林敏感金黄色葡萄球菌）引起的，具有潜在严重风险的皮肤感染，特别是当涉及下肢并伴有红肿和软组织肿胀时，临床上可能与痛风发作相似，鉴别较为困难。急性痛风关节炎多有高嘌呤饮食史，多在夜间发作，疼痛在几小时可达高峰，部分患者可有畏寒、发热、全身不适等症状，疼痛可在几天内自行缓解。痛风性关节炎的肿胀以关节为中心，压痛点以关节处最重，滑液中有尿酸盐结晶，血尿酸升高。蜂窝织炎可以发生在人体各个部位，局部皮下软组织肿胀明显，但多为暗红色，周围较淡，边缘不清，压之可褪色，红肿范围不以关节为中心，疼痛剧烈，病变向四周扩展迅速，常有化脓（图 9-7-1），关节疼痛往往不明显，患者常先有皮肤损伤，发病时伴有怕冷、发热，病灶附近的淋巴结常有肿痛，血白细胞计数升高，应用抗生素治疗有效。

（二）假性痛风

假性痛风是指焦磷酸钙双水化物结晶沉着于关节软骨所致的疾病。急性发作与痛风酷似，原发性少见，多见于甲状腺激素替代治疗的老年人，常为单关节炎，多发生于老年膝关节，慢性时可侵犯多关节，呈对称性，进展缓慢，与骨关节炎相似。常累及膝、髋、肩、肘等大关节，四

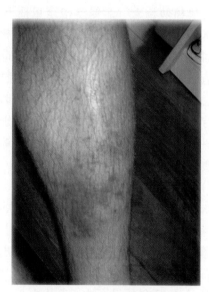

图 9-7-1　小腿急性蜂窝织炎

肢小关节较少受累，很少累及第 1 跖趾关节。临床表现与痛风相似，但症状较轻。血尿酸水平不高，X 线检查可见关节软骨呈成点状或线状钙化。B 超下结晶沉积物表现为孤立的或多个高回声斑点，不产生声学阴影，半月板纤维软骨是二水焦磷酸钙结晶沉积病（calcium pyrophosphate dihydrate deposition disease，CPPD）最常见的解剖靶点。结晶通常位于透明软骨的中层和浅层，也可在透明软骨的外缘，这种定位与单钠尿酸盐（monosodium urate，MSU）沉积软骨滑膜界面上不同，CPPD 结晶在中段的广泛沉积可能会产生与痛风很容易区分的双重轮廓，因为它呈"夹心"状（位于两层软骨之间的晶体），见图 9-7-2。在

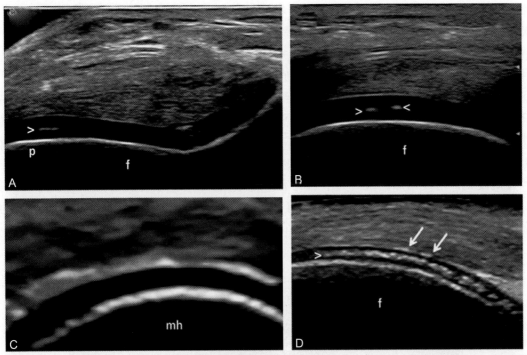

图 9-7-2　膝上前横 (A) 和纵向 (B) 扫描显示高回声的线状斑点, 不产生声学阴影, 位于股骨外侧髁的透明软骨内 (箭头); C. 痛风, 掌骨头 (mh) 水平双轮廓征; D. CPPD, 中间带高回声沉积形成双重轮廓, 形成"三明治"的外观 (两层软骨之间的晶体)

滑液或活检组织中, 偏振光显微镜可发现杆状或菱形正性双折光的 CPPD 结晶。病理通常在软骨的基质内见到点状结晶沉积, 周围见组织细胞及异物巨细胞反应。具体鉴别见表 9-7-1。

(三) 化脓性关节炎

化脓性关节炎是一种由化脓性细菌直接感染, 并引起关节破坏及功能丧失的关节炎, 又称细菌性关节炎或败血症性关节炎。好发于儿童、老年

表 9-7-1　假性痛风和痛风的鉴别

	假性痛风	痛风
沉积物性质	二水焦磷酸钙结晶	尿酸结晶
好发人群	老年人多见	40 岁以上男性居多, 更年期后女性, 有年轻化趋势
诱发因素	内分泌和代谢病	高嘌呤饮食
好发部位	大关节 (膝、髋、肘)	小关节 (第 1 跖趾关节、踝足部关节等)
易沉积部位	软骨内	软骨表面、韧带、肌腱、关节周围
关节肿胀	少见	常见
软骨病变	轮廓清楚	轮廓模糊
骨质破坏	少见	常见
关节 X 线片	软骨钙化	偏心性软组织肿胀
关节腔内外病变	不连续	连续
滑液或组织活检	杆状或菱形正性双折光晶体	针状尿酸盐结晶
CT 值	一般大于 250HU	70 ～ 250HU
B 超	透明软骨内高回声或"三明治"表现	"双轮廓征"

体弱和慢性关节疾病患者。90%为单关节炎，多为承重关节，成人多累及膝关节，儿童多累及髋关节。临床上有突发寒战、高热等中毒表现，关节红、肿、热、痛，压痛明显，活动受限。有原发感染病的症状和体征如局部皮肤破损。血白细胞明显升高，中性粒细胞升高为主，血尿酸水平一般正常。X线检查早期关节面软骨可有破坏，关节间隙变窄。较晚期，关节面软骨下骨呈反应性增生，骨质硬化，密度增加。最后关节软骨完全溶解，关节间隙消失，呈骨性或纤维性强直，或并发病理性脱位，见图9-7-3。关节滑液检查宜尽早进行，关节腔积液细菌培养阳性，关节滑囊液检查无尿酸盐结晶。

（四）回纹型风湿症

回纹型风湿症，又称复发性风湿症，以关节及关节周围不典型肿胀、疼痛及压痛间歇性、游走性发作为特征，常累及掌指关节和近端指间关节，腕、踝、膝关节等也可受累，常于数日内缓解，可伴一过性急性期反应物，如ESR、CRP升高。急性期X线可出现软组织肿胀，无其他异常，可自行缓解。血尿酸正常，抗环瓜氨酸肽抗体和类风湿因子呈阳性，可预测向类风湿关节炎转变。

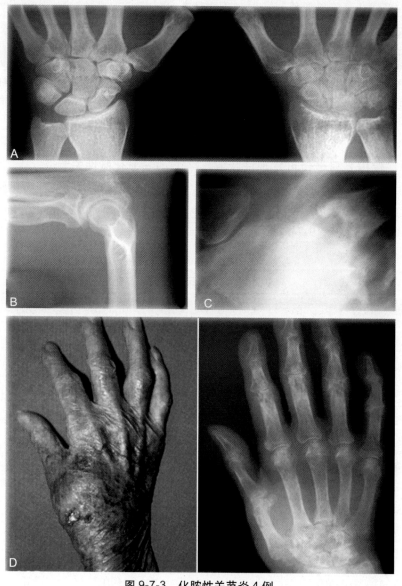

图9-7-3 化脓性关节炎4例

A.右侧腕关节葡萄球菌关节炎；B.肘关节真菌性关节炎；C.左侧胸锁关节金黄色葡萄球菌关节炎；D.右侧腕关节结核性关节炎

（五）丹毒

发生于关节周围的丹毒与急性痛风关节炎均可表现为局部红、肿、热、痛，临床上需要仔细鉴别。丹毒主要是一种溶血性链球菌引起的感染性皮肤病变，好发生于足背、小腿、面部等，常出现水肿性红斑（图 9-7-4），局部有烧灼感和触痛，通常是不对称性的，而且具有毛细淋巴管炎及全身性症状。丹毒累及关节时，关节处压痛并非是最重处，与痛风不同。丹毒病情严重时可有高热寒战，血白细胞计数升高，取血及脓液做培养可以发现病原菌，应用抗生素治疗有效。滑液中无尿酸盐结晶，血尿酸不高，不经治疗症状不会自行消失，秋水仙碱对其无效，均可与痛风关节炎相鉴别。

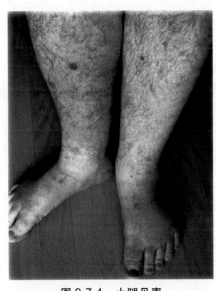

图 9-7-4　小腿丹毒

（六）急性风湿热

急性风湿热可出现关节的红、肿、热、痛及发热症状，关节疼痛一般 2 周内消退，发作后无变形遗留，但常反复发作，与急性痛风性关节炎类似，该病一般有 A 族溶血性链球菌前驱感染病史，主要影响心脏和关节，常侵犯膝、肩、肘、踝等关节并且具有游走性、对称性特点，常伴有心肌炎、环形红斑和皮下结节等关节外表现（图 9-7-5）。此外两者病因完全不同，该病咽拭子培养链球菌阳性率在 20%～25%，抗链球菌溶血素"O"（ASO）阳性，在感染后 2 周左右出现，ESR、CRP 常升高，非特异性免疫指标如免疫球蛋白（IgM、IgG）、循环免疫复合物和补体 C3 可增高，抗链球菌治疗有效，血尿酸含量正常。

（七）创伤性关节炎

创伤性关节炎是由创伤引起的以关节软骨的退化变性和继发的软骨增生、骨化为主要病理变化，以关节疼痛、活动功能障碍为主要临床表现的一种疾病。多发于创伤后、承重失衡及活动负重过度的关节。创伤或劳累易诱发痛风发作，因此有时误诊为创伤性关节炎，但后者持续时间长，与创伤有密切关系，且无血尿酸水平升高，滑囊液及分泌物中均无尿酸钠盐结晶。

（八）反应性关节炎

反应性关节炎是一种发生于某些特定部位（如肠道和泌尿生殖道）感染后出现的关节炎，常表现为非对称性的下肢大关节炎，故需与痛风关节炎相鉴别。反应性关节炎常出现在尿道或肠道感染后 1～6 周，急性发病，多为单关节炎或少关节炎，主要累及膝、踝等下肢大关节，非对称分布，受累关节可表现为肿胀疼痛、局部皮温高，并可累及脊柱，可发生关节畸形、强直，骶髂关节炎和脊柱炎，常伴有肌腱端炎、眼炎，急性期常有 ESR、CRP 升高，HLA-B27 可呈阳性，类风湿因子和抗核抗体阴性，放射学检查有助于协助诊断。此外，部分反应性关节炎伴有特征性皮肤黏膜反应，如口腔匍行性溃疡、足跖溢脓性皮肤角化症、"牛眼"样游走性红斑（图 9-7-5C～E），具有诊断价值。

二、慢性痛风性关节炎的鉴别诊断

（一）类风湿关节炎

类风湿关节炎是以侵蚀性、对称性多关节炎为主要临床表现的慢性全身性自身免疫病，关节炎以小关节受累为主，容易出现晨僵，晚期可出现关节畸形如掌指关节尺侧偏移、"纽扣花"样畸形、"天鹅颈"样畸形等。类风湿皮下结节较硬、较固定，多对称、无压痛、不破溃，见于皮肤易受摩擦部位，与疾病活动度相关。可检测到类风湿关节炎相关的自身抗体，如类风湿因子、抗角蛋白抗体、抗核周因子和抗环瓜氨酸肽抗体等，血尿酸正常，见表 9-7-2。RA 的影像学表现为滑膜增生形成血管翳、关节间隙狭窄、软骨侵蚀、软骨下骨质破坏、骨质疏松、关节融合或畸形，关节彩色多普勒超声检查有很好的鉴别价值。见

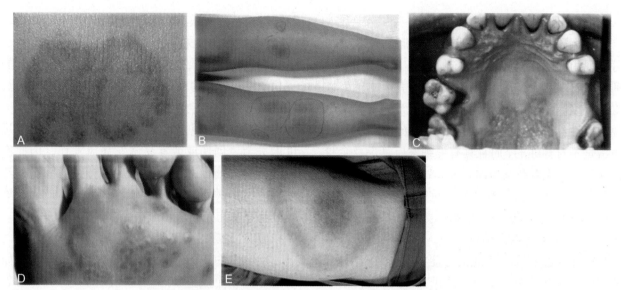

图 9-7-5　反应性关节炎相关特征性皮肤黏膜损害

A. 风湿热，环形红斑；B. 风湿热，结节性红斑；C. Reiter 综合征，口腔黏膜匐行性溃疡；D. 反应性关节炎，溢脓性皮肤角化症；E. 莱姆病，"牛眼"样皮疹（游走性红斑）

表 9-7-2　慢性痛风性关节炎与类风湿关节炎的鉴别要点

	慢性痛风性关节炎	类风湿关节炎
性别	男性多发	女性多发
关节受累部位	非对称性，常累及第 1 跖趾关节	对称性，多累及手的小关节、腕、肘等
关节肿胀	红，肿，偏心性	不红，梭形对称肿胀
关节间隙变窄	中晚期有	常见
骨髓水肿	少见	常见
骨质破坏	较大，边缘硬化	较小，边缘模糊
骨质疏松	少见	常见
高密度结节	有	无
关节脱位	少见	常见
血清学指标	血尿酸升高	类风湿因子阳性

图 9-7-6。

（二）骨关节炎

骨关节炎又称退行性关节炎、老年性关节炎，是一种退行性病变，系由于增龄、肥胖、劳损、创伤等诸多因素引起的关节软骨退化损伤、关节边缘和软骨下骨反应性增生。本病多见于中老年人群，主要累及远端指间关节及负重关节如膝关节和髋关节等。临床表现为缓慢发展的关节疼痛、压痛、僵硬、关节肿胀、活动受限和关节畸形，红、肿、热、痛等急性炎症表现较轻，血尿酸水平多正常。受累关节一般表现为骨性肥大（图 9-7-7），

大关节活动时可触及骨擦感，炎症指标正常。骨关节炎尚可表现为炎性骨关节炎，出现静息性关节痛、肿胀、压痛、充血、发热的急性炎症表现（图 9-7-7B），CRP、ESR 可轻至中度升高，如出现在伴有高尿酸血症的老年人极易与痛风混淆。炎性骨关节炎一般疼痛程度较痛风轻，进展慢，诱因为受凉和局部劳损，超声和 X 线检查为骨质增生（图 9-7-7C、D）及软骨的不完整，没有尿酸盐沉积或痛风石形成的典型影像改变，关节液检查为轻度炎症改变，无尿酸盐结晶，这些表现可与痛风相鉴别。

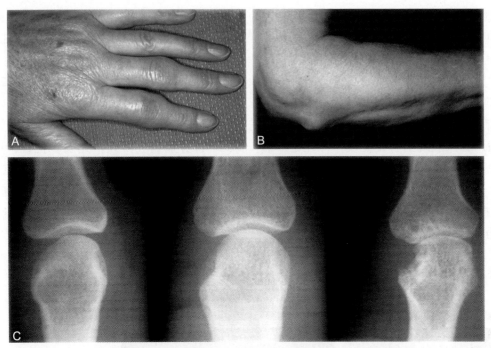

图 9-7-6　类风湿关节炎

A. 第 2、3 近端指间关节梭形软组织肿胀；B. 肘关节伸侧类风湿结节；C. 近端指间关节逐年发生关节间隙狭窄、局部骨质疏松和关节边缘起始的虫蚀样骨破坏

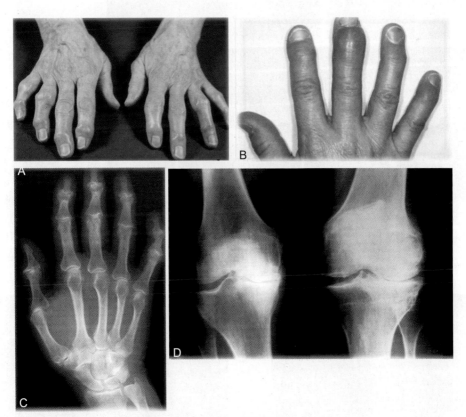

图 9-7-7　骨关节炎

A. 双手远端指间关节、近端指间关节骨性肥大；B. 双手远端指间关节骨性肥大，同时第三远端指间关节伴有充血、肿胀（炎性骨关节炎）；C. 右手 X 线正位片显示远端指间关节为主骨质增生、不规则关节面硬化、关节间隙狭窄，呈"公章"征；D. 非对称性膝关节间隙狭窄、沿力线出现的骨质硬化、"唇样"骨质增生、髁间突变尖

（三）银屑病关节炎

痛风和关节病型银屑病的血尿酸水平都会升高，但银屑病关节炎多有特征性银屑病性皮肤病变及"顶针样"指甲改变（图9-7-8），很少出现皮下结节，无急性关节炎反复发作史，与HLA-B27有关，类风湿因子阴性，属于血清阴性脊柱关节病，临床表现上有反复发作、迁延不愈的特点，晚期形成关节强直，甚至导致残疾。X线检查显示关节"笔帽征""削尖铅笔征"，还可出现末端骨吸收，造成短指畸形。

（四）强直性脊柱炎

强直性脊柱炎多见于男性青壮年，以炎性腰背痛及非对称性下肢大关节炎为主，小关节很少受累，会出现跟腱的炎症及手指/足趾的"腊肠样"改变（图9-7-9）。该病往往侵犯骶髂关节，X线检查有骶髂关节炎（图9-7-10），晚期可出现椎体"竹节样"改变，90%以上HLA-B27阳性，血尿酸水平多正常。

（五）骨肿瘤

骨肿瘤病程持续，无发作性红、肿、剧痛及明显高尿酸血症，降尿酸治疗无效，抗炎镇痛治疗效果不佳。X线（图9-7-11）及病理检查可资鉴别。

（六）结核性风湿症

结核性风湿症又称Poncet综合征，是由结核杆菌毒素引起的细胞介导的过敏性免疫反应。临床上多表现为发热、游走性多关节炎、结节性红

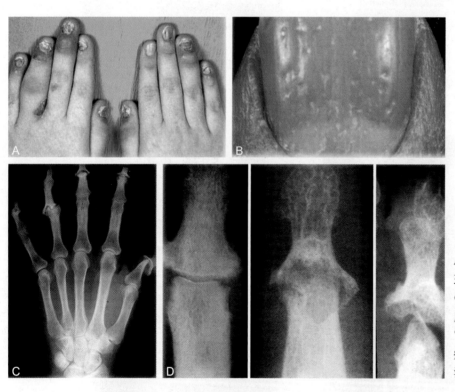

图9-7-8　银屑病关节炎
A.银屑病甲改变、皮肤脱屑性红斑及"腊肠指"样指炎；B."顶针样"银屑病甲改变；C.手X线所示银屑病关节炎"削尖铅笔征"、"礼帽征"（拇指）；D.所示为银屑病骨关节破坏不同进展阶段，逐渐出现"削尖铅笔征"及"礼帽征"

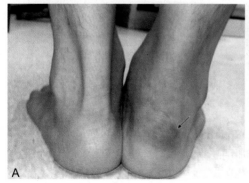
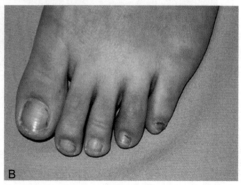

图9-7-9　强直性脊柱炎外周关节受累。A.右足跟腱炎（箭头）；B.趾间关节炎（第4趾）

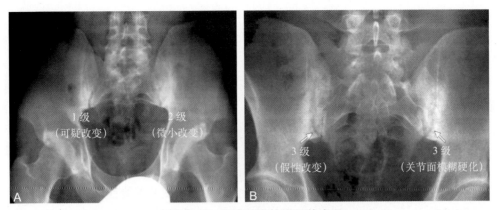

图 9-7-10　强直性脊柱炎 X 线表现

A. 1 级改变为可疑改变（左侧箭头），2 级改变为微小病变（骶髂关节模糊）（右侧箭头）；B. 3 级改变为假性骶髂关节间隙增宽，关节面模糊硬化（左侧箭头），4 级改变为关节面侵蚀、不规则硬化、关节间隙狭窄、强直（右侧箭头）

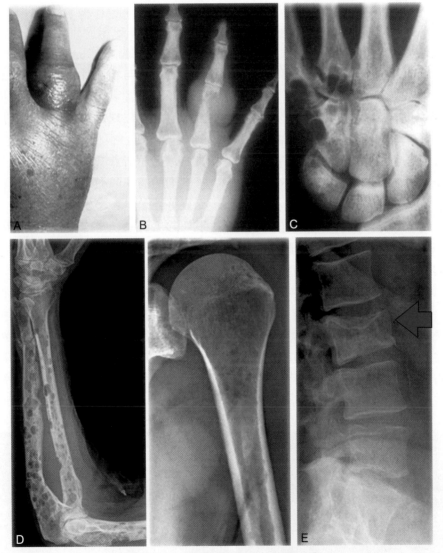

图 9-7-11　骨关节原发及转移性肿瘤

A. 肺癌骨转移显示：肉眼所见第四指近端充血、肿胀；B. X 线所见软组织块及溶骨性骨侵蚀（肺癌骨转移）；C. 色素沉着绒毛结节性滑膜炎；D、E. 肿瘤广泛骨转移溶骨性损害，椎体病理性骨折（红色箭头所指）

斑等，常有原发结核病灶，关节症状常反复发作，但不出现关节变形和肌肉萎缩，可出现 ESR 增快、类风湿因子阴性、结核菌素试验阳性，抗结核治疗有效。

（七）淀粉样变

淀粉样变可表现为类似于风湿性疾病的关节症状及软组织蛋白沉积，慢性痛风性关节炎应注意鉴别。淀粉样变是指聚集性蛋白沉积在人体组织中的系统性疾病，活检组织经刚果红染色后，偏光显微镜下可观察到绿色双折射的荧光沉积物。主要累及肩、腕、膝及指间关节等部位，关节周围软组织肿胀，压痛和活动受限等，50% 以上患者可见皮下结节，部分患者可出现腕管综合征和（或）"肩垫征"（shoulder pad sign）（图 9-7-12）。淀粉样变关节受累呈持续性，无关节表面皮肤及软组织红肿，常有皮肤等关节外损害，影像学检查可能有溶骨性破坏，但没有尿酸盐沉积及痛风石征象，可与痛风相鉴别。

（八）血红蛋白沉着病

血红蛋白沉着病可出现高尿酸血症和骨关节受累，需与痛风相鉴别。血红蛋白沉着病是一组产生异常血红蛋白的遗传性疾病。常见的骨关节并发症包括关节炎、指（趾）炎、骨髓炎、化脓性关节炎、缺血性骨坏死。镰状细胞病相关性关节炎主要累及膝关节，也可累及肘、手、腰、骶椎。大多数患者的关节炎反复发作，自然病程平均每次持续 5d。指（趾）炎患者表现为急性发作的对称性手足肿胀、轻度红斑、低热。骨髓炎可累及多个部位，常表现为对称性，骨干最常受累，有时候累及骨骺并进展为关节积脓。典型骨坏死主要发生于股骨头。血红蛋白沉着病患者常伴发高

尿酸血症，但很少出现痛风发作。关节炎病理表现为滑膜局部衬里层细胞增生和散在慢性炎症细胞，小血管阻塞、微血管血栓形成。本病患者年龄通常比原发性痛风患者年轻，有血红蛋白病病史，影像学检查有缺血性骨坏死表现而无痛风典型改变，可资鉴别。

三、痛风性肾病的鉴别诊断

（一）慢性尿酸性肾病的鉴别诊断

1. 慢性肾小球肾炎肾衰竭　慢性肾小球肾炎肾衰竭本身会继发高尿酸血症，与关节病变较轻的慢性尿酸性肾病需仔细鉴别。原发性高尿酸血症肾病主要病变在肾间质、髓质，故以肾小管功能障碍为主，且先于肾小球功能障碍。尿蛋白量不多，24h 尿尿酸排出量增多，且常伴有典型的痛风关节炎发作、痛风结节、痛风石及尿酸肾结石，此与慢性肾小球肾炎肾衰竭不同。慢性肾小球肾炎肾衰竭的肾小球功能障碍在肾小管功能障碍之前出现，肾炎病史长且尿蛋白多，可达 +++ ～ ++++，很少发生关节炎及肾结石，多伴有贫血，上述诸点有助于鉴别。此外，继发于慢性肾衰竭的高尿酸血症有以下特点：①男女发病率无显著性差异；②发病年龄可较早；③血尿酸水平明显升高，大多数 > 600μmol/L；④ 24h 尿尿酸排出较少，平均为 2.4μmol/L；⑤病史中少见痛风关节炎发作。

2. 糖尿病肾病　痛风和 2 型糖尿病均为代谢性疾病，关系密切，相互影响。痛风可诱发糖尿病，糖尿病可合并痛风。糖尿病发展至糖尿病肾病时，肾小球滤过率下降，肾尿酸排泄减少，血尿酸水平升高。糖尿病患者的高血糖、高胰岛素也影响

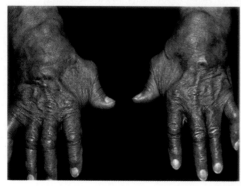
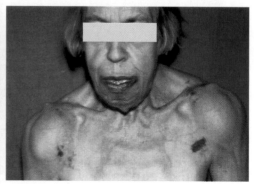

图 9-7-12　淀粉样变关节和皮肤受累

肾尿酸排泄，使血尿酸水平升高，诱发痛风。故糖尿病患者出现尿酸增高是糖尿病肾病的一个早期标志。

3. 高血压肾病　痛风和高血压是两个独立疾病，又互为危险因素。高血压发展至高血压肾病，肾血管阻力增加，血流量减少，肾小球滤过尿酸或肾近曲小管尿酸分泌功能下降，尿酸排泄量减少、血尿酸水平继发性增高。重度高血压是该类患者的特点，积极有效控制血压是推迟肾功能恶化的关键，但同时应兼顾降尿酸治疗，因为高水平尿酸不但导致机体对降压药物的敏感性降低及血压进一步升高，还可加速肾衰竭的发展。

4. 肾盂肾炎　痛风患者可伴发肾结石梗阻，由于结石梗阻尿路致使肾盂肾炎反复发作，不易控制，易误诊为慢性肾盂肾炎，而对引起肾盂肾炎的病因（尿酸结石）未做出诊断。应追问患者有无血尿及肾绞痛病史，如有血尿酸升高，且尿石成分分析为尿酸盐，尿尿酸排出量增多，可帮助诊断。

（二）急性痛风性肾病的鉴别诊断

急性痛风性肾病常伴有肾结石、肾绞痛、血尿，初期24h尿酸排除量增多，尿中有多型尿酸结晶。其他原因引起的急性肾衰竭初期，24h尿酸排除量减少，尿中无尿酸结晶。临床上当完全排除肾前、肾后性急性肾衰竭而肾内病变不能明确、同时伴有高尿酸血症时，可以采用肾穿刺行病理检查以明确诊断。

（三）痛风性肾石病的鉴别诊断

尿酸结石的临床表现并没有特异性，结石成分分析能明确其性质。纯尿酸结石在X线下不显影，易与血块、炎性病变、肿瘤等混淆。B超可见高回声区伴声影，CT片上尿酸结石的密度为300～400HU，远低于胱氨酸结石，远高于血块、

肿瘤、炎性肿块等。尿酸性肾石病尚需要与肾结核及肾肿瘤、阑尾炎、胆石症、急性肾盂肾炎等相鉴别，其中仔细的B超、X线、CT检查一般可助鉴别。肾结石中70%～80%为钙盐性肾结石，临床表现无鉴别点，尿酸性肾结石在X线下不显影，而在CT和B超下显影；钙盐性结石在X线、CT及B超下均显影，同样需要影像学相鉴别。

四、痛风石鉴别诊断

痛风石可分布在全身各处，关节内的痛风石造成关节的肿胀疼痛、活动受限，这些急性期表现需要与感染性关节炎、假性痛风、反应性关节炎等相鉴别。慢性期的痛风石性关节炎需要与类风湿关节炎、脊柱关节病等相鉴别，并需要根据病史、体格检查、血清学检查、免疫学化验及影像学特征加以判断。

位于皮肤的痛风石需与类风湿结节（图9-7-13A）、结节性红斑（图9-7-13B）、狼疮性脂膜炎（图9-7-13C）等相鉴别。类风湿结节出现在类风湿关节炎患者，易于累及关节伸面摩擦部位，位于皮下，质地偏硬，一般无触痛，持续时间长，对糖皮质激素反应较好。结节性红斑可以伴发于其他风湿病如白塞病、血管炎等，为痛性红斑，触之有结节感，多位于小腿伸侧，可单发，也可多发。狼疮性脂膜炎为狼疮特征性皮肤改变，为皮下脂肪层血管炎，为痛性红斑，暗红。皮损分布范围独特，患者通常会在其他类型脂膜炎不常累及的部位（包括上臂、肩、面部、乳房、头皮及臀部）出现红斑性结节。可同时存在盘状红斑狼疮的皮损及脂肪液化萎缩。这些病变通常有皮肤以外的受累及特异性血清学检查结果可供鉴别，必要时行组织活检病理检查以尽快明确诊断。高尿酸血症患者偶有尿酸盐结晶在皮下脂肪层沉积，造成

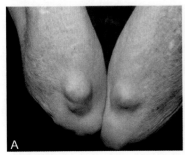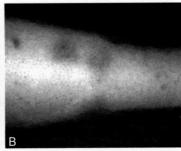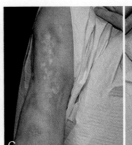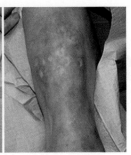

图9-7-13　类风湿结节、结节性红斑、狼疮性脂膜炎

发红的硬性皮下斑块。下肢是常见受累部位。组织病理检查可见针样晶体和多核巨细胞肉芽肿性炎性浸润。对于痛风石破溃形成的溃疡需要除外蜂窝织炎、感染、脊髓病变、局部血管病变和糖尿病等。反复发作的痛风性肾结石要与原发性甲状旁腺功能亢进所致多发性结石相鉴别。

五、痛风性眼病鉴别诊断

（一）Schnyder 角膜营养不良

Schnyder 角膜营养不良是一种罕见的角膜营养不良，与痛风性眼病相比其特点是胆固醇和磷脂在角膜中异常沉积，导致进行性视力丧失。患者无痛风病史，大部分 Schnyder 角膜营养不良患者有系统性高胆固醇血症，根据年龄的不同，患者的角膜表现是非常可预测的。最初的中央角膜混浊和（或）晶体，随后在第 3 个 10 年出现类脂弧，并在第 4 个 10 年后期形成中周部的阴霾。降尿酸治疗无效。图 9-7-14 为 Schnyder 角膜营养不良患者早、中、晚期不同时期的表现。

（二）感染性结晶状角膜病

感染性结晶状角膜病是一种特殊类型的角膜感染，其特点是出现在角膜基质层的灰白色圆形、分支状、雪花状或松针样的混浊，病变区往往上皮缺损，但基质无明显炎症反应。多发生于角膜移植术后，患者多有术后长期使用糖皮质激素史，引起感染性结晶状角膜病的病原体多为低致病力细菌，因为滴眼时药物难以突破病原体外生物膜到达病菌，常规药物治疗往往效果不佳。降尿酸治疗无效。

（三）其他物质的沉积

需要与晶体沉积的疾病如胱氨酸病、酪氨酸血症、多发性骨髓瘤、单克隆性免疫球蛋白沉积病和 Dieffenbachia 角膜炎等，以及药物沉积如金制剂、氯丙嗪、氯法齐明、氯胺酮等相鉴别。无痛风病病史。根据病史、血清学检查及病理检查可鉴别。

六、继发性痛风鉴别诊断

继发性痛风以高尿酸血症为主，痛风的临床症状不典型，往往被原发病所掩盖，大多继发于肾脏病、高血压和骨髓增殖性疾病，尤其是白血病和淋巴瘤，或长期应用某些药物所引起，比如抗结核药、抗肿瘤药、利尿剂等。由于核酸代谢旺盛，或排泄受阻，所以血尿酸往往较原发性痛风为高，且肾脏受累多见，痛风肾、尿酸结石发生率较高，容易发生急性肾衰竭，但关节炎发生率低。需根据患者的病史特点，以及相关的用药情况和临床症状、辅助检查等进行鉴别。

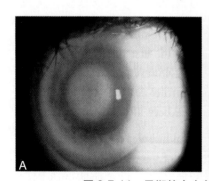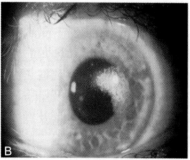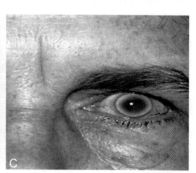

图 9-7-14　早期的中央角膜混浊和（或）晶体，中期出现类脂弧，晚期中周部的阴霾

（王丽芹　孙明姝）

参考文献

Au M, Wood J.Spinal gout mimicking osteomyelitis, 2015. Med J Aust, 203(2): 113.

Calabro J J. Cancer and arthritis. Arthritis Rheum, 1967, 10(6): 553-567.

Chakradeo K, Buzacott K, Soden M. Nodular rheumatoid arthritis resembling gout. BMJ Case Rep, 2016 Aug 24: 2016: bcr2016216967. doi: 10.1136/bcr-2016-216967.

Dalbeth N, Clark B, Gregory K, et al. Mechanisms of bone erosion in gout: a quantitative analysis using plain radiography and computed tomography. Ann Rheum Dis, 2009, 68(8): 1290-1295.

Dalbeth N, Gosling A L, Gaffo A, et al, Gout. Lancet, 2021, 397(10287): 1843-1855.

Dalbeth N, Kalluru R, Aati O, et al. Tendon involvement in the feet of patients with gout: a dual-energy CT study. Ann Rheum Dis, 2013, 72(9): 1545-1548.

Dalbeth N, Pool B, Gamble G D, et al. Cellular characterization of the gouty tophus: a quantitative analysis. Arthritis Rheum, 2010, 62(5): 1549-1556.

Dalbeth N, Smith T, Nicolson B, et al. Enhanced osteoclastogenesis in patients with tophaceous gout: urate crystals promote osteoclast development through interactions with stromal cells. Arthritis Rheum, 2008, 58(6): 1854-1865.

Felten R, Duret P M, Gottenberg J E, et al. At the crossroads of gout and psoriatic arthritis: "psout". Clin Rheumatol, 2020, 39: 1405-1413.

Grassi W, Okano T, Filippucci E. Use of ultrasound for diagnosis and monitoring of outcomes in crystal arthropathies. Curr Opin Rheumatol, 2015, 2: 147-155.

López-Reyes A, Hernández-Díaz C, Hofmann F, et al. Gout mimicking psoriatic arthritis flare. J Clin Rheumatol, 2012, 18(4): 220.

Matsumura Y, Nomura J, Nakanishi K, et al. Synovial chondromatosis of the temporomandibular joint with calcium pyrophosphate dihydrate crystal deposition disease (pseudogout). Dentomaxillofac Radiol, 2012, 41(8): 703-707.

McQueen F M, Doyle A, Dalbeth N,2014. Imaging in the crystal arthropathies. Rheum Dis Clin North Am, 40(2): 231-249.

Nicolaou S, Liang T, Murphy D T, et al, 2012. Dual-energy CT: a promising new technique for assessment of the musculoskeletal system.AJR Am J Roentgenol, 199 (5 Suppl): S78-S86.

Pascual E, Batlle-Gualda E, Martínez A, et al. Synovial fluid analysis for diagnosis of intercritical gout. Ann Intern Med, 1999, 131(10): 756-759.

Richette P, Doherty M, Pascual E, et al. 2016 updated EULAR evidence-based recommendations for the management of gout. Ann Rheum Dis, 2017, 76(1): 29-42.

Rodas G, Pedret C, Català J, et al. Intratendinous gouty tophus mimics patellar tendonitis in an athlete. J Clin Ultrasound, 2013, 41(3): 178-182.

Rosen T, Furman J. Acute calcium pyrophosphate deposition arthropathy. JAAPA, 2016, 29(6): 1-3.

Rousseau I, Cardinal E E, Raymond-Tremblay D, et al. Gout: radiographic findings mimicking infection. Skeletal Radiol, 2001, 30: 565-569.

Shah D, Mohan G, Flueckiger P, et al. Polyarticular gout flare masquerading as sepsis. Am J Med, 2015, 128(7): 11-12.

Shidham V, Chivukula M, Basir Z, et al. Evaluation of crystals in formalin-fixed, paraffin-embedded tissue sections for the differential diagnosis of pseudogout, gout, and tumoral calcinosis. Mod Pathol, 2001, 14(8): 806-810.

Shiozawa A, Szabo S M, Bolzani A, et al. Serum uric acid and the risk of incident and recurrent gout: a systematic review. J Rheumatol, 2017, 44(3): 388-396.

Stiefelhagen P, 2013. Painful swelling of a joint: arthrosis gout, infection or rheumatism? MMW Fortschr Med, 155 (7): 52-55.

Taniguchi Y, Matsumoto T, Tsugita M, et al. Spondylodiscitis and Achilles tendonitis due to gout. Mod Rheumatol, 2014, 24(6): 1026-1027.

Zell M, Zhang D W, FitzGerald J, 2019, Diagnostic advances in synovial fluid analysis and radiographic identification for crystalline arthritis. Curr Opin Rheumatol, 31(2): 134.

第 10 章
痛风的治疗

镇痛和降尿酸治疗是痛风的主要治疗方法。最早用于治疗痛风的药物为秋水仙碱。该药用于痛风的治疗可追溯到公元二世纪。痛风发作时，服用该药的患者出现腹痛、腹泻等消化道症状时，关节的疼痛会消失，因此，该药成了那个时代治疗痛风的"灵丹妙药"。秋水仙碱目前仍是痛风镇痛治疗和预防治疗的一线用药。最早用于降尿酸的药物为别嘌醇。19 世纪 40 年代美国科学家 Gertrude B. Elion 和 George H. Hitchings 在研究抗癌药物时，首次合成了别嘌醇。研究发现别嘌醇通过别构调节，明显抑制黄嘌呤氧化酶的活性。1966 年别嘌醇开始用于痛风与高尿酸血症的治疗，并获得了很好的疗效，因为这一贡献，Gertrude B. Elion 和 George H. Hitchings 获得 1988

年诺贝尔生理学或医学奖。近年来，随着对痛风的基础与临床研究的不断深入，痛风的诊断理念和治疗策略发生了明显变化，这些变化极大地提高了痛风的诊疗水平，为痛风的精准治疗提供了依据。目前痛风的治疗包括基础治疗（饮食治疗和运动治疗）、药物治疗（降尿酸、镇痛、碱化尿液及相关合并症治疗等）和外科治疗。山东省痛风病临床医学中心参照国内外相关文献，并结合自己的临床实践，提出了痛风病的治疗策略，即"分期、分级、联合、综合"。该策略强调，临床医师应参照痛风不同阶段的病理和临床表现进行分期，根据病情不同严重程度进行分级，在充分考虑分期、分级的基础上，确定治疗药物及其药物间的联合应用，同时兼顾痛风合并症的综合治疗。

第一节　痛风的饮食治疗

痛风是嘌呤代谢异常和（或）尿酸排泄异常所导致的多基因遗传病。其发生、发展与患者的生活方式及饮食结构密切关联。尿酸是嘌呤在人体代谢的终末产物，主要由细胞代谢分解的核酸和其他嘌呤类化合物及食物中的嘌呤在酶促作用下分解而来。人体的尿酸 80% 来自内源性嘌呤代谢，食物等外源性嘌呤所产生的尿酸占人体尿酸的 20%；人体约 2/3 的尿酸通过肾脏排泄，约 1/3 的尿酸通过肠道排泄。血液中的尿酸水平取决于尿酸的形成和排泄间的平衡。二者保持平衡时，血尿酸水平可在正常水平小范围波动，但当尿酸生成过多或肾排泄异常时将发生高尿酸血症，而血尿酸水平越高，痛风发病的风险越大。饮食可通过影响尿酸生成及肾尿酸排泄引起血尿酸水平的变化。因此，在对患者进行饮食指导时，需要

考虑食物的嘌呤含量及酸碱性，为患者制订科学的饮食方案。

一、不同食物的嘌呤含量

嘌呤是一种有机化合物，主要以嘌呤核苷酸的形式存在，在人体能量供应、代谢调节及组成辅酶等方面发挥重要作用。外源性嘌呤不能被机体所利用，几乎在体内 100% 代谢生成尿酸。食物中嘌呤含量越高，对血尿酸的水平影响越大，尿酸达标越困难。各种食品的嘌呤含量不尽相同，根据食物中嘌呤含量不同可将食品分为 3 类：高嘌呤食物、中嘌呤食物及低嘌呤食物。

（一）高嘌呤食物

每 100g 食物中含嘌呤 150 ～ 1000mg，常见的高嘌呤食物如下。

1. 肉类　家禽家畜的肝、肠、心、胃、肾、肺、脑、胰等内脏，肉脯，浓肉汁，肉馅等。

2. 水产类　鱼类（鱼皮、鱼卵、鱼干及沙丁鱼、凤尾鱼、秋刀鱼等海鱼）、贝壳类等。

3. 其他　紫菜、酵母粉等。

（二）中等嘌呤食物

每 100g 食物中含嘌呤 25～150mg，常见的中等嘌呤食物如下。

1. 豆类及豆制品　十豆类（黄豆、扁豆、绿豆、红豆、黑豆、蚕豆）、豆制品（豆腐、豆腐干、乳豆腐、豆奶、豆浆）、豆苗、黄豆芽等。

2. 红肉　猪肉、牛肉、羊肉、兔肉等。

3. 水产类　草鱼、鲤鱼、鳕鱼、比目鱼、鲈鱼、螃蟹、鳗鱼、鳝鱼、香螺、鲍鱼、鱼丸、虾。

4. 蔬菜类　菠菜、笋（冬笋、芦笋、笋干）、豆荚类（四季豆、青豆、菜豆、豇豆、豌豆）、海带、金针菇、银耳、蘑菇、菜花。

5. 家禽类　鸡肉、鸭肉、鹅肉等。

6. 油脂类及其他　花生、腰果、芝麻、栗子、莲子、杏仁。

（三）低嘌呤食物

每 100g 食物中嘌呤含量＜ 25mg，常见的低嘌呤食物如下。

1. 主食类　米、麦、面类制品、淀粉、高粱、马铃薯、甘薯、山芋等。

2. 奶类　牛奶、乳酪、冰淇淋等。

3. 荤食　蛋类及猪血、鸡鸭血等。

4. 蔬菜类　大部分蔬菜均属低嘌呤食物。

5. 水果类　水果基本上都属于低嘌呤食物。

6. 饮料　苏打水、可乐、汽水、矿泉水、茶、果汁、咖啡、麦乳精、巧克力、可可、果冻等。

7. 其他　酱类、蜂蜜、油脂类（瓜子、植物油、黄油、奶油、核桃、榛子）、薏苡仁、干果、糖、蜂蜜、海蜇、海参、海藻、动物胶或琼脂制的点心及调味品等。

一般而言，嘌呤含量越高，对痛风患者的病情控制越不利，因此推荐痛风患者避免或限制高嘌呤含量的食品。但有些食物嘌呤含量并不低，却并非痛风的禁忌，痛风患者也可以食用，如含嘌呤丰富的蔬菜、坚果及豆制品；有些食物嘌呤含量不高，痛风患者却应当限制甚至避免摄入，如含糖饮料、含糖点心等（后文将详细介绍）。

二、不同食物的酸碱性

在营养学上，一般将食品分成酸性和碱性两大类。食品的酸碱性与其本身的 pH 无关，主要根据食品在机体内经过消化、吸收、代谢最终生成物质的酸碱度来界定。最终产生酸性物质的食品称为酸性食品；反之，产生碱性物质的称为碱性食品。

常见的酸性食物有动物食品（蛋黄、金枪鱼、比目鱼、鳗鱼、章鱼、火腿、鸡肉、猪肉、牛肉等）、啤酒、海苔、花生、豌豆、扁豆、巧克力、乳酪、点心、五谷（小麦、白米、空心粉等）、草莓、白糖等。

常见的碱性食物包括蛋白、牛奶、海带、水果（葡萄、苹果、柑橘类、香蕉、柠檬、柿子等）、蔬菜（黄瓜、胡萝卜、番茄、菠菜、甘蓝、卷心菜、油菜、马铃薯等）、大部分豆类（大豆、红豆、豆腐）及坚果。

常见的中性食物包括食盐、醋酸、柠檬酸、白酒、食用油脂（猪油、牛油、植物油等）、咖啡、茶。

简而言之，动物性食品中，除牛奶外，多半是酸性食品；植物性食品中，除五谷杂粮、豆类外，多半为碱性食品；而盐、油、咖啡、茶等都是中性食品。痛风及高尿酸血症患者应增加碱性食品的摄入，同时减少酸性食品的摄入，患者可通过监测尿 pH 来确定饮食中酸碱食物的比例是否合理，对于调整了饮食结构仍不能达到理想的尿 pH 者可通过药物调节。在碱化尿液的同时需要注意补充足量水分，否则会增加肾结石的发生风险。

三、痛风的饮食原则

建议痛风患者进行低嘌呤饮食及进食碱性食物。低嘌呤饮食是指每日饮食嘌呤含量控制在 200mg 以下，可减少外源性尿酸的生成，不但有利于尿酸达标，而且还可预防因尿酸波动引起痛风发作。进食碱性食物有利于维持尿 pH 介于 6.2～6.9，减少人有机阴离子转运体 4 对尿酸的重吸收，增加肾尿酸排泄。

虽然严格限制嘌呤摄入可以降低血尿酸水平及减少痛风急性发作的次数，但是严格限制嘌呤的摄入会导致糖类及脂肪酸的摄入增加。一方面这些物质可促进胰岛素抵抗，间接升高血尿酸水平，另一方面还可导致代谢综合征及心血管疾病的发生率增加。因此 2012 年美国风湿病学会（American College of Rheumatology，ACR）制定的痛风指南中提出，特定的饮食策略和生活方式的改变对于绝大多数痛风患者是必需的，其目的不单在于降低痛风急性发作的风险和频率或降低血尿酸水平，更重要的是为了促进和保持患者理想的健康状态，预防并恰当管理痛风患者威胁生命的合并症，如冠心病、代谢综合征等。2019 年中国痛风及高尿酸血症基层诊疗指南指出饮食管理不能代替药物治疗，但可能减少药物剂量。两项指南中提出饮食推荐可简明地分为三大类：避免、限制及鼓励摄入类。除此之外，痛风患者也要注意保持整体饮食搭配的均衡，补充充足的水分，肥胖患者要减轻体重（表 10-1-1）。

表 10-1-1　痛风及高尿酸血症患者的饮食建议

避免摄入	动物内脏
	甲壳类
	浓肉汤和肉汁
	酒（急性发作期和慢性痛风石者）
限制摄入	红肉
	鱼
	含果糖和蔗糖的食品
	酒（尤其是啤酒和烈性酒），酒精总量男性 < 28g/d，女性 < 14g/d（14g 纯酒精约合 1 个酒精单位）
鼓励摄入	脱脂或低脂奶制品（300ml/d）
	鸡蛋 1 个 / 日
	新鲜蔬菜 500g/d
	低升糖指数谷物（粗粮、豆类）
	饮水 > 2000ml/d（包括茶和咖啡）

（一）避免摄入的食品和饮料

1. 动物内脏　动物内脏是所有食物中嘌呤含量最高的一类。一次大量进食可导致患者血尿酸水平突然增高，导致血中的尿酸浓度显著高于关节液，二者形成了浓度梯度，大量尿酸盐进入关节内形成结晶盐，从而诱发关节的炎症反应，引起痛风急性发作。可见动物内脏不但升高血尿酸水平，也是痛风急性发作的重要诱因。另外，动物内脏中含有大量胆固醇，经常进食该类食品可导致高胆固醇血症，而高胆固醇血症是心血管疾病的高危因素，它是动脉血管粥样硬化、冠状动脉粥样硬化性心脏病、心肌梗死等疾病的重要病因。因此痛风患者，尤其是合并心血管疾病的患者应避免食用动物内脏。

2. 高果糖浆甜化的饮料　高果糖浆是一种以玉米为原料加工制成的营养性甜味剂，被广泛用于碳酸饮料、果汁饮料、运动饮料及小吃、糖浆、果冻和其他含糖产品中，其主要成分为果糖。果糖在肝脏内磷酸化会消耗能量三磷腺苷，同时消耗大量无机磷酸盐，从而限制二磷腺苷向三磷腺苷转化，最终导致尿酸合成旁路途径的底物单磷腺苷生成增加。此外，果糖还可通过增加胰岛素抵抗及血中胰岛素水平间接增加血尿酸水平。摄入 1gm/kg 体重的果糖，在摄入 2h 内可使血尿酸浓度增加 1 ～ 2mg/dl，食用人工加糖碳酸饮料与较高的血尿酸水平相关，高果糖摄入量增加与痛风发病风险增加相关。可见果糖不单对痛风患者不利，它也是代谢综合征的危险因素。因此 2020 年美国风湿病学会痛风管理指南指出：无论疾病活动如何，建议痛风患者拒绝高果糖玉米糖浆的摄入。

3. 酒类　酒精是痛风重要的危险因素，它常独立于其他危险因素，与痛风的发作密切相关。痛风的发作风险与酒精的摄入量呈剂量依赖性增加，每日摄入酒精 0.1 ～ 4.9g、5.0 ～ 9.9g、10.0 ～ 14.9g、15.0 ～ 29.9g、30.0 ～ 49.9g 和 ≥ 50g 者其痛风的相对风险值分别为不饮酒者的 1.09、1.25、1.32、1.49、1.96 及 2.53 倍。一项 724 例痛风患者的病例交叉研究指出饮酒量与痛风复发风险之间存在显著关系（$P < 0.01$）。一项小型队列研究表明，尽管接受了降尿酸治疗，重度饮酒者（≥ 30 单位的酒精 / 周）与那些非重度饮酒者相比，痛风的发作频率更高。

饮酒对痛风的影响还与酒的种类有关，其中啤酒与痛风发病的相关性最强，烈酒也会增加痛风的发病风险，而适量饮用红酒并不增加痛风的发病率。但无论是何种酒精饮品，过量摄入均对痛风不利。可能机制是酒精能促进尿酸的生成、减少尿酸的排泄，尤其是啤酒富含嘌呤，可直接导致尿酸生成增加。此外，饮酒还可触发某些痛风急性发作的诱因，如创伤、四肢末端低体温等。因此 2012 年 ACR 痛风指南指出，避免过度饮酒

（即男性摄入酒精不超过 36ml/d，女性不超过 18ml/d），所有痛风患者均应限制酒精的摄入（尤其是啤酒，也包括烈酒和红酒）；同时 2020 年 ACR 痛风指南再次强调无论疾病活动状态如何，建议患者限制饮酒。对于有过量饮酒习惯的患者建议患者戒酒，并随访戒酒效果。

（二）限制摄入的食品和饮料

1. 红肉　红肉是一个营养学上的词，指的是在烹饪前呈现出红色的肉，具体来说猪肉、牛肉、羊肉等所有哺乳动物的肉都是红肉。红肉的摄入与血尿酸水平存在明显关联，红肉摄入越多，血尿酸水平升高越显著，痛风的发病率越高。一项大规模前瞻性队列研究（Health Professionals Follow-Up Study，HPFS）共纳入 47 150 名无痛风病史的男性，随访 12 年，730 人诊断为痛风，发现摄入红肉最高五分位者痛风发病的相对危险度是最低五分位者的 1.41。主要机制是红肉除富含嘌呤外，还有丰富的饱和脂肪酸，后者与胰岛素抵抗呈正相关，可减少肾脏的尿酸排泄。此外，该类食品还富含胆固醇，其升高低密度脂蛋白的作用较升高高密度脂蛋白的作用更明显，可增加心血管疾病的风险。因此推荐痛风患者应限制红肉的摄入。

2. 海鲜　海鲜含有较高的嘌呤，其中又以贝壳类（蛤蜊、扇贝等）和部分海鱼（沙丁鱼、凤尾鱼）所含嘌呤最高。进食海鲜可升高血尿酸水平，导致痛风发病率增加。HPFS 研究发现，摄入海鲜量最高五分位的男性发生痛风的相对风险值是最低五分位者的 1.51 倍。每周分别摄入 1 次罐装吞拿鱼、深色肉鱼、以虾或龙虾或贝类为主菜、其他鱼类者发生痛风的相对风险值依次是 < 1 次 / 月者的 1.28、1.32、1.30、1.55 倍。这一作用在沿海城市尤为明显，其高尿酸血症及痛风的发病率明显高于内陆地区，例如青岛、中国台湾等地，特别是在喜爱饮啤酒吃海鲜的人群中尤为显著。与内脏相似，部分患者进食海鲜后会诱发痛风急性发作。然而，并非所有的海鲜嘌呤含量均高，有部分海鲜嘌呤含量中等甚至较低。

嘌呤含量较高的海鲜包括鲭鱼、凤尾鱼、沙丁鱼、鱼卵、小虾、白带鱼、秋刀鱼、贝壳等。嘌呤含量中等的海鲜如海鳗、白鱼、草虾、鲑鱼、鲢鱼、生三文鱼、鲍鱼、虾、吞拿鱼、大比目鱼、

螃蟹等。这两类海鲜痛风患者应尽量不吃或少吃；而生蛤、龙虾、罐装三文鱼、鳝鱼、海蜇、海参等嘌呤含量较低的海鲜，痛风患者可以适量食用。

关于食用富含 ω-3 脂肪酸的油性鱼类仍处于争议状态。ω-3 脂肪酸被认为具有抗炎特性，它可以抑制 NALP-3 炎症小体的组装和中性粒细胞的趋化，以及其他因素对 MSU 晶体的炎症反应。在 30 名年轻健康成年人中进行的一项小型随机对照试验表明，每天摄入 ω-3 脂肪酸 2g（主要是 DHA 和 EPA），在补充 4 周和 8 周后，SUA 明显下降。在痛风患者中，一项针对 112 例男性痛风患者的研究指出，血清中 ω-3 脂肪酸与前 12 个月的痛风症状之间存在明显的负相关趋势。然而，另一项研究指出自主补充 ω-3 脂肪酸，如鱼油或鱼肝油，与痛风风险的降低无关，同时 2020 年 ACR 痛风管理指南没有对 ω-3 脂肪酸和痛风进行评论。因此痛风患者是否应限制富含 ω-3 脂肪酸的油性鱼类目前尚无定论。

3. 含糖饮料、果汁　以往人们未注意含糖饮料、果汁对血尿酸及痛风的影响。直到近年一些研究证实这类食品对痛风也存在负面影响。一项针对男性的前瞻性队列研究共纳入 46 393 例无痛风病史的男性，随访 12 年，755 人诊断为痛风，结果发现摄入含糖饮料 1700 ～ 2040ml/ 周、340ml/d、≥ 680ml/d 的男性痛风发病的相对风险值分别为摄入少于 340ml/ 月的 1.29、1.45 及 1.85 倍；最低五分位者至最高五分位者痛风发病的相对风险值分别为 1.00、1.29、1.41、1.84 和 2.02 倍。另一项针对女性的前瞻性队列研究共纳入 78 906 例无痛风病史的女性，随访 22 年，778 人诊断为痛风，在这一人群中同样发现每日饮用含糖饮料 340ml、≥ 680ml 者痛风发病的相对风险值分别是 < 340ml/ 月者的 1.74 及 2.39，饮用橙汁的相应风险分别为 1.41 及 2.42。一项含糖饮料和膳食果糖与痛风和高尿酸血症风险的关系的荟萃分析指出食用含糖饮料导致发生高尿酸血症风险增加 35%（95% CI：1.19 ～ 1.52）。主要机制与含糖饮料及果汁中所含的果糖有关。果汁在加工过程中丢失了几乎所有的纤维素，且很多对机体有益的营养成分也会丢失，例如接触空气 30min，维生素 C 便所剩无几，但对人体无益的果糖含量并未相应减少。因此 2012 年 ACR 痛风指南推荐，痛风患者应同时限制自然

糖分果汁及含糖饮料的摄入。

（三）鼓励摄入的食品

1. 奶制品　奶制品，尤其是低脂奶制品可降低血尿酸水平，降低痛风的发病率。体外研究表明，乳制品因子可抑制 IL-1β，预防痛风发作。HPFS 表明痛风的发病率随奶制品摄入的增加而降低，但这一作用仅限于低脂 / 脱脂奶制品，摄入脱脂或低脂牛奶 ≥ 240ml/d 的男性痛风发病的风险为摄入 ≤ 120ml/ 月者的 0.54，低脂酸奶也存在相似的作用。奶制品的降尿酸作用可能与其所含的微量元素、酪蛋白等相关。增加奶制品的摄入还可预防骨质疏松及降低心血管疾病、代谢综合征、某些恶性肿瘤的患病风险。由于有关痛风患者常见乳制品的数据有限，2020 年 ACR 治疗指南没有对乳制品蛋白的摄入量提出建议。

2. 蔬菜　以往的观念推荐痛风患者不宜进食富含嘌呤的蔬菜，如莴笋、菠菜、蘑菇、四季豆、菜花等。但近年多项研究表明，进食富含嘌呤的蔬菜并不增加血尿酸水平及痛风的发病率。进一步的短期干预试验表明，进食大量蔬菜可碱化尿液，有利于尿酸排泄，从而降低血尿酸水平。碱化尿液降低血尿酸水平的具体机制尚未完全明确，初步认为与有机阴离子转运体 4（human organic anion transporter 4, hOAT4）有关。hOAT4 位于近端肾小管上皮细胞，功能是通过氢氧根离子（OH⁻）与尿酸盐交换，向肾小管管腔泵入 OH⁻，重吸收尿酸盐，碱化尿液可抑制 hOTA4 功能，减少尿酸重吸收。此外，蔬菜富含纤维素、维生素及矿物质，可预防心血管疾病、代谢综合征及某些恶性肿瘤的发生。因此，2012 年 ACR 痛风指南鼓励痛风患者摄入蔬菜。

3. 维生素 C　口服维生素 C 的降尿酸作用已被应用于临床实践，平均剂量为 500mg/d，需要注意人体的最大耐受量（成人每日摄入量不应超过 2000mg）。每日摄入维生素 C 500 ～ 999mg、1000 ～ 1499mg、≥ 1500mg 的人群痛风发病的相对风险值分别是摄入 ≤ 250mg/d 者的 0.83、0.66 及 0.55。一项来自 4576 名非裔美国人的研究中翻倍摄入维生素可使高尿酸血症概率降低 13%；另一项来自韩国 10 175 名受试者的研究中维生素 C 的摄入量与男性高尿酸血症风险呈负相关，可降低高尿酸血症发生风险 21%。维生素 C 降尿酸的

机制可能包括促进尿酸排泄和抑制尿酸生成两个方面，前者可能是通过竞争近端肾小管尿酸交换系统和增加肾小球滤过率作用，后者通过抑制机体自由基损伤最终导致尿酸生成减少。

4. 咖啡　咖啡可降低血尿酸水平并减低痛风的发病率。近期一项来自日本的大样本随机研究指出，咖啡摄入量的增加会显著降低痛风风险 50%，且独立于尿酸水平。在女性人群中，每日摄入咖啡 0ml、1 ～ 237ml、238 ～ 947ml 和 ≥ 948ml 痛风发病的相对风险值分别为 1.00、0.97、0.78 和 0.43，每日摄入低咖啡因咖啡 0ml、1 ～ 237ml 和 ≥ 237ml 者痛风发病的相对风险值分别为 1.00、1.02 和 0.77。同样，男性人群中的研究表明，每日摄入咖啡 0 杯、< 1 杯、1 ～ 3 杯、4 ～ 5 杯及 ≥ 6 杯者痛风发病的相对风险值分别为 1.00、0.97、0.92、0.60 及 0.41，每日摄入 0 杯、< 1 杯、1 ～ 3 杯及 ≥ 4 杯低咖啡因咖啡痛风发病的相对风险值分别为 1.00、0.83、0.67 及 0.73。其可能的机制包括：①咖啡因及其代谢产物竞争黄嘌呤氧化酶，模拟别嘌醇的降尿酸机制；②咖啡中的抗氧化物能减轻胰岛素抵抗，增加血尿酸的排泄；③咖啡中的多种微量元素也可促进尿酸排泄。另外，咖啡的摄入与心力衰竭、卒中、糖尿病及部分肿瘤呈剂量依赖性负相关。因此，对于习惯饮咖啡的痛风患者不必限制咖啡的摄入；对无此习惯者不推荐通过过量饮用咖啡来降低血尿酸水平，因为咖啡的降尿酸作用轻微，相反大量饮用咖啡可导致血钙丢失及增加骨质疏松的风险，而痛风本身也是骨质疏松的危险因素。

5. 茶　茶虽然有类似咖啡的降尿酸机制，但茶中同时含有升高血尿酸的成分，二者作用相互抵消，饮茶对血尿酸水平无显著影响。茶的消耗（尤其是绿茶）与卒中、糖尿病的发病风险下降及血脂、血糖、腹型肥胖、血压的改善显著相关。因此痛风患者可根据自己的喜好选择是否饮茶。习惯饮茶的患者通常会大量饮水，这样也可以达到充分水化的目的，有利于尿酸从肾脏排泄。

6. 水果　水果属于低嘌呤食品，且大多数新鲜水果属碱性，适量摄入可增加体内的碱储备，使体液的 pH 升高，促进尿酸盐溶解、预防尿酸盐结晶形成，有利于尿酸排泄。据此推断，水果应当是对痛风病情控制有利的保护因素。其中樱

桃久负盛名，因为其有独特的降尿酸及抗炎作用，在急性痛风小鼠模型中，樱桃汁中的花青素可抑制急性痛风中 NF-κB 的活化和炎症。在健康女性中的研究表明，摄入樱桃可以降低血尿酸水平，增加尿酸的排泄，且可同时降低血清炎症标志物（C 反应蛋白及一氧化氮）的浓度。每日樱桃的摄入量与痛风发作的频率呈负相关，但超过每日 3 份（每份相当于半杯或 10～12 个樱桃）其剂量效益不再增加。一项 633 例痛风患者的研究中，在 2d 内摄入樱桃，与不摄入樱桃的时期相比，急性痛风的风险降低 35%，在调整了已知的痛风风险因素和抗痛风药物后，这种影响仍存在。但有证据显示摄入含糖丰富的水果可增加血尿酸水平及痛风的发病率，摄入苹果或橙子 ≥ 1 个 / 日者其痛风发病的相对风险值是摄入苹果和橙子 < 1 个 / 日者的 1.64 倍。因此，痛风患者应注意选择水果的种类，尤其是合并代谢综合征的患者更应选择含糖量较低的水果。

7. 坚果　坚果类所含嘌呤中等或较低，少量进食一般不会增加血尿酸水平，因此坚果是痛风患者相对健康的选择。另外，坚果类食品也是优质蛋白、纤维素、维生素及矿物质元素的绝好来源，它们可以降低冠心病、心源性猝死、胆囊炎及 2 型糖尿病的患病风险，而这些疾病是痛风患者最易患的慢性疾病，因此目前已有学者推荐痛风及高尿酸血症患者增加坚果类的食用。

8. 果脯　果脯由新鲜水果加工而成，最终其含水量仅在 20% 以下。果脯中含量最多的是糖分，果脯可根据含糖量分为低糖果脯和高糖果脯。低糖果脯含糖量为 40%～55%，高糖果脯含糖量一般在 60% 以上。市场出售的基本属于低糖果脯，但其中的含糖量已相当高。如果患者长期进食该类食品，可导致患者体内的胰岛素水平增高，同时人体对胰岛素的敏感度显著下降，从而导致胰岛素抵抗。胰岛素抵抗是一系列代谢性疾病的发病基础，包括糖尿病、肥胖症、高尿酸血症、痛风等。因此，进食果脯不但会增加血尿酸水平，同时还会导致包括糖尿病在内的一系列代谢综合征的发生率增加，因此痛风患者不宜食用果脯。

四、不同疾病分期应注意的事项

上述痛风饮食控制的基本原则并非基于疾病的分期制订，因为无论患者痛风病情处于何种阶段，恰当的饮食控制均是必不可少的。但处于不同疾病分期有些细节仍需要注意，例如在痛风急性发作时应当食用下列食物：樱桃汁、富含水杨酸的柳树皮提取物、姜、亚麻仁、草莓、黑加仑、牛蒡、酸奶酪、橄榄油、梨或芹菜根。对于痛风急性发作期和慢性痛风性关节炎控制不理想的患者应避免饮酒。对于痛风性肾病肾功能已严重受损的患者，上述饮食原则可能并不适用，对于这部分患者优质低蛋白膳食才是最重要的，因此应建议这类患者到肾内科甚至由专科医师制订详细的膳食计划。

（李长贵　李鑫德）

第二节　痛风的运动治疗

如果说饮食控制是从源头预防和遏制痛风及其发展，那么运动治疗则是从身体内部发动的消灭痛风的"战役"。虽然现在还没有研究直接证实运动本身能降低痛风患者体内尿酸水平，然而运动疗法可以减少内脏脂肪，减少胰岛素抵抗，增强体质和机体抵抗力、缓解关节疼痛、防止关节挛缩及肌肉失用性萎缩等已得到越来越多医学专家的认同。同时，适宜的运动配合药物治疗、饮食控制，对于高血压、高血脂、高胆固醇和糖尿病等的合并疾病都有所帮助。

生命在于运动，运动促进健康。对于痛风患者而言，关键在于运动是否适宜，是否科学。科学地选择适宜自己的运动方式和运动量，掌握科学的运动规律，可达到强身健体和缓解病情的目的。运动不足，达不到预期的治疗和健身效果；运动过量，将诱发痛风性关节炎的急性发作或加重病情。因此，对于痛风患者，运动一定要"因人而异"。由于每个人的体质、生理特性、疾病状态、合并症、年龄和生活环境等诸多方面的差异，其运动方式、运动量也应有所不同。鉴于此，痛风患者一定要遵医嘱，根据自身实际情况选择适宜的运动方式和运动量，切忌盲目、跟风运动。

一、痛风与运动的关系

运动是把"双刃剑"。

（一）适度的运动有益于降低血尿酸水平

意大利学者对耐力运动员和缺乏运动者进行比较发现，耐力运动员的血尿酸水平显著低于缺乏运动的健康者。加拿大学者的研究发现，高强度运动可引起血尿酸水平升高，而相同运动量的低强度运动（有氧运动）并不升高血尿酸水平，这可能与高强度运动使嘌呤核苷分解增加有关。计步运动量（每天行走的步数）与血尿酸水平呈负相关，即步行数量越多，血尿酸水平越低，说明适度运动有利于血尿酸水平的降低。

越来越多的临床研究证实，长期规律的有氧运动不但有助于降低血尿酸水平，还能改善痛风患者机体的代谢能力和水平，同时脂肪消耗增加，血糖、血脂、血压和体重降低，间接降低血尿酸水平；长期规律的有氧运动可使肾功能得到改善，也可通过加速 ATP 的周转率，使高尿酸血症患者机体 ATP、腺苷和次黄嘌呤水平降低，最终降低血尿酸水平。

（二）剧烈 / 过度运动导致体内尿酸水平上升

从事剧烈或高强度的运动时，肌肉的能源，如磷酸肌酸会大量耗尽。因此，ATP（腺嘌呤核苷三磷酸）大量分解，其分解产物 AMP 增加，AMP 可通过去磷酸化形成腺苷和经脱氨基形成次黄嘌呤两条途径使尿酸生成增多。

剧烈运动时大汗淋漓，血液浓缩，导致尿量减少，肾尿酸排泄减少，血尿酸水平升高。人体内的尿酸 2/3 经肾脏由尿液排出。人体在水分充足状况下，尿酸的排泄正常，但在缺水状况下，尿液形成减少，尿酸的重吸收增加，血尿酸水平升高。因此，剧烈运动之后，最关键的是要补充足够的水分，使经过肾小球滤过的尿酸能充分溶解于尿液当中，并迅速排出体外。

此外，运动过度或者进行剧烈运动后，乳酸会在体内积聚，作为重要的有机阴离子，其水平升高，可明显促进肾脏对尿酸的重吸收，抑制肾脏尿酸排泄，使血尿酸水平急剧升高。因此，专业的运动员患痛风的概率高于常人。日本职业棒球选手的平均尿酸值比平常人高 138μmol/L，同时其痛风发生率为平常人的 10 倍。

由此可见，剧烈运动或长时间体力劳动将引起血尿酸水平的升高。此外，剧烈 / 过度运动易引起疲劳、关节损伤，这也是痛风发作的常见诱因。故痛风患者不宜选择快跑、足球、篮球、溜冰、登山等剧烈运动项目，以及长时间肌肉力量锻炼的运动，如俯卧撑等加强腹肌和背部力量的运动、体育器械等锻炼肌肉的器械运动。

二、痛风患者的运动治疗

（一）痛风运动治疗的基本原则

1. **安全性原则** 运动的安全性原则是指在保证安全的范围内进行，避免因不恰当的运动安排或运动实施造成的运动风险或事故（如急性损伤等）。在运动时应严格遵循各项原则和要求，确保运动人员在运动过程中的安全。在寒冷冬天尽量选择室内运动，若做室外运动需要做好保暖措施。

在进行运动前，需要对个体进行基本的检测，如运动人员的性别、年龄、疾病史、身体活动情况（是否有运动习惯、体力活动水平等）；医学检测，包括心率、血压、心电图、心肺功能、血糖血脂状况，是否有心血管疾病、肾脏疾病、呼吸系统疾病等；运动者是否有骨关节炎、关节损伤等。

2. **个性化原则** 每个痛风患者的病因、病程和身体损害程度各有不同，不同性别、年龄、个人习惯、体质状况亦不同。因此，痛风患者在进行运动时应考虑到自身状况、兴趣爱好、运动条件、经济能力等客观因素，结合医师建议选择适合自己的运动方式和运动量。对于日常生活中由于工作忙而没时间运动的人，则建议其将交通工具改为自行车或步行；对于年龄较大、体重较重、体质较弱的患者尽量选择低强度的有氧运动；对病情较轻或痛风高发人群进行治疗和预防时则可增大有氧运动的强度。运动时还应明确病程分期和症状、体征分级，并不是所有的痛风患者都适宜进行运动，如急性痛风期则应以镇痛和降尿酸治疗为首要目标，宜静卧休息。

3. **适宜负荷原则** 适宜负荷原则是在运动辅助治疗过程中给予痛风患者相应适量的负荷，以取得理想治疗效果的治疗原则。痛风患者忌剧烈或过度运动，以免引起血尿酸水平的骤然升高，引发痛风急性发作。痛风患者在运动过程中，建议选择有氧运动，选择偏低的运动强度。同时，伴有高血压、高血脂、肥胖及糖尿病等合并疾病的患者，应注意防止疲劳的出现。

4. 循序渐进原则　循序渐进原则是指运动时运动负荷安排要由小到大，逐渐增加；动作由简单到复杂，由易到难；休息次数由多到少、休息时间由长到短；动作重复次数由少到多。在运动初期，运动负荷和运动量要小，经过锻炼身体适应后再逐步增加并达到适宜的运动负荷和运动量。在每次运动前，应进行允分的准备活动，一般 5 ～ 10min，待身体感到发热时再运动，这样可减小肌肉与韧带的黏滞性，增加弹性，并促使关节囊分泌更多的滑液，以减小关节的摩擦力，加大关节的灵活度。这些变化可以加大人体运动的幅度，提高速度、力量、灵敏度和柔韧性等，从而在一定程度上起到预防肌肉、韧带和关节的损伤。

5. 适时调整原则　人体的生理功能及承受运动负荷的能力会因时间、环境、天气、身体状况的变化而发生变化。对痛风患者尤为如此，病情会受饮食、用药、作息时间的极大影响，容易反复。因此，痛风患者在进行运动时，应根据上述因素进行一次或多次的调整。如身体状况下降，则运动量也应做相应减少，或者运动时间进行相应缩短；如痛风发作，则应停止运动，并配合医师做相应的治疗；如身体功能提高，病情出现明显好转，则此时的身体已适应原来设定的运动时间或运动负荷量，为继续保持锻炼效果，就必须提高运动强度或延长运动时间；如果觉得运动方式单一，也可选择运动量相当的其他运动方式，或者多个运动项目组合在一起。

6. 重视健心原则　痛风的发生不仅与生理应激有关，更与精神状态和心理应激有关，紧张、愤怒、焦虑、郁闷等强烈的精神刺激都是导致痛风性关节炎急性发作的重要诱因。因此，应加强心理疏导，减慢行为节奏，设法消除各种心理压力，保持心情舒畅。如何做到呢？笔者建议，除了在主观上控制个人情绪外，运动是一个释放情绪垃圾的绝好途径。选择自己喜欢的运动方式，在运动中可以使紧张的情绪得以放松，愤怒、焦虑、郁闷的情绪得以宣泄，从而获得精神上的愉悦。运动对于情绪的舒缓和减压，运动在精神层面上带给人们的轻松和愉悦及运动在"疾病的精神疗法"中不可替代的作用，早已得到运动心理学家和医学

专家的肯定。

（二）痛风运动处方的制订

运动处方是指针对不同年龄、功能状态、健康或疾病的个体，以处方的形式确定运动方案。一般是由临床医师和运动专家依据运动处方需求者的健康信息、医学检查、运动风险筛查、体质测试结果，以规定的运动方式、运动强度、运动时间、运动频率、运动总量及运动进度，形成目的明确、系统性、个体化健康促进及疾病防治的运动指导方案。其基本原则包括频率（frequency）、强度（intensity）、时间（time）和类型（type）4 个要素，以及身体活动量（volume）和进度（progress），也称为 FITT-VP 原则。

1. 运动方式　强度低、有节奏、不中断和持续时间长的有氧运动是痛风患者的最佳选择。有氧运动是指人体主要以有氧代谢提供运动中所需能量的运动方式。即在运动过程中，人体吸入的氧气与需求相当，达到生理上的平衡状态。简单来说，有氧运动是指任何富有韵律的运动，其运动时间较长（一般不少于 10 ～ 30min），运动强度在中等或中上的程度（最大心率的 75% ～ 85%，最大心率 =220 － 年龄）。对于 40 岁健康的个体来说心率保持在 135 ～ 150 次 / 分的运动量为有氧运动，因为此时血液可以供给心肌足够的氧气。这种锻炼，氧气能充分燃烧（即氧化）体内的糖分，还可消耗体内脂肪，增强和改善心肺功能，预防骨质疏松，调节心理和精神状态。

适合痛风患者的有氧运动项目很多，如快走、匀速慢跑、原地节奏跑、太极拳、健身气功、广播操、健美操、医疗体操、跳舞、踢毽子、打门球、跳绳、游泳、非对抗性的乒乓球、篮球、排球等。痛风患者应根据个人身体条件、体力和耐力情况及个人的喜好选择适合的运动项目。

2. 运动强度　运动强度为单位时间的运动量，是运动处方的核心部分，也是需要患者在锻炼时自我监控和把握的部分。常用心率、代谢当量值或主观用力记分等表示。

（1）心率：美国运动医学学会将有氧运动依据强度划分为低、中、高 3 种类型。高强度：最大心率 80% 以上；中等强度：最大心率的 60% ～ 79%；低强度：最大心率的 35% ～ 59%；最大心率 =220 － 年龄。例如：60 岁的人进行运

动时的最大心率为 220 − 60=160 次 / 分；如运动时心率在 160×80%=128 次 / 分以上为高强度有氧运动。如运动时心率在 160×（60% ～ 80%）=96 ～ 128 次 / 分为中等强度运动；如运动时心率在 160×60%=96 次 / 分以下为低强度运动。这就是说，对于年龄为 60 岁的痛风患者，运动时的心率宜在 96 ～ 128 次 / 分最合适，超过 128 次 / 分则会不安全，给运动系统和心肺耐力造成负担，且易产生疲劳和乳酸的堆积，引起尿酸的一过性增高，对身体无益；而低于 96 次 / 分就不会对机体产生适宜的刺激，达不到预期的运动效果，如体重控制、降低血脂、维持血压稳定等。

（2）代谢当量（MET）：代谢当量（metabolic equivalent of energy，MET）是指运动时代谢率对安静时代谢率的倍数，是用来评价能量消耗和体力活动强度的常用指标，是运动能量的消耗单位。1MET 被定义为每千克体重每分钟消耗 3.5ml 氧气，大概相当于一个人在安静状态下坐着，没有任何活动时的每分钟氧气消耗量 [1MET=3.5ml O_2/（kg·min）=1kcal/（kg·h）]。一个 5MET 的活动表示运动时氧气的消耗量是安静状态时的 5 倍。按照运动强度，可将 MET 分为轻、中、重 3 个等级：轻度 < 3MET，中等强度 3 ～ 6MET，重度 > 6MET。目前已有大量研究确定了正常人群进行各种日常活动所需的代谢当量，可供痛风患者日常参考（表 10-2-1）。

表 10-2-1　常用日常生活、娱乐及工作活动的 MET

活动	MET	活动	MET
生活活动			
修面	1.0	步行 1.6km/h	1.5 ～ 2.0
进食	1.4	步行 2.4km/h	2.0 ～ 2.5
床上用便盆	4.0	散步 4.0km/h	3.0
坐厕	3.6	步行 5.0km/h	3.4
穿衣	2.0	步行 6.5km/h	5.6
站立	1.0	步行 8.0km/h	6.7
洗手	2.0	下楼	5.2
沐浴	3.5	上楼	9.0
坐床	1.2	骑车（慢速）	3.5
坐床边	2.0	骑车（中速）	5.7
坐椅	1.2	慢跑 9.7km/h	10.2
自我料理			
坐位自己吃饭	1.5	备饭	3.0
上下床	1.65	铺床	3.9
穿脱衣	2.5 ～ 3.5	扫地	4.5
站立热水淋浴	3.5	擦地（跪姿）	5.3
挂衣	2.4	擦窗	3.4
园艺工作	5.6	拖地	7.7
劈木	6.7		
职业活动			
秘书（坐）	1.6	焊接工	3.4
机器组装	3.4	轻的木工活	4.5

续表

活动	MET	活动	MET
砖瓦工	3.4	油漆	4.5
挖坑	7.8	开车	2.8
织毛线	1.5～2.0	缝纫（坐）	1.6
写作（坐）	2.0		
娱乐活动			
打牌	1.5～2.0	桌球	2.3
手风琴	2.3	弹钢琴	2.5
小提琴	2.6	长笛	2.0
交谊舞（慢）	2.9	击鼓	3.8
交谊舞（快）	5.5	排球（非竞赛性）	2.9
有氧舞蹈	6.0	羽毛球	5.5
跳绳	12.0	游泳（慢）	4.5
网球	6.0	游泳（快）	7.0
乒乓球	4.5		

（3）主观劳累程度分级（RPE）：根据患者运动时主观感受劳累的程度确定运动强度的方法，患者最容易采用，特别适用于家庭和社区康复训练。15 级分法的主要优点是将 RPE 乘以 10 即为该用力水平的心率。痛风患者不宜进行长时间的累、很累、非常累的身体活动，易造成机体疲劳，而产生疲劳代谢产物——乳酸，阻止尿酸的排泄。同时长期疲劳也易引起患者免疫功能的下降，造成痛风合并疾病的发生，加重病情，见表 10-2-2。

表 10-2-2　主观劳累程度分级（RPE）

	15 级计分法
6	
7	非常轻
8	
9	很轻
10	
11	较轻
12	
13	稍累
14	
15	累
16	

续表

	15 级计分法
17	很累
18	
19	非常累
20	

3. 运动时间　虽然目前尚没有直接关于运动时间与痛风康复进程关系的证据，但综合已有的关于痛风常见的合并疾病如肥胖、糖尿病、骨质疏松、高脂血症、高血压等的运动疗法研究，建议痛风患者每次进行中、低运动强度的时间为 20～60min。对于体质弱、无运动习惯者运动时间不宜长，待运动者对运动产生适应性后可以根据自身的情况适当延长运动时间。在开始正式运动之前需做热身运动，一般 5～10min，运动结束后需做一些拉伸或伸展性的运动，有利于缓解疲劳及减少肌肉中乳酸的堆积。

每天的运动时间应选择下午为宜，一般为下午 4～5 时，对合并高血压患者而言，可以避开体内肾上腺素和去甲肾上腺素的分泌高峰；对合并心脑血管疾病患者而言，应该避开春季和冬季早晨 5～11 时这段卒中和心肌梗死的高发时间。

4. 运动频率 由于有氧运动的时间较长，因此可以采用运动 3d 休息 1d 或运动 2d 休息 1d 的方式。对于体质弱者可采用运动 1d 休息 1d 的方式。运动周期以 4～8 周为 1 个阶段，如果需要减重，则应适当延长运动周期至 12 周。同时根据身体状况或医师建议进行运动频度的调整，亦可配合药物治疗周期，同时痛风患者病情时有反复，在阶段性药物治疗结束后，还应继续坚持运动并维持良好的膳食结构。临床研究发现对于中度高尿酸血症患者可采用每周 1～3 次的运动频率，重度高尿酸血症患者可采取每周 4～6 次的运动频率，可减低痛风发作率。

（三）痛风不同阶段运动方案

1. 急性发作期 痛风性关节炎急性发作时患者应卧床休息，或遵医嘱降尿酸，注意保暖，不建议运动，待病情好转后可做轻微运动。如病情进一步稳定，则可进行正常活动。

痛风急性发作期应注意早期给药，在急性发作征兆刚出现时即控制发作。同时注意避免运动，合理饮食和大量饮水，待症状缓解后再进行运动，但要掌握方法和运动量，循序渐进，从被动的徒手牵张训练开始，即用徒手的外在力量拉长或缩短受累关节周围软组织，逐步过渡到关节主动性牵张训练。若发现关节有痛风结石，只要皮肤表面不破溃，无心血管并发症，肾功能良好，关节功能正常，急性发作后可适当做一些养生功等保护性的轻微活动，原则是以不增加发作部位负荷为度。

2. 间歇期 间歇期是痛风性关节炎反复急性发作之间的一种缓解状态，急性关节炎缓解后，一般无明显后遗症，进入可持续数月或数年的间歇期，少数患者仅有一次单关节炎，以后不再发作，但多数患者在 1 年内复发。随着尿酸盐在关节内的沉积增多，炎症发作进入慢性阶段而不能完全消失，引起关节骨质侵蚀缺损及周围组织纤维化。

3. 慢性期 痛风慢性期病程迁移多年，持续高浓度的血尿酸水平是不注意控制尿酸的后果，痛风石形成或关节炎症持续不能缓解是典型的临床特点。痛风石和炎症易累及关节部位，如指关节、膝关节、髌骨和脊椎等，导致骨质侵蚀、破坏、增生、关节周围组织纤维化，出现持续关节肿痛、强直、畸形，甚至骨折。

运动可以增进或维持关节活动度，改变关节腔及周围韧带、肌肉等的血液循环，加速局部新陈代谢及炎症物质的消除，从而减轻疼痛和关节肿胀，即所谓的"以动防残"。每次活动先从受影响的关节柔韧性练习开始（拉伸练习），再做神经肌肉功能练习，然后再做有氧运动（心肺耐力）。运动初始阶段应采用低强度和短时间的渐进方法。对于功能较差的患者应采用 5～10min 的间歇性练习方法，如出现异常或疲劳、关节活动范围缩小、关节肿胀加重等情况，应停止运动。有氧运动推荐传统的运动疗法有太极拳、五禽戏、八段锦等，具有"调身""调息""调心"相结合的特点。每天练习 1～2 次，每次 15～30min，间隔时间在 30min 以上。

4. 肾病期 痛风性肾病又称尿酸性肾病，是体内嘌呤代谢紊乱、血尿酸增高、尿尿酸排量增多所造成的慢性肾损害。早期仅表现为轻微的尿常规检查变化，最终可发展为慢性肾衰竭。痛风性肾病主要是由于高尿酸血症引起的，因此，治疗以降低尿酸为主，并使其维持在 300～330μmol/L 或以下。

此阶段，应避免节奏较快或剧烈的运动，如跑步、羽毛球、网球等对抗性较强的运动项目，宜采用较轻缓的运动，如散步、气功、太极拳等，每次 10～30min，适当减少每周锻炼次数，可运动 1d 休息 1d。避免运动后大量饮水或产生乳酸，加重肾负担。

（师咏勇　虞定海　赵　影　孟冬梅）

第三节 痛风性关节炎的抗炎镇痛治疗

一、痛风性关节炎的发病机制及药物治疗靶点

2010 年 William John Martin 等提出痛风性

关节炎炎症的发病机制。当尿酸超过其在血液中的饱和度时会形成尿酸盐结晶，而尿酸盐结晶会在关节内外组织中广泛沉积。部分结晶为非炎性尿酸钠晶体，不参与痛风炎症反应过程；部分为

炎性尿酸钠晶体，被巨噬细胞识别并吞噬。这些吞噬了炎性尿酸钠晶体的巨噬细胞会分泌 IL-1β、TNF-α、IL-6、IL-8 等促炎细胞因子，同时，沉积在晶体表面的补体蛋白（C3a、C5a、C5b-9 等）被活化，促炎细胞因子和活化的补体共同趋化大量中性粒细胞募集至炎性尿酸钠晶体所在部位，吞噬炎性尿酸钠晶体。进入中性粒细胞内的炎性尿酸钠晶体，可刺激细胞中的酪氨酸激酶、丝氨酸/苏氨酸激酶、磷酸酯酶、磷脂酰肌醇 3 激酶等激酶活化，这些激酶活化后将参与调控中性粒细胞早期功能应答（脱颗粒、细胞趋化运动等）和晚期功能应答（IL-1β 分泌等），释放大量炎症因子（白三烯、前列腺素 E 等），使局部炎症反应放大，引起痛风急性发作。

目前治疗痛风急性发作的抗炎镇痛药物，主要就是以中性粒细胞、巨噬细胞、炎症细胞因子和免疫应答通路为作用靶点的治疗药物。

二、痛风性关节炎抗炎镇痛的必要性

痛风病分为高尿酸血症期、急性痛风性关节炎期、间歇期、慢性痛风性关节炎期及肾病期。急性痛风性关节炎多表现为下肢单关节的红、肿、热、痛，发作时疼痛剧烈如刀割样，严重影响日常生活及工作。急性痛风性关节炎如果不进行及时有效的治疗，会反复发作，可由单关节发展为多关节受累，并从急性期的关节局部肿胀，发展为慢性期的骨质破坏、关节畸形、痛风石形成，而痛风石如累及脊椎可出现脊髓压迫症状。急性痛风性关节炎有时可引起罕见的严重并发症，如髌上囊破裂、手腕月骨脱位、腕管综合征等。急性期大量炎症因子生成和应激激素水平升高，促进肾脏尿酸大量排泄，造成肾损害，严重时可发生急性梗阻性尿酸性肾病。同时肾损害也可表现为慢性尿酸盐肾病、尿酸性肾结石。此外，痛风也会增加心脑血管发病风险，因为痛风会导致炎症，而炎症是动脉粥样硬化发病机制的核心。因此，对痛风性关节炎患者进行及时有效的抗炎镇痛治疗是必要的，也是至关重要的。

三、痛风性关节炎传统类抗炎镇痛药物

（一）秋水仙碱

1. 作用机制

（1）通过结合中性粒细胞微管蛋白的亚单位，改变细胞膜功能，抑制中性粒细胞的趋化、黏附和吞噬作用。

（2）抑制磷脂酶 A，减少单核细胞和中性粒细胞释放前列腺素和白三烯。

（3）抑制局部细胞产生 IL-6 等炎症因子，控制关节局部的疼痛、肿胀及炎症反应。

2. 使用原则

（1）用药方式：口服用药，避免静脉使用。

（2）使用时机：一旦痛风急性发作，尽早开始使用。

（3）治疗浓度窄，支持低剂量方案：使用前常规评估药物相互作用、器官功能和其他可能会影响血药浓度的因素。例如，有肝、肾功能损害时，正在使用或前 14d 内使用过可能会抑制细胞色素 P4503A4 酶或 P 糖蛋白外排泵的药物时，需要降低用药剂量，或者不予使用。

（4）如果低剂量方案不能及时抑制发作或效果微弱，改用其他抗炎药物。

3. 不良反应　秋水仙碱的副作用与剂量大小有明显相关性。主要有胃肠道症状（是最常见不良反应，包括腹泻、腹部绞痛、恶心、呕吐等）、肌肉及周围神经病变（近端肌无力、血清肌酸激酶升高、周围神经轴突性多神经病变）、骨髓抑制（血小板减少、中性粒细胞减少、再生障碍性贫血）、影响生育（痛经或闭经、精子减少或消失）、静脉炎、蜂窝织炎（多发生在本品经静脉注射的部位）、致畸、脱发、皮疹、发热及肝损害等。

4. 禁忌证　孕妇及哺乳期、对本品过敏、骨髓增生低下、肾功能不全、肝功能不全者。

（二）非甾体抗炎药（nonsteroidal anti-inflammatory drug，NSAID）

1. 作用机制

（1）前列腺素介导的机制：NSAID 的主要作用是抑制环氧化酶（cyclooxygenase，COX），从而阻碍花生四烯酸转化成前列腺素（prostaglandin，PG）。人体内的 COX 分为 COX-1 和 COX-2 两种异构体。一般认为，COX-1 在大部分组织中都会表达，是一种"管家"酶，调节正常的细胞过程（如保护胃黏膜、血管稳态、血小板聚集和肾功能），受激素或生长因子的刺激。而 COX-2 是一种高度调节性酶，表达于脑、肾和骨骼中，在促炎因子的刺激下生成，炎症早期在炎症局部大量表达，

介导疼痛等炎症反应。

（2）非前列腺素介导的机制：该机制与NSAID 的穿透生物膜、破坏多种细胞功能和细胞间相互作用的能力相关。有些 NSAID 影响 NF-κB、AP-1 等重要转录因子水平，从而抑制一氧化氮合成酶（nitric oxide synthase，NOS）；有些 NSAID 似乎影响 L- 精氨酸 - 一氧化氮 - 环磷酸鸟苷 - 钾通道途径；有些 NSAID 也可以通过降低 L-选择素的有效性，干扰中性粒细胞 - 内皮细胞黏附，从而消除粒细胞向炎症部位迁移。

2. 使用原则

（1）药物选择：如有消化道病变者或长期口服阿司匹林患者，首选 COX-2 抑制剂。

（2）使用时机：一旦痛风急性发作，尽早开始抗炎镇痛治疗。

（3）剂量及疗程：急性痛风发作时强调足量、短疗程；降尿酸治疗时的预防性抗炎强调小剂量，至少维持 3～6 个月。

（4）伴有肝肾功能损害的患者减小剂量或禁用，持续服用 NSAID 者需要定期复查肝肾功能和血常规。

（5）避免两种及以上 NSAID 联合用药，在一种 NSAID 足量使用 1～2 周后无效再更改为另一种。

（6）可与秋水仙碱联合应用，尽量避免与糖皮质激素联用，以减少胃肠道不良反应。

（7）使用阿司匹林的患者若需要短期使用NSAID，阿司匹林的用药时间应在 NSAID 之前至少 2h。

3. 不良反应　胃肠道反应、肝肾功能损害、血细胞减少、神经症状、高血压、心力衰竭、下肢水肿或体重骤增。罕见皮疹、荨麻疹、瘙痒、气管痉挛和哮喘加重。极罕见严重皮肤过敏反应。

4. 禁忌证　对本品过敏的患者；服用阿司匹林或其他 NSAID 后引起哮喘、血管性水肿、荨麻疹或过敏反应的患者；有应用 NSAID 后发生胃肠道出血或穿孔病史的患者；有活动性消化性溃疡或消化道出血，或者既往曾复发溃疡或出血的患者；重度心力衰竭患者或难以控制的高血压患者；冠状动脉旁路移植术围手术期疼痛的治疗；肝衰竭或肾衰竭的患者；妊娠末 3 个月患者；正在进行抗凝治疗患者。

（三）糖皮质激素（glucocorticoid，GC）

1. 糖皮质激素的抗炎作用机制　GC 的抗炎作用机制分为基因组效应和非基因组效应。

（1）基因组效应：GC 进入细胞结合到胞质中糖皮质激素受体（glucocorticoid receptor，GR），形成 GC-GR 复合体。随后，GC-GR 复合体发生构象改变，暴露核定位信号，转位至细胞核内，形成糖皮质激素 - 应答单元。①抗炎因子促进机制：GC-GR 复合体募集染色体重构的活性物质和辅助蛋白，调节基因表达，生成一系列抗炎物质，如脂皮质蛋白 -1、钙蛋白酶抑制蛋白、白细胞蛋白酶抑制剂等；②炎症因子抑制机制：GC-GR 复合体与炎性转录因子（AP-1 或 NF-κB）作用，抑制炎症前基因的转录（如 IL-1β、IL-4、IL-5、IL-8、趋化因子、GM-CSF、TNF 等）。

（2）非基因组效应：① GC-GR 复合体激活胞质内一氧化氮合酶（NOS）活化，触发内皮型NOS（endothelial nitric oxide synthase，eNOS）、抗炎蛋白和一氧化氮相关血管扩张；②快速的淋巴细胞溶解；③部分 GC 能直接抑制前列腺素 E2的发生。此外，GC 可抑制 COX-2 的表达，该现象可能促进了 GC 的显著抗炎作用。

2. 糖皮质激素抗炎作用特点　GC 对多种炎症均能发挥作用，具有快速、高效、非特异性的特点。在炎症反应初期可以减少渗出、水肿的发生，抑制毛细血管扩张、白细胞浸润，改善红、肿、热、痛症状；在炎症反应后期可以抑制纤维母细胞及毛细血管增生，减缓肉芽组织生长速度，预防及减轻瘢痕、粘连的形成。

3. 糖皮质激素抗炎治疗使用原则

（1）GC 对感染性炎症及非感染性炎症均能发挥抗炎作用。在治疗严重感染性疾病时，应该在足够剂量抗菌药物治疗的同时给予 GC 辅助治疗。

（2）给药途径：包括口服、静脉、局部、肌内注射，选择取决于受累关节数量、部位及病变程度，患者胃肠道合并症，患者的意愿，医师的关节注射技术经验等。局部用药避免使用无生物活性制剂。

（3）使用时机：一旦痛风急性发作，尽早开始抗炎镇痛治疗。

（4）剂量及疗程：治疗痛风急性发作时建议足量、短期，逐渐撤药，避免反跳；降尿酸治疗时的预防性抗炎治疗强调小剂量。注意当合并糖尿病、高血压、重度骨质疏松、低钾血症等疾病时 GC 剂量的选择。

（5）GC 尤其适用于有肝、肾功能损害或血细胞减少的痛风急性发作患者的抗炎镇痛治疗。

（6）尽量避免 GC 与 NSAID 联合使用。

4. 不良反应　骨质疏松、骨坏死、类固醇肌病、消化性溃疡、消化道出血、胰腺炎、感染、高血压、动脉硬化、糖脂代谢紊乱、水钠潴留、电解质紊乱、性腺抑制、白内障、青光眼、痤疮、紫纹、瘀斑、多毛、精神行为异常等。

5. 禁忌证

（1）对肾上腺皮质激素类药物有过敏史者，全身性真菌感染的患者。

（2）高血压、血栓症、胃与十二指肠溃疡、精神病、电解质代谢异常、心肌梗死、内脏手术、青光眼等患者一般不宜使用，特殊情况下权衡利弊。

（四）促肾上腺皮质激素（adrenocorticotrophic hormone，ACTH）

1. 药理作用　本品和内源性 ACTH 刺激肾上腺皮质分泌皮质醇、皮质酮、醛固酮和一些弱雄激素物质，进而发挥糖皮质激素的抗炎作用。该类药物费用昂贵且不易获得，限制了应用。

2. 使用原则

（1）给药途径：可肌内注射和静脉滴注。因 ACTH 能被蛋白分解酶破坏，不能口服。

（2）用法：肌内注射后 4h 达到最大作用，8～12h 作用消失，一次 12.5～25U，每日 2 次。静脉滴注数分钟内起效，12.5～25U 溶于 5%～10% 葡萄糖溶液 500ml，6～8h 滴完，每日 1 次。

（3）逐渐减药，避免反跳。长期使用 ACTH 后突然停药可能会导致肾上腺功能不全或反复出现症状，需要逐渐减少剂量并增加注射间隔以逐渐停药。

3. 不良反应

（1）常见不良反应：过敏、疲劳、头痛、眩晕、失眠；高血压、心悸；呼吸功能障碍；荨麻疹、水肿、皮肤变薄、面部红斑、出汗增加、注射部位反应、液体潴留；多毛症、月经不调、血糖升高；胰腺炎、腹胀、溃疡性食管炎；低钾血症性碱中毒；肌无力等。

（2）严重不良反应：过敏性休克、坏死性血管炎、充血性心力衰竭、心房颤动、硬膜下血肿、颅内出血、可逆性脑萎缩、无菌性骨坏死等。

4. 禁忌证　对于接受免疫抑制剂量的 ACTH 患者，禁止同时接种活疫苗或减毒活疫苗。患有硬皮病、骨质疏松症、全身性真菌感染、眼部单纯疱疹、近期接受过外科手术、具有消化性溃疡病史或患有消化性溃疡、充血性心力衰竭、不受控的高血压、原发性肾上腺皮质功能不全、肾上腺皮质功能亢进，以及对猪源性蛋白敏感的患者禁用。禁用于疑似先天性感染的 2 岁以下婴幼儿。

（五）阿片类镇痛药物

1. 药理作用　阿片类镇痛药物属于阿片受体激动剂，与 μ、κ 和 δ 特异性受体结合，发挥镇痛作用，通常用于治疗癌性疼痛，也可用于其他疾病的镇痛。阿片类镇痛药包括弱阿片类和强阿片类药物。弱阿片类药物有曲马多、曲马多缓释片、可待因等。强阿片类镇痛药有吗啡、盐酸羟考酮、芬太尼等。

2. 使用原则

（1）应采用最低剂量和最短疗程，按需给药。

（2）服用药物期间密切观察是否发生胃肠道反应、呼吸抑制、中枢神经系统改变等不良反应。

（3）该药不能替代治疗痛风急性发作的抗炎药物。

3. 不良反应　耐药性、成瘾性；恶心、呕吐、呼吸抑制、嗜睡、眩晕、便秘、排尿困难、胆绞痛；偶见瘙痒、荨麻疹、皮肤水肿等过敏反应。

4. 禁忌证　呼吸抑制、颅内压增高和颅脑损伤、支气管哮喘、肺源性心脏病失代偿、甲状腺功能减退、皮质功能不全、前列腺肥大、排尿困难、严重肝功能不全、休克未纠正前、炎性肠梗阻等患者禁用。

四、痛风性关节炎生物制剂类抗炎镇痛药物

目前，痛风诊治指南中提到 IL-1β 受体拮抗剂是用来治疗对传统药物无效或禁忌的难治性痛风的生物制剂。而 TNF-α 拮抗剂、IL-6 拮抗剂、共刺激分子阻滞剂等生物制剂尚未纳入痛风诊治指南，它们治疗痛风的经验多来源于临床个例报道。它们对于急性、复杂性和难治性痛风的安全

性和有效性需通过多中心、大样本的随机、对照临床试验来证实。

（一）IL-1β 受体拮抗剂

目前应用于临床的 IL-1β 受体拮抗剂有阿那白滞素（重组人 IL-1 受体拮抗剂）、卡那单抗（IL-1β 的全人源化长效单克隆抗体）、利纳西普（可溶性 IL-1 受体融合蛋白）。

1. IL-1β 受体拮抗剂抗炎镇痛作用机制　IL-1β 可激活细胞产生 IL-6、IL-1β 自身等炎症因子，以及上调白细胞和内皮细胞上的黏附分子，促进细胞迁移。IL-1β 也可使 T 细胞向促炎性 Th17 分化，同时有助于 CD4$^+$T 和 CD8$^+$T 细胞的功能及促进效应 T 细胞因子的产生。IL-1β 是痛风炎症的重要介质，IL-1β 诱导大量中性粒细胞进入尿酸盐晶体所在部位，导致炎症的产生和放大。IL-1β 受体拮抗剂通过阻断 IL-1β 的作用，抑制炎症反应，缓解疼痛。

2. 使用原则

（1）主要用来治疗对传统药物无效或禁忌的难治性痛风。

（2）皮下注射：阿那白滞素半衰期 4～6h，需每日皮下注射 1 次；卡那单抗半衰期 26d，每 1～2 个月皮下注射 1 次；利纳西普半衰期 7d，每周皮下注射 1 次。阿那白滞素在治疗发作时有安全性优势，不适合预防发作。卡那单抗和利纳西普可治疗痛风发作和预防发作。

（3）不能突然停药：IL-1β 诱导其自身产生，突然停止 IL-1β 受体拮抗剂有可能触发一个自我持续的炎症循环，尤其是阿那白滞素（半衰期短）。我们可以将阿那白滞素每隔 1d 注射 1 次，之后每 3 天注射 1 次，最终停药。卡那单抗和利纳西普可以通过逐渐减少每次注射的剂量，或通过延长给药间隔，最终停药。

（4）不需要在感染的情况下停用 IL-1β 受体拮抗剂。

（5）不推荐 IL-1β 受体拮抗剂与 TNF 抑制剂或其他生物药物联用，会增加严重不良事件的发生率。

（6）开始 IL-1β 受体拮抗剂治疗之前评估中性粒细胞水平，接受治疗后每月评估，持续 3 个月；之后每季度评估 1 次，持续 1 年。

3. 不良反应　最常见的不良反应是注射部位反应，其他还有过敏反应、腹痛、呕吐和腹泻、转氨酶升高、脂肪肝、中性粒细胞减少等，肝炎很罕见。严重感染的风险似乎没有显著增加。

4. 禁忌证　活疫苗不应与 IL-1β 受体拮抗剂同时使用。发生严重过敏反应时禁止使用。

（二）TNF-α 拮抗剂

目前常应用于临床的 TNF-α 拮抗剂有依那西普（可溶性 p75 TNF-α 受体融合蛋白）、英夫利西单抗（人 / 鼠嵌合型抗 TNF-α 抗体）、阿达木单抗（全人源化抗 TNF-α 单克隆抗体）、培塞利珠单抗（聚乙二醇结合的人源化单克隆抗体的抗原结合片段）、戈利木单抗（人源化抗 TNF-α 单克隆抗体）。目前获批适应证为类风湿关节炎和脊柱关节炎。Ausche 等报道依那西普在 2004 年成功治疗了一例难治性痛风（每周 2 次皮下注射 25mg），Han 等和 Shi 等报道了依那西普成功治疗中国难治性痛风患者，Fiehn 和 Zeier 描述了一例慢性多关节受累的难治性痛风患者成功应用英夫利西单抗治疗（在第 0、2、6 周和之后每 8 周静脉注射 5mg/kg）。提示 TNF-α 拮抗剂是一种对常见抗炎药效果不佳的难治性痛风患者的新选择。

1. 作用机制　TNF-α 在巨噬细胞活化、吞噬体活化、单核细胞分化为巨噬细胞和中性粒细胞、巨噬细胞的募集、肉芽肿形成及维持肉芽肿完整性中发挥着重要作用。TNF-α 是痛风性炎症的重要介质，也是潜在治疗靶点。TNF-α 拮抗剂通过阻断 TNF-α 的作用，抑制炎症反应，缓解疼痛。

2. 使用原则

（1）治疗前筛查乙型肝炎病毒、结核、肿瘤。

（2）给药途径有皮下注射和静脉输注。依那西普、阿达木单抗、培塞利珠单抗、戈利木单抗为皮下注射；英夫利西单抗为静脉输注。

（3）剂量、频次、疗程目前无指南推荐，均是参照治疗类风湿关节炎或脊柱关节炎的临床经验。

3. 不良反应　注射部位反应、输注反应、中性粒细胞减少、感染、脱髓鞘疾病、心力衰竭、肝毒性、皮肤反应、恶性肿瘤、诱导自身免疫病等。

4. 禁忌证　活动性感染，潜伏（未治疗的）结核，脱髓鞘疾病，心力衰竭。

（三）IL-6 拮抗剂

应用于临床的 IL-6 拮抗剂主要为托珠单抗，

是一种抗人 IL-6 受体的人源化 IgG₁ 抗体，目前获批适应证为类风湿关节炎，近期也推荐用于新型冠状病毒感染后严重炎症反应。有报道托珠单抗（每月 8mg/kg）完全阻止了一名 44 岁男性患者的痛风发作，该男性患有 12 年严重的难以控制的难治性痛风。

1. 作用机制　IL-6 可激活 T 细胞、B 细胞、巨噬细胞和破骨细胞，是肝脏急性期反应中的关键介质。IL-6 与 TNF-α 和 IL-1 一起可促进血管内皮生长因子和金属蛋白酶的生成。IL-6 能结合可溶性和膜结合受体，通过此复合体与 gp130 的相互作用推动细胞内信号的转导，介导基因活化和广泛的生物学活性。IL-6 是痛风性炎症的重要介质，也是潜在治疗靶点。

2. 使用原则

（1）应用前筛查乙型肝炎病毒和结核。

（2）给药途径有皮下注射和静脉输注。

（3）剂量、频次、疗程目前无指南推荐，均是参照治疗类风湿关节炎的临床经验。

3. 不良反应　血脂异常，转氨酶升高，中性粒细胞减少或血小板减少，感染概率增加。但恶性肿瘤、结核再激活或肝炎发生率无明显增加。

4. 禁忌证　对托珠单抗或对任何辅料发生超敏反应患者禁用。感染活动期患者禁用。

（四）共刺激分子阻滞剂

阿巴西普是一种可溶性融合蛋白，由细胞毒性 T 细胞相关蛋白 4 和 IgG₁ 的 Fc 段组成。阿巴西普主要被用于治疗类风湿关节炎、幼年特发性关节炎和银屑病关节炎。有报道类风湿关节炎合并痛风的患者使用阿巴西普治疗后，同时抑制了类风湿关节炎的炎症反应和痛风发作频率。

1. 作用机制　尿酸在没有抗原提呈情况下可以激活 T 细胞，尿酸刺激的 T 细胞过度表达共刺激分子。阿巴西普通过与 CD8/CD86 高亲和力结合，可以阻止 CD28 与其受体（CD80/CD86）的结合，调控 T 细胞活性。

2. 使用原则

（1）给药途径有皮下注射和静脉输注。

（2）应在治疗前进行潜伏性结核感染筛查。

（3）不建议同时使用阿巴西普注射液和其他生物制剂或 JAK 抑制剂。

（4）从 TNF-α 拮抗剂治疗过渡到阿巴西普注射液治疗时，应监测患者的感染症状。

（5）建议患者在治疗期间和治疗后 3 个月内避免使用活疫苗。

3. 不良反应　输注反应、发热、恶心、腹泻、腹痛、头痛、鼻咽炎、咳嗽或上呼吸道感染。严重不良反应有过敏反应、败血症、肺炎、皮肤癌等。

4. 禁忌证　重度过敏反应，重度感染，皮肤癌。

五、痛风性关节炎抗炎镇痛药物给药方法

痛风性关节炎的抗炎镇痛药物给药方法分为全身用药和局部用药。

（一）全身用药

全身用药方式有口服、静脉给药、肌内注射、皮下注射。

1. 口服　糖皮质激素、NSAID、秋水仙碱。痛风患者急性发作，尤其是多关节受累，具备口服药物条件，无使用各药物禁忌证时，建议选择口服糖皮质激素、NSAID 或秋水仙碱。

2. 静脉给药　糖皮质激素、ACTH、生物制剂类抗炎镇痛药物。痛风发作时受累关节超过 2 个、受累关节不便于注射，或难治性关节炎，不能经口服用药的患者，建议静脉注射糖皮质激素、ACTH 或生物制剂类抗炎镇痛药物（如 TNF-α 拮抗剂、IL-6 拮抗剂、共刺激分子阻滞剂）。

3. 肌内注射　糖皮质激素、ACTH。通常在最初给予曲安奈德 40～60mg 或复方倍他米松注射液（得宝松）1ml。如果疗效较弱或发作未缓解，则可能需要重复 1 次或 2 次（间隔至少 48h）。ACTH 作用类似糖皮质激素，临床应用较少。

4. 皮下注射　生物制剂类抗炎镇痛药物。大多数痛风性关节炎生物制剂类抗炎镇痛药物，如 IL-1β 拮抗剂、TNF-α 拮抗剂、IL-6 拮抗剂、共刺激分子阻滞剂，给药方式为皮下注射。使用前需排查肝炎、结核等感染性疾病。在痛风患者应用常规药物疗效不佳，或有常规药物禁忌证时，或难治性痛风，可考虑使用生物制剂类药物。

（二）局部用药

局部用药方式有关节腔注射和透皮给药。局部用药相对安全，其限制了药物全身性吸收，以及相关的副作用和药物相互作用。与同类别药物口服相比同样有效，甚至更有效。

1. 关节腔注射：糖皮质激素 若痛风患者累及 1～2 个关节、无法口服药物且关节局部感染可能性极低时，建议关节穿刺抽取关节液，并关节腔注射糖皮质激素。这需要有关节腔穿刺技术经验的医师，以及受累的关节便于注射，如膝关节、腕关节、肘关节等。临床上常使用曲安奈德。曲安奈德的用法为大关节 40mg（如膝关节），中关节 30mg（如腕关节、踝关节、肘关节），小关节 10mg（如指间关节、跖趾关节）。通常在 24h 内迅速起效。如果不能确定是否存在化脓性关节炎时，慎用关节腔注射糖皮质激素治疗。

2. 透皮给药（包括涂抹、超声电导仪透药）：糖皮质激素、NSAID、中成药 NSAID 目前已有多种局部外用剂型，这些药物可在使用处被吸收并渗透到局部组织内。此外，辣椒素、青鹏膏等中成药局部涂抹皮肤，亦可发挥抗炎镇痛作用。

利用超声电导仪低频超声、电致孔、激光微孔及离子导入等技术手段，将抗炎镇痛药物通过皮肤导入组织中，在组织中有效浓集及浸润，从而在局部充分发挥抗炎镇痛作用，对缓解关节肌肉疼痛具有高效、快速的优势。通过超声电导仪进入血液中的药物不容易产生副作用。

六、痛风性关节炎抗炎镇痛的治疗原则

（一）评估影响药物选择的因素

在选择抗炎镇痛药物时，需要考虑影响药物相对安全性和有效性的医学因素和其他因素。

1. 患者相关医学因素 包括患者的合并症（性质、数量和当前的临床状况）、既往病史（尤其是肾脏、肝脏、心血管、胃肠道疾病及糖尿病）、同时使用的药物、合并感染的可能性、过敏史和生育状况。

2. 患者的痛风史 在已确诊痛风的患者中，痛风史包括第一次发作至今的时间、总发作次数、近期发作频率，以及既往发作时的治疗情况（抗炎药物的耐受性和疗效）。

3. 症状的鉴别诊断 若患者当前的发作没有既往发作那么典型，或痛风的诊断尚未确定，或者发作时伴高风险情况，则需要排查急性炎症性关节炎是否是由其他疾病导致的，例如化脓性关节炎。需要关节穿刺术和滑液分析及培养来排除感染时，不会在得到检查结果前使用口服和关节腔内

糖皮质激素，但可以使用 NSAID 或秋水仙碱。

4. 发作的特征 从症状发作到开始治疗性评估的间隔时间、受累关节的数量和发炎关节是否便于注射，以及发作时的临床状态（如刚开始降尿酸治疗、术后或是患者无法经口服药）。

5. 经济环境因素和患者意愿 包括可以选择的药物和费用、患者所处环境（如家里或诊所）、医师专业程度及患者能否接受关节穿刺和关节腔注射等因素。

（二）遵循规范化和个体化原则

1. 规范化

（1）明确每种药物的适应证和禁忌证。

（2）痛风发作后尽早开始治疗，最好是在症状发作后的几小时内开始。

（3）初始治疗时就使用足剂量，一般可在发作完全缓解后的 2～3d 完全停止治疗，但如果使用的是糖皮质激素，需要减缓停药速度以降低复发风险。

（4）对于视觉模拟评分（visual analogue scale, VAS）≥7 分或累及 2 个关节以上，建议联合用药。如秋水仙碱 +NSAID，口服糖皮质激素 + 秋水仙碱，关节腔注射糖皮质激素 + 口服糖皮质激素 / 秋水仙碱 /NSAID。不建议 NSAID 联合全身使用糖皮质激素。联合治疗剂量为两药均足量，或一种药物足量、一种药物预防量。

2. 个体化 要根据年龄、基础状态、合并症、合并用药、痛风史等情况选择药物及药物剂量、给药方法。需要综合考虑肝肾功能、心血管疾病（包括心力衰竭、控制欠佳的高血压和冠状动脉疾病）、胃肠道疾病（包括消化性溃疡、消化道出血）、哮喘、糖尿病、目前使用的药物（如阿司匹林、抗凝血药物、抑制细胞色素 P4503A4 酶或 P 糖蛋白外排泵的药物）、药物过敏或不耐受、合并感染、生育情况等。

七、不同类型痛风性关节炎的抗炎镇痛治疗

（一）急性痛风性关节炎

1. 尽早治疗 一旦痛风急性发作，应尽早开始抗炎镇痛治疗。EULAR 推荐治疗时间为痛风发作 12h 内，中华医学会风湿病学分会推荐治疗时间为痛风发作 24h 内。

2. **药物选择**　2020 年美国风湿病学会痛风治疗指南强烈推荐将秋水仙碱、NSAID 或糖皮质激素作为治疗痛风急性发作的一线药物，而非 IL-1β 受体拮抗剂或 ACTH（证据级别：高）。当患者无法口服药物时，强烈推荐使用糖皮质激素（肌内注射、静脉或关节腔注射），而非 IL-1β 受体拮抗剂或 ACTH（证据级别：高）。当患者对其他抗炎治疗无效、耐受性差或存在禁忌时，有条件者推荐使用 IL-1β 受体拮抗剂治疗（证据级别：中）。有循证医学证据显示，反复应用糖皮质激素不仅会增加痛风石的发生，还会增加痛风石破溃的概率，国内指南将糖皮质激素列为二线用药，仅当痛风急性发作累及全身多个关节、大关节或合并全身症状时，才推荐全身应用。对有出血风险或长期口服小剂量阿司匹林患者可优先选用选择性 COX-2 抑制剂，以减少药物合用的不良反应。

3. **药物剂量**

（1）当选择秋水仙碱时强烈推荐选择低剂量。低剂量秋水仙碱的疗效与高剂量相似，且不良反应的风险较低（证据级别：高），这一点国内外观点一致。秋水仙碱第 1 天的总剂量不应超过 1.5mg，可以按 0.5mg 每日 3 次，也可先给予 1.0mg，1h 后再给予 0.5mg；第 1 天之后给予 0.5mg 每日 1 次或每日 2 次，直到发作缓解。可在发作完全缓解后的 2 ～ 3d 彻底停药。若患者发作时正在使用秋水仙碱预防性治疗（0.5mg 每日 1 次或每日 2 次），则应在发作首日的治疗中使用更高的日总剂量（1.5mg）替代常规预防剂量（0.5mg 或 1.0mg），从发作第 2 天到发作消退后 48h 期间内，给予 0.5mg 每日 2 次，之后恢复成先前的预防剂量。

（2）急性痛风发作时 NSAID 抗炎镇痛治疗强调足剂量、短疗程。伴有肝、肾功能损害的患者剂量要减小或禁用。

（3）口服糖皮质激素：一般为泼尼松 30 ～ 40mg（或等效的糖皮质激素），每日 1 次或分 2 次使用，至发作开始缓解后逐渐减量，通常用 7 ～ 10d 减停，避免反跳。糖皮质激素的静脉剂量及给药频率取决于所选择的药物种类，典型的给药方案为甲泼尼龙 20mg 每日 2 次静脉给药，剂量在症状开始改善后逐渐减量。肌内注射糖皮质激素，通常给予曲安奈德 40 ～ 60mg 或复方倍他米松注射液（得宝松）1ml，如果疗效较弱或发作未缓解，

间隔至少 48h 后则可重复 1 次或 2 次。

（4）IL-1β 受体拮抗剂：如阿那白滞素 100mg 皮下注射每日 1 次，连用 3 ～ 5d。利纳西普 80 ～ 160mg 皮下注射每周 1 次。卡那单抗 150mg 皮下注射每月 1 次。

（5）TNF-α 拮抗剂：如依那西普 25mg 皮下注射，每周 2 次（间隔 72h），连续应用 2 周。

（6）IL-6 拮抗剂：如托珠单抗 400mg 静脉滴注，每月 1 次。

（7）共刺激分子阻滞剂：如阿巴西普，用法是在几次负荷量之后每周 1 次皮下注射或每月 1 次静脉输注。

4. **分级治疗**　根据疼痛的程度及受累关节数来分级治疗，从而决定选用单药治疗还是联合治疗。《ACR 关于急性痛风关节炎分层治疗指南》指出，VAS 评分≥ 7 分或多关节受累时，建议联合治疗，如小剂量秋水仙碱 +NSAID、小剂量秋水仙碱＋口服糖皮质激素、关节腔内注射糖皮质激素＋口服糖皮质激素 / 秋水仙碱 /NSAID。不推荐 NSAID 和糖皮质激素联合应用。联合治疗剂量：两药均足量，或一种药物足量＋另一种药物预防量。

5. **其他**　在痛风急性发作期，有条件推荐局部冰敷作为辅助治疗手段（证据级别：低）。

（二）慢性痛风性关节炎

1. 有效的抗炎镇痛治疗是治疗慢性痛风急性发作的关键。

2. 对于单药治疗疗效不佳者，可考虑联合治疗。因慢性痛风性关节炎急性发作时受累关节往往不止一个关节，ACR 指南推荐，如果多关节受累或疼痛 VAS 评分≥ 7 分，起始治疗即应给予联合用药。联合方案同上面急性痛风分层治疗所述。

3. 对于联合治疗效果仍不佳的慢性痛风性关节炎患者，可考虑 IL-1β 拮抗剂等生物制剂类抗炎镇痛药物。

4. 可应用局部冰敷、外用 NSAID、联用阿片类等镇痛药。

（三）难治性痛风性关节炎

1. **难治性痛风的定义及特点**　目前国际上对难治性痛风的定义缺乏共识，国内最新指南定义的难治性痛风具备以下 3 条中至少 1 条。

（1）单用或联用常规降尿酸药物足量、足疗程但血尿酸仍≥ 360μmol/L。

（2）接受规范化治疗痛风仍发作≥2次/年。

（3）存在慢性、多发性、破坏性关节炎伴痛风石形成或尿酸性肾结石。难治性痛风有如下特点：临床多关节受累常见，患者常合并代谢综合征，尤其是有更高的胆固醇、血尿酸，心脑血管意外风险增加；急性期疼痛对药物敏感性差，疼痛持续时间长。

2.难治性痛风的原因 患者对病情认识不足、依从性差，不耐受常规抗炎镇痛药物的剂量或存在药物禁忌证，合并其他代谢性综合征、凝血异常、消化道疾病、局部关节感染等疾病，延迟或不足的降尿酸药物的应用，等等。

3.难治性痛风的治疗 当患者对秋水仙碱、NSAID、糖皮质激素抗炎治疗无效、耐受性差或存在禁忌时，可考虑使用生物制剂类抗炎镇痛药物治疗难治性痛风，如IL-1β受体拮抗剂、TNF-α拮抗剂、IL-6拮抗剂、共刺激分子阻滞剂，具体使用见上面章节。

八、降尿酸治疗时的预防性抗炎治疗

（一）原因及必要性

尿酸盐晶体负荷的消退可能需要数月至数年，即使是在达到亚饱和尿酸盐水平之后也是如此。在晶体溶解期间，痛风发作的风险仍然存在，或称之为转移性痛风，这是使用抗炎药物预防痛风发作的主要原因。降尿酸治疗的同时给予预防性药物治疗可减少急性发作，提高患者依从性和尿酸达标率。

（二）药物选择原则、剂量及疗程

1.药物选择原则 小剂量秋水仙碱的维持治疗可作为预防痛风发作的一线推荐；对于秋水仙碱不耐受的患者，考虑小剂量NSAID作为预防痛风发作的二线药物；对于上述两种药物不耐受或存在禁忌时，可考虑小剂量糖皮质激素的预防治疗；IL-1β受体拮抗剂在降尿酸治疗初期预防痛风发作的作用还有待明确。

2.药物剂量及疗程 小剂量秋水仙碱（0.5～1.0mg/d，根据肾功能调整用量）、小剂量NSAID（不超过常规剂量的50%）或糖皮质激素（泼尼松≤10mg/d），至少维持3～6个月。在有持续性频繁痛风发作时应延长疗程。有痛风石患者的预防性治疗最佳疗程尚不确定，可以用秋水仙碱治疗至少6个月，少数情况下需要治疗12个月以上。

（辛苗苗 孙明姝）

第四节 降尿酸治疗

高尿酸血症是痛风发生发展的最主要因素，也是心脑血管疾病、代谢综合征、慢性肾脏病等的独立危险因素，降低尿酸水平可延缓动脉粥样硬化、慢性肾脏病等的进展。目前根据降尿酸药物的作用靶点和作用机制不同，降尿酸药物主要分为抑制尿酸合成药物、促进尿酸排泄药物和分解尿酸药物。

随着对高尿酸血症的研究进展，各国的指南也在不断更新，但不同国家的指南在一线药物选择、降尿酸时机等方面有所差异。在最新的2019高尿酸血症与痛风诊疗指南中指出，推荐别嘌醇、非布司他或苯溴马隆为痛风患者降尿酸治疗的一线用药；推荐别嘌醇或苯溴马隆作为无症状高尿酸血症的治疗用药，不推荐尿酸氧化酶与其他降尿酸药物联用。2020年美国风湿病学会痛风治疗指南中建议将别嘌醇作为所有高尿酸血症的一线治疗，包括中重度CKD患者；反对将尿酸氧化酶作为一线用药；不建议无症状高尿酸血症降尿酸治疗。在降尿酸时机的选择上，由于痛风发作期间开始降尿酸治疗，会导致关节炎加重，因此我国指南建议痛风急性发作缓解后2～4周再进行降尿酸治疗；而美国痛风治疗指南提出建议在抗炎基础上，推荐痛风发作期间开始小剂量降尿酸治疗。因此降尿酸治疗应根据病情、病因个体化选择药物。

随着对高尿酸血症的研究进展，越来越多的药物作用靶点及潜在药物被发现，新型降尿酸药物层出不穷，这对未来高尿酸血症治疗的有效性和安全性奠定了基础。表10-4-1列举了目前已上市的降尿酸药物，下面将对不同作用机制的降尿酸药物进行详细介绍。

表 10-4-1 常见降尿酸药物

分类	药物名称	作用机制	剂量用法	不良反应	注意事项
抑制尿酸合成	别嘌醇	非特异性黄嘌呤氧化酶抑制剂,抑制次黄嘌呤和黄嘌呤代谢为尿酸	小剂量(100mg/d)起始,常用剂量 300mg/d,最大剂量 800mg/d	一般不良反应:皮疹、胃肠道反应,严重不良反应:重症多形红斑、大疱性表皮坏死松解、剥脱性皮炎	肾功能不全时,注意调整剂量;应用本品前建议检测 HLA-B*5801
	非布司他	特异性黄嘌呤氧化酶抑制剂,对还原型、氧化型黄嘌呤氧化酶均有抑制作用	起始剂量 40mg,常用剂量 40～120mg	一般不良反应:肝功能异常、皮疹、粒细胞缺乏症;严重不良反应:心血管疾病事件,严重皮肤超敏反应	有心血管疾病的患者慎用;定期监测心血管、肝肾功能相关指标;轻、中度肝肾功能不全患者无须调整剂量
	奥昔嘌醇	黄嘌呤氧化酶抑制剂	初始剂量 100mg/d,最大可增至 800mg/d	头痛、胃肠道反应	肾功能不全需调整剂量;对别嘌醇过敏者慎用
	托洛司他	特异性黄嘌呤氧化酶抑制剂	成人起始剂量 20mg 每日 2 次,最大剂量 80mg 每日 2 次	乏力、呕吐、皮肤变黄、肝功能障碍、圆形红斑、发热、关节疼痛	经肝脏代谢,肾功能不全者无须调整用量
促进尿酸排泄	苯溴马隆	抑制 URAT1,减少尿酸的重吸收,促进肾脏尿酸的排泄	起始剂量 25～50mg/d,常用剂量 50～100mg/d,最大剂量 100mg/d	消化道症状、皮疹、肝功能异常	eGFR < 20ml/min 者、尿路梗阻者禁用;肾结石患者慎用
	丙磺舒	同苯溴马隆	起始剂量 250mg 每日 2 次,最大剂量 2000mg/d	胃肠道反应,过敏、皮疹等	不可用于 eGFR < 50ml/min、肾结石患者;可抑制青霉素类和对氨基水杨酸类药物的排泄
	苯磺唑酮	抑制肾小管对尿酸的重吸收,促进肾脏尿酸排泄	起始剂量 50mg 每日 2 次,常用剂量 100～200mg 每日 2 次或每日 3 次,最大剂量 800mg/d	胃肠道反应、过敏、皮疹等,长期应用可导致白细胞和血小板减少	我国使用较少;用药期间应监测血常规
增加尿酸分解	拉布立酶	催化尿酸氧化为水溶性更高的尿囊素从肾脏排泄,从而降低血清尿酸水平	成人剂量 0.2mg/(kg·d),加入生理盐水 50ml 中,30min 左右输完,疗程为 5～7d	发热、恶心、呕吐和皮疹,少见的有腹泻、头痛和过敏	主要用于预防和治疗血液恶性肿瘤患者的急性高尿酸血症
	普瑞凯西	同拉布立酶	8mg 加入生理盐水 250ml 中静脉滴注,滴注时间不少于 2h,每 2～4 周给药 1 次,至少连用 6 个月	主要不良反应包括严重心血管事件、输液反应和免疫原性反应	主要用于难治性痛风及对降尿酸药物不耐受者;不建议与其他降尿酸药物合用

一、抑制尿酸合成药物

该类药物通过抑制嘌呤分解代谢途径上的关键酶,抑制尿酸的合成。参照作用靶点不同又分为黄嘌呤氧化酶抑制剂,如别嘌醇、非布司他、奥昔嘌醇和 topiroxostat。嘌呤核苷酸磷酸化酶抑制剂,如 BCX4208,该类药物尚未应用于临床,目前处于临床观察阶段。

在嘌呤代谢中，黄嘌呤氧化酶（XO）是主要的限速酶，目前临床上应用的抑制尿酸合成的药物主要是通过抑制黄嘌呤氧化酶（XO），通过与次黄嘌呤、黄嘌呤竞争与黄嘌呤氧化酶结合，从而抑制次黄嘌呤和黄嘌呤代谢为尿酸，减少尿酸的生成，降低血尿酸水平。常用药物包括别嘌醇、非布司他、奥昔嘌醇等。

此外，近年来对嘌呤分解代谢途径中其他关键酶的研究也取得了突破，开发出一种全新抑制尿酸合成的药物——BCX4208，该药物不抑制黄嘌呤氧化酶，主要通过抑制黄嘌呤氧化酶上游的嘌呤核苷酸磷酸化酶，抑制尿酸的合成。该发明的意义在于，该药可与黄嘌呤氧化酶抑制剂合用，发挥强大的抑制尿酸合成作用，极大地提高了尿酸的达标率。通过对黄嘌呤氧化酶的深入探讨，发现了一类新型黄嘌呤氧化酶抑制剂——LC350189，但目前其安全性及有效性仍在临床试验中。下面就不同的抑制尿酸生成药物进行简单介绍。

（一）别嘌醇

19 世纪 40 年代，Gertrude B. Elion 和 George H. Hitchings 在研究抗癌药物时，首次合成了别嘌醇（allopurinol），其与嘌呤的分子结构相似，两者除分子结构中的一个 N 元素被 OH 取代外，其他结构完全相同。后期人们在研究尿酸的代谢中发现了黄嘌呤氧化酶，研究发现别嘌醇能明显抑制黄嘌呤氧化酶的活性，临床试验结果显示，别嘌醇能明显降低痛风患者的血尿酸水平，改善痛风症

状。这一发现在痛风的治疗史上是里程碑式的发现。在完善了药物的药理毒理和剂量后，别嘌醇于 1966 年经美国 FDA 批准上市，后广泛应用于世界各国。作为最早的黄嘌呤氧化酶抑制剂，经长期临床验证，其降尿酸疗效确切。别嘌醇是非特异性黄嘌呤氧化酶抑制剂，仅对还原型黄嘌呤氧化酶有效，对氧化型无效。图 10-4-1 为别嘌醇及其代谢产物抑制尿酸生成的示意图，别嘌醇及其活性代谢产物氧嘌呤醇分别与次黄嘌呤、黄嘌呤竞争与黄嘌呤氧化酶结合，从而抑制次黄嘌呤和黄嘌呤代谢为尿酸，减少尿酸的生成，降低血尿酸。由于别嘌醇与嘌呤在结构上的高度相似性，因此别嘌醇除参与嘌呤分解代谢的调节外，尚参与嘌呤其他代谢的调节。别嘌醇可通过抑制嘌呤核苷磷酸化酶（PNP），抑制鸟嘌呤的形成，通过抑制乳清酸核苷酸脱羧酶（OMPDC），干扰嘧啶代谢合成 DNA，这些作用可能是别嘌醇副作用的基础。目前的研究还发现，别嘌醇可减少尿酸合成过程中所产生的 ROS，起到抗氧化应激、改善内皮细胞功能的作用。

1. 用法与用量　别嘌醇口服后 2 ~ 6h 血药浓度达到峰值，半衰期为 14 ~ 28h。24h 血尿酸浓度开始下降，2 ~ 4 周下降最显著。建议 50 ~ 100mg/d 为初始剂量，每周可增加 50 ~ 100mg/d，常用剂量 300mg/d，最大剂量为 800mg/d，血尿酸水平达标后，逐渐减量，并用最小有效剂量维持较长时间。服药期间建议多饮水，低嘌呤饮食，饭后服药，以减少胃肠道反应。对于肾功能不全

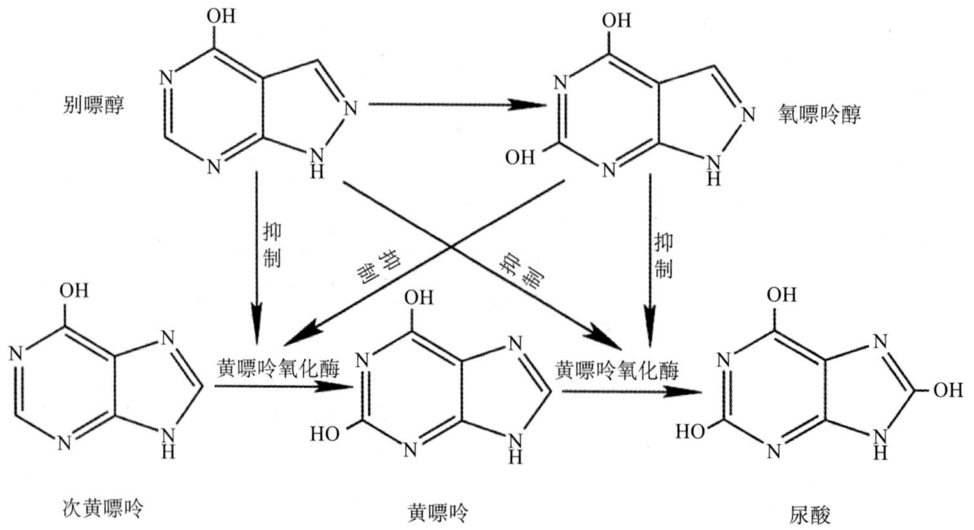

图 10-4-1　别嘌醇及其代谢产物降尿酸机制

的患者，在监测肝肾功能的同时，应根据肾功能下降程度调整用药剂量，如表 10-4-2。

表 10-4-2　别嘌醇的用法和用量

肌酐清除率（ml/min）	CKD 分期	别嘌醇用量
≥ 60	1 ～ 2 期	100mg 起始，每 2 ～ 4 周增加 100mg，最大剂量 800mg
15 ～ 59	3 ～ 4 期	50mg 起始，每 4 周增加 50mg，最大剂量 200mg
< 15	5 期	禁用

2. 不良反应　常见的不良反应包括皮疹、胃肠道反应等，少数可出现白细胞减少、贫血、血小板减少等骨髓抑制情况，需停药。其他少见不良反应还包括脱发、发热、淋巴结肿大、肝毒性、间质性肾炎及过敏性血管炎等，需根据情况调整药物剂量或种类。近年来别嘌醇的严重不良反应超敏反应综合征（AHS）备受关注，其发生率为 0.4% ～ 0.69%，但死亡率可达 20% ～ 25%，相关危险因素包括：HLA-B*5801，慢性肾功能不全，女性及老年患者，应用氨苄西林、阿莫西林、噻嗪类利尿剂或 ACEI 等药物。其中尤以 HLA-B*5801 关系最密切，研究发现，该基因为别嘌醇发生超敏反应的高风险基因（OR=3.94），且汉族人群携带该基因频率高达 10% ～ 20%，因此中国和美国的痛风诊疗指南均建议在使用别嘌醇前应检测该基因，以减少超敏反应的发生概率。

本品禁用于对本品过敏，严重肝肾功能不全，明显血细胞减少者，妊娠、哺乳期妇女。避免与下列药物合用：硫唑嘌呤、6- 巯嘌呤、环磷酰胺，合用会增加骨髓抑制的风险；与氨苄西林合用增加皮疹的发生率；与噻嗪类利尿剂、华法林、卡托普利等药品合用可增加别嘌醇的超敏反应风险。

（二）非布司他

非布司他（febuxostat）为非嘌呤型黄嘌呤氧化酶的选择性抑制剂，2008 年在欧洲上市，2009 年在美国上市，2013 年在中国上市。非布司他具有很高的选择性和更强的活性，疗效优于同类药物，但近年来，由于心血管风险，非布司他也备受药品监管部门的关注。2019 年 2 月，美国食品药品监督管理局（FDA）基于相关研究结果发布黑框警告：抗痛风药非布司他会增加患者心血管死亡的风险。但后续的一些随机对照试验发现，非布司他与别嘌醇心血管相关疾病风险比例相差不大，且没有直接证据证明非布司他会增加心血管相关疾病死亡风险。因此 2019 高尿酸血症与痛风应用指南中指出，推荐非布司他作为痛风患者的一线用药，但合并心脑血管疾病的老年人应谨慎选择，且不推荐用于无症状高尿酸血症的治疗。非布司他作为特异性黄嘌呤氧化酶抑制剂，不但抑制还原型，还抑制氧化型黄嘌呤氧化酶，因此较小剂量就能发挥强大的黄嘌呤氧化酶抑制作用。此外，该药不干扰嘌呤和嘧啶的合成，副作用较别嘌醇小。

1. 用法与用量　本品推荐 20mg 起始，每日 1 次用药，食物及胃酸不影响药物作用，可在任何时间服药。用药 2 周后监测血尿酸水平，血尿酸不达标者，加量至 40mg，常用量 40 ～ 80mg。主要通过肝脏代谢，经肾脏及粪便排泄，因此轻至中度肾功能不全的患者（Ccr 30 ～ 89ml/min）及轻至中度肝功能不全的患者（Child-Pugh A、B 级）无须改变剂量。对于 Ccr < 30ml/min 的患者，非布司他推荐起始剂量为 20mg/d，最大剂量 40mg/d。非布司他 40mg/d 疗效与别嘌醇 300mg/d 相当。

2. 不良反应　应用非布司他应注意以下情况：①伴有心血管疾病的患者应慎用，并密切关注心血管相关指标；②应用本品有肝衰竭的病例发生，因此应定期监测肝功能；③本品为降尿酸药物，痛风急性发作期应用本品会使痛风症状加重，因此症状未控制前不可使用本品；④应用本品时，应定期关注有无甲状腺相关症状，定期监测甲状腺功能。

（三）奥昔嘌醇

奥昔嘌醇（oxipurinol）又名氧嘌呤醇，是别嘌醇的活性代谢产物，临床应用较少。其作用较别嘌醇稍弱，半衰期为 15 ～ 24h，口服给药 6 周起效，主要经肾脏排泄。高尿酸血症者推荐初始量 100mg/d，监测血尿酸水平，每 2 周增加 100mg，直至血尿酸水平降至理想值（< 360μmol/L）或临床改善，最大用量 800mg/d。对别嘌醇过敏者、肝脏疾病患者、肾功能不全者、骨髓抑制者禁用本品。

（四）托洛司他

托洛司他（topirpxostat）又称为FYX-051，其分子结构与别嘌醇和非布司他的分子结构均明显不同，该药为新型降尿酸药物。2013年在日本上市，迄今仅在日本销售，2019年8月在国内获批应用于临床，但在我国尚未得到广泛使用。

本品为特异性黄嘌呤氧化酶抑制剂，通过与氧化型和还原型黄嘌呤氧化酶结合，对于黄嘌呤脱氢酶（XDH）和黄嘌呤氧化酶（XO）活性均有抑制作用，可减少尿酸的生成。其抑制作用具有高度选择性，对嘌呤、嘧啶代谢的其他酶没有抑制作用，不影响嘌呤和嘧啶的合成。另有研究发现，托洛司他对肾脏具有保护作用，在不伴有痛风的高尿酸血症合并CKD 3期患者中，在降低血尿酸的同时，可降低尿蛋白水平。

本品几乎100%经过肝脏代谢和胆汁排泄，不经过肾脏排泄，因此特别适合肾功能不全患者，且中至重度肾功能不全患者无须调整剂量。

1. 用法与用量　在日本上市的药品有20mg、40mg、60mg三种剂型，成人起始剂量20mg每日2次，监测血尿酸水平并逐渐增加剂量。2周后如果尿酸未达标，改为40mg每日2次，6周后尿酸未达标，改为60mg每日2次，最大剂量80mg每日2次。

2. 不良反应　包括乏力、呕吐、皮肤变黄、肝功能障碍、圆形红斑、发热、关节疼痛等。

（五）BCX4208

嘌呤核苷酸磷酸化酶（PNP）是黄嘌呤氧化酶的上游酶，参与嘌呤的代谢过程。BCX4208即ulodesine，是嘌呤核苷酸磷酸化酶抑制剂，抑制嘌呤核苷酸的磷酸化，减少尿酸的生成，目前已在美国上市。

该药主要经肾脏清除，不经过肝细胞代谢，不会诱导或抑制CYP异形体或常见药物转运体，药物相互作用风险低。与黄嘌呤氧化酶抑制剂相比，能更强地抑制尿酸前体的产生，有明显的降尿酸效果。但有研究发现，当人体缺乏嘌呤核苷酸化酶时，会引起免疫缺陷性和自身免疫病，因此其安全性有待进一步评估。

（六）LC350189

LC350189是一种新型选择性黄嘌呤氧化酶抑制剂，其结构与其他黄嘌呤氧化酶抑制剂均不同，目前已在韩国完成了Ⅱ期临床试验，研究发现，应用LC350189 200mg 3个月，患者血尿酸水平达标率为62%，而非布司他组则为23%。在安全性方面，其耐受性良好。在美国，LC350189作为一线治疗药物正在研发中，其安全性及有效性也在进一步评估中。

二、促进尿酸排泄药物

该类药物通过抑制肾近端小管对尿酸的重吸收，促进肾脏尿酸的排泄，降低尿酸。这类药物也是降尿酸一线药物。参照作用靶点又分为：①非选择性URAT-1抑制剂，如丙磺舒、苯溴马隆、苯磺唑酮均属于此类药物；②选择性URAT-1抑制剂，如RDEA-594、UR-1102等；③兼有降尿酸作用的药物，如非诺贝特、氯沙坦、阿托伐他汀钙等通过抑制肾小管对尿酸的重吸收或促进肾小管尿酸分泌，促进肾脏尿酸的排泄。

经肾脏滤过的尿酸，经历了2次重吸收和1次分泌，约90%被肾小管重吸收，10%随尿液排出体外，尿酸转运体是肾小管重吸收尿酸的关键，主要包括尿酸盐阴离子转运体1（URAT1）、葡萄糖转运体9（GLUT9）、有机阴离子转运体（OAT）。其中肾近端小管刷状缘侧的URAT1负责尿酸盐重吸收；基底膜侧的OAT1和OAT3摄取尿酸盐，使尿酸进入肾小管细胞内，再通过基底膜处GLUT9转出细胞进入周边组织。尿酸的分泌主要是通过刷状缘侧的MRP4，分泌尿酸盐进入管腔，起到分泌作用。

促尿酸排泄药物主要通过与尿酸竞争尿酸转运体，抑制肾小管对尿酸的重吸收，促进尿酸从肾脏排泄，发挥降尿酸作用。因而尿尿酸浓度升高，因此建议应用此类药物时均应大量饮水、碱化尿液，同时避免肾结石患者应用本类药物。研究发现，尿酸的排泄不足在高尿酸血症的病理生理机制中起核心作用，促进尿酸排泄的药物也是目前临床上最常用的降尿酸药物。丙磺舒是临床上最早使用的降尿酸药物，1950年开始用于痛风降尿酸治疗。此后逐渐研发出苯磺唑酮、苯溴马隆等促尿酸排泄药物。近年来，随着对尿酸肾脏转运机制的不断认识，一些新型促尿酸排泄药物不断问世，如尿酸盐转运子URAT-1特异性抑制剂RDEA-594、FYU-981等。在我国，使用最广泛的促尿酸排泄药物为苯溴马隆，在美国则为丙磺舒和苯磺唑酮。在我国促尿酸排泄药物被列为一线降尿酸药物，在美国和欧洲被列为二线降尿酸药物。下面对这些药物进行详细阐述。

（一）非选择性 URAT1 抑制剂

1. 苯溴马隆　苯溴马隆是经典的尿酸盐阴离子转运体抑制剂，于 1967 年用于降尿酸治疗，2000 年进入我国。苯溴马隆通过抑制 URAT1，减少尿酸的重吸收，促进肾脏尿酸的排泄。但因曾发生多例严重的暴发性肝坏死不良反应而备受关注，因此从多个国家撤出，但后续研究发现并没有直接充分的证据证明其肝毒性与药物相关，部分国家已恢复了其应用，欧洲的一些指南将苯溴马隆作为二线药物推荐。

在我国，苯溴马隆是临床医师目前处方量最大的降尿酸药物，可能由于人种的差异，与别嘌醇相比，苯溴马隆并未明显增加肝脏严重不良反应的发生率，因此国家食品药品监督管理局建议在应用苯溴马隆时，应警惕肝脏损害的风险，小剂量起始，避免同时应用肝毒性药物，同时监测肝功能。苯溴马隆也被 2013 内分泌专家共识及 2019 中国高尿酸血症和痛风诊疗指南等在内的多个权威指南和共识权威专家的认可，被推荐用于高尿酸血症和痛风的一线治疗。

本品适用于肾脏尿酸排泄减少的高尿酸血症和痛风患者，但合并肾结石或有肾结石高危风险者不推荐应用，因此建议应用本品前应明确有无肾结石风险。应用苯溴马隆后，肾小管中尿酸的浓度将增加 60% 以上，为防止尿酸盐形成结晶和结石必须大量饮水并碱化尿液，使尿 pH 维持在 6.2 ～ 6.9，以增加尿酸在原尿中的溶解度。

（1）用法与用量：本品经口服后吸收率约为 50%，在肝脏内代谢，半衰期约 30h，且代谢物 6-羟基苯溴马隆仍有生物学活性，半衰期长，因此推荐每日 1 次给药，常用起始剂量 25 ～ 50mg/d，最大剂量 100mg/d。对于轻、中度肾功能不全患者，应用本品不会加重肾脏损害，但 eGFR < 30ml/min 的患者对此类药物几乎无效。

（2）不良反应：主要不良反应为消化道症状、皮疹、肝功能异常等，注意监测肝功能。还应注意 eGFR < 20ml/min 者，孕妇、哺乳期妇女，患有肾积水、多囊肾、海绵肾等导致尿液排出障碍

疾病的患者禁用本品；嘌呤代谢酶异常、血液病或体重急剧下降引起的尿酸大量产生或过度排泄时为相对禁忌证。

2. 丙磺舒　丙磺舒是临床上最早使用的降尿酸药物，也是第一个促尿酸排泄药物，是美国的主要促尿酸排泄药物，被列为二线降尿酸药物。我国较少应用丙磺舒降尿酸。其作用机制与苯溴马隆相似，经肝脏代谢、经肾脏排泄。当肾小球滤过率 > 50 ～ 60ml/min、无肾结石的高尿酸血症患者可应用本品。同时可作为抗生素治疗的辅助用药，与青霉素、氨苄西林、苯唑西林、邻氯西林、萘夫西林等抗生素同用，可抑制这些抗生素的排出，提高血药浓度。

（1）用法与用量：作为降尿酸药物，推荐起始剂量 250mg 每日 2 次，尿酸不达标可增至 500 ～ 2000mg/d；作为增强青霉素类药物应用，推荐剂量 500mg 每日 4 次。

（2）不良反应：主要为胃肠道反应、过敏及皮疹，严重不良反应少见。禁用于磺胺类药物过敏者及肾结石患者。对于有消化性溃疡者，避免其与水杨酸类药物同服。

3. 苯磺唑酮　苯磺唑酮又名磺吡酮，在欧美国家使用，我国较少使用。其作用机制、代谢及不良反应与丙磺舒相似，但长期应用本品可导致白细胞和血小板减少，故需检测血常规。

（二）选择性 URAT1 抑制剂，如 RDEA-594、UR-1102 等

随着对肾脏尿酸排泄机制的深入研究，越来越多的新型促尿酸排泄药物被发现，下面就相关药物研究进展进行简介。

1. RDEA-594（lesinurad）　一种选择性尿酸重吸收抑制剂，可以精准地抑制 URAT1 和 OAT4，从而促进尿酸的排泄。其突出特点为肝毒性小，诱发肾结石风险低，不良反应少。研究发现 RDEA-594 和黄嘌呤氧化酶抑制剂具有协同降尿酸的作用，联合应用降尿酸效果肯定，安全性较高。2015 年美国 FDA 已经批准 RDEA-594 200mg 可联合黄嘌呤氧化酶抑制剂用于治疗高尿酸血症和痛风，但因单用可能引起急性肾衰竭及心血管风险，不建议单药应用。本品尚未进入国内市场。

2. FYU-981（dotinurad）　新型 URAT1 抑制剂，2019 年已在日本批准为新型促尿酸排泄药物，

未在我国上市。目前有研究发现其降尿酸效果较传统降尿酸药物效果更好，在轻、中度肾功能不全及肝功能不全患者中，疗效较好，但其安全性及有效性仍需多项研究进一步确定。

3. RDEA-3170（verinurad）　特异性 URAT1 抑制剂，与 URAT1 结合力较强，目前研究发现其降尿酸效果显著，但有升高血肌酐情况的发生，目前仍处于研究中。

4. MBX-102（arhalofenate）　既可抑制 URAT1，同时又可激活 PPAR-γ，具有抗炎和促尿酸排泄的作用。Ⅱ 期临床试验发现相较于 300mg 别嘌醇，800mg arhalofenate 的安全性、有效性及耐受性更高。

目前已有多款我国自主研发的 URAT1 抑制剂在研究，比如进入 Ⅲ 期临床研发的 HP501、SHR4640，Ⅱ 期临床试验的 YL-90148、URC102、XNW3009 等，其中 HP501 的动物实验表明，较目前国外研发的新型药物，其有更好的有效性、安全性。相信在不久的将来，具有"中国力量"的痛风新药会更好地服务于中国痛风患者。

三、增加尿酸分解

分解尿酸药物——尿酸氧化酶可将尿酸分解为分子量更小的尿囊素排出体外，降尿酸作用强，是降尿酸的二线用药，主要用于放、化疗后导致的高尿酸血症或难治性痛风的治疗。依据生产工艺，目前临床使用的尿酸氧化酶分为：①非重组尿酸氧化酶，代表药物为拉布立酶；②重组尿酸氧化酶，代表药物为普瑞凯希。这两种药物均已获得美国 FDA 批准上市。

在动物体内，尿酸可以通过尿酸氧化酶（uricase）氧化成易溶于水的小分子尿囊素排出体外。而在人类和高级灵长类动物中，尿酸氧化酶基因在第 33 和第 187 氨基酸序列发生了 2 个无义突变（CGA/AGA → TGA），使编码精氨酸的密码子突变成终止密码子，使其不能合成尿酸氧化酶，这导致人类较其他动物血尿酸水平更高，更容易罹患痛风。因此补充尿酸氧化酶就成为降尿酸治疗的新策略。

目前主要有两种尿酸氧化酶：拉布立酶（rasburicase）、普瑞凯希（pegloticase），其来源于低等动物，因此免疫原性强，过敏反应发生率高。

目前尿酸氧化酶主要用于防治放、化疗后肿瘤溶解综合征导致的尿酸水平高或难治性痛风的治疗。因尿酸氧化酶在将尿酸转化成尿囊素过程中会产生大量过氧化氢，人体内葡萄糖 -6- 磷酸脱氢酶（G6PD）可中和过氧化氢，因此 G6PD 缺乏者禁用此类药物，否则会导致严重的氧化应激反应及溶血反应，此类药物也禁用于妊娠及哺乳期妇女。国内外相关指南均不建议尿酸氧化酶与其他降尿酸药物合用。下面就目前用于临床的两种尿酸氧化酶进行简单介绍。

（一）非重组尿酸氧化酶

拉布立酶（rasburicase）是由 Sanofi Synthelabo 公司研发的非重组尿酸氧化酶，于 2001 年 6 月在英国和德国首次上市，并于 2002 年 7 月经美国 FDA 核准上市，于 2018 年在我国获批。拉布立酶降尿酸作用迅速，效果强于别嘌醇，主要用于预防和治疗血液恶性肿瘤患者的急性高尿酸血症，因本品免疫原性较强，不建议用于单纯性高尿酸血症及痛风患者。

1. 用法与用量　推荐成人剂量为 0.2mg/(kg·d)，加入生理盐水 50ml 中，30min 左右输完，疗程为 5 ～ 7d，肝、肾功能不全者不必调整剂量。

2. 不良反应　常见不良反应有发热、恶心、呕吐和皮疹，少见的有腹泻、头痛和过敏等。

（二）重组尿酸氧化酶

聚乙二醇重组尿酸酶（pegloticase，普瑞凯希）是一种聚乙二醇重组尿酸氧化酶，由 Savient 公司研制，是尿酸酶与单甲氧基聚乙二醇共价结合所形成的生物制剂。2010 年经美国 FDA 批准上市，目前尚未在我国上市。

目前的研究发现用 pegloticase 对大部分难治性痛风疗效肯定，可用于传统降尿酸治疗无效的成年难治性痛风患者，长期用药安全且疗效好。与拉布立酶相比，其优点是免疫原性降低，半衰期延长。在肾功能不全患者研究中发现，pegloticase 治疗慢性痛风不会降低 CKD 患者的肾小球滤过率，对于尿毒症患者，血液透析对药物浓度及降尿酸作用影响不大，因此可用于 CKD 及透析患者。

1. 用法与用量　目前推荐 8mg 加入生理盐水 250ml 中静脉滴注，滴注时间不少于 2h，每 2 ～ 4 周给药 1 次，至少连用 6 个月。随着用药时间的延长，降尿酸效果下降，患者体内产生高滴度的 pegloticase 抗体，导致药物失效。

2. 不良反应　主要不良反应包括严重心血管事件、输液反应和免疫原性反应。该药输液不良反应常见，因此建议用药前需应用抗组胺药及糖皮质激素类药物预处理。

四、兼具降尿酸药物

高尿酸血症和痛风患者常合并高血压、血脂异常、糖代谢异常、心脑血管疾病等，在治疗痛风的同时，应兼顾上述合并症的治疗。临床研究发现，某些降压、调脂、降血糖药物兼有降低血尿酸的作用，因此高尿酸血症和痛风患者在选择降压、调脂、降血糖药物时可以优先选择这些具有"一箭双雕"的药物。

（一）降压药物

1. 氯沙坦

（1）降尿酸的机制：如图 10-4-2 所示，氯沙坦主要作用于肾近端小管的 S_2、S_3 段，影响肾近端小管对尿酸的分泌和第二次重吸收。氯沙坦作用后，S_2 段尿酸的分泌由 50% 减少为 40%，但 S_3 段的重吸收由 40% 减少为 10%，最终由肾脏排出的尿酸净增加 20%。氯沙坦独特的降尿酸作用源于其在原尿中以一价阴离子形式存在，与尿酸竞争与尿酸转运蛋白 hUAT 结合，抑制肾小管对尿酸的重吸收和分泌，而其他 ARB 类降压药物以二价阴离子形式存在，不能抑制肾小管对尿酸的重吸收和分泌，因此不存在降尿酸作用。

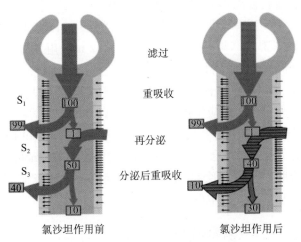

图 10-4-2　氯沙坦降尿酸的机制

（2）降尿酸的效果：有关资料显示，氯沙坦在降压的同时，能使血尿酸在原来的基础上进一步下降 7% ～ 15%。由于氯沙坦降尿酸作用较弱，因此不能单独作为降尿酸药物使用，常需要与其他降尿酸药物联用使用。

2. 钙通道阻滞剂　氨氯地平及西尼地平可通过增加肾血流量和肾小球滤过率促进尿酸盐排泄，降低血尿酸水平并降低痛风发作风险。

（二）调脂类药物

1. 非诺贝特（fenofibrate）

（1）降尿酸的机制：非诺贝特可直接作用于肾近端小管上的 URAT1，抑制尿酸的重吸收，促进肾脏尿酸排泄。

（2）降尿酸的效果：非诺贝特兼有降尿酸和降三酰甘油作用，对于同时有高三酰甘油血症的痛风患者可选择使用。有关资料显示，非诺贝特在降三酰甘油的同时，可促进尿酸排泄，使血尿酸在原来的基础上进一步下降 15% ～ 30%。如果在别嘌醇治疗的基础上，加用非诺贝特 200mg/d，治疗 3 周，血尿酸可继续降低 19%，尿酸清除率较前增高 36%，但停药 3 周后血尿酸重新反弹。

氯沙坦和非诺贝特具有抗炎特性，还能提高尿 pH，降低尿路结晶的风险，在降尿酸过程中，不诱发痛风急性发作。

2. 阿托伐他汀钙　有关资料显示，阿托伐他汀钙在降胆固醇和三酰甘油的同时，可使血尿酸进一步下降 6% ～ 10%，因此特别适合于痛风合并高胆固醇血症的患者。

（三）降血糖类药物

1. 二甲双胍　临床资料显示，二甲双胍长期应用有一定的降低血尿酸的作用。其降低血尿酸的机制可能是通过抑制游离脂肪酸的合成从而减少尿酸的生成。因此对于糖尿病合并高尿酸血症和痛风患者可优先选择应用。

2. α 糖苷酶抑制剂　如阿卡波糖，可减轻因蔗糖分解导致的血尿酸水平的升高。

3. DPP-4 抑制剂　如维格列汀、西格列汀、沙格列汀，可通过减轻体重、改善胰岛素抵抗而降低尿酸水平。

4. 噻唑烷二酮类　如吡格列酮，作为胰岛素增敏剂，可减轻胰岛素抵抗而降低尿酸水平。

5. SGLT-2 抑制剂　如达格列净、恩格列净，通过抑制肾脏近曲小管 SGLT-2 活性，增加尿中葡萄糖及尿酸的排泄，从而达到降尿酸的作用。

五、新型降尿酸药物研究进展

目前随着对高尿酸血症的发病机制的探讨，除了上述抑制尿酸合成、促进尿酸排泄、增加尿酸分解药物外，研究人员研制出具有抑制尿酸合成及促进尿酸排泄的双重降尿酸药物，但目前相关药物的研究仍处于临床试验阶段，其安全性及有效性仍需进一步明确。

KUX-1151 作为具有抑制黄嘌呤氧化酶及 URAT1 的第一个进入临床试验的药物，2015 年在日本已进行了 II 期临床试验，但有报道提示其可导致急性肾损伤的发生。

RLBN-1001 一开始作为一种抗癌药物被研发，研究过程中发现其对黄嘌呤氧化酶及尿酸转运体具有双重抑制作用，具有降尿酸作用，2014 年在美国进入临床研究。

其他：如目前研究中左旋非索泮，金枪鱼提取物等也具有降尿酸作用，且作用机制与传统降尿酸药物不同，但其具体机制及药用价值仍需进一步探讨。

（马利丹 辛燕璐）

第五节 碱化尿液药物

尿液中的尿酸存在非离子化（即游离尿酸）和离子化（尿酸盐）两种形式，作为弱有机酸，尿酸在碱性环境中可转化为溶解度更高的尿酸盐，有利于尿酸的溶解及从尿液排泄，减少尿酸沉积造成的肾脏损害，但尿 pH 过高（pH > 7.0），尿液过度碱化，反而容易形成草酸钙或其他类型肾结石，或者在尿酸结石表面形成磷酸盐外壳从而阻止其进一步溶解。

什么样的人群需要碱化尿液治疗呢？包括以下两类：①尿酸性肾结石患者；②肾结石易感人群，高尿酸血症、痛风、代谢综合征、使用降尿酸药物等。目前有研究发现，约 76% 的痛风患者都存在酸性尿（pH < 6.2），且酸性尿的痛风患者肾脏损伤更严重；当尿 pH 维持在 6.2 ～ 6.9，血尿酸水平 < 480μmol/L 时，患者的 eGFR 最高，而蛋白尿、微量血尿及肾囊肿的发生率最低。研究发现碱化尿液可延缓 eGFR 的降低。《2019 年高尿酸血症与痛风的诊疗指南》中强调了碱化尿液在治疗高尿酸血症及预防痛风发作中的重要性。

因此建议晨尿 pH < 6.0 的高尿酸血症和痛风患者，尤其是正在服用促尿酸排泄药物的患者，定期监测晨尿 pH，可应用简易尿 pH 仪自行监测晨尿 pH。pH < 6.0 时，建议服用枸橼酸制剂、碳酸氢钠碱化尿液，使晨尿 pH 维持在 6.2 ～ 6.9，以降低尿酸性肾结石的发生风险和利于尿酸性肾结石的溶解，同时保持每日尿量 ≥ 2000ml，一般推荐碱化尿液 3 ～ 6 个月。

临床上常用的碱化尿液药物有碳酸氢钠和枸橼酸合剂，碳酸氢钠适用于慢性肾功能不全合并代谢性酸中毒患者，长期应用需警惕血钠升高及高血压；而枸橼酸合剂主要用于尿酸性肾结石、胱氨酸结石及低枸橼酸尿患者。根据临床观察，两者在碱化尿液的疗效相当，但枸橼酸合剂在肾脏保护和减少痛风发作频率方面明显优于碳酸氢钠，且安全性比碳酸氢钠更优。下面就主要的碱化尿液药物进行介绍。

一、碳酸氢钠（小苏打）

碳酸氢钠是临床上最常用的碱类药物，可用于碱化尿液、中和胃酸、代谢性酸中毒等治疗。其价格低廉，效果中肯，临床应用广泛。其通过碱化尿液，提高尿酸在尿液中的溶解度，减少尿酸盐在肾内形成结晶而发挥作用。

1. 用法与用量 常用的剂量为 0.5 ～ 1.0g 口服，每日 3 次，与其他药物相隔 1 ～ 2 h 服用，服药期间避免与奶制品同服，以防发生乳 - 碱综合征。

2. 主要不良反应 胃肠胀气、消化不良。长期大量服药还应警惕高钠负荷及高血压。有学者在 CKD 人群中研究发现血清碳酸氢根 > 26mmol/L，心力衰竭风险会增加，而血清碳酸氢根 < 22mmol/L，肾脏疾病风险会增加，因此长期用药需注意监测心脏、肾脏、电解质等指标。

二、枸橼酸制剂

枸橼酸制剂主要包括三类：枸橼酸钾；枸橼酸钠；枸橼酸氢钾钠制剂。枸橼酸钾可碱化尿液、降低尿钙浓度、提高血钾，因此禁用于高钾血症患者，肾功能不全者慎用，且应用过程中可出现腹痛、腹泻等不良反应，因此较少应用。单用枸橼酸钠可引起高钙尿，导致钙盐结石。而枸橼酸氢钾钠制剂具有更强的碱化尿液作用，且可溶解尿酸盐结石及钙盐结石，并可改善肾功能，因此临床应用广泛。

（一）枸橼酸氢钾钠颗粒

该药由 4 种成分组成，即枸橼酸、H^+、Na^+ 和 K^+。这 4 种成分的比例为 6∶6∶3∶5。1g 枸橼酸氢钾钠颗粒含有钠 0.1g（4.4mmol/L，相当于氯化钠 0.26g）、钾 0.172g（4.4mmol/L）。

主要可以碱化尿液，溶解尿酸结石和防止新结石的形成，同时也可作为胱氨酸结石和胱氨酸尿的维持治疗。药物服用剂量主要根据尿 pH 调整，一般用量为 9 ～ 10g/d，疗程 2 ～ 3 个月。

需注意：第一次使用前需要检查肾功能和电解质；当与醛固酮拮抗剂、保钾利尿剂、ACEI 降压药、非甾体抗炎药和外周镇痛药合用时可能会引起高钾血症，注意监测血钾；对于需要限制钠摄入的患者注意防止钠负荷增加。

该药不能用于急性或慢性肾衰竭的患者，当绝对禁用氯化钠时不能使用，禁用于严重酸碱失衡（碱代谢）或慢性泌尿系统感染。

（二）枸橼酸钾钠合剂（苏氏合剂）

其机制、适应证、注意事项同枸橼酸氢钾颗粒。该药主要由枸橼酸钾 140g，枸橼酸钠 98g，加蒸馏水至 1000ml 配制而成。服用方法：每日 3 次，每次 10 ～ 30ml。

（徐　岩　杨成宇　辛燕璐）

第六节　痛风性肾病的治疗

控制高尿酸血症是预防高尿酸性肾病、肾功能减退的重要措施。当出现痛风性肾病时常规用药会受到一定的限制。

一、慢性尿酸性肾病的治疗

慢性尿酸性肾病主要是由高尿酸血症引起的，因此，降低血尿酸水平并使其维持在 300μmol/L，是其治疗的主要目标。其治疗方案包括饮食治疗、降尿酸治疗、碱化尿液治疗、利尿及降压治疗等。

（一）饮食治疗

外源性嘌呤所产生的尿酸只占人体血尿酸总量的 20%，因此慢性尿酸性肾病患者的饮食并不过分强调低嘌呤饮食。饮食原则是禁食极高嘌呤食物，如肝、肾、心、脑、胰等动物内脏及肉馅、肉汤、鲤鱼、鲭鱼、鱼卵、小虾、蚝、沙丁鱼、鹅、鹧鸪等；限量进食中嘌呤食物如猪肉、牛肉、羊肉、蘑菇、干豆类、扁豆、芦笋、花生等；可放心食用低嘌呤食物如牛奶、鸡蛋、精白面、米、糖、咖啡及含低嘌呤的蔬菜及水果；限制饮酒，因饮酒易使体内乳酸堆积，乳酸对尿酸的排泄有竞争性抑制作用，故大量饮酒常使血尿酸水平明显升高，诱发痛风，尤其是啤酒，应避免饮用；尽量少食蔗糖或甜菜糖，因为它们分解代谢后一半成为果糖，而果糖能增加尿酸生成，蜂蜜含果糖亦较高，不宜大量和长期食用。鼓励食用低脂或脱脂乳制品。2019 中国高尿酸血症与痛风诊疗指南提出 DASH 饮食（大量摄入水果、蔬菜、坚果、豆类、低脂奶制品和全麦/杂粮，限制摄入钠、含糖甜食及饮料、红肉及加工肉类）能明显降低痛风发生率，同时提出科学的生活方式可避免或减少降尿酸药的应用及诸多不良反应。多饮水是必要的，如无严重水肿等禁忌证，每日尿量应保持在 2000 ～ 3000ml，以促进肾尿酸的排泄。但慢性尿酸性肾病患者的蛋白摄入及饮水量均需要根据肾功能情况具体调整，防止出现心力衰竭和急性肾衰竭。适量进行身体运动，根据身体情况进行一定程度的体育锻炼，控制体重。

（二）降尿酸治疗

1. 抑制尿酸合成　该类药物主要通过抑制黄嘌呤氧化酶的活性，减少尿酸生成。目前国内外常用的药物有别嘌醇和非布司他。该类药物不增加尿酸的排泄，适用于血尿酸高、尿尿酸排出多、已有肾结石的患者。

（1）别嘌醇：成人初始剂量 50mg，每日 2 次，维持剂量 100 ～ 200mg，每日 2 次，从小剂量开始逐渐增加，eGFR < 60ml/（min·1.73m²）时应减量至 50mg/d。不同分期的 CKD 患者建议选择不同剂量，在 CKD1 ～ 2 期，初始剂量为 100mg/d，

2 ～ 4 周增加 100mg/d，最大剂量为 800mg/d；CKD3 ～ 4 期，初始剂量为 50mg/d，每 4 周增加 50mg/d，最大剂量为 200mg/d；CKD5 期禁用。使血尿酸水平缓慢平稳降至满意值（< 360μmol/L），然后根据血尿酸水平递增或减药。尿酸平稳后可改为维持量 100 ～ 200mg/d。为避免服用别嘌醇引起严重皮肤变态反应，建议在应用别嘌醇之前进行 *HLA-B*5801* 基因检测。

（2）非布司他：非布司他是慢性肾功能不全患者的首选药，建议起始剂量为 20 ～ 40mg/d，如果 2 周后患者血尿酸水平仍 > 360μmol/L，最大剂量 80mg/d。给药时无须考虑食物及抗酸剂的影响，eGFR < 30ml/（min·1.73m²）患者中降尿酸药物首选非布司他。禁用于正在接受硫唑嘌呤治疗的患者。如果有心脏病或卒中病史，应告知医师权衡使用非布司他的获益与风险。在服用非布司他期间出现胸痛、呼吸急促、心动过速或不规则、身体一侧麻木或虚弱、头晕、说话困难、突发性剧烈头痛等症状时，应立即就医。

上述两种药物应用于肾功能减退者时均应根据肌酐清除率调整维持剂量。

2. 促尿酸排泄药 主要抑制肾小管对尿酸的重吸收，从而增加尿酸的排泄，使用此类药物之前和使用过程中均要测定尿尿酸排泄率。一般而言，对于 GFR ≥ 30ml/（min·1.73m²）且不合并肾结石的 CKD 患者，若 24h 尿尿素排泄率超过 4200μmol/1.73m²，可选择抑制尿酸生成的药物或促进尿酸排泄的药物。治疗期间需大量饮水以增加尿量，使尿量 ≥ 2000ml/d，以促进尿酸排泄，避免尿酸排泄过多而形成泌尿系结石。根据血尿酸及尿尿酸水平调整用量，原则上以最小有效量维持。使用期间如果患者尿尿酸排泄率超过 4200μmol/1.73m² 或出现泌尿系结石，需减量或停用。不宜用于肾功能明显减退（Ccr < 30ml/min）或有肾结石或每日尿酸排出量高于 4.8mmol（800mg）者。因为尿酸排出增加，肾小管内尿酸浓度增高，易于形成尿酸结晶堵塞肾小管，使肾脏病变加重，甚至进展为急性尿酸性肾病。该类药物包括苯溴马隆、丙磺舒、磺吡酮、苯磺唑酮等。但当肾小球滤过率 < 50ml/min 时，丙磺舒和苯磺唑酮无效。

苯溴马隆通过抑制肾近端小管尿酸盐转运蛋白（URAT1）抑制肾小管对尿酸的重吸收，以促进尿酸排泄，从而降低血尿酸水平，目前临床常用。成人初始剂量 25mg/d，维持剂量 50 ～ 100mg，每日 1 次。对本品中任何成分过敏者，急性尿酸性肾病，严重肾功能损害者 [eGFR < 20ml/（min·1.73m²）]，患有严重肾结石、孕妇、有可能妊娠妇女及哺乳期妇女禁用。轻、中度肾损伤或 eGFR > 50ml/min 患者无须调整剂量，常用剂量为 50mg/d，eGFR < 30ml/min 患者及泌尿系结石患者禁用。另外，用药时一定要碱化尿液，以防肾结石和尿路结石形成，阻塞尿路加重病情。

3. 新型降尿酸药物

（1）托匹司他：与非布司他结合位点相同，通过与氧化型和还原型黄嘌呤氧化酶结合，抑制黄嘌呤氧化酶活性，减少尿酸生成。其抑制作用具有选择性，不影响其他嘌呤和嘧啶的合成。该药 100% 从肝脏代谢，代谢产物由胆汁排泄，肾脏安全性高。成年人起始剂量 20mg，每日 2 次，最大剂量 80mg，每日 2 次。

（2）促进尿酸分解的药物：重组尿酸氧化酶主要包括黄曲霉尿酸氧化酶（拉布立酶）、聚乙二醇化重组尿酸氧化酶（培戈洛酶），目前仍未在中国上市。是常规治疗无效患者的药物选择之一，目前还没有肾功能减退患者使用重组尿酸酶的相关数据。

4. 其他具有降尿酸作用的药物

（1）氯沙坦：氯沙坦是一种血管紧张素 Ⅱ 受体拮抗剂，具有肾脏保护作用。其可以通过抑制 URAT1 活性促进尿酸排泄，可明显降低 CKD 患者的血尿酸水平，并延缓肾脏病进展，但已进入肾病 Ⅲ 期的患者慎用，Ⅳ 期患者禁用。

（2）钠 - 葡萄糖协同转运蛋白 2 抑制剂：目前常用药物有卡格列净、达格列净、依帕列净，均可不同程度地降低血尿酸水平，尤其对 2 型糖尿病患者而言，不仅利于血糖控制，还可降低血压、减低体重、减小肾小球滤过压，改善蛋白尿。

（三）碱化尿液

碱化尿液可抑制尿酸结石的形成，同时使尿酸结石溶解。尿 pH 易受饮食影响，且在 24h 内变化较大，尿 pH 6.2 ～ 6.9 有利于尿酸盐结晶溶解和从尿液排出，尿 pH > 7.0 则易形成草酸钙及其他种类结石。因此，碱化尿液过程中要密切监测尿 pH，并及时调整用药方案。对于 CKD 患者在决定给予碱化尿液之前及治疗过程中需注意尿 pH 和血电解质、碳酸氢根浓度，另外还应注意对其他药物疗效和代谢的影响。碱化尿液治疗主要有以下几种措施。

1. **碱性食物**　进食蔬菜、海藻等可使尿液在一定程度上碱化，效果不充分时，应使用碱性药物。

2. **碱性药物**

（1）碳酸氢钠：每日用量每次 1.0g，分 3 次服用。溃疡病活动期忌用，并发充血性心力衰竭、水肿和肾衰竭酸中毒时慎用或忌用。

（2）碱性合剂：主要成分是枸橼酸 140g、枸橼酸钠 98g，加水至 1000ml 配成，每日 3 次，每次 20 ～ 30ml。使用时应监测血钾浓度，避免发生高钾血症。此药不用于急性或慢性肾衰竭患者，也禁用于严重酸碱平衡失调患者。

（3）乙酰唑胺：一种碳酸酐酶抑制剂，抑制该酶进而抑制 Na^+-H^+ 交换，使钠和重碳酸离子的重吸收减少，产生利尿作用。用量为 250mg，每日 3 ～ 4 次，低钠、低钾时勿用。

（四）治疗与血尿酸升高相关的代谢性危险因素

如高脂血症、高血压、高血糖、肥胖和吸烟等。有研究表明，肥胖、胰岛素抵抗、高血压等均可促进血尿酸升高，血尿酸升高也会加重甚至导致上述疾病，它们之间存在显著相关性。

（五）尽量避免使用可引起血尿酸升高的药物

如利尿药（尤其是噻嗪类）、吲达帕胺、糖皮质激素、胰岛素、环孢菌素、他克莫司、尼古丁、吡嗪酰胺、烟酸、小剂量阿司匹林等。

（六）改善肾功能的其他治疗

其他治疗同各种原因引起的慢性肾损害，进展至慢性肾衰竭须行透析治疗或肾移植。

二、急性尿酸性肾病的治疗

（一）饮食治疗

急性尿酸性肾病为短期内大量尿酸从肾脏排泄，其结晶沉积于肾小管、集合管等部位造成管内梗阻，因此必须极低嘌呤饮食，以减少外源性嘌呤进入体内，降低血尿酸及尿尿酸水平，阻止尿酸对肾脏的进一步损害。多饮水及进食碱性食物如蔬菜、海藻类，可稀释尿酸在原尿中

的浓度并促进尿酸的溶解，加速尿酸从肾脏的排出。

（二）利尿药的使用

在急性尿酸性肾病中，主张快速利尿，使贮积在肾、尿路中的尿酸迅速随尿排出。所用的利尿药与慢性尿酸性肾病有所不同。常用的快速利尿措施如下。

1. 静脉滴注甘露醇，以增加尿酸溶解度，稀释尿液，减少尿酸盐在肾小管沉积。

2. 将呋塞米与依他尼酸，噻嗪类与氨苯蝶啶或螺内酯合用可快速将尿路中的尿酸清除体外。应用上述措施利尿时一定要配合多饮水及碱化尿液，否则尿酸仍不能排出，尿量在 100ml/h 视为有效，然后尿量逐步增加；当血尿酸水平明显下降，尿尿酸水平接近正常，肾功能有明显改善时，才可以考虑停药。

3. 血液透析，对已进入终末期肾衰竭的患者，应尽早行透析治疗，但不应超滤过多水分，以免减少肾小球滤过率。透析的同时也需要配合饮水、碱化尿液等治疗，以增加尿量，减轻肾小管内的尿酸结晶。有条件者可行输尿管及肾盂冲洗疗法。

（三）碱化尿液

除增加尿量、降低尿尿酸浓度外，碱化尿液也是急性尿酸性肾病的主要治疗措施之一。碱化尿液可提高尿酸在原尿中的溶解度，促进尿酸盐结晶的溶解。但如果用甘露醇利尿，应合用 5% 碳酸氢钠静脉滴注；或白天用碳酸氢钠或碱性合剂，晚上使用乙酰唑胺提高尿液 pH。一般主张乙酰唑胺为 250 ～ 500mg，每次 6 ～ 8h，亦可夜间 1 次，每次 500mg。无论是静脉滴注还是口服碳酸氢钠，均需注意酸碱及电解质的平衡。若上述治疗无效，急性肾衰竭继续存在时，可行透析疗法，以纠正高尿酸血症。

（四）大剂量别嘌醇的使用

别嘌醇通过有效抑制黄嘌呤氧化酶，从而减少尿酸生成，降低了血尿酸，使尿尿酸排出量减少，降低了尿酸结石的发生，从而改善肾功能。为达到这一目的，开始剂量为 400mg/d 每日 1 次，3 ～ 4d 后其剂量减为 200 ～ 100mg 每日 1 次。注意监测尿中黄嘌呤和次黄嘌呤的浓度，有助于用药剂量调整。应该注意的是，对于需要黄嘌呤氧化酶分解代谢的药物，如 6- 硫基嘌呤或 6- 硫唑嘌呤，

应适当减量。如患者不能耐受别嘌醇，可应用非布司他。

三、尿酸性肾结石的治疗

（一）非手术疗法

药物能溶解尿酸结石，是有效、价廉的治疗方法，应列为首选。非手术治疗包括以下方面。

1. 大量饮水，增加尿量　每日尿量维持在2000ml以上，这对尿酸性肾结石的治疗和预防极为有益。

2. 肾绞痛发作治疗

（1）镇痛：可肌内注射哌替啶50mg或与异丙嗪25mg合用。如症状无好转，每4小时注射1次。也可以吗啡10mg和阿托品0.5mg合用来解痉镇痛。同时可以应用钙通道阻滞药、吲哚美辛、黄体酮等。此外，针灸疗法强刺激肾俞、京门、三阴交或阿是穴有解痉止痛的作用，肾区局部热敷可以减轻疼痛。

（2）补液：恶心呕吐严重时，应静脉滴注葡萄糖和生理盐水以补充液体和电解质。出现酸中毒时，应给予5%碳酸氢钠静脉滴注。

3. 碱化尿液　碱化尿液是最有效的溶石方法。用药过程中应每天2～3次监测尿液pH，使之维持在6.2～6.8。据测算，碱化效果好时，纯尿酸结石的溶解速度可达1cm/月。碱化尿液可使用的常用药物有碳酸氢钠、枸橼酸钾和枸橼酸合剂，服药量根据尿液pH决定。枸橼酸氢钾钠类药物通过碱化尿液用于溶解尿酸结石和防止新结石的形成，是目前碱化尿液的首选药物。日剂量为3标准量匙（每量匙为2.5g，共10颗粒），分别于早、中、晚饭后各服用1量匙，用水冲服。服用该药物时要测尿液pH，如果尿液pH低于推荐范围，晚上剂量应增加半量匙，如果高于推荐范围，晚上需减少半量匙。药品不良反应可见轻微的胃部或腹部疼痛，偶尔出现轻微的腹泻和恶心。该药品不能用于急性或慢性肾衰竭患者，也不能用于氯化钠绝对禁用的患者及严重的酸碱平衡失调（碱代谢）患者。使用时应密切观察血压等变化，防止因水钠潴留引起各种并发症。

4. 降尿酸治疗　包括低嘌呤饮食，禁止饮酒。降低尿酸的药物首选非布司他，次选别嘌醇片，禁用苯溴马隆等促尿酸排泄药物。

（二）中药排石

中药和针灸对结石的排出有促进作用，常用单味中药包括金钱草或车前子等。排石颗粒是常用的排石中成药，其主要成分为连钱草、车前子（盐水炒）、关木通、徐长卿、石韦、瞿麦、忍冬藤、滑石、茼麻子、甘草。具有清热利水，通淋排石的功能。开水冲服，一次1袋，每日3次或遵医嘱。服用本药品时忌辛辣刺激性食物。对本品过敏者禁用，过敏体质者慎用。药品性状发生改变时禁止服用。消石片是常用的排石中药，具有清热通淋、止痛排石的作用，用于肾结石、尿道结石、膀胱结石、输尿管结石属热淋证者。一次4～6片，每日3次口服。服药期间要多饮水，多做跳跃运动，促使结石排出。结石部位远端出现输尿管畸形、狭窄、梗死及手术瘢痕粘连者，结石嵌顿者禁用。金钱草冲剂主要有抑制结石形成、排石、镇痛、抗菌作用，可清热解毒，利尿排石，用于膀胱湿热之热淋、石淋、淋沥涩痛之证，现多用于尿路感染、尿路结石及肾绞痛等。每次1～2包，每日3次口服。

（三）民间偏方

许多患者同样应用食疗药膳来治疗肾结石，例如核桃治肾结石：取核桃肉、冰糖、菜油各500g。先将菜油倒入锅内，用文火烧热，再将捏至米粒大小的核桃肉与冰糖一起倒入锅内，搅拌均匀即可，每日早晚各服1次。石韦、瞿麦、冬葵子、滑石、王不留行、牛膝各10g，金钱草、海金沙各30g，鸡内金15g；用法为每日1剂，水煎服，分2次服用。三棱、莪术、穿山甲（代）、皂角刺、牛膝、青皮、膝青皮枳壳各10g，薏苡仁、金钱草各30g，车前子15g。用法为每日1剂，水煎服，分2次服。

（四）外科疗法

1. 体外冲击波碎石（ESWL）　通过X线或B超对结石进行定位，利用高能冲击波聚焦后作用于结石，使结石裂解，直至粉碎成细砂，随尿液排出体外。治疗前和治疗后均应使用碱性药物，这是因为：①碱性环境能降低结石表面能量，提高碎石效率；②结石破碎后，药物更易发挥作用；③碎石后可能残留小结石，碱性药物有助于促进小结石的溶解。适应证：适用于肾、输尿管上端结石，输尿管下段结石治疗的成功率比输尿管镜取石低。禁忌证：结石远端尿路梗阻、妊娠、出血性疾病、严重心脑血管病、安置心脏起搏器者、血肌酐≥265μmol/L、急性尿路感染、育龄妇女输尿管下段结石等；过于肥胖、肾脏位置过高、骨关节严重畸形、结石定位不清等，由于技术性原因也不宜采用此法。

2. 经皮肾镜取石或碎石术（PCNL） 经腰背部细针穿刺直达肾盏或肾盂，扩张并建立皮肤至肾内的通道，插放肾镜，直视下取石或碎石。适用于2.5cm以上的肾盂结石、部分肾盏结石及鹿角形结石。对结石远端尿路梗阻、质硬的结石、残留结石、复发结石、有活跃性代谢性疾病及需要手术者尤为适宜。凝血机制障碍、对对比剂过敏、过于肥胖使穿刺针不能达到肾脏或脊柱畸形者不宜采用此法。

3. 输尿管镜取石或碎石（URL） 经尿道输尿管镜插入膀胱，沿输尿管在直视下采用套石或取石。适用于中、下段输尿管结石，泌尿系平片不显影结石，因肥胖、结石硬、停留时间长而用ESWL困难者。下尿路梗阻、输尿管细小、狭窄或严重扭曲等不宜采用此法。

4. 腹腔镜输尿管取石（LUL） 适用于输尿管结石>2cm，原来考虑开放手术或经ESWL、输尿管镜和手术治疗失败者。手术途径有经腹腔和经后腹腔两种。

5. 开放手术治疗 过去大多数尿石症采用开放手术取石，但是手术给患者造成较大的创伤，尤其是有的复杂性肾结石一次不易取尽，有的复发率高，重复取石的手术难度大，危险性增加，甚至有发生肾衰竭和失去肾的可能。由于腔内泌尿外科及ESWL技术的普遍开展，大多数上尿路结石已不再需要开放手术。尿酸性肾病患者经过合理治疗，大多数患者病情可得到控制，肾病可得到改善，从而延缓病情进展。少数患者进展至终末期肾衰竭须行透析治疗或肾移植。尿酸性肾结石一般预后良好。当肾结石合并尿路梗阻时，尤其是双侧尿路梗阻或在此基础上合并严重感染，患者可出现肾功能不全，当梗阻解除和（或）感染得到有效控制，多数患者肾功能可好转或恢复正常。

（冯 哲）

第七节 痛风性心脏病的治疗

痛风性心脏病是指因痛风发作或尿酸盐晶体在心脏沉积导致的心肌缺血、缺氧，瓣膜等组织损伤引起的心脏病。痛风作为一种以炎症性关节炎为特征的代谢性疾病，已证实与冠状动脉疾病、心房颤动、心力衰竭等密切相关。此外，早在19世纪80年代就有研究报道，显微镜下可观察到主动脉瓣和二尖瓣尿酸盐晶体的存在。一项回顾性研究对1085例痛风与主动脉瓣狭窄之间的关系分析结果显示，与非痛风患者相比，痛风患者更容易发展为严重主动脉瓣狭窄，提示痛风可能是主动脉瓣狭窄的危险因素。

与痛风相关的心脏损伤有心肌梗死、心力衰竭、心房颤动等。治疗的主要目标是控制痛风发作，最大限度地降低心脏病的死亡风险。治疗原则是在控制痛风发作及降尿酸的基础治疗上，选择对心脏损伤影响小的药物；同时，避免选择升尿酸或诱导痛风发作的心脏病相关治疗药物。

一、治疗痛风发作的药物选择

目前痛风急性发作期的抗炎镇痛治疗或降尿酸治疗初期预防痛风发作的药物主要有秋水仙碱、非甾体抗炎药和糖皮质激素。已有研究显示，秋水仙碱对心血管疾病具有有益作用，可降低痛风患者心肌梗死发生风险。但非甾体抗炎药和糖皮质激素可能增加心血管事件的风险，包括心肌梗死、冠状动脉事件等。对于痛风合并心力衰竭的治疗建议避免使用非甾体抗炎药，因为其潜在的液体潴留、利尿耐药性和加剧血管收缩的作用可能会加速或加重心力衰竭发生。虽然有研究提示短期糖皮质激素治疗心力衰竭患者未见不良事件，但考虑到其通过激活糖皮质激素受体可引起钠和液体潴留，所以在心力衰竭患者中慎用。因此，合并心肌梗死、心力衰竭、心房颤动等心脏疾病患者痛风急性发作时，建议首先考虑秋水仙碱，如果必须选择皮质类固醇治疗，则应首先考虑局部用药，如果需全身用药，建议选择糖皮质激素受体亲和力较高的药物，以最大限度地发挥抗炎作用并减少肾小管液体潴留。

二、降尿酸治疗的药物选择

已有研究显示，尿酸水平升高与心血管疾病风险增加有关，并可能使心力衰竭患者的预后恶化。初步证据表明，黄嘌呤氧化酶抑制剂可能降低心血管疾病或心力衰竭患者不良结局。虽然别嘌醇和非布司他均为黄嘌呤氧化酶抑制剂，但别嘌醇的中间代谢产物羟基别嘌呤醇兼有扩张冠状动脉作用，而非布司他文献报道存在增加心力衰竭住院和心血管死亡的风险，所以在痛风性心脏病患者降尿酸治疗时，应首选别嘌醇，慎用非布司他。

（刘　振）

第八节　痛风的外科治疗

痛风是一种单钠尿酸盐沉积在组织所导致的一种疾病。单钠尿酸盐可发生体内结晶从而引起周围组织反复的慢性类肉芽肿反应，最终形成由单钠尿酸盐晶体、炎症细胞及纤维组织构成的慢性痛风石。而痛风石沉积则是痛风发作的主要病理生理原因，据统计约30%的高尿酸血症患者会出现痛风石沉积的迹象。

随着降尿酸盐等药物的研发和对痛风发病机制的深入了解，通过改变生活方式及联合药物治疗，可使患者血尿酸达到并维持在亚饱和目标水平，从而减少痛风的发作及促进痛风石的溶解，但是目前仍有很大一部分患者内科药物治疗无效或存在药物禁忌，需要辅以外科手术治疗，因此外科治疗在痛风治疗中也扮演着重要角色。

一、外科治疗的原则

1. 必须坚持以正规的内科治疗为基础。单纯的外科手术治疗不能根治痛风，只能改善局部症状。

2. 痛风石经久不愈并出现器官受累、临床症状进行性加重者，应行早期手术改善器官及组织功能，防止进一步侵袭。

3. 对于痛风病变晚期须保留患肢及器官功能的患者，应最大限度地改善患者的生活质量。

二、痛风性关节炎的外科治疗

痛风性关节炎是痛风最常见的首发症状，也是痛风最基本的类型。当痛风累及大关节（如膝关节）时会明显影响患者的生活质量。目前痛风性关节炎尚无根治的办法，但是及时有效的早期治疗可以有效减少痛风的发作使病情逆转。绝大多数痛风性关节炎适宜采用内科疗法，需行外科手术治疗的约占10%。急性关节炎和慢性关节炎阶段的急性发作都靠药物治疗，外科手术治疗并不能防止痛风性关节炎的发作，甚至手术的刺激还可能引起其急性发作，所以进行外科治疗的病例应辅以内科治疗。痛风性关节炎之所以需要外科手术治疗是因为慢性期病例可有痛风石形成、皮肤溃疡、神经受压、骨关节受侵导致关节功能障碍、疼痛、不稳定、畸形甚至病理性骨折，以及外观不雅等问题，单纯内科疗法难以奏效或无法治愈。通过手术去除痛风石，可以解除结石对其邻近组织或器官的压迫，以及对已受损器官进行相应治疗。

（一）痛风性关节炎的外科治疗指征

1. 经过系统的治疗，病情未得到有效控制，影像学证实有痛风石，去除结石以预防皮肤溃疡形成。

2. 结石较大，表面皮肤明显变薄者。

3. 已经形成的皮肤溃疡，防止骨骼被结石进一步破坏。

4. 解除结石对神经、血管、肌腱的压迫。

5. 痛风石逐渐增大影响患肢功能及患者的生活质量。

6. 严重的全身多处痛风石沉积患者的减负治疗。

7. 痛风急性发作时秋水仙碱无效或不能耐受药物者。

8. 过大痛风石影响外观，患者积极要求手术治疗者。

（二）痛风性关节炎的外科治疗目标

外科治疗的目标是减少机体总的尿酸负荷，控制病情，针对改善痛风石及其合并症骨、关节的损害，即去除痛风石，解除结石对其邻近组织或器官的压迫，以及对已受损器官病变进行相应治疗。

（三）痛风性关节炎的外科治疗方法

手术目前主要以传统手术、关节镜及关节置换手术为主，尤其是利用微创技术早期诊断及治疗痛风性关节炎，可以延缓甚至逆转痛风性关节炎的发展。关节镜技术是目前运用最多、使用范围最广的微创技术。关节镜手术治疗痛风性关节炎，具有创伤小、恢复快的优点，术后疼痛迅速缓解，明显缩短疗程和住院时间，并能同期处理关节内伴随的其他病损，如半月板退变、软骨损伤等。而对于晚期的患者，关节置换是一种较为有效的方法。

1. 传统手术治疗

（1）传统手术治疗方法：切开受累关节，彻底清除沉积于关节囊、周围软组织、肌腱、韧带、软骨上的痛风结晶并且切除受侵蚀的关节囊、肌腱、软骨及骨端骨松质，用大量 5% 碳酸氢钠溶液反复冲洗创面。对于受侵蚀的肌腱及腱周组织尽量保留，以防术后肌腱粘连；对于受损较重的指间关节可以行关节融合术；骨质有较多缺损的可行病灶刮除植骨术。

（2）传统手术的利弊：传统手术治疗痛风性关节炎的优点是能较彻底地清除关节内沉积的痛风结石，减少体内的尿酸总量，可以避免痛风结石溶解入血引起痛风性关节炎的反复发作。手术治疗缺点也非常明显：①大量清除如软骨、肌腱、关节囊、韧带及周围软组织上的病理组织对关节的创伤较大，较易造成关节术后粘连，而且使关节功能明显受损，如果软骨去除过多还容易造成骨性关节炎；②因为清除范围很大，往往造成较多尿酸盐结晶重新溶解入血导致术后痛风急性发作；③如果手术切除组织过少，关节内残留的痛风结晶较多时，又容易造成术后痛风结晶从伤口溢出，加上手术切口较大、组织条件差，极易造成术后伤口不愈合。为了避免术后关节粘连及骨性关节炎还常采用关节融合术，尤其老年人术后开始功能锻炼的时间比较晚，更容易引发关节粘连。所以手术治疗对晚期痛风性关节炎患者较为合适。

2. 关节镜手术 随着光学技术、器械和植入物的进步，关节镜手术可以在四肢所有大关节和大多数的小关节进行，由于较小的切口和组织损伤，故使得关节镜得到广泛应用。关节镜治疗痛风性关节炎的适应范围很广，对于急性发作的痛风性关节炎及反复发作的慢性痛风都可以有效地缓解，因此是目前手术治疗痛风性关节炎的首选。其治疗原理在于：关节内清理和大量生理盐水冲洗，去除了致炎物尿酸盐结晶，同时去除了浑浊关节液中的大量白细胞和炎症介质，滑膜刨削后炎症渗出减少。同时，关节镜下清理术具有延缓继发性骨关节病进展的作用，清理术去除了尿酸盐结晶，消除了尿酸盐结晶的机械磨损作用。

（1）急性期的治疗：关节镜在治疗急性痛风性关节炎方面更是有着独特的优势。①能早期明确诊断；②镜下手术治疗可取得与秋水仙碱药物治疗相似的作用，对秋水仙碱治疗无效或不能耐受其毒性反应的患者，是一种控制急性期发作的有效治疗方法；③减轻关节软骨的损害，延缓晚期骨性关节炎的发生；④可缩短急性期病程。相比较传统开放手术，关节镜治疗痛风性关节炎不仅可以达到开放手术的效果，而且损伤小、恢复快、可反复应用，术后可以及早进行功能锻炼，尤其对于老年人可以尽可能避免手术造成的关节僵硬。

（2）慢性期的治疗：对于慢性反复发作的痛风性关节炎，长期尿酸盐的侵蚀可导致骨、软骨和软组织破坏溶解。手术治疗慢性痛风性关节炎的目的在于最大限度地保留上肢活动能力，维持下肢负重行走能力。关节镜治疗慢性痛风主要是对尿酸盐沉积物、增生肥厚的滑膜尽量清除，加以大量的液体冲洗。因为附着在关节软骨和半月板上的尿酸盐难以用机械的方法清除，强行清除易损伤关节软骨和半月板。由于尿酸盐结晶属于尿酸，是一种弱有机酸，难溶于水，易溶于碱，尿酸性环境中易转变为溶于水的尿酸盐，pH > 6.5 时，尿酸盐结晶溶解度会增加 10 倍，转变为溶于水的尿酸盐，具有溶石作用，所以用 $NaHCO_3$ 或者其他碱性冲洗液作为关节镜手术时的冲洗液，清除关节内甚至包括关节镜器械难以清除的尿酸盐结晶。但由于关节软骨和半月板无神经支配，附着在其上的尿酸盐可能不会引起疼痛，所以不一定要强行清除。

（3）关节镜手术的利弊：关节镜治疗痛风性

关节炎主要是利用关节镜器械例如刨削刀、射频汽化、刮匙等对软骨、半月板表面的尿酸盐晶体进行清除，对病变的滑膜进行充分清理，在镜下处理并存的关节内病变。如果存在软骨损伤，可同时行软骨修整成形术或微骨折术，对于被痛风结晶侵蚀的韧带可以进行紧缩和修复，而对于退变损伤的结构也可在镜下进行修整缝合。这些措施可能会延缓晚期骨性关节炎的发生。痛风石在碱性条件下容易溶解。痛风作为一种全身性代谢性疾病，关节镜手术治疗具有一定的局限性，术后也应配合药物治疗，将尿酸控制在一定范围内，避免痛风石进一步沉积。另外关节镜对于严重骨质破坏及非关节腔皮下痛风石形成者具有一定的局限性，且对小关节如第1跖趾关节或腕关节手术难度偏大，容易造成神经、肌腱、血管的损伤，这也是关节镜手术的缺点之一。

（4）并发骨性关节炎的治疗：关节镜可以治疗痛风引发的骨性关节炎，原则是：广泛清理增生的滑膜、剥脱的软骨、不稳定的软骨片，修平软骨面、切除骨赘、摘除关节内游离体，修切破损的半月板，必要时行髁间窝成形等。还有很多新的手术方式可以更有效地改善痛风性关节炎患者的症状，如钬激光及间充质干细胞刺激技术，其中包括钻孔、微骨折、软骨移植和打磨成形术，它们的特点在于都是仅对软骨下骨表面的再塑形，创伤小且全部可以在关节镜下完成，适用于较小的软骨缺损；自体骨软骨移植是治疗痛风性关节炎造成局限性软骨缺损的另一种方法；对于有软骨破坏伴骨性关节炎患者可以行关节腔内注射透明质酸钠，有利于术后的恢复与减轻患者的疼痛症状。但是，前提条件都是痛风结晶尽可能多地清除干净，否则残留的痛风结晶过多会迅速侵蚀修补的软骨致使手术失败。

3. 关节置换术　痛风性关节可以发生在全身多个关节，但最常见的发病部位是膝关节，最多见的是患者由于膝关节活动受限而导致的残疾状态和对生活质量的不满，很少因为主诉疼痛而进行此类手术。痛风性关节炎晚期因尿酸盐结晶在关节及其周围组织中沉积引起慢性炎症反应，受累关节呈非对称性不规则肿胀，进行性强直、僵硬以致受累关节持续性疼痛，广泛破坏并有较大皮下结节形成，导致病变关节畸形而丧失功能。

开放手术及关节镜虽然可以清除关节中沉积的尿酸盐结晶，但不能矫正关节的畸形和恢复关节功能。因此全膝关节置换术是针对晚期痛风性膝关节炎最有效的治疗手段。

三、痛风石的外科治疗

慢性痛风性关节炎系因痛风未得到及时有效治疗，致使尿酸盐在关节内长期、大量沉积而引起的以骨、软骨、滑膜、肌腱变性、坏死和肉芽增殖及在病变关节形成多发、巨大痛风石。

非手术治疗控制急性发作的痛风患者约60%可在第1年再次发作，2年内有78%再次发作，仅有7%在10年内不发作。因此对痛风石增大并破坏骨软骨及软组织的严重病例，外科手术是必要的治疗模式。

（一）痛风石外科治疗的指征
主要包括3个方面。

1. 症状性问题　①痛风石皮肤破溃感染、压迫神经或重要部位等；②痛风石反复急性痛风发作非手术治疗无效。

2. 功能性问题　①严重骨质破坏引起的关节不稳及功能损害；②终末期痛风性关节炎软骨破坏严重、关节间隙狭窄，引起关节功能障碍，影响生活质量；③巨大痛风石影响日常生活。

3. 美容性问题　肢体痛风石影响美观。

（二）痛风石外科治疗的目标
1. 改善关节功能并纠正畸形。
2. 促进痛风石结节破溃伤口愈合。
3. 缓解神经、肌腱受压。
4. 降低体内尿酸总量，控制痛风发作。
5. 解决痛风石结节影响美观的问题，改善患者生活质量。

（三）痛风石外科治疗的方法
痛风石容易沉积在第1跖趾关节、踝关节、指间关节、腕关节、肘关节等处，目前主流手术方式包括传统手术、关节镜手术、关节置换及部分新兴外科方式，手术目的在于解除痛风石压迫、缓解疼痛、控制感染、减少体内尿酸盐总量、减少急性痛风发作、恢复患者的功能和美观。切除之物应送病理检查，术后创口拆线一般在14d左右。

1. 传统手术
（1）手术操作：切开皮肤可用刮匙刮除，并使用生理盐水冲洗后关闭伤口。

（2）累及骨关节及肌腱的痛风石切除术：该类手术可发现痛风石侵犯骨与关节或肌腱，骨质侵犯者可进行刮除，关节腔内予以冲洗。肌腱腱膜旁及腱内痛风石可采用刀片刮除，肌腱予以粘连松解；对损伤严重而非主要功能的肌腱，如指浅屈肌腱可切除；如切除重要肌腱则须行功能的重建手术。

（3）痛风石切除与腕管切开神经松解术：累及腕管的病例，在切除手部痛风石的同时，应行屈肌支持带切开减压。如腕管内有大量痛风石沉积，管内各组肌腱均可受累，在切除肌腱及间隙痛风石的同时，可切除部分指浅屈肌腱以减少腕管内的容积。必要时行正中神经外膜切开减压，并清除神经外膜上所附的痛风石，使神经得以彻底松解。如累及指总神经亦须行神经松解术及痛风石切除术。

（4）传统手术的技巧：为减少围手术期并发症，传统手术过程中需注意以下几点。①术前准备：尽可能在稳定期进行痛风石手术治疗，术前应完善影像学检查，评估痛风石对骨、软骨等浸润破坏情况。②减少皮肤血供破坏：痛风石沉积处的皮肤条件差，术中主张锐性分离，避免过度牵拉，如果出现皮肤缺损、肌腱或骨外露，需进一步行皮瓣转移覆盖，由于大量皮下缝线会破坏皮肤下方的血管网，故伤口应该用最少数量的间断皮下缝合。③软组织的保护：由于痛风石对软组织粘连紧密，正常组织界限不清，需仔细分离，尽可能避免损伤重要组织，保持韧带组织的完整性和关节稳定性，如果损伤到重要血管、神经、肌腱，应进行一期修复；若肌腱、韧带止点无法保留，必要时应行止点重建术，术后常规石膏固定 3 周。④关节修复或固定：关节囊应尽可能修复，减少对软骨组织的搔刮，避免造成医源性骨性关节炎，当痛风石位于小关节多合并软骨损伤，受累软骨面超过 50% 时，单纯的痛风石切除可能不足以改善临床效果，可能需要进一步行关节融合术或关节成形术。⑤闭合无效腔：痛风石与组织粘连严重，手术并不能完全将其清除干净，若存在空腔，痛风石会缓慢渗出，迁延不愈易形成窦道，术后局部加压，可以彻底止血和消除无效腔。若空腔较大，应适当放置引流，将痛风石及时引流，避免

伤口愈合不良。

（5）传统手术的利弊：痛风石传统手术通过切开的方式将痛风石刮除清理，可能会对痛风石治疗产生较快的效果，但在考虑传统手术治疗痛风时，要平衡这些潜在优势与传统手术相关的风险，术中的精细操作和术后管理至关重要。其中最常见的并发症是手术伤口愈合延迟和感染风险，而在糖尿病及周围血管疾病患者中，发生率更高。对于已经合并感染破溃的患者，由于痛风石持续渗出，血液供应差，局部微循环障碍使得伤口的修复减慢甚至停止而难以愈合。

2. 关节镜手术

（1）手术操作：关节镜治疗痛风性关节炎主要是利用关节镜器械，例如刨削刀、射频汽化、刮匙等对软骨、半月板表面的尿酸盐晶体进行清除，对病变的滑膜进行充分清理，在镜下处理并存的关节内病变。如果存在软骨损伤，可同时行软骨修整成形术或微骨折术，对于被痛风结晶侵蚀的韧带可以进行紧缩和修复，而对于退变损伤的结构也可在镜下进行修整缝合。

（2）关节镜手术的利弊：关节镜可在一定程度上弥补传统手术的不足，具备局部切口小、创伤较小、术后并发症少、术后恢复时间短等特点，关节镜可以在直视下进行操作，使用微创器械对关节内的痛风石进行清理，可减少痛风石沉积，缓解局部症状，从而减轻患者疼痛，改善肢体功能。关节镜对于严重骨质破坏及非关节腔皮下痛风石形成患者具有一定的局限性，且对于小关节如第 1 跖趾关节或腕关节手术难度偏大，容易造成神经、肌腱、血管的损伤。

3. 关节置换

（1）痛风性关节炎关节置换手术技巧和注意事项：①痛风石的清理。皮肤和皮下的痛风石是影响伤口愈合的重要因素之一，对于切口处的痛风石应当进行彻底清理，膝关节内滑膜组织建议进行完全清除，以期减少术后的痛风发作。对于膝关节韧带上的痛风石，应动作轻柔，避免损伤周围韧带。②软组织的平衡。术中应注意保护内外侧韧带、肌腱组织及髌韧带完整性，可以在一定程度上减少术后伸膝无力及关节不稳定等症状。③术后感染问题。有部分学者认为痛风不是膝关节置换感染的易感因素，患者皮肤条件差、出现

窦道形成是关节置换的禁忌证。对于出现红肿感染征象，建议进行关节腔穿刺并进行细菌培养以区别是感染还是痛风急性发作；对于一般急性痛风发作，可以口服药物进行治疗；对于经过药物治疗仍然无效的患者可采取关节镜或膝关节切开清创冲洗或更换衬垫治疗。④术后假体松动问题。痛风膝关节置换术后假体松动报道较少，同样由于单钠尿酸盐晶体骨侵蚀，可能会导致假体松动，且部分患者可伴随肾脏疾病导致肾源性营养不良，从而导致骨质疏松，两者的作用可能导致术后假体松动，所以严重痛风患者行关节置换后应定期检测血钙、骨密度，随访 X 线片，预防骨质疏松。

（2）关节置换术的利弊：关节置换可在一定程度上减轻患者的疼痛，挽救患者的关节功能，提高生活质量。但痛风石可导致骨侵蚀，术后假体松动的可能性增大，且关节内痛风石大量沉积，术中难以剥离干净，术后可能造成痛风石从伤口溢出从而引起感染及复发。

4.痛风石手术联合其他方法

（1）真空密闭引流（VSD 技术）：主要优势在于可以将坏死的创面组织持续形成引流，去除细菌和毒性产物，且有助于残余尿酸盐的排出，从而控制感染，促进创面血管新生和肉芽组织的生长，加速痛风伤口的愈合。但真空密闭引流也存在弊端，由于液化的痛风石容易造成引流管或海绵的堵塞导致引流失败及真空密闭引流失效等问题。

（2）富血小板血浆凝胶治疗（PRP 技术）：慢性痛风溃疡患者虽然较少，但治疗极其困难，而自体和异体富血小板血浆由于其包含许多生物活性因子从而促进组织修复，基于常规药物治疗和标准的清创术，将富血小板血浆以凝胶形式覆盖溃疡创面可以最大程度上将生长因子等附着于创面。

（3）软组织微型刨削器及医用水刀：具有创伤小、手术时间短的优点，目前此手术限于皮下痛风石形成患者。且其功率大，为盲视下手术，对于术者操作要求较高，容易损伤神经、血管等，推广难度大，未来需要进一步的改进。

（四）围手术期的治疗

围手术期应采取综合治疗。

1.术前必须辅以综合内科治疗，应综合评价患者承受手术的能力，并重视并发症的治疗，勿勉强手术；同时应使患者的血尿酸保持在相对低的水平，以避免术中在清除痛风石、尿酸盐结晶过程中，因部分尿酸盐结晶溶解并吸收入血而造成术后早期痛风急性发作，可在痛风发作静止期手术。

2.由于痛风病程越长，其侵蚀性破坏越严重，术中肌腱、韧带功能重建难度越大，故在患者身体可耐受手术的前提下，应尽早手术清除痛风石，最大限度地保留关节功能。

3.手术切口的选择：纵向切口可以位于侧方，要特别注意保护神经血管束，即使它们已被痛风结节所包裹，只要没有侵及神经和血管，经小心仔细地剥离，应该保留下来。当纵切口用于清除足趾或手指掌侧或背侧大的痛风结节时，切口应位于一侧；如果同时存在多个切口，则切口间的皮瓣可能出现坏死。因此，清除一个巨大的痛风结节，可以采用分期手术的办法，逐步把痛风结节清除掉。二期手术应在一期手术伤口愈合后进行（一般相距 4 周左右为宜），切口常位于一期切口的对侧。在腕部或踝部可以采用"L"形或"Z"形切口，如果手指部皮肤的血液供应良好，皮瓣的长宽比例适合，同样也可以采用此种切口。

4.在关节功能重建术固定期过后，应在专科医师指导下按运动处方进行早期康复训练。

5.术后患肢的处理：术后采用外固定至伤口愈合，并保持肢体位于功能位。有时在术后几天内，伤口内会流出半液体的尿酸盐结晶，这可能是由于并发局部炎症反应所致，也可能是由于有新的尿酸盐沉积造成的。采用湿敷和拆除部分缝线可以帮助它们排出。通常这种现象会在几天内消失，伤口愈合不会出现困难。负重关节待疼痛消失后开始进行功能锻炼。

6.术后早期应密切观察有无痛风急性发作，必要时可短期应用皮质激素类药物，并长期辅以综合内科治疗，防止血尿酸重复升高，复发痛风。

（潘月海）

第九节 痛风的康复治疗

痛风最早主要表现为关节、四肢等部位的疼痛。疼痛与体温、脉搏、呼吸、血压一起被称为五大生命体征。痛风患者常伴有心血管、肾脏和代谢综合征等疾病，治疗不当将导致与健康相关的生活质量受损、失能和家庭巨大的经济负担，即康复医学所指的三个水平的残疾：病损、失能和残障。但要预防和控制残障，必须从病损的预防开始，从早期康复干预的理念出发。

一、与痛风康复相关的基本概念

1. 疼痛的定义　疼痛是一种与实际或潜在组织损伤有关的不愉快感觉和情感体验。它是一种个体的主观感受，不同个体的疼痛阈值高低不同。

2. 疼痛分类　根据持续时间长短可分为急、慢性疼痛。

（1）急性疼痛：急性疼痛及其伴随症状通常在数天或数周内消失，持续时间通常小于 3 周。

（2）亚急性疼痛：疼痛时间介于急性疼痛与慢性疼痛之间，通常认为 3 周到 3 个月，这一过程也可被视为疼痛可完全治愈的最后机会。

（3）慢性疼痛：急性疾病或损伤造成的疼痛时间持续超过正常所需的治愈时间，通常持续 3 个月以上的疼痛，称为慢性疼痛。慢性疼痛常伴以下特点：①疼痛组织代谢改变，如血液循环不畅、水肿增加等；②运动控制下降，如运动技巧水平降低，本体感觉减退。中枢系统功能下降，如疼痛耐受性、内啡肽水平下降；心理障碍，如抑郁、焦虑、失眠、自我价值感低。

（4）再发性急性疼痛：在数年或数月中不连续的有限的急性发作。例如头痛、关节痛等，而痛风导致的关节病为典型的再发性急性疼痛。

3. 疼痛的评估　疼痛评估是寻找疼痛原因、进行障碍诊断的必要步骤。通过疼痛评估，准确判断疼痛特征，寻找疼痛与解剖结构之间的关系，确定疼痛对运动功能和日常生活活动能力的影响，为下一步康复处方的制订提供依据以及判断之前的治疗效果。疼痛的评估流程如下。

（1）患者的一般情况：姓名、年龄、性别、职业、民族、宗教信仰等。

（2）疼痛的部位：头痛、腹痛、关节痛、四肢痛或 45 区体表面积图等。

（3）疼痛的持续时间：何时开始疼痛。

（4）疼痛的性质：患者对疼痛的描述（酸痛、刺痛、烧灼痛）或简化 McGill 疼痛问卷。

（5）疼痛的强度：应用 VAS 视觉模拟量表法进行评估，采用 100mm 线段，让患者标记取点测量的方法（用直尺测量线段的实际长度，以厘米数记录表示）。

（6）疼痛的伴随症状：例如疼痛部位肿胀情况等。

（7）疼痛的表达方式：喊叫、咬牙坚持或者低吟。

（8）与疼痛有关的因素：如加重或减轻疼痛的动作、姿势等。

（9）疼痛对患者生活和工作的影响。

二、痛风康复的基本原则

康复治疗的措施、手段多种多样，而各种康复方法都有一定的作用机制、应用原则和适用范围。在具体运用中，必须在把握患者康复阶段病理生理变化的基础上，把多种康复方法有机地结合起来。有时中医的辨证论治和逐步调理，结合现代的手法治疗及传统的针灸、理疗会更加有效。

（一）动与静结合

急性期应休息、制动，心神宜静。早期活动必须在病情允许的情况下，有医护人员的指导，根据患者的适应能力逐步增加活动。

（二）内治与外治结合

内治主要是指控制饮食和内服药物；外治则是指针灸、推拿、按摩及外用药物等。

（三）调神与养形结合

调神主要是通过语言疏导、娱乐等康复方法，使患者摒除有害情绪，使精神处于勿太过或不及的最佳状态，以利于去除诱因及机体康复，急、慢性期痛风患者均适用。

养形主要是通过传统体育康复疗法，使患者的形体得到调养和锻炼，如五禽戏、太极拳及各部位练功法等。适用于慢性期痛风患者。

三、不同阶段痛风的康复治疗

（一）痛风急性期的治疗

1.痛风急性期主要表现为关节红、肿、热、痛，该阶段的患者应绝对卧床休息，抬高患肢，及早用药并去除诱发因素。可外用非甾体抗炎药、青鹏膏、复方中药表面麻醉剂或磁片贴敷等方法减轻疼痛。

2.痛风急性期24h内的疼痛，局部勿施以热敷或按摩，防止诱发疼痛加剧。可在患处施以冷湿敷。冷湿敷的治疗作用包括以下几个方面。

（1）皮肤小血管收缩，血流量减少，毛细血管通透性降低，减轻或防止渗出，有利于组织修复。有研究表明，当皮肤温度冷却到8～15℃时，疗效最好。

（2）冷可使末梢神经及感受器功能下降，感觉神经纤维传导速度减慢，故有较明显的镇痛效果。

（3）降低局部代谢，由于血液循环减少，神经反应性低，肌肉收缩减弱，使局部组织代谢降低，细胞渗出减少，故有利于早期炎症的治疗。但需注意以下几点：①局部冷敷时应防止组织损伤，过低温度和过长时间都可造成组织不可逆性损伤。因此局部感觉障碍、循环不良或体质弱的患者应特别注意。②冷过敏反应，少数患者遇到冷刺激后全身皮肤潮红、荨麻疹、瘙痒、关节痛、心跳加快和血压下降，重者可导致虚脱。应立即停止治疗，进行保温和服热饮料。③冷疗时应注意保持室温，避免风吹，患者过饱或饥饿时都不宜冷疗。

（二）痛风慢性期的物理治疗

疼痛超过24h，症状平稳，程度不再加重，此时可采取以下物理疗法。

由于急性关节炎反复发作，以致前一次发作所致的关节肿痛未完全消失，急性发作又开始，如此反复，最终形成慢性关节炎。慢性期的急性发作与急性期治疗一样，但在较长的消退阶段，为了促进血液循环，消炎止痛，促进关节功能恢复，还可以采用了以下物理疗法。

1.**热敷**　用毛巾浸热水后拧干，包裹在治疗部位，也可使用热水袋、蜡疗、电热宝等。每日3次，每次15～60min。还可加用艾叶、川芎、红花、乳香和没药等中药热敷，对慢性疼痛且肿胀明显的关节有治疗作用。

2.**温泉浴**　半汤温泉主要含氡及硫酸盐等治疗因子，具有镇静、镇痛、消炎等作用，温泉浴有利于关节炎症的消退。在温水中行关节主动或被动运动可促进关节功能的恢复。此外温泉浴还可促进血液循环，使肾小球滤过及重吸收增加，增加尿量，促使尿酸盐排出体外，有利于降低血尿酸。

3.**石蜡浴**　石蜡的温热作用可使蜡疗区局部皮肤毛细血管扩张，增加局部汗腺分泌且具有较强的热透入作用，有利于肿胀消退。由于石蜡含有油脂，对皮肤有滋润作用并可促进骨的再生及骨痂形成，有利于皮肤创面溃疡和骨折愈合。但发热患者或关节炎急性发作期时应停用，以免加剧受累关节的炎症。

4.**光疗法**　光疗法是利用阳光或人工产生的各种光辐射能作用于人体，以达到治疗及预防疾病的一种物理疗法。红外线光谱位于可见光红光之外，临床主要应用近红外线（0.76～1.5μm）及远红外线（1.5～400μm）。主要由热光源产生，生物学作用主要是热作用。这种热是一种辐射热或传导热，与超短波等高频及超声内生热不同，因而红外线的热作用表浅。常用的光疗法为红外线和紫外线等。

红外线的治疗作用表现为：①改善局部血液循环；②促进局部渗出物的吸收而消肿；③降低肌张力，增加胶原组织的延展性；④镇痛作用；⑤促进新陈代谢及浅层组织慢性炎症的消退。

红外线使用中应特别注意照射部位感觉是否正常，因为红外线的治疗剂量主要依靠皮肤的感觉来确定的。治疗部位感觉缺失、麻醉后感觉未恢复，神志不清及昏迷的患者应禁用或慎用，以防止局部烫伤。此外，急性期不应照射在肿胀部位，否则使肿胀加重。

红外线的主要代表仪器有红外线治疗仪、红外线灯、远红外线及周林频谱仪等。

紫外线的主要生物作用为光化作用，它的绝大部分能量被皮肤角朊细胞吸收，其治疗作用是在表皮细胞吸收紫外线后，产生光化作用后的继发作用。主要有以下作用。①抗炎作用：紫外线对皮肤浅组织的急性炎症疗效显著；②镇痛作用：紫外线照射对皮肤及黏膜感染性及非感染性、炎症性疼痛具有明显的镇痛作用；③抗佝偻病及骨质疏松；④促进组织再生；⑤促进皮下瘀斑的吸收。

5. 直流电疗及药物离子导入　直流电是一种电流方向不随时间变化的电流，可以使局部血管扩张，促进血液循环，在阳极下血流量可增加 140% 以上，在阴极下作用更明显。目前，由于直流电的治疗作用较弱，且电流稍大易于烫伤皮肤，一般多合并使用药物离子导入治疗。

直流电药物离子导入疗法的特点如下。①增加药物疗效：直流电不会破坏导入药物的药理作用，而是导入药物的有效成分在局部表浅组织中比肌内注射高 20 ～ 100 倍，特别适用于表浅病变部位的治疗，如四肢关节。②具有直流电和药物的综合作用，疗效比单一直流电或单纯用药治疗疗效高。③具有神经反射治疗作用：由于直流电引起局部组织理化性质的变化和药物在皮下形成"离子堆"，从而构成对机体内、外感受器的刺激，通过神经反射途径引起机体反应。

禁忌证：①除特殊药物离子导入治疗皮肤溃疡外，一般皮肤有破损，电极不能置于皮损处；②对直流电过敏；③出血倾向性疾病。

6. 电疗　包括高频电疗法、中频电流疗法和低频脉冲电疗法。

（1）高频电疗法：应用频率高于 100 000Hz 的交流电治疗疾病的方法称高频电疗法，其生物物理学特性有：①无电解作用；②对神经肌肉无兴奋作用；③通过内生热或非热效应发挥治疗作用；④高频电疗时，电极（辐射器）可以不接触皮肤。

目前高频电疗主要按波长进行分类，分为长波、中波、短波、超短波和微波疗法。中波电疗法、短波电疗法，利用其热与非热效应可达到消肿、消炎、松弛肌肉和止痛的效果。超短波和微波除了具有热作用外，还能调整身体功能，增加食欲和身体抵抗力。

（2）中频电流疗法：应用频率 1000 ～ 100 000Hz 的脉冲电流治疗疾病的方法称为中频电流疗法。临床上常用的有音频电疗法，即等幅正弦中频电疗法、正弦调制中频电疗法及电脑中频疗法等。其镇痛作用，以低频调制的中频电流镇痛作用最显著。脉冲中频电流，特别是 25 ～ 100Hz 的低频调制中频电流，有显著的促进局部血液和淋巴

循环的作用。音频电疗法还可以软化瘢痕及松解粘连。

（3）低频脉冲电疗法：应用频率在 1000Hz 以下各种波形的脉冲电流治疗疾病的方法称为低频脉冲电疗法。低频脉冲电治疗特点为：①电压低，频率低，可调节；②一般具有极性，电极下可产生电解产物；③具有明显的止痛作用；④对感觉和运动神经具有较强的刺激作用。

常用的低频脉冲电疗法有感应电疗法、间动电疗法、超刺激疗法、电睡眠疗法及经皮神经电刺激。常用的低频电疗法为感应电疗法。

磁场疗法：根据磁场的类型分为直流磁场、交变磁场、脉动磁场及脉冲磁场。治疗痛风性关节炎首选脉冲电磁疗治疗，可达到止痛、抗炎及改善血液循环的作用。治疗时将两磁极置于病变关节两侧，0.8T（8000Gs），20min，每日 1 次。这种疗法对痛风性关节炎具有明显的疗效。

四、痛风的常规康复治疗

有些痛风性关节炎患者只依赖于某种药物或某种治疗方法，尤其是过多强调休息，而忽视了早期的关节功能锻炼，造成后期关节僵硬和畸形。这种人为的制动会导致关节挛缩、肌肉萎缩、骨质疏松和骨头脆性增加，严重的会丧失劳动能力甚至自理能力。恰当的康复治疗和康复训练可有助于保持关节活动度，避免关节僵直挛缩，防止肌肉萎缩，保持肌肉张力并增强体质。

因此，痛风性关节炎可采用以下康复治疗方法。

（一）正常关节活动范围的康复训练

主要采用运动疗法、关节松动技术进行，在训练之前可做一些温热、按摩、松解等预备动作。手法治疗为主要的康复治疗方式，也可配合关节训练仪进行。根据各受累关节不同的活动方位，进行关节的屈曲、伸展、内收、外展、内旋、外旋、旋前、旋后等运动。这种被动的运动至少每日 2 次，每个动作活动 15 ～ 20 次。每次活动到关节最大功能范围，如关节活动已部分受限，以稍微超过原关节活动范围或感到轻微疼痛为宜。此运动训练方法可维持和增大关节的活动范围，预防和改善关节的功能障碍。

以肩关节为例，肩关节是人体活动范围最大

的关节，也被称为肩关节复合体，由多个关节参与构成，也是上肢完成各种复杂动作的基础。其主要动作包括屈曲、外展、内收，外旋与内旋。①前屈-后伸。活动面：矢状面；活动体位：双臂置于身体两侧，前屈最大活动范围180°；后伸的最大活动范围60°；正常的活动极限范围为0°～240°，活动度为240°。②外展-内收。活动面：额状面；活动体位：双臂置于身体两侧，手掌朝向身体，臂在额状面上抬至90°，当继续向上抬时，臂外旋以致在动作完成时手掌面向中线。正常活动极限范围为0°～180°，最大活动度180°。③外旋与内旋。活动面：矢状面；活动体位：肱骨外展90°，肘屈曲90°，前臂旋前手掌向足。正常活动极限为外旋0°，内旋180°，活动度180°。

（二）牵张或牵伸运动

可分为被动、助动和主动牵张运动。为改善屈曲挛缩，应使关节向伸直方向牵张；反之，如为改善伸直挛缩，应向关节屈曲方向牵张。挛缩显著时，一般原则是进行被动、助动牵张运动，轻度挛缩则做主动牵张运动。为了保持关节的正常运动功能，最后在无痛的运动范围之末增加一个运用牵张增大运动范围的训练计划。这种牵张运动训练，可减少关节纤维性强直，防止关节畸形。做此训练时用力要轻柔，以免引起关节损伤，感觉正常者，以患者无痛或能耐受的轻微疼痛为宜。

不同关节活动受限的治疗方法如下。

1. 髋关节屈曲挛缩 取俯卧位，应用手法或滑轮牵引进行髋关节的主、被动伸展运动。

2. 膝关节屈曲挛缩 取俯卧位，在足踝处挂一个1～3kg的重物，牵引约20min。取俯卧位，对轻度膝关节屈曲挛缩的患者，可在膝部放上沙袋或其他重物下压，使膝关节缓慢伸直。

3. 踝关节跖屈挛缩 将足放在踏板上，板的一端系有绳子，患者用手拉绳可使踏板上部倾斜，迫使踝关节背伸。也可利用带有足托的起立床让患者在垂直位站立，借助体重下压足底，促使足背伸。

（三）增加肌力的运动

有等张运动、等长运动和等速运动。等长运动，即将关节保持在一定位置不动，只进行肌肉的收缩，可起到增强肌力、促进静脉回流的作用。此运动不加重关节炎，可最大限度发挥肌力，提高肌肉耐力。以膝关节股四头肌为例，在下肢不移动的情况下，用力收缩股四头肌，抬高下肢约10°。也可在踝关节部位加1～2kg的重物增加效果。等张运动，即肌肉张力不变，通过关节过活动进行肌肉运动锻炼。利用重物增加肌体负荷，再通过关节活动和强化肌力，改善关节挛缩。应尽量在早期进行功能锻炼，且在锻炼后次日不感觉疲劳为度。等速运动是保持恒定的角速度进行全关节范围内的主、被动关节运动，可有效增强肌力。

（四）作业疗法

作业疗法（occupational therapy）也称为职业疗法，因为功能是康复的核心，功能恢复的最高目标即是恢复工作，回归社会。而针对日常生活活动能力（ADL）评估中受限项目进行锻炼，适当地模拟职业治疗是康复的重点，目的在于回归家庭。应在早期对患者日常生活活动进行训练并使之能够自己完成这些活动，甚至可做一些诸如做饭、打扫卫生的家务活，目的是患者无论在家庭或社会上都能够不依赖他人而独立地生活或工作。

（五）站立负重及步行训练

膝关节或踝足部关节炎，急性期过后，需要尽早进行适当的站立、负重训练，可以应用两个相同的体重计放在患者床前或座位前，先将健肢放在体重计上，再将患肢放在另一体重计上，借助手杖，以健肢为支撑腿站立，患肢暂不负重；站直身体后，可以慢慢增加患肢的负重，逐渐增加患肢体重计上的读数，从10%～20%的体重开始，逐渐增加负重，以不感觉到关节疼痛为宜；以后每天患肢增加5%～10%体重的负重量。当患肢负重达到体重的70%时，可以在不挂拐杖的情况下行走。早期负重及步行训练可以预防骨质疏松，预防关节挛缩、肌肉萎缩，预防便秘，增强心肺功能，预防坠积性肺炎等。其他部位的关节炎也需要早期进行关节负重及功能性运动训练，越早越好。

（李 江 李如一）

第十节　痛风的中医中药治疗

一、痛风的中医病机

血尿酸升高在中医理论中是由膏人中满，气血运行不畅，积聚成浊，或进一步流注经络而成，若进一步流注于关节则引发痛风，故以湿热内蕴为本，伤于内而无外感侵袭。

《黄帝内经》曰"风寒湿三气杂至，合而为痹也"。《黄帝内经·灵枢篇》谓之"贼风"，此外各种中医古籍中还有"痹证""风湿热痹""历节""白虎历节""历节风"等多个名称来描述痛风病名、症状，至近现代该病在医学中统一称为"痛风"，属中医学"痹证"范畴。自古至今，经过几千年大量的临床累积了丰富的临床验案，加之从各医家、学者文献中综合总结，中医学认为痛风发生的主要病因病机有以下几点。①肝、脾、肾功能失调为本：在于先天禀赋不足，脾肾功能失调，外邪痹阻于肢体、经络，使气血运行失畅所致。肝肾亏虚，脾失健运为本。②与遗传、体质、饮食、外感、环境、情志、劳倦等因素有关。③痰饮、瘀血、浊毒内蕴为标，即风寒湿热、痰浊、瘀血闭阻经脉为不通则痛。本病属于本虚标实之证。④风寒湿热之感邪性质不同，或有偏盛，其临床表现亦各异，风邪偏盛者为行痹，寒邪偏盛者为痛痹，湿邪偏盛者为着痹。其病位在于肌表经络，继而深及筋骨，日久伤及脾、肝、肾。

二、痛风的中医辨证分型

根据《中医病证诊断疗效标准》，痛风的症候分为湿热蕴结型、瘀热阻滞型、痰浊阻滞型、肝肾阴虚型（表 10-10-1）。

表 10-10-1　痛风的中医辨证分型

分型	描述
湿热蕴结型	下肢小关节卒然红肿热痛、拒按，触之局部灼热，得凉则舒。伴发热口渴，心烦不安，溲黄。舌红，苔黄腻，脉滑数

续表

分型	描述
瘀热阻滞型	关节红肿刺痛，局部肿胀变形，屈伸不利，肌肤色紫暗，按之稍硬，病灶周围或有块瘰硬结，肌肤干燥，皮色暗黧。舌质紫黯或有瘀斑，苔薄黄，脉细涩或沉弦
痰浊阻滞型	关节肿胀，甚则关节周围漫肿，局部酸麻疼痛，或见"块瘰"硬结不红。伴有目眩，面浮足肿，胸脘痞闷。舌胖质黯，苔白腻，脉缓或弦滑
肝肾阴虚型	病久屡发，关节痛如被杖，局部关节变形，昼轻夜重，肌肤麻木不仁，步履艰难，筋脉拘急，屈伸不利，头晕耳鸣，颧红口干。舌红少苔，脉弦细或细数

三、痛风的临床分期

根据痛风的临床演变，可分为无症状期、急性期、间歇期、维持期。因病期不同而证候表现有异，急性期：浊瘀毒热突出；间歇期：浊瘀稍减，机体正气受损，脏腑功能失调，虚实夹杂，多表现为脾肾不足，湿毒留恋；维持期：正气暂复，浊瘀蛰藏，或浊瘀攻窜，正气大虚，脏腑衰败，而成危候。

四、痛风的中医治疗

（一）辨证论治

痛风的中医治疗法则：以泄浊化瘀解毒为主线，调益脾肾，正本清源，贯穿始终。根据痛风不同的证候分型，需采用不同的治疗原则进行辨证论治。

1. 湿热蕴结型

治法：清热利湿，通络止痛。

主方：四妙方（《丹溪心法》中二妙丸加牛膝、薏苡仁）（证据等级：C，强推荐）。

药物：治疗湿热蕴结证的中药以清热药（黄柏、土茯苓、忍冬藤、山慈菇）、利水渗湿药（薏苡仁、萆薢、泽泻、车前子）、祛风湿药（威灵仙、防己、秦艽）等药物为主。

2.瘀热阻滞型

治法：健脾利湿，益气通络。

主方：丹溪痛风方（《丹溪心法》）。

药物：治疗瘀热阻滞型痛风常用的中药为桃仁、红花、当归、丹参、川芎、五灵脂、秦艽、羌活、牛膝、乳香、没药、赤芍、延胡索、香附、地龙、三棱、莪术、鸡血藤、三七、独活等。

3.痰浊阻滞型

治法：活血化瘀，化痰散结。

药物：可运用白芥子加桃仁于处方中。白芥子辛散温通，祛痰通络，善除皮里膜外之痰，又能消肿散结止痛，而桃仁善泄血滞，破血祛瘀之力强，在石氏痰瘀互化相关理论中使用了这一经典药对，两者配伍既破瘀血又开痰结，使筋膜内外的痰结瘀血祛除，使痰瘀阻络之病得解。

4.肝肾阴虚型

治法：补益肝肾，通络止痛。

药物：可选用黄芪、白术、生地黄、薏苡仁、山药、熟地黄、枸杞子、怀牛膝、桑寄生等药物健脾补肾、疏肝，以治其本，祛邪与扶正并举。

（二）分期治疗

根据疾病发展的不同时期，建议采取不同的治疗策略。

1.无症状期　主要治疗目标为降尿酸治疗，可采用具有降尿酸作用的中药材，如土茯苓、萆薢、蚕沙、石韦等。

2.急性期　急则治其标，以改善关节疼痛为主，根据患者病情辨证论治，或清热、或利湿、或温经通络、或化痰、或祛瘀。间歇期治疗重在治本，以调补脾肾为主，使尿酸生成减少，促进其排泄。合并尿路结石者，可选用金钱草、海金沙、鸡内金、瞿麦、滑石等祛湿排沙。合并高脂血症者可选用山楂、麦芽等。

（三）急性痛风性关节炎的治疗

急性痛风性关节炎多见于中青年男性，常首发于第1跖趾关节，或踝、膝等关节。起病急骤，24h内发展至高峰，初次发病多累及单个关节，持续数天至数周可自行缓解。反复发作则受累关节增多，持续时间延长，缓解间期缩短。痛风性关节炎发作时可选用通滞苏润江胶囊、四妙丸、穿虎痛风合剂等药物进行治疗。

（四）痛风石的治疗

未经治疗的患者首发症状20年后约70%出现痛风石，常出现与第1跖趾关节、耳郭、前臂伸面、肘关节等处。对于符合外科手术治疗适应证的患者，可选用具有清热化湿、利尿排石作用的中医中药治疗手段与外科手术联合诊治。

五、常用中成药

目前治疗痛风常用的中成药包括四妙丸/散、通滞苏润江胶囊、痛风定片/胶囊、穿虎痛风合剂等。四妙丸/散的主要成分为苍术、黄柏、牛膝、薏苡仁。现代网络药理学表明，四妙方可以减少尿酸盐（MSU）结晶释放促炎因子，下调血清中促炎细胞因子，作用于肠道菌群发挥抗炎作用。通滞苏润江胶囊的主要成分为秋水仙、番泻叶、诃子肉、西红花、盒果藤等，它能够快速有效缓解急性痛风性关节炎患者的症状和体征，降低红细胞沉降率及C反应蛋白，抑制血清IL-1β、TNF-α的表达。穿虎痛风合剂是一种以穿山龙、虎杖、忍冬藤、威灵仙等12种中药材制成的中药制剂，其主要有效成分为白藜芦醇。白藜芦醇能够抑制MSU晶体释放炎症因子，抑制黄嘌呤氧化酶，发挥降尿酸作用。

痛风性关节炎患者还可以选用一些外用的膏剂、洗剂、散剂，主要具有活血、化瘀、止痛等作用。但是，这些只能起到一定的辅助缓解症状的作用，但并不是治疗疾病的根本性药物。常用的膏剂如青鹏软膏（棘豆、大黄、铁棒锤等）、痛风膏（黄柏、生大黄、姜黄、白芷等）、四黄膏（大黄、黄芩、黄柏、黄连）、金黄膏（黄柏、姜黄、白芷等）等，有助于缓解痛风关节疼痛。洗剂如清痹散（煅石膏、黄柏等）等在缓解关节疼痛、关节灼热与关节肿胀方面具有良好的疗效。

六、中医外治疗法

（一）针灸

针灸治疗是以中医为基础的一种治疗方案。在药物治疗的基础上采用中医针灸治疗具有显著的效果，对患者进行针灸可以刺激患者内源性镇痛物质释放，可以在一定程度上抑制疼痛的神经电活动，从而起到止痛的效果。通过对近10年治疗痛风的针灸处方进行总结，使用频次最高的经穴为足三里、三阴交、阴陵泉，可以起到补益气血、滋肝养肾的作用。

（二）耳穴疗法

耳穴疗法通过刺激耳部穴位以调整机体脏腑气血阴阳，操作简便。将王不留行籽贴敷按压于内分泌、脾、肾、枕、输尿管、膀胱、内生殖器等对应部位耳穴，患者可自行按压刺激，每日 3～5 次，每次 5min，每周治疗 3 次。

总之，高尿酸血症和痛风作为一种代谢性疾病，与多种慢性病的发生发展密切相关，中医中药不仅可以对症治疗和缓解痛风性关节炎急性期的相关症状，在慢性期还可以起到固本培元的作用，进而帮助患者预防痛风性关节炎的再次发生，延缓疾病的进展。中医药治疗高尿酸血症和痛风在诊疗方面具有独特的优势，通过辨证论治，对不同类型的痛风患者采用不同的诊疗策略。因此，中西医结合治疗高尿酸血症和痛风性关节炎患者可以起到标本兼治的作用，在临床上有助于对患者实施长期有效的疾病管理。

（王颜刚　黄雅静）

参考文献

蒋中业, 曹建民, 曹卉, 等. 运动防治高尿酸血症的研究现状与展望. 中国预防医学杂志, 2021, 22(5):390-396.

辛东岭, 刘淑文, 戴剑松, 等. 不同剂量运动对高尿酸血症影响的试验研究. 科技资讯, 2020, 13:204-206.

中华医学会内分泌学分会.《中国高尿酸血症与痛风诊疗指南(2019)》. 中华内分泌代谢杂志, 2020, 36(1):1-13.

Abeles A M, Pillinger M H, Febuxostat and the black box blues. ACR Open Rheumatol, 2019, 1(6): 343-344.

Abt E R, Rashid K, Le T M, et al. Purine nucleoside phosphorylase enables dual metabolic checkpoints that prevent T cell immunodeficiency and TLR7-dependent autoimmunity. J Clin Invest, 2022, 132(16):e160852.

Choi H K, McCormick N. Nat Rev Rheumatol, 2022, 18(11):619-620.

Daoussis D, Bogdanos D P, Dimitroulas T, et al. Adrenocorticotropic hormone: an effective "natural" biologic therapy for acute gout? Rheumatol Int, 2020, 40(12):1941-1947.

Dehlin M, Jacobsson L, Roddy E. Global epidemiology of gout: prevalence, incidence, treatment patterns and risk factors. Nat Rev Rheumatol, 2020, 16(7):380-390.

Ebrahimpour-Koujan S, Saneei P, Larijani B, et al. Consumption of sugar sweetened beverages and dietary fructose in relation to risk of gout and hyperuricemia: a systematic review and meta-analysis. Crit Rev Food Sci Nutr, 2020, 60(1):1-10.

Fenando A, Rednam M, Gujarathi R, et al. Gout. 2022 Mar 23. In: StatPearls [Internet]. Treasure Island(FL): StatPearls Publishing, 2022 Jan–. PMID: 31536213.

FitzGerald J D, Dalbeth N, Mikuls T, et al. 2020 American college of rheumatology guideline for the management of gout. Arthritis Care Res(Hoboken), 2020, 72(6):744-760.

He Y, Xue X M, Terkeltaub R, et al. Association of acidic urine pH with impaired renal function in primary gout patients: a Chinese population-based cross-sectional study. Arthritis Res Ther, 2022, 24(1):32.

Kaul S, Gupta M, Bandyopadhyay D, et al. Gout Pharmacotherapy in Cardiovascular Diseases: A Review of Utility and Outcomes. Am J Cardiovasc Drugs, 2021, 21(5):499-512.

Lin X Y, Shao T J, Huang L, et al. Simiao decoction alleviates gouty arthritis by modulating proinflammatory cytokines and the gut ecosystem. Frontiers in pharmacology, 2020, 11: 955.

Mackenzie I S, Ford I, Nuki G, et al. Long-term cardiovascular safety of febuxostat compared with allopurinol in patients with gout(FAST): a multicentre, prospective, randomised, open-label, non-inferiority trial. Lancet, 2020, 396(10264):1745-1757.

Mouradjian M T, Plazak M E, Gale S E, et al. Am J Cardiovasc Drugs, 2020, 20(5):431-445.

Saito H, Toyoda Y, Takada T, et al. Omega-3 polyunsaturated fatty acids inhibit the function of human URAT1, a renal urate re-absorber. Nutrients, 2020, 12(6):1601.

Schlesinger N, Lipsky P E, Jablonski K, et al. Components of tart cherry juice inhibit NF κ B activation and inflammation in acute gout. Clin Exp Rheumatol, 2021, 40(7):1293-1298.

Shirai Y Y, Nakayama A, Kawamura Y, et al. Coffee consumption reduces gout risk independently of serum uric acid levels: mendelian randomization analyses across ancestry populations. ACR Open Rheumatol, 2022, 4(6):534-539.

Shu Y, Zhang Z W, Li Z L. Antacids' side effect hyperuricaemia could be alleviated by long-term aerobic exercise via accelerating ATP turnover rate. Biomed Pharmacother, 2018, 99:18-24.

Stamp L K, Merriman T R, Singh J A, Expert opinion on emerging urate-lowering therapies. Expert Opin Emerg Drugs, 2018, 23(3):201-209.

Stamp L K, Barclay M L. How to prevent allopurinol hypersensitivity reactions? Rheumatology(Oxford), 2018, 57(suppl_1): i35-i41.

Vickneson K, George J, Xanthine Oxidoreductase Inhibitors. Handb Exp Pharmacol, 2021. 264: 205-228.

Xue X M, Liu Z, Li X D, et al. The efficacy and safety of citrate mixture vs sodium bicarbonate on urine alkalization in Chinese primary gout patients with benzbromarone: a prospective, randomized controlled study. Rheumatology(Oxford), 2021, 60(6): 2661-2671.

Yanai H, Adachi H, Hakoshima M, et al. Molecular biological and clinical understanding of the pathophysiology and treatments of hyperuricemia and its association with metabolic syndrome, cardiovascular diseases and chronic kidney disease. Int J Mol Sci, 2021, 22(17):9221.

Zhang M A, Zhang Y Q, Terkeltaub R, et al. Effect of dietary and supplemental omega-3 polyunsaturated fatty acids on risk of recurrent gout flares. Arthritis Rheumatol, 2019, 71(9):1580-1586.

Zhang Y, Pan R Z, Xu Y, et al. Treatment of refractory gout with TNF-α antagonist etanercept combined with febuxostat. Ann Palliat Med, 2020, 9(6):4332-4338.

Zheng Z, Harman J L, Coresh J, et al. The dietary fructose:vitamin C intake ratio is associated with hyperuricemia in African-American adults. J Nutr, 2018, 148(3):419-426.

第 11 章
痛风与内分泌和代谢性疾病

痛风的病理生理基础是高尿酸血症，而高尿酸血症是一种代谢性疾病。内分泌与代谢密不可分，内分泌相关疾病如甲状腺疾病、下丘脑垂体、肾上腺、性腺疾病均与高尿酸血症／痛风关联。此外，代谢性疾病中肥胖症、血脂异常、糖尿病、代谢性骨病／骨质疏松症也均与高尿酸血症相互关联，互为因果。因此痛风患者需要全面评估是否存在内分泌相关疾病，明确体内代谢状态，为后续的精准治疗提供依据。

第一节 痛风与甲状腺疾病

一、痛风／高尿酸血症与原发性甲状腺功能减退症

许多研究表明，甲状腺功能与嘌呤核苷酸代谢之间有显著的相关性。甲状腺功能紊乱的患者血尿酸水平异常，同时尿酸升高是甲状腺功能减退的特征并可加剧甲状腺功能紊乱。痛风／高尿酸血症与甲状腺功能减退症（甲减）的关系已得到广泛证实。1955 年，Kuzell 等研究了 504 例原发性痛风患者，发现 29.7% 的女性痛风患者和 18.7% 的男性痛风患者合并甲减。1994 年，Erickson 等报道痛风性关节炎患者 54 例中 15% 合并甲减，其中，男性甲减患病率为 12%，女性甲减的患病率为 25%，与非痛风性关节炎患者相比，男性痛风患者甲减患病率增加了 6 倍，女性痛风患者甲减患病率增加了 2.5 倍。2012 年，姚小燕等对 40 例原发性痛风患者、45 例高尿酸血症患者进行研究，并以同期健康体检者 27 例作为对照，结果显示，痛风组及高尿酸血症组亚临床甲减的检出率分别为 7.5%、13.33%，明显高于对照组 0% 的检出率。另外有研究结果显示，甲减患者中高尿酸血症的患病率明显增加。2001 年，Giordano 等研究发现，28 例原发性甲减患者中高尿酸血症患病率为 33.3%，明显高于普通人群中高尿酸血症的患病率。2008 年邓顺友等对 60 例亚临床甲减患者的研究发现，其中 31 例伴发高尿酸血症，占 52%。2009 年毛玉山等对宁波某石化企业 10 405 名员工的调查结果显示：高尿酸血症患病率与促甲状腺激素（TSH）水平升高显著相关，临床或亚临床甲减可能是高尿酸血症的危险因素，与 TSH 正常组相比，男性高尿酸血症的风险增加 1.6 倍，女性增加 1.7 倍。

二、痛风／高尿酸血症与甲状腺功能亢进症

痛风／高尿酸血症中甲状腺功能亢进症（甲亢）的患病率，目前国内外研究甚少。1989 年，Ford 等证实甲亢可以通过增加体内嘌呤代谢产物及减少肾脏清除率导致高尿酸血症。2001 年，Giordano 等分析了 19 例甲亢患者，发现高尿酸血症的患病率为 27.7%，明显高于普通人群中高尿酸血症的患病率。2007 年，黄群等对 150 例初发甲亢患者研究发现，新发甲亢患者血尿酸水平明显升高，且经治疗甲状腺功能正常后血尿酸水平可显著下降。然而 1999 年，Raber 等发现甲亢患者与甲状腺功能正常患者中高尿酸血症的患病率无明显差异。有学者进一步分析了高尿酸血症与甲亢的关系尚不明确的原因，认为研究对象的入选标准和

测定游离三碘甲状腺原氨酸（FT$_3$）、促甲状腺激素（TSH）的实验室方法不同可能是造成不同结果的原因。

三、痛风 / 高尿酸血症与甲状腺功能相互作用机制

（一）痛风 / 高尿酸血症对甲状腺功能的影响机制

1. 血尿酸水平对下丘脑 - 腺垂体 - 甲状腺轴的影响　甲状腺功能受下丘脑 - 腺垂体 - 甲状腺轴调节系统的影响，下丘脑释放的促甲状腺激素释放激素（TRH）通过垂体门脉系统刺激腺垂体分泌TSH，TSH刺激甲状腺滤泡增生、甲状腺激素（TH）合成与分泌；当血液中游离三碘甲状腺原氨酸（FT$_3$）和游离甲状腺激素（FT$_4$）达到一定水平又会对该调节系统产生负反馈效应，抑制TSH和TRH的分泌。研究认为，高尿酸血症可从上述多个环节上影响下丘脑 - 腺垂体 - 甲状腺轴的功能。一方面，学者们认为高尿酸血症可抑制下丘脑核内TRH的分泌，引起TH分泌的减少，导致甲状腺功能下降；另一方面，在腺垂体上还存在腺苷受体，这些受体对TSH的调节分泌起着重要的作用，高尿酸血症通过影响这些腺苷受体的功能，导致TSH水平的异常，导致垂体 - 甲状腺系统功能异常，最终影响促甲状腺激素和甲状腺激素水平。另外，高尿酸血症还可能影响碘化酪氨酸（T$_3$、T$_4$的前身）的形成，导致碘化酪氨酸合成减少，引发甲状腺功能减退。此外，治疗痛风性关节炎时广泛使用的非甾体抗炎制剂可妨碍甚至阻止甲状腺激素和运输蛋白间的联系，从而导致血清中的甲状腺激素水平变化并可促发药物诱导的甲状腺功能减退症。

2. 血清瘦素水平对甲状腺激素合成及分泌的影响　瘦素是由肥胖基因编码、白色脂肪组织分泌的一种蛋白质类激素，主要参与体重调节。瘦素由脂肪组织分泌入血后可作用于下丘脑、胰腺、肾上腺、甲状腺及性腺上的瘦素受体发挥调节功能，同时又受到这些内分泌器官的反馈调节。痛风或高尿酸血症合并肥胖者占51%，而肥胖患者血液循环中瘦素浓度为正常人的2倍，为消瘦者的3倍，提示肥胖患者体内普遍存在高瘦素血症及瘦素抵抗，使瘦素不能发挥正常的生物学功能。

有研究显示瘦素、空腹胰岛素、稳态模型评估胰岛素抵抗指数（HOMA-IR）随尿酸水平的升高而升高，逐步回归分析显示，瘦素与血尿酸水平具有独立相关性，高尿酸血症可促使瘦素基因表达增加或减少其清除，导致高瘦素血症。与此同时，瘦素可通过作用于下丘脑 - 垂体 - 甲状腺轴而影响甲状腺激素的分泌，可刺激垂体促甲状腺激素分泌。瘦素替代治疗可部分抵消禁食大鼠由于禁食造成的下丘脑促甲状腺激素释放激素、促甲状腺激素和甲状腺激素的下降。同样在人类由于72h禁食导致的促甲状腺激素分泌的显著抑制可以被替代剂量的瘦素所抵消。给禁食动物注射瘦素后，由于瘦素对下丘脑 - 垂体 - 甲状腺轴的调节，可使促甲状腺激素释放激素mRNA在下丘脑室旁核中的表达抑制恢复正常，提示瘦素对甲状腺激素有一定的调节作用。瘦素不仅影响甲状腺激素的分泌而且影响其合成。Isozaki等研究大鼠甲状腺滤泡上皮细胞上瘦素受体时，发现瘦素水平升高会抑制碘的摄取及钠 - 碘转运体基因表达，使甲状腺激素表达减少，FT$_3$、FT$_4$水平下降。

（二）甲减对血清尿酸水平的影响机制

1. 直接导致尿酸排泄减少　肾脏是尿酸排泄的主要器官，尿酸在肾脏的排泄需经滤过、重吸收和分泌3个主要过程。尿酸可自由通过肾小球，大部分经近端肾小管重吸收，其中又有少部分被重新分泌入肾小管腔内，最后每天经由肾脏排泄的尿酸量占总尿酸排泄量的2/3。甲减时机体处于一种全身低代谢状态，心肌收缩力和心排血量相应下降，引起有效循环血量相对不足，导致肾血管收缩，继而引起肾血流量和肾小球滤过率的降低，肾小管的重吸收及最大分泌能力改变，尿量减少，尿酸排泄减少。研究报道，甲减患者肾小球滤过率比正常人下降20%～30%。若甲减长期未得到治疗纠正，就会造成肾血容量、肾小球滤过率下降更为明显，肾脏排泄尿酸减少，引起高尿酸血症,同时高尿酸血症还可导致肾间质纤维化、间质性肾炎，进一步加重肾功能的损害，导致尿酸排泄进一步减少。

2. 通过瘦素调节血尿酸的代谢　动物实验发现，患有甲减的雄鼠，其附睾脂肪组织中瘦素mRNA水平明显升高，给予口服三碘甲状腺原氨酸（T$_3$）治疗后，瘦素mRNA及血瘦素水平均下

降，提示甲状腺激素对瘦素有一定的调节作用。其可能机制为：①甲状腺激素通过影响体脂含量调节瘦素水平；②促甲状腺激素直接调节瘦素基因的表达。研究证实，瘦素具有利尿、利钠的作用，影响肾小球滤过率，直接减少尿酸经肾脏的排泄导致的高尿酸血症。总之，甲减主要通过影响肾脏的功能引起尿酸排泄减少导致高尿酸血症。

3. 甲亢对血清尿酸水平的影响机制　尿酸生成途径主要是生物合成，从嘌呤代谢途径来看，次黄嘌呤（IMP）是尿酸合成的直接前体，其又可转化为腺嘌呤核苷酸（AMP）与鸟嘌呤核苷酸（GMP），最终形成尿酸。正常生理情况下，大部分 AMP 会转化成三磷酸腺苷（ATP），小部分 AMP 会进一步分解成 IMP，通过嘌呤代谢最终生成尿酸。当甲状腺功能亢进时，甲状腺激素不适当地大量合成和分泌，可以诱导细胞膜上 Na^+-K^+-ATP 酶的合成，使线粒体的能量代谢活动增强，氧化磷酸化作用增强，耗氧及产热增加，此过程消耗大量 ATP，AMP 生成速率明显超过分解速率，AMP 大量产生，最终使尿酸的生成增加，使血尿酸浓度上升。此外，甲亢时患者进食量增大，是否引起外源性即嘌呤类食物进入人体内的量增多，有待进一步研究才能确定。

（三）胰岛素抵抗——痛风／高尿酸血症与甲状腺疾病的共同发病学说

流行病学研究显示，痛风及高尿酸血症已成为中老年人的常见疾病，与代谢综合征的各组分（如肥胖症、糖尿病或糖耐量受损、血脂紊乱及高血压等）关系密切，且随着血尿酸水平的升高，代谢综合征的患病率也相应增加。胰岛素抵抗是代谢综合征的中心环节。许多研究结果显示高尿酸血症和胰岛素抵抗之间关系密切，高尿酸血症可能是代谢综合征及胰岛素抵抗的独立预测因子。芬兰的一项研究结果显示，高尿酸血症与高胰岛素血症密切相关，认为高尿酸血症作为高胰岛素血症的独立危险因素，发生于高胰岛素血症之前。动物实验也发现，给予别嘌醇降低尿酸水平后可以改善大鼠的胰岛素抵抗，增加胰岛素敏感性，降低胰岛素水平而延缓代谢综合征的进展。

甲状腺功能状态可能对人体胰岛素敏感性有一定的影响，甲状腺激素水平过低可直接导致胰岛素敏感性下降。文献报道，与非代谢综合征组相比，代谢综合征组的促甲状腺激素水平及亚临床甲状腺功能减退症的检出率显著升高。流行病学研究也发现临床或亚临床甲减患者均存在胰岛素抵抗，血清 TSH 与胰岛素抵抗存在显著正相关。西班牙学者发现血清 TSH 与空腹及负荷后胰岛素水平呈正相关，与胰岛素敏感性呈负相关，在偏瘦患者中这种相关性尤其明显。其可能的机制为：升高的 TSH 可能与相应增加的脂肪细胞上的受体结合后，影响转录因子、肿瘤坏死因子等的调控，使葡萄糖转运蛋白 4 的表达下调，参与脂肪细胞胰岛素抵抗的发生。当胰岛素抵抗发生后，其所导致的高血糖又进一步影响血清促甲状腺激素水平，提示血清促甲状腺激素水平与胰岛素抵抗互为因果。

因此，无论是甲状腺激素水平增加或减少还是血尿酸水平升高，均可影响胰岛素的敏感性，加重胰岛素抵抗，胰岛素抵抗可能是痛风或高尿酸血症与甲状腺疾病相互作用的中心环节。

四、临床表现

痛风／高尿酸血症合并甲减或甲亢，其临床表现可同时具有痛风和甲状腺功能紊乱的症状和体征，依据病情的轻重程度不同存在异质性。

痛风除高尿酸血症外，还可表现为急性痛风性关节炎、痛风石、慢性关节炎、痛风性肾病及尿酸性肾石病。高尿酸血症无临床症状和体征。

根据甲状腺功能减退的程度可分为临床甲减和亚临床甲减。临床甲减的主要表现为怕冷、易疲劳、体重增加、记忆力减退、厌食、便秘、心动过缓、眼睑及手足皮肤水肿等表现；其他典型而非特异性改变有高胆固醇血症与肌酸激酶升高。亚临床甲减不具有特异的临床症状和体征，往往在体检中发现。有流行病学研究显示，甲状腺功能减退症患者常伴有动脉粥样硬化，其病理生理学基础考虑与脂代谢紊乱有关。还有学者认为亚临床甲减同样是心血管疾病发生的危险因素之一。

根据甲状腺功能亢进的程度可分为临床甲亢和亚临床甲亢，临床甲亢表现为以神经、循环、消化等系统兴奋性增高和代谢性亢进为主的一组临床综合征，可表现为疲乏无力、怕热多汗、多食善饥、焦躁易怒、心悸气短、心动过速、消瘦稀便等。亚临床甲亢多无明显的临床症状和体征。

五、治疗原则

痛风/高尿酸血症合并甲减或甲亢,其治疗应采取两者同时兼治的原则。仅需参考痛风/高尿酸血症,甲亢/甲减的治疗原则来处理即可。当甲亢病情较重或药物治疗效果差时,根据病情可适当选择放射性碘治疗或手术治疗,但应在痛风/高尿酸血症病情稳定后进行,否则可能诱发或加重痛风发作。

六、预防

对于痛风/高尿酸血症患者,需筛查甲状腺功能,警惕合并甲状腺疾病;同样无论是甲减还是甲亢患者,需筛查血清尿酸水平,警惕合并高尿酸血症,这样可以及时诊断和纠正合并存在的甲状腺功能紊乱或高尿酸血症,从而防止甲减或甲亢的加重、预防痛风的发作。

(刘 超 赵文娟 张会峰)

第二节 痛风与糖尿病

一、痛风伴糖尿病的流行病学

痛风患者糖尿病的发生率明显高于非痛风患者,痛风已成为糖尿病发生的一个独立危险因素。研究表明痛风患者中糖尿病的发病率为20%~30%,然而糖尿病患者中痛风的发病率因血糖、体重、糖尿病的分型、人种、年龄、性别、地域、遗传等因素的差异而不同,血糖异常的人群(包括1型糖尿病、2型糖尿病、空腹血糖调节受损及糖耐量减低的患者)中痛风的总体患病率约15%,其中1型糖尿病患者痛风患病率仅约1.2%,而2型糖尿病达16%。糖尿病前期[空腹血糖调节受损(IFT)及糖耐量减低(IGT)]患者痛风的发病率约为14%。地域和人种不同,糖尿病患者中痛风的发病率也明显不同。例如在印度,2型糖尿病患者中痛风的患病率约为5%,在欧洲约为12.5%,而在毛利人中高达28.5%,其原因可能与地理环境、饮食结构等不同有关。

二、痛风合并糖尿病的发病机制

(一)饮食因素

随着生活水平的提高,饮食结构发生了巨大变化,表现为蛋白质、脂肪、酒精饮料的摄入量明显增加,体力活动明显减少,尿酸的产生量明显增加,而尿酸排泄没有相应增加,葡萄糖的利用率也没有相应增加,导致痛风及糖尿病的发病率增加。

(二)尿酸盐晶体的沉积

痛风患者多伴有尿酸水平的升高,尿酸升高产生的尿酸盐结晶可以沉积在胰岛细胞上,引起胰岛B细胞损伤,导致胰岛素分泌减少。

(三)高尿酸血症导致胰岛素抵抗

血尿酸水平与胰岛素敏感指数呈负相关,即使是未患糖尿病的痛风患者,胰岛素抵抗仍然存在。尿酸盐沉积在外周组织和肌肉组织中,导致靶细胞对胰岛素的敏感性降低,产生胰岛素抵抗,进一步发展为糖尿病,同时高胰岛素水平及胰岛素前体促进了肾脏对 Na^+ 的重吸收,从而减少对血尿酸的排泄,又增加了痛风的尿酸水平。

(四)遗传因素

有关资料显示,糖尿病和痛风可能拥有共同的遗传基础。应用全基因组扫描关联分析方法,目前已发现了36个与糖尿病和痛风均关联的风险基因,但这些基因是否为糖尿病和痛风共有的易感基因,有待于大样本、多种族和多地域的验证(表11-2-1)。

三、糖尿病合并痛风的发病机制

(一)血糖和糖化血红蛋白对痛风的影响

有关资料显示,以糖化血红蛋白9%或空腹血糖10mmol/L且高于上述切点的糖尿病患者,痛风发病率不但没有显著升高,反而明显降低,提示在重度糖尿病患者中,痛风的患病率与血糖的水平呈负相关。其原因可能是重度2型糖尿病患者尿中葡糖糖浓度明显增加,肾小管对葡萄糖的重吸收代偿性增加,竞争性抑制了尿酸的重吸收,使肾脏尿酸排泄增加,血尿酸水平降低,痛风的发病率降低,但随着病情的发展,肾脏遭到破坏,肾糖阈下降,肾小管对葡萄糖的重吸收减少,对尿酸的重吸收增加,尿酸排泄下降,血尿酸水平升高。

表 11-2-1 2 型糖尿病和痛风可能的共同风险基因

单核苷酸 ID 基因染色体位置	单核苷酸 ID 基因染色体位置
1. rs2343519A2BP116p13.3	19. rs10225163JAZF17p15.2p15.1
2. rs4149327ABCA19q31.1	20. rs2465065LHFPL37q22.1
3. rs2077654ABCC811p15.1	21. rs187775LIPC15q21q23
4. rs4148613ABCC811p15.1	22. rs10239506PDE1C7p14.3
5. rs4148660ABCC912p12.1	23. rs9900205PRKCA17q22q23.2
6. rs914189ABCG121q22.3	24. rs3798343PPARD6p21.2
7. rs10769025ALX411p11.2	25. rs12501032PPARGC14p15.1
8. rs16831514ATP1A41q21-q23	26. rs10815925PTPRD9p24.3-p23
9. rs2069590BDKRB214q32.1-q32.2	27. rs1286772RARB3p24
10. rs358079CACNA2D33p21.1	28. rs847058SLC13A320q12-q13.1
11. rs370915CarboxylpeptidaseE4q32.3	29. rs683369SLC22A16q26
12. rs4148689CFTR7q31.2	30. rs2283231SLC22A18AS11p15.5
13. rs2275620CYP2C810q23.33	31. rs4149458TPST17q11.21
14. rs2070676CYP2E110q24.3-qter	32. rs1499614TPST17q11.21
15. rs2070677CYP2E110q24.3-qter	33. rs7013415TRPA18q13
16. rs2303670FSTL45q31.1	34. rs2239181VDR12q13.11
17. rs7267722FOXA220p11	35. rs4766398WNT5B12p13.3
18. rs5745709HGF7q21.1	36. rs10773971WNT5B12p13.3

（二）生活因素及胰岛素抵抗

2 型糖尿病患者多伴有肥胖、胰岛素抵抗、高血压等因素，这些因素均是痛风的常见诱发因素。有关资料显示，肥胖所引起的高胰岛素血症和胰岛素抵抗既促进肝脏尿酸的合成，又抑制肾脏尿酸的排泄，使血尿酸水平明显升高。高热量、高嘌呤饮食使外源性尿酸的合成明显增加。高血压本身和治疗高血压的一些药物可引起血尿酸水平升高，这些因素的单一或多因素并存是痛风发病的重要危险因素。

（三）生理因素

老年糖尿病患者，由于生理功能减退，肾小球滤过功能及远端肾小管分泌功能下降，更易导致老年糖尿病患者的血尿酸水平升高进而发展为痛风。

四、糖尿病合并痛风的临床特点

（一）两者都有遗传倾向

2 型糖尿病和痛风遗传现象都普遍存在，痛风患者中 10% ～ 25% 的患者有痛风家族史。糖尿病患者的子女患糖尿病的概率也明显增高。两者同属代谢综合征范畴。

（二）两者都与生活方式相关

2 型糖尿病和痛风都被称为"富贵病"，与营养过剩、饮食结构不合理、饮酒过多、运动量少、身体肥胖等密切相关。痛风与糖尿病都与近年来人们的生活水平提高，饮食比例失衡，摄取食品的能量过高，富含嘌呤的食物摄入过多有关。脂肪、糖类食物的过多摄入，加之大量饮酒，又缺乏运动等因素，导致肥胖者迅速增多，肥胖又引发了高胰岛素血症、胰岛素抵抗，进一步加剧了糖、脂和嘌呤代谢紊乱。据统计，20 世纪 70 年代，我国糖尿病的发病率 ＜ 1%，但目前我国糖尿病人群已达 9240 万。在我国，痛风也是暴发流行的病种之一，从 1948 年到 1958 年，国内仅有 25 例痛风报道，当时痛风在我国属罕见病；目前，我国成人高尿酸血症发病率为 7% ～ 20%，痛风发病率为 1% ～ 3%，两者都有年轻化趋势。相对糖尿病而言，痛风的年轻化趋势更加明显，据报道，现在世界上最年轻的痛风患者只有 12 岁。两者都存在地区差异，表现为沿海经济发达地区发病率高于内地经济不发达地区，城市高于农村。两者均易合并多种伴发病，2 型糖尿病和痛风病伴发肥胖症、血脂异常和高血压等的概率均明显高于其他人群。参照导致血尿酸水平升高的机制不同，糖尿病合并高尿酸血症可分为代谢型、肾型、混合型3种类型。代谢型的主要特点为尿酸在体内产生增加，肾型的特点是肾脏对尿酸排泄减少，混合型的特点是兼有尿酸的生成增加和排泄降低两个因素。

五、痛风伴糖尿病的治疗

（一）痛风合并糖尿病的治疗（表11-2-2）

表11-2-2　痛风合并糖尿病首选药物

	首选	次选
降血糖药物	增敏剂（罗格列酮）	双胍类（二甲双胍）
降压药物	氯沙坦（科素亚） 氨氯地平（络活喜）	比索洛尔（康忻）
调脂药物	非诺贝特（力平之）	阿托伐他汀钙（立普妥）

1. 降糖治疗　胰岛素是糖尿病患者常用药物，但胰岛素可促进肝脏尿酸的合成，抑制肾脏尿酸的排泄，使血尿酸水平升高，因此痛风合并糖尿病患者应慎用胰岛素。如果糖尿病病情需要长期使用胰岛素治疗，应参照血尿酸水平，合用降尿酸药物，以防加重痛风。胰岛素类似物及人胰岛素在痛风合并糖尿病中应该给予重新考虑。

磺脲类降血糖药是糖尿病患者常用的一类药，其中格列本脲、格列美脲、格列齐特等长期服用都能影响尿酸的代谢和排泄，使血尿酸水平升高。第一代磺脲类药，如乙酰磺环己脲，具有降低血糖与血尿酸的双重作用，但由于其半衰期长，易蓄积而致低血糖，不良反应又较第二代磺脲类药物多，故临床并不推荐使用。

双胍类降血糖药有降体重作用，近年来研究发现，该类药物长期使用兼有降尿酸作用。α-糖苷酶抑制剂如阿卡波糖的升尿酸作用不明显；胰岛素增敏剂如吡格列酮和罗格列酮均有降低尿酸和保护肾脏的作用，因此对于痛风合并糖尿病患者在治疗上应遵循以下原则：如果没有禁忌证，首选胰岛素增敏剂和双胍类降血糖药物，次选α-糖苷酶抑制剂，尽量不选胰岛素促泌剂或胰岛素。

如果必须使用胰岛素促泌剂，可选用格列美脲如亚莫利，该药为第三代磺脲类，作用时间长，

药效强，同时葡萄糖依赖性降糖，低血糖发生率低，降低内源性胰岛素用量可达42%，还能增加胰岛素敏感性，对体重的增加也不明显，间接降低血尿酸的水平，但建议该药与双胍类或胰岛素增敏剂合用。

如果必须选用胰岛素，可以与胰岛素增敏剂、双胍类、α-糖苷酶抑制剂合用，长效胰岛素还可以与亚莫利联合应用，从而减少外援性胰岛素的用量。

2. 降压治疗　临床上高血压引起肾动脉硬化，血管紧张素-儿茶酚胺水平上升，使肾血流量减少，局部组织因缺氧乳酸堆积，乳酸与血尿酸竞争，使血尿酸水平升高。对于痛风合并糖尿病的患者，应严格控制血压。但降压药物中，口服利尿剂，尤其是噻嗪类利尿剂，虽然降压效果良好，但影响肾脏尿酸排泄，会导致血尿酸水平升高。此外，长期使用噻嗪类利尿剂和β受体阻滞剂，会提高糖尿病的发病风险，甚至加重糖尿病病情，因此对于痛风合并糖尿病的患者，这类药物应慎用。如果病情需要，必须使用，可选择比索洛尔（康忻）这类高选择通道药物。降压药中钙离子拮抗剂如氨氯地平（络活喜），血管紧张素Ⅱ受体拮抗剂如氯沙坦（科素亚）均具有降低血尿酸的作用，降压的同时可保护肾脏、减少尿酸的合成或增加肾脏对尿酸的清除，使SUA降低7%～20%，同时氯沙坦在降压的同时可以使糖尿病肾病患者尿蛋白降低，因此糖尿病合并痛风患者应优先使用这两种降压药。

3. 调脂、抗凝　2型糖尿病合并痛风患者，血三酰甘油水平明显高于无痛风的2型糖尿病患者，而高密度脂蛋白明显低于后者，总胆固醇和低密度脂蛋白两者间差异性不明显。非诺贝特（力平之）可以在降低三酰甘油的同时兼有降尿酸作用，可使血尿酸在原有的基础上进一步下降25%～30%，因此糖尿病合并痛风伴高三酰甘油血症患者，非诺贝特是降脂治疗的首选。如果患者以高胆固醇血症为主要血脂代谢异常，则选择阿托伐他汀钙（立普妥），该药除降胆固醇外，兼有降尿酸作用，可使尿酸在原来的基础上进一步下降10%左右。有关资料显示，男子体重下降10%，可使尿酸下降19.6mmol/L，葡萄糖下降0.14mmol/L，血清胆固醇下降0.292mmol/L，收缩压下降6.6mmHg，

因此调脂减重是糖尿病合并痛风患者首先应解决的问题。对于糖尿病合并大血管及微血管并发症的患者，阿司匹林是常用的抗凝血药物，但小剂量（< 300mg/d）阿司匹林抑制肾脏尿酸排泄，长期使用会引起血尿酸水平升高，痛风合并糖尿病特别是合并大血管及微血管并发症的患者，阿司匹林应继续使用，不能停用。

（二）痛风合并糖尿病的抗炎治疗

1. 痛风急性发作期　急则治标，即应用药物缓解疼痛症状。秋水仙碱是治疗痛风性关节炎急性发作的特效药，能迅速缓解关节肿痛等自觉症状。口服首次剂量 1mg，2h 后 0.5mg，每日最大用量 1.5mg。秋水仙碱不良反应有恶心、呕吐、腹泻、肝细胞损害、骨髓抑制、脱发、呼吸抑制等，这些副作用与剂量有关。有骨髓抑制、肝肾功能不全、白细胞减少者禁用。非甾体抗炎药能缓解关节的红、肿、热、痛等炎性症状，改善肌肉、骨骼和关节的功能，并可有效防止水肿。糖皮质激素药物能抑制非感染性炎症，减轻关节的充血水肿，具有起效迅速等特点。但同时也具有升高血糖的特点，而且痛风患者停止使用糖皮质激素药物后症状极易复发，故只在上述镇痛药物失效及严重肾功能不全患者、个别症状非常严重且反复发作的痛风患者中使用。目前临床上常用的糖皮质激素药物主要有泼尼松、氢化可的松和泼尼松龙等。

2. 痛风发作间歇期及慢性期　缓则治本，在发作间歇期可选用降血尿酸的药物，包括抑制尿酸产生的药物和促进尿酸排泄的药物。

（三）糖尿病合并痛风石的治疗

一般来说痛风石主要由尿酸结晶形成，而血尿酸 < 300μmol/L 时痛风石可以溶解，因此对于大部分痛风石患者，内科非手术治疗为首选。对于糖尿病合并痛风石的患者应该控制空腹血糖 3.9 ～ 7mmol/L，糖化血红蛋白（HbA1c）< 7%。对于需要手术的患者，术前空腹血糖水平应该控制在 7.8mmol/L 以下，餐后 2h 血糖控制在 10mmol/L。若血糖控制不佳，可引起切口感染甚至可导致败血症、切口不愈合或延迟愈合等。术后胰岛素的用量较大，应密切注意患者用药后、进餐前及换药后的反应，避免低血糖的发生。

六、痛风伴糖尿病的预防

（一）饮食

痛风合并糖尿病患者在饮食上应该给予高度关注，总的原则为：限制总热量，合理碳水化合物、脂肪、蛋白质的比例。碳水化合物应为总热量的 55% ～ 65%，蛋白质为 0.8 ～ 1.0g/（kg·d），脂肪占总热量的 20% ～ 25%，防止肥胖，控制高血压、高血脂并进行健康生活指导。

1. 碳水化合物　作为热量的主要来源，可增加尿酸排泄，避免酮症。酮体与尿酸相互竞争排出，减少尿酸的排出。对于碳水化合物的摄入，糖尿病饮食建议粗粮，而痛风则主张细粮，因为细粮中的嘌呤含量较低，但对于痛风合并糖尿病患者究竟应吃粗粮还是细粮，关键要看哪种疾病更严重，视病情而定，个体化饮食。

2. 蛋白质及脂肪的摄入　高蛋白饮食可导致外源性嘌呤生成增加，尿酸的生成增加。植物蛋白如进食豆腐后，血尿酸水平虽有所升高，但因肾脏对尿酸排泄也同时增加，并不增加痛风发生的危险性。痛风合并糖尿病的患者可以进食牛奶、奶酪、鸡蛋，因为它们富含必需氨基酸，嘌呤含量极少，对痛风发作影响较小。每天一杯酸奶可以降低糖尿病发生风险 18%。烹调用油应选择含多不饱和脂肪酸丰富的植物油如大豆油、菜籽油、亚麻籽油等。对于痛风合并糖尿病的患者要戒烟限酒，因酒类中啤酒最易诱发痛风，白酒其次，红酒最低，故可以适量饮用红酒，但每日饮用量应 ≤ 150ml。

3. 蔬菜和水果　既是碱性食物又能供应丰富的维生素且富含膳食纤维，特别是可溶性膳食纤维，有助于调节血糖。富含膳食纤维、叶酸和维生素 C 的蔬菜和水果对痛风患者也有保护作用。痛风合并糖尿病患者可食用一些淀粉含量少，同时又富含维生素 C 及偏碱性的蔬菜如芹菜、油菜、白菜、卷心菜、茄子等。可以食用一些含糖量少同时降低尿酸的水果，如樱桃、猕猴桃、草莓等，但均应该在血糖控制良好的前提下食用，某些含果糖较多的水果如苹果、芒果、榴莲也应限制量的摄入，因果糖可以增加体内的尿酸池，使血尿酸水平升高，诱发和加重痛风，其引起血尿酸升高的作用强于白酒，与啤酒相当。

4. 饮水　痛风合并糖尿病患者要多饮水，日饮水量不应少于 2000ml，对于痛风急性期更应该达到 3000ml 以上，但是合并糖尿病的患者应避免进餐时饮水。因痛风急性发作多发生在末梢循环差的区域，而糖尿病的微血管并发症也易发生在四肢末端，使末梢微循环障碍进一步加重，可能会诱发痛风发作，因此患者应穿温暖及宽松的鞋袜，注意局部保温及改善血液循环。

（二）运动

1. 运动方式　运动是糖尿病治疗的"五架马车"之一，但对于痛风合并糖尿病的患者更应合理选择运动时机和运动方式，否则将诱发痛风或加重糖尿病。为促进疼痛的缓解，痛风的急性期严禁运动，高尿酸血症状态下，不建议运动，否则易诱发痛风。对于痛风合并糖尿病的患者，在血尿酸水平处于正常状态下，主张有氧运动，适量运动。常见的运动方式有步行、慢跑、游泳、爬楼梯、骑自行车、打乒乓球、跳舞、打太极拳等。但是运动的同时要注意对痛风受累关节的保护，适量的运动有利于减少关节炎症和退行性骨关节病，但是过量运动可加重痛风受累关节的损害，究竟何为适量的运动呢？笔者的体会是根据个人体质，周身发热或出微汗即可，同时运动时要注意对自我的保护，预防低血糖，随身携带糖果、饮料、身份卡片，以便别人施救，穿着舒适。运动方式宜多样，并定期进行疗效评价。

2. 痛风合并糖尿病患者运动的意义　①糖尿病和痛风均为代谢综合征的重要组成部分，适量运动有利于减重。运动后肌肉摄取葡萄糖的能力增加，胰岛素受体数量及结合力上升，受体后作用如琥珀酸脱氢酶的活性增强，糖的利用改善；肌肉内葡萄糖转运蛋白及转运蛋白的 mRNA 含量增加，这些均有利于减轻胰岛素抵抗，增加胰岛素敏感性，预防和改善包括高尿酸血症、高血压、冠心病、肥胖、糖耐量减低等疾病。②运动锻炼可以改善血尿酸及血脂代谢。运动锻炼可以提高肌肉脂蛋白酯酶的活性，使肌肉更多地利用脂肪酸、降低极低密度脂蛋白胆固醇，升高高密度脂蛋白胆固醇，改善高三酰甘油血症，有利于心脑血管疾病及痛风的防治。③运动给患者带来自信及生活的乐趣，户外运动呼吸新鲜空气被称为绿色疗法，可以使人神清气爽，消除焦虑，增强信心，提高工作效率及生活质量。

3. 下列情况不适合运动　①痛风的急性发作期或糖尿病并发急性感染期、肺结核活动期、糖尿病酮症酸中毒；②糖尿病合并严重心脑血管及肾脏疾病；③病情严重的糖尿病患者在空腹时禁止运动，清晨未注射胰岛素时禁止运动，以免发生糖尿病酮症酸中毒；④应用预混胰岛素如诺和灵 30R 和优泌乐 25 在午餐前尽量少运动，因为预混人胰岛素本身容易发生餐前低血糖，运动易导致低血糖的发生。

（三）教育

对患者采取集中宣教的方式，是单向的知识传输过程，忽视了患者年龄、文化、身体条件的个体差异，且很难调动患者积极性，教育效果不太明显。而个体化教育因人施教，根据不同患者情况进行不同内容、不同层次的健康教育，贴近患者自身实际情况，易于接受。个体化教育有利于糖尿病合并痛风患者控制各项生化指标和自我管理能力。

（四）中医药对糖尿病合并痛风的治疗

在中医学中并无糖尿病合并痛风这个病名，就其症状而言将其归属为"痹证""消渴""历节"等范畴。糖尿病合并痛风主要是由于嗜食膏粱厚味、甘美滋腻之品，损伤脾胃，使脾失健运，聚湿成痰所致助湿生痰化浊，浸润于肌肤及四肢关节，流注于经络与血脉之中，从而阻碍气机，致血行不畅，形成瘀血。痰浊瘀血相互搏结，可化浊化毒，伤及血脉筋骨，损害脏腑，动脉硬化血管变化等多种慢性并发症的发生。多数人将其辨证分为两端，实者多为湿热痰浊内蕴，或血瘀夹湿；虚者多为气虚、脾肾或肝肾不足。糖尿病合并痛风的基本病机较复杂，现多认为其根本病机在于本虚标实，肾气虚不能通调水道而致脾肾功能失调，脾运失健，助湿生痰，气血壅结，气滞血瘀，痰湿内停，致痰湿瘀浊内蕴，使实愈实、虚愈虚、虚实交错，最终形成本虚标实之证。中医常用以下治法：①补肾健脾、祛瘀泄浊法；②健脾化浊消瘀法；③祛湿化瘀通络：主要有二降汤、加味四物汤、痛风定。目前中医学对糖尿病合并痛风已经有了一定的认识，但因无统一的诊断、证型、疗效标准，在临床科研设计上缺乏随机、单盲或双盲对照或大量前瞻多中心大样本双盲对照研究，疗效缺乏一定的可信性和说服力。因此，有关糖尿病合并痛风中医理论的建立还需要继续努力。

（成志锋　夏　楠　许金梅）

第三节　痛风与血脂异常

一、流行病学

原发性高尿酸血症患者常伴有肥胖、血脂异常、高血压、糖代谢异常等代谢综合征的特征，代谢综合征患者多同时或先后出现高尿酸血症，它们之间互为因果。原发性高尿酸血症与代谢综合征其他组分间的内在联系已成为国内外学者关注的热点问题，对其早期干预和防治已成为代谢综合征防治的重要组成部分。本章重点讨论原发性高尿酸血症及痛风与血脂异常的关系。

随着生活水平的提高，高尿酸血症及血脂异常的患病率均有所升高。高尿酸血症与血脂异常尤其是高三酰甘油血症常伴发。高尿酸血症与高三酰甘油血症呈显著正相关，与胆固醇的相关性报道不一，与高密度脂蛋白呈弱负相关。流行病学调查显示，原发性高尿酸血症患者中有 53% 合并血脂异常；痛风患者中有 75%～84% 合并高三酰甘油血症，且三酰甘油升高程度与血尿酸水平呈正相关。有资料显示，约有 2/3 高尿酸血症伴高三酰甘油血症，高三酰甘油血症患者 60%～80% 伴高尿酸血症（包括无症状高尿酸血症）。

二、发病机制

血脂异常和高尿酸血症是代谢紊乱的重要标志，二者在遗传和病理机制上密切相关。早在 1975 年，Bansal 证实血尿酸水平和血脂异常有关，两者可明显增加心血管疾病危险。高尿酸血症易合并血脂异常的机制尚不清楚，目前发现的机制包括：①血清中高水平的尿酸可降低脂蛋白脂酶活性，使三酰甘油分解代谢受限，引起血中三酰甘油水平升高；②高水平的尿酸可促进三酰甘油在肝脏中合成；③血清中高水平尿酸可促进低密度脂蛋白的氧化和脂质的过氧化，从而导致动脉粥样硬化的发生；④血脂代谢分解产生的酮体阻碍血尿酸的排泄，间接地使血尿酸水平增高；⑤脂代谢紊乱可引起肾动脉硬化，使肾血流减少，使尿酸盐从肾脏排泄减少。

（一）高尿酸血症与三酰甘油

临床发现高尿酸血症易伴发血脂异常，尤其是高三酰甘油血症。即使在健康人群中，血尿酸水平与血三酰甘油水平也呈正相关。Nakamura H 研究表明，高尿酸血症与高三酰甘油血症呈显著相关性，而与高胆固醇血症相关性不明显。三酰甘油在 1998 年后已明确为冠心病的独立危险因素。但由于三酰甘油易受饮食、生活习惯及其伴随疾病的影响，临床医师对其重视程度远低于对胆固醇的关注。研究发现，富含三酰甘油的脂蛋白与富含胆固醇的脂蛋白可通过脂质交换机制取得平衡。三酰甘油通过脂质间的交换机制，影响低密度脂蛋白胆固醇的大小、分型及比例。当血液中三酰甘油浓度升高时，低密度脂蛋白胆固醇生成增加，高密度脂蛋白胆固醇浓度降低，形成高三酰甘油、高低密度脂蛋白胆固醇、低高密度脂蛋白胆固醇的现象。

尿酸和三酰甘油分别属于不同的代谢通路，对于两者可能存在相互影响的机制，目前有几种不同的解释。①游离脂肪酸代谢途径：三酰甘油由甘油分子中 3 个羟基被脂肪酸酯化形成，其降解生成的部分游离脂肪酸再酯化进入其他组织的过程中，会加速三磷腺苷（ATP）的利用率。高水平的三酰甘油将引起更多的游离脂肪酸生成和利用，加速 ATP 的分解，使尿酸生成增加；②磷酸戊糖代谢途径：过多的游离脂肪酸可促进尿酸的从头合成过程。在 5- 磷酸核糖生成磷酸核糖焦磷酸的过程中，通过还原型烟酰胺腺嘌呤二核苷酸磷酸 / 烟酰胺腺嘌呤二核苷酸磷酸（NADPH/NADP）的共同代谢通路导致高尿酸血症。同时 NADPH 的氢也是脂肪合成所需要氢原子的来源，磷酸戊糖代谢的增强可促进脂肪合成，引起血三酰甘油升高。③影响三酰甘油代谢的酶：高尿酸血症可能会减少三酰甘油代谢相关酶的数量或降低其活性，从而引起血三酰甘油水平升高。例如，研究发现血清中脂蛋白脂酶升高者血尿酸水平升高更显著，升高的脂蛋白脂酶可能导致血尿酸清除障碍，而体内尿酸水平的增高可导致脂蛋白脂酶活性降低，三酰甘油分解减少，从而使血中三酰甘油水平升高。但对于尿酸和脂蛋白脂酶的确切关系还有待进一步研究。此外，两者均与饮食结构、生活习惯密切相关，高脂肪、高嘌呤饮食是高三酰甘油血症与高尿酸血症的共同原因。

（二）高尿酸血症与总胆固醇

对我国台湾省的 586 名 65 岁以上老年人的调查发现，老年人中高胆固醇血症和高尿酸血症密切相关，但两者之间的联系还有待于进一步研究。近年来，非高密度脂蛋白胆固醇（non-HDL-C）成为医学界关注的新脂蛋白目标，non-HDL-C 是指除高密度脂蛋白以外的所有脂蛋白胆固醇的总和。流行病学研究证实，非高密度脂蛋白胆固醇是一个比低密度脂蛋白胆固醇更好的冠心病的预测指标。而高尿酸血症作为冠心病的独立危险因素，对评估非高密度脂蛋白胆固醇与之相关的联系具有重要意义。Juan Xu 等的研究发现，非高密度脂蛋白胆固醇是仅次于三酰甘油的与高尿酸血症联系最密切的脂代谢指标。但是，目前尚无足够的临床或循证医学研究证据证实高尿酸血症与总胆固醇之间具有明确相关性。

（三）高尿酸血症与载脂蛋白

近年来，有关代谢相关基因及代谢综合征的研究日渐深入，很多研究发现脂质代谢异常与尿酸代谢有相关性，人们把目光转移到载脂蛋白（apolipoprotein, Apo）上，其中 ApoE 是研究最多的。Cardona F 等对 68 例痛风患者和 50 名正常对照人群进行研究，发现 ApoE 不同基因型与肾分泌尿酸盐的能力相关，痛风患者肾尿酸排泄减少可能是由于高水平的极低密度脂蛋白和 ApoE2 等位基因介导。Tinahones 等的研究表明，在进食了低热量饮食后，三酰甘油和极低密度脂蛋白水平均相应下降，同时肾尿酸排泄增加，而在停止低热量饮食后极低密度脂蛋白水平上升，肾尿酸排泄减少。这些均表明高尿酸血症和血脂异常相互关联，而高水平极低密度脂蛋白和肾尿酸排泄减少密切相关，其具体的分子机制有待于进一步研究。

（四）高尿酸血症与高密度脂蛋白胆固醇

关于高尿酸血症与高密度脂蛋白胆固醇的关系目前尚无定论。研究发现，韩国男性血尿酸水平与高密度脂蛋白胆固醇呈显著负相关，但这种现象在韩国女性中不明显。但无论男性患者还是女性患者，血尿酸水平均随着代谢综合征组分及腹型肥胖程度的增加而显著增加。在我国，不同地区、民族间对于高尿酸血症与高密度脂蛋白胆

固醇的研究结果不一，在对山东沿海地区居民的研究中发现，无论男性还是女性，高密度脂蛋白胆固醇水平随着血尿酸水平的增加而降低；而在哈萨克族中两者却呈正相关；但两者与生活在新疆地区的汉族人群呈负相关。目前，对国内近 10 年高尿酸血症与代谢综合征组分关系的荟萃分析未得到高密度脂蛋白胆固醇与血尿酸相关的阳性结果，两者之间的关联尚需要进一步的临床和流行病学研究。

三、临床特点

高尿酸血症伴发血脂异常可发生于不同性别、年龄的人群，多数患者无明显症状和异常体征，两者多于常规血液生化检查时被发现。患者因痛风就诊时，常可发现合并血脂异常。

高尿酸血症和血脂异常可作为代谢综合征的组分，与肥胖症、高血压、冠心病、糖耐量异常或糖尿病等疾病同时存在或先后发生。临床应注意筛查。高尿酸血症及痛风的临床表现在相关章节已有描述，本章不做赘述。本章重点描述血脂异常临床表现。

（一）黄色瘤、早发性角膜环和脂血症眼底改变

典型的血脂异常病例，可因脂质局部沉积引起黄色瘤。通常表现为局限性皮肤隆起，颜色可为黄色、橘黄色或棕红色，多呈结节、斑块或丘疹形状，质地柔软，最常见的部位是眼睑周围扁平黄色瘤。早发性角膜环出现在 40 岁以下，多伴有血脂异常。严重的高三酰甘油血症可产生脂血症眼底改变。

（二）动脉粥样硬化

脂质在血管内皮沉积引起动脉粥样硬化，引起早发性和进展迅速的心脑血管和周围血管病变。某些家族性血脂异常可于青春期前发生冠心病，甚至心肌梗死。严重的高胆固醇血症有时可出现游走性多关节炎。严重的高三酰甘油血症可引起急性胰腺炎，应予以重视。

四、治疗

高尿酸血症和血脂异常都是高血压和心脑血管疾病的独立危险因素，两者共同存在加重了疾病的发展，因此在治疗时应两者兼顾。

（一）治疗目标

1. **高尿酸血症及痛风防治目标**　2019 年中国高尿酸血症与痛风诊疗指南推荐，高尿酸血症治疗目标为：无合并症者血尿酸 < 420μmol/L，伴合并症时血尿酸 < 360μmol/L；合并血脂异常的高尿酸血症干预治疗切点：血尿酸水平 ≥ 480μmol/L。

2. **血脂异常防治目标**　治疗血脂异常最主要的目的在于防治缺血性心脑血管疾病，《中国成人血脂异常防治指南（2016 年）》建议见表 11-3-1。

（二）生活方式改变

生活方式的改变是治疗痛风伴血脂异常的基础，是药物治疗的前提。主要内容包括：①控制体重，维持健康体重（BMI：20.0 ～ 23.9kg/m²），有利于血脂控制；②身体活动，建议每周 5 ～ 7d，每次 30min 中等强度代谢运动；③戒烟；④限制饮酒。

血脂异常治疗性生活方式改变的基本要素见表 11-3-2。

（三）药物治疗

高尿酸血症及血脂异常药物治疗均有相应的指南推荐，本章不再赘述。考虑到联合用药不但加重患者的经济负担，而且增加了药物的不良反应，因此应在取得相同疗效的前提下，尽可能减少药物种类。调脂药物贝特类和他汀类都能在调节血脂异常的同时促进尿酸的排泄，对高尿酸血症合并血脂异常的患者可以选用这两种药物。

1. **贝特类**　贝特类调脂药是目前临床上常用的调脂药物之一，作用机制是激活过氧化物酶体增殖物激活受体 α，增强脂蛋白脂酶的作用，使血中富含三酰甘油的乳糜微粒及低密度脂蛋白加速降解，降低血中三酰甘油水平，进而减少血液中小而密的低密度脂蛋白。

具体用法用量：非诺贝特普通剂型 100mg 每日 3 次口服，或微粒化制剂 200mg 每日 1 次口服；苯扎贝特 200mg 每日 3 次口服。主要不良反应为胃肠道反应；少数出现一过性肝转氨酶和肌酸激酶升高，如明显异常应及时停药；可见皮疹、血白细胞减少。贝特类能增强抗凝血药物作用，两药合用时需要调整抗凝血药物剂量。禁用于肝肾功能不良者及儿童、孕妇、哺乳期妇女。

2. **他汀类**　他汀类调脂药是降低 ASCVD 风险的一线调脂药物，可以减少致命性和非致命性 ASCVD 事件和总死亡率。属于羟甲基戊二酰辅酶 A（HMG-CoA）还原酶抑制剂，可逆性竞争抑制 HMG-CoA 还原酶，阻断细胞内羟甲戊酸代谢途

表 11-3-1　不同 ASCVD 风险人群调脂治疗的目标值

危险等级	LDL-C	非 -HDL-C
低危、中危	< 3.4mmol/L（130mg/dl）	< 4.1mmol/L（160mg/dl）
高危	< 2.6mmol/L（100mg/dl）	< 3.4mmol/L（130mg/dl）
极高危	< 1.8mmol/L（70mg/dl）	< 2.6mmol/L（100mg/dl）

表 11-3-2　治疗性生活方式改变的基本要素

要素	建议
限制使 LDL-C 升高的膳食成分	
饱和脂肪酸	<总热量的 7%
膳食胆固醇	< 300mg/d
增加能降低 LDL-C 的膳食成分	
植物固醇	2 ～ 3g/d
水溶性纤维素	10 ～ 25g/d
总热量	调节到能够保持理想体重或减轻体重
体力活动	保持中等强度锻炼，每天至少消耗 200kcal 热量

注：《中国成人血脂异常防治指南（2016 年）》推荐。

径，使细胞内 TC 合成减少，从而反馈性刺激细胞膜表面（主要为肝细胞），LDL 受体数量和活性增加，使血清 TC 清除增加、水平降低。他汀类药物主要降低血清 TC 和 LDL-C，是治疗高 LDL-C 血症的首选药物。此外，其还具有抗炎、免疫调节和保护血管内皮细胞的作用。

具体用法用量：阿托伐他汀 10～80mg 每日 1 次口服，普伐他汀 10～40mg 每日 1 次口服，洛伐他汀 10～80mg 每日 1 次口服，瑞舒伐他汀 5～20mg 每日 1 次口服。目前临床应用的他汀类不良反应较轻，少数患者出现腹痛、便秘、失眠、转氨酶升高、肌肉疼痛、血清肌酸激酶升高，极少数严重者发生横纹肌溶解而致急性肾衰竭。长期应用他汀类药物有增加新发糖尿病的风险。然而，他汀类药物降低心血管风险的益处远远超过上述不良反应的风险。他汀类与贝特类合用时可增加药物不良反应，联合用药时应小心。不宜与环孢素、雷公藤、环磷酰胺、大环内酯类抗生素及吡咯类抗真菌药等合用。儿童、孕妇、哺乳期女性和备孕的女性不宜服用。

五、预后

高尿酸血症与痛风是终身性疾病，肾功能损害及关节畸形者，经有效治疗可维持正常的生活和工作。急性关节炎和关节畸形会严重影响患者的生活质量，若有肾功能损害者常预后不良。血脂异常经积极的综合治疗，预后良好。

六、预防

普及健康教育，提倡均衡饮食，增加体力活动及体育运动，预防肥胖，避免不良生活习惯，并与肥胖症、糖尿病、心血管疾病等慢性病防治工作的宣教相结合，以降低痛风伴血脂异常的发病率。

（孙婧雪　陈海冰）

第四节　痛风与肥胖症

一、流行病学

随着人民生活水平的不断提高，生活方式和饮食结构发生了巨大改变，高尿酸血症（HUA）和痛风的患病率也逐年升高。血清尿酸水平升高不仅能导致痛风的发生，其与动脉粥样硬化、高血压、糖尿病、肥胖等也显著相关。

肥胖是高尿酸血症的危险因素，痛风好发于超重或肥胖患者中，70% 的痛风患者体重超重 15% 以上。研究发现，我国长沙地区超重及肥胖人群血尿酸水平显著增高，高尿酸血症的患病率在超重和肥胖组中达到 27.4%，是理想或轻体重者的 2 倍和 3.4 倍。The Framingham Study 纳入 5209 名受试者，随访 32 年后发现，痛风患者 BMI 水平与对照组相比明显增高，即使在校正了年龄因素后，这种现象依然存在。The Johns Hopkins Precursor Study 纳入了 1337 名年轻的医学生，调查发现肥胖及青年时期体重过度增加是导致痛风的危险因素之一，35 岁时 BMI 的水平与痛风的发生紧密相关（RR=1.12，P=0.02）。另有一项持续 12 年的前瞻性研究发现，BMI $>$ 25kg/m^2 的人群中痛风的发病风险明显增加；个体 BMI 水平的增加也会导致痛风的发病风险增加，并且呈剂量 - 效应关系。对 10 项前瞻性研究（包括 27 944 例痛风患者和 215 739 例对照）的荟萃分析表明：BMI 每增加 5kg/m^2，痛风风险就会增加 5%。早在 20 世纪 70 年代就有研究报道，减轻体重可以降低临床痛风的发生风险，通过控制饮食，体重减轻 4～22kg 可使血尿酸水平降低 0.8mg/100ml。另有报道，肥胖男性在不减轻体重的情况下，饮食、酒精、利尿剂等生活方式的干预是没有明显获益的。肥胖的痛风患者接受减重手术后，血尿酸水平明显降低，甚至低于目标治疗水平；即使在停用降尿酸药患者中这种现象依然可以观察到。2004 年和 2009 年青岛大学附属医院痛风课题组对山东沿海常驻居民（2004 年：5004 人；2009 年：6382 人）进行了两次大规模原发性高尿酸血症和痛风流行病学调查。通过调查明确了山东沿海地区高尿酸血症和痛风的患病率及危险因素，研究结果显示，超重者男性伴高尿酸血症的比例为 23.74%，女性为 11.27%，肥胖者男女比例分别为 34.33% 与 20.58%。而高尿酸患者中肥胖的发生率也较高，男性占 26.55%，女性占 55.57%。

研究发现，血尿酸水平升高可影响肥胖的发生发展，还会改变肥胖患者的代谢状态。湘雅大学对 6912 例受试者进行了回顾性分析，发现在调整混杂因素后，高尿酸血症患者出现"代谢正常 / 超重""代谢异常 / 体重正常"和"代谢异常 / 超重"的 OR 值分别为 1.86（95%CI：1.42 ～ 2.45；$P <$ 0.000 1）、2.3（95%CI：1.44 ～ 3.66；P=0.000 5）和 3.15（95%CI：2.34 ～ 4.24；$P <$ 0.000 1）。血尿酸水平每增加 10 个单位，"代谢正常 / 超重""代谢异常 / 体重正常"和"代谢异常 / 超重"表型的 OR 分别增加 6%[OR：1.06（1.05 ～ 1.07），$P <$ 0.000 1]、5%[OR：1.05（1.03 ～ 1.07），$P <$ 0.000 1]和 11%[OR：1.11（1.10 ～ 1.13），$P <$ 0.000 1]。

高尿酸血症、痛风与原发性高血压、2 型糖尿病、冠心病、脂代谢异常、肥胖症等疾病密切相关，可先后出现。高尿酸血症是以上疾病的独立危险因素。同时，降低体重、血脂、血压及血糖后，血尿酸水平也有不同程度的下降。体重与血尿酸呈正相关，肥胖症可通过多种机制影响尿酸代谢，使尿酸生成增多，排泄减少。

二、发病机制

目前，关于痛风伴肥胖症的发病机制的研究报道较少，痛风和肥胖同属于代谢性疾病，均与饮食结构、生活方式密切相关。痛风是由于尿酸排泄减少和（或）生成增多导致的疾病，是嘌呤代谢的异常状态。在嘌呤代谢过程中，尿酸生成的同时可产生大量自由基，同时促进低密度脂蛋白的氧化和脂质的过氧化，导致血脂异常。另外，胰岛素抵抗、瘦素、抵抗素和内脂素等可能与肥胖导致的高尿酸血症相关。

（一）胰岛素抵抗

研究发现，痛风伴肥胖症的患者胰岛素抵抗发生率约为 66%。目前发现的胰岛素抵抗引发高尿酸血症的机制包括：①血胰岛素水平升高。高胰岛素水平可刺激肾脏近端小管上皮细胞刷状缘，促进尿酸盐阴离子和钠离子交换，增加尿酸的重吸收，减少尿酸的清除，从而导致血尿酸升高。②糖代谢异常。在胰岛素抵抗状态下，糖酵解的中间产物向 5- 磷酸核糖及磷酸核糖焦磷酸转移，导致血尿酸增加。③脂肪合成异常。胰岛素

抵抗还可增加肝的脂肪合成，导致嘌呤代谢紊乱，使血尿酸水平增高。痛风患者多伴有高尿酸血症，高尿酸血症可引起内皮源性 NO 减少和内皮功能损伤，进而导致胰岛素抵抗的发生。同时，NO 水平降低可减少血液流向骨骼肌，使葡萄糖吸收受损，加重胰岛素抵抗。高尿酸血症可直接作用于脂肪细胞，促使其发生炎症反应和氧化应激，同时减少脂肪细胞因子的产生，进而引起胰岛素抵抗的发生，使血尿酸水平进一步升高，痛风病情加重。可见，胰岛素抵抗是联系痛风与肥胖的中间桥梁，减轻痛风伴肥胖症患者体内的胰岛素抵抗将有利于痛风的治疗。

（二）瘦素的作用

瘦素与高尿酸血症、腰围、BMI、胰岛素水平呈显著正相关，可直接抑制肾小管对尿酸的排泄。瘦素还可下调神经肽 Y 而抑制食欲、减少进食，兴奋交感神经，引起血浆肾素 - 血管紧张素醛固酮系统的活性增高，导致肾血管收缩，肾血流减少，尿酸清除率下降，引起高尿酸血症。

（三）抵抗素和内脂素

抵抗素和内脂素是主要由内脏脂肪分泌的细胞因子。研究发现，即使是在正常体质量人群中，抵抗素与血尿酸水平也具有相关性。有研究表明，抵抗素可通过加重胰岛素抵抗引起血尿酸水平升高。

而关于内脂素与血尿酸水平关系的研究还不甚确切。有研究提出内脂素可通过促进内脏脂肪堆积而促进尿酸水平增高，但 Chen 等就内脂素与 MS 各组分之间关系的研究显示，内脂素仅与体质量呈负相关，未发现其与尿酸水平相关。

（四）内脏脂肪堆积

研究发现，内脏脂肪指数与高尿酸血症显著相关。肥胖患者游离脂肪酸增加，可导致甘油醛 -232- 磷酸脱氢酶（G232PDH）活性降低和 32- 磷酸甘油醛代谢延迟，5- 磷酸核糖向磷酸核糖焦磷酸（PRPP）进行的从头合成系统亢进，进而导致尿酸合成亢进，引起血尿酸升高。

（五）其他

痛风患者尤其是痛风性关节炎患者，由于尿酸盐结晶的析出，激活关节及关节周围巨噬细胞等炎症细胞，释放 TNF-α 和 IL-6，引起急性炎症反应。然而，肥胖本身可增加前炎症因子 TNF-α 和 IL-6 的产生，有学者提出，炎症状态可能也参

与了痛风伴肥胖症的发生，但具体机制还有待进一步研究。

三、临床特点

高尿酸血症与痛风患者常合并肥胖、高血压、血脂异常及糖尿病等。肥胖尤其是腹型肥胖会加重痛风的病情，并常伴有脂肪肝、高脂血症、高血压、2型糖尿病及心血管疾病等。

肥胖症是能量摄入超过能量消耗，导致体内脂肪积聚过多，达到危害健康程度的一种多因素引起的慢性代谢性疾病。其特征是能量摄入与消耗的不平衡及体重增加。目前，还没有准确而又简便、实用的身体脂肪量测定法，一般采用体重指数（BMI）来判定肥胖。目前，世界卫生组织（WHO）和美国国立卫生研究院的肥胖判定标准是将BMI分成5个级别进行定义：BMI < 18.5kg/m² 为体重过轻，18.5 ～ 24.9kg/m² 为正常体重，25.0 ～ 29.9kg/m² 为超重，≥ 30kg/m² 为肥胖，≥ 40 为病态肥胖，有关国际肥胖研究专家建议将亚太地区人群的肥胖标准定义为 BMI ≥ 25kg/m²，将 BMI ≥ 23kg/m² 定义为超重。2004 年中华医学会糖尿病学分会制订了我国代谢综合征标准，超重和（或）肥胖标准为 BMI ≥ 25kg/m²。2022 中国居民肥胖防治专家共识建议分别采用 BMI < 28.0kg/m² 和 24.0kg/m² ≤ BMI < 28.0kg/m² 诊断成人肥胖和超重。由于亚洲人体内脂肪的组成、分布及其与心血管危险因素的关系不同于欧美人群，同样 BMI 水平的亚洲人有更高的脂肪比例和更多的内脏脂肪。因此，有学者建议，作为独立的代谢组成分和心血管疾病预测因子，脂肪组织分布检测指标应使用腹围或腰围，比 BMI 更为敏感。2022 中国居民肥胖防治专家共识建议采用男性腰围 ≥ 90.0cm、女性腰围 ≥ 85.0cm 诊断中心性肥胖。

痛风合并肥胖患者心脑血管疾病发生率和病死率均明显增加。多项研究资料表明，高尿酸血症或痛风合并肥胖的患者易并发冠心病、高血压、脑卒中、2 型糖尿病，严重影响患者的寿命和生活质量。临床上对于痛风或高尿酸血症合并肥胖的患者，需要更加积极地进行患者教育，控制饮食，减轻体重，给予相应疾病的治疗，改善预后。

四、治疗

（一）治疗原则

痛风伴肥胖症的治疗原则为控制饮食、合理运动、减轻体重。在积极降尿酸治疗的基础上，可联合应用减肥药物，效果不好可考虑减重手术。

（二）降尿酸治疗

可参考普通的临床痛风治疗措施。

（三）应用减肥药物治疗

对于运动治疗和饮食控制减重效果不理想的可考虑应用药物辅助减重，使原体重减轻 5% ～ 10%，并保持减重后维持体重不反弹，使降尿酸、降血压、降血糖、调脂药物能更好地发挥作用。目前在全球范围内正式获准临床应用的抗肥胖药物主要有安非他酮、氯卡色林、芬特明/托吡酯、奥利司他、利拉鲁肽等。但目前在我国，获得国家药品监督管理局批准的有肥胖治疗适应证的药物只有奥利司他。

奥利司他通过抑制胃肠道脂肪酶发挥作用，主要不良反应为胃肠道不适。可用于 18 岁及以上成人肥胖和体重超重患者的治疗。可在餐食或餐后 1h 内口服 0.12g，若该餐不进食或食物中不含脂肪，该餐可不服用奥利司他。

（四）手术治疗

对于 BMI 过高、运动治疗和饮食控制效果不佳者，可选择减重手术。

（孙婧雪　陈海冰）

第五节　痛风与下丘脑垂体疾病

痛风是由尿酸盐晶体沉积于关节腔内外等结构而引起的，其发生是遗传和环境因素共同作用的结果。多项流行病学研究显示，痛风的患病率在世界范围内呈逐年上升趋势，目前我国痛风的患病率为 1% ～ 3%，而英国及美国人群中原发性痛风的患病率分别达到了 3.23% 和 3.9%。已有多项研究证实，痛风与胰岛素抵抗、高血压、高血糖、脂代谢紊乱等密切相关，可累及全身多个器官，导致多器官、多系统损伤。

下丘脑是人体神经-内分泌高级调节中枢，

在维持人体内环境稳定和神经 - 内分泌功能方面起着十分重要的作用。下丘脑的神经细胞具有激素分泌功能，与水和电解质平衡、能量代谢、摄食、生殖、免疫、应激、疾病等生命活动的关系十分密切。其神经系统与性腺、肾上腺、甲状腺、胃、肠、胰、心血管、肾脏等通过神经激素、神经递质和神经调质在功能和形态上联系起来，组成各种调节轴和调节系统。腺垂体合成和分泌生长激素（GH）、泌乳素（PRL）、促甲状腺素（TSH）、促肾上腺皮质激素（ACTH）、黄体生成素（LH）、卵泡刺激素（FSH）等 10 余种激素，这些激素组成数条调节轴，受下丘脑 - 垂体和外部环境因素的影响，调节机体内分泌代谢功能和应激适应功能。

目前关于痛风与下丘脑垂体疾病之间的关系研究较少，有研究显示痛风 / 高尿酸血症与甲状腺、性腺、肾上腺均有关联，而上述腺体不是独立存在的，均受下丘脑 - 垂体 - 靶腺轴的影响。

一、痛风 / 高尿酸血症与下丘脑 - 垂体 - 甲状腺轴的作用机制

尿酸是人体内源性和外源性嘌呤代谢的终产物，已有多项研究表明，甲状腺功能与嘌呤核苷酸代谢之间有显著相关性（具体可参见痛风与甲状腺疾病章节）。甲状腺功能受下丘脑 - 垂体 - 甲状腺轴调节系统的影响，一方面，下丘脑通过释放促甲状腺素释放激素（TRH）刺激腺垂体分泌促甲状腺激素（TSH），TSH 刺激甲状腺滤泡增生，合成及分泌甲状腺激素（TH）；另一方面，当血液中 TH（FT_3、FT_4）达到一定水平后又负反馈抑制 TSH、TRH 的分泌。

有研究认为，高尿酸血症可抑制 TRH 的分泌，引起 TH 分泌减少；另外，可通过影响腺垂体上的腺苷受体功能而导致 TSH 水平异常，进而导致垂体 - 甲状腺系统功能异常。高尿酸血症还可促使瘦素基因表达增加，导致高瘦素血症，而瘦素可通过作用于下丘脑 - 垂体 - 甲状腺轴影响甲状腺激素的分泌。Isozaki 等研究亦显示瘦素可以抑制 TSH 诱导的甲状腺功能。

二、痛风 / 高尿酸血症与下丘脑 - 垂体 - 性腺轴的作用机制

性激素是维持人类性征和生育能力的关键激素，主要受下丘脑 - 垂体 - 性腺轴影响。随着高尿酸血症（HUA）患病率的不断攀升，性激素与高尿酸血症之间的关联引起了国内外学者的广泛关注。国内外多项研究均已证实，无论男性还是女性高尿酸血症患者，性激素水平低下患病率均较正常人群显著升高（具体可参见痛风与性腺疾病章节）。

血尿酸具体通过哪些机制对性腺功能产生影响尚不清楚，程晓宇等研究发现，HUA 患者中代谢综合征（MS）所占比例高达 52.1%，而胰岛素抵抗作为 MS 的中心环节，在不同群体中均发现与睾酮水平呈负相关。既往研究提出，胰岛素抵抗降低游离睾酮的机制可能为：一方面，胰岛素抵抗可能通过减少下丘脑促性腺激素的释放而导致睾酮减少；另一方面，胰岛素抵抗可以直接影响睾丸 Leydig 细胞睾酮分泌。肥胖（尤其腹型肥胖）已被确认是男性性腺功能障碍的危险因素，肥胖对睾酮水平影响可能的机制，除了肥胖状态易合并胰岛素抵抗，从而影响机体分泌促性腺激素释放激素（GnRH）、睾酮外，还可能与腹型肥胖患者体内局部糖皮质激素增多，对下丘脑 - 垂体 - 肾上腺轴具有抑制作用，进而导致性激素水平下降。此外，长期高尿酸血症患者，尿酸盐结晶在睾丸等生殖器官沉积并导致功能障碍，可能是性激素水平下降的另一原因。2013 年，Mumford 等观察健康青年女性（平均 BMI 24.1kg/m²，尿酸总体水平不高且波动较小）月经周期中血尿酸的波动，发现血尿酸在卵泡期最高，黄体期最低，与雌激素和孕酮水平成反比，与 FSH 呈正相关。性激素与尿酸代谢互为影响，具体的作用机制有待进一步挖掘。

三、痛风 / 高尿酸血症与下丘脑 - 垂体 - 肾上腺轴的作用机制

下丘脑 - 垂体 - 肾上腺轴是应激反应最重要的系统之一，各种内、外刺激兴奋下丘脑室旁核神经元，合成及分泌促肾上腺皮质素释放素（CRH），通过垂体门脉系统运送至垂体前叶，刺激促肾上腺皮质激素（ACTH）释放，ACTH 作用于肾上腺皮质，从而合成、分泌糖皮质激素。糖皮质激素几乎作用于全身各个器官，以维持内环境稳定，并反馈抑制下丘脑、垂体分泌 CRH、ACTH。

ACTH 长期以来被用于治疗痛风，尤其是

难治性痛风患者，治疗非常有效，有报道显示 ACTH 治疗痛风的反应率为 77.9% ~ 100%，治疗中仅有少量副作用，如高血糖、低钾血症和水肿，且均为轻微副作用。ACTH 在治疗急性痛风性关节炎的作用机制尚不完全清楚，过去认为的假设是 ACTH 仅通过触发肾上腺释放内源性类固醇激素来发挥作用。然而，随着研究的进展，显示 ACTH 作为黑皮质素蛋白质中的一员，具有多种抗炎和免疫调节特性，能够刺激巨噬细胞上的黑皮质素受体并下调痛风炎症。具体来说，是通过与巨噬细胞表明的 MC3 受体结合，阻断 NF-κB 信号通路，抑制前炎症因子的释放，增加抗炎因子 HO-1 和 IL-10 水平，从而发挥抗炎作用。其他肾上腺相关激素与痛风／高尿酸血症之间的关系，可参见痛风与肾上腺疾病章节。

四、其他

垂体瘤是颅内的常见肿瘤，其中以来自腺垂体瘤占大多数，根据其有无合成和分泌激素的功能，分为功能性垂体瘤（激素分泌性垂体瘤）和无功能性垂体瘤。垂体瘤可通过分泌激素异常或占位效应等影响体内多种激素的水平及功能，从而引起一系列临床症状。王芳等通过回顾性分析 2012—2018 年在首都医科大学附属北京天坛医院内分泌科住院治疗的 76 例肢端肥大症患者的临床资料，分析得出，尿酸与 IGF-1、IGF-1 指数、HOMA-IR、TG 及收缩压呈正相关（r=0.491、0.341、0.372、0.240 和 0.266，$P < 0.01$ 或 < 0.05），与 HDL-C 呈负相关（r= $-$ 0.367，$P < 0.01$）；校正年龄、性别、病程、BMI 因素后，尿酸仍与 IGF-1 和 IGF-1 指数呈正相关（r=0.352 和 0.318，

$P < 0.01$）。国内另一项横断面研究显示，在身材矮小的儿童和青少年患者中，IGF-1 与血尿酸水平存在非线性相关性。

垂体生长激素瘤通过生长激素的过度分泌及 IGF-1 的升高可以影响机体代谢的各个方面，同时患有高血压、高血糖、血脂异常及心血管疾病的情况显著增加。生长激素作为胰岛素拮抗激素，它的过多分泌可以导致脂肪及骨骼肌的胰岛素抵抗。高尿酸血症与代谢综合征及其各组分有着显著相关性，胰岛素抵抗作为代谢综合征的关键发病环节，与血尿酸水平显著相关，互为因果。国外一项为期 15 年的随访研究结果显示，高尿酸血症患者出现胰岛素抵抗的风险明显升高，尿酸升高导致胰岛素抵抗可能与高尿酸能够增加胰岛 B 细胞各个时相胰岛素的分泌有关。而长期高胰岛素血症可以作用于肾近端小管，增加尿酸的重吸收，减少尿酸的清除，导致血尿酸水平升高。

目前有关肢端肥大症生长激素和 IGF-1 水平升高对尿酸代谢影响的研究较少，相关的影响机制有待进一步挖掘。

五、总结与展望

下丘脑 - 垂体疾病本身为少见病，且病情多复杂，既往很少有人关注其与痛风／高尿酸血症的关系。随着高尿酸血症发病率的升高及更多作用机制的挖掘，发现痛风／高尿酸血症可累及全身各个器官，对人体多组织、多器官均有不利影响。下丘脑 - 垂体疾病与高尿酸血症或痛风的确切关系亟待更多的流行病学研究或更深入的基础研究来证实。

（班 博 张 梅）

第六节 痛风与性腺疾病

性腺功能与痛风、高尿酸血症（HUA）相互影响，HUA 是性腺功能减退的危险因素，性腺功能减退时常伴血清尿酸水平的异常，二者之间的关系尚未完全阐明。

一、痛风、HUA 对性激素的影响

多项研究表明，HUA 已成为男性性腺功能减退症的重要危险因素。国内研究发现男性 HUA 患

者常合并性腺功能减退，其中血尿酸、体重指数（BMI）、腰围、HOMA-IR、三酰甘油是性腺功能减退的危险因素。2013 年，Mumford 等关注了健康青年女性（平均 BMI 24.1kg/m²，尿酸总体水平不高且波动较小）月经周期中血尿酸的波动，发现血尿酸在卵泡期最高，黄体期最低，与雌激素和孕酮水平成反比，与 FSH 呈正相关。Mukhin 等研究了 107 例原发性痛风患者，发现男性痛

风患者的脑垂体 - 性腺系统失衡，表现为孕酮分泌过多，睾酮和雌二醇分泌受抑。这可能是由于 HUA 调节下丘脑的激素分泌，导致促卵泡激素生成减少，进而限制了雌激素的生成。

勃起功能障碍（ED）是指性交时阴茎无法勃起或维持勃起来满足性生活的需要，病程 > 3 个月。痛风是 ED 的独立危险因素之一，英国的人群研究显示，与没有痛风的人群相比，痛风患者并发 ED 的相对风险增加了 31%。中国台湾一项纳入 70 529 例男性患者的回顾性队列研究发现，痛风男性并发 ED 的概率是无痛风男性的 1.21 倍。动物实验的研究发现高尿酸血症可能通过减少海绵体组织内皮型一氧化氮合酶（eNOS）、磷酸化一氧化氮合成酶（p-eNOS）与神经元型一氧化氮合酶蛋白（nNOS）的表达，同时增加活性氧（ROS）的表达使男性勃起功能受损。

二、性激素对痛风和血尿酸水平的影响

研究表明绝经前女性血尿酸水平明显低于绝经后女性，男性高尿酸血症更多见。结合绝经前、后女性及绝经前女性与同龄男性的性激素水平，推测雌激素水平或雌激素受体异常可能是导致绝经后女性高尿酸血症的重要原因。李梦兰等研究发现单纯高尿酸血症患者外周血雌二醇、雌激素受体（ER）α、ERβ、G 蛋白偶联受体（GPR）30 的表达水平降低，提示雌激素及其受体可能与 HUA 的发生发展有关。最近的一篇文献报道，在青春期，雌二醇与循环尿酸并不呈负相关，青春期循环尿酸的性别差异与青春期男孩中较高的睾酮和较低的性激素结合球蛋白有关。

周京国等研究表明，血清睾酮水平在痛风急性期和非急性期患者均显著低于健康对照组，而在痛风急性期显著低于非急性期。外周血单个核细胞的雄激素受体 mRNA 和蛋白的表达水平在痛风组均显著低于健康对照组。体外细胞研究发现用不同浓度的雌二醇或睾酮培养人肾小管上皮细胞株 48h 后，采用实时 PCR 检测人尿酸盐转运子 mRNA 的相对表达量，研究发现随雌二醇浓度的增加，人肾小管上皮细胞尿酸盐转运子 mRNA 表达水平明显增高。

总之，不同性激素水平人群中血尿酸水平存在差异，推测性激素对尿酸代谢有潜在的影响，需要更多的基础和临床研究进一步探究性激素影响血尿酸的机制。

三、激素替代治疗对痛风、HUA 的影响

目前针对激素替代对血尿酸水平的研究结论尚有争议。Sumino 等分析了使用雌、孕激素替代方案的日本绝经后女性的 sUA 水平，发现基线 HUA 组女性治疗后的 sUA 平均值明显下降，而尿酸正常组女性中未观察到此变化。推测雌激素水平对尿酸的影响可能存在一定的阈值，一定浓度的雌激素即可对尿酸代谢产生保护和调控作用，更高的雌激素水平不能进一步降低尿酸。目前尚不能直接推测对尿酸和机体代谢产生作用的雌激素浓度范围。

在对性别认同障碍人群中的研究发现，睾酮替代治疗 3 个月后血清尿酸升高，有睾酮剂量依赖性趋势。高尿酸血症的发病在接受高剂量治疗组中更为普遍。推测血清尿酸升高至少部分归因于睾酮替代治疗后肌肉质量的增加。

动物实验发现给实验性高尿酸血症的大鼠注射外源性雄激素治疗可使嘌呤代谢正常化和激素稳态。性激素的作用并不仅仅局限于尿酸浓度。性激素通过调节促炎细胞因子的产生和相应的信号通路来影响体内的炎症过程。雄激素缺乏可导致肥胖和代谢紊乱，促进痛风的发展和过程。

（刘凤静　陈海冰）

第七节　痛风与肾上腺疾病

一、流行病学

随着生活水平的不断提高，人民的生活方式和饮食结构也发生了巨大改变，痛风和高尿酸血症（HUA）的患病率也逐渐上升并呈现年轻化趋势。研究显示，不同种族中高尿酸血症的患病率为 2.6% ～ 36%，痛风的患病率为 0.03% ～ 15.3%。荟萃分析显示，中国高尿酸血症的总体患病率为 13.3%，痛风为 1.1%，而山东沿海高尿酸血症的患病率竟高达 18.14%，已然成为继糖尿病之后的

又一常见代谢性疾病。

痛风是一种单钠尿酸盐沉积所致的晶体相关性关节病,与嘌呤代谢紊乱、尿酸排泄减少所致的高尿酸血症直接相关,除了引起关节炎发作及关节畸形外,对全身各个器官均有不利影响。已有多项研究提示高尿酸血症/痛风与高血压、高血糖、脂代谢异常、慢性肾脏病及心脑血管疾病有关,但高尿酸血症/痛风与肾上腺疾病之间的相关研究却较少。张少玲等通过分析原发性醛固酮增多症(PA)和原发性高血压(EH)患者的血尿酸水平,得出 PA 患者尿酸水平显著低于 EH 患者($P < 0.01$),且高尿酸血症的 PA 患者与正常尿酸水平的 PA 患者之间尿微量白蛋白排泄率(UAER)、肌酐、尿素氮、eGFR 水平无显著性差异(均 $P > 0.05$)。动物实验表明,儿茶酚胺可引起血尿酸(sUA)升高。也有研究显示,在慢性应激状况下,肾上腺素(E)水平上升,并伴有血尿酸(sUA)升高。李亚茹等针对大学生血尿酸与儿茶酚胺(肾上腺素、去甲肾上腺素、多巴胺)的相关研究显示,大学生血浆肾上腺素水平升高与高尿酸血症的发生有关($P < 0.05$),且女生中血 E 与 sUA 的相关性较强。临床中很多顽固性痛风患者,由于长期不当使用激素抗炎镇痛治疗,出现继发性肾上腺皮质功能减退症,甚至肾上腺危象,严重影响生活质量,甚至威胁生命。因此应给予高度重视,并积极精准地治疗。

二、发病机制

肾上腺是人体重要的内分泌器官,由肾上腺皮质和髓质两部分组成,主要分泌多种激素,对维持正常的生理功能起重要的调节作用。肾上腺皮质占肾上腺总体积的 80% ~ 90%,分泌的激素主要为类固醇激素。根据皮质细胞的形态结构、排列、血管和结缔组织结构等特征,又可将皮质分为球状带、束状带和网状带三个区带。球状带位于被膜下,比较薄,约占皮质总体积的 15%,主要合成盐皮质激素。束状带是皮质中最厚部的部分,约占皮质的 78%,主要合成糖皮质激素。网状带位于肾上腺皮质最内层,约占皮质总体积的 7%,主要合成类固醇激素。肾上腺髓质由皮质包围,约占双侧肾上腺体积的 10%,由嗜铬细胞和神经突触组成,主要合成及分泌儿茶酚胺。髓

质细胞可分为两类,一类为肾上腺素细胞,颗粒内含肾上腺素,约占肾上腺髓质儿茶酚胺储备的 85%;另一类为去甲肾上腺素细胞,颗粒内主要含去甲肾上腺素。

体内血尿酸水平取决于尿酸生成和排泄之间的平衡,而肾脏对尿酸的排泄主要经过肾小球滤过、近端肾小管重吸收、分泌和再吸收 4 个步骤,任何原因导致嘌呤合成代谢增强、尿酸产生过多或尿酸排泄减少均可引发高尿酸血症。

(一)高尿酸血症/痛风与醛固酮增多症

肾上腺皮质球状带主要表达醛固酮合酶(CYP11B2),催化醛固酮合成,并主要受肾素-血管紧张素系统的调节。醛固酮是人体内最重要的盐皮质激素,主要作用于肾脏远曲小管和皮质集合管,增加钠重吸收,促进钾排泄。因此醛固酮增多症通过强的保钠机制,造成机体有效血容量扩张,肾小球灌注与滤过增多,导致尿酸经肾脏滤过、排泄增加,从而降低血尿酸水平。因为长期排钾增多,常合并有失钾性肾病,出现肾近曲小管损伤及功能障碍,使尿酸重吸收减少,而导致血尿酸水平下降。另外,原醛症的患者,尽管严重失钾,但远曲小管中 Na^+-K^+ 交换仍被促进,Na^+-H^+ 交换则被抑制,肾小管泌氢减少,故呈碱性尿或弱碱性尿,从而使尿酸水平进一步下降。Namba 等研究测得 PA 患者尿尿酸排泄明显增高,提示 PA 患者较低的血尿酸水平与排泄增加有关。因此,推测血尿酸与醛固酮增多症可能存在负相关,具体机制有待进一步研究。

(二)高尿酸血症/痛风与皮质醇增多症

束状带主要表达 11β-羟化酶(P450C11,CYP11B1),催化皮质醇合成,并主要受 ACTH 的调节。皮质醇作为主要的糖皮质激素,通过抑制巨噬细胞 GM-CSF 表达而抑制氧化型 LDL 所诱导的巨噬细胞功能。糖皮质激素可提高肌肉对儿茶酚胺的敏感性,促进乳酸生成。乳酸与尿酸竞争排泄,使肾小管分泌尿酸受到抑制,从而导致血尿酸浓度增高。皮质醇增多症常伴有高胰岛素血症,已知胰岛素有促进肾脏对尿酸的重吸收作用,另外高胰岛素血症可导致肾血流量减少,尿酸清除率下降,从而影响尿酸排泄。糖皮质激素可抑制局部炎症反应,抑制血管活性物质的活性,抑制前炎症因子和炎症因子的释放,有预防和缓

解急性痛风发作的作用，是否可推测这部分肾上腺疾病患者（如皮质醇增多症）易合并高尿酸血症，但鲜有痛风发作。二者之间具体的关联机制有待进一步研究证实。

（三）高尿酸血症/痛风与嗜铬细胞瘤

嗜铬细胞瘤是来源于肾上腺髓质和肾上腺外嗜铬组织的肿瘤，它作为神经内分泌肿瘤，主要分泌儿茶酚胺（CA），即肾上腺素（E）、去甲肾上腺素（NE）和多巴胺（DA）。CA 几乎影响体内每个组织和器官，它通过细胞膜上的特异受体，发挥调节心血管及代谢等生理学效应。比如，嗜铬细胞瘤分泌大量 CA 可引起高血压、糖代谢功能障碍、脂代谢功能紊乱等，进而对多个脏器造成损伤。NaKamuraH 等临床研究表明高尿酸血症与高三酰甘油呈显著相关性，而高血糖、高血压等与血尿酸之间也被多项研究证实存在相关性（见痛风与糖尿病、痛风与高血压等章节）。有研究显示，儿茶酚胺引起高尿酸血症（HUA）是通过 β 肾上腺素受体介导的，但未阐明其引起 HUA 的具体机制。因为嗜铬细胞瘤比较少见，与高尿酸血症/痛风之间的关联研究尚未见报道，具体机制也并不清楚。

三、治疗原则

随着新型降尿酸药物的问世，痛风患者因为严重过敏反应或肾衰竭死亡的病例明显减少。一些经典的降压、降脂、降血糖等药物也被挖掘出更多的作用机制，兼顾降尿酸作用。高尿酸血症/痛风合并肾上腺疾病的治疗应互相兼顾，综合治疗，不能顾此失彼。

（一）高尿酸血症/痛风的治疗原则

详见前面相关章节。

（二）合并醛固酮增多症的治疗原则

醛固酮瘤的根治方法为手术切除，特发性增生者手术效果不佳，首选药物治疗。若合并高尿酸血症/痛风，可选择兼有降尿酸作用的降压药物，如氨氯地平、西尼地平、氯沙坦等。

（三）合并皮质醇增多症的治疗原则

对于垂体肿瘤或肾上腺肿瘤引起的皮质醇增多症，手术治疗仍是首选。皮质醇增多症患者易合并血糖、血脂等代谢紊乱，若合并高尿酸血症，可选择兼有降尿酸作用的降血糖、降脂药物，如 α-糖苷酶抑制剂、二肽基肽酶 4 抑制剂、胰岛素增敏剂、钠-葡萄糖协同转运蛋白 2 抑制剂、非诺贝特、阿托伐他汀钙等。

（四）合并嗜铬细胞瘤的治疗原则

明确诊断并影像学定位的嗜铬细胞瘤，手术切除是首选方案。但术前应使用 α 受体阻滞剂控制血压，并减轻心脏负荷，同时注意扩容治疗。

四、预防

对于肾上腺疾病患者，需注意筛查血尿酸水平，警惕合并高尿酸血症，避免手术诱发痛风发作，不利于后续治疗。治疗过程中，注意综合管理，使血压、血糖、血脂、血尿酸等综合达标，患者全面获益。

（班　博　张　梅）

第八节　痛风与骨质疏松症

随着现代生活方式的变化与人口老龄化进程加速，骨质疏松和高尿酸血症患病率不断上升，是影响我国中老年人群的重要健康问题，并且这两种疾病可共存，已成为亟待解决的公共卫生问题。

骨质疏松症（osteoporosis，OP）是一种以骨量降低和骨组织微结构破坏为特征、导致骨脆性增加和易发生骨折危险的全身性疾病，可分为原发性和继发性两型，原发性骨质疏松症又分为绝经后骨质疏松症（Ⅰ型骨质疏松症）和老年性骨质疏松症（Ⅱ型骨质疏松症），为老年人常见病，近年来发病人数呈上升趋势，其发生除与年龄、性别、种族、饮食习惯、钙吸收不良、性激素减少、维生素 D 缺乏、甲状旁腺激素增高、吸烟、饮酒等因素有关外，近年的研究还发现氧化应激及炎症反应参与了骨质疏松的发生。骨质疏松症通常被认为是一种骨骼疾病。然而，最近的研究表明，这种病理涉及整个肌肉骨骼系统，并且与脂肪代谢的改变密切相关，因此也与脂肪酸的改变有关。

高尿酸血症和骨质疏松症均为表现在骨骼、神经肌肉系统上的代谢性疾病，为老年常见病。在人群中尤其是老年人群中，高尿酸血症与骨质疏松症常合并出现，两者之间是否存在关联，存在何种关联，各家报道不一，现将国内外学者对该问题的有关认识阐述如下。

一、流行病学

（一）在正常高水平下，尿酸作为骨质流失的保护因子

尿酸（UA）是人血浆中主要的抗氧化剂，其清除血清中自由基能力在 60% 以上。血清尿酸在正常生理范围内作为一种抗氧化剂，以防止骨质流失和骨质疏松。康科德男子健康和老龄化项目（CHAMP）是一项针对老年男性的大型横断面研究，平均 UA 值为（366±78）μmol/L。报道的血清尿酸水平超过 360μmol/L 与血清尿酸（sUA）低于 360μmol/L 相比，所有骨骼部位的骨密度更高，即使在调整了年龄、体重指数、钙、完整甲状旁腺激素、血清 25- 羟维生素 D 浓度和双膦酸盐等因素后。此外，血清尿酸水平的增加也与较低的骨质疏松患病率有关。在同一研究中，sUA 与尿中 1 型胶原蛋白氨基末端交联末端肽 NTX-1（破骨细胞，骨吸收的生物标志物）浓度呈负相关，但在 1 型胶原蛋白氨基末端前肽 P1NP（成骨细胞，骨形成的生物标志物）中未见与其相关。同样，在 470 名平均血清 UA 值为（280±60）μmol/L 的日本女性中，较高的血清 UA 水平与脊柱骨密度呈显著正相关。另一项针对绝经前后妇女的研究显示，血清尿酸值为（258±60）μmol/L，血清尿酸值较高的妇女经过 9.7 年的随访，UA 水平在基线时所有骨骼部位的骨密度都更高，骨丢失率更低。男性骨质疏松性骨折（MrOS）研究是一项更大的病例队列、前瞻性研究，旨在了解血清尿酸与 65 岁以上男性骨折风险之间的关系。本研究表明，基线血清 UA 每升高 1 个 SD，非脊柱骨折发生率降低 18%，髋部骨密度随血清 UA 水平呈线性升高，尽管髋部骨折发生率与血清 UA 水平无关。

第一个研究血尿酸（sUA）、骨密度（BMD）、骨质疏松和骨折之间可能关系的荟萃分析，涉及 55 859 名受试者，重点关注血清尿酸和骨代谢相关参数。研究表明，血尿酸水平与骨密度之间存在很强的独立关联，对于血尿酸水平较高的参与者，其发生骨质疏松（或在前瞻性研究中发生骨折）的比例和风险显著降低，它们基本上证实了高尿酸水平和高骨密度之间的关系。提出一些假设来解释高 sUA 水平和高骨密度之间的显著关联，从而降低骨质疏松的存在。

简而言之，一些研究表明尿酸对骨骼健康有益，生理浓度的尿酸被认为是一种有效的抗氧化因子，可以防止氧化应激导致的骨质流失和骨质疏松。① UA 是一种有效的氧化压力的清除剂，如超氧化物、羟基自由基和最有效的氧化剂过氧亚硝酸盐。氧化应激已被证实可以下调成骨细胞的形成和骨形成，减弱骨骼重塑，是骨质疏松的一个危险因素。几种抗氧化剂，如维生素 C、维生素 E、超氧化物歧化酶和谷胱甘肽过氧化物酶也能改善骨质量，降低骨折风险。sUA 的抗氧化特性还可以防止自由基对血管、心脏和神经元的损伤。② sUA 水平与身体质量指数直接相关，而身体质量指数似乎与 BMD 值显著相关。最后，研究发现高水平的血尿酸与较低的骨吸收标志物和 25（OH）D 水平相关，但从一些研究（也包括这项荟萃分析中）中发现，sUA 水平较高的受试者会导致肾功能恶化和血清甲状旁腺激素水平升高，这是骨质疏松和骨折的两个众所周知的危险因素。因此，需要进一步研究来更好地阐明这些因素的混杂效应。

（二）尿酸是高尿酸血症和痛风患者骨质流失的危险因素

尿酸在骨质疏松的发病机制中起着重要作用。心血管健康研究（CHS）是一项以人群为基础的、针对 65 岁以上社区居住成年人的纵向研究，研究显示血清尿酸与男性髋部骨折显著相关，而与女性无关。在校正包括 BMI 在内的协变量后，高尿酸血症导致男性髋部骨折的风险增加了 60%。如果血清 UA > 480μmol/L，髋部骨折的风险显著升高。护士健康研究纳入了 103 799 名长期随访的女性（手腕骨折：14 年；髋部骨折：22 年），有痛风发作史的患者髋部骨折风险增加 38%，而腕部骨折风险未达到显著性。

中国的人口横断面研究发现女性痛风患者发生低创伤性骨折的风险增加（OR=2.00；95%CI：1.12 ～ 3.56）但是男性患者未发现这一现象（OR=1.30；95%CI：0.58 ～ 2.88）。中国台湾纵向健康保险数据库结果提示痛风与骨折风险增加有关（aHR=1.17；95%CI：1.14 ～ 1.21）（LHID）。在

这些研究中对生活方式特征、共病和药物进行了综合调整，但没有对皮质类固醇的使用进行调整。在一项来自中国台湾 LHID 数据的独立队列研究中，痛风与轻微增加的骨质疏松风险相关（aHR=1.20；95%CI：1.06～1.35），相比之下，调整皮质类固醇使用后，美国的研究发现痛风与非椎体骨折（aHR=0.98；95%CI 0.85～1.12）或髋部骨折（aHR=0.83；95%CI：0.65～1.02）之间未发现相关性，英国的脆性骨折（aHR=0.97；95%CI：0.92～1.02）亦无相关性。痛风与骨质疏松、不同部位骨折和易感因素（如皮质类固醇的使用）之间的详细联系需要进一步研究。

二、尿酸致骨量丢失的病理生理学

骨重塑是修复受损骨和维持矿物骨止血的必要过程。骨重塑单元是一组通过破骨细胞和成骨细胞不断调整骨骼微结构的细胞。破骨细胞与成骨细胞的偶联受多种偶联因子的紧密控制，如核因子 κB 配体受体激活因子（receptor activator of nuclear factor kappa-B ligand，RANKL）和骨保护素（osteoprotegerin，OPG），无翼/整合（Wnt）信号和信号量配体。当耦合紊乱时，骨吸收和骨形成之间的平衡被破坏，导致骨丢失。

骨重塑是一个终身的过程，旧骨通过骨吸收从骨骼中去除，新骨通过骨形成取代。骨重塑单元包括破骨细胞（OC）、成骨细胞（OB）和骨细胞。骨重塑过程可分为 6 个阶段：静止、激活、再吸收、逆转、形成和矿化。正常情况下，骨重塑过程的长度约为 200d，骨松质的重塑周期较骨皮质长。甲亢和甲状旁腺功能亢进症的骨重塑持续时间缩短，而动力性骨病或骨软化等低骨转换疾病的骨重塑持续时间更长。

RANKL 介导的信号通路调节破骨细胞的分化和活化，1, 25（OH）D、甲状旁腺素（parathyroid hormone，PTH）和 IL-6 可诱导成骨细胞表达 RANKL。RANKL 受体称为 RANK，在破骨细胞祖细胞中表达，促进破骨细胞分化成熟。巨噬细胞集落刺激因子（M-CSF）是促进破骨细胞增殖和分化的另一个重要因素，它在成骨细胞中组成性表达。OPG 是一种抑制因子，通过干扰 RANKL 与 RANK 的结合，抑制破骨细胞分化和活化。

生理浓度的 UA，在人血浆中约 0.5nmol/L，UA 能增加脂质体和 LDL 的氧化作用，这是由过氧亚硝酸盐攻击的最终产物，尤其是氨基羰基自由基促进的。值得注意的是，UA 与过氧亚硝酸盐反应产生自由基，而这些自由基又与过氧亚硝酸盐反应产生自由基，形成链式反应。此外，细胞外尿酸的抗氧化性能会受到细胞膜脂质层产生的疏水条件的阻碍，被氧化的脂质可以借助铜将尿酸转化为氧化剂。UA 在氧化剂和抗氧化剂之间的转移与 LDL 氧化早期形成的脂质氢过氧化物的有效性有关。在分化的小鼠脂肪细胞和人皮下原代脂肪细胞中，UA 显著增加 ROS 的产生。UA 还可以直接提高细胞内 NAPHD 氧化酶活性，增加细胞内超氧化物的生成。过氧亚硝酸盐的产生有助于炎症反应，通过诱导脂质过氧化破坏组织。超氧化物和过氧亚硝酸盐均可诱导破骨细胞脱离，并对破骨细胞产生抑制作用。干扰素 -γ 诱导后，人小梁骨成骨细胞的硝基酪氨酸产量增加，这意味着人成骨细胞中炎症细胞因子受到刺激后产生过氧亚硝酸盐。添加过氧亚硝酸盐可降低人小梁骨成骨细胞的分化和增殖。所有这些结果表明，细胞内高 UA 水平代表高炎症和氧化应激，通过干扰破骨细胞和成骨细胞的活动，促进骨丢失的发展。氧化应激和抗氧化之间的失衡影响骨重塑，导致骨质疏松。氧化应激抑制 MC3T3-E1 前成骨细胞分化及其矿化能力。Bai 等证明氧化应激通过 ERK 和 ERK 依赖的 NF-κB 激活抑制兔骨髓基质细胞的成骨细胞分化。值得注意的是，过氧化氢或黄嘌呤氧化酶处理增加细胞内氧化应激可促进血管成骨细胞分化，但会降低骨成骨细胞分化。使用抗氧化剂妥洛克斯和吡咯烷二硫代氨基甲酸酯（PDTC）可逆转上述效应。已证实破骨细胞含有 NADPH 氧化酶，而超氧化物的原位产生与骨吸收活性有关。通过透射电镜观察，超氧化物也被定位在破骨细胞界面和褶边间隙之间。黄嘌呤和黄嘌呤氧化酶系统产生的超氧化物增加了颅骨骨器官培养中新的破骨细胞的生成和骨吸收活性，提示骨中产生的相邻自由基可以促进破骨细胞的形成。此外，过氧化氢还以浓度依赖性的方式促进破骨细胞的形成，从而增加骨吸收。

在急性痛风性关节炎发作中，滑膜液中针状尿酸钠结晶和中性粒细胞浸润是其发病机制的特点。吞噬作用后 MSU 通过人单核细胞诱导 NLRP3 炎性小体和释放促炎细胞因子，如 IL-1、TNF-α、IL-6、IL-8，炎症细胞因此被招募，主要是中性粒细胞进入关节间隙，开始痛风性炎症发作。硫氧还蛋白（thioredoxin-inter acting protein，TXNIP）是一种将氧化应激与炎症小体激活联系起来的蛋白，其主要功能是抑制硫氧还蛋白（thioredoxin），而硫氧还蛋白是一种氧化还原蛋白。虽然 MSU 诱导 ROS 激活时 TXNIP 的表达，导致 TXNIP 从氧化硫氧还蛋白中分离，并允许 TXNIP 与 NLPR3 结合。一旦 NLPR3 被激活，caspase-1 活性增加，进而产生 IL-1β。这一途径可被别嘌醇阻断，从而缓解 ROS 水平。

炎症细胞因子的产生与骨细胞活性高度相关。白细胞介素 -1（IL-1）作为骨吸收的重要激活因子，与 RANKL 信号通路协同促进破骨细胞祖细胞增殖分化。成骨细胞产生的 IL-1 可诱导成骨细胞更多的 RANKL 表达，而骨髓细胞产生的 IL-1 可促进破骨细胞祖细胞形成破骨细胞。IL-6 在破骨细胞分化中具有积极作用，其间接作用是通过增加成骨细胞中 RANK 的表达，从而激活破骨细胞中 RANKL 下游通路，包括活化 B 细胞的 NF-κB JNK 和 p38。尽管成骨细胞上可溶性 IL-6 受体的表达在炎症等特定条件下会上调，IL-6 增加成骨细胞中 RANKL 的表达，从而增加破骨细胞的骨吸收。肿瘤坏死因子 -α（tumor necrosis factor-α，TNF-α）是炎症发生的关键因素，可促进其在巨噬细胞、骨髓基质细胞上 RANKL 和基质细胞上 M-CSF 的表达。RANKL 和 M-CSF 的产生都是其作用机制，TNF-α 刺激炎症性关节炎破骨细胞分化和活性。TNF-α 诱导的破骨细胞的骨吸收可在 IL-1 的存在下进一步促进，两者都是炎性骨病的重要因素。

炎症因子和氧化应激都会刺激破骨细胞的活性，抑制成骨细胞的功能，从而导致骨丢失。别嘌醇和氧嘌呤醇均可通过抑制黄嘌呤氧化酶活性来治疗高尿酸血症和痛风，从而减少黄嘌呤向 UA 的转化。别嘌醇和氧嘌呤醇增加成骨细胞分化，随后增加骨形成。但是，别嘌醇和氧嘌呤醇对破骨细胞的形成和活性没有影响。别嘌醇和氧嘌呤醇抑制 XO 可降低血清 UA，从而恢复 UA 对成骨细胞的抑制作用。同时，XO 抑制剂可以减少 UA

代谢过程中 ROS 的产生，其不利于成骨细胞分化和骨矿化。

三、尿酸对维生素 D 代谢的影响

一些研究强调了尿酸对维生素 D 代谢的影响。UA 可直接抑制 1α- 羟化酶在肾脏近端小管中的表达，从而降低高尿酸血症大鼠的 1,25(OH)D 浓度。非布司他治疗可逆转这一现象。在同一项研究中，用于降解 25（OH）D 或 1,25（OH）D 的 24- 羟化酶，在高尿酸血症大鼠中表达增强。在接受别嘌醇治疗以降低血清 UA 水平后，慢性肾衰竭患者的血清 1,25（OH）D 水平上升了 20% 以上。在绝经后的中国汉族妇女中，高尿酸血症与维生素 D 不足（VDD，25- 羟维生素 D < 30ng/ml）和最低四分位 25- 羟维生素 D 水平的血清 UA 水平高于最高四分位组。同样，在慢性肾病（CKD）3 期患者中，血清 UA 水平与维生素 D 水平呈负相关。VDD 和高尿酸血症之间的联系可以通过尿酸抑制肝蛋白来假设。同样，在慢性肾脏病（CKD）3a ～ 5 期患者中，血清 UA 水平与维生素 D 水平呈负相关。VDD 与高尿酸血症之间的联系可能是 UA 抑制肝 25- 羟基化或 PTH 诱导的 ABCG2 在肠和近端肾小管中的下调，从而导致高尿酸血症。

四、尿酸与 PTH 水平间的关系

Chen 等根据全国健康与营养调查数据得出结论发现血清 UA 与甲状旁腺激素（PTH）水平升高呈正相关，尤其是在估计的肾小球滤过率（GFR） < 60ml/（min·1.73m^2）时。UA 的增加与 PTH 的增加平行，甲状旁腺激素最高四分位的血清 UA 明显高于最低四分位的血清 UA。Yoneda 等证实原发性甲状旁腺功能亢进症（PHP）患者 UA 显著升高而甲状旁腺腺瘤切除后尿酸恢复正常。他们提出甲状旁腺激素可能会影响尿酸代谢，减少尿酸排泄。在一项横断面研究中，血清 PTH 水平与尿酸水平呈正相关，高尿酸血症患者与正常水平尿酸患者相比，其 PTH 显著升高。在接受甲状旁腺切除术治疗 PHP 后，术后随访中血清 UA 水平下降。特立帕肽是一种重组甲状旁腺激素，用于治疗骨质疏松症。绝经后妇女使用特立帕肽增加了高尿酸血症发作的发生率，且呈剂量依赖性，但痛风的发作没有达到显著性。事实上，甲状旁

腺激素增加 UA 的机制尚不清楚。Hisatomeetal 报道，近端肾小管尿酸转运减少可能导致 PHP 患者高尿酸血症。Ryusei 等报道 ABCG2 在肾近端小管和肠的表达均下调，这导致 UA 通过肾脏和肠的排泄减少。继发性甲状旁腺功能亢进症（SHPT）中使用 cinacalcet 进一步证实了甲状旁腺激素与尿酸之间的联系。cinacalcet 是一种钙感应受体变构激活剂，是一种抑制 SHPT 中甲状旁腺激素水平的新疗法。cinacalcet 能显著降低 SHPT 患者血清尿酸水平，且不影响肾功能。在同一研究中，患者在接受 cinacalcet 治疗 12 周后，SHPT 透析患者中血清 UA 水平下降，甲状旁腺激素降低。需要指出的是，血清 UA 增加甲状旁腺激素的影响是由于维生素 D 水平不足而增加的，因为 VDD 可以刺激甲状旁腺产生更多的甲状旁腺激素。高尿酸血症诱导的维生素 D 缺乏和甲状旁腺功能亢进可进一步加重 UA 相关骨丢失的骨重塑障碍，并显著增加骨折风险。

与中国台湾的研究相比，英国的临床实际研究数据链研究显示痛风发作与骨折无关，UA 降低治疗对长期骨折风险没有好处。同样，Basu 等报道，别嘌醇不能降低老年人髋部骨折的风险。

中国台湾的另一项研究表明高尿酸血症可以降低女性患骨质疏松症的风险，但对男性无效。保护的作用当血清尿酸水平 > 480μmol/L 时不再明显。2021 年中国的一项研究结果显示在调整混杂因素后，高尿酸血症与骨质疏松风险降低相关。按年龄和性别进行亚组分析，仅在老年妇女组有统计学意义。

五、遗传学研究

（一）*C677TMTHFR* 基因

C677TMTHFR 基因是 NADPH、亚甲基四氢叶酸还原酶（MTHFR）蛋白的编码基因，也可以直接简称为 MTHFR，它位于 1 号染色体 1p36.3 位置，全长 19.3kb，共有外显子 12 个，mRNA 全长 7105nt，编码 657 个氨基酸残基组成的蛋白。它存在 3 种基因型，即 CC、CT 和 TT型。MTHFR 的主要作用是在叶酸代谢通路中将 5，10- 亚甲基四氢叶酸转化为具有生物学功能的 5- 甲基四氢叶酸。5- 甲基四氢叶酸可以进一步进入甲基传递通路，通过同型半胱氨酸的重新甲基

化过程间接为 DNA 甲基化和蛋白质甲基化提供甲基，并且使血液中的同型半胱氨酸保持在一个低水平。此外，叶酸代谢通路的中间代谢产物在核苷酸合成过程中也有重要作用。

到目前为止，人们主要发现了 MTHFR 的 15 种多态性位点，其中比较重要的有 MTHFRC677T rs1801133、MTHFRA1298C rs1801131 和 MTRRA66G rs1801394。

1. MTHFRC677T 与 HUA　Zuo 等对 271 名日本老年男性的调查表明，血清尿酸水平升高者，携带 MTHFRrs1801133T 等位基因 TT 基因型检出率显著升高；韩国也有类似的研究，结果与 Zuo 等的研究一致。我国新疆维吾尔族的一项研究结果也发现，*MTHFR* 基因 T 等位基因在高尿酸血症患者中的分布频率高于对照组，并且 T 等位基因携带者的患病危险性是 C 等位基因的 1.619 倍。上述研究均认为，*MTHFR* 基因 C677T 的变异可能是高尿酸血症的一个危险因素。

Motti 等发现携带 *MTHFR* 基因 C677T 个体的血清同型半胱氨酸水平与血清尿酸水平平行。有研究发现，*MTHFR* 基因 C677T 的 T/T 型个体，其血清半胱氨酸的水平升高和血清尿酸之间存在强烈的关联，机制可能为：① MTHFR 的作用底物 5，10- 甲烯四氢叶酸参与了其他代谢，比如通过 10- 甲酰四氢叶酸参与嘌呤合成，最终使尿酸升高；② *MTHFR* 基因 C677T 的突变使血清同型半胱氨酸升高，造成内皮损伤和功能异常，刺激血管平滑肌细胞增生，破坏机体凝血和纤溶系统，影响脂质代谢等，从而导致肾血管动脉硬化或合并全身性血管疾病，减少尿酸的清除率，使血清尿酸水平升高。

2. MTHFRC677T 与骨质疏松　有研究显示，携带 MTHFRrs1801133T 等位基因（CT、TT 基因型）与骨质疏松性骨折发病风险增加有关；以我国安徽省女性人群为对象的研究显示，MTHFRT 等位基因女性携带者发生骨质疏松性骨折的风险与 CC 基因型相比显著增加，而还有研究进一步表明，携带 T 等位基因不仅显著增加女性发生骨质疏松性骨折的风险，也同样增加了男性的发病风险。

Mclean 等的研究表明，高水平的血清同型半胱氨酸被发现参与了骨质疏松性骨折的病理发生。

而 MTHFR 与同型半胱氨酸的代谢密切相关,其中,MTHFRC677 的 T 多态性改变可能导致 MTHFR mRNA 表达下降或缺失,使其翻译的蛋白质数量锐减,从而影响该酶的活性及稳定性,引起血浆中 5- 甲基四氢叶酸水平降低和同型半胱氨酸的堆积,从而致使血清同型半胱氨酸水平增加。因此,MTHFRC677T 可能是骨质疏松性骨折的一个危险因素。

(二) *APOE* 基因

APOE 即载脂蛋白 E,是一种多态性蛋白,其多存在于 CM、VLDL、LDL 和部分 HDL 中。APOE 是一种富含精氨酸的碱性蛋白,由 299 个氨基酸残基组成,分子量为 34145D。它不仅参与脂蛋白的转化代谢,决定个体血脂水平,还参与激活一些水解脂肪的酶类,参与免疫调节和神经组织的再生。人类 APOE 主要在肝脏和脑组织中合成,在其他一些组织,例如单核细胞中也有合成能力。APOE 基因位于人类 19 号染色体上(19q13.2),长 3.7kb,包含 4 个外显子和 3 个内含子。它有 3 种等位基因,即 ε2、ε3、ε4,可以组成 3 种纯合子(E2/2、E3/3、E4/4)和 3 种杂合子(E2/3、E3/4、E2/4)。

APOE 基因与 HUA *APOE* 基因与脂质代谢紊乱有密切关联。而 HUA 与脂代谢存在关联,并且相互促进。Darlington 和 Scott 等发现,HUA 患者血清三酰甘油和磷脂水平较正常人明显升高,Berkowitz 和 Frank 在 52% ～ 82% 的痛风患者中发现了血清高水平的三酰甘油。

在 APOE 的三种等位基因中,它们与 HUA 的关系各不相同。Moriwaki 等报道,在痛风合并高脂血症的患者中,APOE4 的频率远远高于仅患有高脂血症的患者;AlvimRO 的研究得出 APOE4 携带者患 HUA 的风险会增加的结论,从相反的角度证实了 Moriwaki 的研究结果。然而,Bazrgar 的研究得出了相反的结论,APOE 降低 SUA。此外,另有研究表明,痛风患者的 APOE 水平较正常人高,其中,APOE2 增高的程度最为明显。由于 HUA 是多种因素共同作用的结果,这些报道的差异可能和调查人群的种族不同、遗传异质性等有关,也可能和研究对象入选的标准不一致有关。

目前,APOE 对 sUA 作用的具体机制尚不明确,可能的机制有:① APOE 可能通过降低肾脏对尿酸盐的排泄,从而导致 HUA 的发生。有研究表明,同时患有 HUA 和高脂血症的患者比仅患有 HUA 患者的肾尿酸盐排泄率还要低,Cardona 等研究发现,痛风患者肾脏排泄尿酸盐的排泄率下降,由 APOE2 介导。② APOE 可以升高血清 CRP 的水平,而有流行病学调查研究发现,升高的 CRP 水平与 SUA 的升高相关联,但这其中的机制还需要进一步研究。

六、结语和展望

细胞外尿酸通过有效清除人血浆中的自由基而具有抗氧化特性,但这种好处可能会被细胞膜上的疏水脂质层所干扰。尿酸降解产生胞内自由基,与 NADPH 氧化酶相互作用进一步增强超氧化物。这种细胞内氧化应激与 UA 诱导的炎症细胞因子共同刺激破骨细胞骨吸收,抑制成骨细胞骨形成。尿酸还可抑制维生素 D 的产生,从而导致甲状旁腺功能亢进,通过抑制尿酸转运体 atp 结合盒亚家族 G 成员 2(ABCG2),从而减少肠和肾近端小管的尿酸排泄。在正常或高水平时,尿酸与降低骨密度和防止骨折有关。然而,在高尿酸血症或痛风性关节炎中,尿酸增加了骨折的风险,因为氧化应激和炎症细胞因子可以增加骨吸收和减少骨形成。维生素 D 缺乏及继发性甲状旁腺功能亢进可进一步增加尿酸诱导的骨质疏松症的骨吸收并加重骨丢失。

骨质疏松和高尿酸血症及痛风不仅都在骨骼肌肉系统上有相应的症状,而且它们之间同时还存在一些相同的易感基因,这两种疾病之间存在何种联系,目前还存在一定的争议。国际上一种观点认为正常偏高的尿酸有利于骨密度的维持,而高尿酸血症、痛风却容易造成骨丢失;而另一种观点则认为血尿酸水平与骨密度无明显相关性。然而,有些流行病学及临床研究结果恰恰相反。另外,究竟血尿酸是骨质疏松症发生的直接原因,还是血尿酸通过影响其他骨质疏松症独立危险因素来影响疾病的发生,仍然需要更大规模的流行病学研究及更深入的基础研究进行证实,这将对骨质疏松症的早期防治及制订新的治疗策略具有重要的理论和应用价值。

(柳 林 张晓娜)

参考文献

Atashi F, Modarressi A, Pepper M S. The role of reactive oxygen species in mesenchymal stem cell adipogenic and osteogenic difffferentiation:a review. Stem Cells Dev, 2015, 24:1150-1163.

Basu U, Goodbrand J, McMurdo M E T, et al. Association between allopur in oluse and hip fracture in older patients. Bone, 2016, 84:189-193.

Bergenfelz A, Bladstrom A, Their M, et al. Serum levels of uric acid and diabetes mellitus influence survival after surgery for primary hyperpara thyroidism:A prospective cohort study. World J Surg, 2007, 31:1393-1400.

Chhana A, Pool B, Callon K E, et al. Monosodium urate crystals reduce osteocytevi ability and indirectly promote ashiftinosteocyte function to wardsapro inflammatory and proresorptivestate. Arthritis Res Ther, 2018, 20:208.

Chin K Y, Nirwana S I, Ngah W Z W. Significant association between parathyroid hormone and uric acid level in men. Clin Interv Aging, 2015, 10:1377-1380.

Dalbeth N, Smith T, Nicolson B, et al. Enhanced osteoclasto genesis in patients with tophaceous gout:urate crystals promoteosteoclast development through interactions with stromal cells. Arthritis and rheumatism, 2008, 58(6):1854-1865.

Domazetovic V, Marcucci G, Iantomasi T, et al. Oxidative stress in bone remodeling: Role of antioxidants. Clin Cases Miner Bone Metab, 2017, 14:209-216.

Elnokeety M. Negative association between serum 25 hydroxyvitam ind and serum uric acid among stage35 chronic kidney disease patient. Ann Med Health Sci Res, 2018, 8;87-90.

Hui J Y, Choi J W, Mount D B, et al. The independent association between parathyroid hormone levels and hyperuricemia:an ational population study. Arthritis Res Ther, 2012, 14:R56.

Ishii S, Miyao M, Mizuno Y, et al. Association between serum uric acid and lumbarspine bone mineral density in peri-and postmenopausal Japanesewomen. Osteoporos Int, 2014, 25:1099-1105.

Kok V C, Horng J T, Wang M N, et al. Gout as a risk factor for osteoporosis:Epidemiologic evidence froma population-based longitudinal study involving108, 060 individuals. Osteoporos Int, 2018, 29:973-985.

Lane N E, Parimi N, Lui LY, et al. Association of serum uric acid and incidentnonspine fracturesinelderly men:The osteoporotic fracturesinmen(MrOS)study. J Bone Miner Res, 2014, 29:1701-1707.

Lee J, Kwon B C, Choi H G. Analyses of the relationship between hyperuricemia and osteoporosis. Scientific Reports, 2021, 11(1):12080-12087.

Li J Y, Lee J I, Lu CC, et al. Hyperuricemia and Its Association with Osteoporosis in a Large Asian Cohort. Nutrients, 2022, 14(11):2206-2215.

Lin K M, Lu C L, Hung K C, et al. The paradoxical role of uric acid in osteoporosis. Nutrients, 2019, 11(9):2111-2127.

Makovey J, Macara M, Chen J S, et al. Serum uric acid play saprotectiverole for bone lossinperi-and postmenopausal women:a long itudinal study. Bone, 2013, 52:400-406.

Mehta T, Bůžková P, Sarnak M J, et al. Serum urate levels and the risk of hipfractures:Data from the cardiovascular health study. Metabolism. 2015, 64:438-446.

Mody N, Parhami F, Sarafifian T A, et al. Oxidative stress modulate sosteoblastic differentiation of vascular and bone cells. Free Radic Biol Med, 2001, 31:509-519.

Orriss I R, Arnett T R, George J, et al. Allopurinol and oxypurinol promote osteoblast differentiation and increase bone formation. Exp Cell Res, 2016, 342:166-174.

Paik J M, Kim S C, Feskanich D, et al. Gout and risk of fracture in women:a prospective cohort study. Arthritis Rheumatol, 2017, 69:422-428.

Peng H, Li H, Li C, et al. Association between vitamind in sufficiency and elevated serum uric acid among middle-aged and elderly Chinese Han women. PLoS One, 2013, 8(4):e61159.

Sugimoto R, Watanabe H, Ikegami K, et al. Down-regulation of abcg2, aurateex porter, byparathyroid hormone enhance urate accumulation in secondary hyperparathyroidism. Kidney Int, 2017, 91:658-670.

Sultan A A, Whittle R, Muller S, et al. Risk of fragility fracture among patients with gout and the effect of urate-lowering therapy. CMAJ, 2018, 190:E581-E587.

Tzeng H E, Lin C C, Wang I K, et al. Gout increases risk of fracture:An ation wide population-based cohort study. Medicine, 2016, 95:e4669.

Yan DD, WangJ, Hou XH, et al. Association of serum uric acid levels with osteoporosis and bone turn over markers in a Chinese population. Acta Pharmacologica Sinica, 2018, 39:626-632.

Yokose K, Sato S, Asano T, et al. Tnf-alpha potentiate suric acid-induced interleukin-1beta(il-1beta)secretion in human neutrophils. Mod Rheumatol, 2018, 28:513-517.

第 12 章

痛风与其他关节炎

痛风是一种晶体性关节炎，目前已成为成年人最常见的炎性关节炎。其他炎性关节炎还包括类风湿关节炎、强直性脊柱炎、银屑病关节炎、骨关节炎及另一种晶体性关节炎假性痛风等，均由非感染性炎症引起，而与感染性关节炎相对应。炎性关节炎以关节反复发作的慢性炎症及结构破坏和功能障碍为特征，在临床表现、发病因素和诊治方面有较多关联，本章从发病机制、流行病学、临床特点及诊断、治疗要点阐述这几种常见炎性关节炎与痛风的关联，以帮助读者更好地理解痛风。此外，感染性关节炎，或称为化脓性关节炎，是感染性炎症引起的关节炎，病情进展迅速，与痛风颇为相似，本章也就其特点做一阐述，帮助读者更好地甄别此种关节炎。

第一节　痛风与假性痛风

假性痛风（pseudogout）指由焦磷酸钙（calcium pyrophosphate，CPP）二水晶体沉积引起的急性关节炎，因为与痛风发作的临床表现及发病机制类似而得名，均属于晶体相关性关节炎。假性痛风是老年急性单关节/寡关节炎最常见的病因。双水 CPP 晶体易于沉积在关节透明软骨，也可在纤维软骨、肌腱、韧带等无血管疏松结缔组织沉积，引起急、慢性炎症反应和相应临床表现，称为焦磷酸钙沉积病（CPPD），是最常见的与衰老相关的特发性疾病。CPPD 确切的发病率与患病率不清，但在发达国家呈上升趋势，可能与寿命延长和医源性低镁血症相关。老年 CPPD 的临床表现可类似痛风、感染性关节炎、骨关节炎、类风湿关节炎或风湿性多肌痛，亦可表现为不明原因发热，中轴关节（如寰枢椎）受累常作为神经系统功能紊乱和痛性颈部肿块的重要鉴别诊断。本节就 CPPD 发病机制、假性痛风的临床特征及诊断和治疗做一综述，并阐述其与痛风的关系。

一、发病机制

绝大多数 CPPD 是特发/散发的，但也有早发（55 岁以前发病）的家族性疾病。家族性 CPPD 与无机磷酸盐（PPi）多通道跨膜转运蛋白基因（ANKH）变异及胶原蛋白基因变异相关。散发病例为年龄相关，通常与核苷焦磷酸酶/磷酸二酯酶 1（ENPP1）活性增加和软骨细胞胞外 PPi 增多密切相关。此外，衰老的软骨细胞出现胰岛素样生长因子（IGF）抵抗，诱导软骨中间层蛋白（CILP）表达增加，CILP 是 CPP 最容易结合的蛋白，故而软骨中线部位是 CPP 晶体沉积最容易发生的部位。因此，在大多数患者中，CPPD 是一种系统性关节和软组织代谢紊乱，可能由线粒体功能受损引起的 ATP 和 PPi 代谢失调引起，与关节组织衰老和退行性骨关节病有关。

促进 CPPD 的环境因素可能包括膳食矿物质含量和体内调节因子铁、钙、磷和镁的储存，其下游效应包括调节甲状旁腺激素水平和参与 PPi 代谢的酶的催化活性。比如，在甲状旁腺功能亢进时，钙离子可作为共刺激因子促进 ENPP 活性，而甲状旁腺素可与软骨细胞受体结合，改变细胞基质成分和矿化，最终促进 CPP 晶体沉积。

CPP 晶体主要通过两个机制引起急、慢性炎症反应和组织损伤。①一些沉积在软骨的二水 CPP 晶体可以被转运到关节液和滑膜中而不伴有任何临床症状,但这些晶体可以直接刺激软骨细胞、滑膜细胞和关节内白细胞,导致滑膜炎、软骨退化和骨关节炎症状加重。在这个过程中,CPP 晶体通过非特异性信号转导通路(如 MAPK)活化细胞,诱导花生四烯酸环氧化酶和脂氧化酶衍生代谢物、TNF、IL-1、CXCL8 等细胞因子和多种细胞外机制降解蛋白酶等诱导软骨破坏和滑膜慢性炎症。②与尿酸钠晶体类似,胞外 CPP 晶体也可以通过 Toll 样受体 2(TLR2)的固有免疫识别活化中性粒细胞及巨噬细胞第一信号系统,以及胞内 CPP 晶体诱导细胞内 NLRP3 炎症小体的活化(第二信号系统),导致 caspase-1 活化和 IL-1β 的加工与释放,引起炎症细胞因子级联反应,诱发关节局部急性炎症反应,出现临床假性痛风。

血管内皮细胞活化,趋化中性粒细胞进入关节是触发急性晶体诱导滑膜炎的关键因素,而且中性粒细胞-内皮细胞相互作用可能是低剂量秋水仙碱在假性痛风急性期其预防作用的主要位点。与痛风发作类似,关节内聚集的中性粒细胞通过"中性粒细胞胞外捕获网(NETs)"的形成,将吞噬 CCP 晶体聚集,使得炎症自限。

由此可见,尽管诱发炎症反应的晶体不同,CPPD 与痛风有着非常相似的发病机制,均以固有免疫的活化为基础,并诱导关节局部的急、慢性炎症反应和组织细胞损伤。同时,在有损伤的关节中,晶体更易触发 NALP3 炎症小体的活化和急性炎症。

二、急性 CPP 滑膜炎(假性痛风)的临床特点

英国大型社区研究显示,膝关节 CPPD 在 40 岁以上人群患病率为 4.4%,男性与女性相似,有无膝关节痛者亦相似,但合并原发性骨关节炎者患病率升高。采用 X 线筛查膝关节 CPPD,80~89 岁者为 15%,超过 89 岁者为 30%,而联合手、腕和髋部 X 线筛查,则患病率更高。我国北京地区人群膝、腕 X 线筛查显示,60 岁以上人群膝关节 CPPD 患病率男性为 1.8%,女性为 2.7%,腕关节男性为 0.3%,女性为 1.0%,均远低于西方国家。

假性痛风发作通常是突然发病,患者剧痛难忍,受累关节周围出现与痛风发作相似的充血、肿胀、发热。此外,有些病例可呈现游走性发作,或呈现为累积性、对称性多关节炎。其发作可由小创伤或并发的内、外科疾病诱发,如肺炎、急性心肌梗死、脑血管意外、甲状旁腺手术、关节镜检查、关节腔注射透明质酸等。某些药物,如粒细胞集落刺激因子和双膦酸盐也可诱发假性痛风。除关节及关节周围软组织炎症外,假性痛风尚可伴发发热、寒战、炎症指标升高等全身表现。与痛风不同的是,假性痛风是老年人急性单关节炎最常见的病因,通常仅以一个大关节起病,膝关节最常见,其次是腕关节和踝关节,第 1 跖趾关节很少受累。而痛风发作是中年男性最常见的急性单/寡关节炎,发作常累及足关节,特别是初次发作,约 70% 在第 1 跖趾关节。

关节液检查显示白细胞增多(假性化脓性关节炎),偏振光显微镜下可观察到白细胞内 CPP 结晶。手术切除的关节透明软骨可观察到二水焦磷酸钙结晶沉积,呈粉白色颗粒状沉积物,组织病理显示透明软骨细胞内晶体聚集及继发的细胞肥大和软骨组织扩张,在偏光显微镜下,单个晶体为正性双折光的棒状和菱形(图 12-1-1)。

三、影像学检查

与尿酸单钠晶体沉积不同,CPP 晶体沉积可通过 X 线检查发现。在 X 线片上,关节透明软骨和纤维软骨中的 CPP 晶体沉积物通常表现为宽的线性条纹、线性点状或线性"厚块"状钙化(图 12-1-2)。有研究显示,42% 的 CPPD 病例没有膝关节受累的 X 线平片表现,因此,需要进行诊断和鉴别诊断的 CPPD 关节炎患者,应进行多部位 X 线筛查,需要对双侧膝关节、骨盆和双手(包括腕)进行正位 X 线片检查,避免漏诊。但也应注意,软骨钙沉着症的影像学证据在老年人中常见,但并不一定表明患者的症状性关节问题是 CPPD 的结果,而通常这些影像学发现的软骨钙沉着现象是无症状的。

此外,近年来发展的关节超声对检测关节软骨、足底筋膜、阿喀琉斯及其他肌腱和关节内 CPP 晶体沉积高度敏感。目前的研究显示,如果掌握了准确和标准的扫描方案,高分辨超声对 CPPD 的敏感性高于 X 线片。同时,高分辨超声成像对 CPP 晶体具有较高的特异性,其结果与关节滑液

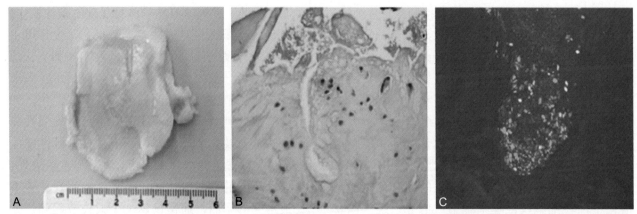

图 12-1-1   二水焦磷酸钙结晶沉积病（CPPD）膝关节病

A. 股骨髁。关节软骨大量粉白色颗粒沉积物；B. 透明关节软骨内 CPP 晶体沉积的组织学。聚集的晶体毗邻软骨细胞肥大及组织增大（苏木精和伊红染色，×250）；C. 透明关节软骨内 CPP 晶体聚集体的偏光显微镜检查。单个晶体为正性双折光的棒状和菱形（×250）

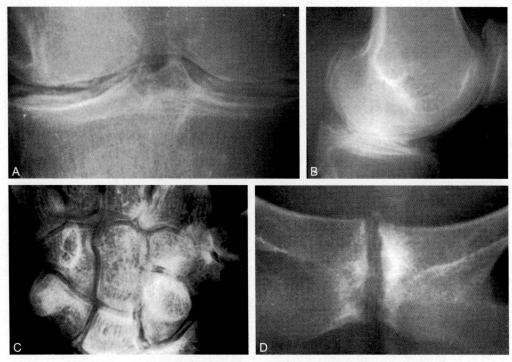

图 12-1-2   二水焦磷酸钙结晶沉积病（CPPD）软骨钙沉积最常累及关节

A. 在膝半月板和纤维软骨中观察到线性钙化；B. 侧位片显示平行于股骨髁的线性关节软骨钙化；C. 腕骨间关节和三角韧带的钙化；D. 与软骨下骨侵蚀和软骨下骨密度增加相关的耻骨联合纤维软骨钙化

分析阳性结果具有良好的相关性（图 12-1-3）。此外，超声成像可同时观察积液、滑膜、肌腱、软骨及血流信号，提供丰富的信息，有助于诊断和鉴别诊断。然而，超声的局限性包括难以看到关节间隙深处的晶体沉积及对操作者的依赖。

双能量 CT 检测 CPPD 尚缺乏详细的研究，但双能量 CT 能够特异性地区分尿酸盐晶体和含钙晶体沉积。由于 CPP 晶体中没有可移动的质子，磁共振成像无法检测 CPPD 的晶体沉积。

四、实验室检查

关节滑液的相差补偿偏振光显微镜检查对于确认正双折射 CPP 晶体的存在至关重要。CPP 晶体的双折光弱于尿酸盐晶体，在滑液中为菱形，在细胞内可呈杆状。需要注意的是，一些 CPP 晶体是非双折射的。

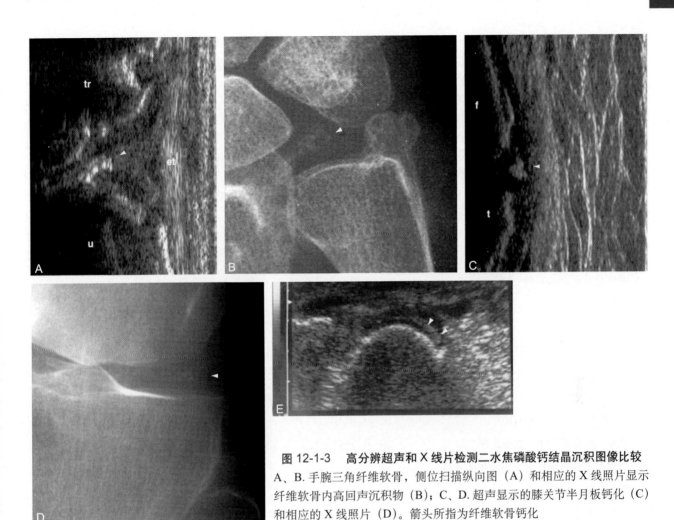

图 12-1-3 高分辨超声和 X 线片检测二水焦磷酸钙结晶沉积图像比较
A、B. 手腕三角纤维软骨，侧位扫描纵向图（A）和相应的 X 线照片显示纤维软骨内高回声沉积物（B）；C、D. 超声显示的膝关节半月板钙化（C）和相应的 X 线照片（D）。箭头所指为纤维软骨钙化

此外，Ranman 光谱似乎是鉴定急性 CPP 晶体性关节炎与急性痛风发作的可行方法，与补偿偏振光显微镜分析结果较为一致。研究显示，用于实验室诊断关节液晶体的标准化 Ranman 光谱检查，能够简单有效地鉴别 CPP 和尿酸盐及其他晶体，改善目前许多医学实验室对晶体性关节炎诊断的不一致。考虑 CPPD 患者初始的实验室检查常规包括血清钙、磷、镁、碱性磷酸酶、铁、铁蛋白、总铁结合力和肾功能。茜素红染色可发现组织钙盐沉积。

五、诊断要点

2023 年，ACR 和 EULAR 联合发布了新的 CPPD 诊断标准。具体标准见表 12-1-1。该分类标准在其验证队列的敏感度和特异度分别为 99.2% 和 92.5%。

六、治疗

CPPD 明确诊断后，其治疗包括急性关节炎即假性痛风的缓解和预防，以及评估和治疗原发性代谢性疾病。

治疗假性痛风与治疗痛风发作的方法类似。根据 2011 年 EULAR 指南，治疗 CPPD 炎性关节炎急性发作可视患者情况采用 NSAID、全身或关节腔糖皮质激素或 ACTH、预防性使用秋水仙碱。对于初始治疗反应不佳的难治性慢性炎性关节炎，多个临床研究显示甲氨蝶呤、羟氯喹、IL-1 拮抗剂和 TNF 拮抗剂有效，可试验性使用。还有一些尚在开发的药物，包括靶向 NLRP3 炎症小体的半胱天冬酶 -1 拮抗剂、TLR2/4 拮抗剂。

对 CPPD 晶体沉着的减缓和抑制目前尚无成熟的治疗方案。去除诱因和治疗合并症是重要的缓解病情治疗。老龄和低镁血症是散发 CPPD 重要诱因。低镁血症的医源性因素包括袢利尿剂、质子泵抑制剂、钙调磷酸酶抑制剂（环孢素、他克莫司）和术后短肠综合征。甲状旁腺功能亢进、特发性骨质疏松及终末期肾病均增加 CPPD 发病风险。

表 12-1-1　ACR/EULAR 焦磷酸钙沉积病（CPPD）分类标准（评分）

关于指标的定义

CPPD 诊断思路应遵循以下顺序：

1. 诊断的可疑指标：至少有过 1 次关节痛、肿或压痛 *
2. 诊断的否定指标：所有表现可由其他疾病解释（类风湿关节炎、痛风、银屑病关节炎、骨关节炎等）
3. 诊断的充分指标：齿状突加冠综合征（CDS），或疼痛、肿胀或压痛的关节其关节液检查有 CPP 晶体†

如患者具备可诊断的可疑指标，无任何诊断的否定指标，满足任意一个诊断的充分指标，则可分类为 CPPD。如不具备诊断的充分指标，则需进行各类指标的评分，如总和 > 56 分可分类为 CPPD。

对指标进行评分：

进行评分的指标可以是患者在既往出现的。如果患者在某一类指标出现 1 个以上，则只计算评分最高的一个。至少要对 1 个有症状的关节要进行 X 线片（CR）、超声（US）、CT 或 DECT 影像学检查。

指标分类和分数	分数
A. 关节症状的起病年龄	
≤ 60 岁	0
> 60 岁	4
B. 炎性关节炎的时限和症状‡	
无持续的或典型的炎性关节液	0
持续性炎性关节炎	9
1 次典型急性关节炎发作	12
超过 1 次典型急性关节炎发作	16
C. 外周关节典型炎性关节炎发作的部位	
第 1 跖趾关节	− 6
无典型发作	0
腕、膝或第 1 跖趾关节以外的关节	5
腕	8
膝	9
D. 相关代谢性疾病§	
无	0
有	6
E. 有症状关节的滑液检查¶	
2 次检查未发现 CPP 晶体	− 7
1 次检查未发现 CPP 晶体	− 1
未进行	0
F. 手 / 腕影像学检查提示骨关节炎（OA）（定义为 K/L 分级 ≥ 2）	
无此发现或未进行检查	0
双侧腕桡关节 OA	2
具有 ≥ 2 个下述发现：腕桡三体关节 OA 而无第 1 腕桡关节 OA；第 2 掌指关节 OA；第 3 掌指关节 OA	7
G. 有症状外周关节的影像检查 CPPD 证据 **	
无 US、CT 或 DECT 影像证据（且 CR 无表现或未行 CR）	− 4

续表

指标分类和分数	分数
无 CR 影像学证据（且未行 US、CT 或 DECT）	0
有 CR、US、CT 或 DECT 任意影像学证据	16
H. 任意方法影像学检查有 CPPD 证据的外周关节数量，不管关节有无症状	
无	0
1 个	16
2 ~ 3 个	23
≥ 4 个	25

注：* 关节表现出现在外周关节，在 CDS 时出现在中轴关节如第 1、2 颈椎。

† CDS 由 a）临床特征和 b）影像学特征定义。临床特征包括急性或亚急性发作的上颈部剧烈疼痛伴有炎症标志物升高，旋转受限，常有发热，且应排除风湿性多肌痛和脑膜炎等具有相似表现的疾病。影像学特征包括传统 CT 显示的齿状突后横韧带钙化沉积物，通常呈线性，密度低于皮质骨韧带（寰椎横韧带），轴位图中常表现为 2 条平行线。寰枢椎关节、翼韧带和（或）齿骨突毗邻的血管翳的钙化也是其特征。DECT 特征包括介于 0.016 和 0.036 之间的双能量指数。临床和影像特征必须同时具备。关节组织存在组织学检查 CPP 晶体的证据，如无诊断的否定指标，则认为满足分类标准。

‡ 持续性炎性关节炎定义为 ≥ 1 个关节持续性疼痛伴肿胀和（或）发热。典型发作定义为关节痛伴肿胀和（或）发热急性发生或急性加重，自行缓解或治疗后缓解。

§ 包括遗传性血色素沉着症、原发性甲状旁腺功能亢进症、低镁血症、Gitelman 综合征、低磷血症或 CPPD 家族史。

¶ 关节液检查应由受过补偿偏光显微镜晶体检查训练的人进行。

** 如不具备任何诊断的充分指标，则需要对至少 1 个外周有症状的关节进行 CR、US、CT 或 DECT 影像学检查。CPPD 的影像学证据指纤维软骨或透明软骨的钙化。仅评估外周关节，同时滑膜、关节囊和肌腱的钙化不能积分。

口服镁制剂对合并低镁血症患者、口服钙剂对合并甲状旁腺功能亢进者可能改善病情。靶向 ANKH 的阴离子转运通道阻滞剂丙磺舒体外抑制 ANKH 和 TGFβ 诱导的细胞外 PPi 的增加，可能减轻 CPP 晶体沉积；PPi 类似物磷酸枸橼酸盐，可抑制 NO 诱导的软骨钙化和晶体相关细胞刺激，实验动物研究证实其在关节生物力学失调和软骨退变的钙化调节机制中发挥作用，这些在研究中的药物有希望取得临床疗效。

七、总结

CPPD 与痛风均为晶体诱导的炎症性疾病。与痛风常见于中年男性不同，CPPD 在不同性别的老年人中均常见。其发病与退行性关节病和软骨基质变性及异常软骨细胞分化和 PPi 代谢有关，其中少数年轻患者可能与 *ANKH* 基因变异相关。

其主要的炎症机制与痛风类似，是由 CPP 晶体诱导的 NLRP3 炎症小体激活和 IL-1β 释放介导的炎症反应。CPPD 临床表现可以模拟多种疾病，包括痛风、感染性关节炎、OA、RA 和风湿性多肌痛。颈椎 C1-C2 型 CPPD 常见，可能出现炎症反应（齿状突加冠综合征和假性脊髓炎）并导致脊髓压迫。CPPD 的主要诊断方法包括平片摄影和高分辨率超声，但诊断金标准是用补偿偏振光显微镜进行滑膜液晶体分析。超声通常比平片更敏感。急性 CPPD 关节炎的治疗可以采用一些与痛风治疗方法类似的药物和策略，但关节内类固醇注射是治疗单个大关节急性 CPPD 滑膜炎的主要方法。与痛风治疗明确为血尿酸达标策略不同，目前尚无明确的控制 CCP 晶体沉积的方法。

（孙明姝）

第二节　痛风与骨关节炎

骨关节炎（osteoarthritis，OA）指由多种因素引起关节软骨纤维化、皲裂、溃疡、脱失而导致的以关节疼痛为主要症状的退行性疾病。骨关节炎病因尚不明确，其发生与年龄、肥胖、炎症、创伤及遗传因素等有关。其病理特点为关节软骨变性破坏、软骨下骨硬化或囊性变、关节边缘骨质增生、滑膜病变、关节囊挛缩、韧带松弛或挛缩、肌肉萎缩无力等。痛风和骨关节炎经常共存于同一患者，然而两者之间的关系仍然没有明确，骨关节炎对痛风发展的影响，以及痛风对骨关节炎发展的影响仍有待确定。此外，高尿酸血症是否在没有痛风的情况下介导骨关节炎尚不明确。

一、发病机制

骨关节炎曾被认为是一种机械性软骨退化性疾病，目前认为其关节损伤源于多因素的共同作用，软骨、软骨下骨和滑膜可能都在骨关节炎的发病机制中起关键作用，而且也可能与全身炎症反应有关。痛风作为一种炎症性关节炎与骨关节炎的关系引起了众多研究者的兴趣，许多队列和人口研究发现痛风与骨关节炎之间存在一定相关性，例如有研究发现痛风、高尿酸血症的老年患者，膝关节骨关节炎患病率明显高于对照组，且放射学损伤程度更为严重；在女性患者中，高尿酸血症与膝关节骨赘形成显著相关。

研究发现患骨关节炎的关节更易发生急性痛风性关节炎及形成痛风石。第 1 跖趾关节、跗骨关节和膝关节急性痛风与骨关节炎存在相关性，而且这种关联在慢性痛风性关节炎和骨关节炎之间仍然存在，由此认为发生骨关节炎的关节可能更容易发生急性痛风性关节炎。骨关节炎可能是痛风的危险因素之一，骨关节炎关节局部微环境可能促进晶体的形成。

骨关节炎软骨中的软骨细胞严重退化，出现程序性细胞死亡。死亡细胞释放出尿酸，引起局部尿酸浓度增加，进而导致单钠尿酸盐（monosodium urate，MSU）晶体沉淀。MSU 晶体与骨关节炎关节软骨损伤的部位之间有很强的相关性。受损的软骨可能是 MSU 晶体形成和（或）沉积的部位。

滑膜液波动增加了尿酸的聚集。滑膜渗透性存在差异，在夜间水的重吸收速度大于尿酸重吸收的速度，其结果是尿酸在关节间隙的浓度升高，出现 MSU 结晶昼夜节律。创伤导致关节间隙积液增多，促进急性痛风性关节炎发作，也可能与这一机制相关。骨关节炎关节积液特有的生物分子学特性能通过改变尿酸的溶解度来促进 MSU 的结晶。硫酸软骨素在骨关节炎患者软骨中呈带状分布，软骨表面浓度较高，同时在关节液中存在脱落的硫酸软骨素，有研究证实硫酸软骨素能加速 MSU 晶体的形成，特别是 4 型硫酸软骨素可以降低尿酸的溶解度，促进 MSU 结晶形成。但是也有研究认为硫酸软骨素有减弱巨噬细胞诱导的 IL-1β 和 TNF-α 的能力，抑制晶体诱导的炎症。

有数据表明痛风也增加了骨关节炎的患病风险，可能的机制有：① MSU 沉积破坏关节结构，影响关节力学，最终触发骨关节炎。骨关节炎关节软骨破坏有助于痛风石沉积，随后痛风石侵蚀周围组织，导致进行性结构损伤。② MSU 晶体可诱导软骨细胞基质金属蛋白酶（matrix metallopeptidase 3，MMP3）和一氧化氮（nitric oxide，NO）释放，降低人软骨细胞的活力和功能并诱导软骨细胞死亡，破坏软骨结构完整性。③ MSU 触发炎症级联反应。MSU 晶体可以激活白细胞 NOD 样受体家族蛋白 3（NOD-like receptor protein 3，NLRP3）炎症小体，驱动 IL-1β 和 IL-18 的产生，刺激软骨细胞分泌 MMP、抑制 II 型胶原和蛋白聚糖的表达以及诱导 IL-6 和其他分解代谢细胞因子和趋化因子的产生，促进软骨退行性变。IL-1β 能诱导促炎基因的表达，如环氧化酶 2（cyclooxygenase-2，COX-2）、TNF-α 和 NO 合成酶等。因此有学者提出了一个循环模型，软骨细胞死亡导致细胞周围尿酸浓度增加，微小 MSU 晶体沉淀，从而加重炎症反应，促进邻近软骨细胞死亡。④可溶性尿酸的作用。可溶性尿酸本身也是一种具有生物学活性的分子，即使在没有结晶的情况下也能促进骨关节炎的发生。人类关节软骨细胞上存在尿酸转运体，表明这些细胞可能内化可溶性尿酸，具有潜在的促进氧化的作用。体外试验发现白细胞暴露于高浓度可溶性尿酸时白细胞在 Toll 样受体配体的刺激下细胞因子产生增强，在体内是否有此类反应尚待确认。⑤滑液与血清尿酸水平的关系。因血清尿酸较滑膜液尿酸容易测量，因此研究人员期望能找到二者之间的关系，一些大型回顾性研究在人口和个体水平上调查了血清尿酸水平和骨关节炎之间的关系，但存在相互矛盾的结果。

二、临床特点

1. 关节疼痛及压痛　骨关节炎最常见的临床

表现，在各个关节均可出现，以髋、膝及指间关节最为常见。早期为轻度或中度间断性隐痛，休息后好转，活动后加重；疼痛常与天气变化有关，寒冷、潮湿环境均可加重疼痛。骨关节炎晚期可以出现持续性疼痛或夜间痛。关节局部可有压痛，伴有关节肿胀时尤其明显。

2. 关节活动受限　常见于髋、膝关节，晨僵，活动后可缓解。关节僵硬持续时间一般较短，常为几分钟至十几分钟，极少超过 30min。患者在疾病中期可出现关节绞锁，晚期关节活动受限加重，最终导致残疾。

3. 关节畸形　关节肿大以指间关节最为常见且明显，可出现 Heberden 结节和 Bouchard 结节。膝关节因骨赘形成或滑膜炎症积液也可以造成关节肿大。

4. 骨摩擦音（感）　常见于膝关节骨关节炎。由于关节软骨破坏，关节面不平整，活动时可以出现骨摩擦音（感）。

5. 肌肉萎缩　常见于膝关节骨关节炎。关节疼痛和活动能力下降可以导致受累关节周围肌肉萎缩，关节无力。

三、影像学检查

1. X 线检查　在 X 线片上骨关节炎的三大典型表现为：①受累关节非对称性关节间隙变窄；②软骨下骨硬化和（或）囊性变；③关节边缘骨赘形成。部分患者可有不同程度的关节肿胀，关节内可见游离体，甚至关节变形。

2. CT　常表现为受累关节间隙狭窄、软骨下骨硬化、囊性变和骨赘增生等，常用于骨关节炎的鉴别诊断。

3. MRI　表现为受累关节的软骨厚度变薄、缺损，骨髓水肿，半月板损伤及变性，关节积液及腘窝囊肿。MRI 对于临床诊断早期骨关节炎有一定价值，目前多用于骨关节炎的鉴别诊断或临床研究。

四、实验室检查

骨关节炎患者血常规、蛋白电泳、免疫复合物及血清补体等指标一般在正常范围内。若患者同时有滑膜炎症，可出现 C 反应蛋白（C-reactive protein，CRP）和红细胞沉降率（erythrocyte sedimentation rate，ESR）轻度增高。继发性骨关节炎患者可出现与原发病相关的实验室检查异常。

五、诊断要点

骨关节炎诊断需根据患者病史、症状、体征、X 线表现及实验室检查做出临床诊断，美国风湿病学会提出的关于手、膝和髋关节常见部位骨关节炎分类标准如表 12-2-1 ～表 12-2-3。

表 12-2-1　手骨关节炎分类标准（临床标准）

1. 近 1 个月大多数时间手关节疼痛、发酸、发僵

2. 10 个指间关节中，有骨性膨大的关节≥ 2 个

3. 掌指关节肿胀≤ 2 个

4. 远端指间关节骨性膨大 > 2 个

5. 10 个指间关节中，畸形关节≥ 1 个

满足 1+2+3 条或 1+2+3+5 条可诊断手骨关节炎

注：10 个指间关节为双侧第 2、3 远端及近端指间关节，双侧第 1 腕掌关节。

表 12-2-2　膝骨关节炎分类标准

临床标准

1. 近 1 个月大多数时间有膝关节疼痛

2. 有骨摩擦音

3. 晨僵时间≤ 30min

4. 年龄≥ 38 岁

5. 有骨性膨大

满足 1+2+3+4 条或 1+2+5 条或 1+4+5 条者可诊断膝骨关节炎

临床 + 放射学 + 实验室标准

1. 近 1 个月大多数时间有膝关节疼痛

2. X 线示骨赘形成

3. 关节液检查符合骨关节炎

4. 年龄≥ 40 岁

5. 晨僵时间≤ 30min

6. 有骨摩擦音

满足 1+2 条或 1+3+5+6 条或 1+4+5+6 条者即诊断膝骨关节炎

表 12-2-3　髋骨关节炎分类标准

临床标准

1. 近 1 个月大多数时间有髋痛

2. 内旋 < 15°

3. ESR < 45mm/h

4. 屈曲 < 115°

5. 内旋 > 15°

6. 晨僵时间 < 60min

7. 年龄 < 50 岁

8. 内旋时疼痛

满足 1+2+3 条或 1+2+4 条或 1+5+6+7+8 条者可诊断髋骨关节炎

临床 + 放射学 + 实验室标准

1. 近 1 个月大多数时间有髋部疼痛

2. ESR ≤ 20mm/h

3. X 线示骨赘形成

4. X 线示髋关节间隙狭窄

5. 晨僵时间 ≤ 30min

满足 1+2+3 条或 1+2+4 条或 1+3+4 条者即诊断髋骨关节炎

六、治疗

痛风伴发骨关节炎患者除常规治疗痛风外（参考痛风治疗相关章节），还需要积极针对骨关节炎进行综合性治疗。骨关节炎的治疗目的是缓解疼痛、延缓疾病进展、矫正畸形、改善或恢复关节功能、提高患者的生活质量。骨关节炎的总体治疗原则是依据患者年龄、性别、体重、自身危险因素、病变部位及程度等选择阶梯化及个体化治疗。

基础治疗

对病变程度不重、症状较轻的骨关节炎患者，基础治疗是首选的治疗方式。强调改变生活及工作方式的重要性，使患者树立正确的治疗目标，减轻疼痛、改善和维持关节功能，延缓疾病进展。在医师的指导下选择正确的运动方式，制订个体化运动方案，从而达到改善关节症状、维持关节功能、保持关节活动度、延缓疾病进程的目的。采用正确合理的有氧运动方式可以改善关节功能，缓解疼痛；加强关节周围肌肉力量，注重关节活动度及平衡的锻炼；进行关节功能训练，如膝关节在非负重位的屈伸活动等；进行适当物理治疗，

通过促进局部血液循环、减轻炎症反应；在医师指导下选择合适的行动辅助器械。

1. 药物治疗　应根据骨关节炎患者病变的部位及病变程度，采取个体化、阶梯化的药物治疗。

（1）非甾体抗炎药物（nonsteroidal antiinflammatory drug，NSAID）：是骨关节炎患者缓解疼痛、改善关节功能最常用的药物。包括局部外用药物和全身应用药物。

局部外用药物：在使用口服药物前，建议先选择局部外用药物，尤其是老年人，可使用各种 NSAID 的凝胶贴膏、乳胶剂、膏剂、贴剂等。局部外用药物可迅速、有效缓解关节的轻、中度疼痛，其胃肠道不良反应轻微，但需注意局部皮肤不良反应的发生。对中、重度疼痛可联合使用局部外用药物与口服 NSAID。

全身应用药物：根据给药途径可分为口服药物、针剂以及栓剂，最为常用是口服药物。

用药原则：①用药前进行危险因素评估，关注潜在内科疾病风险；②根据患者个体情况，剂量个体化；③尽量使用最低有效剂量，避免过量用药及同类药物重复或叠加使用；④用药 3 个月后，根据病情选择相应的实验室检查。

注意事项：口服 NSAID 的疗效与不良反应对于不同患者并不完全相同，应参阅药物说明书并评估服用 NSAID 的风险，包括上消化道、脑、肾、心血管疾病风险后选择性用药。如果患者上消化道不良反应的危险性较高，可使用选择性 COX-2 抑制剂，如使用非选择性 NSAID，应同时加用 H_2 受体拮抗剂、质子泵抑制剂或米索前列醇等胃黏膜保护剂。如果患者心血管疾病危险性较高，应慎用 NSAID（包括非选择性和选择性 COX-2 抑制剂）。同时口服两种不同的 NSAID 不但不会增加疗效，反而会增加不良反应的发生率。

（2）镇痛药物：对 NSAID 治疗无效或不耐受者，可使用非 NSAID，如阿片类镇痛剂、对乙酰氨基酚与阿片类药物的复方制剂。但需要强调的是，阿片类药物的不良反应和成瘾性发生率相对较高，建议谨慎采用。

（3）关节腔注射药物：可有效缓解疼痛，改善关节功能。但该方法是侵入性治疗，可能会增加感染的风险，必须严格执行无菌操作及规范操作。关节腔注射的药物有糖皮质激素、玻璃酸钠、医

用几丁糖、生长因子和富血小板血浆等。

（4）缓解骨关节炎症状的慢作用药物：包括双醋瑞因、氨基葡萄糖等。有研究认为这些药物有缓解疼痛症状、改善关节功能、延缓病程进展的作用，但也有研究认为其并不能延缓疾病进展。目前，该类药物对骨关节炎的临床疗效尚存争议，对有症状的骨关节炎患者可选择性使用。

（5）抗焦虑药物：可应用于长期持续疼痛的骨关节炎患者，尤其是对 NSAID 不敏感的患者，可在短期内达到缓解疼痛、改善关节功能的目的。但应用时需注意药物不良反应，包括口干、胃肠道反应等。目前，尚需进一步的远期随访研究证明其在骨关节炎治疗中的作用，建议在专科医师指导下使用。

（6）中成药：目前有研究表明中药可通过多种途径减轻疼痛、延缓骨关节炎的疾病进程、改善关节功能，但对于其作用机制和长期疗效尚需高级别的研究证据。

（7）秋水仙碱：一些小规模的研究已经证实了秋水仙碱对治疗痛风合并骨关节炎患者具有潜在作用。秋水仙碱能够抑制 MSU 诱导的炎症小体，减少 IL-1β 的释放，与安慰剂相比，秋水仙碱可更持久地缓解骨关节炎症状。此外，秋水仙碱对易感个体骨关节炎的发生也有预防作用。

（8）降尿酸治疗：小鼠模型中发现降尿酸水平可以减少 IL-1β 的产生，这表明降尿酸治疗可能会减轻骨关节炎的炎症反应。代谢综合征小鼠模型表明，喂食高脂肪饮食的小鼠骨关节炎的患病率和严重程度的增加，黄嘌呤氧化酶活性的增加，这是尿酸合成的限速步骤。黄嘌呤氧化酶抑制剂非布司他可减轻膝关节的组织学和影像学变化。

2. *手术治疗*　骨关节炎的外科手术治疗包括关节软骨修复术、关节镜下清理术、截骨术、关节融合术及人工关节置换术，适用于非手术治疗无效、影响正常生活的患者。手术的目的是减轻或消除患者的疼痛症状、改善关节功能和矫正畸形。

七、预后

大多数痛风合并骨关节炎患者预后良好，极少数呈严重进行性关节损害，导致畸形或活动障碍，与受累部位和病变程度有关。有效控制痛风、减肥、适当休息等减少或避免加重骨关节炎的危险因素是积极有效的预防措施。

（潘　琳）

第三节　痛风与类风湿关节炎

类风湿关节炎（rheumatoid arthritis，RA）是一种慢性自身免疫病，发展至严重时期会导致患者的关节侵蚀性破坏、变形和功能丧失、残疾，但在发病和疾病进展方面存在个体差异，部分患者伴随着肺脏、神经、眼、血液系统等多系统损害，部分患者伴发其他自身免疫性疾病，如干燥综合征、桥本甲状腺炎、系统性红斑狼疮等。主要病理改变是滑膜关节滑膜血管翳形成，并对邻近骨、软骨、肌腱形成侵蚀性破坏，造成关节腔积液与邻近骨髓炎性水肿。炎症后期修复可形成关节骨性增生，发生关节畸形、强直。目前认为，类风湿关节炎的发病机制为环境诱发因素作用于遗传易感个体，出现异常的自身免疫病，可能与免疫因素、遗传因素、环境因素、感染因素等诸多因素有关。但当前因类风湿关节炎的发病机制尚未明确，有专家推测类风湿关节炎是受抗原所驱动而出现的"激发-连锁"反应。

一、发病机制

类风湿关节炎的发病机制是复杂的，主要发病因素包括细胞、细胞因子、信号通路等。细胞与类风湿关节炎具体表现为成骨细胞和破骨细胞失衡、滑膜细胞过度增殖及免疫细胞功能紊乱等。细胞因子与类风湿关节炎，表现为炎症细胞因子导致的炎症，如白细胞介素（IL）-17、肿瘤坏死因子（TNF）-α、IL-6、IL-8。而类风湿关节炎和信号通路之间的表现为核转录因子（NF）-κB信号通路、Toll 样受体信号通路及 Wnt 信号通路等。类风湿关节炎与痛风性关节炎均会发生骨质侵蚀，但其发病机制不同。类风湿关节炎骨质侵蚀声像的特征为边界模糊，其外形大多为圆形并且呈现出虫蚀样改变，虽然其同痛风性关节炎骨质侵蚀声像的血流信号无差异，但是两者均存在不同程度的滑膜增生。

二、临床特点

痛风与 RA 有不同的发病机制及临床特征，痛风常因高嘌呤饮食、饮酒、过劳、感染等诱发，一般认为是由于血尿酸浓度过高，超过了尿酸的溶解度而成过饱和状态，从而使尿酸钠微晶体沉积在关节软骨、滑膜及周围组织中，多形核白细胞吞噬晶体后释放多种炎症介质造成关节损伤，表现为急性发作的绝大多数单关节的红、肿、热、剧痛，其中以第 1 跖趾关节最为常见，可自行缓解及间歇期无症状，秋水仙碱有特效。而 RA 是滑膜的血管增生和炎症细胞浸润及滑膜炎导致的滑膜、软骨乃至软骨下骨组织的破坏，表现为慢性反复发作的双手足及腕关节的对称性多关节炎，也可累及肘、肩、膝、踝、髋等大关节，伴有晨僵，病情发展常导致关节畸形及功能障碍。据国内报道，二者合并存在很少。

痛风性关节炎骨侵蚀主要与单钠尿酸盐结晶体沉积，导致巨噬细胞反复吞噬产生的炎症反应有关，可刺激机体产生特异性酶，促进破骨细胞生成。骨质侵蚀是关节功能障碍的主要过程，一旦病程进展至骨质破坏造成关节畸形，可导致患者关节功能丧失。类风湿关节炎与痛风性关节炎患者经常为渐进性发展，慢性关节炎症经常导致关节畸形，影响患者的身心健康。

三、实验室检查

常见类风湿关节炎生物标志物

1. 类风湿因子　RF 是针对 IgG 的 Fc 片段的自身免疫球蛋白。RF 的种类有很多，如 IgG、IgM 和 IgA RF，目前 IgM RF 是临床上最主要的检测指标。RF 的阳性率会随着年龄增长而增加，且在老年人口中占比很大。除此之外，RF 在一些非特异性慢性疾病中也比较常见，如冷球蛋白血症和原发性干燥综合征等。在 RA 患者中能观察到高亲和力的 IgG RF 抗体，主要是由关节滑膜中的 B 细胞所产生，且表明 B 细胞出现了明显的体细胞突变。IgM RF 抗体通常在各种感染和炎症下观察到，但是它通常在其互补决定区缺乏体细胞突变的现象。

2. 抗瓜氨酸化蛋白抗体　ACPA 自身抗体是靶向精氨酸脱氨作用后产生的带有瓜氨酸表位的蛋白质，其靶标特异性取决于翻译后修饰和精氨酸脱氨或瓜氨酸化。当发现瓜氨酸对于 ACPA 识别的重要性时，研究人员就建立了环瓜氨酸化肽（cycliccitrullinated peptides，CCP）抗原合成库，以设计具有高度特异性的诊断方法。通过这些测定方法检测到的抗体称为抗 CCP。在 ACPA 阳性患者中，不同 CCP 表位的检测敏感性不同。近年来，随着抗 CCP 酶联免疫吸附测定（enzyme-linked immunosor-bent assay，ELISA）的不断发展，其灵敏性和特异性越来越高。目前，抗 CCP 分析方法主要包括抗 CCP、抗 CCP2 和抗 CCP3。目前的研究结果显示，抗 CCP2 和抗 CCP3 的一致性高达 95%，但是抗 CCP3 可能在 RF 阴性患者中特异性更好。因此，仍需继续研究提高抗 CCP 检测的灵敏度和特异度。

痛风发病的先决条件是高尿酸血症，高尿酸血症是指 37℃时血清中尿酸含量超过其饱和浓度 416μmol/L。

四、影像学特点

影像学特征性表现对 RA 和痛风的鉴别有重要作用。

X 线检查是两者的常规检查手段，根据其骨质破坏程度对病情进行临床分期。但由于 X 线将骨骼的三维结构投射成二维影像，仅在 X 线束与骨皮质侵蚀垂直时，才能显示出病变，所以当 X 线检查结果阳性时，一般已处于疾病的中晚期。RA 的 X 线显示双手对称性骨质疏松，关节梭形肿胀，关节面模糊，晚期关节间隙狭窄甚至消失；而痛风性关节炎早期 X 线显示关节非对称性软组织肿胀，反复发作后骨质呈虫蚀样、穿凿样缺损，再结合临床鉴别不难。

超声是鉴别的重要手段。RA 组和痛风组共有的超声表现为：①关节腔积液。表现为关节腔内探及异常低回声或无回声；②滑膜增厚。表现为片状弱回声，加压不变薄，彩色多普勒可见或不见血流信号。痛风组特有的超声表现为：①"双边征"。表现为在靠近关节腔的关节软骨表面出现局限性或弥漫性线状强回声，与软骨下骨面平行；②关节内点状强回声。表现为关节积液内或滑膜表面散在小于 1mm 的强回声，不伴声影，降低增益后不消失。

五、诊断要点

类风湿关节炎的诊断目前依据 2010 年美国风湿病学会 / 欧洲风湿病学会（ACR/EULAR）关于 RA 的分类标准，见表 12-3-1，≥ 6 分可诊断 RA。该分类标准提高了早期 RA 的诊断率。对于长病程患者，典型影像学改变有助于诊断和鉴别诊断。

表 12-3-1　类风湿关节炎的分类标准

指标	分值
受累关节	
1 个大关节（例如膝、臀部、肩和肘部）	0 分
2 ～ 10 个大关节	1 分
1 ～ 3 个小关节（例如，手的指关节或足掌）	2 分
4 ～ 10 个小关节（不包括大关节）	3 分
超过 10 个关节，其中至少 1 个小关节	5 分
症状持续时间	
< 6 周	0 分
≥ 6 周	1 分
血清学	
抗瓜氨酸蛋白抗体(ACPA)和类风湿因子(RF)均为阴性	0 分
ACPA 低度升高，或 RF 低度升高	2 分
ACPA 高度升高，或 RF 高度升高	3 分
生物标志物	
C 反应蛋白（CRP）和红细胞沉降率（ESR）均正常	0 分
CRP 或 ESR 升高	1 分

六、治疗要点

类风湿关节炎与痛风治疗原则的差异

急性痛风发作时，起病急骤，疼痛迅速达到高峰，严重的静息痛让患者难以忍受，甚至在基础心脏病患者中诱发恶性心血管事件，需迅速、安全镇痛。而痛风的炎症反应通常可以自限，因此，痛风的发作期治疗以镇痛为主。痛风应尽快（通常 24h 内）开始抗炎镇痛治疗，终止急性发作。

1. 抗炎镇痛药物使用的差异　NSAID 是痛风抗炎镇痛的一线药物，其是通过抑制环氧化物酶、减少花生四烯酸代谢为前列腺素从而达到镇痛和抗炎的目的，是临床上不可缺少的非特异性治疗药物。这类药物能有效缓解痛风引起的临床症状和体征，控制痛风发作。推荐的治疗方案包括非甾体抗炎药（NSAID）、秋水仙碱和糖皮质激素。对于症状严重和涉及多关节发作，且单个药物治疗效果不佳的，可以选择上述药物联合应用。西药的选择应基于药物相互作用、患者的合并症、禁忌证及患者个体差异等；非甾体抗炎药和糖皮质激素不建议联合应用，避免出现协同毒性（如胃肠道出血）。类风湿关节炎活动期关节炎症呈持续性，少有静息痛，因此治疗以抗炎、抑制病情进展为主，辅助镇痛治疗。对类风湿关节炎，NSAID 仅能作为改善症状的辅助治疗，但无法控制类风湿关节炎病情，甚至延误治疗，造成关节破坏。

糖皮质激素（GC）是痛风抗炎镇痛的二线药物，用于 NSAID 效果不佳或不耐受时，但增加痛风石的风险（过快消肿）。对于类风湿关节炎，因 GC 起效快且兼具抗炎和镇痛作用，可控制类风湿关节炎病情，效果显著，常作为其他药物起效前的桥接使用。其作用机制是使糖皮质激素与相应的受体结合并进入细胞核，从而降低 NF-κB 的活性、减少促炎细胞因子的产生，进而达到减轻炎症的目的；但该类药物不良反应明显，且不能阻断类风湿关节炎的病程进展和关节破坏，长期应用可诱发感染、皮质功能亢进、骨质疏松及高血压等不良反应。

生物制剂类抗炎药在两种疾病中基本均为二线治疗药物。药物的选择取决于不同疾病的主效细胞因子（靶点）。IL-1 拮抗剂主要用于痛风的炎症，TNF-α 拮抗剂则在两种疾病都显示出作用，而 IL-6 受体单抗和靶向 B 细胞的单抗则在类风湿关节炎中显示出抗炎和改善病情的作用。

2. 两种疾病控制病情治疗的差异　类风湿关节炎一经诊断应及时使用改善病情药（DMARD）控制疾病活动度，避免炎症迁延造成关节破坏，甚至发生关节外损害。DMARD 作用效果慢，其代表性药物包括甲氨蝶呤、来氟米特、羟氯喹、金制剂等。该类药物可预防关节软骨破坏，减轻系统性并发症，但具有较严重的副作用，从而影响其长期用药。新型靶向药物包括生物制剂和化学合成小分子靶向药物，在治疗 RA 患者时则表现出疗效好、选择性高、毒副作用小的优势；其代表性生物制品包括 TNF-α 抑制剂、ILs 类、B 细胞耗竭剂和 T 细胞阻断剂及 JAK-STAT 抑制剂等。

痛风控制病情的关键是将血尿酸降至达标水平，并长期维持，避免结晶状态和溶解状态高尿酸浓度对固有免疫的刺激和活化。一般无痛风石者血尿酸应维持在 360μmol/L 以下，有痛风石者，血尿酸应维持在 300μmol/L 以下，以利于结晶溶解。有些细胞因子对肾小管有排尿酸的作用，另外肾上腺皮质激素分泌过多，使尿酸排泄增多，因此有学者认为在痛风急性发作时不应该进行 24h 尿酸测定，以上两种原因会造成血尿酸正常甚至

暂时性降低，进水、利尿药物等因素亦可影响血尿酸水平，所以不能单以发作期血尿酸水平判断患者的血尿酸。长期痛风患者还会引起肾损害以致尿毒症，17% ～ 25% 的痛风患者死于肾衰竭，因此，血尿酸的达标治疗是争取良好预后的关键。

综上所述，RA 与痛风是常见的两种炎性关节炎。及时准确的诊断与精准治疗尤为关键。两者的治疗都是一个长期的过程。需要医师与患者的共同努力，定期的患者教育必不可少。通过向患者科普疾病相关知识，让患者和医师一起治疗疾病，可以大大减少不良预后，有利于疾病的控制。

（温大蔚　孙明姝）

第四节　痛风与强直性脊柱炎

强直性脊柱炎（ankylosing spondylitis，AS）是一种累及脊柱关节为主的自身炎症性疾病，为脊柱关节炎（spondyloarthritis，SpA）的一种。其特征性临床表现包括炎性腰背痛及放射学骶髂关节炎，晚期患者出现脊柱强直和畸形。部分 AS 患者出现外周关节受累，以下肢关节非对称受累为主，并可伴发关节外表现。我国 AS 患病率初步调查为 0.3% 左右，大多数 AS 患者发病高峰期主要集中在 20 ～ 30 岁，男女之比为（2 ～ 3）∶ 1。AS 与遗传有关，遗传因素在决定疾病活动和严重程度方面有着重要作用，阳性 AS 家族史也是本病的高危因素。HLA-B27 的亚型与 AS 发病及临床表现相关，但存在一定种族差异，可能与 HLA-B27 在不同种族中的分布不同有关。

痛风目前认为是一种自身炎症性、代谢性疾病。结晶及溶解的尿酸盐均可诱导固有免疫的激活和痛风发作。多数患者痛风发作累及下肢远端关节，部分患者出现近端大关节及中轴关节受累，表现为急性甚至是急骤起病的关节炎，病程自限。反复发作或慢性痛风性关节炎，关节痛风石也可引起骨关节放射学破坏。

临床中少见 AS 合并痛风的患者，同样也少见二者合并的病例报道或临床研究、相关综述，查询中英文文献仅查见两篇中文病例报道。临床中可见 AS 合并高尿酸血症。有一篇中文临床分析，该研究回顾性分析 362 例 AS 患者，其中合并高尿酸血症的患者占 24.0%，并有 4 例男性患者曾

发生过痛风性关节炎。该研究中男性 AS 患者中高尿酸血症的患病率 26.7%，女性为 13.5%。

一、发病机制

AS 的发病机制遗传占主导，环境诱发因素在发病初期参与了免疫异常的形成。与 AS 易感型相关的 41 个基因位点中，下列几个可能是 AS 重要的免疫致病驱动因素，存在于 AS 的致病性通路中：HLA-B27 的经典和非经典作用；ERAP1 和其他氨基肽酶参与肽段修饰和抗原提呈；IL-23 和 IL-17 细胞因子。目前 HLA-B27 在 AS 中的确切作用仍不清楚，关于 HLA-B27 在 AS 中发挥作用的模型可分为两种，一是 I 类基因通过抗原提呈发挥作用的经典模型，二是与 HLA-B27 相关的非经典模型。除 HLA 基因座外，ERAP1 与 AS 易感性的相关性最强，ERAP1 是一种氨基肽酶，目前至少发现了两个与 AS 相关的 ERAP1 单倍型，但是与 HLA-B27 阳性患者关联，也因此证明了 ERAP1 与 HLA-B27 之间的基因间相关作用。IL-23R 和 IL-23 信号传导途径的下游组分 JAK2 和 Tyk2 及 IL-23 亚基 IL-12B 的多态性与 AS 有关，另外在 AS 患者中 IL-23、IL-23R、IL-17 和 TNF-α 水平升高。

痛风的发病是由遗传因素与内、外环境因素共同作用的，血尿酸水平升高，超过结晶浓度（420μmol/L）是痛风发病的必要条件。痛风发作是一种自限性炎症，主要由固有免疫的 NLRP3 炎

症小体和 IL-1β 介导。慢性痛风出现滑膜细胞增生、淋巴细胞及浆细胞的浸润，炎症细胞因子 TNF-α、IL-6 等升高。然而，高尿酸血症患者仅 10% 发生痛风。近年来，GWAS 研究发现多个痛风遗传危险位点，与无症状高尿酸血症无关，主要涉及固有免疫系统的炎症通路。如 TLR4 的变异位点 rs2149356 引起 TLR4 mRNA 高表达和 IL-1β 蛋白生成增多。此外，脂代谢相关基因 PLA2G16 编码磷脂酶 Λ2，与花生四烯酸代谢及前列腺素合成相关，其变异与多个种族痛风发生相关。近期脂代谢组学研究发现，7 种花生四烯酸衍生脂氧化物类信号分子与痛风相关，提示花生四烯酸 - 前列腺素信号通路的异常参与了痛风的遗传易感。

除上述几个重要的发病驱动因素外，也有研究发现 AS 与 LRR 表达有关，而高尿酸相关易感基因也包括了 LRRC16A。另外，与炎症有关的痛风易感因素包括如 IL-12B、NLRP3 也有研究发现与 AS 有相关性。但也不排除这些易感因素可能与多种关节炎症表现有关，并不一定是 AS 与痛风之间高特异性的相关因素。

二、临床特点

痛风的关节炎典型表现为突然发作的关节肿痛，下肢远端关节最常受累，其次上肢远端关节，可自限。即使迁延、转为慢性，其关节肿痛常表现为时轻时重。肢带关节及中轴关节受累通常见于长病程、重症患者，可表现为髋、肩关节、脊柱、骶髂关节炎症，此时需要与 AS 相鉴别。

AS 发病隐匿，逐渐出现腰背部疼痛和（或）晨僵，半夜明显，翻身困难，晨起或久坐后起立时腰部晨僵明显，活动后减轻。疾病早期臀部疼痛多为一侧呈间断性或交替性，数月后疼痛多为双侧持续性。多数患者随病情进展，由腰椎向胸椎、颈椎发展，则出现相应部位疼痛、活动受限或脊柱畸形。除腰背痛外，24% ～ 75% 的 AS 患者在发病初期或病程中出现髋关节和外周关节病变，其中以非对称性膝、踝、肩等外周大关节居多，与痛风性关节炎类似，常只累及少数关节或单关节，但痛风最常见的特征性好发部位为第 1 跖趾关节。

AS 全身表现多轻微，部分患者可有发热、疲劳、消瘦、贫血或其他脏器累及。AS 最常见的关节外表现为急性前葡萄膜炎或虹膜睫状体炎；AS 心血管系统受累可包括升主动脉炎、主动脉瓣关闭不全、传导异常、心肌肥厚、心包炎、心肌梗死等；肺受累则是 AS 后期少见表现，以慢性进行性肺上叶纤维化为特点；AS 神经系统合并症可能因椎体骨折、不稳、压迫或炎症所致，其中马尾综合征是长病程 AS 患者少见但严重的合并症；AS 患者肾脏受累可见伴 IgA 肾病的报道，罕见淀粉样变性；AS 也可出现骨质疏松，早期便可见骨量减少。

三、诊断要点

AS 的诊断主要依赖症状、体征、关节外表现和家族史。腰背痛是 AS 的诊断要点，但腰背痛是人群中非常常见的症状，而 AS 多伴炎性腰背痛，需要与机械性腰背痛相鉴别。2009 年国际强直性脊柱炎评估工作组（ASAS）炎性背痛专家推荐诊断标准为：以下 5 项中至少满足 4 项：发病年龄 < 40 岁；隐匿起病；症状活动后好转；休息时加重；夜间痛（起床后好转）。

体格检查方面：骶髂关节和椎旁肌肉压痛为 AS 早期阳性体征，随疾病发展可见腰椎前凸变平、脊柱活动受限、胸廓扩展范围缩小、颈椎后突等，枕壁试验、胸廓扩展试验、Schober 试验、骨盆按压、Patrick（下肢 "4" 字试验）等有助于 AS 诊断。AS 的 X 线变化具有确诊意义，可见骶髂关节软骨下骨缘模糊，骨质糜烂，关节间隙模糊，骨密度增高及关节融合。临床上对于 X 线骶髂关节炎按照纽约标准进行分级。CT 能先于 X 线检测出骨质的异常，如硬化及侵蚀（图 12-4-1），但不能监测软组织和骨髓改变，临床上 MRI 检查能更敏感地诊断早期 AS，特别是对检测骨髓水肿非常敏感。另外 MRI 和超声检查在评估附着点病如跟腱炎、足跟痛等非常有用。

目前 AS 的诊断主要参考 1984 年修订的 AS 纽约标准：①下腰背痛持续至少 3 个月，疼痛随活动改善，但休息不减轻；②腰椎在前后和侧屈方向活动受限；③胸廓扩展范围小于同年龄和性别的正常值；④双侧骶髂关节炎 Ⅱ ～ Ⅳ 级，或单侧骶髂关节炎 Ⅲ ～ Ⅳ 级。如果具备④并分别附加①～③中任何 1 条和确诊 AS。

对于暂时不符合上述条件者，可参考如下有关 SpA 的诊断标准。欧洲 SpA 研究组（ESSG）

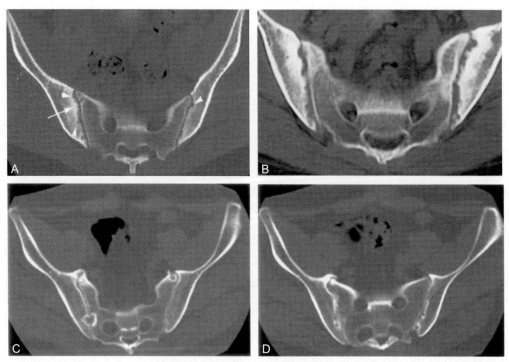

图 12-4-1 AS 与痛风骶髂关节 CT

A. AS 见骶髂关节，髂骨面边缘模糊、连续性虫蚀样破坏以及不规则硬化；B. AS 骶髂关节，髂骨面侵蚀性破坏、横贯性钙化、不规则硬化，病变连续；C. 痛风骶髂关节，灶性占位性破坏同时累及髂骨和骶骨面、病灶边缘锐利的钙化边；D. 痛风骶髂关节，间隙变窄非连续性侵蚀，变异锐利，无不规则硬化

诊断标准：炎性脊柱痛或非对称性以下肢关节为主的滑膜炎，并附加以下任何 1 项：①阳性家族史；②银屑病；③炎性肠病；④关节炎前 1 个月内的尿道炎、宫颈炎或急性腹泻；⑤双侧臀部交替疼痛；⑥肌腱端病；⑦骶髂关节炎。2009 年 ASAS 推荐的中轴型 SpA 的分类标准：起病年龄 < 45 岁和腰背痛 ≥ 3 个月的患者，加上符合下述中的一种标准：①影像学提示骶髂关节炎加上 ≥ 1 个下述的 SpA 特征；② HLA-B27 阳性加上 ≥ 2 个下述的其他 SpA 特征。其中影像学提示骶髂关节炎指的是：① MRI 提示骶髂关节炎活动性（急性）炎症，高度提示 SpA 相关的骶髂关节炎；②明确的骶髂关节炎影像学改变（根据 1984 年修订的纽约标准）。SpA 的特征包括炎性背痛、关节炎、起止点炎（跟腱）、眼葡萄膜炎、指（趾）炎、银屑病、克罗恩病 / 溃疡性结肠炎、对非甾体抗炎药（NSAID）反应良好、SpA 家族史、HLA-B27 阳性、CRP 升高。

四、治疗

AS 的治疗目标是缓解症状和体征、恢复功能、防止关节损伤、提高患者生活质量、防止脊柱疾病的并发症。目前 AS 尚无根治方法，主要是通过非药物、药物和手术等综合治疗。

对于早期或晚期 AS 患者的症状治疗 NSAID 都是首选，其主要不良反应包括胃肠道症状、肝和肾功能损害及可能增加的心血管不良事件。生物制剂治疗包括抗肿瘤坏死因子（TNF）-α 拮抗剂如依那西普、英夫利西单抗和阿达木单抗。柳氮磺吡啶可改善 AS 的关节症状、降低血清 IgA 水平，特别适用于外周关节表现者。局部糖皮质激素通常用于顽固性肌腱端病和持续性滑膜炎，眼前色素膜炎可通过扩瞳和激素点眼控制，对于难治性虹膜炎可能需要全身应用糖皮质激素和免疫抑制剂，全身用药效果不好的顽固性外周关节炎也可以行关节腔内注射糖皮质激素治疗。部分男性难治性 AS 患者应用沙利度胺治疗后临床症状及炎症指标均有好转。上述治疗均缺乏疗效的患者，甲氨蝶呤、抗风湿植物药对于外周关节受累者有一定帮助，但对中轴关节疗效不确定。对于髋关节受累引起的关节间隙狭窄、强直和畸形是本病致残的主要原因，人工全髋关节置换术是最佳选择。

治疗上，痛风与 AS 在镇痛方面均可使用NSAID 作为一线药物，二线药物可使用糖皮质激素。对于痛风合并 AS 病例，在 AS 合并痛风急性发作期，对于无肾脏累及的患者使用 NSAID、秋水仙碱治疗，对于有 NSAID 不耐受的患者可使用糖皮质激素治疗；AS 合并痛风间歇期或慢性期，治疗强直性脊柱炎的同时进行降尿酸及预防性应用秋水仙碱治疗；AS 合并痛风肾病期，可应用糖皮质激素抗炎镇痛，首选非布司他降尿酸。痛风在治疗上需要注重饮食管理，但有研究表明，AS 和饮食之间无明显发生或发展的相关性；痛风发作对 NSAID 及糖皮质激素反应不佳或有禁忌的患者可采用生物制剂治疗，主要是 IL-1 拮抗剂（阿那白滞素、卡那单抗等）和 TNF-α 拮抗剂（依那西普、阿达木单抗等），可作为难治性痛风抗炎镇痛治疗，也可作为降尿酸初期预防发作治疗。

五、预后

AS 病程以自行缓解和加重为特点，不同患者差别很大。一般认为该病预后较好，但部分病情也可持续活动多年，最终引起脊柱强直。伴有外周关节受累及关节外受累者预后差，致残率高。有研究表明 AS 患者死亡风险较年龄和性别匹配的人群增加 50% 左右，死亡原因包括并发症，如淀粉样变和脊柱骨折，肾脏、心血管、胃肠道疾病等。家族性 AS 与散发的 AS 在发病年龄、外周关节炎、急性前葡萄膜炎等方面无差别。AS 功能性受限随病程而加重，全髋关节置换术的长期疗效令人满意。自然状态下，痛风少部分为偶发型（每年发作≤1次），多数每年发作超过 2 次，慢性痛风及痛风石性痛风亦为少数，可出现关节毁损和致残。长程尿酸达标是治疗的关键。超过 80% 的痛风患者有心血管疾病和肾脏疾病和代谢综合征等合并症，影响预后。

（高海慧　孙明妹）

第五节　痛风与银屑病关节炎

银屑病关节炎（psoriatic arthritis，PsA）与强直性脊柱炎同属于血清阴性脊柱关节炎，但外周关节受累更多，同时超过 80% 的患者合并银屑病。银屑病伴发的高尿酸血症可能是 PsA 与痛风两者之间的关联。银屑病患者出现 PsA 时，临床表现为皮疹伴关节和周围软组织疼痛、肿胀、压痛、僵硬和运动障碍。部分患者可有骶髂关节炎和（或）脊柱炎，病程迁延，易复发。部分患者同时伴发痛风时，可反复出现关节症状明显加重，呈典型的痛风急性炎症过程。该病可发生于任何年龄，高峰年龄为 30～50 岁，无性别差异，但脊柱受累以男性较多。

一、流行病学

银屑病是较为常见的疾病之一，流行病学调查银屑病的患病率为 2%～3%，银屑病患者中并发 PsA 者超过 30%。然而，关于银屑病与血尿酸水平及痛风发生风险的前瞻性研究很少，来自哈佛医学院的一篇前瞻性研究进行了银屑病、有 PsA 病史的患者发生痛风风险的调查，研究结果显示，银屑病和 PsA 与痛风发生风险增加显著相关，银屑病、PsA 的患者发生痛风风险较无银屑病者高，调查结果说明了银屑病、PsA 与痛风有关。同时，该研究也发现痛风患者发生银屑病和 PsA 的风险也明显增加。有银屑病、PsA 病史先于痛风发生多见。

二、发病机制

已有文献研究发现银屑病患者血尿酸水平升高，银屑病、PsA 与血尿酸升高水平具有相关性，且血尿酸水平与银屑病皮肤损害严重程度相关，有趣的是，相比其他疾病关节炎，PsA 患者关节滑膜液中出现更多的尿酸盐晶体，甚至高达 45% 的 PsA 患者伴有血尿酸水平升高，血尿酸升高可能是银屑病患者发生 PsA 的危险因素。目前具体原因尚不完全清楚，可能是 PsA 患者角质形成细胞的过度增殖和细胞更新加快导致嘌呤分解代谢增强，从而引起血尿酸合成增加。此外，部分 PsA 患者可能存在临床或显微镜下炎性肠病，可能会影响尿酸相关转运蛋白的水平，从而影响尿酸的排泄。银屑病、PsA 与痛风具体的发病机制亦不明确，一种可能机制为银屑病组织损伤通过细胞模式识别受体的免疫刺激，触发炎症反应。MSU 作为一种危险分子模式（DAMP），在痛风患者中，该机制可能更容易被 MSU 触发。MSU 还能够刺激人角质细胞产生多种炎症细胞因子和趋化因子，特别是 IL-1α 和 IL-1β，不仅参与痛风发作，而且与 PsA 发病机制相关。

三、临床特点

本病起病隐袭，约 1/3 呈急性发作，起病前常无诱因。约 75% 的 PsA 患者皮疹出现在关节炎之前，同时出现者约 15%。皮疹出现在关节炎后者约占 10%。皮损和关节炎的严重程度并不平行。皮损好发于头皮及四肢伸侧，尤其肘、膝部位，呈散在或泛发分布，要特别注意隐藏部位的皮损如头发、会阴、臀、脐等；皮损表现为丘疹或斑块，圆形或不规则形，表面有丰富的银白色鳞屑，去除鳞屑后为发亮的薄膜，除去薄膜可见点状出血（Auspitz 征），该特征对银屑病具有诊断意义。PsA 关节症状多种多样，除四肢外周关节病变外，部分可累及脊柱。受累关节出现疼痛、压痛、肿胀、晨僵和功能障碍，依据临床特点分为 5 种类型：单关节炎或少关节炎型、远端指间关节炎型、残毁性关节炎型、对称性多关节炎型、脊柱关节病型。60% 类型间可相互转化，合并存在。约 80% 的 PsA 患者有指（趾）甲病变，而无关节炎的银屑病患者指甲病变为 20%，因此指（趾）甲病变是 PsA 的特征。常见表现为顶针样凹陷，炎症远端指间关节的指甲有多发性凹陷是 PsA 的特征性变化。痛风伴 PsA 患者出现急性单关节炎时，需要注意单关节炎或少关节炎型 PsA 病情活动与痛风急性发作相鉴别。

四、辅助检查

无特异性实验室检查指标，PsA 病情活动时红细胞沉降率（ESR）加快，C 反应蛋白（CRP）增加，IgA、IgE 增高，补体水平增高，外周血尿酸升高。滑液呈非特异性反应，白细胞轻度增加，以中性粒细胞为主；类风湿因子（RF）阴性，少数患者可有低滴度的 RF 和抗核抗体。骶髂关节和脊柱受累的患者中约 50% 的患者人类白细胞抗原（HLA）-B27 阳性。

影像学检查示外周关节骨质有破坏和增生表现。末节指（趾）骨远端有骨质溶解、吸收而基底有骨质增生；可有中间指骨远端因侵蚀破坏变尖和远端指骨骨质增生，两者造成铅笔帽（pencil-in-cup）样畸形或望远镜样畸形；受累指间关节间隙变窄、融合、强直和畸形。长骨骨干表现为绒毛状骨膜炎。中轴关节表现为不对称骶髂关节炎，关节间隙模糊、变窄、融合。椎间隙变窄、强直，不对称性韧带骨赘形成，椎旁骨化，其特点是相邻椎体中部之间的韧带骨化形成骨桥，并呈不对称分布。

五、诊断要点

有银屑病病史的痛风患者，排除痛风急性发作，有上述炎性关节炎表现及结合相关辅助检查即可诊断 PsA。关于 PsA 的诊断标准，目前尚未统一，较简单而实用的标准有 Moll 和 Wright 的 PsA 分类标准：①至少有 1 个关节炎并持续 3 个月以上；②至少有银屑病皮损和（或）1 个指（趾）甲上有 20 个以上顶针样凹陷的小坑或甲剥离；③血清 IgM 型 RF 阴性（滴度＜ 1 ∶ 80）。

六、治疗要点

痛风伴 PsA 患者针对 PsA 的治疗目的在于缓解疼痛和延缓关节破坏，应兼顾治疗关节炎和银屑病皮损，制订的治疗方案应因人而异。痛风尿酸水平达标治疗有助于治疗 PsA。

1. 一般治疗　适当休息，避免过度疲劳和关节损伤，注意关节功能锻炼，忌烟、酒和刺激性食物。同时，可进行适当的物理疗法，包括紫外线治疗、光化学疗法、水浴治疗。

2. 药物治疗　PsA 患者存在关节破坏和畸形，非甾体抗炎药（NSAID）具有抗炎、镇痛的作用，可以快速缓解关节肿痛的症状，但对皮损和关节破坏无效。对于使用 NSAID 不能有效控制炎症的患者，可考虑局部注射糖皮质激素作为 PsA 的辅助治疗。为防止病情恶化及延缓关节组织的破坏，同时需要使用改善病情的抗风湿药（DMARDs）。因甲氨蝶呤（MTX）对皮损和关节炎均有效，故以 MTX 作为联合治疗的基本药物。如单用一种 DMARDs 无效时也可联合用药，可以参照类风湿关节炎用药。同时，也应注意选择避免影响尿酸水平的药物。柳氮磺吡啶（SASP）对 PsA 外周关节炎有效，但 SASP 容易出现结晶尿，增加尿酸盐结晶风险，在使用 SASP 治疗 PsA 的过程中应注意密切监测。

3. 生物制剂 近年来生物制剂应用于治疗 PsA 已有大量报道，是 PsA 治疗的有效手段，也可与 MTX 合用。目前主要分为 4 类 TNF-α 抑制剂（依那西普、英夫利西单抗、阿达木单抗）、IL-12/23 抑制剂（乌司奴单抗）、IL-17A 抑制剂（司库奇尤单抗）、JAK 抑制剂（枸橼酸托法替布）。其中依那西普（etanercept）用于中、重度或其他药物治疗疗效不佳的 PsA 患者，每次 25mg 皮下注射，每周 2 次。注射用英夫利西单抗（infliximab）首次 3.5mg/kg 静脉滴注后，第 2、6 周及以后每 8 周给予相同剂量各 1 次。注射用阿达木单抗（adalimumab）每 2 周 1 次，40mg 皮下注射。以上药物使用前应检查血常规、尿常规、肝功能、肾功能、肝炎及结核等相关检查，应用过程中也应定期检查。活动性感染、活动性结核、肿瘤、充血性心力衰竭及对本品成分过敏者应禁用。

七、预后

一般病程良好，家族银屑病史、20 岁前发病、HLA-DR3 或 DR4 阳性、侵蚀性或多关节病变、广泛皮肤病变等提示预后较差。

（杨绍玲　陈海冰）

第六节　痛风与化脓性关节炎

化脓性关节炎是由溶血性链球菌、金黄色葡萄球菌或腐生性细菌感染引起的化脓性炎症。痛风急性发作期与化脓性关节炎在临床表现方面类似，多为关节肿痛累及关节周围组织，很难区分，易混淆。痛风伴化脓性关节炎临床可见，病情较为严重，诊断延误可能导致受累关节遭到破坏，但目前相关文献报道很少，且尚无确切流行病学调查资料。痛风伴化脓性关节炎多累及单关节，膝关节是主要受累关节，其次为肘关节、肩关节、踝关节，其他关节少见。大多数患者有较长的痛风病史和皮下痛风石形成，痛风石破溃继发感染是其主要的感染途径。引起感染的致病菌主要是金黄色葡萄球菌、溶血性链球菌、革兰阴性菌等。痛风急性发作时，尿酸盐结晶沉着于关节易诱发化脓性关节炎，化脓性关节炎可降低滑膜液的 pH，减少尿酸盐结晶的溶解度，二者可能相互促进，但痛风、化脓性关节炎二者之间的具体机制目前尚不清楚。

一、病因及病理

化脓性关节炎的病原菌通常为广谱菌感染，85% 以上是由革兰阳性球菌引起，以金黄色葡萄球菌最常见，占 60% ～ 90%，溶血性链球菌次之，此外肺炎双球菌、凝固酶阴性葡萄球菌、大肠埃希菌、铜绿假单胞菌、流行性感冒嗜血杆菌、产气荚膜杆菌等亦可致病。近年来由于抗生素的广泛升级使用，感染的致病菌种类也有所变化，耐甲氧西林的金黄色葡萄球菌感染的化脓性关节炎有增加趋势。

关节滑膜细胞具有吞噬和清除入侵细菌的功能，当存在下列易感因素时容易发生化脓性关节炎：全身抵抗力降低、关节退行性变、类风湿关节炎、晶体性关节炎、创伤性关节损伤、关节注射类固醇药物、无菌操作不严格、糖尿病、酒精中毒等。细菌进入关节的途径可分成血源性感染、创伤性感染、周围感染延及关节感染、医源性感染等类型。

化脓性关节炎的病理过程可划分为滑膜炎和关节炎。前者仅影响滑膜，后者则以损害软骨为特征。大致可分为 3 个阶段。①浆液性渗出期：滑膜充血、肿胀，白细胞浸润，关节腔内为淡黄色、较清晰的浆液性渗出，渗出液内含大量白细胞，炎性分泌物与关节液混合，关节囊膨胀，并有少量纤维素沉着在关节滑膜表面。此时，关节软骨尚未遭受损害。在此期间控制感染，关节功能可以保存，完全恢复正常。②浆液纤维蛋白性渗出期：炎症继续发展，滑膜不仅充血，而且有更明显的炎症。因细胞成分增加，关节液浑浊度增加，呈絮状，含有大量粒性白细胞及少量单核细胞。滑膜增厚并有大量纤维素沉着和肉芽组织形成，黏着在关节软骨表面，影响滑液内营养进入软骨和软骨代谢产物的释出，使软骨代谢发生障碍。另外，脓细胞释放出的大量蛋白分解酶破坏软骨基质，关节表面失去滑润，关节内发生纤维性粘连。此阶段治愈后，病变关节遗留功能障碍的程度取决于炎症严重程度、病程长短、纤维蛋白沉着多少和软骨表面破坏的轻重。③脓性渗出期：感染严重，渗出液转为脓性，脓液内含有大量细菌、脓细胞和少量红细胞，小血管发生栓塞和坏死。关节液呈黄白色，坏死和退变的白细胞释出的溶解酶溶解关节面软骨，直到侵蚀破坏软骨下骨质。关节滑膜肿胀、肥厚、白细胞浸润，形成局灶性坏死。由于关节内压力增高，压迫破坏滑膜直到穿破关节囊和皮肤，形成窦道，可长期不愈。治疗后，关节活动有功能障碍或完全强直。无论机体抵抗力的强弱、细菌毒力的大小和病程的长短，其病变的发展为逐渐演变过程，而无明显的界限，有时某一阶段可独立存在，每一阶段的长短也不尽一致。

二、临床特点

痛风是化脓性关节炎的易感因素，尤其是皮下痛风石形成，痛风石破溃继发感染是其主要的感染途径。痛风患者关节腔穿刺、糖皮质激素药物的关节内注射等医源性引起化脓性关节炎也较为多见。通常痛风伴化脓性关节炎早期常容易被忽视和鉴别困难。化脓性关节炎常起病较急，有全身不适，食欲缺乏，高热等感染中毒症状，甚至出现谵妄与昏迷。累及浅表关节，如膝、踝关节时，常局部红、肿、热、痛明显，关节处于半屈曲位，患者不愿活动；累及深部关节，如髋关节时，局部红、肿、热、痛不明显，但有活动受限，特别是内旋受限，关节往往处于屈曲、外旋、外展位。其临床表现根据病理分期主要分为3期。①浆液性渗出期：关节中度肿胀、疼痛，关节正常外形消失，局部皮温稍高、压痛、有波动感。关节因肌肉痉挛不能完全伸直呈微屈曲状。活动关节时可伴有明显疼痛，体温升高，白细胞增加，并有轻度核左移。②浆液纤维蛋白性渗出期：一切症状与体征均较浆液期加剧。③脓性渗出期：全身呈明显毒血症反应，高热、恶心、食欲缺乏，体温可达39℃以上。白细胞计数增高达（10～20）×10^9/L，多形核白细胞明显增多，红细胞沉降率可达50～100mm/h。关节疼痛剧烈、拒动，较表浅关节如肘、膝、踝关节等局部有明显红、肿、热及压痛，可有波动感。为使关节内压力降低及疼痛减轻，关节常呈半屈曲位，关节活动因疼痛受限。

三、辅助检查

（一）实验室检查

化脓性关节炎外周血象中白细胞计数可达10×10^9/L以上，以中性粒细胞增高为主，常有核左移或中毒颗粒，有红细胞沉降率（ESR）增快，降钙素原（PCT）、C反应蛋白（CRP）升高。虽然白细胞计数和嗜中性粒细胞计数等实验室指标有助于诊断化脓性关节炎，但在痛风急性发作期，该类实验室指标也会出现相应的变化。国外有学者认为PCT可用于诊断化脓性关节炎，并且截断值PCT＞0.5ng/ml时，诊断具有较高的特异度。国外有学者通过荟萃分析研究认为，外周血PCT的表达水平是诊断骨与关节感染的有效指标。研究发现，PCT以1.67ng/ml为截断值时，其灵敏度和特异度分别为84.38%和93.94%，均明显优于ESR、CRP等传统指标。

目前临床还可以通过检查中性粒细胞表面CD64分化抗原方法，鉴别白细胞和中性粒细胞升高是痛风还是感染所致，如果24h监测到中性粒细胞表面CD64明显升高则提示感染，需采取积极的抗生素治疗。DNI是反映外周循环中不成熟粒细胞比率和不同白细胞亚群之间差异的数值，有研究发现，DNI数值越高，患者感染程度越重，DNI可用于入院24h内痛风急性发作期与化脓性关节炎的鉴别指标，并指出DNI≥1.9%是预测化脓性关节炎的重要参数，DNI为2.0%是鉴别化脓性关节炎与痛风急性发作期患者的最佳截断值。

（二）关节液检查

痛风关节腔穿刺，滑膜液在偏振光显微镜下可观察到尿酸盐晶体。化脓性关节炎关节腔穿刺液常为脓性，抽出液为灰色、灰绿色、浑浊，失去正常黏度。白细胞计数正常为0.2×10^9/L以下、中性多核细胞＜25%。而在化脓性关节炎时白细胞计数＞50×10^9/L，甚至可高达200×10^9/L以上、中性多核白细胞占比高至90%。血糖和关节滑液含糖差异正常时两者相差不超过1.12mmol/L，化脓性关节炎时滑液含糖量明显降低，两者相差可达2.24mmol/L以上。黏液蛋白醋酸沉淀试验：正常时滑液中出现坚固的黏蛋白凝块，周围的溶液澄清；化脓性关节炎时沉淀物疏松如絮状，凝块极易破碎，周围溶液浑浊。以上检查均有助于化脓性关节炎的诊断，特别是当革兰染色和涂片直接找到细菌，穿刺液培养阳性时，诊断即可明确。当培养阴性时，宜做其他特殊检查，如检查滑膜液中细菌的代谢产物，免疫电泳法检测滑膜液中的细菌抗原，即使细菌已被杀死，其抗原仍为阳性。

（三）放射学检查

X 线及 CT 早期关节结构在化脓性关节炎中多表现正常或仅可见关节周围软组织肿胀、积液、关节间隙增宽，没有明显特异性。随着病情进展可见邻近部分骨质疏松，因关节软骨破坏可出现关节间隙变窄，软骨下骨破坏使得关节面毛糙，甚至出现虫蚀样破坏。在出现骨质破坏的情况下，常伴病灶周围骨质增生和硬化，出现关节挛缩畸形、关节间隙狭窄，甚至有骨小梁形成，出现骨性强直，有时尚可见骨骺滑脱或病理性关节脱位。因 X 线及 CT 检查没有明显特异性，故 X 线及 CT 检查对早期化脓性关节炎诊断作用有限。

痛风的 X 线表现为关节面欠光滑，呈虫蚀样骨质缺损，关节面见小囊状影，关节骨端骨质吸收变细，呈"笔杆征"。关节旁见痛风结节，呈稍高密度结节影，压迫邻近骨质，使局部骨皮质翘起，呈"边缘悬挂征"。CT 表现为关节旁斑片状及结节状密度增高影、邻近部分骨皮质缺损；关节面穿凿样或不规则骨质破坏及关节面下小囊状影；关节腔积液及关节周围软组织肿胀。CT 对痛风结节的检出率、骨质破坏、关节内痛风石沉积明显优于 X 线。双能量 CT（DECT）能够对痛风结节中尿酸盐成分进行特异性分析、鉴别尿酸及非尿酸结节沉积，能发现更多、更小的痛风结节。

（四）磁共振成像（MRI）检查

MRI 具有较高的软组织分辨率，能够清晰显示关节滑膜、软骨、周围软组织及骨的情况，可以明确炎症侵犯关节的范围和程度。化脓性关节炎 MRI 征象主要有：①软骨破坏。早期即可出现软骨破坏，表现为软骨局限性或弥漫性信号异常，在 T_2WI 和 PDWI 序列上显示清晰、等信号关节软骨信号缺失或增高，关节软骨边界显示模糊、毛糙。②骨髓水肿。关节骨因炎症刺激导致炎性水肿，在压脂 PDWI 序列显示清晰，病变常多发，表现为骨髓腔内多发局灶性高信号区，边界清晰，以软骨下骨髓水肿多见。③软组织水肿。表现为关节周围肌肉、肌间隙、皮下脂肪弥漫性肿胀，

范围较广泛，呈长 T_1WI、长 T_2WI 信号，而压脂 T_2WI 和 PDWI 序列可清晰显示炎症软组织水肿的累及范围，表现为软组织信号增高。而骨髓水肿和软组织水肿常合并发生。④软组织脓腔。当化脓性关节炎为关节周围软组织炎症或骨髓炎导致时，周围软组织可见多 T_1WI、长 T_2WI 信号脓腔结构，DWI 呈高信号，增强扫描对于脓腔诊断具有巨大帮助，表现为脓壁环形强化。脓腔可多发独立存在，也可融合呈团片状。化脓性关节炎早期即可出现软骨破坏，常伴有骨髓及软组织水肿，滑膜增厚可包裹韧带，当发现软组织脓腔时更有助于诊断，MRI 可清晰显示化脓性关节炎累及的范围和程度，有助于与其他炎症病变进行鉴别诊断。

痛风 MRI 表现为关节滑膜增厚，滑膜或关节韧带内见条片状长 T_2 信号；关节骨端及关节面下的小囊状及斑片状 $T_2WI/STIR$ 信号；关节内或关节旁混杂信号结节；关节积液、肌间隙水肿。MRI 对骨小梁的显示较差，但能清晰地显示关节面软骨受侵及骨髓水肿，而 X 线、CT 检查无法显示上述病变，尤其对关节滑膜及韧带受侵显示效果最佳。

（五）关节彩色多普勒超声检查

化脓性关节炎根据其病理变化过程，超声主要表现为关节滑膜增厚、关节腔积液、关节周围组织肿胀增厚，当炎症处于急性期时，彩色多普勒超声检查可见滑膜内有血流信号，在炎症累及关节软骨时，超声可显示关节软骨面欠光滑、局部厚薄不均，或局限性连续性中断，当病变进一步进展时，则可显示骨皮质破坏。但化脓性关节炎超声表现特异性欠佳，需结合临床病史及其他检测方法，随时观察病变发展变化，更有助于疾病的诊断。

痛风超声的典型表现包括：①"双轨征"；②痛风石；③聚集体；④侵蚀。超声相比 CT 及 MRI 对微痛风石均敏感，但检查仪器及操作人员对超声结果影响较大。

四、诊断要点

痛风患者关节腔穿刺滑膜液在偏振光显微镜下观察到尿酸盐晶体存在，同时在关节内或穿刺液中找到致病菌，诊断即可确立。通常痛风急性

关节炎发作时，与化脓性关节炎早期常不易鉴别，且容易出现漏诊或延误诊断，因此关节穿刺和关节液检查对早期诊断具有很高的价值。在痛风发作时，尽管没有发热或白细胞增多，即便是白细胞计数降低或革兰染色未见病原体，也应当行滑膜液穿刺培养。

五、治疗要点

痛风伴化脓性关节炎患者重点治疗化脓性关节炎，同时监测痛风病情，有效控制血尿酸水平，减少尿酸盐结晶沉积，警惕因痛风急性发作而加重病情。化脓性关节炎的治疗原则是早期诊断，及时正确处理，保全生命，尽量保留关节功能。

1. 抗感染治疗　抗生素的应用是治疗化脓性关节炎的重要手段，原则是及早、有效、足量、足疗程，以控制、消灭病原菌。应于血液和滑膜液送培养后即开始经验性治疗，根据滑膜液涂片革兰染色和临床特征初步估计致病菌。如能在发病 3d 之内明确诊断并开始治疗，此时由于炎症只局限于骨组织较小范围内，其疗效最好。发病 3～4d 后，骨膜下脓肿形成，但脓肿较小，骨坏死局限，疗效尚好。若延误治疗，脓肿扩大，血管栓塞，导致大块骨坏死，则疗效较差。一旦确定了细菌，得知抗生素的药敏试验后，重新考虑抗生素及剂量。若未找到病原菌，应选用广谱新型抗生素，不可为了等待细菌培养及药物敏感试验结果而延误用药或使用药"逐步升级"而失去有效抗生素治疗的最佳时机。最好选用抗菌作用强、骨关节组织内浓度高、毒性低或无毒、对肠道内正常菌群作用小的抗生素。早期应用抗生素不仅可迅速控制感染，还可使病变逆转，减少后遗症。抗生素的使用时间至少应持续至体温正常，症状消失，白细胞计数及分类均正常后 2 周左右。过早停药可能使炎症复发或迁延演变成慢性。在全身应用抗生素的同时，还应加强全身支持治疗，以改善患者的全身状况。

2. 关节腔引流　化脓性关节炎的治疗原则之一是迅速、完全充分地引流脓性渗出物，可减少关节腔的压力和破坏，缓解疼痛及全身毒血症等。化脓性关节炎行关节穿刺引流并用生理盐水冲洗，每日 1～2 次，可关节腔内注射抗生素治疗。如关节穿刺不能有效控制症状应及时做关节切口引流，吸尽关节腔内脓性渗出液，并用大量生理盐水冲洗及留置引流管做闭式冲洗引流。关节镜灌洗治疗可最大限度地反复灌洗关节腔，排出关节内脓性渗出物，减少有害物质对关节的破坏。

3. 全身支持治疗　急性期应卧床休息，补充足够的液体，注意水、电解质平衡，防止酸中毒；给予足够的营养如高蛋白、多维生素饮食；必要时少量多次输以新鲜血以减少全身中毒症状，改善全身状况，提高机体抵抗力；受累关节制动，维持关节功能位，患肢给予石膏托或支具固定或行皮肤牵引制动，不仅有利于局部炎症的控制、便于护理，而且可以解除患肢肌肉痉挛，减轻疼痛，减少对关节软骨的压力，防止发生畸形及晚期脱位或非功能位强直。恢复期适当有控制地活动关节及功能锻炼有助于关节功能的恢复，减少后遗症和致残率。

六、预后

经过积极有效的治疗后，一般预后良好。如在化脓性关节炎的治疗过程中，未采取有效的预防畸形措施，治愈后常遗留畸形。严重畸形有明显功能障碍，晚期则有关节畸形、病理性脱位、窦道或关节强直等后遗症。

（赵　磊）

参考文献

曾沛英，钟剑球，黄雪婷，等. 合并高尿酸血症的强直性脊柱炎患者的临床分析. 中华风湿病学杂志，2019，23(7):5.

杜明瑞，宋哲，刘瑞林，等. 强直性脊柱炎合并脊柱痛风 1 例并文献复习. 风湿病与关节炎，2020，9(2):3.

李璐，宋莹，张敏，等. 痛风性关节炎的影像学研究进展. 影像研究与医学应用，2018，2(7):17-19.

马铭，任汉强. 中性粒细胞 delta 指数在化脓性关节炎与痛风性关节炎急性发作期早期诊断中的临床意义. 中国骨与关节杂志，2018，7(12):907-911.

袁青，徐浩. 降钙素原、C- 反应蛋白和血沉在膝关节炎化脓性感染中的诊断价值及意义. 中国卫生检验杂志，2020，30(2):213-218.

中国关节病型银屑病诊疗共识 (2020) 编写委员会专家组. 中国关节病型银屑病诊疗共识 (2020). 中华皮肤科杂志，2020，53(8):585.

Abhishek A, Tedeschi S K, Pascart T, et al. The 2023 ACR/EULAR classification criteria for calcium pyrophosphate deposition disease. Ann Rheum Dis, 2023, 82(10):1248-1257.

Allen K D, Thoma L M, Golightly Y M. Epidemiology of osteoarthritis. Osteoarthritis Cartilage, 2022, 30(2):184-195.

Bevis M, Marshall M, Rathod T, et al. The association between gout and radiographic hand, knee and foot osteoarthritis: a cross-sectional study. BMC musculoskeletal disorders, V. 17, No. null. 2016, 17:169.

Glyn-Jones S, Palmer A J, Agricola R, et al. Osteoarthritis. Lancet, 2015, 386(9991):376-387.

Gossec L, Baraliakos X, Kerschbaumer A, et al. EULAR recommendations for the management of psoriatic arthritis with pharmacological therapies: 2019 update. Ann Rheum Dis, 2020, 79(6):700-712.

Klück V, Liu R, Joosten LAB. The role of interleukin-1 family members in hyperuricemia and gout. Joint Bone Spine, 2021, 88:105092.

Li J Q, Li X H, Hou R X, et al. Psoriatic T cells reduce epidermal turnover time and affect cell proliferation contributed from differential gene expression. J Dermatol, 2015, 42(9):874-880.

Macfarlane T V, Abbood H M, Pathan E, et al. Relationship between diet and ankylosing spondylitis: a systematic review. Eur J Rheumatol, 2018, 5(1):45-52.

Major T J, Dalbeth N, Stahl E A, et al. An update on the genetics of hyperuricaemia and gout, Nat Rev Rheumatol, 2018, 14(6):341-353.

Neogi T, Krasnokutsky S, Pillinger M H. Urate and osteoarthritis: Evidence for a reciprocal relationship. Joint Bone Spine, 2019, 85(5): 576-582.

Safiri S, Kolahi A A, Smith E, et al. Global, regional and national burden of osteoarthritis 1990—2017: a systematic analysis of the global burden of disease study 2017. Ann Rheum Dis, 2020, 79(6):819-828.

Spahn G, Lipfert J U, Maurer C, et al. Risk factors for cartilage damage and osteoarthritis of the elbow joint: case control study and systematic literature review. Arch Orthop Trauma Surg, 2017, 137(4):557-566.

Tsuruta N, Imafuku S, Narisawa Y. Hyperuricemia is an independent risk factor for psoriatic arthritis in psoriatic patients. J Dermatol, 2017, 44:1349-1352.

Wang C, Lu J, Sun W Y, et al, Profiling of serum oxylipins identifies distinct spectrums and potential biomarkers in young people with very early onset gout, Rheumatol(Oxford, England), 2023, 62(5):1972-1979.

Zhu J Y, Wang Y L, Chen Y H, et al. Association between hyperuricemia, gout, urate lowering therapy, and osteoarthritis: A protocol for a systematic review and meta-analysis. Medicine, 2020, 99(33): e21610.

第 13 章
痛风与肾脏疾病

痛风患者常伴发肾脏疾病。高尿酸血症在其中起着重要的作用。高尿酸血症可引起原发的尿酸性肾病，也可以促进其他肾脏疾病的进展。

一、高尿酸血症的定义

尿酸是人类嘌呤化合物的终末代谢产物，嘌呤代谢紊乱可引起高尿酸血症（hyperuricemia，HUA），正常嘌呤饮食下，非同日两次空腹血尿酸水平男性 > 420μmol/L，女性 > 360μmol/L 定义为高尿酸血症。高尿酸血症在我国患病率逐年增长，高发年龄为中老年男性和绝经后女性，年轻人发病并非少见。一方面，高尿酸血症及痛风人群中肾脏疾病的发生率明显增高。据美国 NHANES 2007—2008 的数据估算，痛风患者中 71% 患者 GFR < 60ml/min（CKD3 ~ 5 期），19.9% 患者 GFR < 30ml/min（CKD4 ~ 5 期），24% 患者合并肾结石，且 CKD 患病率与血尿酸水平成正比；另一方面，透析第一年终末期肾病患者痛风患病率为 5%，而透析前 5 年患病率高达 15.4%。大多数高尿酸血症患者可终身无症状，若患者出现尿酸盐结晶沉积，并导致关节炎时称为痛风。

二、尿酸性肾病的流行病学

尿酸性肾病可分为慢性尿酸性肾病（chronic urate nephropathy）、急性尿酸性肾病（uric acid nephropathy，UAN）和尿酸性肾结石（uric acid nephrolithiasis）。目前国内外尚无尿酸性肾病的确切发病率。这可能是由于尿酸性肾病的诊断标准尚不明确，对其认识不足，缺乏有助于明确病因的生物标志物等。早些年的研究提示，经解剖证实痛风患者出现肾损害的发生率为 100%。目前对于尿酸性肾结石这一亚型的发病率存在一定的文献支持。一篇发表于 2000 年的综述指出尿酸性肾结石占全球肾结石的 8% ~ 10%。一项比较研究显示，1980—2015 年，所有肾结石患者中尿酸性肾结石的比例从 7% 增加到 14%。与钙肾结石患者相比，尿酸结石形成者的年龄较大，BMI 较高，尿液 pH 较低。其他类型的尿酸性肾病存在一些其他方面的流行病学资料。急性尿酸性肾病目前被认为是肿瘤溶解综合征（tumor lysis syndrome，TLS）的特征之一。急性尿酸性肾病的另一个常见原因是横纹肌溶解综合征。尿酸生成率、尿液排泄率的提高，以及肾小管尿液 pH 减低，会进一步加剧尿酸晶体阻塞肾小管的情况。慢性尿酸性肾病方面，在痛风等高尿酸血症相关疾病患者中，慢性肾损害较为常见。相关研究提示痛风患者中合并 4 期及以上慢性肾脏病（chronic kidney disease，CKD）的比例为 2%。痛风病史也会独立增加男性患肾结石的风险。但应当指出，由于尿酸排泄能力下降，高尿酸血症在 CKD 患者中也比较常见。在缺乏病理结果的情况下，我们不能推定患者的高尿酸血症与其 CKD 间存在直接的病因联系。

此外，尿酸性肾病目前被发现与某些地方性肾病有关联。近年来，在中美洲太平洋沿岸发现了一种被称为中美洲肾病（Meso-American Nephropathy，MeN）的慢性肾脏病正在流行，其发病率逐年升高。它通常影响在甘蔗或其他农业社区工作的体力劳动者。最近，对萨尔瓦多 189 名甘蔗工人的研究指出，工人的平均血清尿酸（serum uric acid，sUA）水平上午为 390μmol/L，下午为 432μmol/L。此外，研究者通过偏振光显微镜，在 MeN 患者的尿沉渣中发现了二水合物尿酸结晶。这表明，某些生活方式或职业习惯可能与高尿酸肾病的发生有关。值得注意的是，中国也存在类似工作环境的人群。对于这些人群是否也存在类似的肾脏疾病，需要进一步的流行病学调查。此外，一些遗传性肾脏疾病似乎也与尿酸性肾病有关。家族性青少年尿酸性肾病（familial juvenile hyperuricemic nephropathy，FJHN）是一种常染色体显性遗传病，目前被归类于常染色体显性遗传肾小管间质肾病（autosomal dominant tubulointerstitial kidney disease，ADTKD）。此病与儿童时期的高尿酸血症相关。据观察，早期的别嘌醇治疗可改善 FJHN 的长期进展情况。

三、高尿酸血症与肾脏疾病的关系

高尿酸血症可通过多种途径引起心脏、脑、肾脏、胰腺等多脏器损害，故长期高尿酸血症很可能是诸多代谢性疾病的共同损伤病因（图 13-0-1）。

尿酸主要通过肾脏与肠道排泄。大部分尿酸经肾小球滤过后会发生重吸收，其中 98% 在近曲小管 S_1 段主动重吸收，约 50% 在 S_2 段进行分泌，而 40% ～ 44% 则在 S_3 段分泌后再次被重吸收。肾小球滤过的尿酸 98% 被肾小管重吸收，而尿酸的排泄主要靠肾小管的再分泌作用，这是一种主动分泌的过程，肾脏排泄尿酸的能力容易受到损害。目前发现，葡萄糖转运体 9（GLUT9）、尿酸盐转运体 1、人类 ATP 结合盒亚家族 G2（ABCG2），以及有机阴离子转运体（OAT）1、3、4 等与之相关。

高尿酸血症可引起肾脏损伤。高尿酸血症除了可导致原发性尿酸性肾病之外，还是其他多种肾脏疾病发展的危险因素。具体来说，目前发现高尿酸血症会增加急性肾损害（acute kidney injury，AKI）的风险。临床研究表明，预防高尿酸血症的发生可以预防 TLS，从而避免 AKI 的发生。TLS 的相关治疗指南认为 sUA 每增加 60μmol/L，发生 TLS 和肾脏事件的风险会分别增加 1.75 倍和 2.21 倍。即使是轻微的血清尿酸水平升高也会增加对比剂诱发 AKI 的风险。此外，高尿酸血症还可以独立预测糖尿病肾病（diabetic kidney disease，DKD）和 IgA 肾病患者的病情进展。在非 CKD 患者中，高尿酸血症也是未来进展为 CKD 的危险因素。有趣的是，sUA 水平与女性 IgA 肾病患者的肾脏组织病理学严重程度具有相关性，而在男性中未观察到这种现象。这提示尿酸所导致的肾损害可能存在性别差异。使用别嘌醇来降低血清尿酸水平可以延缓肾脏疾病的进展。预防性口服别嘌醇，可以保护高危患者免受对比剂诱发的 AKI。降低 sUA 可减弱 TGF-β_1 诱导的 2 型糖尿病肾病的进一步发展。综上所述，大部分的研究都证实了高尿酸血症与肾损害的关系。但是，一篇纳入了 363 例患者的随机临床试验发现别嘌醇虽然可以降低 sUA，但不能改善 CKD3 期、4 期患者的肾功能，这与目前大部分观察性研究结果不一致。在这项随机临床试验中，未达到试验终点而退出试验的患者比例相对较高，约为 27.8%，存在一定偏倚。并且该研究纳入患者的 eGFR 水平相对较低，忽略了别嘌醇对于早期 CKD 患者改善肾功能的可能性。因此还需要更多的随机临床试验以验证其结果的可靠性。

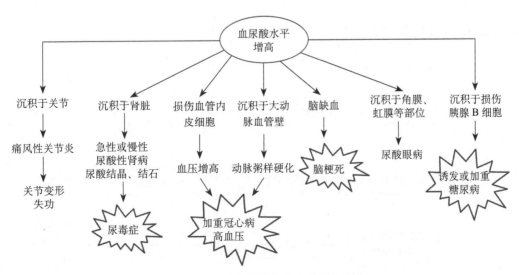

图 13-0-1　高尿酸与器官损伤的关系

四、尿酸肾损伤的病理机制

大量证据表明，高尿酸血症是痛风形成的基础，与高血压、急慢性肾病、肥胖、代谢综合征、脂肪肝和糖尿病的发病密切相关。高尿酸血症是慢性肾脏病的独立危险因素。高尿酸血症时尿酸盐沉积在肾脏可直接导致尿酸性肾病；另一方面，肾脏疾病也会影响其对尿酸的排泄，发生继发性高尿酸血症，高尿酸血症又可导致或加重肾脏疾病（图 13-0-2）。

虽然尿酸性肾病的发病机制目前还存在诸多争议，但是尿酸性肾病的发病机制与持续高尿酸血症患者尿酸钠结晶沉积在肾髓质间质组织，机械性阻塞肾小管，激活局部 RAS 系统，损伤内皮细胞，引起肾小球高压力、慢性炎症反应、间质纤维化等病理改变有关。沉积的尿酸结晶可通过：①激活单核巨噬细胞 NLRP3 炎症小体，诱导自噬功能障碍、改变氧化还原状态和（或）抑制 AMP-活化蛋白激酶（AMPK），从而促进 IL-1β 激活，导致肾脏细胞损伤；②直接诱导丝氨酸蛋白酶依赖性激活促炎细胞因子，激活中性粒细胞；③可溶性尿酸盐通过激活 MAPK 通路、AKT-mTOR 或抑制 AMPK 信号通路促氧化作用，诱导炎症损伤；④可溶性尿酸盐和高尿酸血症可改变先天免疫细胞的表观遗传程序，并通过促进持续的炎症高反应性而致 CKD 的形成和进展。此外，游离性尿酸即非结晶性尿酸在尿酸性肾病中的作用也逐渐被发现并得到重视。

五、尿酸性肾病的临床病理特点

（一）慢性尿酸性肾病

尿酸结晶形成的微结石沉积于肾间质，引起慢性炎症反应、间质纤维化和慢性肾衰竭。

1. **临床及实验室表现**　早期出现高尿酸血症伴夜尿增多、低比重尿、小分子蛋白尿、镜下血尿、轻度白细胞尿和管型尿等；晚期出现肾小球滤过功能下降，慢性肾功能不全和高血压、贫血等。

2. **病理表现**　尿酸性肾病的主要损害部位是肾小管和肾间质，病变以肾髓质部位最严重。免疫荧光为全阴性。光镜下可见呈针尖、双折光放射状排列的尿酸盐结晶沉积于肾小管 - 肾间质内（图 13-0-3），此为尿酸性肾病的特征性变化，但常规肾活检在肾组织中难以见到典型的尿酸盐结晶，经过石蜡切片后尿酸盐结晶会溶解，留下针尖样缝隙，周围可见灶性炎症细胞浸润等，肾小球无特异性病变，可有系膜区轻度增殖。

晚期可见肾小管扩张、萎缩，肾间质纤维化，纤维组织压迫血管引起肾缺血，肾小动脉硬化及肾小球硬化，最终导致肾功能不全。

由于尿酸盐结晶需要特殊的固定和染色，未见到尿酸盐结晶并不能排除尿酸性肾病。电镜下有时可见到肾小球基底膜分层、增厚，内皮下疏松，这与尿酸损伤内皮细胞，影响 RAS 系统改变血流动力学有关。

3. **诊断**　①高尿酸血症；②肾损伤：早期肾小管浓缩功能障碍，如夜尿增多、低比重尿、小

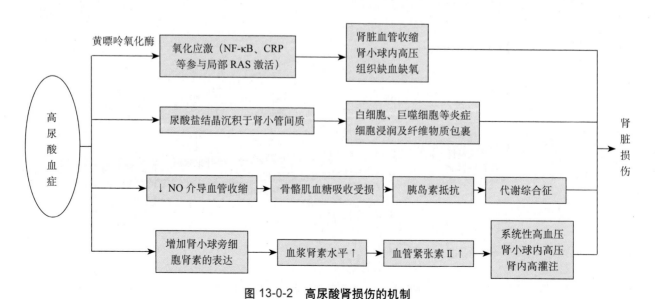

图 13-0-2　高尿酸肾损伤的机制

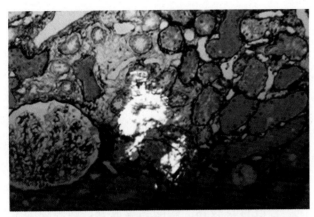

图 13-0-3　肾间质见尿酸盐结晶（银染色，偏振光 ×400）

分子蛋白尿，后期肾功能不全；③尿酸升高水平及血尿、蛋白尿的程度与肾功能损伤程度并非完全一致；④肾髓质内见有双折光的尿酸盐结晶沉积。在排除其他慢性肾脏病时可考虑诊断。

4. 鉴别诊断　由于高尿酸血症患者往往同时合并高血压、结石或肾囊肿等疾病，慢性高尿酸血症是否会引起慢性间质性肾炎，多年来存在争议。通常很难与合并高尿酸血症的其他慢性肾脏病区别开来。肾脏活检和双源 CT 发现尿酸盐结晶沉积对于慢性尿酸盐肾病的诊断具有重要意义。

5. 治疗与预防　慢性尿酸性肾病一旦确诊即开始非药物治疗，疗效不佳者根据尿酸水平及合并症开始药物治疗。饮食调整是治疗的重要环节。研究表明，奶制品、大豆制品、咖啡等有助于降低尿酸，而酒精、红肉、海鲜等则会升高尿酸。有趣的是，咖啡中的咖啡因含量与尿酸水平呈负相关。茶与尿酸的关系尚不明确。添加糖尤其是果糖的摄入应当避免。值得一提的是补充维生素 C 可明显降低 sUA，并且在动物实验中观察到维生素 C 可以阻断 TXNIP 和 NLRP3 之间的结合，并通过减少炎症和纤维化来缓解尿酸性肾病的进展。但是过量的维生素 C 摄入则会导致尿液酸化从而阻碍尿酸的排泄。维生素 C 的具体推荐摄入量还需要进一步的研究支持。

无痛风性关节炎发作的慢性尿酸盐肾病应从 sUA > 480μmol/L 起开始药物治疗；当出现肾功能损害、尿酸性肾结石或有过痛风性关节炎发作史的患者，sUA 超过 420μmol/L 即开始降尿酸治疗，治疗目标为 180 ～ 360μmol/L。如慢性尿酸性肾病合并严重痛风（如痛风石、慢性关节炎、痛风频繁发作）的患者应更严格地控制血尿酸水平，目标为 180 ～ 300μmol/L。

慢性尿酸性肾病并发痛风治疗药物的选择需要依据患者的肾功能和并发症情况。

（1）急性发作期：① NSAID，需检测肝、肾功能，心功能不全、消化性溃疡者慎用，必要时可联合 PPI。②糖皮质激素，如短期内（3 ～ 5d）口服甲泼尼龙 0.5mg/kg 或关节内注射。

（2）痛风非发作期：降尿酸治疗可以降低肾小球尿酸负荷，延缓慢性肾脏病进展，依据个体化治疗原则选择抑制尿酸生成药物和（或）促尿酸排泄药物。①抑制尿酸生成药物推荐黄嘌呤氧化酶抑制剂别嘌醇或非布司他。一项大型对照研究发现，是否发生别嘌醇超敏反应与药物剂量无关，而与 HLA-B5801 基因有关。HLA-B5801 阴性的 CKD 患者，即使超剂量使用别嘌醇也没有明显增加不良事件的发生率。CKD 4 ～ 5 期患者别嘌醇起始剂量为 1.5mg×GFR（ml/min），2 周血尿酸未达标（180 ～ 360μmol/L）患者可谨慎增加剂量直至将其控制达标。非布司他在轻、中度肾功能不全患者（CKD 1 ～ 3 期）和轻、中度肝损伤患者（Child-Pugh 分级 A/B）中应用无须调整剂量，CKD 4 ～ 5 期患者谨慎使用。目前的研究证据表明非布司他可能在肾脏保护方面优于别嘌醇。非布司他的超敏反应综合征发生率低于别嘌醇，但须监测肝功能和心血管病变。②促尿酸排泄药物推荐苯溴马隆。苯溴马隆 50mg/d 可安全应用于肾功能轻、中度受损患者，但尿酸性肾结石和重度肾功能不全患者（GFR < 20ml/min）禁用。

（二）急性尿酸性肾病

急性尿酸性肾病是严重高尿酸血症导致过量尿酸盐积聚在肾小管，引起的少尿或无尿性 AKI。该病多见于 TLS，亦可见于剧烈运动后导致的横纹肌溶解综合征。

1. 临床表现及实验室检查　可伴尿量急剧减少、高尿酸血症、血肌酐增高、高血钾、代谢性酸中毒、水肿和心力衰竭等。尿液可见尿酸结晶，随机尿中尿酸/肌酐（mg/mg）可大于 1。其他类型急性肾损伤，随机尿中尿酸/肌酐（mg/mg）在 0.60 ～ 0.75。

2. 病理　常需肾活检排除小管间质性肾病等疾病。肾脏病理可见肾小管不同程度变性、坏死，梗阻还可导致肾小管肥大、肾间质水肿。肾小球无明显病变，或有毛细血管襻缺血皱缩。偏振光显微镜可见到肾小管管腔内尿酸结晶形成。电镜下可见集合小管上皮细胞内结晶，溶酶体增多。

3. 诊断 ①近期有引起高尿酸血症的诱因；②急性肾损伤的表现；③尿检可见尿酸结晶，随机尿中尿酸／肌酐（mg/mg）＞1；④血肌酐升高，血尿酸增高；⑤偏振光显微镜见到肾小管管腔内尿酸结晶形成；⑥B超显示肾脏大小和结构未见异常。

4. 鉴别诊断 急性肾损伤有放、化疗病史，血、尿尿酸水平短时间迅速升高，尿酸／肌酐（mg/mg）可大于1，排除其他肾前性、肾性和肾后性急性肾损伤原因。肾活检对于急性尿酸性肾病有重要意义。

5. 治疗与预防

（1）预防为先：急性尿酸性肾病通常可逆，但重在预防。高风险患者应积极预防急性尿酸性肾病的发生，可将血尿酸放、化疗前控制在300μmol/L以内。

（2）控制尿酸水平：确诊急性尿酸性肾病的患者需要紧急处理，治疗措施如下。①严格低嘌呤饮食。②水化治疗，在没有禁忌证的情况下，每日液体摄入量应达到3L，保持尿量在每小时80～100ml/m²。③碱化尿液。将尿pH控制于6.2～6.9。④降尿酸药物。首选减少尿酸生成的药物，注意根据肾功能调整药物用量。促进尿酸排泄的药物如苯溴马隆在充分水化和碱化尿液的基础上可使用。肿瘤溶解综合征患者首选尿酸酶，禁用别嘌醇，以免黄嘌呤性肾病或黄嘌呤性结石形成。⑤必要时行血液透析。

（三）尿酸性肾结石

尿液中尿酸溶解度下降和过饱和化是泌尿系尿酸结石形成的前提。

1. 临床表现 尿酸性肾结石常表现为腰痛和血尿，部分患者仅有砂石排出；急性梗阻时可出现发热、少尿、无尿、肾积水、急性肾损伤等；慢性梗阻可引起肾积水和肾实质萎缩，甚至发展为慢性肾衰竭。

2. 病理 有一定程度的肾间质炎症，尿酸性肾病的病理特点见表13-0-1。

3. 诊断 ①高尿酸血症；②血尿，尿液呈持续酸性，pH＜6.0，大多数在5.5以下，尿沉渣检查可见尿酸结晶。③影像学检查：尿酸盐结石X线片不显影（阴性结石），造影表现为充盈缺损；若混有草酸钙、磷酸钙等成分，则表现为密度不一的结石影。④B超可见高回声区伴声影。⑤尿酸肾病双源CT原位无创诊断技术鉴定为尿酸性肾结石（图13-0-4）。

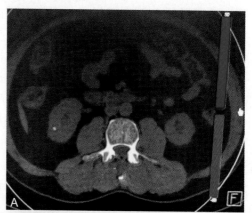
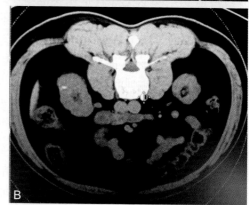

图13-0-4 CT成分鉴定（尿酸性结石为橙色）（A）及相应层面CT平扫（B）

表13-0-1 尿酸性肾病的病理表现

类型	光镜	免疫荧光	电镜
急性尿酸性肾病	肾小管不同程度变性、坏死，管腔内尿酸盐结晶	阴性	集合小管上皮细胞内可见结晶，溶酶体增多
慢性尿酸性肾病	髓质区可见针尖样、放射状排列间隙，周围可见多核巨细胞	阴性	肾小球基底膜分层、增厚，内皮下疏松
尿酸结石	可伴有一定程度的肾间质炎症	阴性	

4. 鉴别诊断　尿酸性肾结石还需排除黄嘌呤、次黄嘌呤等阴性结石，但这类结石在碱性环境中不能溶解。建议对结石行双源 CT 原位无创诊断技术。对肾结石进行成分鉴定是诊断尿酸肾病的重要依据。

5. 治疗与预防　大多数尿酸结石患者合并代谢综合征，通过运动降低 BMI 等方式可改善代谢综合征，并减少尿酸结石复发的概率。大部分尿酸结石经非手术治疗可痊愈。增加尿量（＞2L/d）、碱化尿液（pH6.2 ～ 6.9），避免尿液 pH ＞ 7.0 以免形成磷酸钙结石。降尿酸治疗与慢性尿酸性肾病相似，但不推荐使用促尿酸排泄药物。巨大结石、伴尿路梗阻或混有其他成分溶石效果差的尿酸结石需外科治疗，体外震波碎石和各种微创腔内碎石术均有良好疗效，治疗前后需碱化尿液。

（薛　闻　吴世杰　彭　艾）

参考文献

Badve S V, Pascoe E M, Tiku A, et al. Effects of allopurinol on the progression of chronic kidney disease. N Engl J Med, 2020, 382(26): 2504-2513.

Choi W J, Hong Y A, MinJ W . The Serum Uric Acid Level Is Related to the More Severe Renal Histopathology of Female IgA Nephropathy Patients. J Clin Med, 2021, 10(9):1885.

Erol T, Tekin A, Katırcıbaşı M T, et al. Efficacy of allopurinol pretreatment for prevention of contrast-induced nephropathy: a randomized controlled trial. Int J Cardiol, 2013, 167(4): 1396-1399.

Fathallah-Shaykh S A, Cramer M T. Uric acid and the kidney. Pediatr Nephrol, 2014, 29(6):999-1008.

Grayson P C, Kim S Y, LaValley M, et al. Hyperuricemia and incident hypertension: a systematic review and meta-analysis. Arthritis Care Res, 2011, 63: 102-110.

Hahn J, Schauer C, Christine C C, et al. Aggregated neutrophil extracellular traps resolve inflammation by proteolysis of cytokines and chemokines and protection from antiproteases. FASEB J, 2018, 33:1401-1414.

Ho W J, Tsai W P, Yu K H, et al. Association between endothelial dysfunction and hyperuricaemia. Rheumatology(Oxford), 2010, 49(10):1929-1934.

Howard S C, Trifilio S, Gregory T K, et al. Tumor lysis syndrome in the era of novel and targeted agents in patients with hematologic malignancies: a systematic review. Ann Hematol, 2016, 95(4):563-573.

Hung S I, Chung W H, Liou L B, et al. HLA-B_5801 allele as a genetic marker for severe cutaneous adverse reactions caused by allopurinol. Proc Natl Acad Sci USA, 2005, 102:4134-4139.

Johnson R J, Nakagawa T, Sanchez-Lozada G, et al. Sugar, uric acid, and the etiology of diabetes and obesity. Diabetes, 2013, 62:3307-3315.

Joosten LAB, Crişan TO, Bjornstad P, et al. Asymptomatic hyperuricaemia: a silent activator of the innate immune system Nat Rev Rheumatol, 2020, 16(2):75-86.

Khan S R, Pearle MS, Robertson W G, et al. Kidney stones. Nat Rev Dis Primers, 2016, 2: 16008.

Kim S K, Choe J Y, Park K Y. TXNIP-mediated nuclear factor-κB signaling pathway and intracellular shifting of TXNIP in uric acid-induced NLRP3 inflammasome. Biochem Biophys Res Commun, 2019, 511(4):725-731.

Kim SM, Choi YW, Seok H Y, et al. Reducing serum uric acid attenuates TGF-β1-induced profibrogenic progression in type 2 diabetic nephropathy. Nephron Exp Nephrol, 2012, 121(3-4): e109-e121.

Kjellstrand C M, Cambell D C 2nd, von Hartitzsch B, et al. Hyperuricemic acute renal failure. Arch Intern Med, 1974, 133(3):349.

Li R, Yu K, Li C. Dietary factors and risk of gout and hyperuricemia: a meta-analysis and systematic review. Asia Pac J Clin Nutr, 2018, 27(6):1344-1356.

Li H L, Liu X J, Lee M-H. Vitamin C alleviates hyperuricemia nephropathy by reducing inflammation and fibrosis. J Food Sci, 2021, 86(7): 3265-3276.

Liu X M, Wang H F, Ma R X, et al. The urate-lowering efficacy and safety of febuxostat versus allopurinol in Chinese patients with asymptomatic hyperuricemia and with chronic kidney disease stages 3-5. Clin Exp Nephrol, 2019, 23(3): 362-370.

Mendi M A, Afsar B, Oksuz F, Uric acid is a useful tool to predict contrast-induced nephropathy. Angiology, 2017, 68(7):627-632.

Misawa T. Takahama M, Kozaki T, et al. Microtubule- driven spatial arrangement of mitochondria promotes activation of the NLRP3 inflammasome. Nat. Immunol, 2013, 14:454-460.

Santos U P, Zanetta D M T, Terra-Filho M, Burnt sugarcane harvesting is associated with acute renal dysfunction. Kidney Int, 2015, 87(4):792-799.

Siu Y P, Leung K T, Tong M K-H, et al. Use of allopurinol in slowing the progression of renal disease through its ability to lower serum uric acid level. Am J Kidney Dis, 2006,

47(1): 51-59.

Vazquez-Mellado J, Morales EM, Pacheco-Tena C, et al. Relation between adverse events associated with allopurinol and renal function in patients with gout. Ann Rheum Dis, 2001, 60:981-983.

Wesseling, C, Aragón A, González M, et al. Kidney function in sugarcane cutters in Nicaragua--A longitudinal study of workers at risk of Mesoamerican nephropathy. Environ Res, 2016, 147:125-132.

Xu L H R, Adams-Huet B, Poindexter J R. Temporal changes in kidney stone composition and in risk factors predisposing to stone formation. J Urol, 2017, 197(6):1465-1471.

第 14 章
痛风与心血管疾病

痛风与心血管疾病密切相关。痛风可增加高血压、冠心病、心律失常心房颤动、心脏瓣膜疾病、心肌病的心血管死亡的发生风险。然而目前降低血尿酸水平带来相关获益的循证证据相对不足。因此，对于心血管疾病合并痛风的患者需要更多的关注。

第一节 痛风与高血压

痛风和高尿酸血症与代谢综合征及其各组分密切相关，不论在儿童、青年还是成年人，血尿酸是代谢综合征及其各组分发病的独立危险因素。血尿酸升高在高血压、糖尿病、血脂紊乱、腹型肥胖、动脉粥样硬化及相关心血管疾病的发生发展中起重要作用。另外，血尿酸升高、尿酸代谢紊乱还可损害心血管系统、神经系统、血液系统、内分泌腺体及骨骼等部位，故临床上痛风患者常伴发高血压、糖尿病、肥胖症、脂代谢紊乱、代谢综合征、心血管疾病、神经系统疾病、周围血管疾病、肿瘤、血液系统疾病、内分泌及其他代谢性疾病等。

一、流行病学、发病机制及临床特点

（一）流行病学

研究发现，随着血尿酸浓度的上升，高血压的患病率明显升高。血尿酸水平每增加 $60\mu mol/L$，高血压发病相对危险增加 13%。美国一项调查显示，痛风患者中有 74% 伴有高血压，其中女性和男性痛风患者中各有 81%、71% 伴发高血压，47% 的单纯高尿酸血症患者伴高血压，而在血尿酸正常人群中，高血压患病率仅为 24%。国内一项针对青岛地区人群的研究发现，高血压的发生率与血尿酸水平呈正相关，血尿酸高的人群发生高血压的风险比血尿酸正常者明显增加，男性和女性分别增加 1.55 倍和 1.91 倍。在一个包括 25 项观察性研究和 97 824 例患者的荟萃分析结果显示，较高的血尿酸水平与高血压发展的风险有关，校正了年龄、BMI、饮酒和吸烟史等后，高尿酸血症患者高血压患病的 OR 值为 1.41，血尿酸水平与未来高血压之间有连续的和剂量依赖的关系。

（二）发病机制

痛风及高尿酸血症并发高血压机制尚未完全阐明。高尿酸血症与高血压的关系可能互为因果，互相促进。它们之间的相互作用可能与以下因素有关。

1. 尿酸盐沉积于血管壁，直接损伤血管内膜和刺激血管平滑肌细胞增生，导致血管阻力升高。

2. 血尿酸升高可刺激肾素分泌，激活肾素 - 血管紧张素 - 醛固酮系统（RAAS）而导致高血压。

3. 血尿酸升高可抑制一氧化氮合成，导致内皮功能障碍、血管平滑肌细胞增殖和钠的重吸收，从而导致全身血压持续升高。

4. 血尿酸升高时氧自由基生成增加，可加重氧化应激和炎症反应。

5. 血尿酸升高引起肾动脉硬化、肾小球硬化及肾小管异常，尿酸结晶在肾脏中发生沉积，引起肾小球缺氧，影响肾功能，导致水钠潴留，使血压升高。

6. 尿酸盐作为炎性物质，可刺激中性粒细胞释放蛋白酶和氧化剂、刺激肥大细胞、激活和促进血小板聚集、血栓形成，而由血小板释放的细

胞因子可促使血管平滑肌增生。

7. 尿酸盐可直接损伤血管内膜，促进血小板黏附聚集，影响凝血纤溶功能，使微血管内形成血栓，引发高血压。

8. 尿酸盐可被模式识别受体识别为危险分子，即先天免疫的前哨。这些受体的下游信号传导导致树突状细胞成熟和静息 T 细胞活化，它也可以触发炎性体并诱导促炎细胞因子的分泌。这种促炎环境同时增加了细胞外液体积和血管阻力，进一步促进了全身性高血压的发生。

9. 高血压可引起微血管病变。高血压引起的微血管损害导致组织缺氧，引发血乳酸水平增高，乳酸与尿酸竞争排泄，使肾小管分泌尿酸被抑制，导致血尿酸浓度增高。

10. 高血压可引起大血管病变。长期高血压可引起高血压性肾动脉硬化、肾血管阻力增加，可影响肾血流灌注，引起有效血流量减少及肾小管受损，减少肾脏对尿酸的清除，可引起高尿酸血症。

11. 在治疗高血压药物中，利尿药，特别是氢氯噻嗪和呋塞米的长期使用，一方面可造成血容量减少，引起肾小管对尿酸盐的重吸收增加；另一方面还可导致血乳酸过度产生，从而抑制尿酸盐在肾小管的分泌。

12. 作为预防心脑血管梗死的抗血小板药物——阿司匹林在高血压患者中被广泛应用。小剂量（≤ 2g/d）阿司匹林可抑制尿酸盐在肾小管的分泌。

13. 高尿酸血症与 2 型糖尿病、高血压、血脂异常等具有共同的病理生理基础——胰岛素抵抗。胰岛素抵抗为代谢综合征的中心环节，表现为继发性高胰岛素血症。胰岛素能促进肾脏对尿酸的重吸收，患者存在的高胰岛素血症使尿酸的重吸收增加，肾脏排泄尿酸减少。另外，高胰岛素血症导致肾血流量减少、尿酸清除率下降而引起高尿酸血症。

（三）临床特点

研究证实，高尿酸血症是高血压发病及长期血压变化的独立预测因素。随着血压的增高，血尿酸水平逐渐增高。高尿酸血症与高血压可能互为因果，互相促进。一方面，高尿酸血症可促进高血压的发生发展，促进高血压相关并发症如高血压危象、脑血管病、心力衰竭、慢性肾衰竭的

发生；另一方面，高血压促进高尿酸血症的发生，一项涉及 85 286 例日本患者的研究发现，高血压男性患高尿酸血症的风险是正常血压男性的 1.79 倍。高血压又加重高尿酸血症，促进痛风的发病和进展，促进痛风相关并发症如痛风性肾病、痛风性心脏病、痛风性眼病的发生与发展。由此可见，两者的相互作用可使心脑血管事件发生风险明显增加。因此，对于痛风伴高血压患者，既要重视对痛风的诊治和对血尿酸水平的控制，又要积极治疗高血压，选择合理的降压药物，将血压控制在理想水平。

二、治疗

痛风伴发高血压治疗的主要目标是最大限度地降低心血管病的死亡和病残风险。不同患者的降压目标值不同，对于一般痛风伴高血压患者血压 < 140/90mmHg；伴有糖尿病及肾病患者血压 < 130/80mmHg；老年患者目标收缩压 < 150mmHg，但如有可能，应尽量降至 140mmHg 以下。

1. 基础治疗 包括健康的生活方式和合理的膳食结构，低盐低嘌呤饮食、低果糖饮食有助于降低血压，多饮水，戒烟限酒，控制体重，少静坐，多活动、坚持进行适量的体育运动，同时在日常生活中要注意劳逸结合，保证充足的睡眠。避免患者对合并症产生畏难情绪，保持健康良好的心态。

2. 治疗

（1）血管紧张素 Ⅱ 受体拮抗药（ARB）和血管紧张素转化酶抑制药（ACEI）：血管紧张素 Ⅱ 受体拮抗药不但具有降压、防治心肌肥厚、改善心力衰竭的作用，还有增加肾血流量、促进尿酸排泄的作用。该类药物的降压作用平稳持久，对心脏、肾脏、脑等器官均有保护作用，而对血糖、血脂无明显影响。因此，此类药物是治疗高血压合并痛风的首选药，其代表药物是氯沙坦，降血尿酸机制可能是在 AT1 水平上拮抗血管紧张素 Ⅱ、减少醛固酮的分泌、影响血钾排泄，同时减少肾小管对尿酸的重吸收而增加尿酸排泄，另外，氯沙坦可提高尿 pH，促进尿酸排泄而无肾不良影响，安全性高。有研究显示，缬沙坦也能降低血尿酸，但与氯沙坦相比降尿酸作用弱。

新近的一项研究发现，厄贝沙坦可通过作用

于肾脏的两种尿酸转运体（URAT1 和 URATv1）而降低尿酸的重吸收，从而降低血尿酸水平，并且其作用超过了氯沙坦和其他血管紧张素 Ⅱ 受体拮抗药。此外，尿酸通过阴离子载体（URAT1）进入血管平滑肌细胞，促进血管平滑肌细胞增殖，厄贝沙坦通过作用于 URAT1 减轻血管阻力进而降低血压。血管紧张素转化酶抑制药（ACEI）对血尿酸的影响研究结论尚不一致。有学者认为，血管紧张素转化酶抑制药如贝那普利、赖诺普利能扩张肾血管，使肾血流量增加，促进尿酸排泄，降低血尿酸水平。另有学者发现，不少高血压患者应用此类药（如贝那普利）后血尿酸水平升高，更换降压药后血尿酸水平恢复正常。因此，高血压患者如需要应用血管紧张素转化酶抑制药（ACEI）类降压药要严密观察血尿酸水平，发现异常，及时停用。

（2）钙拮抗药：钙拮抗药的种类繁多。不同的钙拮抗药不但降压强度不同，而且对血尿酸水平的影响也不同。其中硝苯地平和尼卡地平有升高血尿酸的作用，故痛风合并高血压的患者应慎用。尼群地平和尼索地平对血尿酸的影响稍小，氨氯地平和左旋氨氯地平对血尿酸几乎无影响。因此，痛风合并高血压的患者如需要选择钙拮抗药，应优先选用氨氯地平和左旋氨氯地平。

（3）β 受体阻滞药：不同的 β 受体阻滞药对血尿酸水平的影响不同。普萘洛尔和纳多洛尔等具有阻碍尿酸排泄、升高血尿酸作用，故不适合痛风合并高血压的患者应用。而美托洛尔和倍他洛尔等对血尿酸的影响极小，痛风合并高血压的患者应优先选用。

（4）α₁ 受体阻滞药：α₁ 受体阻滞药如哌唑嗪、布那唑嗪及多沙唑嗪应用于降压治疗时，对血尿酸无明显影响。选择性 α₁ 受体阻滞药萘哌地尔有使血尿酸升高的报道。

（5）利尿药：利尿药也是临床常用的降压药，这类药物主要是通过增加排尿量、降低血容量，起到降压的作用。其中速效利尿药呋塞米和依他尼酸、中效利尿药氢氯噻嗪和低效利尿药氨苯蝶啶及复方制剂均有升高血尿酸、增加肾尿酸盐沉积的作用，所以痛风伴发高血压、肾结石、糖尿病等患者应尽量不用，且严禁久用。

三、预后及预防

1. 预后　与单纯高血压者相比，高尿酸血症合并高血压患者发生冠心病或脑血管病的风险明显增高。有学者报道，后者是前者的 3 ～ 5 倍。并且，血尿酸对于冠心病患者死亡风险评估具有一定作用，一项涉及 8149 例经皮冠状动脉介入治疗的稳定型冠心病患者的研究显示，血尿酸水平 > 450mmol/L 会使死亡风险增加 1.6 倍。痛风伴高血压的预后不仅与血尿酸和血压升高水平有关，而且与是否存在其他心血管危险因素及靶器官损害程度有关。其他心血管危险因素包括：男性 > 55 岁，女性 > 65 岁；吸烟；血脂异常；早发心血管疾病家族史；腹型肥胖；糖耐量受损和（或）空腹血糖受损；血同型半胱氨酸升高等。患者存在上述心血管危险因素越多，发生心脑血管疾病的风险越高。靶器官损害发生后不仅独立于始动的危险因素，加速心脑血管疾病的发生发展，而且成为预测心脑血管疾病的危险标记。

2. 预防　目前虽然对于降尿酸治疗对高血压改善作用的潜在机制尚未明确，但已经发现了降尿酸治疗对高血压的益处，并将降尿酸治疗作为治疗高血压的一个潜在靶点。有研究表明，用别嘌醇 300mg/d 治疗 48 例高血压患者 3 个月，发现收缩压和舒张压均显著下降。因此，为了预防痛风患者高血压的发生发展，将血尿酸控制在理想水平是一项基础治疗。

此外，还应采取以下措施。

（1）减少钠盐摄入：许多研究证明，摄盐量与高血压发生率呈正相关。高盐饮食是我国高血压最重要的危险因素。低盐膳食有助于降低血压。世界卫生组织规定，每人每天的食盐摄入量为 3 ～ 5g，这对预防高血压有良好的作用。

（2）减少脂肪摄入：研究发现，素食者的血压低于荤食者。高血压患者多进素食可降低血压，应多摄入水果、蔬菜和纤维素。在动物性食物中，应减少脂肪含量高的猪肉，增加蛋白质含量高、脂肪含量少的鱼类及禽类。

（3）注意补充钾和钙：低钾、低钙与高血压的发生有关，不利于血压的控制。提倡增加含钾和含钙高的食物，如绿叶蔬菜、鲜奶、豆制品等。

（4）限制饮酒：饮酒与血压水平及高血压患

病率之间有关联，酗酒还可明显增加卒中发生概率，建议男性每日饮酒的酒精量应少于 20～30g，女性则少于 10～15g。患高血压者应戒酒。

（5）戒烟：烟中的尼古丁和焦油不仅可使血压出现一过性升高，还可引起小动脉收缩，甚至增加卒中发生风险。

（6）控制体重：过多的体内脂肪堆积是促发高血压的最重要因素之一。肥胖者高血压的患病率是体重正常者的 2～6 倍。控制体重有利于血压的控制，还可明显减少降压药剂量。控制高糖、高脂食物、少食多餐、积极参加体育锻炼是控制体重的重要方法。

（7）减轻精神压力，保持心理平衡：长期处于紧张、应激状态，自己又缺乏应变能力者，或心理、性格异常，经常处于情绪不良状态者，易发生高血压，且血压往往较难控制在正常范围。因此要注意精神和情绪的调节，保持健康的心理状态。注重心理健康教育，鼓励"多病合治"。

（8）积极参加体育锻炼：缺乏体育锻炼易使脂肪堆积，体重增加，血压升高。规律的体育锻炼有助于稳定血压。

（9）及时控制临界高血压：当血压在 140～149/90～94mmHg 时，称为临界高血压。临界高血压多无症状，但必须重视，应先应用非药物疗法。

（尉雅洁　贾兆通）

第二节　痛风与冠状动脉粥样硬化性心脏病

一、流行病学

根据世界卫生组织（WHO）的估计，心血管疾病是全球死亡的主要原因，缺血性心脏病占所有心血管疾病死亡人数的近 50%。过去几十年，临床和实验研究表明痛风与心血管疾病包括冠状动脉粥样硬化性心脏病（以下简称冠心病）相关；此外，有研究表明血尿酸升高是冠心病的独立危险因素，可被视为潜在的治疗靶点。

1. **高尿酸血症与冠心病**　研究表明血尿酸水平与冠心病的发病风险有关。一项针对 457 915 名无心血管疾病受试者的前瞻性队列研究发现，血尿酸浓度大于 420μmol/L 显著增加了普通人群（主要是成年女性）的冠心病的风险。血尿酸水平每升高 60μmol/L，冠心病的风险将增加 1.45 倍。一项荟萃分析研究报告称，血尿酸水平每增加 60μmol/L，总体冠心病风险增加 20%。

血尿酸水平与冠心病患者的严重程度及预后有关。张自云的研究发现高尿酸血症是动脉粥样硬化的危险因素之一，冠心病患者的血尿酸水平明显升高，而且研究结果显示冠状动脉病变支数、病变严重程度与血尿酸水平呈正相关。另一项研究表明，血尿酸水平大于 480μmol/L 与三种血管疾病包括冠状动脉狭窄、心力衰竭和中国早发性冠心病患者的左心室扩大独立相关。Bickel 等对 1017 例经冠状动脉造影证实为冠心病的患者进行研究，

结果表明高尿酸血症是冠心病患者总病死率的独立危险因素。一项包含 25 229 例确诊或疑似冠心病患者的荟萃分析表明，血尿酸水平每增加 60μmol/L，心血管和全因死亡率分别增加 12% 和 20%。

然而，一些研究表明血清尿酸并没有显著改善普通人群中冠心病的预测，并且与全因和心血管死亡率无关。血尿酸与心血管疾病关系的大规模临床研究始于 20 世纪 80 年代的弗雷明汉心脏研究，结果表明尿酸与冠心病的发生发展、心血管疾病相关死亡或全因死亡无因果关系。同时，最近的两项孟德尔随机化研究并未证明尿酸和冠心病之间存在明确的因果关系。DeLuca 等对 1901 例行冠状动脉造影检查的患者研究发现，血尿酸水平与冠心病的患病率和严重程度显著相关，但经过校正混杂因素的影响后发现，血尿酸水平与冠心病之间并无显著相关性，这可能与不同试验入选患者的种族、性别等方面的差异有关。因此需进行更多更大规模的研究来证实这一观点。

2. **痛风与冠心病**　痛风可增加冠心病发病风险。一项针对中国台湾人群的研究表明，痛风患者发生冠心病的风险是无痛风的患者的 1.34 倍。同时，痛风与心肌梗死和心血管疾病死亡风险增加有关。Krishnan 等对 12 866 名男性的研究发现，痛风增加急性心肌梗死的风险，独立于高尿酸血症；校正传统混杂因素，患有高尿酸血症和痛风的男性患者死于任何心血管疾病的风险增加 30%

（HR=1.30；95%CI：1.04～1.61）。另一项研究发现患有痛风的女性比无痛风的女性更容易发生心肌梗死（RR=1.39；95%CI：1.20～1.61），且痛风女性患急性心肌梗死的风险高于痛风男性。这些发现与 Clarson 等最近的一项研究相似，表明痛风女性较男性患所有血管疾病的风险更高。

二、发病机制

目前国内外学者对高尿酸血症引起冠心病发生的可能机制有以下几方面观点。

1. 促氧化作用　氧化应激作用是导致动脉粥样硬化发生的重要原因。研究表明，尿酸对人体有双重作用，正常水平时，它能够清除超氧化物、羟基、单态氧，并且能够整合金属离子从而起到抗氧化作用。但在其他抗氧化剂水平较低或尿酸水平较高时，尿酸又起到了促进氧化的作用。尿酸能引起氧负离子的过量释放，并能促进低密度脂蛋白的氧化、脂质过氧化及氧自由基的生成增加，启动氧化应激反应，最终导致动脉粥样硬化等疾病。

2. 血管内皮损伤　尿酸盐易沉积于血管壁，刺激血管平滑肌细胞增殖；高尿酸可以激活肾素 - 血管紧张素系统，抑制一氧化氮的产生，并诱导内皮细胞功能障碍。一项针 2732 名无心血管疾病健康中年男性的横断面研究显示，高尿酸血症是无代谢综合征中年健康男性内皮功能异常的显著危险因子，而重度高尿酸血症可以加剧代谢综合征患者的内皮功能损害。尿酸对血管内皮功能损害的机制可能是它可以氧化低密度脂蛋白，并能刺激白细胞黏附在内皮细胞上，从而使内皮细胞功能异常。

3. 促炎作用　血尿酸可以激活白细胞对内皮细胞的黏附，并且和体内一系列炎症因子水平呈正相关，具有促炎功能。单核细胞趋化蛋白 21（MCP21）在动脉粥样硬化斑块形成中起着主要作用，尿酸可以上调 MCP21 的表达，同时尿酸可以激活转录因子 NF- κB，刺激环氧化酶 -2 表达，从而发挥其促炎症作用。同时，尿酸通过调节人外周血单个核细胞中的 AMPK-mTORmROS 和 HIF-1α 通路促进 NLRP3 炎性体介导的 IL-1 的分泌，而抑制 NLRP3 可改善冠心病大鼠的心肌损伤、炎症反应和氧化应激。痛风可以引起全身炎症反应，在急性发作期，红细胞沉降率及 C 反应蛋白显著升高，在慢性痛风性关节炎患者中甚至持续升高，全身炎症反应同样可以增加心血管疾病发病率。

4. 促进平滑肌细胞增殖　尿酸通过阴离子载体（URAT1）进入血管平滑肌细胞内，激活特异性细胞丝裂原活化蛋白激酶，诱导环氧化酶 2，刺激局部血栓素的生成，上调血小板源性生长因子 A 和 C 链及血小板生长因子 α 受体 mRNA 的表达，从而促进血管平滑肌细胞增殖。

三、诊断、治疗及预后

冠状动脉造影是诊断冠心病的金标准，冠状动脉 CTA 也可以对冠心病进行初步筛查。痛风相关的冠心病的诊断与一般的冠心病相比，并无特别的检查方法，主要依赖于痛风相关病史询问及临床表现。

治疗方面，除心血管疾病的基本治疗外，强调长期降尿酸治疗，对于痛风患者，需要将血尿酸长期维持在 360μmol/L 以下；伴有痛风石的患者，需要控制在 300μmol/L 以下。在降尿酸药物选择上，对于抑制尿酸合成的药物，许多实验和临床研究证实，别嘌醇可以降低高尿酸血症患者全因死亡、心肌梗死和充血性心力衰竭的发生率。然而，与别嘌醇组相比，非布司他可增加心血管死亡率。对于促进 UA 排泄的药物，苯溴马隆在疗效和安全性上优于丙磺舒。促进尿酸排泄的新药尿酸盐转运蛋白 1 和有机阴离子转运蛋白 4 抑制剂处于临床试验阶段。

值得注意的是，钠葡萄糖协同转运蛋白 2（SGLT-2）抑制剂可通过加速尿酸的排泄来有效降低血尿酸水平。许多临床研究和荟萃分析证实，SGLT-2 抑制剂可以降低高尿酸血症患者的主要心血管不良事件、心力衰竭入院率和全因死亡率。因此，SGLT-2 抑制剂特别适用于降低合并高尿酸血症的 2 型糖尿病患者的心血管死亡风险。

心血管疾病中伴有高尿酸血症的患者与不伴高尿酸血症者相比，往往预后更差，病死率更高，在痛风患者中，预后差异更为显著。

（陈海冰）

第三节　痛风与心律失常

心律失常是指心脏电传导系统异常所致的心跳节律或频率出现异常的一大类心脏疾病。临床上常以心率快慢分为缓慢型心律失常（心率＜ 60 次 / 分）和快速型心律失常（心率＞ 100 次 / 分）。前者包括窦性心动过缓、窦性停搏、病态窦房结综合征、窦房传导阻滞；后者包括期前收缩，窦性心动过速，房性心动过速（心房扑动、心房颤动）、室上性心动过速（心室扑动、心室颤动）等。

近年来，越来越多的证据表明，升高的血尿酸水平与心律失常的发生发展相关，其中以心房颤动的研究最多。心房颤动是常见的心律失常之一，指规则有序的心房电活动丧失，取之以快速无序的颤动波，不仅影响患者的生活质量，严重的还可以发生血栓栓塞 / 心力衰竭等。

一、尿酸与房颤的流行病学研究

早在 2010 年，研究者发现与健康对照人群相比，阵发性房颤患者及持续性房颤患者尿酸水平均显著升高。对照组与房颤组的单因素分析发现尿酸与房颤的发生显著相关，多因素 Logistic 回归分析进一步提示尿酸是持续性房颤的预测因子（OR=2.172）。

2011 年，一项基于社区的前瞻性队列研究（ARIC 研究）共纳入 15 382 名年龄介于 45 ～ 64 岁的非房颤受试者，在中位随访时间 16.8 年后，共发现 1085 名受试者出现房颤事件，在校正年龄、性别、种族、教育背景、BMI、酒精摄入、血糖、血压、低密度脂蛋白胆固醇等混杂因素后，尿酸是房颤发生的危险因素（HR=1.16）。

在年轻人群中也有类似的发现，通过对 20 ～ 49 岁 35 3613 名参与者的多变量 Cox 回归分析发现高浓度尿酸（尿酸≥ 339.15μmol/L）人群房颤发生风险较低浓度尿酸（尿酸＜ 261.8μmol/L）人群显著升高（HR=1.35），而尿酸作为连续变量与房颤发生独立相关（HR=1.11），尿酸≥ 420μmol/L 与房颤发生独立相关（HR= 1.24）。

2020 年，1 个共纳入 11 项前瞻性研究（包括队列研究及病例对照研究），527 908 名人群参与的荟萃分析，通过研究尿酸与房颤的暴露 - 效应分析发现，较高浓度尿酸水平患者房颤发生风险较低浓度尿酸水平患者升高，尿酸浓度每升高 60μmol/L，房颤发生风险增加 21%，当尿酸浓度超过 300μmol/L 时，房颤的发生风险显著增加。此外，无论是高尿酸人群还是正常尿酸人群中，尿酸的浓度与房颤发生风险均呈线性正相关。

为了研究尿酸与房颤间的关系是否存在性别差异，2022 年一项荟萃分析纳入 10 篇高质量研究，包括 814 804 名参与者（415 779 名男性，399 025 名女性）进行了荟萃分析，结果显示在男性（OR=1.42）与女性（OR=2.02）中高尿酸水平均与房颤发生风险增加有关。在剂量 - 效应分析中发现尿酸每升高 60μmol/L，男性房颤发生风险增加 15%，女性房颤发生风险增加 35%。在男性与女性中均发现尿酸与房颤发生风险间存在线性相关。

二、尿酸与特殊人群房颤的流行病学研究

2011 年，一项关于高血压患者房颤发生与尿酸关联性的研究中，共纳入了 451 例高血压患者，其中房颤患者有 50 例（阵发性 38 例，持续性 8 例，永久性 4 例）。单因素分析发现在研究的高血压患者中，房颤患者比非房颤患者尿酸水平显著升高，多因素 Logistic 回归分析证实尿酸是高血压患者中房颤发生的独立风险因素（OR=1.16）。泰国的一项纳入 13 207 例高血压患者的全国范围横断面研究也发现高血压患者中尿酸是房颤发生风险增加的重要危险因素之一。

2012 年，通过回顾性分析 16 681 例慢性心力衰竭患者，尿酸是这些患者中房颤发生的独立危险因素（HR=1.084）。与之类似，通过比较 363 例慢性心力衰竭患者（78 例房颤患者，285 例窦性心律患者）的尿酸水平发现，房颤患者血尿酸水平显著升高，高血尿酸与心力衰竭患者房颤的发生独立相关。

2013 年，相关研究者对 400 例基线无房颤的 2 型糖尿病患者进行长达 10 年的随访，过程中总共有 42 次房颤事件发生。研究发现升高的尿酸水

平与增加的房颤发生风险显著相关（OR=2.43）。在校正年龄、性别、BMI、血压、慢性肾脏病、左心室肥厚等心电图特征、利尿剂及别嘌醇的使用后，尿酸仍与房颤发生显著相关（OR=2.44）。这些发现提示升高的尿酸水平与 2 型糖尿病患者房颤发生风险增加显著相关，即使校正了多种房颤可能的临床风险因素后，这种关系依然存在。2016 年，一项关于 842 例 2 型糖尿病患者的回顾性分析，研究中纳入 243 例患有高尿酸血症，91 例为持续性或永久性房颤患者。研究发现高尿酸组患者房颤发生风险显著高于正常尿酸组患者（20.6% vs 7.1%）高尿酸血症与房颤发生风险升高显著相关（OR=3.41），即使校正年龄、性别、吸烟、糖化血红蛋白、血压、慢性肾脏病、慢阻肺、既往甲亢、心力衰竭、瓣膜性心脏病等病史后，也并未减弱此种联系（OR=6.27）。

2014 年，在 516 例新诊断的阻塞性睡眠呼吸暂停患者中发现，合并房颤的患者尿酸水平更高。多因素 Logistic 回归分析发现尿酸水平升高是 OSA 患者房颤发生的对立危险因素。

2015 年，发现在 174 例非急症冠状动脉旁路移植术患者中，35 例出现术后新发房颤，这些患者术前尿酸水平显著高于未出现房颤的患者（7.8±1.1 vs 5±0.9）。当采取尿酸水平 400μmol/L 作为截点时，术前尿酸水平预测术后发生房颤风险的敏感度及特异度分别是 91.4%，84.2%。

住院期间出现的新发房颤被认为是 ST 段抬高型心肌梗死（STEMI）不良预后的一个常见合并症。2016 年，对 621 例诊断为 STEMI，并接受经皮冠状动脉介入治疗（PCI）的患者进行回顾性研究，发现其中 40 例患者在住院期间出现新发房颤，这些患者尿酸水平显著高于未出现房颤的患者。多因素回归分析发现尿酸水平升高是新发房颤的独立预测因素。而在研究人群中，新发房颤是总死亡率的独立预测因素。因此该研究提示入院时血尿酸的水平与 STEMI 患者 PCI 术后新发房颤发生风险独立相关。

三、尿酸与房颤栓塞的流行病学研究

左心耳的峰值血流速度是左心耳机械功能的重要指标。通过对 153 例房颤患者的经食管超声结果进行分析，发现低左心耳峰值血流速度组

（< 35cm/s）房颤患者尿酸水平显著高于左心耳峰值血流速度组（> 35cm/s）房颤患者。血尿酸水平与左心耳峰值血流速度呈负相关。多因素回归分析发现血尿酸水平是左心耳峰值血流速度的有效预测因子。预示高尿酸可能与左心耳收缩功能减弱有关，可能对判断房颤患者血栓发生风险有预测意义。

对 1198 例非瓣膜型房颤患者的经食管超声结果进行回顾，发现 97 例患者存在超声结果异常，其中 49 例患者有左心房血栓（LAT），48 例患者有左心房自发声学显影（SEC）。进一步的研究发现 LAT/SEC 患者中平均血尿酸水平更高，高尿酸血症比例更高。尿酸水平及高尿酸血症对 LAT/SEC 有预测意义（OR=1.006，2.04）。而在校正持续/永久性房颤、年龄、性别、左心房直径 > 40mm，既往卒中、高血压、糖尿病等可能的混杂因素后，尿酸水平及高尿酸血症仍是 LAT/SEC 的独立预测因素（OR=1.004，1.69）。后续亚组分析发现，通过联合 CHA2DS2-VASc 评分及高尿酸血症能够更好地预测房颤患者发生 LAT/SEC 风险，尤其是在 CHA2DS2-VASc 评分 < 2 的人群中。

四、尿酸与射频消融术后房颤复发的流行病学研究

2013 年研究者对 330 例接受射频消融术的阵发性房颤患者平均随访 9.341 个月 ±3.667 个月（3～16.3 个月），根据术前尿酸水平梯度进行分组，结果发现，最低尿酸浓度梯度至最高尿酸浓度梯度的复发率分别是 16.0%、26.4%、28.3%、29.3%。校正性别、BMI、血压、超敏 C 反应蛋白、三酰甘油、左心房直径、eGFR 后，最高尿酸浓度梯度组与最低尿酸浓度梯度组相比房颤复发率显著升高（HR=2.804）。多因素 Logistic 分析提示尿酸是房颤复发的独立预测因素（HR=1.613）。

与之类似的是在 2014 年，研究者对接受冷冻球囊导管消融术的 363 例阵发性房颤患者术后平均随访 19.2 个月 ±6.1 个月后，发现其中 68 例患者房颤复发。根据术前尿酸水平梯度进行分组，结果发现最低尿酸浓度梯度至最高尿酸浓度梯度的复发率分别是 2.9%、7.4%、11.8%、77.9%。多因素 Cox 回归分析提示术前尿酸水平是房颤复发的独立危险因素（HR=1.96）当选取尿酸浓度

382.2μmol/L 作为截点时，预测术后房颤复发的敏感度及特异度分别是 85.7%、83.7%。

五、可能的机制

目前对于尿酸与房颤之间的研究并不十分透彻，但普遍认为尿酸可能通过炎症信号诱导的变化及非炎症依赖的机制共同作用促成房颤的发生发展。

已有研究证实尿酸 / 尿酸盐激活 NLRP3 炎症小体促进细胞因子 IL-1β 的成熟，IL-1β 促进成纤维细胞增殖分化为肌成纤维细胞，分泌更多的细胞因子、趋化因子及 TGF-β₁ 等成长因子。最终增加胶原的生成及细胞外基质的沉积，促进纤维化。此外，成纤维细胞通过尿酸转运体内化尿酸增加活性氧自由基的生成，从而激活 Ca²⁺ 可渗透的 TRPM7 通道。研究发现，在房颤患者心房成纤维细胞中 TRPM7 上调，并有助于 TGF-β₁ 诱导成纤维细胞分化。因此，胶原沉积的增加及相关纤维化形成（结构重塑）有可能通过导致异质传导减慢来促进和维持房颤的折返通路。

尿酸还可以通过非炎症依赖的途径促进房颤的发生发展。体外培养的小鼠心房肌细胞（HL-1 细胞）中，尿酸能够增加 Kv1.5 通道亚基的表达。心肌细胞上尿酸转运体介导的尿酸盐摄入能够通过活化 ERK 信号通路增强 KCNA5 表达（编码 Kv1.5 通道的基因）。Kv1.5 蛋白上调能够增加超快速延迟整流钾电流(IKur)，并缩短心房动作电位。此外，IL-1β 能够通过 IL-1 受体抑制 L 型 Ca²⁺ 电流（ICa，L）。增加的 IKur 及减少的 ICa，L 型电流可以缩短动作电位持续时间，从而进一步支持房颤的形成与维持。

（张晓洁　舒　强）

第四节　痛风与心脏瓣膜疾病

痛风作为一种以炎症性关节炎为特征的代谢性疾病，已证实与许多心血管疾病相关，如冠状动脉疾病、心房颤动、心力衰竭等，但痛风与心脏瓣膜疾病（valvular heart disease，VHD）之间的关系研究较少。早在 19 世纪 80 年代就有研究报道，显微镜下可观察到主动脉瓣和二尖瓣尿酸盐晶体的存在。值得注意的是，与主动脉瓣狭窄相关的因素如年龄、性别、肥胖、高血压、糖尿病、血脂异常、冠状动脉疾病和炎症标志物（C 反应蛋白）升高等也是痛风发作的相关因素，这些研究表明痛风与主动脉瓣狭窄之间存在潜在的联系。

一项回顾性研究对痛风与主动脉瓣狭窄之间的关系进行了分析。在门诊接受经胸超声心动图（TTE）检查的 1085 例患者中，其中 112 例主动脉瓣狭窄患者有痛风病史的比例为 21.4%，未患有主动脉瓣狭窄的患者有痛风病史的比例为 12.5%（未调整 OR 值为 1.90，95%CI：1.05 ～ 3.48，P=0.038）。同时患有主动脉瓣狭窄和痛风的患者，痛风诊断先于主动脉瓣狭窄诊断 5.8 年 ±1.6 年。该研究表明主动脉瓣狭窄患者被诊断为痛风的可能性几乎是无主动脉瓣疾病患者的 2 倍。另一项回顾性分析显示，经 TTE 确诊的主动脉瓣狭窄 699 例患者，10% 患者发生痛风，与非痛风患者相比，随访中痛风患者发生严重主动脉瓣狭窄的频率更高 [74% vs 54%，P=0.001；HR=1.45 (1.09 ～ 1.93)]，经多变量校正后，痛风仍然与严重主动脉瓣狭窄的发展相关 [aHR=1.46 (1.03 ～ 2.08)，P=0.03]。该研究表明，与非痛风患者相比，痛风患者更容易发展为严重的主动脉瓣狭窄，提示痛风可能是主动脉瓣狭窄的危险因素。

目前，痛风与主动脉瓣狭窄之间的病理生理学关系尚不明确。可能与痛风导致的炎症、活性氧生成和血管活性介质（一氧化氮）的损失有关。此外，Demir 等血清尿酸盐浓度与主动脉狭窄的严重程度呈正相关，尿酸是否介导痛风与主动脉瓣狭窄间的关系还需进一步研究。

（刘　振　闫　飞）

第五节　痛风与心肌疾病

心肌病是一组由不同病因引起的心脏机械活动和（或）电活动异常引起的异质性疾病，主要表现为心室不适当的肥厚或扩张，并影响心脏的收缩或舒张功能，最终导致心律失常、心力衰竭甚至心源性死亡。心肌病可分为原发性心肌病与继发性心肌病，前者主要包括扩张型心肌病、肥厚型心肌病、限制型心肌病、致心律失常型右室心肌病及未定型心肌病，其中以前三种心肌病较为常见；后者则多见于全身性疾病的一部分，如感染性疾病、糖尿病、甲状腺功能亢进症、结缔组织病、中毒等疾病。

一、扩张型心肌病

扩张型心肌病以左、右心室或双侧心室扩张为特征，伴心脏收缩功能障碍，常伴有室性心律失常、进行性心力衰竭。

（一）尿酸与扩张型心肌病的流行病学研究

既往研究已经证实尿酸对血管内皮功能的损害，主要包括抑制 NO 水平、诱导内皮细胞增殖、促进氧化应激等。内皮功能的损害最终会导致器官血流灌注不足，冠状动脉血流储备（CFR）是反映冠状动脉微循环障碍的重要指标之一，在 2007 年，通过对 29 例扩张型心肌病患者的经食管超声检测发现在扩张型心肌病患者中，血尿酸水平与 CFR 呈负相关，然而两者之间并不是成线性，而是呈现"S"形，构建数学模型 $CFR=e^{3.509/UA}$，而且 Logistic 回归分析提示尿酸是扩张型心肌病患者 CFR 的独立预测因子。2012 年，将 39 例扩张型心肌病患者根据尿酸水平分为两组，研究发现在高尿酸水平组（男性尿酸 > 420μmol/L，女性尿酸 > 390μmol/L）的扩张型心肌病患者中，冠状动脉血流储备及左心室收缩、舒张功能均减低。此外，当给予这些患者别嘌醇 300mg/d 治疗 3 个月后，尿酸下降的同时，CFR 显著提升，且别嘌醇对尿酸的治疗作用与 CFR 的提升直接相关，而代表心室收缩及舒张功能的相关心脏超声检查指标也有改善。

2010 年，研究者对本中心 122 例扩张型心肌病患者的回顾性研究发现，尿酸（≥ 522μmol/L）及 NT-proBNP（≥ 3800pg/ml）是扩张型心肌病患者随访过程中不良心血管事件（心源性死亡及心力衰竭再入院)的独立预测因素,而尿酸(≥ 522μmol/L)对无心血管不良事件存活率下降的预测意义要高于 NT-proBNP（≥ 3800pg/ml）。这些发现提示可能尿酸对于扩张型心肌病患者预后有很强的预测意义。

2014 年，通过 109 例扩张型心肌病患者及 28 名健康志愿者的比较，研究者发现扩张型心肌病患者尿酸水平更高，而且在心功能（NYHA 分级）Ⅲ、Ⅳ级或 LVEF 更低的患者中尿酸升高更明显，尿酸与 LVEF 呈负相关。与之类似的，2011 年天津儿童医院的一项研究纳入了 49 例 16 岁以下扩张型心肌病儿童患者及 44 名健康对照儿童，结果发现尿酸也可被用作反映儿童扩张型心肌病严重程度的生物学标志物、尿酸与 NYHA 分级、左心室舒张末期直径（LVEDD）、左心室收缩末期直径（LVESD）、左心房直径（LAD）、左室射血分数（LVEF）、左心室短轴缩短率（LVFS）等反映心脏收缩舒张功能的相关心脏超声检查指标相关。2012 年，通过对 62 例扩张型心肌病患者的研究也发现血尿酸水平与 LVEF 呈负相关，与 LV 容量呈正相关，血尿酸水平与左心房容积、BNP 水平也显著相关。除此之外，在伴有重度二尖瓣反流的扩张型心肌病患者中，尿酸水平更高，且尿酸水平与反映功能性二尖瓣反流程度的对合点下面积相关。

（二）可能的机制

尿酸水平与扩张型心肌病心脏功能间的相关性可能体现在进行性心肌重构和血流动力学异常导致缺氧缺血状态持续恶化。①诱导黄嘌呤氧化酶（XO）激活和氧化应激产生，内皮损伤，微血管功能障碍，导致尿酸生成增加，血尿酸水平进行性升高；②乳酸的释放阻断了近端小管中尿酸盐的分泌；③低肾血流量刺激尿酸盐重吸收；④持续升高的尿酸水平通过刺激氧化应激和炎症机制，损害内皮功能，激活肾素血管紧张素系统和循环血小板，介导血管平滑肌的增殖及影响内质网钙外流等途径在心力衰竭，心律失常、肺动脉高压、血栓栓塞和心肌重塑中产生负面影响。

二、肥厚型心肌病

肥厚型心肌病以心室壁的不对称性肥厚为特征，常累及室间隔，使心室内腔变小，左心室血流充盈受损，左心室舒张期顺应性下降。根据心脏彩超左心室流出道与主动脉峰值压力阶差可分为梗阻性、非梗阻性及隐匿梗阻性。心脏性猝死、心力衰竭及血栓栓塞是肥厚型心肌病死亡的三大重要原因。

（一）尿酸与肥厚型心肌病的流行病学研究

2018 年，在一项纳入 115 例肥厚型心肌病患者及 80 名健康参与者的前瞻性研究中发现，与健康志愿者相比，肥厚型心肌病患者尿酸水平明显升高，在 HCM-Risk-SCD（心脏性猝死风险评估模型）高分患者中，尿酸浓度更高，且两者间的关系存在显著的统计学意义。尿酸浓度高的肥厚型心肌病患者更倾向于在随访过程中出现室速、心肺复苏（CPR）及埋藏式心脏复律除颤器（ICD）植入等不良结局。

2020 年，华西医院一项纳入 447 例肥厚型心肌病患者的回顾性研究发现，合并高尿酸血症的患者随访过程中血栓栓塞事件发生风险更高（HR=2.35），在校正可能的混杂因素后，风险轻度升高（HR=2.67）。这预示着持续的尿酸升高可能是肥厚型心肌病患者血栓栓塞发生风险的独立预测因素。进一步的亚组分析发现这一联系在伴有房颤（HR=8.99）或非梗阻性（HR=6.89）肥厚型心肌病患者中更为显著。

2015 年阜外医院的一项纳入 588 例肥厚型心肌病患者的研究同样发现，尿酸是心血管不良结局的独立预测因素，尿酸浓度高的患者，心血管死亡（HR=1.29）、全因死亡率（HR=1.23）、心脏事件（HR=1.27）、心力衰竭事件（HR=1.19）、心律失常事件（HR=1.60）发生风险更高。2021 年，阜外医院在另一项纳入 317 例梗阻性肥厚型心肌病患者的研究中发现，在中位随访 45 个月的过程中，共发生 29 例心源性死亡（6 例心脏性猝死，23 例心力衰竭相关的死亡）。单因素分析结果提示尿酸对于心源性死亡事件的发生有预测价值（HR=1.006）。校正年龄、BMI、房颤、血红蛋白、肌酐、超敏 C 反应蛋白、室间隔 / 左心室后壁比值、左心室流出道宽度、LVEF 等因素后，在接受持续治疗的梗阻性肥厚型心肌病患者中，尿酸浓度与心源性死亡事件的发生独立相关。2020 年，华西医院的一项纳入 454 例肥厚型心肌病患者的回顾性队列研究中发现，中位随访 3.8 年过程中，共有 80 件全因死亡事件（52 件肥厚型心肌病相关死亡事件）。将患者根据尿酸浓度分为 3 组，其中，中等浓度尿酸组（250～450μmol/L）患者全因死亡率及肥厚型心肌病相关死亡最低（11.8%，5.0%）。低浓度尿酸组（< 250μmol/L）与高浓度尿酸组（> 450μmol/L）患者全因死亡率及肥厚型心肌病相关的死亡率（心脏性猝死、心力衰竭相关的死亡、栓塞相关的死亡、室间隔心肌切除术围手术期死亡）均升高，提示尿酸与肥厚型心肌病患者死亡间的趋势呈现"U"形，转折点约是尿酸浓度为 300μmol/L。这与既往美国报道的一项研究提示尿酸浓度与心血管死亡率存在"U"形相关的结论有共同点。

2016 年，对完成心脏磁共振（CMR）的 161 例梗阻性肥厚型心肌病患者（男性 99 例，女性 62 例）进行分析，结果发现男性患者的平均尿酸水平及左心室质量指数（LVMI）均高于女性患者。多因素线性回归分析提示在女性患者中，血尿酸水平与 LVMI 独立相关，而男性患者中则无此相关性。鉴于 CMR 测得的 LVMI 能够较敏感地预测肥厚型心肌病相关的死亡，因此在一定程度上，尿酸对女性肥厚型心肌病患者不良结局有较强的预测作用。

（二）可能的机制

体外试验及动物实验提示高浓度尿酸通过内皮细胞炎症因子如 IL-6，IL-8，TNF-α 等的表达增加，产生炎症反应，同时通过丝裂原活化蛋白激酶（MAPK）及环氧化酶 2 刺激血管平滑肌细胞产生单核细胞趋化因子（MCP-1），激活肾素 - 血管紧张素系统促进心肌肥厚，从而对梗阻性肥厚型心肌病产生不良作用，另一方面通过硬化动脉壁，增加左心室后负荷促进心肌肥厚，再一方面，尿酸反映 XO 活性及氧化应激，也促进了左心室肥厚。

（张晓洁　舒　强）

第六节　痛风与外周血管疾病

目前，痛风与血管疾病的关系多聚焦于心脑血管，与其他血管间的关系研究较少，比如外周血管疾病（PVD）。一项前瞻性多心血管危险因素干预随机对照试验分析了血清尿酸水平与外周动脉疾病（PAD）发生的关系，结果发现调整了传统的血管危险因素后，PAD 的发生与较高血清尿酸水平有关。调整了高尿酸血症因素后，发现痛风是 PAD 发生的独立危险因素和有统计学意义的预测因子，这可能与痛风炎症发生有关。但这一研究也存在局限性，还需要更多的研究证实。

一项采用临床数据的回顾性队列研究分析了痛风发病后 10 年内 PVD 的发生风险。多变量分析显示，无论男性还是女性，痛风患者发生 PVD 的风险增加（男性 HR=1.18，女性 HR=1.89）。结果提示，痛风患者女性发生血管事件的风险高于男性，需进一步研究来确定这种性别差异的原因。

（刘　振　宫　颖）

参考文献

Akinci B. Dapagliflozin and cardiovascular outcomes in Type 2 diabetes. N Engl J Med, 2019, 380(19):1881.

Clarson L E, Hider S L, Belcher J, et al. Increased risk of vascular disease associated with gout: a retrospective, matched cohort study in the UK clinical practice research datalink. Ann Rheum Dis, 2015, 74(4):642-647.

Karatas M B, Canga Y, Ipek G, et al. Association of admission serum laboratory parameters with new-onset atrial fibrillation after a primary percutaneous coronary intervention. Coron Artery Dis, 2016, 27(2):128-134.

Kimura Y, Yanagida T, Onda A, et al. Soluble uric acid promotes atherosclerosis via AMPK(AMP-activated protein kinase)-mediated inflammation. Arterioscler Thromb Vasc Biol, 2020, 40(3):570-582.

Krittayaphong R, Rangsin R, Thinkhamrop B, et al. Prevalence and associating factors of atrial fibrillationin patients with hypertension:an ation-wide study. BMC Cardiovasc Disord, 2016, 16:57.

Li M, Hu X L, Fan Y L, et al. Hyperuricemia and the risk for coronary heart disease morbidity and mortality a systematic review and dose-response meta-analysis. BMCCardiovascDisord, 2016, 6:19520.

Liu F Z, Liao H T, Lin W D, et al. Predictive effect of hyperuricemia on left atrial stasisinnon-valvular atrial fibrillation patients. Int J Cardiol, 2018, 258:103-108.

Mantovani A, Rigolon R, Pichiri I, et al. Hyperuricemia is associated with an increased prevalence of atrialfibrillation in hospitalized patients with type2 diabetes. J Endocrinol Invest, 2016, 39(2):159-167.

McMurray J J V, et al. Dapagliflozin in patients with heart failure and reduced ejection fraction. N Engl J Med, 2019, 381(21):1995-2008.

Nowbar A N, Gitto M, Howard J P, et al. Mortality from ischemic heart disease. Circ Cardiovasc Qual Outcomes, 2019, 12(6):e005375.

Ponticelli C, Podesta M A, Moroni G. Hyperuricemia as a trigger of immune response in hypertension and chronic kidney disease. Kidney International, 2020, 98(5):1149-1159.

Rong J, F, Xu J J, Liu Q, et al. Anti-inflammatory effect of up-regulated microRNA-221-3p on coronary heart disease via suppressing NLRP3/ASC/pro-caspase-1 inflammasome pathway activation. Cell Cycle, 2020, 19(12):1478-1491.

Seki H, Kaneko H, Morita H, et al. Relation of serum uric acid and cardiovascular eventsin young adults aged 20-49 years. Am J Cardiol, 2021, 152:150-157.

Wilcox C S, Shen W, Boulton D W, et al., Interaction between the sodium-glucose-linked transporter2 inhibitor dapagliflozin and the loop diuretic bumetanide in normal human subjects. J Am Heart Assoc, 2018, 7(4):e007046.

Xiong J H, Shao W, Yui P, et al. Hyperuricemia is associated with the risk of atrial fibrillation independent of sex:a dose-response meta-analysis. Front Cardiovasc Med, 2022, 9:865036.

Yao C X, Veleva T, Scott Jr L, et al. Enhanced cardiomyocyte NLRP3 inflammasome signaling promotes atrial fibrillation. Circulation, 2018, 138(20):2227-2242.

Yu W, Cheng J D. Uric acid and cardiovascular disease: an update from molecular mechanism to clinical perspective. Front Pharmacol, 2020, 11:582680.

Zhang J Y, Zheng R P, Li H J, et al. Serum uric acid and

incidentatrial fibrillation:a systematic review and dose-response meta-analysis. Clin Exp Pharmacol Physiol, 2020, 47(11):1774-1782.

Zhao Y, Xu L B, Tian G L, et al. Effects of sodium-glucoseco-transporter2(SGLT2)inhibitors on serum uric acid level:Ameta-analysis of randomized controlled trials. Diabetes Obes Metab, 2018, 20(2):458-462.

Zinman B. Lachin J M, Inzucchi S E. Empagliflozin, cardiovascular outcomes, and mortality in type 2 Diabetes. N Engl J Med, 2016, 374(11):1094.

第 15 章
痛风与消化系统疾病

痛风与消化系统胃肠道炎症及脂肪肝的发生密切相关。其中胃肠道疾病可以通过影响肠上皮通道蛋白水平，进而影响尿酸排泄，肠道菌群通过多种机制升高血尿酸水平。升高的血尿酸水平又可通过胰岛素抵抗、炎症、氧化应激推动脂肪肝的发生和发展。

第一节　痛风合并胃肠道疾病

一、痛风合并急慢性胃肠炎

痛风患者伴发急性胃肠炎的报道多数集中在药物治疗的不良反应方面。而关于胃肠道炎症性疾病导致高尿酸血症的报道也相对较少。目前的报道集中在婴幼儿轮状病毒导致的急性胃肠炎引发的高尿酸血症、肾石症、急性肾后性肾功能不全等方面。

日本学者 Fujita 于 2009 年报道了临床表现相似度极高的 3 个病例，均为男性婴幼儿，年龄分别为 3 岁、16 个月、19 个月。这 3 个病例均为急性胃肠炎起病，继之少尿，经过检查发现双侧泌尿系统尿酸结石、急性肾后性肾功能不全。经皮肾造口术引流后血尿酸恢复正常。该研究的报道引发了其他学者的关注。2010 年日本学者对比了婴幼儿轮状病毒感染和非轮状病毒感染引发的急性胃肠炎的临床指标，发现轮状病毒感染的患儿平均血尿酸水平在 420μmol/L，显著高于非轮状病毒感染的患儿（330μmol/L）。该文献还就轮状病毒感染导致高尿酸血症继发泌尿系统结石的可能机制做了探讨，认为轮状病毒感染的直接毒性作用严重损伤了消化道，导致肠道尿酸排泄障碍。轮状病毒感染诱发的急性胃肠炎相关的尿酸结石的形成主要是由于病毒导致的胃肠道损伤所致。2016 年 Hirotaka Matsuo 等发现急性胃肠炎患者中的高尿酸血症是由于肠道尿酸转运蛋白 ABCG2 功能障碍减少肠道尿酸盐排泄及脱水引起的。

二、痛风合并胃肠功能紊乱

单尿酸钠结晶在关节部位沉积，临床上可表现为痛风性关节炎急性发作，而尿酸结晶在消化道沉积报道较少，目前国际上仅有 2 篇文献报道。俄罗斯学者 2004 年报道，针对 20 例痛风患者进行胃镜检查，活检胃黏膜组织，采用偏振光显微镜观察，发现其中 11 例患者检出双折光（蓝黄色）、直径在 3～20μm 的针状/扁平形结晶。这些微晶体的存在是导致胃肠炎症的直接原因。此外，同年美国纽约大学西奈山医学院病理科报道了一例 37 岁男性黑种人，因发热、恶心、呕吐、右上腹痛伴腹胀就诊，既往有 SLE 肾病、类固醇性糖尿病、高血压病史。腹部 CT 显示膨大的肠管组织。抗生素治疗几周后经腹腔镜行部分横结肠肠管切除。术后病理检查证实了痛风石的存在。然而该患者痛风性关节炎症状缺如。

此外，2019 年 Nina Wawro 等研究未观察到幽门螺杆菌血清阳性与代谢疾病包括 2 型糖尿病、高血压和血脂异常、痛风或尿酸升高之间存在关联。

三、肠道与尿酸

（一）肠道与尿酸排泄
高尿酸血症在临床上分为尿酸盐"生成过多"型、"排泄减少"型和"混合型"三种。这种分类方法完全基于肾尿酸盐排泄和尿酸清除的结果来判断。然而，目前的观点认为，2/3 的尿酸盐经尿液从肾脏排出，剩下的 1/3 通过肾脏外排泄途径如肠道排出。肾脏是目前公认的尿酸的主要调节器官，肾尿酸盐排泄主要受到重吸收和分泌的调节。肾尿酸盐的重吸收主要由 URAT1 和 GLUT9 这两个尿酸转运子来介导。而肠上皮细胞中的尿酸转运主要由 ABCG2 和 SLC2A9 蛋白介导将尿酸从血液中转运至肠腔。4 号染色体长臂是全基因组关联研究中证实的痛风易感区域，*ABCG2*（ATP-binding cassette transporter，sub-family G，member2，BCRP）基因正位于该区域，研究表明其功能障碍减少肠道中尿酸的排泄导致血尿酸水平升高。在小鼠肠道中，ABCG2 的表达主要位于回肠和空肠上皮细胞的绒毛刷状缘。Woodward 和 Ichida 分别研究发现 ABCG2Q141K（rs2231142）变异体可导致尿酸转运功能降低 50%。Ichida 研究表明，常见的引发 *ABCG2* 基因功能失调的基因型组合（Q126X 和 Q141K）是痛风的主要原因，而 ABCG2 变体与儿科高尿酸血症和早发痛风高度相关。*ABCG2* 基因敲除鼠表现为血尿酸升高、尿尿酸排泄减少、肠道尿酸排泄减少。ABCG2 抑制剂可以减少肠道尿酸的分泌。*SLC2A9* 基因位于染色体 4 号短臂，编码葡萄糖转运蛋白 9（GLUT9）。肠道中 SLC2A9 的突变或敲低可导致 HUA 和代谢综合征的特征，SLC2A9 在肠道内介导尿酸代谢的机制仍有待进一步研究。此外，也有研究报道 SLC16A9 和 SLC17A4 蛋白可能参与肠道对于尿酸盐的转运。

以上研究结果均提示肠道参与了尿酸的排泄，肠道尿酸的排泄障碍可导致血尿酸的升高。肠道尿酸转运子可能成为新的降尿酸药物靶点。

（二）肠道与嘌呤重吸收

尿酸是嘌呤代谢的终产物。食物中嘌呤核苷酸的吸收主要通过小肠顶端膜的核苷酸转运体（concentrativenucleosidetransporter2，CNT2）吸收入血。吸收入血的嘌呤可以在黄嘌呤氧化酶的作用下在肝内快速降解成终末产物——尿酸。日本学者 Hiratochi 研发出 CNT2 特异性抑制剂 KGO-2142 和 KGO-2173。这些抑制剂可有效抑制次黄嘌呤核苷酸在肠道的重吸收，且在体外不与 CNT1 和 CNT3 或 ENTs 介导的核苷酸摄取相互作用。口服 KGO-2142 和 KGO-2173 可以完全抑制猴子中食物诱导的高尿酸血症。蜜环菌及 2，5-二羟基苯乙酮可能通过下调 CNT2 以降低小鼠的尿酸水平。CNT2 抑制剂可能成为未来降尿酸治疗的新药靶点。

（三）胃肠激素与尿酸

减重手术与血尿酸减重手术作为减重和治疗糖尿病的方式已被广泛接受。1984—2018 年来自不同国家和地区的报道显示，减重手术在降低体重的同时可显著降低血尿酸水平，降低高尿酸血症患者的患病率和痛风患者的发作率，并且亚组分析表明，术后第 1 个月 sUA 水平升高。从术后第 3 个月开始 sUA 水平平均下降 43.3μmol/L，持续到术后第 3 年（－113.65μmol/L）。

胃肠激素与血尿酸减重手术通过何种机制降低血尿酸，目前尚不清楚。动物研究结果显示，袖状胃成形术可显著降低高脂喂养的大鼠的体重、血糖水平和脂肪含量，同时血尿酸和尿尿酸显著降低。高脂喂养的大鼠脂肪组织中黄嘌呤氧化酶的数量和活性均显著升高，术后腹内脂肪和黄嘌呤氧化酶的活性显著下调，而 GLP1 和 PYY 显著升高。GLP-1 是肠促胰素中的一种，可以放大葡萄糖诱导的胰岛素分泌，抑制胰高血糖素的分泌。国内 Chen 等发现 GLP-1R 在 MSU 诱导的炎症巨噬细胞迁移中起关键作用。DPPIV 抑制药可以延长 GLP1 在循环中的半衰期，对 2 型糖尿病具有治疗作用。在动物实验研究中发现，DPPIV 抑制剂 MK0626 可缓解因高油脂、高蛋白为主的饮食诱导的肾小球和肾小管损伤，降低血尿酸水平。此外，一项针对 26 例 2 型糖尿病患者的临床研究发现，利格列汀（具有和黄嘌呤类似的空间结构，具有抗氧化作用，对黄嘌呤氧化酶具有抑制作用）治疗 24 周后，血尿酸水平显著降低。进一步研究其机制发现这与利格列汀可以显著抑制黄嘌呤氧化的酶活性有关，从而起到降尿酸的作用。

（陈海冰　高逸宁）

第二节　痛风合并肝病

一、痛风合并脂肪肝

脂肪性肝病是以肝细胞脂肪过度贮积和脂肪变性为特征的临床病理综合征。临床上，根据有无长期过量饮酒分为酒精性脂肪性肝病和非酒精性脂肪性肝病（NAFLD），其中非酒精性脂肪性肝病是指除外过量饮酒和其他明确肝损害因素所致的、以肝细胞弥漫性脂肪变性和脂质堆积为特征的临床病理综合征，依据病变组织是否伴有炎症反应和纤维化，NAFLD 可分为单纯性脂肪性肝病（NAFL）、脂肪性肝炎（NASH）、脂肪性肝纤维化和肝硬化。目前认为，非酒精性脂肪肝是一种与胰岛素抵抗和遗传易感密切相关的代谢应激性肝损伤。近年来，随着生活水平的提高和生活方式的变化，NAFLD 已成为严重威胁人类身体健康的常见病和多发病。NAFLD 在全球及亚洲人群中的患病率约为 25%。我国成人 NAFLD 患病率因检测方法不同，为 6%～27%，NAFLD 发病率为（34～91）/1000。NAFLD 的发病机制尚不明确，多种因素参与疾病的发生发展，包括遗传、代谢和饮食等危险因素，而已有研究表明 NAFLD 与胰岛素抵抗（insulin resistance，IR）及代谢综合征密切相关。尿酸是嘌呤代谢的最终氧化产物，许多研究证实高尿酸血症与心血管疾病、2 型糖尿病、代谢综合征及慢性低度炎症和胰岛素抵抗的患病率和发病率显著相关。另外，越来越多的研究提示，NAFLD 人群的血尿酸水平明显高于对照人群，尿酸可以引起炎性因子如肿瘤坏死因子α的增加，可以诱导氧化应激和凋亡，在加重肝损伤的过程中起到了重要作用。

（一）高尿酸血症 / 痛风与 NAFLD

最近，越来越多的证据表明，增加的血尿酸水平常与 NAFLD 的发生和发展相关。Lonardo 等通过对超声诊断的 NAFLD 患者和对照组人群研究，首先报道了 NAFLD 和尿酸之间的关联。而最近几项大的人群研究也证明了尿酸和 NAFLD 之间的重要联系。对超过 54 000 名参与者的 11 项研究进行的荟萃分析表明，升高的 SUA 与 MS 和非酒精性脂肪肝病（NAFLD）的风险增加有关。一项纳入 8925 例中国人群研究证明，超声诊断的 NAFLD 患者与对照人群相比血尿酸水平显著增高，血尿酸水平与 NAFLD 显著相关，并独立于年龄、BMI、血脂和空腹血糖。一项纳入了 10 732 例非糖尿病美国成年人群的研究评估了高尿酸水平与超声诊断的 NAFLD 之间的关系，研究发现，增高的血尿酸水平与 NAFLD 的发生存在强烈相关性，并且 NAFLD 的患病率及其严重程度的逐步增加也与进一步增加的血尿酸水平显著相关。此外，在校正人口学参数（年龄、性别、种族）和一些潜在混杂因素后这种关联性仍然存在，包括胰岛素抵抗、高血压、三酰甘油、腰围等代谢综合征相关组分。

另外，尿酸除了与超声诊断的 NAFLD 之间存在关联外，与组织病理学诊断的 NAFLD 之间也存在关联。S.Petta 等第一次评估了高尿酸血症与 NAFLD 患者肝损伤严重程度的关系。通过对 NAFLD 患者的队列研究发现，脂肪肝的严重程度不仅与小叶炎症相关，而且也与高尿酸血症相关，并且高尿酸血症与肝损害的严重程度独立相关。研究还发现，高尿酸血症与肝脂肪变性、小叶炎症及 NAFLD 活动度积分(NAS)的严重性独立相关。另一项研究也发现，升高的血尿酸水平与肝硬化的进展及增加的血清肝酶水平相关。

除了横断面的观察研究外，目前几项前瞻性随访研究也证实了血尿酸水平与 NAFLD 的发生及进展显著相关，血尿酸水平是 NAFLD 进展的一个风险因素。在一个以人群为基础的前瞻性研究中，6890 例起始无 NAFLD 的人群在 3 年的随访中有 813 例（11.80%）出现 NAFLD，并且发现，增加的血尿酸水平可以独立预测 NAFLD 的风险增加。在韩国，一项对 15 638 名健康人群 5 年随访观察研究表明，基线时血尿酸水平越高，5 年后发生 NAFLD 的概率就越大，结果表明，高尿酸血症与 NAFLD 的发生密切相关，高尿酸血症会促进肝细胞脂肪化过程。中国的一项健康筛查项目发现，在 54 325 例总人群中，1930 例（3.6%）有痛风，6169 例（11.3%）有 NAFLD。NAFLD 的患病率在痛风人群中为 23.1%（N=445），显著高于不伴有痛风的人群（10.9%，$N=5724$，$P < 0.001$）。在 NAFLD 人群中，NAFLD 的严重程度在伴有痛风患者中更高。痛风在调整年龄、性别、代谢综合征及肾小球滤过率估计值（eGFR）后与 NAFLD 的风险增加显著相关（OR=1.42，95%CI：$1.25 \sim 1.60$，$P < 0.001$）。

（二）高尿酸血症导致 NAFLD 的可能机制

NAFLD 的发病机制目前较为广泛接受的是"二次打击"学说。第一次打击主要是胰岛素抵抗，引起呈良性经过的肝内脂肪堆积，第二次打击即脂肪堆积的肝脏发生氧化应激、脂质过氧化损伤，导致肝细胞酶活性和线粒体功能受损，肝星状细胞激活、增殖，从而诱发炎症和纤维化。近年来，有学者发现游离脂肪酸（FFA）可以通过增加氧化应激和激活炎症通路产生毒性作用，对肝脏造成直接损伤，从而提出了第三次打击的理论。

尿酸是嘌呤代谢的终末产物。高尿酸血症在肝脏脂肪变性中起到了一定的作用，但其具体机制目前尚不明确。最近，有学者提出，血中的高尿酸水平不仅仅是一个简单的标志物，也很可能在胰岛素抵抗性、氧化应激、全身性炎症和代谢综合征的发生中起到关键作用。这些病理改变也是导致 NAFLD 的重要基础，在促进肝脂肪变到脂肪性肝炎，甚至在病毒性和酒精性肝炎的发展过程中起到了重要作用。高尿酸血症能够增加脂肪组织、肝细胞和血清中三酰甘油水平。NAFLD 的特征是肝细胞内不同程度的三酰甘油积累。NAFLD 是 MS 的肝脏表现，多项研究指出，尿酸是导致肝脏脂肪过多沉积的诱因。此外，肝细胞内的 AMPK 和 AMPD 与肝脂肪变性的发展有关。当 AMPK 活性降低时，肝细胞的脂肪浸润增加，而 AMPK 活性升高可以通过增加脂肪氧化和抑制脂肪生成来防止肝脂肪变性。AMPD 对肝细胞内的脂肪沉积的作用则恰恰相反，AMPD 活化增加细胞内尿酸合成，而细胞内的尿酸抑制 AMPK 活性。此外，尿酸还可以通过诱导肝细胞内的内质网应激加重脂肪肝，在内质网应激下，甾醇调节元件结合蛋白（SREBP）经历切割和核转位，并刺激肝细胞内的三酰甘油积累。

除上述机制外，基础研究结果显示，尿酸可以通过线粒体氧化应激通路对肝的脂肪积聚产生直接效应。尿酸是果糖代谢的一个副产物，在果糖激酶（KHK）催化果糖磷酸化过程中，伴随着 ATP 消耗而生成。AMP 可以在以下几种酶的作用下转化成尿酸，包括 AM 脱氨酶（AMPD2）和黄嘌呤氧化酶（XO）。果糖代谢可以导致肝三酰甘油合成增加。尿酸能够上调人肝细胞内的 KHK，这种上调呈现出尿酸浓度依赖性，随着细胞内尿酸浓度的增加，果糖激酶活性也呈现阶梯式增加，增加的趋势在添加丙磺舒或别嘌醇时被阻断。果糖激酶的刺激介导果糖诱导的肝脂肪变性。

此外，增加的血尿酸本身也可能产生促炎和促氧化应激的效应。在细胞内，尿酸可充当促氧化剂，诱导炎症介质和生长因子的释放。此外，尿酸可以促进脂蛋白的氧化和炎症，它们被认为是在 NAFLD 的发生和发展中的两个重要因素。Ruggiero 等发现，在意大利的男性人群中，血尿酸和许多炎症标志物之间存在显著正相关，因此 ATP 的消耗和血尿酸本身可能导致肝细胞损伤（肝酶升高）和 NAFLD 的进展。事实上，一些研究已经显示出血尿酸水平与慢性肝病如 NAFLD 和 NASH 的进展相关，并且高尿酸血症与 NAFLD 患者肝损伤的严重程度独立相关。动物模型实验也表明，高尿酸血症在脂肪组织中可能发挥了促炎性作用（增加单核细胞趋化蛋白 -1 和降低脂联素的产生），这是 NAFLD 患者轻度炎症和胰岛素抵抗的一个潜在机制。Petta 研究也支持了这一观点，研究表明，高尿酸血症与低血清脂联素水平相关，表明尿酸可能通过影响脂联素的表达参与 NAFLD 的发生。另外，过高的尿酸可以诱导线粒体氧化应激和柠檬酸释放，细胞质中的柠檬酸和乙酰辅酶 A 可以通过从头合成三酰甘油途径来合成三酰甘油，引起脂肪含量的增加。

另外，胰岛素通过调节内皮细胞一氧化氮(NO)的释放来增加骨骼肌和外周组织血流以提高对糖的摄取，尿酸升高会降低内皮细胞 NO 的生物利用度，导致内皮功能紊乱，诱发胰岛素抵抗，而别嘌醇治疗可以改善高尿酸症患者的内皮功能，也进一步证明了这一点，而胰岛素抵抗在 NAFLD 的发病中起到了关键作用。

除了通过胰岛素抵抗、炎症、氧化应激与 NAFLD 相关外，最新的一项研究表明，增加的尿酸还可以通过内质网应激通路引起肝脂肪堆积，并将内质网应激和氧化应激联系起来。一旦进入肝细胞，尿酸将激活 NADPH 氧化酶（NOX）并且诱导膜上 NOX 依赖性 ROS 的生成，刺激内质网（ER）中的未折叠蛋白反应（UPR），增强的 UPR 诱导 SREBP-1c 裂解为成熟的形式，其被易位到细胞核内并激活脂肪生成基因的转录（ACC1、FAS 和 SCD1）。NOX 依赖的 ROS 进一步激活线粒体活性氧的产生，而内质网应激也可以激活它，反之亦然。充分理解高尿酸血症在肝病发生和发展中的作用（发病原因或者伴随结果）是非常重要的，目前的药物治疗可以降低尿酸水平，而只有当高尿酸血症是肝病进展的原因而不是结果时，降尿酸治疗才会对控制脂肪肝有意义。降尿酸治疗对于防治 NAFLD 及代谢综合征的进展是否发挥重要作用，仍需要进一步的人体及动物实验去证实。

（三）痛风伴 NAFLD 的治疗

1. 患者教育　控制饮食，增加运动，使体重平稳下降，减少腰围。注意保持营养均衡，禁酒，不宜乱服药，定期复查肝功能。

2. 病因治疗　针对引起非酒精性脂肪肝的原发病和危险因素予以治疗，改善胰岛素抵抗，纠正代谢紊乱。常用药物如血管紧张素受体阻滞药、胰岛素增敏药（二甲双胍、吡格列酮、罗格列酮）及他汀类等，以降低血压和防治糖脂代谢紊乱及动脉硬化。

3. 药物治疗　单纯性脂肪性肝病一般不需要药物治疗。伴痛风患者，治疗痛风过程中需要使用诸多影响肝功能的药物，如急性发作期使用的药物秋水仙碱，间歇期和慢性期使用的抑制尿酸生成的药物别嘌醇和非布司他，促进尿酸排泄的药物苯溴马隆、丙磺舒、苯磺唑酮等。建议根据疾病活动度和肝功能状况合理选用保肝药物，如多烯磷脂酰胆碱、水飞蓟宾、甘草酸制剂、双环醇、维生素 E、熊去氧胆酸、S 腺苷蛋氨酸和还原型谷胱甘肽等。保肝抗炎药物的疗程有明显的个体差异，一般的原则是：连续 3 个月检测肝酶在正常范围后，再巩固治疗 3 ～ 6 个月，然后逐渐减量直至停药。

二、痛风合并慢性肝炎

肝脏是嘌呤代谢和尿酸生成的主要脏器，肝脏及其相关疾病与痛风 / 高尿酸血症之间存在千丝万缕的联系。我国是肝炎大国，病毒性肝炎患者数量位居法定管理传染病的第一位，仅慢性乙型肝炎病毒感染者就达 1.2 亿例。由乙型和丙型肝炎病毒感染导致的肝炎是慢性肝炎的主要组成部分。关于乙型肝炎中的痛风 / 高尿酸血症的患病情况或痛风 / 高尿酸血症患者中乙型病毒性肝炎的患病率目前的研究较少。

慢性丙型肝炎（chronic hepatitis C，CHC）是一种常见的肝病，可缓慢进展为肝纤维化、肝硬化。并最终导致肝细胞癌的发生。既往研究表明代谢因素影响 CHC 的自然病程。Petta 的研究发现在通过病理证实为丙肝的 496 例患者中，高尿酸血症的患病率为 7.5%，逐步多因素回归分析发现高尿酸血症与肝脂肪沉积的严重程度、CHC 的病毒负荷量及汇管区炎症有关。不同病毒亚型与高尿酸血症诱导的肝脂肪变性有关，Grassi 的研究发现在 112 例 CHC 患者中，仅在 G1 型 CHC 患者的高血尿酸水平与肝脂肪沉积程度有关。Afzali 的前瞻性研究发现，基线的高尿酸水平是肝纤维化的预测因子。研究发现，慢性丙型肝炎患者在抗病毒治疗后血尿酸水平显著降低，轻度肝病患者的改善尤其明显。

基础研究发现，尿酸通过直接诱导的肝脂肪沉积、氧化应激、升高炎症因子水平、诱导凋亡等在 CHC 肝纤维化中发挥作用，成为纤维化的促进因子。尿酸可能是肝病进展的直接和间接促进因子。此外，CHC 患者存在低脂联素水平，可诱导肝脂肪变。

（梁　楠　陈海冰）

第三节　痛风与肠道菌群

一、肠道菌群与代谢性疾病

肠道菌群在人类健康中扮演重要角色。人体肠道内栖居着大量共生微生物，其数量超过 10^{14}，是构成人体自身细胞总数的 10 倍，其编码的基因数是人体基因组的 150 倍，肠道菌群与其宿主相互作用共同形成复杂的肠道微生态系统。一般来说，宿主与肠道菌群互利共生，肠道菌群可对宿主产生重要的影响，如维持能量稳态、免疫系统调控、参与维生素及蛋白质的合成，参与肠道黏膜屏障的形成，可阻止肠腔中的有害物质（如毒素、有害菌或机会致病菌等）的侵入，在保护肠道及机体稳态中发挥着重要作用。

肠道菌群结构改变或失调可引起机体代谢紊乱，随着"人类微生物组计划""肠道元基因组计划"等研究的深入开展，越来越多的研究表明，肥胖、2 型糖尿病等代谢性疾病的发生与肠道菌群紊乱密切相关，因此有学者提出人类代谢性疾病是因环境因素通过肠道菌群与人体基因组学的整合过程中肠道代谢组学的失常而导致的。高通量测序技术和基因组学的发展，加速了人们对人类肠道菌群的认识，帮助人们深入探讨肠道菌群与代谢性疾病之间的联系。

二、肠道菌群与痛风、高尿酸血症

研究发现高尿酸血症及痛风患者均存在肠道菌群紊乱的情况。有学者对比了健康人群和痛风患者的肠道菌群变化，显示两组人群在菌群组成及多样性方面均存在差异，痛风患者的肠道菌群多样性减少，富含粪拟杆菌和解木聚糖杆菌，而柔嫩梭菌和假小链双歧杆菌缺失；并且痛风患者肠道菌群的特点与其他代谢性疾病有相似之处，均表现为产短链脂肪酸肠菌的丰度减少。该研究团队进一步将痛风患者肠道菌群中特异性表达的 17 种细菌进行组合建立了一个诊断模型，该模型诊断痛风的准确度高达 88.9%。也有研究表明痛风的发作可能与普氏菌、牙龈卟啉单细菌、柯林细菌对人体肠道的感染有关。此外也有关于痛风患者肠道内条件致病菌如拟杆菌属、普林单胞

菌等丰度增加而梭菌属丰度减少的报道。笔者中心团队在前期研究中采用传统的细菌培养方法进行粪便菌群分析发现，与健康人相比，高尿酸血症患者的总需氧菌、大肠埃希菌及拟杆菌数量增加，而乳酸杆菌及双歧杆菌等益生菌数量减少。

肠道菌群与宿主之间的协同代谢可能是影响高尿酸血症的重要因素。将高尿酸血症模型大鼠的粪便菌群移植给受体大鼠后，接受粪菌移植的受体大鼠出现血尿酸水平升高。通过摄入高嘌呤酵母食饵构建的高尿酸血症鹌鹑模型中肠道菌群结构发生改变，条件致病菌革兰阴性菌数量增加，内毒素等有害代谢产物入血增加，血尿酸水平升高，提示肠道菌群结构改变、内毒素入血可能是尿酸水平升高的重要因素。亦有研究采用果糖饮食诱导高尿酸血症小鼠模型，高通量测序分析发现该模型小鼠肠道菌群结构较健康小鼠存在差异，菌群多样性降低，菌群结构发生改变，而补充短乳杆菌 DM9505 可以有效调节小鼠的肠道菌群，并对肠道黏膜屏障具有一定的修复作用。

值得注意的是通过饮食或药物诱导可能会对肠道菌群产生直接影响，因此上述高尿酸血症模型动物的菌群紊乱可能是饮食及饮食诱导的高尿酸血症共同作用的结果。

三、肠道菌群与尿酸代谢

人类健康个体约 70% 的尿酸通过肾脏排泄，其余约 30% 通过肠道排泄或肠内菌群分解。肠道上皮分布多种尿酸转运蛋白体，包括三磷酸腺苷结合转运蛋白 G2（ABCG2）和尿酸盐转运子可溶性载体蛋白 2 家族成员 9（SLC2A9）等，尿酸在肠道的转运有赖于这些尿酸转运蛋白体。肠道尿酸排泄正常功能的发挥有赖于完整的肠道屏障和肠道上皮形态结构，肠道环境的稳态对维持肠道尿酸的正常转运发挥着至关重要的作用。研究表明肠道炎症会影响尿酸转运蛋白 ABCG2 的功能。我们的前期研究中也证实在高尿酸血症模型小鼠肠道上皮紧密连接蛋白表达下降，黏膜屏障功能受损。

尿酸是人体嘌呤代谢的终产物，嘌呤代谢可受肠道菌群影响，肠道菌群不仅参与尿酸的产生，在尿酸排泄中也发挥重要作用。如肠道中乳杆菌可吸收利用嘌呤，起到降低肠道对嘌呤吸收的作用。大肠埃希菌等变形杆菌属可分泌氧化代谢嘌呤的酶，乳酸菌和假单胞菌富含尿酸酶可将尿酸代谢成尿囊素。严重肾脏疾病或肾功能不全的情况下，肾脏尿酸排泄减少，肠道途径会成为尿酸代谢的主要途径，而肠道菌群的酵解产物丁酸盐、琥珀酸盐是重要的能量物质，可为肠道上皮的尿酸转运体提供能量，促进尿酸的排泄。

益生菌干预可发挥一定的降尿酸作用。通过喂食大鼠富含酵母膏的高脂饲料构建高尿酸血症模型，发现该动物模型肠道中参与嘌呤代谢及尿酸分解的菌如乳酸杆菌 Lactobacillus、链球菌 Streptococcus 和梭状杆菌 Clostridium 数量减少，而参与尿酸生成的菌如变形杆菌属 Proteus 数量增加，其可通过分泌黄嘌呤氧化酶将嘌呤转化为尿酸，促进尿酸的产生。给予别嘌醇和苯溴马隆治疗后，均可增加大鼠肠道内有益菌双歧杆菌 Bifidobacterium 的数量，减少 Adlercreutzia Anaerostipe 的数量，表明肠道菌群可能参与了高尿酸血症的治疗。本课题组前期研究也证实给高尿酸血症小鼠补充益生菌如双歧杆菌和乳酸杆菌可降低高尿酸血症小鼠的尿酸水平。

高尿酸血症肠道损伤可能是影响尿酸排泄的重要因素，但目前研究尚缺乏对高尿酸血症肠道内环境包括肠道菌群、肠道屏障的系统研究，深入研究高尿酸血症与肠道微生态的关系，有望为探明肠道尿酸代谢机制及治疗高尿酸血症提供理论依据。

四、膳食通过肠道菌群干预尿酸代谢

肠道菌群在代谢性疾病中的作用是目前研究的热点，而通过调节菌群改善代谢紊乱为代谢性疾病的治疗提供了新的思路。在健康成年人体内，个体本身的基因组相对恒定，但组成肠道菌群的微生物基因组具有可塑性，这为通过调节肠道菌群进而防治疾病带来可能。膳食是胃肠道与外界最直接的联系，也是影响肠道菌群结构及相关代谢性疾病表型的重要因素。目前通过药物途径降尿酸的治疗方案已成为共识，而饮食管理也被视为控制机体尿酸水平至关重要的部分。高尿酸血症患者通常要限制富含嘌呤的食物，如内脏和海鲜类等，鼓励多摄入新鲜蔬菜等富含膳食纤维的食物。流行病学研究发现通过摄入蔬菜、水果等富含膳食纤维的饮食可发挥改善高尿酸血症的作用，其膳食纤维可能与肠道菌群相互作用在疾病的发展中起到一定的改善作用。

菊粉（一种膳食纤维）具有潜在调节肠道菌群结构的功能，可增加肠道内双歧杆菌及短链脂肪酸（short chain fatty acids，SCFAs）的含量。SCFAs 是菊粉在肠道中重要的代谢物，是肠道菌群和宿主共同代谢膳食纤维的产物，可反映肠道菌群的健康状态，在维持肠道微生态中起着重要作用。膳食菊粉作为益生元，可以调节机体肠道微生物群，减轻内毒素血症和降低慢性炎症反应等，对糖尿病、肥胖、高脂血症等代谢性疾病均有良好的改善作用。

郭英杰等研究发现高尿酸血症模型小鼠存在肠道屏障损伤、肠道菌群紊乱及肠道慢性炎症状态的表现，主要特点包括菌群多样性降低，机会致病菌的增加及有益菌丰度的减少。在高尿酸血症模型小鼠的饮食中添加菊粉干预可降低高尿酸血症小鼠血清尿酸水平、内毒素（LPS）及炎症因子 TNF-α、IL-6 和 IL-1β 的水平，下调肝脏黄嘌呤氧化酶（XOD）的活性及表达，改善高尿酸血症。菊粉还通过改善高尿酸血症小鼠小肠绒毛组织结构形态、增加小鼠紧密连接蛋白 ZO-1 和 Occludin 的表达而发挥肠道屏障保护作用，为尿酸的肠道排泄提供稳态的肠道组织结构和环境。在肠道菌群方面，菊粉干预可增加高尿酸血症小鼠菌群多样性，选择性增加产 SCFAs 菌属和肠屏障保护功能菌属阿克曼菌属 Akkermansia 和瘤胃球菌属 Ruminococcus 的丰度，增加有益菌双歧杆菌及能合成琥珀酸的核心共生菌 Parasutterella 的丰度。KEGG 功能预测表明菊粉干预显著增加高尿酸血症小鼠肠道菌群与丙酸代谢通路及丁酸代谢通路相关的基因表达量，增加肠道代谢产物谱中 SCFAs（乙酸、丙酸和丁酸）的含量，有助于修复高尿酸血症小鼠肠黏膜屏障。

总之，菊粉作为膳食补充剂能够调节肠道菌群，通过复杂的机制发挥一定的降血尿酸作用，可能为膳食干预通过调节肠道菌群进而防治痛风和高尿酸血症提供新的辅助途径。

（田字彬 于亚男 郭英杰）

参考文献

Adak A, Khan M R. An insight into gut microbiota and its functionalities. Cell Mol Life Sci, 2019, 76: 473-493.

Chen J, Mei A, Liu X X, et al. Glucagon-like peptide-1 receptor regulates macrophage migration in monosodium urate-induced peritoneal inflammation. Front Immunol, 2022, 13:772446.

Chu Y L, Sun S L, Huang Y F, et al. Metagenomic analysis revealed the potential role of gut microbiome in gout. NPJ Biofilms Microbiomes, 2021, 7(1):66.

Fan J G, Kim S U, Wong V W. New trends on obesity and NAFLD in Asia. J Hepatol, 2017, 67(4): 862-873.

Guo Z, Zhang J C, Wang Z L, et al. Intestinal microbiota distinguish gout patients from healthy humans. Sci Rep, 2016, 6: 20602.

Hoque K M, Dixon E E, Lewis R M, et al. The ABCG2 Q141K hyperuricemia and gout associated variant illuminates the physiology of human urate excretion. Nat Commun, 2020, 11(1):2767.

Jang T Y, Huang C I, Yeh M L, et al. Improvement of hyperuricemia in chronic hepatitis C patients receiving directly acting antiviral agents. J Gastroenterol Hepatol, 2020, 35(3): 473-481.

Kanbay M, Jensen T, Solak Y, et al. Uric acid in metabolic syndrome: From an innocent bystander to a central player. Eur J Intern Med, 2016, 29:3-8.

Liang D L, Yong T Q, Chen S D, et al. Hypouricemic effect of 2, 5-Dihydroxyacetophenone, a computational screened bioactive compound from ganoderma applanatum, on hyperuricemic mice. Int J Mol Sci, 2018, 19(5):1394.

Liu J, Cui L, Yan X M, et al. Analysis of oral microbiota revealed high abundance of prevotella intermedia in gout patients. Cell Physiol Biochem, 2018, 49(5): 1804-1812.

Matsuo H, Tsunoda T, Ooyama K, et al. Hyperuricemia in acute gastroenteritis is caused by decreased urate excretion via ABCG2. Sci Rep, 2016, 6:31003.

Phipps-Green A J, Merriman M E, Topless R, et al. Twenty-eight loci that influence serum urate levels: analysis of association with gout. Ann Rheum Dis, 2016, 75(1):124-130.

Sedighi M, Razavi S, Navab-Moghadam F, et al. Comparison of gut microbiota in adult patients with type 2 diabetes and healthy individuals. Microb Pathog, 2017, 111:362-369.

Shao T J, Shao L, Li H C, et al. Combined signature of the fecal microbiome and metabolome in patients with gout. Front Microbiol, 2017, 8:268.

Stiburkova B, Pavelcova K, Pavlikova M, et al. The impact of dysfunctional variants of ABCG2 on hyperuricemia and gout in pediatric-onset patients. Arthritis Res Ther, 2019, 21(1):77.

Sun L, Ma L J, Ma Y B, et al. Insights into the role of gut microbiota in obesity: pathogenesis, mechanisms, and therapeutic perspectives. Protein Cell, 2018, 9(5):397-403.

Sun M M, Wu W, Liu Z J, et al. Microbiota metabolite short chain fatty acids, GPCR, and inflammatory bowel diseases. J Gastroenterol, 2017, 52(1):1-8.

Toyoda Y, Pavelcová K, Bohatá J, et al. Identification of two dysfunctional variants in the ABCG2 urate transporter associated with pediatric-onset of familial hyperuricemia and early-onset gout. Int J Mol Sci, 2021, 22(4):1935.

Vieira A T, Galvão I, Macia L M, et al. Dietary fiber and the short-chain fatty acid acetate promote resolution of neutrophilic inflammation in a model of gout in mice. J Leukoc Biol, 2017, 101(1):275-284.

Wawro N, Amann U, Butt J, et al. Helicobacter pylori seropositivity: prevalence, associations, and the impact on incident metabolic diseases/risk factors in the population-based KORA study. Front Public Health, 2019, 7:96.

Xu X, Li C, Zhou P, et al. Uric acid transporters hiding in the intestine. Pharm Biol, 2016, 54(12):3151-3155.

Yeo C, Kaushal S, Lim B, et al. Impact of bariatric surgery on serum uric acid levels and the incidence of gout-A meta-analysis. Obes Rev, 2019, 20(12):1759-1770.

Yin H, Liu N, Chen J. The Role of the Intestine in the Development of Hyperuricemia. Front Immunol, 2022, 13:845684.

Yong T Q, Chen S D, Xie Y Z, et al. Hypouricemic effects of armillaria mellea on hyperuricemic mice regulated through OAT1 and CNT2. Am J Chin Med, 2018, 46(3):585-599.

Younossi Z M, Koenig A B, Abdelatif D, et al. Global epidemiology of nonalcoholic fatty liver disease-Meta-analytic assessment of prevalence, incidence, and outcomes. Hepatology, 2016, 64(1): 73-84.

Yun Y, Yin H, Gao Z Y, et al. Intestinal tract is an important organ for lowering serum uric acid in rats. PLoS One, 2017, 12(12):e0190194.

Zaidi F, Narang R K, Phipps-Green A, et al. Systematic genetic analysis of early-onset gout: ABCG2 is the only associated locus. Rheumatology(Oxford), 2020, 59(9):2544-2549.

第 16 章
痛风与呼吸系统疾病

尿酸水平与慢性阻塞性肺疾病（慢阻肺）、肺动脉高压、阻塞性睡眠呼吸暂停低通气综合征严重程度具有很强的相关性，对肺动脉高压预后具有预测性。然而降低血尿酸水平有助于延长慢阻肺、肺动脉高压患者的生存期还不清楚。

第一节　痛风与肺动脉高压

肺动脉高压（pulmonary hypertension，PH）是一类由于肺血管结构及功能改变导致肺血管阻力增加、肺动脉压力增加进而引起右心功能不全的肺血管疾病。血尿酸增高或高尿酸血症是痛风病的特征性代谢指标。体内高尿酸水平会增加肺动脉高压的发病风险，血尿酸与肺动脉高压的关系已较早引起国内外学者们的关注。尿酸水平与肺动脉高压严重程度具有很强的相关性，对肺动脉高压预后具有预测性。不少研究发现，肺动脉高压患者的尿酸水平与左心功能、右心功能、平均肺动脉压（mPAP）、肺血管阻力及 NYHA 心功能分级等有密切关系，尿酸与心脏射血分数呈负相关，与 NYHA 分级、mPAP 呈正相关，尿酸水平的升高与患者死亡率之间也存在相关性。其中研究较多的是特发性肺动脉高压（IPAH）、结缔组织疾病相关肺动脉高压（CTD-PAH）及先天性心脏病相关肺动脉高压（CHD-PAH）。例如北京阜外医院学者们做了多项研究，肺动脉高压患者血尿酸水平与右心导管所测肺动脉收缩压、肺动脉平均压及全肺血管阻力呈正相关，而且，此趋势与血浆脑钠肽与以上指标的关系趋势一致。肺动脉高压患者尿酸水平可作为 PAH 病情评估及预后的一项重要指标。研究发现合并高尿酸血症的 PAH 患者生存期明显短于不合并高尿酸血症的 PAH 患者，血尿酸水平越高，5 年死亡率越高。当患者暂不接受有创的右心导管操作时，尿酸可作为肺动脉高压评估病情及预后的非侵入性

或无创性生物学指标之一。近年来也有研究发现肺动脉高压也可能促进高尿酸血症的发生和发展，但其机制不明。血尿酸水平除了可以用来评估肺动脉高压的严重程度，也可以在一定程度上反映肺动脉高压靶向药物治疗效果，但是否降低血尿酸水平有助于延长肺动脉高压患者的生存期还不清楚。

尿酸参与肺动脉高压的机制可能与组织缺血/缺氧及氧化应激有关。众所周知，除了一少部分目前条件下无法查明病因的特发性肺动脉高压（IPAH）外，绝大多数肺动脉高压继发于其他疾病，例如心血管疾病、呼吸、低通气或慢性缺氧性疾病、血栓性疾病、风湿免疫性疾病、慢性肾脏疾病、门静脉高压或溶血性疾病等。在这些疾病中，常会伴有血尿酸水平的升高，尿酸升高的主要原因可能是尿酸排泄障碍或尿酸合成增加。例如，在炎症、缺氧、呼吸功能障碍状态下，无氧代谢增加，三磷酸腺苷合成减少，嘌呤氧化酶活性增加导致嘌呤降解速度增加，体内尿酸生成增加；另一方面，上述疾病导致的心排血量减少可以伴随肾功能不全甚至肾衰竭，逐渐导致尿酸排泄减少，血尿酸增加。另外，在心力衰竭治疗过程中，经常使用利尿药物，这对尿酸水平也有一定的影响。尿酸可能参与调节肺动脉高压患者肺血管收缩反应及促炎症效应，促进肺血管重构，其作用机制推测有以下几个方面：①尿酸或尿酸盐结晶可直接损伤肺血管内皮细胞，进一步加重组织细胞缺

氧，引起肺血管内皮细胞结构和功能不全，触发或加重肺动脉高压的发生发展；②尿酸能够增加肾脏和血管内皮细胞上环氧化酶-2的表达，促使血栓素产生增多，使得血液黏稠度增加，血流速度减慢，促进肺动脉高压的发生；③尿酸增加体内肾素的表达，刺激血管紧张素Ⅱ的生成，增加血管紧张素转化酶受体Ⅰ的表达，理论上这些作用能够增强低氧介导的肺动脉血管收缩；④尿酸介导血管重构，动物实验表明血清尿酸升高与动脉硬化性血管疾病呈正相关，若应用药物降低尿酸水平，则血管病变进展减慢，这提示尿酸可能是肺动脉高压血管重塑的危险因素之一；⑤有研究显示，尿酸可激活固有免疫和获得性免疫系统，并通过介导黄嘌呤氧化酶激活炎症细胞，促进炎症反应，刺激血管内皮细胞释放各种促炎因子，尿酸诱导产生的促炎细胞因子在肺动脉高压的血管重构中可能起到重要作用。

总之，血尿酸和肺动脉高压之间存在密切的联系，在临床上应引起足够重视。目前两者之间的具体机制仍不明确，可能与氧化及抗氧化失衡、氧化应激、炎症反应、缺氧因素等有关，值得进一步研究。尿酸作为一种简单有效的血清学检测指标，具有无创、经济、方便等特点，有望在肺动脉高压诊断、病情严重程度判断、预测治疗效果及预后等方面起到一定的参考作用。对于怀疑或确诊肺动脉高压的患者，临床上应监测其血尿酸水平的变化，对于高尿酸患者应警惕其疾病进展情况。此外，降尿酸药物是否可应用于肺动脉高压的治疗，这一点也需要进一步研究证明。

（程兆忠　杨希先）

第二节　痛风合并慢性阻塞性肺疾病

慢性阻塞性肺疾病（简称慢阻肺）是一种常见的、可预防和治疗的慢性气道疾病，其特征是持续存在的气流受限和相应的呼吸系统症状；其病理学改变主要是气道和（或）肺泡异常，通常与显著暴露于有害颗粒或气体相关，遗传易感性、异常的炎症反应及与肺异常发育等众多的宿主因素参与发病过程。

一、痛风合并慢性阻塞性肺疾病

国内外学者研究发现，在慢阻肺病情未好转患者，在治疗前后血清尿酸水平无统计学差异，在慢阻肺好转患者中，好转前及好转后血清尿酸水平对比存在显著性统计学差异，在COPD患者急性加重期间与稳定期COPD患者血清尿酸水平存在显著性差异，提示尿酸水平可以提示患者病情变化，并可以在临床上具备评估COPD患者转归的用途；另外有荟萃分析发现，COPD稳定期患者血清尿酸水平高于同年龄组未患有COPD患者；在COPD分级比较中发现，各级COPD患者血清尿酸水平存在显著性统计学差异，提示COPD患者血清尿酸水平有可能成为评估COPD严重程度的重要血清学指标，但由于目前研究尚少，国际国内未能形成专家共识，亟须进一步研究来完善。

二、高尿酸血症/痛风合并慢阻肺的可能机制

COPD是多种因素参与的气道疾病，其中，氧化应激学说在其中扮演了重要的作用，慢阻肺患者肺部氧化应激反应增加，而尿酸为一种重要的抗氧化剂，可能参与慢阻肺发病过程当中。另外，部分患者高尿酸后可以导致尿酸在肺泡内沉积，部分肺泡腔肺泡沉积导致肺部弥散障碍，也有部分尿酸结晶沉积于细支气管开口，导致气体陷闭，最终引发肺气肿，导致慢阻肺的发生，目前高尿酸血症导致慢阻肺或慢阻肺导致尿酸升高目前机制不明，可能需要大量临床研究进一步证实。

三、高尿酸血症/痛风合并慢阻肺的治疗手段

1. 患者教育　积极饮食控制，宣教。
2. 对症治疗　镇痛药物使用，并给予解痉平喘等药物对症治疗。
3. 药物治疗　降低尿酸药物、控制喘憋药物，积极控制观察治疗效果。

（于文成　王海霞　崔世超）

第三节　痛风与睡眠呼吸暂停低通气综合征

睡眠呼吸暂停低通气综合征（sleep apnoea-hypopnoea syndrome，SAHS）是一种睡眠期间反复发生的呼吸暂停和（或）低通气，导致低氧血症和（或）高碳酸血症及睡眠结构紊乱，伴有睡眠觉醒，使机体发生一系列病理生理改变的异质性疾病。根据病因，SAHS 可分为阻塞性睡眠呼吸暂停低通气综合征（obstructive sleep apnoea-hypopnoea syndrome，OSAHS）和中枢性睡眠呼吸暂停低通气综合征（central sleep apnoea-hypopnoea syndrome，CSAHS）。前者是指睡眠时上气道阻塞导致的 SAHS，后者是指中枢神经系统病变导致的 SAHS。目前对于 SAHS 和高尿酸血症 / 痛风的研究和认识主要集中在 OSAHS 与高尿酸血症 / 痛风。

随着生活方式和饮食结构的改变，人群中平均体重的增加，导致 OSAHS 的发病率逐年提高，显著降低患者的生活质量，对社会造成了巨大的经济负担。OSAHS 患者由于长期慢性缺氧，导致体内炎症和氧化应激标志物升高，使得其与许多慢性疾病产生了关联。目前已经陆续有研究证实了 OSAHS 与痛风的高风险有关。现阐述如下。

一、流行病学

流行病学研究表明，OSAHS 患者发生痛风 / 高尿酸血症的风险显著增加。报告称，高达 56% 的 OSAHS 患者出现高尿酸血症，一项针对英国人口的大样本队列研究发现，与无 OSAHS 的患者相比，OSAHS 患者罹患痛风的风险高出 50%，且其与体重指数、生活方式因素和其他已知风险因素无关，OSAHS 是痛风的独立危险因素。研究发现，OSAHS 患者在确诊为 OSAHS 后的第一年患痛风的风险更高。

二、OSAHS 对痛风的作用机制

OSAHS 对痛风 / 高尿酸血症的作用机制尚未完全明确，目前认为 OSAHS 可能通过以下途径参与高尿酸血症 / 痛风的发病。

1. 当机体处于缺氧状态时，氧气供应不足导致无法满足细胞的氧气需求，二磷酸腺苷（ADP）形成三磷酸腺苷（ATP）的过程受损，ATP 降解为 ADP 和一磷酸腺苷（AMP），导致嘌呤中间产物（腺苷、肌苷、次黄嘌呤和黄嘌呤）和嘌呤分解代谢终产物尿酸的释放。

2. OSAHS 中存在的间歇性缺氧增强了黄嘌呤氧化酶（XOR）的表达，XOR 能够催化次黄嘌呤生成黄嘌呤及黄嘌呤转化为尿酸，这为 OSAHS 易患高尿酸血症和痛风提供了一种生物学上合理解释。

3. 低氧血症还会导致高碳酸血症和酸中毒，从而降低血液中的尿酸溶解度。当血清尿酸浓度达到临界值时，导致尿酸盐析出，在关节等部位沉积。

4. OSAHS 患者间歇性缺氧导致全身氧化应激增加，诱发全身炎症反应；交感神经活性增加；胸内压力变化导致心脏和大动脉壁承受过度机械应力；觉醒引起的交感神经反射激活导致儿茶酚胺分泌增多和血压升高。这种长期的刺激会导致肾小球滤过率下降，尿酸排泄减少，血尿酸水平升高。

5. 缺氧导致机体细胞无氧代谢增加，其代谢产物乳酸在尿液中排泄，可增加近端小管中尿酸的重吸收，使得尿液中尿酸排泄量下降。

痛风 / 高尿酸血症合并 OSAHS，其临床表现可同时具有痛风 / 高尿酸血症和 OSAHS 的症状和体征。

三、治疗原则

痛风 / 高尿酸血症合并 OSAHS 应当遵循两者兼治的原则。痛风 / 高尿酸血症的治疗见前面章节所述。本部分主要介绍 OSAHS 的治疗。

（一）减重

肥胖是 OSAHS 发病的最重要的危险因素之一，并影响 OSAHS 的严重程度。肥胖导致颏舌肌内脂肪组织沉积增加；中心性肥胖会减少肺容积和上气道的牵引力；气道周围多余的脂肪组织可导致气道变窄，并增加睡眠时塌陷的倾向。因此，在 OSAHS 治疗中，减重是极为重要的诊疗策略，无论是单独治疗或与其他治疗方法相结合，均可起到良好的疗效。联合干预能使患者最大获益，即饮食干预（减少热量摄入）与运动干预（有氧训练、间歇训练、肌肉训练等）相结合。为了实现长期利益并避免体重反弹，建议同步实施生活方式调整计划。

此外，当饮食与运动干预疗效欠佳时，可考虑减重药物治疗。目前已有研究证实奥利司他、利拉鲁肽、二甲双胍、恩帕格利嗪等减重药物对合并 OSAHS 的肥胖患者睡眠事件的改善作用。

减重手术作为一种永久性疗法，近年来得到了进一步探索。其术式包括调节胃绑带术、袖状胃切除术、胃旁路术等，主要目的在于减少热量摄入，改善激素环境，改变营养吸收。尤其适用于采用前述方式减重困难的患者，目前已有国际学会推荐对肥胖 OSAHS 患者进行胃旁路术。进行减重手术后，应遵守积极的生活方式和健康规律的饮食摄入，能进一步增加手术获益，减少并发症。

（二）气道正压通气

气道正压通气（positive airway pressure，PAP）是 OSAHS 的一线治疗方式，其主要针对塌陷的气道解剖结构，通过正压通气装置予以气道正压，使气道压力超过周围压力，从而维持气道通畅。目前，PAP 被认为是降低 AHI 和改善患者症状的最有效的治疗方法。

PAP 的常见模式包括持续气道正压通气（continuous positive airway pressure，CPAP），即在整个呼吸周期中以恒定水平输送 PAP；自动滴定气道正压通气（autotitrating positive airway pressure，APAP），即根据上气道阻塞程度的变化动态增加或减少 PAP；双水平气道正压通气（bilevel positive airway pressure，BiPAP），即提供预设的吸气正压和呼气末正压，吸气压帮助患者克服弹性阻力和气道阻力，呼气末正压可以对抗内源性呼气末正压，防止肺泡塌陷。CPAP 和 APAP 对大多数 OSAHS 患者均可起到良好的疗效，BiPAP 主要适用于对 PAP 要求高或不耐受 CPAP/APAP 的患者。

目前影响 PAP 对 OSAHS 患者疗效的关键因素是患者的依从性，有相当数量的患者报告对 PAP 接受程度欠佳、夜间使用 PAP 的时间较短（＜4h）。因此，健康教育、舒适通气面罩的选择、远程医疗，以及个性化随访对此类患者尤为重要。

（三）其他治疗

其他治疗方式包括下颌前移矫正器、体位治疗、下颌骨前移术等。

下颌前移矫正器是一种能够提供解剖学干预的装置，使患者下颌位于前伸位，从而牵拉舌骨上肌群及颏舌肌前移，维持 OSAHS 患者咽腔的容积，防止睡眠时因咽部肌肉收缩而引起气道塌陷。目前研究表明，下颌前移矫正器对轻、中度 OSAHS 患者睡眠事件的改善与 CPAP 相似，适用于合并咽部塌陷的轻、中度 OSAHS 患者。

体位治疗主要被推荐用于仰卧孤立性 OSAHS，即非仰卧位时 AHI 处于非病理水平的 OSAHS 患者。此类患者可通过睡眠时避免仰卧的方式，改善由于重力造成的舌根及软腭塌陷，减少睡眠事件的发生。

下颌骨前移术通过手术方式将下颌骨前移，能够扩大咽腔和下咽腔的骨骼支架范围，增加气道直径，有效改善气道容积，但目前能开展此技术的单位较少。

四、预防

对于 OSAHS 患者，应定期筛查血尿酸水平，警惕合并高尿酸血症／痛风，加强患者健康宣教，调整生活方式，及时进行干预，改善患者 OSAHS 症状，预防痛风发作。

（姜　彦　王　琳）

参考文献

中国医师协会呼吸医师分会睡眠呼吸障碍工作委员会. 成人阻塞性睡眠呼吸暂停低通气综合征远程医疗临床实践专家共识. 中华医学杂志, 2021, 101(22): 1657-1664.

Abrams B. High prevalence of gout with sleep apnea. Med Hypotheses, 2012, 78(2): 349.

Blagojevic-Bucknall M, Mallen C, Muller S, et al. The risk of gout among patients with sleep apnea: a matched cohort study. Arthritis Rheumatol, 2019, 71(1): 154-160.

Kanbay A, Inonu H, Solak Y, et al. Uric acid as a potential mediator of cardiovascular morbidity in obstructive sleep apnea syndrome. Eur J Intern Med, 2014, 25(5): 471-476.

Kocak N D, Sasak G, Akturk U A, et al. Serum uric acid levels and uric acid/creatinine ratios in stable chronic obstructive pulmonary disease(COPD)patients: are these parameters efficient predictors of patients at risk for exacerbation and/or severity of disease? Med Sci Monit, 2016, 22: 4169-4176.

Kohler M, Stradling J R. Mechanisms of vascular damage in obstructive sleep apnea. Nat Rev Cardiol, 2010, 7(12): 677-685.

Li H, ChenY. Serum uric acid level as a biomarker for chronic obstructive pulmonary disease: a meta-analysis, J Int Med Res, 2021, 49(1): 300060520983705.

Nipith C, Phuuwadith W, Pongprueth R. Chronic obstructive pulmonary disease(COPD)is associated with a higher level of serum uric acid. A systematic review and meta-analysis. Adv Respir Med, 2020, 88(3): 215-222.

Randerath W, de Lange J, Hedner J, et al. Current and novel treatment options for obstructive sleep apnoea. ERJ Open Res, 2022, 8(2): 00126-2022.

Randerath W, Verbraecken J, de Raaff CAL, et al. European Respiratory Society guideline on non-CPAP therapies for obstructive sleep apnoea. Eur Respir Rev, 2021, 30(162): 210-200.

Saito H, Nishimura M, Shibuya E, et al. Tissue hypoxia in sleep apnea syndrome assessed by uric acid and adenosine. Chest, 2002, 122(5): 1686-1694.

Shi T T, Min M, Sun C Y, et al. A meta-analysis of the association between gout, serum uric acid level, and obstructive sleep apnea. Sleep Breath, 2019, 23(4): 1047-1057.

Singh J A, Cleveland J D. Gout and the risk of incident obstructive sleep apnea in adults 65 years or older: an observational study. J Clin Sleep Med, 2018, 14(9): 1521-1527.

van Durme C, Spaetgens B, Driessen J, et al. Obstructive sleep apnea and the risk of gout: a population-based case-control study. Arthritis Res Ther, 2020, 22(1): 92.

Zhang Y, Peloquin C E, Dubreuil M, et al. Sleep apnea and the risk of incident gout: a population-based, body mass index-matched cohort study. Arthritis Rheumatol, 2015, 67(12): 3298-3302.

第 17 章
痛风与神经系统疾病

高尿酸血症与多种神经系统疾病密切关联，是脑血管病的危险因素，增加缺血性脑卒中的发生风险。然而在神经退行性疾病中，大量临床数据表明尿酸可能是神经退行性疾病的保护性因素，其具体机制有待深入解析。

第一节 痛风合并脑血管疾病

一、流行病学及发病机制

（一）流行病学

随着现代经济的发展，人们生活水平逐渐提高，居民膳食结构发生改变，我国自然人群中高尿酸血症的患病率明显升高。在《2017 年中国痛风现状报告白皮书》显示，我国高尿酸血症患者人数已高达 1.7 亿。相关研究表明高血尿酸水平与血管内皮功能障碍、动脉粥样硬化及心血管事件密切相关，同时也有研究表明高尿酸血症是脑血管疾病发生的危险因素。有关资料显示，山东沿海高尿酸血症患病率为 18.14%，其中男性患病率为 22.52%，女性为 15.32%，城市居民患病率为 19.93%，农村居民为 16.42%。在患者中，仅 3.31% 的居民知晓自己患有高尿酸血症。近年来的一些研究证实，高尿酸血症除与痛风的发病有关外，也是脑血管病的危险因素之一，还可加剧动脉粥样硬化、高血压的发生和发展。但在高尿酸血症与缺血性脑卒中的流行病学调查中却出现不同甚至相反的结果。大多数流行病学研究表明，高尿酸是缺血性脑卒中的危险因素。

一项系统性评价和荟萃分析纳入了 15 项前瞻性队列研究，随访了包括 22 571 例卒中患者和 1 042 358 例非卒中患者，分析结果显示高尿酸血症与卒中的发生风险呈正相关。如 Bos 等对 4385 名鹿特丹受试者追踪调查 8.4 年，采用 Cox 比例风险模型分析血清尿酸与心肌梗死和卒中的关系，校正年龄和性别后发现，与血清尿酸水平处于最低五分位数者相比，处于最高五分位数者发生缺血性脑卒中的风险增高 1.77 倍，校正其他血管危险因素后，仅能轻微减弱这种关系，故认为，血清尿酸水平升高是缺血性脑卒中的重要危险因素。Hozawa 等在社区动脉粥样硬化风险研究中，对 13 413 名基线时无卒中或冠心病且有基础尿酸测量值的社区人群跟踪调查 12.6 年发现，校正年龄、性别、种族和受教育程度等因素后，血清尿酸水平与卒中发病率呈独立正相关，但校正其他可能的混杂因素后这种正相关被减弱，在未使用利尿药的受试者中两者呈正相关，但在使用利尿药的受试者中则不然，故认为，血尿酸增高是未应用利尿药的受试者发生缺血性脑卒中的独立预测因素，但尿酸水平增高本身可能不会导致缺血性卒中。然而，也有资料表明，高尿酸对缺血性脑卒中具有保护作用。在一项 22 例急性缺血性脑卒中的小规模临床试验中，作者测定了血和脑脊液中尿酸、维生素 E、抗坏血酸和谷胱甘肽的浓度，并根据其浓度计算出总的抗氧化能力，结果发现，抗坏血酸和尿酸分别是脑脊液和血浆的主要抗氧化物，血浆的抗氧化能力与脑梗死体积和神经损害的严重性呈负相关，支持血尿酸升高对缺血后脑组织具有保护作用。Chamorro A 等对 881 例急性脑梗死患者的前瞻性研究发现，在排除潜在的混淆因素后，血尿酸与脑梗死预后良好相关，预后评定是根据出院时的 Mathew 卒中评分（正常为 100 分，死亡为 0 分），评分 > 75 分为预后良好，小于或等于 75 分为预后不良。经多因素分析和研究得到的急性血尿酸水平与脑梗死预后关系的 OR 值为 1.12（95%CI：1 ～ 1.25），认为血尿酸水平每上升 60μmol/L，患者预后良好的概率上升 12%，但上述研究得到的 95% 可信区间包含 1，说明研究的可重复性受到质疑。此外，一项与剂量相关的前瞻性荟萃分析表明血清尿酸水平升高对男性和女性发生卒中的影响大致相同，血清尿酸水平每增加 1mg/L，男性卒中风险增加 10%，女性卒中风险增加 11%。目前越来越多的研究表明血清尿酸水平升高增加了正常人发生卒中的风险。

（二）发病机制

高尿酸血症导致脑血管疾病的机制目前尚未明确，可能与肥胖、高脂血症、脂肪肝、高血压和糖尿病聚集出现，从而共同构成心脑血管病的危险因素有关。其机制可能包括以下几点。

尿酸促进卒中的可能机制有：①尿酸盐沉积于血管壁，通过 Toll 样受体识别，激活含 pyrin 结构域 NOD 样受体家族 3（NALP3）炎症小体，从而促进 IL-1β 的合成，促进血管炎症反应。②可溶性尿酸可以介导自由基产生，并起到助氧化剂作用，从而导致血管炎症反应。③黄嘌呤氧化酶产生氧化应激作用，其与内皮细胞结合使 NO 失活，从而导致血管损伤；通过血管的炎症及损伤导致动脉粥样硬化，从而促进卒中的发生与发展。④高尿酸血症患者的合并症主要有肥胖、慢性肾脏病、高血压、糖尿病、心脏病等，可能通过其他合并症促进卒中的发生及带来不良预后。

尿酸与卒中呈负相关的可能机制有：①尿酸的抗氧化性保护大脑免受脑缺血的影响，因此降低了卒中发生风险。②尿酸可通过减少梗死面积、保护血脑屏障完整性和改善神经功能状况，从而改善缺血性脑卒中的预后。③尿酸通过激活核因子 E2 相关因子 2（Nrf2）通路及调节脑源性神经营养因子（BDNF）和神经生长因子（NGF）等神经营养因子的表达发挥抗氧化和神经保护作用，从而减少脑部缺血再灌注的氧化应激。

1. 高尿酸水平与载脂蛋白代谢和高血压等传统因素相互影响，促进包括颈动脉在内的动脉粥样硬化的形成。

（1）高尿酸血症影响动脉粥样硬化的过程主要通过载脂蛋白实现。尿酸钠在肾脏大量沉积，引起肾功能减退，导致高密度脂蛋白大量排放，载脂蛋白 A 降低，低密度脂蛋白大量堆积，使载脂蛋白 B 代谢受阻，结果 ApoA/ApoB 比例下降。而低密度脂蛋白是导致动脉粥样硬化的重要因素，与脑血管病形成密切相关。研究结果显示，所选 128 例患者中无狭窄患者血尿酸水平较狭窄患者低，而不同狭窄程度之间血尿酸水平也均有明显差异（P < 0.05），且随着狭窄程度的不断加重，血尿酸水平逐渐升高（P < 0.05），可见，高尿酸血症也可视为导致颅内动脉粥样硬化狭窄的一种高危因素的存在，并与颅内动脉粥样硬化狭窄及程度呈正相关。

（2）高尿酸血症与高血压关系密切，是高血压的独立危险因素。其一，高血压患者常应用利尿药降压，而大部分排钾利尿药均抑制肾尿酸排泄。此外，高血压患者多长期口服小剂量阿司匹林，小剂量阿司匹林也抑制肾尿酸的排泄。其二，高血压造成微血管损害，致肾小动脉硬化和局部组织缺氧，乳酸生成增加，乳酸对尿酸排泄有竞争性抑制作用，造成血尿酸潴留；同时肾血管阻力增加，有效血流量减少及肾小管受损，导致肾功能减退而影响肾脏排泄功能，亦可能造成血尿酸滞留。由此可见，肾本身的疾病和高血压引起的肾病是导致高血压患者血尿酸增高的原因，而高尿酸血症引起的肾动脉硬化、肾小球硬化症、肾小管肥大和扩张反过来又加重了肾功能的损害。其三，血尿酸增高，又可增强肾小管对钠的重吸收功能，从而导致高血压。其四，高尿酸血症通过刺激肾素 - 血管紧张素系统和诱导钠敏感性促进高血压的发生和发展。

（3）2 型糖尿病伴高尿酸血症患者发生脑梗死的风险增加 2 倍。2 型糖尿病患者尿酸增高的原因可能包括：2 型糖尿病患者由于胰岛素抵抗而发生继发性高胰岛素血症，增高的胰岛素可影响肾近端小管尿钠排泄，在抗尿钠排泄的同时肾排出尿酸减少，血尿酸增高；2 型糖尿病患者多存在大血管和微血管病变，肾脏微血管病变可导致肾缺血和肾血流下降，而尿酸排泄与肾血流成反比，因此血尿酸增高。

2. 尿酸盐结晶可引起炎症反应，从而通过炎症反应激活血小板和凝血过程。

（1）血尿酸盐作为炎性物质，刺激中性粒细胞释放蛋白酶和氧化剂，刺激肥大细胞，激活和促进血小板聚集和血栓形成，而由血小板释放的细胞因子可使血管平滑肌增生。

（2）尿酸在体内能增加血小板聚集，尿酸盐结晶可以沉积在血管壁，损伤血管内膜，增加血小板聚集，还可以激活血小板和凝血过程，促进血栓的形成，而尿酸激活血小板使 5- 羟色胺、ADP 等血管活性物质释放增加，破坏血管内皮细胞，加速脂质沉积，同时也可促进动脉粥样硬化的形成。

（3）高尿酸血症导致血液黏稠度增加。尿酸为弱酸，溶解度低，以尿酸单盐形式存在于血浆中，条件改变时（如 pH、温度降低）可沉淀为无定形尿酸钠微小结晶，一方面可使血浆黏度增加，另一方面使介质中离子强度增加，使血浆蛋白与红细胞静电排斥力降低，蛋白在红细胞表面的吸附增加，红细胞变硬，红细胞变形性降低，全血黏度增加。

3. 高尿酸血症可通过嘌呤代谢促进血栓形成尿酸通过黄嘌呤氧化酶降解而成，具有稳定血小板聚集、增加血栓形成趋势的作用。急性脑梗死时，缺血和缺氧使细胞合成 ATP 减少，Na^+ 内流，细胞水肿，同时缺血可激活黄嘌呤氧化酶，使尿酸合成增多，细胞内钙增加并激活蛋白酶，从而促进血栓形成。尽管大多数研究支持高尿酸血症是缺血性脑卒中的重要的危险因素，但也有少数临床和流行病学研究提示高尿酸血症亦可能有神经保护作用，可能减少缺血性脑卒中的发生并改善其预后。支持高尿酸血症具有神经保护作用的主要理论依据是抗氧化特性。尿酸是人体数量最多的水溶性抗氧化物，具有非常强的抗氧化作用，能保护细胞外超氧化物歧化酶和清除氧自由基，而自由基增多是缺血性脑损伤的一个重要机制。

二、治疗

无症状性高尿酸血症合并心脑血管危险因素或心血管疾病时，血尿酸 > 480μmol/L 给予药物治疗。对无心脑血管危险因素或心脑血管疾病的高尿酸血症者，血尿酸 > 540μmol/L 给予药物

治疗。高尿酸血症患者的治疗的目标是使血尿酸 < 360μmol/L。若患者有痛风且反复发作，即使尿酸正常也应进行降尿酸治疗，目标值为血尿酸 < 300μmol/L。

建议分别按照心脑血管疾病、高尿酸血症 / 痛风治疗原则展开针对性治疗。其中抗血小板聚集治疗由于小剂量阿司匹林可增加尿酸浓度，故推荐使用氯吡格雷治疗，可口服 75mg/d。在降尿酸药物选择方面，非布司他有增加心血管死亡发生风险，不建议在这类人群中使用，可以选黄嘌呤氧化酶抑制剂别嘌醇，或促进尿酸排泄制剂苯溴马隆进行降尿酸治疗。

三、预后及预防

（一）预后

纵观国内外关于血尿酸和脑梗死预后关系的研究，目前尚无统一的结论，不同的研究甚至得到截然相反的结果。其中在一大型前瞻性研究中，对 2498 例未分类的卒中患者发病 24h 内血尿酸进行检测并观察发病 90d 的预后，预后不良被定义为患者在发病后的 90d 内仍在接受治疗后死亡，预后良好则定义为在家中生活。结果显示，高尿酸水平者 90d 后的住院率、血管性事件再发率及病死率均比血尿酸水平低者明显增加。故认为血尿酸水平直接且独立与预后不良有关。但是研究并未披露卒中急性期研究对象发生了哪些神经功能的改变，以及是否有继发的并发症影响最终结果。其原理是由于尿酸会影响内皮细胞，阻碍平衡血管舒缩的一氧化氮，导致血管内皮细胞受阻而引起卒中，血尿酸水平的高低与中枢系统细胞的死亡和神经功能状态有关。血尿酸的升高会加重卒中的病情，尿酸水平高预示着病情重，恢复差。通过尿酸检测，并对高尿酸进行食物控制和药物治疗来预防和降低动脉硬化，减少血栓形成，减少梗死的发生，并改善病情的预后有一定的价值。在脑血管病的预后方面，相关研究发现急性卒中患者进行尿酸治疗可减少梗死进展，同时可改善高血糖患者的预后。

张志奇等认为：①血清尿酸水平与患者病情呈平行关系，可反映急性脑血管病患者神经功能的损害程度；②血尿酸水平高的患者预后较差，检测血尿酸水平有评估急性脑血管病患者预后的

价值；③中枢神经系统中存在黄嘌呤氧化系统，测定血尿酸水平可反映急性脑血管病患者体内自由基的生成和清除情况，由此判断病情演变。相反，2007 年 Amaro 等报道了重组组织型纤溶酶原激活剂和尿酸联合用药治疗发病 3h 内脑梗死患者的临床试验。该研究中共纳入 24 例急性缺血性脑卒中并于发病 3h 内接受了重组组织型纤溶酶原激活剂溶栓治疗的患者。所有患者被随机分为 3 组，分别静脉给予 500mg 尿酸、1000mg 尿酸及安慰剂，观察发病后 90d 内三组间相关药效及安全性差异，结果发现，脑梗死发病后患者体内尿酸存在早期消耗、尿酸具有抗脂质过氧化作用及尿酸治疗有较好的安全性。体外缺血性神经损伤实验发现，添加生理浓度的尿酸可保护海马神经元免受兴奋性氨基酸和代谢毒物氰化物导致的细胞死亡，尿酸疗法能够抑制氧自由基的富集，保证钙离子的稳态及保护线粒体功能等。目前国内尚无关于急性期血尿酸水平与脑梗死发病 3 个月预后关系的研究，关于血尿酸与脑梗死发病后短期预后关系研究同样存在争议。Chamorro 等的临床试验发现接受静脉溶栓后再取栓的卒中患者进行尿酸治疗是安全的，同时可以改善卒中的预后。然而，一项随机、双盲的Ⅱb/Ⅲ期临床试验表明，与安慰剂治疗相比，在溶栓治疗中加入尿酸治疗并不能增加卒中患者良好预后的比例。尿酸作为一种内源性抗氧化剂，具有神经保护作用，多项临床试验结果表明急性卒中患者尿酸治疗可以延缓患者梗死进展及改善其预后，但也有研究表明尿酸治疗不能改善卒中患者的预后，因此还需要更多的临床试验来探索卒中患者尿酸治疗的作用。

（二）预防

改变饮食习惯，避免进食过多高嘌呤、高蛋白食物，比如猪肉、牛肉和羊肉，以及动物内脏尤其是脑、肝脏和心脏等，某些海产品、豆类和浓肉汤等。禁酗酒，尤其是啤酒，因酒精是比食物更重要的危险因素，血尿酸水平随着啤酒和酒精摄入量的增加而增加。避免过量运动，过量运动和大量出汗使尿液浓缩，且肌肉中嘌呤核苷酸会加速分解，导致尿酸浓度升高。避免使用利尿药及小剂量阿司匹林等。

（王海萍）

第二节　尿酸与中枢神经退行性疾病

一、尿酸的抗氧化作用

尿酸是嘌呤代谢的终产物，主要是由细胞代谢分解的核酸和其他嘌呤类化合物及食物中的嘌呤经酶的作用分解而来。既往认为，其没有特殊的生理功能，但迄今已有大量实验研究证实，尿酸水平与痛风、高血压、糖尿病、高血脂、肥胖、动脉粥样硬化和心脑血管疾病有一定的相关性。近年来研究发现，尿酸是人体内特有的一种水溶性抗氧化剂，可以清除人体内约 60% 的自由基，对细胞具有保护作用。尿酸发挥其抗氧化作用主要通过以下几种机制：①作为 $ONOO^-$ 的清除剂，尿酸可以和 $ONOO^-$ 反应生成稳定的一氧化氮供体，显著降低 $ONOO^-$ 介导的组织损伤。②尿酸还可以有效地阻止 $ONOO^-$ 与蛋白质的酪氨酸反应而导致硝基化，从而阻止细胞内酶和细胞骨架失活。③尿酸也可以阻止超氧化物歧化酶（SOD）的降解从而清除 O^-，防止它与 NO 反应生成毒性很强的 $ONOO^-$。SOD 是超氧离子歧化的关键催化酶，能保护细胞不受氧自由基损害，具有重要的抗氧化作用。SOD 包括 3 种异构体：Cu, Zn-SOD、线粒体 Mn-SOD 和细胞外 SOD。Hink 等通过提高实验动物血清尿酸水平，可在不增加动脉 Cu, Zn-SoD 和细胞外 SOD 蛋白质表达的情况下显著增加其活性，提示尿酸也可以通过提高 SOD 的活性来发挥其抗氧化作用。④尿酸可以螯合铁离子，从而抑制铁的氧化还原反应，减少由此诱发生成更多的自由基，从而降低氧化损害的程度。⑤UA 是血红蛋白 $/H_2O_2$ 系统的可氧化底物，并能够通过充当电子供体来防止氧化损伤。由此显示，尿酸在机体内可以从多个方面来发挥抗氧化应激作用，从而起到保护细胞的作用。

二、中枢神经系统退行性疾病与氧化应激反应

中枢神经系统退行性疾病是指一组由慢性进

行性的中枢神经组织退行性变性而产生的疾病的总称。病理上可见脑和（或）脊髓发生神经元退行变性、丢失。主要疾病包括帕金森病（Parkinson disease，PD）、阿尔茨海默病（Alzheimer disease，AD）、亨廷顿病（Huntington disease，HD）和肌萎缩侧索硬化症（amyotrophic lateral sclerosis，ALS）等。本组疾病的病因和发病机制尚不清楚，目前存在众多假说，如兴奋毒性、细胞凋亡和氧化应激等，其中氧化应激学说越来越受到广泛的重视，不少研究已证实了尿酸与多种神经退行性疾病有关，如帕金森病、阿尔茨海默病和肌萎缩侧索硬化症等，其尿酸水平较正常对照低，考虑与氧化应激反应关系密切。1956 年 Harmon 首次提出自由基可能参与衰老过程的观点，此后研究发现，自由基不仅参与细胞的正常衰老，而且其引发的氧化损伤还可能与许多神经系统退行性疾病的发生发展密切相关。自由基由生物体细胞在生理过程中产生，具有多种生物学活性，其重要作用之一是介导含氧物质生成活性氧（ROS）。ROS 通过调节生物分子的功能，显著促进神经元细胞的退化。这些物种针对细胞内不同的生物分子（DNA、RNA、脂质和蛋白质）和过程（核酸氧化、脂质过氧化）。大脑需要大量的氧气才能正常工作，是自由基 / 活性氧（ROS）的"工厂"，也是神经退行性变的研究热点。参与神经退行性变的 ROS 包括过氧化氢（H_2O_2）、超氧化物阴离子（O_2^-）和高反应性羟基自由基（HO•）。活性氮（RNS）如一氧化氮（NO）也被发现对神经元有有害的影响。氧自由基主要来源于线粒体的呼吸链，随着机体的衰老，线粒体的电子传递链功能降低，其内聚集的电子增多，导致电子漏流增加，氧自由基产生增多，而且衰老细胞的线粒体对自由基的清除能力也下降，这就导致了线粒体内的氧自由基大量增加，进而可能引发一系列神经系统退行性疾病。脑细胞不能进行无氧酵解，所以占体重 2% ～ 3% 的脑组织耗氧量占人体总耗氧量的 20%，因此中枢神经系统会产生大量的活性氧，而其介导的氧化应激损害可能是产生神经细胞损伤的重要因素。目前大量研究发现，在阿尔茨海默病患者出现其特征性病理变化的极早期，在易感的神经元细胞中就有氧化损伤出现，许多氧化应激损伤的标志物在神经原纤维缠结还未形成之

前就已经可以检测到，均说明氧化损伤是导致阿尔茨海默病的一个早期因素。在阿尔茨海默病患者神经元细胞中某些成分水平的变化可作为细胞受到氧化应激损伤的标志。首先，8- 羟基脱氧鸟苷酸（8-OHdG）和 8- 羟基鸟苷酸（8-OHG）的水平升高标志着 DNA 和 RNA 的氧化，DNA 氧化导致 DNA 显著的修复缺陷，所以 DNA 断裂及片段化水平很高。其次，蛋白羰基及硝基化的酪氨酸残基水平升高，标志着蛋白质的氧化损伤。蛋白质组织学研究发现，很多特异性氧化的蛋白是参与 ATP 生成或糖酵解的酶，如肌酸激酶，因此，这些蛋白的氧化损伤可导致阿尔茨海默病患者的代谢损伤。此外，在氧化应激过程中还可以产生某些非正常的蛋白质，这些蛋白质即使在高度泛素化之后，仍然无法在细胞内及细胞外被清除。再次，硫代巴比妥酸活性底物、丙二醛水平的升高及磷脂成分的改变，标志着磷脂的氧化损伤。最后，糖基化水平的升高标志着对糖类的氧化修饰。这些氧化应激标志物对神经退行性病变的早期诊断和治疗有积极的意义。氧化损伤时神经变性疾病共同的病理过程中，尿酸作为强效抗氧化剂参与氧化应激反应，影响了该类疾病的发生、发展及转归，并且有可能为神经变性疾病的治疗与预防开启新的思路与方向。

（一）尿酸与阿尔茨海默病

阿尔茨海默病（AD）是一种慢性进行性中枢神经系统变性病，发生于老年及老年前期，以渐进性记忆障碍、认知功能障碍、人格改变及语言障碍等神经精神症状为特征。国内外流行病学研究结果表明：老年痴呆患病率随年龄增长而增加，65 岁以上老年痴呆患病率达 5% ～ 10%，80 岁以上增加至 15% ～ 20% 或更高。阿尔茨海默病根据家族聚集性可分为家族遗传性（familial Alzheimer disease，FAD）和散发性（sporadic Aizheimer disease，SAD）。家族遗传性阿尔茨海默病与 21 号染色体上的淀粉样前体蛋白（amyloid precursor protein，APP）基因、4 号染色体上的早老素 1（presenilin-1，PS-1）基因、1 号染色体上的早老素 2（presenilin-2，PS-2）基因突变有关，而散发性阿尔茨海默病则与 19 号染色体上的载脂蛋白 E ε 4（ApoE ε 4）基因有关。阿尔茨海默病的病理特征为：β 淀粉样蛋白（Aβ）沉积、老年斑（SP）

和神经元纤维缠结（NFT）形成、突触丧失和神经元丢失等神经系统退行性变。阿尔茨海默病的病因及发病机制尚不清楚，诸多学者先后提出了胆碱能假说、淀粉样蛋白级联反应假说、氧化应激假说及能量代谢假说。血清尿酸可能作为一种强抗氧化剂来保护 AD 相关的突触功能障碍，该功能障碍与脑代谢低下密切相关。研究表明氧化应激在老年认知异常患者（包括 AD 和易感 AD 患者）左颞叶葡萄糖利用受损中发挥了一定作用。

在韩国的一项横断面研究中，Kim 等观察了血清尿酸、AD 脑改变和认知障碍之间的联系。430 名无痴呆的老年受试者参加了这项研究。结果表明，血尿酸水平与 AD 特征区脑葡萄糖代谢（AD-CM）显著相关。AD-CM 是尿酸和认知测量得分之间的联系。血尿酸水平降低与 AD 相关的脑代谢低下有关。

越来越多的证据表明，氧化损伤可能在阿尔茨海默病的发病机制中起重要作用，并证实阿尔茨海默病病程中存在不同程度的氧化应激。脑脊液生物标志物模型显示，高浓度尿酸可减轻 Aβ1-42 和 tau 蛋白对女性受试者认知能力下降的不利影响。然而，值得注意的是，在男性受试者中，相互作用仅限于抵抗 Aβ1-42 的不良影响，与 tau 没有显著的相互作用。Kim 等测定了 101 例阿尔茨海默病患者和 101 名健康者对照的血浆尿酸，发现阿尔茨海默病组尿酸水平较对照组降低了 14%。Irizarry 等也曾报道了血浆高水平尿酸可延缓从轻度认知功能损害到阿尔茨海默病的进展速度。此项为期 3 年、对 747 例轻度认知功能损害患者的前瞻性随机、双盲、安慰剂对照的研究发现，204 例发展为可能或很可能的阿尔茨海默病，在安慰剂组，尿酸水平处于低五分位数的患者发生阿尔茨海默病的比例有增高趋势，高水平的血浆尿酸延缓了认知功能的下降。Euser 等发现，在调整心血管危险因素后，血尿酸含量水平较高的患者痴呆风险降低。在 1724 例随访期间没有发生痴呆的患者中，血尿酸水平较高的患者有更好的认知表现。在所有能介导氧化应激损伤的成分中，过氧亚硝酸根（ONOO⁻）占据着重要地位，ONOO⁻ 是由 NO 与 O⁻ 反应产生的，而在阿尔茨海默病患者的老年斑周围有大量活性微神经胶质，是 NO 和 O⁻ 的主要来源，同时在其海马与皮质中有神经纤维缠结的神经元细胞内及靠近老年斑沉积的胶质细胞内，NO 合酶含量均增加，它们可促进 ONOO⁻ 形成，说明阿尔茨海默病患者的神经元细胞与胶质细胞均受到 ONOO⁻ 的影响，从而导致氧化应激损伤。而在阿尔茨海默病的动物实验模型中，也发现 ONOO⁻ 含量较正常增加。而尿酸作为人体内特有的天然水溶性抗氧化剂及 ONOO⁻ 的清除剂，越来越受到重视。尿酸可以与 ONOO⁻ 反应生成稳定的一氧化氮供体，可以显著降低 ONOO⁻ 介导的组织损伤。同时尿酸还可以有效阻止 ONOO⁻ 与蛋白质的酪氨酸反应而导致硝基化，因此可以阻止细胞内酶和细胞骨架失活。此外，它还可以阻止超氧化物歧化酶（SOD）的降解从而清除，并防止它与 NO 反应生成毒性很强的 ONOO⁻。

研究发现，尿酸可能是阿尔茨海默病发病的保护因素之一，低尿酸水平可能会促进阿尔茨海默病的发病，这与国外前瞻性调查结果也是相符的。在一项病例对照研究中，在未经药物治疗的老年受试者中，循环 UA 水平较高被认为与认知障碍有关。因为尿酸含量降低，抗氧化能力降低，其对机体的保护作用下降，可能导致一些不可逆的氧化应激损伤，从而对阿尔茨海默病的发病有促进作用。如果尿酸对阿尔茨海默病的保护作用得以广泛证实，那么尿酸可能为阿尔茨海默病的治疗开辟新的道路。

（二）尿酸与帕金森病

帕金森病（PD）是一种起病隐匿、缓慢进展性神经系统变性疾病，主要病理特征为黑质致密部多巴胺能神经元进行性减少，临床表现为肌强直、少动、静止性震颤和姿势障碍，而且认知功能损害是帕金森病非运动症状的主要表现之一。目前该病发病机制尚未完全阐明，但众多流行病学及临床研究证实，氧化应激反应和血管病变都可使认知功能障碍的发生风险增加，而血尿酸（sUA）作为强效抗氧化剂和自由基清除剂与氧化应激机制密切相关。目前已进行不少尿酸水平与帕金森病相关性的研究，结果虽然存有争议，但大多数试验支持血浆尿酸高水平可延缓帕金森病患者认知功能障碍的进展。尿酸代表了一种重要的内源性抗氧化剂。尿酸主要通过铁螯合作用发挥其抗氧化功能，尽管其他机制也可能有助于这种效果。

体外研究已经表明尿酸可以诱导自噬活化并改善 α- 突触核蛋白（SNCA）积累。基于 PPMI 的一项研究显示与匹配的健康对照相比，p.A53T 核突触蛋白突变携带者帕金森病患者组表现出较低的基线血清尿酸水平，并且 p.A53T 帕金森病更快的进展速度和更严重的疾病可能与该亚组中观察到的更低的血清尿酸有关。

氧化应激损伤是认知功能损害的主要机制之一，正常情况下氧自由基的产生和清除处于动态平衡之中，病理状态下氧自由基产生过多，抗氧化系统物质大量消耗，自由基损伤生物膜，破坏细胞完整性，损伤线粒体造成细胞能量不足，最终引起神经元代谢紊乱、变性和坏死，导致患者认知功能损害。多巴胺代谢、黑质中铁和钙的高水平、线粒体功能障碍和神经炎症导致帕金森病患者脑中氧化应激增加和 DA 能神经元损失。铁离子是自由基生成的主要催化剂，帕金森病和阿尔茨海默病患者脑部均存在铁代谢异常。已有研究显示，帕金森病和阿尔茨海默病患者外周血氧化指标增加，而抗氧化指标维生素 E、谷胱甘肽过氧化物酶等减少。我们以往的研究也显示，与健康对照组比较，老年男性帕金森病患者血尿酸水平明显降低，伴有认知功能障碍的帕金森病患者尿酸水平更低，表明帕金森病患者及伴认知功能下降的帕金森病患者外周抗氧化剂水平明显降低，从而氧化应激损伤增强。而外源性补充抗氧化剂或相关促氧化物代谢的酶可部分逆转氧化应激损伤，改善认知。近年来，生物标记引起了人们的注意，这些标记可能成为该疾病的未来预测指标。

在帕金森病进展标记物倡议（PPMI）的纵向研究数据中，发现了血清尿酸与 LRRK2 相关的帕金森病的关系。在对年龄、性别和基线身体质量指数进行校正后，富含亮氨酸重复激酶 2 的帕金森病患者（LRRK2+PD）组的尿酸浓度显著低于正常对照组，随访时间长达 5 年。

在帕金森病（PD）中 GBA1 基因的突变目前代表了一种重要的遗传风险因素。这个基因编码了溶酶体酶葡糖脑苷脂酶（GCase），它切割鞘脂类葡糖苷酰鞘氨醇转化成葡萄糖和神经酰胺。杂合子携带者有患帕金森病的风险。在以前的研究中，GBA1 倾向于发病年龄较早，四肢症状出现相当

对称，运动障碍进展更快。研究根据 PPMI 两年的数据发现表明，低血尿酸可能是 GBA-PD 的进展生物标志物。

Ascherio 等和 Irizarry 等研究显示，基础血尿酸相对高的帕金森病患者病情进展相对要慢，相对高尿酸水平的轻度认知功能损害（MCI）患者进展为痴呆的速度减缓，这些均显示尿酸作为抗氧化剂具有潜在的神经保护作用。此次在控制其他影响认知功能的因素后，进行尿酸水平与帕金森病患者各认知域的相关分析，发现尿酸水平与帕金森病认知域中记忆力和抽象概括能力呈显著正相关，推测其机制与黑质和基底节区尿酸减少致过多 Fe^{2+} 积聚，过（氧化）亚硝酸盐介导的硝化反应增强及抗氧化酶如 SOD 活性降低、氧自由基生成增多及其活性增强，最终导致基底节区神经元细胞过氧化变性死亡，从而破坏基底节和额叶之间的皮质 - 皮质 - 多巴胺环路有关。我们的研究显示，血尿酸水平与认知域中记忆力、抽象概括力相关，高尿酸水平患者记忆力和抽象概括力相对较好，其确切机制还有待于进一步探讨。Weisskopf 等观察了 18 018 名美国男医生血尿酸水平与帕金森病发生之间关系的前瞻性研究，随访 5 ～ 7 年后，共有 84 人被确诊为帕金森病。与年龄、种族和采血时间匹配的 165 例对照组相比，帕金森病患者的血尿酸水平明显降低，且帕金森病的发生与尿酸的降低有剂量依赖关系，从而证实了血尿酸水平升高显著降低了帕金森病的发生。

Daniel 等在一项观察性研究中，发现了血尿酸水平与帕金森病患者的非运动症状（NMS）负荷呈负相关。前驱帕金森病主要表现为复杂的非运动症状，然而尚未发现血尿酸和运动分数之间的明确关系。未来需要在新发和晚期帕金森病中进行大规模前瞻性研究，以评估和建立这些联系。

Gao 等报道，通过饮食调节升高尿酸可以明显降低帕金森病风险。口服肌苷升高尿酸，以预防帕金森病的临床试验尚在进行中。结合 MoCA 量表，血尿酸水平有可能成为帕金森病早期认知功能障碍的预测因素之一，从而有助于早期发现帕金森病患者的轻度认知功能损害症状，并通过饮食调整或药物治疗等途径治疗疾病。综上所述，血尿酸不仅可能是帕金森病的内源性防护因

素，同时还可以减少帕金森病的发生和延缓帕金森病的进展，并且还可以作为帕金森病的一种前瞻性指标。

（三）尿酸与肌萎缩侧索硬化

肌萎缩侧索硬化（amyotrophic lateral sclerosis，ALS）是一种进展性神经变性疾病，可累及上、下运动神经元，表现为进行性肌肉瘫痪，病程平均 3～5 年，可分为家族性和散发性两种类型。导致肌萎缩侧索硬化发展和进展的病理生理学机制是复杂的，包括 RNA 代谢功能障碍、蛋白质沉积受损、DNA 修复受损、线粒体功能障碍和氧化应激、轴突运输缺陷、谷氨酸兴奋性毒性和神经炎症，越来越多的证据表明氧化应激是肌萎缩侧索硬化的主要发病机制。散发性肌萎缩侧索硬化患者的脑脊液中 NO 氧化产物增加，氧化的谷胱甘肽减少，肌萎缩侧索硬化患者酪氨酸消化酶增加，超氧阴离子的清除能力降低。家族性和散发性肌萎缩侧索硬化皮质运动神经元 8-oxodG 增加，中央前回谷胱甘肽过氧化物酶活性降低。可见，无论是家族性还是散发性肌萎缩侧索硬化，氧化应激都是其主要发病机制。

尿酸是重要的抗氧化剂和自由基清除剂，体内外的研究发现，高尿酸可以保护神经元免受活性氮和活性氧带来的氧化损伤，可减轻氧化应激。但是尿酸在神经变性疾病，包括肌萎缩侧索硬化的具体作用机制还不清楚。尿酸不仅具有抗氧化作用，还有抗感染作用，与一些炎症标记物如 C 反应蛋白和 IL-6 等有关。但是尿酸与肌萎缩侧索硬化的关系目前临床研究还比较少，而且研究结果存在矛盾，绝大多数报道支持肌萎缩侧索硬化患者尿酸水平降低，但与肌萎缩侧索硬化进展的关系结果尚存争议。

刘等进行了一项纵向队列研究，包括 313 例散发性和 16 例家族性 ALS 患者，重复进行血清尿酸测定，结果显示男性肌萎缩侧索硬化患者的血清尿酸水平明显高于女性患者。基线血清尿酸水平与死亡风险呈负相关，在男性肌萎缩侧索硬化患者中尤为明显。

一项韩国的研究将 40 例接受依达拉奉治疗的肌萎缩侧索硬化患者纳入研究，发现经依达拉奉治疗后尿酸降低的患者（肌萎缩侧索硬化功能测定量表 - 修订版）ALSFRS-R 下降的速度比尿酸升高的患者快。高基线尿酸水平和治疗后尿酸水平的低下降率与较慢的疾病进展相关。

Tang 等将 124 例 ALS 患者通过了爱丁堡认知和行为筛查（ECAS），并比较了临床数据和尿酸水平，发现低血浆尿酸有助于预测 ALS 患者随着年龄增长和受教育程度降低而出现的认知障碍，较低的血浆尿酸水平是认知障碍的独立预测因子。此外，血浆尿酸水平与 ECAS 的执行和语言领域呈正相关，尽管相关性较弱。尿酸作为一种抗氧化剂在神经退行性疾病中起着重要作用，该作用同样适用于肌萎缩侧索硬化的认知障碍中。

Keizman 等测定了 86 例肌萎缩侧索硬化和 86 例对照组的血清尿酸，观察尿酸与肌萎缩侧索硬化疾病进展的关系，结果显示：肌萎缩侧索硬化患者尿酸的相对低水平和疾病进展相关，30 例缓慢进展组比 16 例快速进展组的尿酸水平低。这项研究提出，尿酸水平降低可能与肌萎缩侧索硬化症的发生和发展有关，故升高尿酸可能是其新的治疗方法，但目前尚无这方面的实验和临床研究。

（王海萍）

第三节　尿酸与脱髓鞘疾病

中枢神经系统脱髓鞘疾病（idiopathic inflammatory demyelinating diseases，IIDDs）是指发生在脑和脊髓，以髓鞘破坏或髓鞘脱失为主，而神经元胞体和轴索受损相对较轻的一组临床常见疾病。中枢神经系统特发性炎性脱髓鞘疾病在病因上与自身免疫相关，在病理上以中枢神经系统髓鞘脱失及炎症为主。由于疾病之间存在组织学、影像学及临床症候上的某些差异，构成了脱髓鞘病的一组疾病谱，包括多发性硬化（multiple sclerosis，MS）、视神经脊髓炎（neuro myelitis optica，NMO）、同心圆硬化（即 Balo 病）、临床孤立综合征（clinical isolated syndrome，CIS）、急性播散性脑脊髓炎（acute disseminat edencephalomyelitis，ADEM）、瘤样炎性脱髓鞘病（tumor-like inflammatory demyelinating diseases，TIDD）等。其中，原发性免疫介导的炎性中枢神经系统脱髓鞘病以多发性硬化（multiple sclerosis，MS）和视神经脊髓炎（neuro myelitis optica，NMO）最为常见。

尿酸是人体血液中浓度较高、作用较强的抗氧化剂，是体内嘌呤代谢的终末产物；嘌呤可以是体内核酸或含嘌呤的物质分解产生，也可以来自食物核酸。核酸降解先分解为核苷酸，包括嘌呤核苷酸和嘧啶核苷酸。嘌呤核苷酸在一系列酶的催化下生成尿酸。尿酸在体内能防御自由基对机体的氧化损伤，对神经细胞具有保护作用。尿酸是过氧化亚硝酸盐的特异性清除剂，可作为内源性抗氧化剂。低尿酸与脱髓鞘疾病的发生发展有关。

近年来，越来越多的学者注意到活性氧和氮类在炎症、脱髓鞘和轴突损伤中的作用。免疫细胞及神经胶质细胞的 NO 与超氧根离子结合形成 ONOO⁻，ONOO⁻ 是极强的氧化剂，与多种毒性反应发生相关，可以破坏血脑屏障，加重炎症因子向脑内迁移。尿酸为体内过氧化物清除剂，可以清除病变部位的 ONOO⁻，减少氧化物的毒性反应并维持血脑屏障的完整性，降低过氧 ONOO⁻ 盐的渗透率，对减轻 MS 及 NMO 的病理损伤有一定作用。其中，MS 和 NMO 的脱髓鞘及轴突损伤与氧化应激和兴奋性毒性反应相关，尿酸作为生物体过氧化亚硝酸盐的特异性清除剂，在人类血液中浓度很高，可作为内源性抗氧化剂，对内源性过氧化物有特异性清除能力，可抵抗脱髓鞘发病过程中过氧化物的损害。最近许多研究正在探究 UA 在 MS 及 NMO 发病过程中的表达变化，以及与患者性别、年龄和 EDSS 评分之间的关系，为 UA 对 MS 和 NMO 的调节作用提供更充分的临床证据。

有临床研究发现，尿酸与中枢神经系统 IIDDs 的病理损害之间存在某种联系，如男性尿酸水平高于女性，老年人尿酸水平高于年轻人，而男性或老年人中枢神经系统炎症性脱髓鞘病如多发性硬化发病率较低。另有一项研究分析了 20 212 505 例门诊患者的资料显示，该组中有痛风 36 733 例，多发性硬化 34 607 例，根据发病率分析，该组患者中痛风与多发性硬化同时存在的应有 64 例，而实际上只有 4 例，说明多发性硬化与痛风很少并存。亦有研究显示，在 IIDDs 中，多发性硬化、视神经脊髓炎、急性播散性脑脊髓炎和临床孤立综合征患者普遍存在尿酸水平低下。同时，多发性硬化患者尿酸水平降低与其临床神经功能缺损的严重程度有关，提示低尿酸血症可能是 IIDDs 的独立危险因素。

一、尿酸与多发性硬化

（一）流行病学

尿酸与多发性硬化关系的临床研究源于 1998 年，Hopper 等对加拿大医学数据库进行回顾性分析发现，多发性硬化与痛风极少共存，2000 万例多发性硬化患者中仅有 4 例合并痛风，由此推测，高尿酸血症可能预防多发性硬化的发生。随后有数项研究观察了多发性硬化患者血尿酸水平的变化，大部分报道多发性硬化患者血尿酸水平降低 10%～30%。Hopper 等的研究结果显示，与功能损害相似的神经系统其他疾病患者（包括脊髓损伤、脑瘫、帕金森病及其他疾病）相比，46 例多发性硬化患者血清尿酸降低了约 10%。Toncev 等报道，与 20 名健康人相比，63 例复发缓解的多发性硬化患者血尿酸降低了 34%。国内任晓曦等报道，与 81 例非炎性神经系统疾病相比，96 例多发性硬化患者的血尿酸水平有降低趋势，但未达到统计学差异；按性别分层分析，女性多发性硬化患者的血尿酸明显降低，而男性多发性硬化与对照组相比无统计学差异。女性多发性硬化的发病率显著高于男性，可能与女性多发性硬化患者血尿酸明显降低有关。Sotgiu 等检测了 124 例多发性硬化患者的血尿酸水平，发现其血清尿酸水平低于其他神经系统疾病患者，并比较了 41 例病程大于 1 年与 83 例病程小于 1 年，以及处于急性期与非急性期患者的血尿酸水平，差异无统计学意义，而扩展功能缺损评分大于 3.5 分与小于 3.5 分之间，以及颅脑 MR 增强扫描显示有强化与无强化的患者之间的血尿酸水平存在差异，但该研究忽视了性别不同对尿酸的影响。Toncev 等观察了 25 例多发性硬化急性复发的患者使用甲泼尼龙的疗效，结果显示治疗后扩展功能缺损评分逐渐下降而血尿酸水平逐渐升高，二者呈负相关，但该试验设计的主要缺点是对照组设立不严格，甲泼尼龙治疗后尿酸水平升高与病情好转是否存在因果关系尚不能确定。

近年来，几项研究均报道多发性硬化患者的血尿酸水平显著低于健康对照组及其他神经疾病组。为了排除由于遗传基础的不同引起血尿酸水平不同的可能性，Spitsin 等通过对 132 对双胞胎的血清尿酸水平研究发现，多发性硬化患者血清尿酸水平显著低于同性别、同年龄健康对照组。该研究表明，在同卵双生中，血清的低尿酸水平与多发性硬化发病相关。2016 年 Wang 等通过对血清 UA 水平与 MS 患者的关系进行荟萃分析指出，与健康对照组相比，MS 患者血清 UA 水平较低。血清 UA 可能是 MS 潜在诊断生物标志物。Niu 等通过对血清 UA 水平和 MS 的大型遗传研究总结统计，不支持基因确定的血清 UA 水平对 MS 风险的因果效应，也不支持基因确定的 MS 风险对血清 UA 水平的因果效应。在先前的病例对照研究中，观察到的 MS 患者血清 UA 水平降低可能是 MS 疾病发作的影响。

（二）发病机制

1. *尿酸对多发性硬化的作用*　多发性硬化（MS）是一种炎性脱髓鞘病变，目前发病机制尚未明确。近年来研究发现氧化氮类物质在 MS 的发病机制中起重要作用。尿酸（UA）作为机体中内源性抗氧化剂的存在，在 MS 的发病机制中得到深入研究，发现 UA 与 MS 疾病活动情况有一定关系，在 MS 的治疗上也起重要作用。1995 年美国医疗保险数据库分析显示，在痛风患者中 MS 的发生率极低，这一现象高度提示高尿酸有可能对于保护人类免于罹患 MS 起作用。

近年来有研究发现氧化应激和兴奋性毒性反应在 MS 的脱髓鞘及轴突损伤中起重要作用。一氧化氮（NO）及其超氧化物的毒性产物过氧化亚硝酸盐（ONOO$^-$）是其终末毒性反应途径的关键因子。在病理情况下 NO 的正常调节作用被诱导型一氧化氮合酶（iNOS）合成上调，且机体内产生的大量 NO 与超氧阴离子自由基（O$_2^-$）迅速结合生成 ONOO$^-$，能介导脂质过氧化、DNA 双链的破坏，使半胱氨酸及酪氨酸硝基化。硝基化酪氨酸（NT）可以作为 ONOO$^-$介导的毒性反应的一种标志性蛋白。研究发现在小鼠模型的脑和脊髓组织中均检测到 NT 细胞分布，证明 ONOO$^-$

参与 MS 的病理过程。ONOO$^-$是极强的氧化剂，可引起 EAE 模型轴突损害及脱髓鞘改变。另一方面，ONOO$^-$使血脑屏障渗透性增强，使更多炎性物质进入脑中产生破坏作用。Liu 等在室管膜细胞及软脑膜上皮细胞周围检测到 NT 细胞存在，证实 ONOO$^-$参与了血脑屏障的破坏。一个研究组在对多发性硬化发病机制中过氧化物的作用研究时采用免疫组化和原位 RT-PCR 发现，多发性硬化患者脑组织病灶中常有表达一氧化氮合酶的单核细胞，且在一氧化氮合酶阳性细胞聚集的脑组织中发现了酪氨酸的硝基化产物，该产物的发现是多发性硬化病灶内有过氧化亚硝酸盐反应的重要证据。

UA 是机体内嘌呤的代谢最终产物，具有强大的抗氧化作用，UA 的保护作用表现在以下两方面：① UA 作为 ONOO$^-$的清除剂，能快速清除 EAE 小鼠模型病变部位的 ONOO$^-$，从而对该部位产生的氧化损伤起抑制作用。但 Squadrito 等研究发现 ONOO$^-$与二氧化碳（CO$_2$）结合的速度高于与 UA 结合的速度，故 UA 不能对抗 CO$_2$ 竞争性结合 ONOO$^-$达到直接清除 ONOO$^-$的目的，因此认为 UA 的治疗作用可能在于清除 ONOO$^-$与 CO$_2$ 形成的二级自由基。② 在实验性变态反应性脑脊髓炎（EAE）及 MS 中，血脑屏障通透性增高，使 UA 能够进入到脑组织中。近年来，国内外均有研究报道，多发性硬化患者的平均血尿酸水平低于健康对照者和其他神经疾病患者。近期复发患者的血尿酸水平显著低于缓解期患者，且 MRI 检查发现血脑屏障破坏者的血尿酸水平显著低于血脑屏障完整者。多因素分析表明，疾病活动性、血脑屏障破坏、女性及多发性硬化的病程是多发性硬化患者血尿酸水平降低的独立危险因素，呈负相关。

近年来关于 MS 与血 UA 水平关系的研究越来越多，有文献报道 MS 患者血 UA 水平显著低于健康人群。Moccia 等通过对 MS 患者血 UA 水平变化的随访研究发现，2 年后 MS 患者血 UA 水平明显较前降低，且血 UA 水平的下降增加了临床复发率及缩短了距离再次复发的时间。这些研究结果表明在 MS 疾病进展中，抗氧化物质的储存在进行性减少，导致 MS 患者病情的复发及进展。说明 MS 的发生发展与血 UA 水平密切相关。研究发现处于复发期患者的血 UA 水平显著低于缓解期患者。说明 UA 与 MS 的复发缓解密切相关。有研究认为 MS 患者中血 UA 的降低可能是因保护机体免受过氧化物损伤而致的一种继发性改变。MS 患者的血脑屏障通透性增加，使血 UA 得以大量透过血脑屏障进入氧化反应的部位，阻断病灶部位的炎症反应。研究发现双胞胎中患 MS 的血 UA 水平低于另一健康双胞胎，但双胞胎中健康者与正常人群相比血 UA 水平并不存在差异。有学者通过测定处于缓解期 MS 患者的血 UA 和 NO 水平变化，发现两者血 UA 水平无差异，但 NO 水平显著升高。进一步证实以上结论。总之，血 UA 的动态监测可以在一定程度上反映 MS 疾病的活动情况。但研究所得的结论并不完全一致，甚至存在一些相互矛盾的结果。因此血 UA 水平能否作为 MS 发生及复发风险预测的生物学指标，目前仍缺乏权威性的大样本随机对照研究。

有研究观察不同免疫治疗后多发性硬化患者尿酸水平的变化。25 例多发性硬化患者连续 5d 给予甲泼尼龙（1g/d）冲击治疗后，次日血尿酸水平显著升高，可持续到开始治疗后的 30d。采用合成的多肽药——glatiramer（诱导自身耐受）治疗后 6 个月，多发性硬化患者病情缓解或未继续进展，10 例多发性硬化患者中的 9 例血尿酸水平显著增高，12 个月时平均水平仍然高于治疗前。这不仅表明血尿酸水平可反映多发性硬化的病情活动性，还在一定程度上反映药物治疗的机制，血尿酸可能作为反映多发性硬化病情活动性的指标。

Hooper 等用髓磷脂主要成分——脂蛋白合成的片段免疫 SWXJ-14 鼠，在免疫开始后第 5 天至临床症状出现前，连续给予不同剂量的尿酸。结果发现，给予尿酸后，脑和脊髓内虽仍保持有较高的一氧化氮水平，但鼠也保持健康而免于发病。另外，小剂量尿酸可延迟临床症状的出现，大剂量可完全使实验动物免于发病。因此，该实验不仅证实了过氧亚硝基阴离子的毒性，而且更重要的是发现了尿酸对 EAE 的保护作用。为证实尿酸对 EAE 模型鼠有无治疗作用，Hooper 等对已出现临床症状的 EAE 模型鼠予以尿酸，几天后发现临床症状好转，从而发现尿酸对治疗临床前期和临床发病的 EAE 都有效。另外，也发现只有尿酸每日给药次数与给药量达到一定水平才能起到治疗

作用，而且停药后很快复发，表明尿酸对 EAE 的治疗作用依赖于尿酸治疗的连续性，以此可推测尿酸可能只是作为一种毒性产物的清除剂，而不是介入病理过程本身。

2. 尿酸前体对多发性硬化的作用　尿酸对多发性硬化的保护作用和极好的安全性使研究者们试图采用尿酸治疗。但口服尿酸不能增高血尿酸水平，因其可被肠道细菌降解。然而，改用尿酸前体——肌苷（inosine）可持续提高血尿酸水平，未见明显的不良反应。参与研究的 11 例患者中有 3 例临床症状改善，其他患者病情未加重，其中 2 例患者的 MRI 增强病灶在治疗后消失。动物模型进一步证实了尿酸前体的治疗机制。通过给 EAE 小鼠口服尿酸的前体——肌苷和肌苷酸，可减轻 EAE 的病情并促进恢复，血清肌苷水平短暂轻微升高，中枢神经的尿酸水平也增高，这与改善 EAE 病情密切相关。而在体外，肌苷和肌苷酸均不能影响过氧化亚硝酸盐的氧化活性和炎症细胞的激活，提示治疗作用是通过将肌苷代谢成尿酸而达到的。

有研究予以 MS 患者服用肌苷治疗，并同时有性别、年龄匹配的 MS 患者作为空白对照组，随访两组患者的复发情况及残疾程度，发现治疗组复发率明显低于对照组，而对照组的 EDSS 评分（残疾状况评分量表）进展程度明显高于治疗组，并且接受治疗的全部 MS 患者并无任何不良反应。一项通过一项随机、双盲的临床试验证实 MS 患者口服肌苷后行磁共振增强扫描可见 MS 患者病灶数目减少，且患者的功能残障程度较前减轻。证明肌苷能缓解 MS 症状，可作为一种新型治疗方案。但由于目前的研究样本少，缺乏合适的对照研究，肌苷能否大范围应用到 MS 的治疗中尚需要更多的临床研究证实。

3. 尿酸的代谢及对多发性硬化的保护机制　尿酸是嘌呤代谢产物，参与尿酸代谢的嘌呤核苷酸有 3 种：次黄嘌呤核苷酸、腺嘌呤核苷酸和鸟嘌呤核苷酸。在人类中，尿酸是嘌呤代谢的终末产物。在病理条件下诱导型一氧化氮合酶（inducible nitric oxide synthase，iNOS）被激活、诱导催化机体合成大量的一氧化氮（nitrogen monoxide，NO），它和 O_2 进一步反应生成的过氧亚硝基阴离子（peroxynitrite，PN 或 $ONOO^-$），比 NO 及

O_2 的氧化作用更强、更广。在神经系统炎症的病理损害过程中过氧亚硝基阴离子起重要作用，其神经毒素作用包括以下几方面：①与脂质发生反应，导致脂质过氧化，导致细胞膜的功能障碍和结构损伤；②能通过多种机制破坏 DNA 链使之断裂；③干扰线粒体的电子传递，阻断线粒体的呼吸链，影响细胞能量代谢；④引起氨基酸残基的修饰交联，肽链断裂，蛋白质变性；⑤诱导中枢神经系统细胞凋亡。过氧亚硝基阴离子介导的氧化应激通过上述途径参与了许多疾病的发生发展过程，尤其是神经系统炎症、脱髓鞘和神经元轴突损伤。而尿酸是一种内源性抗氧化剂，是过氧亚硝基阴离子的特异性清除剂，在中枢神经系统炎症性脱髓鞘病的病理损害过程中有保护作用，其清除过程为：尿酸 + 过氧亚硝基阴离子 = 黄嘌呤 + O_2 + H_2O。通过免疫组化方法可发现，在 EAE 的早期就已出现过氧亚硝基阴离子，其量的多少与 EAE 模型的病情严重程度相关。

多发性硬化的发病过程中，血脑屏障的破坏是发病过程中的一个重要病理机制，由于血脑屏障的破坏，致敏的淋巴细胞可到达脑组织并诱发炎症反应。通常情况下，尿酸不易透过血脑屏障，但在多发性硬化及 EAE 发病过程中，由于血脑屏障通透性增加，使尿酸易于到达损害部位并沉积。有学者研究尿酸对脑组织炎症的影响发现，在 EAE 模型发病前使用尿酸治疗，尿酸可阻止免疫细胞进入脑内；对已发病的 EAE 模型使用尿酸治疗，尿酸透过血脑屏障到达炎症区域，通过阻断过氧亚硝基阴离子介导的自由基反应促进病变改善，防止 EAE 加重或复发。

（三）治疗

迄今为止，尚无有效根治多发性硬化的措施，治疗的主要目的是抑制急性期炎性脱髓鞘病进展，避免可能促使复发的因素，尽可能减少复发次数。晚期采取对症和支持疗法，减轻神经功能障碍造成的痛苦。除外常规多发性硬化处理外，尿酸对多发性硬化的保护作用及其良好的安全性，因而使研究者试图采用尿酸及其前体治疗。Spitsin 等发现，给予多发性硬化患者口服尿酸并不能增加血尿酸的水平，因其可被肠道细菌降解，而给予口服其前体——肌苷，则可使血尿酸水平升高，并阻止疾病的进展或改善临床症状，未见明显的不良反应。Toncev 通过对比研究发现，与对照组相比，肌苷治疗多发性硬化患者的复发率和残疾进展率更低，且差异具有显著性。最近一项随机、双盲 II 期临床试验，通过每天口服肌苷来升高血尿酸水平，观察其对复发 - 缓解型多发性硬化的疗效，并评价其安全性和耐受性，研究发现，通过口服肌苷提高血尿酸水平使多发性硬化受益，血尿酸水平升高，MRI 增强扫描病灶数目减少，神经伤残程度改善。参与研究的 6 例患者中 4 例患肾结石，未发现其他不良反应。但在观察联合使用 β 干扰素和肌苷治疗多发性硬化时发现，虽然两者联合使用的安全性和耐受性良好，但残疾程度改善方面并不优于单独使用 β 干扰素组。

二、尿酸与视神经脊髓炎

视神经脊髓炎（NMO）是视神经和脊髓主要受累的中枢神经系统脱髓鞘疾病。目前认为视神经脊髓炎是不同于多发性硬化（MS）的一种独立疾病，而视神经脊髓炎和尿酸的关系尚不明确，关于血尿酸参与视神经脊髓炎发病的确切机制尚不清楚，可能血尿酸水平下降导致血脑屏障通透性增加，清除有害物质能力下降，加重 AQP4 抗体和补体等炎症因子介导的免疫反应；也可能视神经脊髓炎炎性病变时氧自由基增多，尿酸清除氧自由基而消耗过多引起尿酸下降。

近年来对其研究最主要的进展是发现了与 NMO 相关的以水通道蛋白 - 4（AQP4）为靶抗原的循环性自身免疫抗体 IgG。此外，活性氧 ROS 损伤已被证实参与了炎症和自身免疫介导的组织损伤，抗氧化剂能减轻氧化损伤对中枢神经系统的不利影响。尿酸（UA）是嘌呤代谢的终产物，是一种天然抗氧化剂，它能抑制炎症级联反应，从而减轻中枢神经系统的损伤及神经元的凋亡。已有研究发现 NMOSD 患者血 UA 水平的下降与临床疾病状态有关。在研究中发现急性期视神经脊髓炎（NMO）患者血 UA 水平较健康对照组明显降低，而在稳定期时 UA 水平又恢复正常。在 PENG 等的研究中同样发现了 NMO 患者血 UA 水平较健康对照组降低，并且女性患者血 UA 水平较男性患者更低。

有研究发现，视神经脊髓炎患者尿酸水平与病程、脊髓 MRI 病灶节段、是否强化无关。

Sogiu 等研究认为，EDSS > 3.5 分与 < 3.5 分的多发性硬化患者尿酸水平有差异，亦有研究发现，EDSS ≥ 5 分的视神经脊髓炎患者的血尿酸明显低于 < 5 分的患者，说明尿酸水平与视神经脊髓炎患者疾病严重程度有关，可能是视神经脊髓炎疾病严重程度或疾病活动的标志。

目前，NMO 被认为是一种不同于 MS 的原发性中枢神经系统脱髓鞘疾病，而氧化应激和兴奋性中毒是否参与 NMO 的发病尚不清楚。近几年来，有国内研究发现 NMO 组血清 UA 水平低于健康者，这与国外报道 NMO 与 UA 关系的结果相一致，并且指出 NMO 患者急性期血清 UA 水平较健康人群低，且缓解期得到一定程度恢复。有研究者指出，NMO 的发病与血脑屏障的完整性密切相关，脑脊液 UA 水平较血清 UA 明显增高，脑脊液 - 血浆 UA 比值（与脑脊液白蛋白指数类似）可能是血脑屏障完整性的重要标志。并且 NMO 的发病过程与外周血 AQP-4 抗体通过受损的血脑屏障进入中枢神经系统而引起的免疫反应有关，而 UA 对血脑屏障有一定的保护作用，在一定程度上影响了 NMO 的发病。因此，脑脊液及血清 UA 水平的监测对判断 NMO 的发病情况有一定的指导作用。

在 NMOSD 患者中，尤其是在急性期，炎症反应及自身免疫反应加重。UA 作为一种天然抗氧化剂，在 NMOSD 患者中枢神经系统中的消耗量增加，因此，本研究结果显示，NMOSD 患者急性期的血 UA 水平明显降低。有学者指出在 NMOSD 复发患者中检测到 ROS 的过量生产，病理上也发现离体的少突胶质细胞较星形胶质细胞和小胶质细胞对氧化应激更敏感。因此，UA 水平的降低，可能会导致选择性少突胶质细胞凋亡和 NMOSD 患者脱髓鞘，这可能会进一步加重中枢神经系统的组织损伤。在既往的研究中，NMOSD 患者复发期的血清 UA 水平较健康对照者显著降低，复发期降低的 UA 水平在稳定期又恢复正常。与 NMOSD 稳定期组相比，急性期患者血 UA 水平显著降低。并进一步比较了 NMOSD 患者不同自身免疫抗体状态下血 UA 水平的变化。以前的研究认为血 UA 水平变化与年龄和性别密切相关。并且有研究将患者进行性别分层，发现女性 NMOSD 患者的血清 UA 水平较男性更低。仅在女性患者中发现急性期 UA 水平较稳定期低，而在男性患者中急性期和稳定期差异无统计学意义。针对该现象目前尚无可靠的理论支持依据。现有的证据表明 NMOSD 女性发病率更高。关于尿酸与视神经脊髓炎的相关性，仍需要进一步研究。

（王海萍）

参考文献

向亚运，秦新月. 尿酸在多发性硬化中作用的研究进展. 世界临床医学，2016, 10(16):109-110.

杨新光，何毅华，陈梦宇，等. 早期多发性硬化和视神经脊髓炎高危综合征临床特点的比较. 中华神经科杂志，2013, 12(8):790-793.

尤小凡，秦伟，郝咏刚，等. 视神经脊髓炎高危综合征患者血清尿酸水平与临床特征的相关性. 中华神经科杂志，2011, 44(2):109-112.

Bai L, Burnett R T, Kwong J C, et al. Long-term exposure to air pollution and the incidence of multiple sclerosis: Apopulation based cohort study. Environmental Research, 2018(166):437-443.

Bowman G L, Shannon J, Frei B, et al. Uric Acid as a CNS Antioxidant. Journal of Alzheimers Disease, 2010, 19(4):1331-1336.

Comi G, Filippi M, Barkhof F et al. Effect of early interferon treatment on conversion todefinite multiple sclerosis:a randomized study. Lancet, 2001, 357(9268):1576-1582.

Constantinescu C S, Freitag P, Kappos L. Increase in serum levels of uric acid, an endogenous antioxidant, under treatment with glatiramer acetate for multiple sclerosis. Mult Scler, 2000, 6(6):378-381.

DelMastro H M, Ruiz J A, Gromisch E S, et al. Quantification characteristics of digital spiral analysis for understanding the relationship among tremorand clinical measures in persons with multiple sclerosis. Journal of Neuroscience Methods, 2018(307):254-259.

Drulović J, Dujmović I, Stojsavljević N, et al. Uric acid levels in sera from patients with multiple sclerosis. J Neurol, 2001, 248(2):121-126.

Elíasdóttir Ó, Kjartansson Ó, Olafsson E. Prevalence of multiple sclerosis in iceland. Neuroepidemiology, 2018, 51(1-2):50-56.

Elovara I, Apostolski S, Van D P, et al. EFNS guideline for the use of intravenous immunoglobulin in treatment of neurological disease. Eur J Neurol, 2008, 15(9):893-908.

Farina C, Weber M S, Meinl E, et al. Glatirameracetate in multiple sclerosis:update on potential mechanisms of action. Lancet Neuro I, 2005, 4(9):567-575.

Frohman E M, Goodin D S, Calabresi P A, et al. The utility of MRI in suspected MS:report of the therapeutics and technology assessment subcommittee of the Amencan Academy of Neurology. Neurology, 2003, 61(5):602-611.

Galboiz Y, Miller A. Immuno logical indicators of disease activity and prognosis in multiple sclerosis. Curr Opin Neurol, 2002, 15(3):233-237.

Gonselte R E, Sindie C, DHonghe M B, et al. Boosting endogenous neuroprotection in multiple sclerosis:the Association of lnosine and Inteferon Blnrelapsing remitting Multiple Sclerosis(ASIIMS)trial. MulScler, 2010, 16(4):455-462.

Li X, Tong Q W, Xie D W, et al. Low serum uric acid levels in patients with acute central nervous system viral infections. Neuroreport, 2017, 28(18):1250-1254.

Markowitz C E, Spitsin S Zimmerman V. et al. The treatment of multiple sclerosis within osine. J Aheru Complement Med, 2009, 15(6):619-625.

Myhr K M, Mellgren S I. Corticosteroids in the treatment of multiple sclerosis. Acta Ncurol Scand Suppl, 2009(189):73-80.

Oplic Neuritis Study Group. Multiple sclerosis risk after optic neuritis:final optic neuritis treatment trial follow-up. Arch NeuroI, 2008, 65(6):727-732.

Peng F H, Zhong X F, Deng X H, et al. Serum uric acid neuromyelitis optics. J Neurol, 2010, 257(6):1021-1026.

Scott G S, Spitsin S V, Kean R B, et al. Therapeutic intervention in experimental allergic encephalo myelitis by administration of uric acid precursors. ProcNatlAcadSciUSA, 2002, 99(25):16303-16308.

Spitsin S, Hooper D C, Leist T, et al. Inactivation of peroxynitrite in multiple sclerosis patients after oral administration of inosine may suggest possible approaches to therapy of the disease. Multi Scler, 2001, 7(5):313-319.

Spitsin S, Hooper D C, Mikheeva T, et al. Uric acid levels in patients with multiple sclerosis:analysis in mono-and dizygotic twins. Multi Sclerosis, 2001, 7(3):165-166.

Toncev G, Milicic B, Toncev S, et al. Serum uric acid levels in multiple sclerosis patients correlate with activity of disease and blood-brain barrier dysfunction. Eur J Neurol, 2002, 9(3):221-226.

Toncev G, Milicic B, Toncev S, et al. High-dose methyl prednisolone therapy in multiple sclerosis increases serum uric acid levels. Clin Chem Lab Med, 2002, 40(5):505-508.

Toncev G. Therapeutic value of serum uric acid levels increasing in the treatment of multiple sclerosis. Vojnosanit Pregl, 2006, 63(10):879-882.

Vincent T, Saikali P, Cayrol R, et al. Functional consequences of neuromyelitis optica-IgG astrocyte interactionson blood brain barrier permeability and granulocyte recruitment. J Immunol, 2008, 181(8):5730-5737.

第 18 章
痛风与血液系统疾病

血液系统肿瘤常见于儿童，在自发或化疗诱发的短期内大量肿瘤细胞破坏，DNA 分解，大量次黄嘌呤生成，导致尿酸增加，诱发痛风发作及急性肾损伤的发生。针对这部分患者，需要进行预防性治疗以减少高尿酸血症所带来的脏器损害。

一、概述

随着儿童肿瘤患者的增加和化疗的进步，治疗相关的并发症也有增多，急性肿瘤溶解综合征（acute tumor lysis syndrome，ATLS）是最常见的一种，也是最常见的肿瘤科急症。ATLS 常发生在肿瘤负荷大、细胞增殖快且对化疗药物敏感、初次治疗的患者，也是治疗中早期死亡的常见原因之一。以儿童淋巴细胞系恶性肿瘤及急性早幼粒细胞白血病（APL）最为常见，其次是造血系统的其他肿瘤和部分实体瘤。自发或化疗诱发的短期内大量肿瘤细胞破坏，DNA 分解，大量次黄嘌呤生成，导致尿酸增加，堵塞肾小管导致肾衰竭，同时大量细胞内容物和代谢产物释放入血超过肾脏的排泄造成高钾、高磷和低钙血症、高尿酸血症等代谢紊乱，肿瘤细胞破坏释放的组织凝血活酶激活凝血系统诱发 DIC 等所导致的临床综合征，由此引发急性肾损伤、心律失常等并发症而危及生命。

二、临床表现

儿童血液系统恶性肿瘤，如 ALL、APL 及 NHL，尤其是 T 系 ALL 和 Burkitt-NHL 更常见，化疗前可能已存在高尿酸血症，常在开始诱导化疗后 24 ~ 72h 发生，尤其是幼稚细胞数 > 50×10^9/L 或肿瘤负荷较大者。主要表现为高尿酸性酸中毒及致命性尿酸性肾病、高钾血症、高磷血症、低钙血症、尿中尿酸结晶、尿少、血尿及尿酸增高等。儿童出现高尿酸血症继发的痛风表现发生率较低。血钾超过 6.5mmol/L 时会出现严重心律失常。以除原发疾病表现以外的非特异性症状为主，如恶心、呕吐、全身不适、胸闷及乏力等，如出现少尿、无尿、水肿、出血及抽搐等症状时表明病情严重。

三、诊断标准

近 20 年来，儿童 TLS 诊断标准不断更新，但目前仍缺乏广泛认可的诊断标准。Cairo-Bishop TLS 诊断标准在 2004 年被提出（表 18-0-1），并加入了分级系统（表 18-0-2），也是目前临床最常用的 TLS 诊断标准。Cairo-Bishop TLS 诊断标准也存在不足，如诊断标准没有规定应同时出现 ≥ 2 项代谢指标异常及未考虑年龄、性别、肌酐等正常值的差异等。2011 年 Howard 等基于 Cairo-Bishop 诊断标准进一步进行了修订（表 18-0-3）。

表 18-0-1　Cairo-Bishop TLS 诊断标准（2004 年）

LTLS
开始化疗前的 3d 或化疗后 7d，出现以下 ≥ 2 项指标异常：
尿酸 ≥ 476μmol/L 或较基线升高 25%
钾 ≥ 6.0mmol/L 或较基线升高 25%
磷 ≥ 2.1mmol/L（儿童）或较基线升高 25%
钙 ≤ 1.75mmol/L 或较基线下降 25%
CTLS
患者符合 TLS 标准，并存在以下情况的至少 1 种：
肌酐 ≥ 1.5ULN（年龄 ≥ 12 岁或年龄校正）
心律失常或猝死
癫痫

注：TLS. 肿瘤溶解综合征；CTLS. 临床肿瘤溶解综合征；LTLS. 实验室肿瘤溶解综合征；ULN. 正常值上限。

表 18-0-2　Cairo-Bishop TLS 分级标准

指标	分级					
	0	1	2	3	4	5
LTLS	无	有	有	有	有	有
肌酐	<1.5 倍基础值	1.5 倍基础值	> 1.5～3 倍基础值	> 3～6 倍基础值	> 6 倍基础值	死亡
心律失常	无	不需要干预	需要紧急干预	有症状、药物不能完全控制；医疗装置能控制（如除颤仪）	危及生命的表现（如伴有心力衰竭、低血压、晕厥、休克）	死亡
惊厥	无	无	短暂、全身性惊厥发作；抗惊厥药易于控制的惊厥；非频繁局灶运动性惊厥发作，且不影响日常活动	惊厥发作伴意识改变；控制不佳的惊厥发作；或医疗干预不佳的全身性惊厥发作	长时间、反复或难以控制的惊厥发作（如癫痫持续状态、难治性癫痫）	死亡

表 18-0-3　Howard TLS 诊断标准（2011 年）

代谢异常	LTLS（开始化疗的前 3d 或化疗 7d 后，在同一个 24h 内出现≥ 2 项代谢指标异常）	CTLS（LTLS 合并以下至少一种临床情况）
高尿酸	尿酸水平＞ 480μmol/L（成人），或高于同龄儿童正常范围上限	无
肌酐	血磷＞ 1.5mmol/L（成人），或＞ 2.1mmol/L（儿童）	无
血钾	血钾＞ 6.0mmol/L	可能或完全因高血钾所致的心律失常或猝死
低钙	校正血钙水平＜ 1.75mmol/L 或钙水平＜ 0.3mmol/L[a]	可能或完全因低钙所致的心律失常、猝死、癫痫、神经肌肉应激性改变（手足搐搦、感觉异常、肌肉抽搐、腕足痉挛、低钙束臂征、面部叩击征、喉痉挛或支气管痉挛）、低血压、心力衰竭
急性肾损伤[b]	不适用	血肌酐水平≥ 26.5μmol/L（0.3mg/dl），如基线肌酐水平未知，则定义为≥ 1.5ULN（年龄校正）；或存在少尿[定义为平均尿量＜ 0.5ml/（kg·h），持续 6h]

　　注：TLS. 肿瘤溶解综合征；CTLS. 临床肿瘤溶解综合征；LTLS. 实验室肿瘤溶解综合征；ULN. 正常值上限；a. 校正血钙水平＝实验检测血钙水平（mg/dl）+0.8×[4－血清白蛋白（mg/dl）]；b. 急性肾损伤定义为血清肌酐水平≥ 26.5μmol/L 或少尿持续 6h；根据定义，如果出现急性肾损伤则判定为 CTLS。

四、防治策略

　　1. 预防性治疗　是管理 TLS 的最佳策略。识别和控制危险因素是非常重要。化疗前、后 12h、24h、48h 监测尿酸，尤其对 WBC 极高（> $100×10^9$/L）或尿尿酸＞ 15mg/（kg·d）的患者。化疗前即可应行以下治疗。

　　（1）水化：现在的指南并未推荐补液的最佳持续时间。一般情况下，初诊患儿肿瘤负荷大，应在启动化疗前至少 24～48h 开始静脉补液，需给予适当的静脉补液可增加肾小球滤过率，防止尿酸等结晶在肾小管沉积。但应注意避免液体过量，控制补液速度，必要时给予利尿药物。补液量应根据患儿年龄、心功能和尿量进行调整。建议尿量在 3～5ml/（kg·h）[约 3000ml/（m²·d）]，保持电解质和出入量平衡，维持尿量在 100ml/

$(m^2 \cdot h)$ 以上。原则上输入液体不加入钾离子。

(2) 碱化：当尿 pH > 7 时，尿酸可转变为可溶性的尿酸盐排出。因此临床通常给予 5% 碳酸氢钠 3 ～ 5ml/ (kg·d) 以碱化血液和尿液，减少尿酸盐形成。但另一方面碱性尿易使钙磷沉积而可能从另一方面损害肾脏，因此在预防尿酸性肾病中起主导作用的是水化，而不推荐碱化尿液，故目前碱化尿液存在争议，且国外多个指南已不推荐在血液病患者的 TLS 预防中使用碱化尿液策略。

(3) 纠正高尿酸血症

1) 别嘌醇：是次黄嘌呤的类似物，竞争性抑制黄嘌呤氧化酶，后者催化核酸嘌呤降解物次黄嘌呤和黄嘌呤形成尿酸，一般剂量为 10mg/ (kg·d) 分 3 次口服（最大量不超过 800mg/d），有肾功能不全者需调整剂量。别嘌醇不能减少已产生的尿酸，且起效一般需 2 ～ 3d，故不适用于需紧急治疗和已存在的高尿酸血症患儿。此外该药干扰 6-MP 代谢，不能同时应用。其副作用为皮疹、血管炎、末梢神经炎和肾功能不全。

2) 静脉用尿酸氧化酶（拉布立酶）：1996 年由来自曲霉菌 DNA 克隆的酿酒酵母基因工程突变株提取，Ⅲ期临床研究比较了拉布立酶和别嘌醇用于 TLS 高风险的淋巴瘤或白血病患儿的效果，结果显示拉布立酶组血尿酸浓度明显低于别嘌醇组，故 2002 年该药在美国获批用于高尿酸血症的起始治疗。2015 年英国血液学标准委员会 (BCSH) 指南推荐拉布立酶用于高危患儿的 TLS 预防。有效剂量为 0.05 ～ 0.2mg / kg，每日 1 次，持续 5 ～ 7d；肿瘤负荷重，可增加至每日 2 次。在应用前需排除 G6PD 缺乏症患者。

(4) 合理治疗：高负荷淋巴系恶性肿瘤先从低强度化疗开始，如先用糖皮质激素和（或）长春新碱；对于 WBC 极高（> 100×10^9/L）患者来说，可采用适当减量激素；APL 患儿先用维 A 酸诱导分化，当 WBC > 10×10^9/L，需适当加用羟基脲和（或）蒽环类化疗药物，以减慢肿瘤细胞溶解速度。注意慎用肾毒性药物，慎用对比剂。

(5) 观察与监测：根据白细胞数、肿瘤大小、分期及 LDH 等肿瘤负荷情况、化疗前肾功能状态及所应用化疗的强度，评估患儿发生高尿酸血症等 TLS 的危险度。体重、尿量、电解质、肌酐、尿素氮及凝血功能等在治疗过程中必须密切评估。建议

淋巴系高负荷患者初始治疗 7d 电解质每 8 ～ 12 小时监测 1 次。对于尿量 < 60ml/ $(m^2 \cdot h)$ 的少尿者，可用 20% 甘露醇及呋塞米，维持尿量在 60ml/ $(m^2 \cdot h)$ 以上，无效者可行腹膜透析或人工肾。

2. 对症治疗

(1) 高钾血症的处理：①葡萄糖酸钙。可拮抗高钾对心肌的毒性，一般用 10% 葡糖酸钙 10 ～ 20ml 或 1 ～ 2ml/kg 加入等量 10% 葡萄糖溶液中静脉滴注，5min 开始起效，可持续 1 ～ 2h。②高渗葡萄糖 + 胰岛素。可以促使钾离子进入细胞内，一般 4g 糖∶ 1U 胰岛素，15min 起效，可持续 12h。③纠正酸中毒。5% 碳酸氢钠每次 3 ～ 5ml/kg，加入等量 5% 葡萄糖溶液中静脉滴注。

(2) 高磷血症和低钙血症：氢氧化铝凝胶口服可抑制肠道对磷的吸收，从而逐渐降低血磷。治疗高磷血症有助于纠正相关低钙血症。无症状的低钙血症一般无须补钙，过多钙剂可能加重钙磷沉积造成肾功能损害。

(3) 急性肾功能不全：主要为对症及支持治疗，包括调节水、电解质平衡和应用利尿剂使代谢产物排出。如少尿、无尿且对利尿剂无效，可进行透析治疗。通常认为血液透析优于腹膜透析，因为它清除率快并能更有效地清除尿酸和血磷，为急诊首选治疗方法。血液透析的副作用主要是感染和出血。近年进展较快的持续性血液滤过作为高危患者的预防和治疗手段，疗效良好。

（孙立荣　王玲珍）

参考文献

姜锦，钱素云. 肿瘤溶解综合征的处理. 中国小儿急救医学，2019, 26(1):17-20.

刘炜，王天有. 儿童血液肿瘤患者肿瘤溶解综合征诊治进展. 中华儿科杂志，2019, 57(4):305-308.

冒青，汤静燕，潘慈，等. 儿童淋巴系统恶性肿瘤急性肿瘤细胞溶解综合征发生高危因素及防治策略. 临床儿科杂志，2005, 23(2):81.

项龙，王莹. 肿瘤溶解综合征的发病与诊断. 中国小儿急救医学，2019, 26(1):13-16.

赵燕，张积仁. 急性肿瘤溶解综合征. 国外医学 (内科学分册)，2000, 27(6):260-263.

Bessmertny O, Robitaille L M, Cario M S, et al. A new

approach for preventing and/or treating tumorlysis syndrome. Curr Pharm Des, 2005, 11(32):4177-4185.

Cheuk D K L, Chiang A K S, Chan G C F, et al. Urate oxidase for the prevention and treatment of tumour lysis syndrome in children with cancer. Cochrane Database Syst Rev, 2010, 14(8):CD006945.

Coiffier B, Altman A, Pui C H, et al. Guidelines for the management of pediatric and adult tumorlysis syndrome:an evidence-based review. J Clin On col, 2008, 26(16):2767-2778

Gertz M A. Managing tumorlysis syndrome in 2010. Leuk Lymphoma, 2010, 51(2):179-180.

Horl W H. Tumorlysis syndrome:risk factors and treatment. Wien Klin Wo chenschr, 2005, 117(1-2):7-11.

Jones G L, Will A, Jackson G H, et al. Guidelines for the management of tumour lysis syndrome in adults and children with haematological malignancies on behalf of the British Committee for standards in haematology. Br J Haematol, 2015, 169(5):661-671.

第 19 章
痛风性眼病

尿酸盐结晶可以沉积在眼部各个组织，引发慢性炎症、堵塞房角引发青光眼、痛风石形成等多种临床表现。因此，面对多种临床表现需要提高临床敏感性。

一、概述及发病机制

痛风性眼病是尿酸钠结晶在眼部各组织沉积引起或未引起眼部症状的一类疾病。在过去的40年里，只有很少的报道证实尿酸盐结晶在眼部和眼周沉积，但近年来，国内外大量流行病学研究表明痛风性眼病的患病率正在逐年升高。据统计，我国部分沿海城市痛风性眼病的发病率接近1%。目前痛风性眼病的发病机制尚不明确，但有研究表明痛风的特殊标志——痛风石，可沉积在眼睑、内外眦、结膜、巩膜、巩膜外层、角膜、眼外肌、眼眶，亦可见于前房、虹膜、晶状体、葡萄膜、玻璃体、视网膜、视盘等眼部组织（表19-0-1），

临床表现为葡萄膜炎、角膜结晶沉积、带状角膜病、星状玻璃体退变等，可导致眼部慢性炎症、青光眼甚至失明等严重后果。但目前人们对痛风性眼病的认识不足，临床医师对痛风性眼病的了解也极为欠缺，且鲜有对痛风性眼病系统详细的描述，因此痛风性眼病易漏诊和误诊，本章将详细介绍痛风性眼病的发生和诊治。

痛风石是尿酸钠结晶沉积于组织，引起慢性炎症及纤维组织增生形成的结节肿。血尿酸浓度越高，尿酸盐晶体越容易析出，形成痛风石。痛风石的发生除了与血尿酸浓度相关外，还与其他因素，如遗传、饮食、温度、pH等有关。遗传是目前已知高尿酸血症及痛风发病的重要危险因素，遗传背景也可能是导致痛风性眼病的重要原因之一。此外，大量摄入肉类、海鲜、酒精等会引起体液偏酸、血液黏稠度增高、血供降低，造成组织细胞供氧减少，最终导致组织细胞衰老死亡，

表 19-0-1　痛风的眼部表现

部位	表现
眼周区域：眼睑、内眦、外眦	●痛风石沉积
结膜	●结膜血管充血、球结膜血管扩张曲折、结膜下出血、结膜下囊泡、慢性结膜炎
巩膜	●痛风石沉积、巩膜炎伴或不伴眼球筋膜炎
巩膜外层	●结节性表层巩膜炎、周期性巩膜外层炎、巩膜外层血管充血
角膜	●角膜上皮层、前弹力层及基质层的痛风石沉积、边缘性角膜溃疡
葡萄膜	●虹膜炎、葡萄膜炎、虹膜和前房内的痛风石沉积
晶状体	●皮质性白内障
眼眶	●眼眶大量尿酸盐晶体导致眼周疼痛和（或）上睑下垂
玻璃体	●星状玻璃体变性
视网膜	●视网膜中央静脉闭塞、视网膜分支动脉闭塞
视盘	●视盘水肿
其他	●眼压升高、眼干燥症

而眼部血管解剖结构细长极易受累，发生眼部疾病。眼部相比于其他部位，对尿酸钠的溶解性更差，特别是高尿酸血症患者在低体温时，体内的尿酸盐更易过饱和而析出结晶体。结晶体如单钠尿酸盐结晶体可刺激组织产生特异性抗体，继而加速新的结晶体生成。新的结晶体可趋化白细胞，也可激活补体 C3a 和 C5a，导致中性粒细胞和巨噬细胞等炎症细胞的聚集，最终产生由组织细胞和异物巨细胞包绕的无定形嗜酸性物质，即肉眼可见的痛风石。

二、临床表现

痛风性眼病的发生与全身其他部位症状可以同步，也可能单独发生，还可表现为反复发作。痛风性眼病大多数没有明显的临床症状，部分患者尿酸盐沉积于眼部可出现沉积部位充血，而且由于尿酸盐沉积部位的广泛性，导致痛风性眼病临床表现的多样性。

尿酸盐沉积于内、外眦可见高出皮肤表面的皮下黄色肿块，并伴有皮肤粘连，若沉积于眼睑常反复发生睑缘炎（图 19-0-1，图 19-0-2）。在眼睑皮下组织可发生痛风石，如痛风石逐渐长大，可破溃形成溃疡而使白色尿酸盐向外排出，还可导致上睑下垂，沉积于眼眶使眼球突出、运动受限，眼外肌的尿酸盐沉积导致眼肌的炎性水肿，反复发作引起斜视、眼球运动受限。

尿酸盐也可以在眼部组织中沉积，如结膜或巩膜处出现尿酸盐沉积可见黄白色或白垩色、颗粒状结晶体伴球结膜血管增厚、曲折（图 19-0-3），眼部出现异物感，长期的刺激导致结膜炎和巩膜炎的发生，可见结膜下出血及血管的变化（图 19-0-4）；尿酸结晶沉积于角膜基质层，还可见角膜基质变薄伴有相邻的高反光性结晶体；可引起眼红、烧灼感及视物模糊等临床症状（图 19-0-5，图 19-0-6）。尿酸结晶沉积于眼内除了可引起眼部不适之外，还可导致并发症的发生。如前房部位的尿酸结晶可以阻塞前房角，导致房水循环受阻，引起继发性青光眼，使患者出现眼痛、头痛等青光眼的症状。此外，尿酸盐沉积于虹膜会刺激炎症细胞的产生，继发虹膜睫状体炎，引起眼红、烧灼感及视物模糊等临床症状，病情发展可导致眼底改变、视盘水肿等严重改变。另外，房水中尿酸水

平升高可能会导致晶状体上皮细胞的局部慢性氧化应激，从而导致晶状体上皮细胞的衰老和凋亡（图 19-0-7，图 19-0-8）。BeaverDamEyeStudy 和 ExtensionBlueMountainEyeStudy 均发现痛风会增加眼干燥症的发生风险，并且随着痛风病程而增加，在痛风发生 10 年后变得更显著。

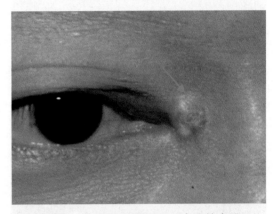

图 19-0-1　白色痛风石位于右眼的内眦

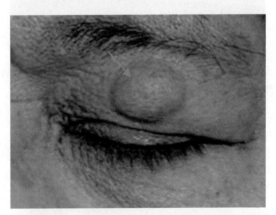

图 19-0-2　左眼上睑中央见大小 1cm×1cm×1.5cm 的痛风石

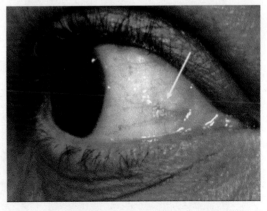

图 19-0-3　黄色箭头所示为大量黄白色、颗粒状物质沉积于结膜

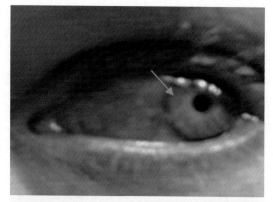

图 19-0-4　痛风相关的弥漫性的充血的巩膜炎表现

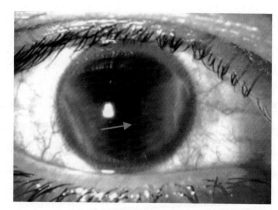

图 19-0-6　裂隙灯生物显微镜可见鼻侧和颞侧角膜的 2 个新月形基质变薄，并伴有相邻的反射性基质晶团

三、实验室及影像学检查

（一）裂隙灯检查

痛风性眼病患者裂隙灯下常可见沉积部位不同颜色和形状的尿酸盐结晶。如沉积于角膜基质层的尿酸盐结晶常为黄白色颗粒、块状或白垩状（图 19-0-9，图 19-0-10）；沉积于前房角内常可见团块状胶冻样物质（图 19-0-11）；沉积于虹膜表面附着胶冻样物质（图 19-0-12）；散瞳后利用后部反光照相法可在瞳孔边缘观察到大小不一的团块状胶冻样物质（图 19-0-13）。

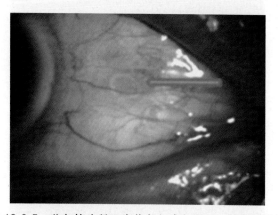

图 19-0-5　蓝色箭头所示为黄白色或白垩色、颗粒状结晶体伴球结膜血管增厚、曲折

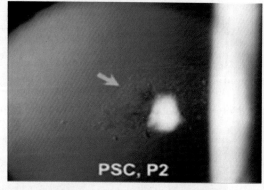

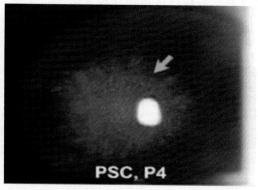

图 19-0-7　高尿酸下后囊下白内障，裂隙灯检查显示晶状体中央和后部区域有不同程度的不透明结晶体（箭头）

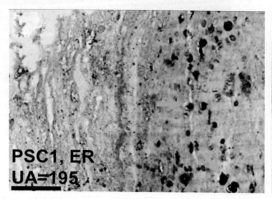

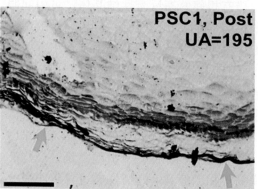

图 19-0-8　高尿酸下后囊下白内障患者 GMS 染色显示尿酸盐沉积在赤道区域细胞中和晶状体后部的纤维中（箭头）

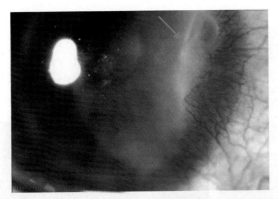

图 19-0-9　裂隙灯生物显微镜显示颞侧基质层的基质尿酸盐结晶团

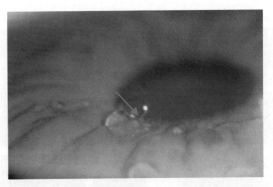

图 19-0-12　左眼前节照相显示虹膜表面附着多个团块状胶冻样物质

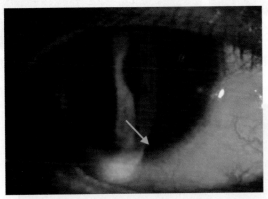

图 19-0-10　裂隙灯下角膜上皮及浅实质层见不规则小点片状的结晶沉积

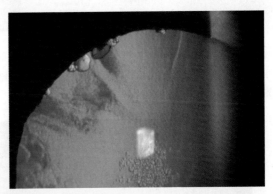

图 19-0-13　裂隙灯下可见左眼瞳孔边缘大小不一的团块状胶冻样物质

（二）眼底检查

痛风性眼病患者眼前段 OCT 可发现角膜基质沉积、周边变薄；黄斑 OCT 及眼底检查可发现地图状萎缩的区域和视网膜下的高反射性病变，以及视网膜色素上皮可见斑点状阴影（图 19-0-14 ～图 19-0-16）。

（三）组织病理检查

眼部组织痛风结晶沉积的部位以苏木精 - 伊红染色后，可见呈针形放射状的尿酸盐结晶，嵌在无定型的组织中，结晶常由嗜酸性物质组成，被异物巨细胞等细胞包绕（图 19-0-17，图 19-0-18）。

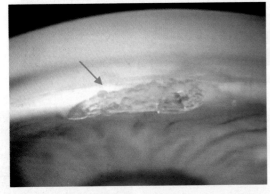

图 19-0-11　房角镜检查显示左眼前房角内可见团块状胶冻样物质

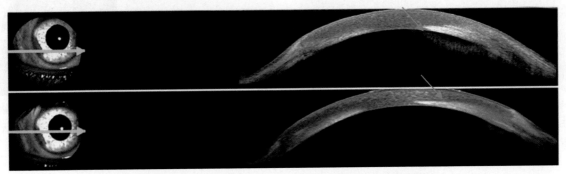

图 19-0-14　眼前段 OCT 显示角膜基质沉积和周边变薄

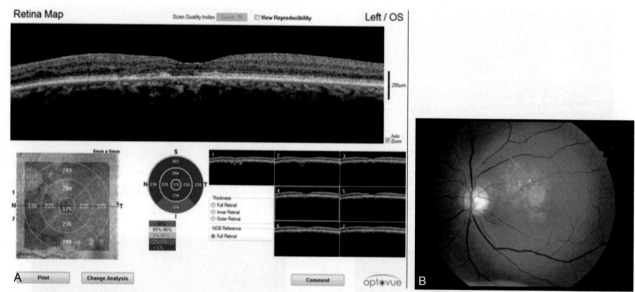

图 19-0-15　A. 左眼黄斑 OCT 显示了地图状萎缩的区域及视网膜下的高反射性病变；B. 高反射性病变主要分布在黄斑内视网膜小动脉的终点处

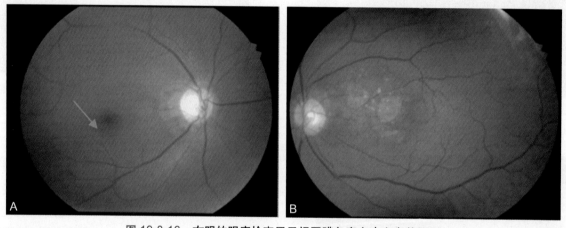

图 19-0-16　右眼的眼底检查显示视网膜色素上皮斑点状阴影

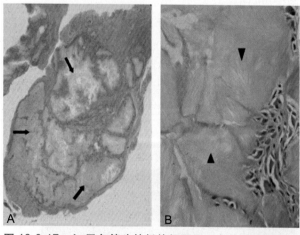

图 19-0-17　A. 黑色箭头处低倍视野显示多分叶假性囊内嗜酸性无定形物质（20×）；B. 高倍镜显示溶解的尿酸盐结晶体呈粉红色聚集，周围环绕着组织细胞和异物巨细胞，黑色三角所指聚合体内仍可见针状结构（200×）

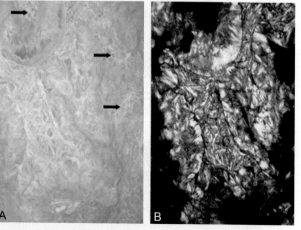

图 19-0-18　A. 在光学显微镜下，无定形的灰褐色物质被炎症细胞团包围（100×）；B. 偏光显微镜下可见无数双折射的针状结晶体（100×）

（四）其他辅助检查

电镜下观察痛风性眼病病变区可见胞质和细胞外的结晶物质沉积（图 19-0-19，图 19-0-20）。

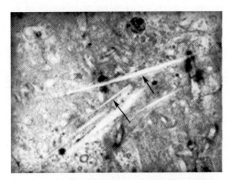

图 19-0-19　箭头所示电镜下细胞外结晶物质沉积

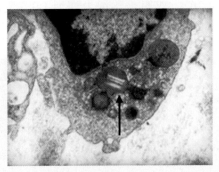

图 19-0-20　箭头所示电镜下胞质内的结晶沉积

四、诊断及鉴别诊断

（一）诊断

痛风是 40 岁以上男性最常见的炎症性关节疾病。患者有痛风病史并且血尿酸水平控制不佳，常在其他部位痛风发作时出现眼红、异物感或眼痛、头痛，伴或不伴视力改变，几乎所有眼部和附件部位都观察到尿酸盐晶体沉积，包括眼睑、结膜、巩膜、角膜、晶状体、虹膜、眼眶、玻璃体腔、视盘和视网膜。裂隙灯下观察可见眼部沉积物的表现呈多样性，外眼部多为黄白色颗粒状物质，内眼沉积物可呈胶冻状、块状等。病理检查可见结晶由嗜酸性物质组成，被组织细胞和异物巨细胞所包绕。别嘌醇等降尿酸药物治疗有效。

（二）鉴别诊断

1. Schnyder 角膜营养不良　Schnyder 角膜营养不良是一种罕见的角膜营养不良，与痛风性眼病相比其特点是角膜异常的胆固醇沉积和磷脂增加导致进行性视力丧失（图 19-0-21）。患者无痛风病史，大部分 Schnyder 角膜营养不良患者有系统性高胆固醇血症，该类患者的角膜表现根据个人的年龄是可以预测的，最初是中央角膜或晶状

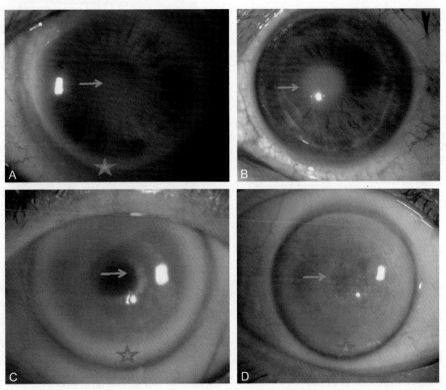

图 19-0-21　裂隙灯照片显示大多数 Schnyder 角膜营养不良患者出现角膜中央混浊（箭头）、外周基质层混浊和外周类脂环（星形）。较少情况下会出现角膜中结晶体

体出现云翳及随病情发展出现的弧状云翳，最后大范围云翳形成，别嘌醇等降尿酸药物治疗无效。

2. 感染性结晶状角膜病　角膜出现进行性分支状、针状实质层混浊（图19-0-22）。研究认为系角膜实质的菌落形成而并非感染，所以没有炎症反应，同时由于长期局部应用皮质类固醇造成局部的免疫抑制现象，抑制了炎症反应。使用适当抗生素后可很快消失。当停用皮质类固醇后，很快就发生角膜化脓和溃疡。患者无痛风病史，别嘌醇治疗无效。

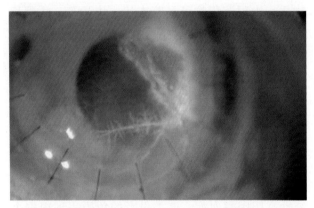

图 19-0-22　角膜基质内存在白色或灰白色混浊，可表现为星状或分支状

3. 其他物质的沉积　如金质沉着病中金的沉积，氯丙嗪、氯喹、氯法齐明也可以导致角膜沉积。无痛风病病史，病理检查可鉴别。

五、治疗

痛风性眼病的治疗常可结合全身治疗，控制血尿酸水平。未引起眼部不适的患者可暂行临床观察，如有眼部不适或炎症反应可予以局部治疗，眼部局部治疗需要个体化，取决于炎症的严重程度和位置。当痛风结晶体沉积造成眼压增高、色素膜炎时应给予相应对症治疗。如痛风石位于眼眶、眼睑、眼外肌等部位造成一定功能障碍者可行手术治疗。

另外，经 Mortada Abozaid 研究发现，痛风患者更容易在白内障手术后出现角膜内皮功能障碍。术后痛风组患者角膜内皮细胞密度（ECD）的下降幅度较正常组更显著。因此，这些患者的手术应使用更具保护性的黏弹剂或破坏性较小的劈核技术，并更多地关注术中超声参数情况。

痛风性眼病临床案例诊疗 1 例：患者女，80岁。9 年前行右眼白内障手术，左眼结膜下可见一簇高反光性立方形结晶体，每个结晶体大小约为 1mm，结晶体内部或周围没有炎症迹象，左眼出现白内障。裂隙灯显微镜下拍摄到多个立方形结晶体（图19-0-23）。患者每日服用 1 次 100mg别嘌醇，血尿酸水平正常。在获得知情同意后，行左眼结膜结晶体切除活检联合白内障超声乳化吸除联合人工晶体植入术。切除的结膜标本固定在无水乙醇中，组织病理检查显示立方形结晶体周围有组织细胞和巨细胞（图19-0-24），这些尿酸盐结晶体的发现被认为是痛风性眼病的主要诊断标准（图19-0-25）。术后对患者进行随访（图19-0-26），双眼最终视力均为 1.0，建议继续服用痛风药物，并定期复诊全身情况。

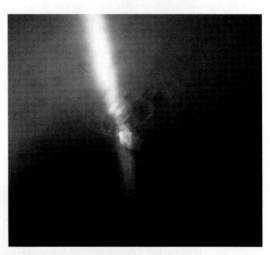

图 19-0-23　左眼裂隙灯显微镜照片显示角膜缘有多个结膜下结晶体

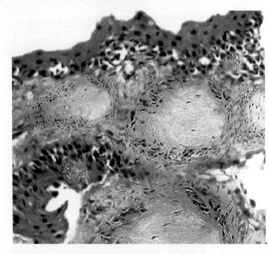

图 19-0-24　结晶体的组织病理学显示：多个由组织细胞和巨细胞包围的嗜酸性物质（200×）

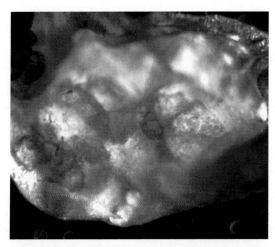

图 19-0-25 光学显微镜下的高反光性结晶体（100×）

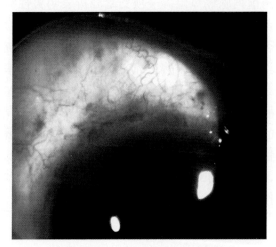

图 19-0-26 同一患者的术后照片

（赵桂秋 林 静）

参考文献

Abozaid M, Saad-Eldin R, Farouk M, et al. Specular microscopic corneal endothelial cell changes following uneventful phacoemulsification in patients with gout. J Ophthalmol, 2022, 2022:1153504.

Ao J, Goldblatt F, Casson R J. Review of the ophthalmic manifestations of gout and uric acid crystal deposition. Clin Exp Ophthalmol, 2017, 45(1):73-80.

Barranco-Trabi J, Mank V, Minns R, et al. Ocular manifestation in gout: an unusual presentation of gout. Clin Rheumatol, 2022, 41(5):1613-1614.

Chu Y C, Hsieh Y Y, Ma L. Medial canthal tophus associated with gout. Am J Ophthalmol, 2005, 140(3):542-544.

Coassin M, Piovanetti O, Stark W J, et al. Urate deposition in the iris and anterior chamber. Ophthalmology, 2006, 113(3):462-465.

Ghazal W, Georgeon C, Grieve K, et al. Multimodal imaging features of schnyder corneal dystrophy. J Ophthalmol, 2020, 2020:6701816.

Jiang Y, Brenner J E, William J F. Retinal complications of gout: a case report and review of the literature. BMC Ophthalmol, 2018, 18(1):11.

Lee C-Y, Chen H-C, Sun C-C, et al. Gout as a risk factor for dry eye disease: a population-based cohort study. J Clin Med, 2019, 8(1):1183-1191.

Lin J, Zhao G Q, Che C-Y, et al. Characteristics of ocular abnormalities in gout patients. Int J Ophthalmol, 2013, 6(3):307-311.

Porter A J, Lee G A, Jun A S. Infectious crystalline keratopathy. Surv Ophthalmol, 2018, 63(4):480-499.

Prafulla Sarma, Dipankar Das, Panna Deka, et al. Subconjunctival urate crystals:a case report. Cornea, 2010, 29(7):830-832.

Qin Y J, Chan S O, Lin H L, et al. Elevated level of uric acid in aqueous humour is associated with posterior subcapsular cataract in human lens. Clin Exp Ophthalmol, 2020, 48(9):1183-1191.

Yazdanyar A, Rizzuti A E, Mechel E, et al. Gout keratitis: a case of peripheral ulcerative keratitis secondary to gout with a review of the literature. Cornea, 2018, 37(3):379-381.

第 20 章

痛风与肿瘤

高尿酸血症是一种常见的代谢性疾病，是导致痛风、心血管疾病、慢性肾脏疾病、其他代谢性疾病的独立危险因素。尿酸对心血管病、高血压及其他代谢性疾病的发生率和总病死率的影响研究较多，而关于尿酸与肿瘤的相关研究较少。部分流行病调查结果显示，原发性高尿酸血症/痛风合并肿瘤的发生风险、复发及死亡均有关。

一、痛风/高尿酸血症患者肿瘤发病风险明显增加

一项来自 33 个调查的荟萃分析显示，最高血尿酸（sUA）水平的参与者与最低 SUA 水平的参与者相比，肿瘤的发病风险明显增加。总 RR 为 1.08（95%CI：1.04～1.12），男性相关，女性不相关（男性，RR=1.07；95%CI：1.03～1.11；女性，RR=1.06；95%CI：0.96～1.17）。与 sUA 水平较低的患者相比，高尿酸血症患者的癌症死亡风险有所升高（RR=1.15；95%CI：1.05～1.26）。痛风与癌症的发生存在明显相关性（RR=1.19；95%CI：1.12～1.25）。

sUA 与癌症相关发病率的关联性因性别和癌症发生部位而异。在男性中，结肠直肠癌、肝癌、胰腺癌和非黑色素瘤皮肤癌具有显著正相关，而肺癌具有显著的负相关性。在女性中，发现头颈癌具有显著正相关性，而乳腺癌、淋巴癌和白血病具有统计学上显著负相关性。在消化系统中，高尿酸血症女性患者的结肠癌和胰腺癌的发病率有所上升，在男性患者中，尿酸水平与胰腺癌的发生率呈正相关，与肝癌的发生率呈 U 形相关。这表明过高或过低的尿酸水平都会导致肿瘤的发生。与此同时降尿酸的药物会对肿瘤的发生发展造成影响。在一项关于瑞典男性代谢综合征人群的研究发现，高尿酸血症及高胰岛素血症与前列腺癌的发生率显著相关，血尿酸及胰岛素水平可预测前列腺癌风险。一项荟萃分析表明男性痛风患者发生前列腺癌、膀胱癌和肾癌的累计风险比显著增加。高尿酸血症与淋巴系统和血液系统癌症呈正相关。高尿酸血症与女性的相关性比率要高于男性。一项前瞻性研究发现，女性 sUA 与肾癌的发生风险存在关联，在美国女性肿瘤发生前的血尿酸水平与各部位癌症病死率存在显著相关性，这与女性雌激素的含量存在密不可分的联系，提示高尿酸血症在女性肿瘤发生中亦起到重要作用。

二、血尿酸水平与肿瘤的发展和死亡

总体水平而言，高尿酸血症会增加肿瘤发生风险，但分别针对男性和女性的欧洲大样本研究证实，与正常血尿酸水平（276μmol/L）相比，调整协变量后尿酸水平升高将导致肿瘤发生风险增加（HR=1.05，P < 0.000 2）在终末期癌症患者中，连续测量血尿酸水平发现，高尿酸水平（> 432μmol/L）显著独立地预测生存时间的减少。通过对基线血尿酸水平精细分层发现，不同的血尿酸水平与癌症病死率之间存在剂量依赖性关系，尿酸的水平过高或过低均影响癌症死亡风险（U 形剂量 - 反应曲线）。甲状腺癌的发生与一般成年人群的痛风既往史无关。然而，痛风既往史与无合并症的中年和健康人群患甲状腺癌的风险升高有关。Strasak 等在低血尿酸人群中观察到癌症增加，提示血尿酸正常抑制癌症的发生。在韩国的相关研究中表示，中年痛风患者的肿瘤患病率、病死率都会上升。有关资料显示，与血尿酸水平 > 279.6μmol/L 者相比，血尿酸水平低于

279.6μmol/L 者软组织肉瘤的癌症相关病死率明显升高。单变量分析发现，血尿酸水平在一定范围内的升高与软组织肉瘤肿瘤特异性生存率增加有关（风险比 HR=0.44，95%CI：0.26% ～ 0.77%，*P*=0.004）。在一项比较 CRC 患者不同水平 sUA 的研究中，sUA 升高与中国人患消化道癌和癌症死亡的风险独立且呈正相关。

血尿酸水平与癌症患者的预后有关。尿酸水平升高多见于男性肿瘤患者及肿瘤晚期患者，血清尿酸增高可能提示更晚的肿瘤分期及更差的预后。高 sUA 水平会导致急性粒细胞白血病患者的预后不良。与尿酸水平较低的患者相比，sUA 水平升高的弥漫性大 B 细胞淋巴瘤患者表现出持续较差的条件生存结局，其条件结局仅在诊断后约 5 年接近低尿酸患者。但尿酸水平较低的乳腺癌患者往往预后更好。

尿酸的抗氧化性能可在癌症病因学中发挥重要作用，通过防止氧自由基形成，从而防止氧自由基的致癌作用。来自奥地利的一个随访研究表明，sUA 可以作为预测癌症的标志物之一。血尿酸的变化可以预示癌症患者的化疗药物治疗是否有效。血清尿酸升高可以预测转移性结直肠癌患者对贝伐单抗治疗的有利反应，但是否可以预测结直肠癌患者的预后仍存在争议。

甲状腺癌的发生与一般成年人群的痛风既往史无关。然而，痛风既往史与无合并症的中年和健康人群患甲状腺癌的风险升高有关。在韩国的相关研究中表示，中年痛风患者的肿瘤患病率、病死率都会上升。有关资料显示，与血尿酸水平大于 279.6μmol/L 者相比，血尿酸水平低于 279.6μmol/L 者软组织肉瘤的癌症相关病死率明显升高。单变量分析发现，血尿酸水平在一定范围内的升高与软组织肉瘤肿瘤特异性生存率增加有关（风险比 HR：0.44，95%CI：0.26% ～ 0.77%，*P*=0.004）。在一项比较 CRC 患者不同水平 sUA 的研究中，sUA 升高与中国人患消化道恶性肿瘤和癌症死亡的风险独立且呈正相关。在高 sUA 水平和癌症死亡率之间的关系中，存在消化器官和泌尿器官的位置偏差。此外，不良的饮食也会导致低血尿酸水平，血尿酸可能是癌症发生的标志，但癌症晚期患者由于糖原大量被消耗也会出现营养不良的现象，无法明确其因果原因。

三、痛风 / 高尿酸血症肿瘤发生机制

体内高尿酸环境对肿瘤发生发展的作用机制尚不清楚，可能与尿酸相关的慢性炎症反应及肿瘤细胞黄嘌呤氧化还原酶水平降低有关。肿瘤微环境中的长期慢性炎症对肿瘤形成、肿瘤进展及免疫有很大影响，这也表明了尿酸诱导的炎症在癌症发展中的作用。

（一）慢性炎症反应

关于血尿酸水平与癌症的相关性存在争议。血清尿酸是一种有效的抗氧化剂，在癌症发展中具有对抗炎症和循环自由基的保护作用，但其他研究结果不支持这一假设，相反，表明尿酸在某些疾病中发挥炎症作用。血尿酸水平的升高与致癌风险及病死率增加有关，研究显示与高尿酸血症相关疾病均有可能提高癌症发病风险和病死率，痛风患者与全因疾病死亡率的相关性增加，尤其是心血管疾病、癌症和传染病。这种关联在高尿酸血症（尿酸水平 > 0.56mmol/L）和痛风患者，以及有外周血管疾病、心肌梗死和心力衰竭病史的患者中最强。单钠尿酸盐（MSU）结晶或可溶性因子都可以使尿酸发挥促炎作用。最近一项研究表明，toll 样受体 4 可以识别 MSU 结晶，这将导致白细胞产生促炎细胞因子。另一方面，溶解的尿酸可进入细胞激活 AP 激酶（p38 和 ERK），进一步激活 NF-κB，诱导炎症介质如 MCP-1 和 C 反应蛋白的表达，这些效应由 NADPH 氧化酶诱导的细胞内氧化应激介导。动物实验表明，降低血尿酸水平可以使肾脏的炎症状态有所缓解。

（二）尿酸转运和癌症

针对高尿酸血症的全基因组关联研究(GWAS)显示，ABCG2 与高尿酸血症及痛风密切相关。功能分析证实了在正常生理情况下 ABCG2 参与尿酸正常排泄。这些研究识别了几种功能性参与尿酸排泄的 ABCG2 相关 SNP（单核苷酸多态性）。受损的表达水平和表现出缺陷转运功能的 ABCG2 变体都对药物和 UA 代谢产生显著影响，从而影响对化疗治疗的反应。其中，在亚洲苗族人群和菲律宾人群当中，ABCG2231142 中的遗传多态性与多个人群的痛风和高尿酸血症的患病率相关。这些数据表明细胞内和细胞外的尿酸能够共同促进肿瘤向高度侵袭性癌转化，细胞内尿酸增加引

起的炎症应激可能促进其转化，而升高的细胞外尿酸可进一步刺激肿瘤细胞的增殖、转移和存活，最终导致高度侵略性癌症的发生。

（三）肿瘤细胞内黄嘌呤氧化还原酶（XOR）

肿瘤细胞 XOR 降低或缺乏的现象可出现在人乳腺癌、胃癌、结直肠癌、卵巢癌、非小细胞肺癌及大鼠肝细胞癌中。对于以上几种肿瘤来说，XOR 的活性降低与较差的临床预后和存活率降低存在相关性。XOR 的低表达也与低分化乳腺癌、胃癌、大肠癌相关，并存在向远处转移的风险。虽然降低嘌呤分解代谢和增加补救途径的酶的活性可提供有利细胞生长的环境，但在高侵略性肿瘤细胞中观察到 XOR 活性的降低在促进肿瘤发生和转移的同时，可能对癌细胞分化发挥意想不到的效果。体外试验表明，低水平的 XOR 通过促进环氧化酶 2（COX-2）、基质金属蛋白酶 1（MMP-1）的分泌增加乳腺癌细胞的侵袭性，这可能提示 XOR 对乳腺癌细胞分化有影响。XOR 的活化可以调节抑制分化蛋白 1（Id1）的表达。高水平的 Id1 与高侵蚀性和转移性的乳腺癌相关，而通过上皮细胞 XOR 抑制 Id1 被认为能够降低乳腺癌的侵蚀性和（或）转移。此外，在体外乳腺癌细胞 XOR 表达的缺乏可刺激 Id1 水平增加，进而增加乳腺癌细胞的侵蚀性。值得注意的是，已发现上皮细胞 XOR 调节 COX-2、MMP-1 和 Id1 三种介导乳腺癌侵袭性和转移的关键基因，这与低水平 XOR 表达的肿瘤具有较高的临床复发和转移率一致。这些数据表明，降尿酸药物抑制了 XOR 可能导致肿瘤细胞 XOR 的低水平表达从而使导致肿瘤的发生和转移。肿瘤细胞 XOR 的下调与高尿酸血症及瘦素水平升高一起促进肿瘤细胞增殖、转移。

综上所述，高尿酸血症除导致痛风、急性肾损伤及诱发心血管疾病外，尚可加速肿瘤发展和转移，增加癌症患者的病死率。另外，肿瘤患者可因肿瘤溶解综合征、化疗、恶病质等原因导致机体处于高尿酸水平，形成恶性循环，又增加癌症死亡风险。因此，维持尿酸盐稳态水平对整个生物体的健康都非常重要。对于肿瘤伴高尿酸血症患者应及时有效地进行降尿酸、抗炎治疗，并随访检测尿酸水平，以便及时处理。

四、治疗及预后

对于存在痛风 / 原发性高尿酸血症患者应进行一级预防和二级预防。一级预防的含义是对存在痛风 / 原发性高尿酸血症患者定期实施相关肿瘤的筛查，如男性的泌尿系统疾病，女性的消化系统疾病等。二级预防的含义是对已有原发性高尿酸血症 / 痛风的癌症患者应定期检测血清尿酸水平并及时纠正尿酸，以降低癌症患者的病死率。降尿酸药物的选择如下。

1. 别嘌醇 是一种有效的黄嘌呤氧化酶抑制剂，黄嘌呤氧化酶抑制氧自由基的形成及尿酸的产生，阻碍嘌呤代谢产物次黄嘌呤和黄嘌呤转换为尿酸，降低尿酸含量，防止尿酸沉积在关节或其他组织中。但在肾功能不全和使用噻嗪类利尿剂的情况下，别嘌醇的代谢产物之一羟嘌呤醇的积累会导致一些副作用，如腹泻、恶心、皮疹，严重的患者可能发生超敏反应，别嘌醇超敏反应综合征（AHS）死亡率高达 27% 且无明确的治疗方法。因此，在使用别嘌醇前应最好进行别嘌醇超敏基因 *HLAB5801* 检测，阳性者禁止使用该药。存在肾脏基础疾病的人群中，寻找合适浓度的别嘌醇成为亟待解决的问题。

2. 非布司他 是一种强有力的黄嘌呤氧化酶抑制剂。其降尿酸的效果优于别嘌醇，长期规律使用可以降低痛风发作频率，由于非布坦索会对心血管系统造成不良影响，故别嘌醇仍是治疗痛风的一线药物。

3. 尿酸氧化酶（uricase） 为一种可以直接将尿酸氧化并分解为可溶性尿囊素的氧化酶。尿囊素的可溶性是尿酸的 5 ～ 10 倍，并更容易排泄，故安全性也较高。尿酸氧化酶不存在于人类，只能从真菌黄曲霉菌分离。这种酶制剂的不良反应包括过敏反应、高铁血红蛋白血症及葡萄糖 -6-磷酸脱氢酶（G6PD）缺乏症的溶血性贫血。拉布立酶是一种重组的、高度纯化的尿酸氧化酶，由美国 FDA 批准作为白血病、淋巴瘤和恶性实体瘤的儿童患者接受化疗导致肿瘤溶解和高尿酸血症的初始治疗。在美国，拉布立酶没有被批准用于成人和老年患者。美国 FDA 推荐拉布立酶的剂量是 0.15 ～ 0.2mg/kg，每日 1 次，溶于 50ml 生理盐水溶液，缓慢静脉输注，输注时间应超过

30min，连续 5d，可迅速降低血尿酸水平。Trifilio 等在一组对恶性肿瘤成人患者伴高尿酸血症的纠酸治疗研究中发现，首予 3mg 拉布立酶治疗并定期监测尿酸水平，若尿酸降低缓慢或降低程度不够，则可再给予另外 3mg 加强降低尿酸效果，结果显示，该疗法明显增强了癌症患者放、化疗的安全性和有效性。

其余降尿酸药物，如非布司他、苯溴马隆，目前尚无研究证明其对痛风患者癌症的发生率及病死率的影响。除降尿酸药物外，一项来自中国台湾的研究结果显示秋水仙碱的使用与男性痛风患者发生癌症的风险降低有关，仍需不同地区、人群的研究进一步证实该结果。

综上所述，高尿酸血症除导致痛风、急性肾损伤及诱发心血管疾病外，尚可加速肿瘤发展和转移，增加癌症患者的病死率。另外，肿瘤患者可因肿瘤溶解综合征、化疗等原因导致机体处于高尿酸水平，形成恶性循环，又增加癌症死亡风险。因此，对于肿瘤伴高尿酸血症患者应及时有效地行降尿酸治疗，并定期检测尿酸水平，以便及时处理。

（王璎珞　陈　颖）

参考文献

Cetin A O, Omar M, Calp S, et al. Hyperuricemia at the time of diagnosis is a factor for poor prognosis in patients with stage Ⅱ and Ⅲ colorectal cancer(uric acid and colorectal cancer). Asian Pac J Cancer Prev, 2017, 18(2):485-490.

Chang D Y, Wang J W, Chen M, et al. Association between serum uric acid level and mortality in China. Chin Med J(Engl), 2021, 134(17):2073-2080.

Cheng Y, Wang K Y, Geng L L, et al. Identification of candidate diagnostic and prognostic biomarkers for pancreatic carcinoma. EBioMedicine, 2019, 40:382-393.

Chuang J P, Lee J C, Leu T H, et al. Association of gout and colorectal cancer in Taiwan: a nationwide population-based cohort study. BMJ Open, 2019, 9(10):e028892.

Crawley W T, Jungels C G, Stenmark K R, et al. U-shaped association of uric acid to overall-cause mortality and its impact on clinical management of hyperuricemia. Redox Biol, 2022, 51:102271.

Dai X Y, He Q S, Jing Z, et al. Serum uric acid levels and risk of kidney cancer incidence and mortality: a prospective cohort study. Cancer Med, 2020, 9(15): 5655-5661.

Disveld I J M, Zoakman S, Jansen T, et al. Crystal-proven gout patients have an increased mortality due to cardiovascular diseases, cancer, and infectious diseases especially when having tophi and/or high serum uric acid levels: a prospective cohort study. Clin Rheumatol, 2019, 38(5):1385-1391.

He H J, Pan L, Liu F, et al. The Mediation effect of body composition on the association between menopause and hyperuricemia: evidence from china national health survey. Front Endocrinol(Lausanne), 2022, 13:879384.

Huang C F, Huang J J, Mi N N, et al. Associations between serum uric acid and hepatobiliary-pancreatic cancer: a cohort study. World J Gastroenterol, 2020, 26(44): 7061-7075.

Kim S Y, Yoo D M, Kwon M J, et al. The effect of gout on thyroid cancer incidence: a nested case-control study using a national health screening cohort. J Pers Med, 2022, 12(6):887.

Kuo M C, Chang S J, Hsieh M C, et al. Colchicine significantly reduces incident cancer in gout male patients:a 12-year cohort study. Medicine(Baltimore), 2015, 94(50):e1570.

Lee J S, Myung J, Lee H A, et al. Risk of cancer in middle-aged patients with gout: a nationwide population-based study in Korea. J Rheumatol, 2021, 48(9):1465-1471.

Martinon F, Update on biology: uric acid and the activation of immune and inflammatory cells. Curr Rheumatol Rep, 2010, 12(2): 135-141.

Oh Y J, Lee Y J, Lee E, et al. Cancer risk in Korean patients with gout. Korean J Intern Med, 2022, 37(2): 460-467.

Robinson P C, Dalbeth N. Febuxostat for the treatment of hyperuricaemia in gout. Expert Opin Pharmacother, 2018, 19(11):1289-1299.

Sarkadi B, Homolya L, Hegedűs T. The ABCG2/BCRP transporter and its variants - from structure to pathology. FEBS Lett, 2020, 594(23):4012-4034.

Selcukbiricik F, Kanbay M, Solak Y, Serum uric acid as a surrogate marker of favorable response to bevacizumab treatment in patients with metastatic colon cancer. Clin Transl Oncol, 2016, 18(11):1082-1087.

Shih H J, Kao M C, Tsai P S, et al. Long-term allopurinol use decreases the risk of prostate cancer in patients with gout: a population-based study. Prostate Cancer Prostatic Dis, 2017, 20(3):328-333.

Stamp L K, Chapman P T, Barclay M, et al. Relationships between allopurinol dose, oxypurinol concentration and urate-lowering response-in search of a minimum effective oxypurinol concentration. Clin Transl Sci, 2020, 13(1):110-115.

Stamp L K, Chapman P T. Allopurinol hypersensitivity: pathogenesis and prevention. Best Pract Res Clin Rheumatol, 2020, 34(4):101501.

Strasak A M, Rapp K, Hilbe W, et al. Serum uric acid and risk of cancer mortality in a large prospective male cohort. Cancer Causes Control, 2007, 18(9):1021-1029.

Swanson K V, Deng M, Ting J P. The NLRP3 inflammasome: molecular activation and regulation to therapeutics. Nat Rev Immunol, 2019, 19(8):477-489.

Szkandera J, Gerger A, Liegl-Atzwanger B, et al. Uric acid levels in blood are associated with clinical outcome in soft-tissue sarcoma patients. Clin Chem Lab Med, 2015, 53(3):493-497.

Taghizadeh N, Vonk J M, Boezen H M. Serum uric acid levels and cancer mortality risk among males in a large general population-based cohort study. Cancer Causes Control, 2014, 25(8):1075-1080.

Wang W, Xu D, Wang B, et al. Increased risk of cancer in relation to gout:a review of three prospective cohort studies with 50 358 subjects. Mediators Inflamm, 2015, 2015:680853.

Wei B, Ren P, Yang R, et al. Ameliorative effect of mannuronate oligosaccharides on hyperuricemic mice via promoting uric acid excretion and modulating gut microbiota. Nutrients, 2023, 15(2):417.

Xie Y, Xu P, Liu K, et al. Hyperuricemia and gout are associated with cancer incidence and mortality: a meta-analysis based on cohort studies. J Cell Physiol, 2019, 234(8):14364-14376.

Yan S, Zhang P, Xu W, et al. Serum uric acid increases risk of cancer incidence and mortality:a systematic review and meta-analysis. Mediators Inflamm, 2015, 2015: 764250.

Yue C F, Feng P N, Yao Z R, et al. High serum uric acid concentration predicts poor survival in patients with breast cancer. Clin Chim Acta, 2017, 473:160-165.

第 21 章
各国高尿酸血症与痛风诊断与管理指南编译

高尿酸血症与痛风的发病率、患病率逐年升高并呈现年轻化趋势，目前已成为成人的常见病、多发病。除关节受累，痛风尚容易累及肾脏、心脑血管，且80%的痛风患者伴有代谢综合征或其组分。全球范围内，痛风造成的疾病负担呈现上升趋势。基于以上情况，各个国家都在制定和定期更新多学科参与的高尿酸血症与痛风诊断、管理指南或共识。本章选取了四部目前正在运行的最新、最具权威性的西方世界诊断和管理指南和共识，对其重要内容进行编译，希望帮助我国广大痛风病从业者更好地理解和掌握这些指南和共识，提高我们的痛风诊治水平。

第一节 2015年痛风分类标准（美国风湿病学会/欧洲风湿病学会联盟联合发布）

一、前言

现行痛风分类标准未达到最佳敏感性和（或）特异性，这些标准制定时尚无法使用先进影像学技术。本次制定的新的痛风分类标准，是由一个国际研究团队在美国风湿病学会和欧洲风湿病学会联盟支持下，对痛风先进影像学方面的文献进行了系统综述，所检索文献采用滑液或痛风结节中存在尿酸钠晶体为诊断金标准，对患者病历进行了排序，还进行了多标准决策分析。这些数据在独立数据集中进行了测试，形成制定分类标准的基础。新分类标准的最低标准要求出现至少一次周围关节或滑囊肿胀、疼痛或压痛。有症状关节/关节囊（滑液）或痛风结节中存在尿酸钠晶体是受试者诊断痛风的充分分类标准，不需要进一步检测。新分类标准涉及的领域包括临床症状（关节/囊的受累模式，症状发作的特征和过程），实验室检查（血清尿酸，抽取的滑液尿酸钠晶体呈阴性），影像学检查（超声双轨征或双能量CT尿酸盐水平，影像学检测到的痛风相关侵蚀）。该标准的敏感度和特异度分别为92%和89%，高于以往指南。采用数据驱动和决策分析的方法制订的新分类标准具有极高的诊断效能。该标准同时囊括了与痛风有关的当前最新证据。

二、分类标准涉及的领域和类别的概念

领域包括临床参数（序号1-4），实验参数（序号5和6），影像学参数（序号7和8）。具体领域及其各自定义的总结见表21-1-1。

表 21-1-1　每一领域的定义和考虑 *

领域†	定义和特别考虑
1. 症状发作期间的关节／关节囊受累模式 依据对受累关节分布的描述对类别进行定义	关节分布：累及（曾经累及） 1. 足踝、中足关节或第 1 跖趾（MTP）关节（或其仅作为多关节症状的一部分受累）以外的关节或关节囊 2. 足踝或中足关节作为单关节或少关节症状的一部分，未累及第 1 跖趾关节 3. 跖趾关节作为单关节或少关节症状的一部分受累
2. 依据症状发作的特征，类别定义为 无特征性症状 1 个特征性症状 2 个特征性症状 3 个特征性症状	要考虑的特征：存在（曾经存在）以下情况 1. 发作时明显行走困难或无法使用受累关节（患者报告） 2. 发作时受影响关节不耐受触碰或压力（患者报告） 3. 发作时，受影响关节有红、肿（患者报告或医师观察）
3. 症状发作的时程，类别定义为 无典型发作 1 次典型发作 反复典型发作	"典型的症状发作"：存在以下 2 项以上情况，无论是否进行了消炎治疗 1. 最长疼痛时间＜ 24h 2. 症状消退≤ 14d 3. 两次发作之间完全消退（至基线水平）
4. 根据痛风石的临床证据，类别定义为 存在 不存在	外观：有溢出或（常覆盖血管的）透明皮肤下白垩状结节（图 21-1-1） 位置：典型位置为关节、耳郭、鹰嘴囊、指垫、肌腱（如跟腱）
5. 根据血清尿酸水平（未治疗），类别定义为 ＜ 240μmol/L 240 ～ 360μmol/L 360 ～ 480μmol/L 480 ～ 600μmol/L ≥ 600μmol/L	采纳哪个血清尿酸值：未接受降尿酸治疗，记录到的最高值 特别考虑因素：理想情况下，如果患者尚未接受降尿酸治疗，并且距离发作超过 4 周，则应采纳该血清尿酸水平；可行时，在上述情况下重复检测 如果血清尿酸水平≥ 600μmol/L，不需要重复检测
6. 根据滑液分析，类别定义为 尿酸钠晶体呈阴性 未分析	位置：有症状（曾经有症状）的关节或囊 特别考虑因素：应由受过培训的研究人员进行评估 注：尿酸钠晶体呈阳性即为充分标准
7. 根据尿酸盐沉积的影像学证据，类别定义为 不存在或未进行 存在（任何一种形式）	形式：超声影像学检查或 DECT 检查 外观：超声检查中的"双轨征"（图 21-1-2A）‡或 DECT 中的尿酸盐沉积（图 21-1-2B）§ 位置：有症状（曾经有症状）的关节或关节囊
8. 根据与痛风有关的关节损坏情况的影像学证据，类别定义为 不存在或未进行 存在	形式：放射影像学检查 与痛风有关的侵蚀的外观：骨皮质中断，病灶周边硬化和"悬挂边缘征"；排除鸥翼外观（图 21-1-3C） 位置：手和（或）足的 X 线照片，不包括末端指／趾间关节

注：* 症状（曾经的症状）指疼痛和（或）肿胀

† 每一领域内的类别是分等级的；如果受试者满足 1 个以上类别，则应选择等级最高类别

‡ 软骨面可能出现假阳性（伪影），改变超声探头受射入波的角度后会消失

§ 应使用双能量 CT（DECT）获取影像，在 80kV 和 140kV 下获取数据，通过针对痛风的软件采用对尿酸盐进行彩色编码的 2 种材料分解算法进行分析。阳性扫描结果定义为在关节或关节周围部位存在彩色编码的尿酸盐。甲床、亚毫米、皮肤、活动、线束硬化及血管伪迹不得被解释为尿酸盐沉积的 DECT 证据。

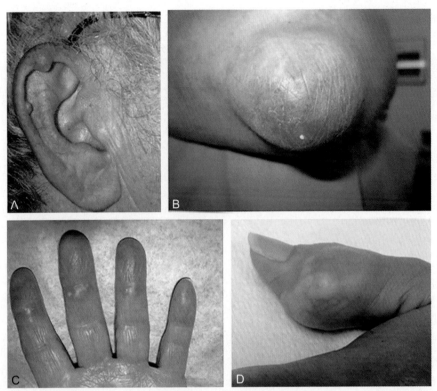

图 21-1-1　痛风石示例。痛风石为透明皮肤下白垩状结节，经常覆盖血管，或有溢出。典型位置是耳郭（A），肘（鹰嘴囊）（B）及指腹（C 和 D）。D 图覆盖血管

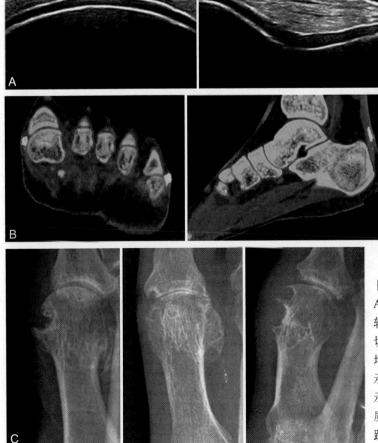

图 21-1-2　包含在分类标准中的影像学特征示例
A. 超声波检查中看到的"双轨征"。左侧显示股骨软骨的纵切超声影像；右侧显示股关节软骨的横切超声影像。两张影像均显示透明软骨面高回声增强。B. 双能量 CT 中看到尿酸盐沉积。左侧显示第 1 和第 5 跖趾关节出现尿酸盐沉积；右侧显示跟腱内部出现尿酸盐沉积。C. 侵蚀定义为骨皮质中断，周边硬化和悬挂边缘征，可见于第 1 跖趾关节的传统放射影像学检查

三、分类标准（表 21-1-2）

表 21-1-2　ACR/EULAR 痛风分类标准 *

	类别	得分
步骤 1：最低标准（仅将标准用于满足本最低标准的病例）	周围关节或关节囊至少 1 次肿胀、疼痛或压痛	
步骤 2：充分标准（如果满足，可分类为痛风，无须应用以下标准）	有症状的关节、关节囊（即在滑液中）或痛风石中存在尿酸钠晶体	
步骤 3：标准（充分标准未满足时使用）		
临床		
发作时关节 / 关节囊受累模式	足踝或中足关节（作为单关节或少关节一部分）受累，但第 1 跖趾关节未受累	1 分
	第 1 跖趾关节（作为单关节或少关节一部分）受累	2 分
症状发作的特征		
□ 受影响关节有红、肿（患者报告或医师观察）	具备 1 个特征	1 分
□ 受累关节不能耐受触碰或压	具备 2 个特征	2 分
□ 发作时明显行走困难或无法使用受累关节	具备 3 个特征	3 分
症状发作的时程		
有 ≥ 2 项以下情况，无论是否进行了消炎治疗：		
□ 最长疼痛时间 < 24h	有 1 次典型发作	1 分
□ 症状消退时间 ≤ 14d	有反复典型发作	2 分
□ 2 次症状发作之间完全消退（至基线水平）		
痛风石的临床证据	有	4 分
（常覆有血管）透明皮肤下白垩状结节，可有溢出，位于典型位置，如关节、耳郭、鹰嘴囊、指垫、肌腱（如跟腱）		
实验室检查		
血清尿酸：使用尿酸酶方法检测	< 240μmol/L‡	− 4 分
理想情况下，应在患者尚未接受降尿酸治疗，并且距离开	360 ～ 480μmol/L	2 分
始发作超过 4 周时（即发作间歇期）进行检测；可行时，	480 ～ 600μmol/L	3 分
在上述情况下重复检测。采纳最高值（不考虑时间）评分†	≥ 600μmol/L	4 分
对有症状的关节或关节囊进行过滑液分析（应由受过培训的研究人员评估）§	无尿酸单钠晶体	− 2 分
影像学检查		
有（过）症状的关节或关节囊尿酸盐沉积的影像学证据：超声检查有"双轨征"¶ 或 DECT 显示尿酸盐沉积 **	有（两者任何一种）	4 分
痛风相关关节损坏的影像学：手和（或）足的传统放射影像检查显示至少有一处骨侵蚀††	有	4 分

* 可使用网络计算器：http://goutclassificationcalculator.auckland.ac.nz。

† 症状发作期是指症状 [包括周围关节或关节囊肿胀、疼痛和（或）压痛] 持续的期间。

‡ 如果血清尿酸水平 < 4mg/dl（< 240μmol/L），减 4 分；如果血清尿酸水平 ≥ 240 ～ 360μmol/L（≥ 240 或 < 360μmol/L），评分为 0。

§ 如果受过培训的检查员对有过症状的关节或关节囊中的滑液进行偏光显微镜检查未发现尿酸单钠晶体，减 2 分。如果未对滑液进行评估，则该条目评分为 0。

¶ 如果无法进行影像学检查，该条目评分为 0 分。透明软骨面高回声不规则增强，与超声束的超声波射入角度无关（注：软骨面可能出现假阳性双轨征（伪影），调整探头改变声波射入的角度后会消失）。

** 关节或关节周围存在彩色编码的尿酸盐。应使用双能量计算机断层扫描仪（DECT）获取影像，在 80kV 和 140kV 下获取数据，通过针对痛风的软件采用对尿酸盐进行彩色编码的 2 种物质分解算法进行分析。阳性扫描定义为关节或关节周围存在彩色编码的尿酸盐。甲床、亚毫米、皮肤、活动、线束硬化及血管伪影不得解释为尿酸盐沉积的 DECT 证据。

†† 侵蚀定义为皮质中断，周边硬化和悬挂边缘征，除外末端指（趾）间关节和鸥翼样征。

评分≥ 8 的个体被分类为患有痛风。

与现行已发布标准进行比较时，新分类标准的效能很好。对于部分存在分类指标的患者，仅存在尿酸钠晶体即足以达到标准。因此根据定义，它们 100% 敏感。在新痛风分类标准中，尿酸钠晶体呈阳性即为充分标准，但在这一方面未重复评估。将全指标（包括影像学和尿酸钠晶体数据）的新分类标准集与其他已发表的"全"标准进行比较时，部分标准的敏感性更高，但特异性均更低。另外，对于仅有临床参数的新标准版本，敏感性高于全部现行标准，特异性相似或更高。因此，本新分类标准采用了全指标标准，或仅临床指标标准两个分类标准。

四、讨论

本部新制定的痛风分类标准不针对无症状高尿酸血症，因为分类标准的用途是识别具有痛风临床表现的个体并进行临床研究。研究无症状高尿酸血症也是令人感兴趣的，但是超出了本次活动的范围；专家小组认为其职责是对患有症状疾病的个体进行分类，以作为临床病情的证据。本标准集是优化敏感性和特异性的一次尝试，以用

于临床试验和潜在的流行病研究。仍然有必要利用其他样本对该新标准进行测试，比如想要被招募的痛风患者（如初级医疗机构）及其他类型的研究。

本研究提供了与痛风患病概率有关的多项研究。①在 SUGAR 研究中，痛风在临床上被描述为发作性疾病，具有固定特点，好发于下肢关节，尤其是第 1 跖趾关节，虽然存在 SUGAR 研究可能导致选择偏差的担忧。②特定情况大幅降低了患痛风的概率：有症状关节或囊的滑液中尿酸钠晶体呈阴性，血清尿酸水平＜ 240μmol/L。虽然这些检查结果不能肯定排除痛风，但它们在离散选择实验中被赋予权重，降低了诊断为痛风的概率。③ SUGAR 受试者和只有病历的模拟患者来自于国际上众多机构，表明该标准具有普遍适用性。④先进影像学形式被首次纳入痛风分类标准中。

总之，2015 年 ACR/EULAR 痛风分类标准是对以前标准的改进，改进了效能特点，并纳入了新的影像学检查。这些标准可作为纳入标准，用于临床痛风的进一步研究。

（姚　媛　孙明姝）

第二节　2018 年欧洲风湿病学会联盟痛风诊断循证建议（更新）

一、前言

痛风虽是最常见的炎症性关节炎，但也经常出现误诊。自 2006 年 EULAR 发表第一部痛风诊断推荐意见以来，出现了一些新的影像和临床诊断的数据，促成了对痛风诊断各方面的文献进行系统性回顾来更新 2006 年指南。本推荐意见采用德尔菲共识法制订，共产生了 8 项关键建议。对于所有疑似罹患痛风的人，建议检测滑液或痛风石抽吸物，因为存在尿酸单钠（MSU）结晶便可以确诊痛风。许多提示性临床特征可作为痛风临床诊断的证据，这已成为共识。其中包括足或踝关节（尤其是第 1 跖趾关节）的单关节受累；以前发生过类似的急性关节炎；快速发作的剧烈疼痛和肿胀；红斑；男性及相关心血管疾病和高尿酸血症。如果无法检测结晶，建议对任何非典型表现进行医学成像检查，尤其是利用超声检查来

寻找 MSU 结晶沉积的特征型声像（"双轨征"和痛风石）。不能以高尿酸血症作为痛风诊断的依据，这也是一个共识。而且强烈建议所有痛风患者都应接受系统评估，看是否存在相关的共病和心血管疾病的风险因素，以及慢性高尿酸血症的风险因素。

二、建议

1. 对于所有疑似罹患痛风的人，建议寻找滑液或痛风石抽吸物中的结晶，因为只要存在尿酸钠盐结晶便可以明确诊断痛风。

造成痛风临床特征的原因是宿主防御机制对尿酸钠盐结晶的反应。工作组一致认为，在滑液或痛风结节抽吸物中检测到尿酸钠盐结晶仍然是痛风诊断"金标准"，因为尿酸钠盐结晶具有 100% 的特异度。利用偏振光显微镜观察从有症状和无症状关节，尤其是第 1 跖趾关节（MTP）和

曾经发炎的关节中抽吸出来的滑液，便可以检测到尿酸钠盐结晶。这意味着，即使在痛风发作之后或之间的无症状性痛风发作间期，即所谓的痛风发作间歇期，也可以确诊痛风。制订这项建议也是因为没有经验证的其他诊断试验和良好的安全状况。这项建议还表明，如有需要，应将疑似痛风患者转诊给具有滑液抽吸和分析专业知识的医师。

2. 在诊断成人患者的任何急性关节炎时，应把痛风考虑在内。如果无法进行滑液分析，则痛风的临床诊断可以参考以下提示性特征：足部（尤其是第 1 跖趾关节）或踝关节的单关节受累；以前发生过类似的急性关节炎；快速发作的剧烈疼痛和肿胀（在 24h 内达到最严重的程度）；红斑；男性与相关心血管疾病和高尿酸血症。这些特征具有很强的提示性，但对痛风并没有特异性。

工作组承认，识别滑液中尿酸钠盐结晶可能很困难，因为初级护理机构或急诊部门往往并不具备关节抽吸和滑液分析所需的技能和设施。此外，在某些情况下，滑液的处理和储存可能会影响分析的可靠性，而采用降尿酸治疗溶解结晶则可能会影响尿酸钠盐检测的灵敏度。在之前的欧洲抗风湿病联盟建议中，前两项建议指出，即便没有滑液分析，根据典型表征也可以合理进行痛风临床诊断，尤其是当患者出现痛风，即第 1 跖趾关节出现痛风发作的时候。从那时起，痛风典型临床特征的预测价值（单独和组合）便确定了下来，并且在经历或未经历急性关节炎的患者中，产生了完全以临床征象和症状为依据的新分类指标和算法。与滑液分析相比，新分类指标和算法的外部效度也已确定。总体而言，与滑液中存在尿酸钠盐结晶这一金标准相比，该类算法对诊断的敏感度和特异度均大于 80%。但必须强调的是，该类指标大多都是分类指标（仅一项除外）而不是诊断指标，无法用于指导个别患者的治疗。因此，工作组根据该研究结果，在本建议中针对痛风诊断纳入了除医学成像以外的最明确的临床和实验室特征，并将医学成像列入了第五和第六项建议。然而，工作组认为，该类指标对痛风诊断的特异性还不足以取代滑液中的尿酸钠盐结晶。

3. 强烈建议对任何未确诊的炎症性关节炎患者进行滑液抽吸和结晶检查。

正因为患病率的上升，痛风已成为炎症性关节炎最常见的病因。在欧洲和美国，痛风的粗略患病率为 1% ～ 4%。由于痛风的非典型表现并不罕见，而且检测到结晶便可以确诊痛风，因此工作组强调，所有未确诊炎性关节炎的患者都需要进行滑液检查。

4. 不能以高尿酸血症作为痛风诊断的依据。流行病学研究表明，血清尿酸水平与痛风事件之间存在关系，同时并非所有高尿酸血症患者都患有或将发展成痛风。例如，在血清尿酸水平高于 540μmol/L 的无症状患者中，只有 22% 的患者在 5 年内发展成痛风。以尿酸钠盐结晶识别为参考标准，高尿酸血症对痛风诊断的特异度较低，为 53% ～ 61%。因此，应把高尿酸血症视为发生痛风事件的强烈危险因素，而不是痛风诊断的替代指标。相反，无高尿酸血症的阴性似然比明显较低，这表明在急性关节炎发作结束后，没有高尿酸血症也不意味着绝不可能患有痛风，而仅仅是确诊可能性非常低。一项研究发现，约 10% 的痛风患者在痛风发作期间的尿酸水平低于 360μmol/L。因此，血清尿酸水平的诊断价值有限，尤其是在痛风发作期间，因此最好在痛风发作间期测定血清尿酸水平。值得注意的是，15% ～ 25% 的无症状高尿酸血症患者存在无症状尿酸钠盐结晶沉积，该发现佐证了这样一个概念，即在部分患者中，存在从无症状高尿酸血症到痛风的连续性。高尿酸血症的定义在已发表的研究中存在较大差异，指标 360 ～ 420μmol/L。

5. 当痛风的临床诊断结果不确定且无法识别结晶时，应通过医学影像对患者进行检查，以寻找尿酸钠盐结晶沉积和任何替代性诊断特征。

对于具有非典型临床特征且无法进行结晶识别的患者，工作组建议采用常规和（或）先进的成像技术来帮助医师诊断痛风。自欧洲抗风湿病联盟提出建议以来，痛风医疗成像实现了重大发展，尤其是在超声检查、双能量计算机断层扫描、常规计算机断层扫描和磁共振成像方面。上述检查都可以检测出尿酸盐沉积、痛风石和骨侵蚀，但诊断痛风的最佳成像方式仍存在不确定性。工作组一致认为，上述检查都存在各自的优劣势，但总体而言，超声检查在诊断痛风方面的潜力最佳（见第六项建议）。表 21-2-1 双能 CT 扫描是一种前景光明的技术，其优势在于可以利用特定的 X 射线衰减特性将尿酸钠盐结晶沉积与结缔组织和含钙矿物沉积区分开来。双能量计算机断层扫描还可以量化关节内部和周围的尿酸钠盐结晶沉积负荷，并探索"深层"解剖结构 / 区域（如脊柱）。几项研究评估了双能 CT 扫描在痛风诊断方面的计量特性。值得注意的是，所涉及的许多研究都有处于疾病晚期的患者参与，即往往患有痛风性和（或）糜烂性痛风并伴有慢性痛风性关节炎的患者。双能 CT 扫描在早期疾病患者或无痛风石患者中的敏感性往往较低。

6. X 线片可以提供尿酸钠盐结晶沉积的影像学证据，但对痛风发作的诊断价值有限。超声扫描更有助于疑似痛风发作或慢性痛风性关节炎患者的确诊，因为可以检测到临床检查不明显的痛风石或软骨表面的双轮廓征象（对关节内尿酸盐沉积具有高度特异性）。

典型的放射图像特征包括：具有突出边缘和硬化边缘的骨质侵蚀；骨增殖；病程后期发生的关节间隙变窄；软组织肿块，有时为钙化所致的软组织痛风石。X 线片变化需要几年的时间才能形成，因而可能有助于痛风的后期诊断。在病程达 4 年的患者中，超声检查对糜烂的敏感性和特异性分别为 0.12 和 0.96。超声检查在痛风诊断方面的主要优势在于成本低、使用广泛且无辐射暴露。数项研究评估了超声检查以尿酸钠盐结晶检测作为参考测试时的诊断表现。尿酸钠盐结晶沉积可通过不同方式检测出来：关节软骨表面出现高回声增强（"双轨征"），关节间隙内形成具有"暴风雪"外观的浮动高回声病灶，以及关节内或沿肌腱出现高回声聚集，表明存在痛风石。最大规模超声检查研究数据表明，上述特征具有较高特异度（84%），痛风石的双轮廓征象和超声检查成像表现优于"暴风雪"外观。总体而言，超声检查特征在早期疾病中的敏感性比晚期疾病中的低。超声检查"双轨征"、双能 CT 扫描对尿酸钠盐结晶沉积的识别，以及 X 线提供的痛风相关关节损伤成像证据均已纳入 ACR/EULAR 制定的 2015 年痛风分类指标。

表 21-2-1　痛风诊断的 8 项最终建议

	建议	证据水平	推荐等级	同意程度
1	对于所有疑似罹患痛风的人，建议寻找滑液或痛风结节抽吸物中的结晶，因为只要存在尿酸钠盐结晶便可以确诊痛风	2b	B	8.6±1.0
2	在诊断成人患者的任何急性关节炎时，应把痛风考虑在内。如果无法进行滑液分析，则痛风的临床诊断可以参考以下提示性特征：足部（尤其是第 1 跖趾关节）或踝关节的单关节受累；以前发生过类似的急性关节炎；快速发作的剧烈疼痛和肿胀（24h 内达到最严重的程度）；红斑；男性与相关心血管疾病和高尿酸血症。这些特征具有很强的提示性，但对痛风并没有特异性	2b	B	8.6±0.8
3	强烈建议对任何未确诊的炎性关节炎者进行滑液抽吸和结晶检查	3	C	8.8±0.3
4	不能以高尿酸血症作为痛风诊断的依据	2a	B	8.9±0.2
5	当痛风的临床诊断结果不确定且无法识别结晶时，应通过医学成像对患者进行检查，以寻找尿酸钠盐结晶沉积和任何替代性诊断特征	1b	A	8.5±1.0
6	X 线片可以提供尿酸钠盐结晶沉积的影像学证据，但对痛风发作的诊断价值有限。超声扫描更有助于疑似痛风发作或慢性痛风性关节炎患者的确诊，因为可以检测到临床检查不明显的痛风石或软骨表面的双轮廓征象（对关节内尿酸盐沉积具有高度特异性）	1b	A	8.2±0.9
7	应该在每个痛风患者身上寻找慢性高尿酸血症的危险因素，具体包括：慢性肾病；超重、药物（包括利尿剂、低剂量阿司匹林、环孢素、他克莫司）；过量饮酒（尤其是啤酒和烈酒）、非膳食苏打、肉类和贝类	1a	A	8.2±1.3
8	建议对痛风患者是否存在相关并发症开展系统性评估，包括肥胖、肾功能损害、高血压、缺血性心脏病、心力衰竭、糖尿病和血脂异常	1a	A	8.7±0.6

7. 应该在每个痛风患者身上寻找慢性高尿酸血症的危险因素，具体包括：慢性肾病；超重、药物（包括利尿剂、低剂量阿司匹林、环孢素、他克莫司）；过量饮酒（尤其是啤酒和烈酒）、非膳食苏打、肉类和贝类。

工作组强调，一旦确诊痛风，就必须识别高尿酸血症的个人具体风险因素，因为其中部分因素是可以改善的。例如有证据表明，肥胖患者如果体重逐渐下降，其血清尿酸水平也会随之降低，从而减少痛风发作的可能性。然而，正如之前欧洲抗风湿病联盟关于痛风管理的建议所强调的那样，仅仅改善生活方式对血清尿酸水平的影响较小，证据水平较低。由于痛风患者往往具有较高的心血管并发症发病率，因此改善生活方式有助于预防心血管疾病，但预防肾病和过量饮酒问题也需要单独解决。

8. 建议对痛风患者是否存在相关并发症开展系统性评估，包括肥胖、肾功能损害、高血压、缺血性心脏病、心力衰竭、糖尿病和血脂异常。

与欧洲抗风湿病联盟关于痛风管理的建议一样，这项建议强调了筛查和管理痛风相关并发症的重要性。必须识别其中部分并发症，尤其是慢性肾病和心血管疾病，因为此举具有治疗意义。

三、讨论

对于患有急性关节炎且无法进行滑液检查的患者，工作组建议以某些提示性临床特征和血清尿酸水平为依据来诊断痛风发作。工作组认为，证据水平不足以支持采用任何已发布的算法来为急性关节炎患者确诊痛风。工作组认为，除了为临床实践制定的 Janssens 指标以外，其他最新算法的制定是为了对患者进行分类，而不是在个人层面进行诊断。此外，对于其中部分算法，研究已经表明疾病持续时间会影响其表现，这些算法对已确诊的痛风特异性较低。

在第二项建议中，工作组提请注意血清尿酸水平在痛风临床诊断中的价值。虽然不存在公认的高尿酸血症定义，但有学者提出了 360μmol/L 这一阈值，因为高于这一阈值伴随痛风的终身风险。但是，正如第 4 项建议中强调的那样，不能把高尿酸血症作为痛风诊断的依据，而应仅在痛风诊断有提示性临床特征时把高尿酸血症视作参考。一般而言，当血清尿酸水平超过其饱和点时，尿酸单钠就会结晶。该饱和点似乎接近 360μmol/L。但是，尿酸单钠结晶的成核和沉积过程非常缓慢，而且取决于多种遗传和环境因素，包括组织成核剂和抑制剂。其中，长时间的高血清尿酸水平至关重要。因此，高尿酸血症是偶发痛风的有力预测因子，但并非所有无症状高尿酸血症患者都会发展成痛风。

过去 10 年，我们对痛风自然发展的理解取得了重大进展。具体而言，使用超声检查和双能量计算机断层扫描等新型成像技术，即可识别从关节和肌腱内无症状尿酸单钠结晶沉积所定义的临床前状态到第一次痛风发作之间的连续性。这一新知识促使人们提出了一种新的痛风分期方法，从而可以在所谓的间歇期内进行诊断。

工作组在其最后两项建议中强调，一旦确诊痛风，就需要寻找高尿酸血症的风险因素。部分风险因素，尤其是肥胖、药物（利尿剂、低剂量阿司匹林、环孢素、他克莫司）和膳食是可以改善的。最后，强调必须筛查数种并发症，特别是肥胖、慢性肾脏病、心血管疾病和代谢综合征的组分，痛风患者往往患有该类并发症，但对于并发症与痛风之间的因果关系仍存在争议。

总而言之，自 2006 年 EULAR 关于痛风诊断的建议发布以来，医学界在影像、临床诊断和了解痛风自然发展方面取得了重大进展。因此，根据这些进展，EULAR 对建议进行了修订和更新，以便更好地帮助医师诊断痛风。

（姚　媛　孙明姝）

第三节　2020 年美国风湿病学会痛风管理指南

一、前言

本指南是美国风湿病学会（ACR）继 2012 年痛风管理指南之后，基于现有证据制定的新版指南，目的是为痛风管理提供指导，包括降尿酸治疗（ULT）的适应证、痛风发作的治疗、生活方式和其他药物建议。在制订过程中，首先选定了 57 个 PICO（人群、干预、比较和结果）问题，随后进行了系统文献回顾，根据 GRADE(分级推荐、评估、制订和评价) 法对可用证据进行评级的网络荟萃分析，以及患者输入。使用小组共识过程来编写最终建议，并将其强度分为强烈或有条件。产生了 42 条建议（包括 16 条强烈建议）。强烈建议对所有患痛风石的、痛风引起影像学损伤的或痛风频繁发作的患者开始 ULT；别嘌醇作为首选的一线 ULT，包括那些中至重度慢性肾脏病（CKD ≥ 3 期）患者；使用低起始剂量的别嘌醇（≤ 100mg/d，CKD 患者更低）或非布司他（≤ 40mg/d）；由连续血尿酸测量指导的 ULT 剂量调整的达标治疗管理策略，血尿酸目标为＜ 360μmol/L；开始 ULT 时，强烈建议同时进行至少 3 ～ 6 个月的预防性抗炎镇痛治疗；对于痛风发作的管理，强烈建议秋水仙碱、非甾体抗炎药或糖皮质激素（口服、关节内或肌内注射）。该指南使用 GRADE 方法，并基于当前文献证据和患者偏好的共识过程，为临床医师和患者制订痛风管理决策提供了指导。

二、推荐意见及主要推荐说明

1. **药物 ULT 的适应证**　强烈建议有下列任何一种情况的痛风患者开始 ULT：≥ 1 处皮下痛风石；痛风的影像学损害证据（任何形式）；痛风频繁发作，频繁的定义是每年 ≥ 2 次。

关于 ULT 在降低发作频率、痛风石和 SU 浓度方面的功效，有高度确定的证据。虽然许多患者小组参与者报告他们最初对开始 ULT 犹豫不决，但在炎症和痛风石得到改善控制后，他们变成早期机构的坚定拥护者。

有条件建议对于以前经历过 1 次以上但发作不频繁（＜ 2 次 / 年）的患者开始 ULT。

对于发作次数较少且无痛风石的患者，ULT 的潜在临床益处将比痛风较重的患者低。在一项研究中（证据中等），非频繁发作患者的一些特殊特征（如血尿酸浓度＞ 540μmol/L、CKD、CVD）可能会影响风险收益评估，但由于这些亚组的数据不足，投票小组认为这些情况不足以对这个亚组患者提出更强的 ULT 建议。

有条件建议不对首次痛风发作的痛风患者，开始 ULT 治疗。

然而，对合并 CKD ≥ 3 期、血尿酸＞ 540μmol/L 或存在尿石症的首次发作者，有条件建议开始 ULT 治疗。

对于患有中至重度CKD(例如, ≥ 3 期)的患者，痛风进展和临床痛风石形成的可能性更高。此外，在该人群中痛风发作的治疗选择受限，使用 ULT 预防肾脏疾病的进展可能会有更多益处。同样，血尿酸明显升高（＞ 540μmol/L）的患者更容易出现痛风进展。对于有尿石症病史的患者，别嘌醇和非布司他可带来益处，因为这两种药物均比安慰剂能降低 24h 尿尿酸排泄率。在草酸钙结石和高尿酸尿症的患者中，别嘌醇（300mg/d）在降低结石相关事件的 3 年发生率方面优于安慰剂。

有条件建议不对无症状高尿酸血症患者启动 ULT。

对于无症状高尿酸血症的患者，RCTs（旨在研究 CVD 的结果）显示 3 年内痛风发作明显减少。但是，ULT 组和安慰剂组痛风的发生率都很低（＜ 1% *vs* 5%）。换言之，需要对 24 例患者进行 ULT 治疗 3 年，以防止发生单次（偶发）痛风发作。根据观察性研究，在血尿酸＞ 540μmol/L 的无症状高尿酸血症患者中，只有 20% 的人在 5 年内发展为痛风。投票小组认为，对于大多数无症状高尿酸血症的患者（包括那些合并患有 CKD、CVD、尿石症或高血压的患者），对大量不太可能发展为痛风的患者 ULT 的益处不会超过潜在的治疗费用或风险。对于无症状高尿酸血症并伴有 MSU 晶体沉积（超声或双能量计算机断层扫描等影像学检查发现）的患者，情况也是如此。

2. **痛风患者选择初始 ULT 的建议**　强烈建议

对于所有患者，包括中至重度 CKD（≥ 3 级）的患者，使用别嘌醇作为首选的一线药物，而不是应用其他 ULT。

基于足量用药（通常所需剂量 > 300mg/d，美国 FDA 批准的最大剂量 800mg/d）的有效性、耐受性、安全性和低成本，投票小组强烈推荐别嘌醇作为首选一线药物。使用较低的起始剂量可以减少特异性别嘌醇超敏综合征（AHS）。

强烈建议中至重度 CKD（≥ 3 期）患者选择别嘌醇或非布司他，而不是丙磺舒。

强烈建议不要选择普瑞凯希作为一线治疗。

强烈建议以低剂量起始、剂量递增的方案进行别嘌醇 [≤ 100mg/d，在 CKD（≥ 3 期）患者中更低] 和非布司他（≤ 40mg/d）治疗，而不是从更高剂量开始。

有条件地推荐使用低剂量起始、剂量递增的方案进行丙磺舒（500mg，每日 1 ～ 2 次）治疗，而不是从更高剂量开始。

任何 ULT 的较低起始剂量可降低与起始 ULT 相关的痛风发作风险。对于 CKD 患者，应考虑使用更低的别嘌醇初始剂量（例如 ≤ 50mg/d）。虽然较高的起始剂量和 CKD 与 AHS 的风险相关，但 CKD 患者可能仍需要将剂量调整至 300mg/d 以上才能达到血尿酸目标。较大的体型和利尿剂的使用提示需要更高的别嘌醇剂量。

强烈建议同时给予抗炎预防治疗 [例如秋水仙碱、NSAID、泼尼松 / 泼尼松龙]，而不是不进行抗炎预防治疗。

基于 8 项 RCT 和 2 项观察性研究，有中等确定性证据支持强烈建议在开始 ULT 时使用抗炎预防治疗。建议在 ULT 开始后持续预防至少 3 ～ 6 个月，因为较短的持续时间与停止预防后的发作有关。停药后，如果患者继续出现发作，建议监测发作活动性并根据需要继续进行抗炎治疗。

如果患者持续痛风发作，强烈建议继续同时抗炎预防治疗 3 ～ 6 个月而不是 < 3 个月，并根据需要进行性评估和持续预防。

3. 起始 ULT 的时间　当痛风患者决定启用 ULT 时，有条件建议在痛风发作期间开始 ULT，而不是在痛风发作缓解后开始 ULT。

在发作期间启用 ULT 理论上存在益处，包括在此次发作来诊期间启用治疗所获得的时间效率、

患者可能会非常积极地接受 ULT。有研究显示，在发作期间启用 ULT 不会显著延长发作持续时间或严重程度。同时，来自患者小组的意见倾向于更早开始治疗路径以防止将来发作，影响了最终建议。

强烈建议所有接受 ULT 的患者采用达标治疗管理策略，包括 ULT 剂量调整和由连续血尿酸测量指导的后续剂量以达到目标血尿酸，而不是固定剂量 ULT 策略。

强烈建议所有接受 ULT 的患者实现和维持 < 6mg/dl 的血尿酸目标，而不是使用无目标。

在来自英国的一项 RCT 中，相比于随机接受全科医师主导的常规治疗的患者（当给予 ULT 时，这种方法通常以固定剂量策略为特征），随机分配到护士主导的达标治疗方案的患者表现出更高的 ULT 依从性、更低的血尿酸、痛风石的缩小和更少痛风频繁发作（24 个月内 ≥ 2 次）的比例。在美国，两种独立的药剂师主导的干预措施都采用了达标治疗策略，在治疗依从性、血尿酸和更高的别嘌醇剂量方面优于常规治疗。其他研究支持 ULT 剂量递增以达到目标血尿酸水平，包括 CKD 患者中别嘌醇的剂量调整。ULT 剂量调整应该在合理的时间范围内进行（例如，几周到几个月，而不是几年），以防止"治疗惰性"。

有条件建议所有接受 ULT 治疗的患者，由非医师提供一个更优的 ULT 剂量管理方案，包括患者教育、共享决策和达标治疗方案，优化达标治疗策略。

根据最近由护士和药剂师主导的干预措施，投票小组支持利用患者教育和共同决策来扩大常规治疗的益处，通过实施达标治疗方案而不是常规治疗。然而，专家组认识到，这些资源可能并非在所有医疗保健机构中都可用，关键是治疗提供者（可能是治疗医师）教育患者并实施达标治疗方案。

4. ULT 的时程　有条件建议无限期持续 ULT，而不是停止 ULT。

一个系列病例中，在临床缓解且在停止前几年血尿酸浓度得到良好控制的患者中，只有 13% 的患者（211 例中的 27 例）血尿酸浓度保持在 < 420μmol/L，在未接受 ULT 的 5 年随访期间没有发作，而停止治疗后具有较高血尿酸浓度的患者出现更频繁的

发作，并且与血尿酸升高相关发作的可能性更大。如果治疗耐受性良好且不造成负担，患者小组表示倾向于持续治疗。

5. 对接受 ULT 药物治疗患者的建议

（1）别嘌醇：有条件建议在开始使用别嘌醇之前，向东南亚血统的患者（如汉族人、韩国人、泰国人）和非洲裔美国人进行 *HLA-B*5801* 等位基因的检测，而不是不检测 *HLA-B*5801* 等位基因。

有条件的建议不对其他种族或种族背景的患者在开始使用别嘌醇之前，进行 *HLA-B*5801* 等位基因的通用检测，而不是检测 *HLA-B*5801* 等位基因。

如上所述，强烈建议从每日 ≤ 100mg 开始别嘌醇（CKD 患者使用较低剂量），而不是从更高剂量开始。

*HLA-B*5801* 等位基因与显着升高的 AHS 风险相关。*HLA-B*5801* 的患病率在汉族人、韩国人和泰国后裔中最高（7.4%），在非裔美国人中较低（3.8%），在白种人和西班牙裔中更低（各 0.7%）。据报道，在亚洲人和非洲裔美国患者中检测该等位基因具有成本效益（增量成本效益比 < 109 000 美元 / 质量调整生命年）。与服用别嘌醇的白种人患者相比，服用别嘌醇的亚裔和非裔美国患者 AHS 风险增加 3 倍。

有条件建议对别嘌醇有过敏史且无法用其他口服 ULT 药物治疗的患者进行别嘌醇脱敏。

支持这一建议的证据水平非常低。投票小组认识到脱敏方案并不常用，目前大多数从业的风湿病学家在这些方案方面的经验有限。

（2）非布司他：对于有 CVD 病史或新的 CVD 相关事件的服用非布司他的患者，如果可用且与本指南中的其他建议一致，则有条件建议改用替代的口服 ULT 药物。

在投票小组会议上，对数据、患者小组输入及美国 FDA 关于非布司他黑盒警告声明进行了很多讨论。在 CARES 试验中，在主要复合 CVD 终点方面，两组之间没有差异。然而，与别嘌醇相比，非布司他与更高的 CVD 相关死亡和全因死亡率（由 CVD 死亡驱动）风险相关，但与其他 3 种次要 CVD 结局（非致死性心肌梗死、非致死性卒中或不稳定型心绞痛的紧急血管重建术）无相关性。这些结果的解释因高退出率而变得复杂，大

多数死亡发生在 ULT 停药后。此外，缺乏未经治疗的对照组意味着与非布司他相关的绝对 CVD 风险是未知的。另外两项观察性研究并未显示与别嘌醇相比，使用非布司他增加了 CVD 事件或相关的全因死亡率。

（3）促尿酸排泄药物：有条件建议不对考虑或接受促尿酸排泄药治疗的患者检查尿尿酸。

有条件建议不对接受促尿酸排泄药治疗的患者碱化尿液。

一项观察性研究表明，较高水平的 24h 尿尿酸和较高水平的未解离尿尿酸与尿石症有关。然而，投票小组表示，24h 尿液收集或基于列线图的测试都可能受到饮食的影响，鉴于证据水平非常低，因此否定了此类测试的实用性。

没有证据支持对接受排尿酸治疗的患者检查尿尿酸水平或碱化尿液的建议。投票小组支持标准的最佳实践，即已知肾结石或中至重度 CKD（≥ 3 期）的患者不应接受促排药物。对于接受促排药物的患者，患者应接受有关充分补水的询问，但由于缺乏疗效证据，因此无须开具碱化剂。

6. 何时考虑改变 ULT 策略　对于服用第一次 XOI 的患者，尽管有最大耐受或 FDA 指示的 XOI 剂量，仍具有持续高 SU 浓度（> 360μmol/L），或痛风持续频繁发作（> 2 次 / 年）或皮下痛风石无法解决的患者，有条件的建议切换到第二个 XOI 而不是添加促尿酸排泄剂。

几项雷西纳德研究证明了在 XOI 治疗中添加尿酸排泄药物的益处。然而，我们发现没有研究直接解决上述 PICO 问题中的选择，导致有条件的建议在第一次 XOI 失败后切换到第二个 XOI。

强烈建议经 XOI 治疗、促尿酸排泄药和其他干预措施治疗后血尿酸未能达标的，且持续性痛风发作（≥ 2 次 / 年）或皮下痛风石不溶解的痛风患者改用普瑞凯希而不是持续的 ULT 治疗。

强烈反对经 XOI 治疗、促尿酸排泄药和其他干预措施治疗后血尿酸未能达标的，但痛风发作次数很少（< 2 次 / 年）且无痛风石的痛风患者改用普瑞凯希，建议继续目前的 ULT 治疗。

7. 痛风发作管理　对于患有痛风发作的患者，强烈建议使用秋水仙碱、NSAID 或糖皮质激素（口服，关节内或肌内注射）作为痛风发作的适当的一线疗法，而不是 IL-1 抑制剂或促肾上腺皮质

激素（ACTH）。

鉴于相似的功效和较低的不良反应风险，当选择秋水仙碱药物时，强烈建议低剂量秋水仙碱优于大剂量秋水仙碱。

对于痛风发作的患者，有条件地建议使用局部冰敷作为辅助治疗。

对于上述抗炎治疗无效、耐受性差或有禁忌症的痛风发作患者，有条件地推荐使用 IL-1 抑制剂而不是不进行任何治疗（除了支持/镇痛治疗外）。

对于无法口服药物的患者，强烈建议使用糖皮质激素（肌内、静脉内或关节内）而不是 IL-1 抑制剂或 ACTH 进行治疗。

8. 生活方式管理　无论疾病活动如何，有条件建议痛风患者限制饮酒。无论疾病活动如何，有条件建议痛风患者限制嘌呤摄入量。无论疾病活动如何，有条件建议痛风患者限制高果糖玉米糖浆的摄入。对于超重/肥胖的痛风患者，无论疾病活动如何，有条件建议使用减肥计划（没有批准的特定计划）。无论疾病活动如何，有条件建议痛风患者不要补充维生素 C。

（1）酒精：与不饮酒的患者相比，限制或戒酒的患者的血尿酸水平低 96μmol/L。在一项病例交叉研究中，在过去 24h 内饮用＞1～2 份酒精饮料与没有饮酒的时期相比，痛风发作的风险高出 40%，具有剂量反应关系。一项小型队列研究表明，尽管接受了 ULT，与不大量饮酒的人相比，重度饮酒者（≥30 单位酒精/周）更有可能继续出现痛风发作。

（2）低嘌呤饮食：上述相同的病例交叉研究中，嘌呤摄入量增加与痛风发作风险之间存在剂量反应关系。然而，一项小型 RCT 并未显示以低嘌呤摄入为重点的教育干预与正常饮食相比有较低的血尿酸浓度。

（3）高果糖玉米糖浆：每千克体质量摄入 1g 果糖会在摄入 2h 内使血尿酸浓度增加 60～120μmol/L。在全美健康和营养检查调查中，食用人工加糖碳酸饮料与较高的血尿酸水平相关。

（4）减肥。在一个小型肥胖患者队列（n=11）中，平均体重减轻 5kg 导致平均血尿酸降低 66μmol/L。在一项大型队列研究中，肥胖与更高的痛风发病风险相关，但与复发性痛风发作无关。

然而，随着时间的推移，体重质量指数的变化与复发性痛风发作的风险相关。

（5）其他饮食建议。投票小组审查了樱桃/樱桃提取物和乳蛋白的数据。主要来自观察性研究的证据的确定性很低或非常低，排除了关于这些主题的具体建议。两项小型 RCT（n=29 和 n=40）显示服用维生素 C 的痛风患者的血尿酸浓度在临床上没有显著变化。

9. 合并用药管理　无论疾病活动如何，有条件建议痛风患者在可行的情况下将氢氯噻嗪换成另一种降压药。无论疾病活动如何，有条件建议痛风患者在可行时优先选择氯沙坦作为降压药。无论疾病活动如何，有条件建议痛风患者不要停止服用低剂量阿司匹林（适用于因正确适应证而服用这种药物的患者）。

无论疾病活动如何，有条件建议痛风患者不要添加或更换降胆固醇药物为非诺贝特。

已知上述药物对血尿酸浓度有影响。投票小组针对氢氯噻嗪和氯沙坦在可行的临床方案中提出了建议。只有当潜在的血尿酸浓度/痛风益处超过药物变化的潜在风险或危害时，才应考虑更换、停止或添加药物。

由于低剂量阿司匹林几乎没有实用的替代品，投票小组特别建议不要在患者因适当适应证而服用阿司匹林时停止将其作为降低血尿酸的手段。降胆固醇药物（例如，他汀类药物、胆汁酸螯合剂、烟酸药物等）添加或转换为非诺贝特，尽管其具有降低尿酸盐的作用，因为存在的风险超过了潜在的好处，未获推荐。虽然可能只产生适度的降尿酸作用，但从血管紧张素转化酶抑制剂转换为氯沙坦的风险似乎在大多数患者中足够低，因此在可行的情况下值得这种改变。

三、讨论

该指南的制订，通过检索更新的文献，采用 GRADE 分级方法，并纳入了患者偏好和成本的考虑。

与 2012 年 ACR 指南相比，该指南强化了从低剂量 ULT 开始并逐渐增加以达到血尿酸目标的策略。该策略降低了与治疗相关的不良反应（例如超敏反应）的风险及伴随 ULT 启动的突发风险。由于缺乏相关数据，本指南并未就最佳调整方案做出推荐。由于在西方，每种药物的不同费用和最近非布司他出现的潜在 CVD 安全问题，该指南坚定地将别嘌醇作为所有患者（包括 CKD 患者）的首选一线 ULT。ULT 的适应证与 2016 年更新的 EULAR 痛风建议一致，扩展到涵盖归因于痛风（使用任何形式，无论皮下痛风石或发作频率）放射学损害证据的个体。还添加了有条件的建议（这将保证提供者 - 患者共同的医疗决策讨论）对于不频繁发作（< 2 次发作 / 年）或首次发作明显高尿酸血症（血尿酸 > 540μmol/L）的患者使用 ULT。

指南中多处有条件建议或反对，多数是基于 GRADE 分级较低证据时，患者偏好、种族、性别、合并症的特殊性决定的可能获益而形成。对一些特殊情况，如特殊人群血尿酸目标值、长期低血尿酸（例如 ≤ 180μmol/L）和深度治疗的安全性等问题，需要更多数据提供证据。虽然血尿酸与高血压、CVD 和 CKD 等其他合并症之间存在关联，但在没有痛风的情况下 ULT 的益处（或风险）尚未确定。

痛风被描述为一种"可治愈的疾病"。随着支持管理最佳实践的数据不断涌现，这些建议的实施将提高痛风患者的治疗质量，使其更加理想。

（李　华　孙明妹）

第四节　痛风和高尿酸血症的管理：中国台湾多学科共识

一、前言

2018 年，中国台湾发表了痛风和高尿酸血症管理多学科共识。中国台湾的营养与健康调查中，研究人员报道了 2005—2008 年男性和女性的痛风发病率分别为 8.2% 和 2.3%。新的治疗药物改变了痛风和高尿酸血症的治疗策略。此外，支持痛风和高尿酸血症与多种疾病相关联的证据变得更加引人注目。鉴于这些进展及合并症在痛风或高尿酸血症患者中非常普遍的事实，2016 年举行了两次多学科会议，以促进中国台湾的变态反应学、免疫学、风湿病学、心脏病学、内分泌学和肾脏病学领域医学专业人员的临床经验和专业知识的动态交流。根据会议共识以及 2006 年、2013 年和 2016 年中国台湾痛风和高尿酸血症管理指南的建议制定了本共识，经中国台湾风湿病学家协会（TRA）执行委员会批准发布。

本共识制定了 14 个临床问题的逐条意见陈述，包括证据水平、推荐等级和一致性水平。使用牛津循证医学中心的证据水平（LoE）（2011 年）对证据水平（LoE）和推荐等级（GoR）进行评分。确定支持每项建议的证据水平。随后，进行了改良 Delphi 投票以确定每个陈述的一致同意程度（agreement）。该共识文件的目的是在更全面的水平上改善痛风和高尿酸血症的管理。本共识文件的内容基于当地流行病学和当前临床实践，以及两次多学科会议的共识和台湾痛风和高尿酸血症管理指南的建议。

二、推荐意见及主要推荐说明

1. 高尿酸血症是痛风的主要危险因素（LoE）；推荐等级（GoR）；一致同意程度（agreement）。

高尿酸血症是痛风的主要危险因素。血尿酸（sUA）水平 < 420、420 ～ 540 和 ≥ 540μmol/L，痛风的年发病率分别估计为 0.1%、0.5% 和 4.9%。在一项回顾性报告中，与那些 sUA 水平 < 360μmol/L 的人相比较，sUA 水平为 360 ～ 420、420 ～ 480、480 ～ 540 和 ≥ 540μmol/L 的英国痛风患者痛风发作的优势比分别为 1.33、1.49、1.71 和 2.157。尽管高尿酸血症已被确定为痛风的主要危险因素，但临床观察中只有 1/10 的高尿酸血症患者会出现痛风性关节炎。

2. 痛风或高尿酸血症明显与多种合并症相关，包括心血管疾病、慢性肾脏病（CKD）、尿石症、代谢综合征、糖尿病、甲状腺功能障碍和银屑病（LoE：3；GoR：B；Agreement：9.25±0.62）。

（1）心血管疾病：高尿酸血症与心血管疾病之间的显著相关性已在大量研究中得到证实。sUA 水平升高与冠心病（CHD）和心力衰竭及卒中显著相关。痛风患者心血管不良事件及全因和心血管死亡风险增加，深静脉血栓和肺栓塞风险亦增加。

（2）CKD 和肾结石：在一项荟萃分析中，痛风被证明是 CKD[相对风险（RR）=2.41] 和肾结石（RR=1.77）的独立危险因素，共识因此建议痛风患者应定期接受 CKD 筛查。高尿酸血症可能导致肾脏损害，从而加速 CKD 进展，高尿酸血症是

CKD 3 ～ 5 期患者全因和心血管死亡率的危险因素，降低尿酸的药物对无症状的高尿酸血症患者的肾功能具有保护作用，然而，具体的潜在机制有待进一步说明。

（3）代谢综合征：2013 年，中国台湾的一份报告显示当高尿酸血症与某些代谢紊乱（例如，高血压、肥胖和高脂血症）共病时，痛风发病率增加。2015 年，中国台湾有研究显示 sUA 水平与代谢综合征显著相关，与 sUA < 420μmol/L 的人群相比，sUA > 540μmol/L 的人群发生代谢综合征的风险高 5 倍。

（4）糖尿病：如许多研究所示，sUA 水平不仅与糖尿病风险相关，而且还是糖尿病并发症的独立预测因素（如神经病变、视网膜病变、肾脏疾病、糖尿病足和血管病变）。

（5）甲状腺功能紊乱：2014 年发表的一篇文章显示，甲状腺功能亢进症或甲状腺功能减退症患者的痛风发生率明显高于甲状腺功能正常者。

（6）银屑病：与没有银屑病的患者相比，银屑病患者高尿酸血症（RR=1.37）和痛风（RR=1.83）风险更高。然而，证据仍然不足以证明银屑病是否可能是痛风和高尿酸血症的独立危险因素。

3. 高尿酸血症的生化定义是成年男性和女性的空腹 sUA 水平 > 404.6μmol/L（LoE：3；GoR：B；agreement：8.40±2.06）。

根据痛风的病理生理学，高尿酸血症的生化定义应定义为成人 sUA 水平 > 404.6μmol/L。为了便于记忆，本文将高尿酸血症定义为 sUA > 420μmol/L。对于 sUA 水平在 420 ～ 480μmol/L 的个体，应进行详细的病史和进一步的体格检查，以确认是否存在相关疾病，如痛风、高血压、糖尿病、肥胖和代谢综合征。希望这样的积极措施能够在靶器官功能受损之前促进相关疾病的早期诊断、治疗和预防。

4. 无症状性高尿酸血症不需要立即进行降尿酸治疗。应识别和妥善管理高尿酸血症的潜在原因，尤其是在代谢综合征相关疾病可能增加心血管风险的情况下（LoE：3；GoR：B；agreement：8.80±1.25）。

高尿酸血症仅仅是一种生化异常。通过改变生活方式，比如增加运动活动、液体摄入和饮食调整，或识别和纠正高尿酸血症的原因，可以将

sUA 水平恢复到正常范围。使用阿司匹林、酒精、利尿剂、抗结核药物、环孢菌素和化疗药物等药物可能会导致少数病例的 sUA 水平升高。除高 sUA 水平外，痛风的风险因素还包括肥胖、体重增加、饮酒习惯、紧张、肾功能损害、痛风家族史和利尿剂的使用。

5. 急性痛风性关节炎的初期常累及单关节，主要临床表现为关节剧烈疼痛、红、肿、热和关节及周围软组织的疼痛为特征。发热和多关节炎发作可能在后期发生（LoE：3；GoR：B；agreement：8.85±1.06）。

痛风发作的特点是突然发作疼痛，经常在午夜或黎明前，有些患者可能会有预感，如轻微或刺痛。疼痛在 1 ～ 2d 达到峰值并且通常即使没有治疗，也会在 3 ～ 10d 消退，但可能会持续几周，尽管这种情况很少见。急性痛风性关节炎通常涉及下肢远端关节，最初发作时最常受累的关节是第 1 跖趾关节，其次是踝关节和膝关节。如果 sUA 水平持续保持在正常范围以上，急性痛风性关节炎的频率通常会随着时间的推移而增加，因为一段时间后可能会在关节腔内形成尿酸单钠（MSU）结晶沉淀。

6. 如果不及时治疗慢性高尿酸血症，痛风石（MSU 晶体）可能会在痛风患者的皮下和关节内形成，有时会导致关节畸形，严重时甚至会导致运动丧失。痛风石可能会沉积在耳、皮下组织、关节、软骨及肾脏中，进而损害肾功能（LoE：3；GoR：B；agreement：9.25±0.83）。

最近的研究显示，痛风石通常可在第一次痛风发作后 5 ～ 6 年形成。虽然慢性痛风石可能不会像急性发作时那样引起剧烈疼痛，但它们可能导致关节和组织破坏、变形或功能受损。医师应该注意由痛风石引起的任何开放性伤口或刮伤，以及它们是否与细菌感染并发。为避免感染扩散导致严重并发症，如骨髓炎、坏死性筋膜炎和可能最终导致截肢或死亡的败血症，应建议患者不要自行处理这些开放性伤口，并应立即就医。

7. 2015 年，美国风湿病学会（ACR）和欧洲风湿病联盟（EULAR）合作更新了痛风分类标准，其中入组标准被定义为外周关节或滑囊出现至少 1 次肿胀、疼痛或压痛。充分标准被定义为在有症状的关节或滑囊（即在滑液中）或痛风石中存在

MSU 晶体。如果不满足这一充分标准，则计算临床、实验室和成像领域的参数评分以确定个体是否患有痛风（LoE：3；GoR：B；agreement：9.05±0.74）。

8. 滑膜液中吞噬 MSU 晶体的存在是痛风最明确的诊断标准。然而，MSU 晶体在痛风发作过程中会发生变化，使得滑液的显微镜分析成为一种灵敏度低但特异性极佳的试验（LoE：3；GoR：B；agreement：9.30±0.71）。

迄今为止，通过滑膜液的显微镜分析证实吞噬的 MSU 晶体的存在仍然是诊断痛风的金标准。然而，MSU 晶体在痛风发作过程中发生变化，使得滑液的显微镜分析成为一种灵敏度低但特异性极佳的试验。因此，即使对于根据评分系统诊断痛风的患者，应在随后的急性发作中吸出滑液以确认诊断并促进鉴别诊断。即使在滑液的偏光显微镜分析中检测到 MSU 晶体，也不应忽视伴随痛风和化脓性关节炎的可能性。

9. 如果诊断仍未确定，应转诊给风湿病学家进一步确认（LoE：3；GoR：B；agreement：9.75±0.54）。

高 sUA 水平患者的关节炎发作可能不一定是痛风发作中必须的。约 1/3 的患者在急性发作期间的 sUA 水平正常。此外，一系列广泛的疾病也会导致关节紊乱，表现为红、肿、热、痛。应进行详细的病史、体格检查、滑液分析或组织活检，以及血液生化检查，以排查蜂窝织炎、回纹型风湿病、化脓性关节炎、假性痛风、血清阴性脊柱关节病、类风湿关节炎和退行性关节炎等。

10. 应就改变生活方式、药物治疗益处和治疗依从性提供充分的患者教育（LoE：3；GoR：B；agreement：9.35±0.73）。

当患有急性疼痛时，应服用抗炎镇痛药和（或）秋水仙碱，而降尿酸药物则不是有益的。相反，在临界和慢性期间应使用降尿酸药物，以维持 sUA 水平 < 360μmol/L，以防止复发性痛风发作，并可能会使痛风石逐渐溶解。痛风石在中国台湾的高患病率提示，许多痛风患者没有得到充分的治疗，且痛风和高尿酸血症的负担是非常重要的。

11. 急性痛风性关节炎通常在 1 ～ 2 周自发消退，无须抗炎治疗。痛风发作很少持续超过 2 周。而早期使用抗炎镇痛药可以快速缓解疼痛（LoE：3；GoR：B；agreement：9.00±0.63）。

在感知疼痛迹象时，越早使用抗炎镇痛药，镇痛效果越好，并可减少痛风发作持续时间和药物剂量。痛风发作通常使用类固醇激素、NSAID、阿片类药物、促肾上腺皮质激素和秋水仙碱的某种组合来治疗，具体取决于患者的年龄和其他并发症风险因素。因 sUA 水平的波动可能诱发痛风发作，在痛风发作期间起始或停用降尿酸药物均是不明智的。

12. 降尿酸治疗的推荐目标是维持 sUA 水平 < 360μmol/L。对于痛风石患者，初步目标可以降低 sUA 水平至 < 300μmol/L，以促进痛风石溶解。在选择和使用最合适的降尿酸药物之前，应仔细权衡肝肾功能及其他背景因素。一般推荐长期 / 终身降尿酸治疗（LoE：3；GoR：B；agreement：9.30±0.56）。

降尿酸药物主要分为黄嘌呤氧化酶抑制剂（XOI）和促尿酸排泄剂两大类。前者包括别嘌醇和非布司他，而后者包括苯溴马隆和磺吡酮。虽然 XOI 是西方国家的首选，但别嘌醇可能会导致中国台湾患者出现严重超敏反应。由于促排药仅增加尿酸排泄，不影响尿酸生成，因此不适用于以下情况：①尿酸生成过多引起的高尿酸血症；②肾功能不全的患者，因为在这种情况下，促排药的疗效有限 [例如，当肌酐清除率（Ccr） < 30ml/min 时，避免使用磺吡酮]；③尿酸成分引起的尿石症，因为尿石症和尿酸性肾病的风险增加。为预防尿酸性尿石症，应以较低剂量开始使用尿酸排泄剂，同时给予充足的水分摄入。应保留手术干预，用于治疗痛风石导致关节破坏 / 畸形、剧烈疼痛、神经压迫、感染（增加风险）或关节活动受限的情况。

（1）别嘌醇：这是一种破坏嘌呤分解代谢的 XOI，从而降低血清和尿液的尿酸浓度。别嘌醇通常用于预防痛风发作、肾结石和化疗引起的高尿酸血症。别嘌醇的常见副作用包括皮疹和胃肠道不适。别嘌醇及其主要代谢物氧嘌呤醇的半衰期分别为 1 ～ 3h 和 17 ～ 40h。因此，别嘌醇可以每天服用 1 次。别嘌醇剂量调整应根据患者的肾功能（即 Ccr）。考虑到别嘌醇对治疗尿酸过度产生和排泄不足均有效，因此它经常用于降尿酸治疗。别嘌醇通常具有很好的耐受性，副作用发生率低。然而，别嘌醇超敏反应综合征（AHS）可从轻度皮疹发展为严重超敏反应，包括皮肤和黏膜坏死、史蒂文斯-约翰逊综合征、中毒性表皮坏死松解症、肝坏死和肾功能损害。严重皮肤不良反应（SCAR）/严重超敏反应的发生时间各不相同，在给药后 $1 \sim 728d$（平均 47d）不等，导致 20% ~ 25% 的死亡率。肾功能不全和年龄（> 60 岁）似乎是与 SCAR 相关的两个主要因素。中国台湾 2015 年发表的一项研究回顾性分析了 NHI 研究数据库，发现新用药者与 AHS 相关的 AHS 发病率、住院率和死亡率分别为 0.468%、0.202% 和 0.039%。此外，肾病或心血管疾病患者的 AHS 发病率和相关死亡率更高。因此，别嘌醇应谨慎用于以下适应证/亚组：①痛风石；②尿酸过量产生（常规饮食下尿酸排泄 > 800mg/24h）；③不适合使用促排药的患者，例如不耐受、肾功能不全或药物无效；④尿酸结石病史；⑤接受化疗的癌症患者（有急性高尿酸血症引起的肾病的风险）。对于肾功能正常的患者，推荐的起始剂量为 100mg/d。如果治疗 1 个月后没有观察到过敏反应，可以考虑增加剂量。最大剂量为 800mg/d，常规剂量为 300mg/d。由于羟嘌呤醇可能在肾脏中蓄积，因此肾功能不全患者应根据肾功能调整剂量。在人类白细胞抗原（HLA）-B*5801 等位基因携带者中使用别嘌醇会增加患 SCAR 的风险。考虑到实施前瞻性 HLA-B*5801 基因分型并结合替代治疗计划已被证明有助于降低 SCAR 的风险，医师可能会在开出别嘌醇处方之前进行 HLA-B*5801 基因分型。然而，HLA-B*5801 阴性患者可能会出现 SCAR。因此，无论患者的 HLA-B*5801 状态如何，都应谨慎使用别嘌醇。别嘌醇与某些药物合用可能会增加 AHS 的风险，例如，氨苄西林、噻嗪样利尿剂或血管紧张素转化酶抑制剂。对别嘌醇过敏的患者可能会被转诊至风湿病学家进行进一步评估和治疗。华法林使用者应注意出血。此外，当与硫唑嘌呤或巯基嘌呤合用时，别嘌醇的剂量应减少。

（2）非布司他：与别嘌醇的化学结构不同，非布司他是一种非嘌呤类 XOI，可有效治疗尿酸生成过多和排泄不足。由于非布司他主要由肝脏排泄，因此轻至中度肾功能不全患者无须调整剂量。起始剂量为 40mg/d，2 周后可增加到 80mg/d。如果未达到 sUA < 6mg/dl 的治疗目标，可以考虑将剂量持续增加至最大 120mg/d。一项成本效益研究表明，与别嘌醇相比，非布司他可以帮助更多患者将 sUA 水平维持在 < 360μmol/L，进而降低痛风发作和 CKD 的风险，尤其是对于 CKD 3/4 期的患者，这可能是首选方案。此外，非布司他的副作用普遍较低，常见的副作用是胃肠道症状（如恶心、呕吐、腹泻、腹痛）。不常见的副作用是肝功能异常、头痛和关节痛。医师应观察心血管疾病的迹象并监测肝功能。在已发表的研究中，非布司他相关 SCAR 的报道极为罕见。

（3）苯溴马隆：苯溴马隆通常剂量为 50mg/d。每日最大剂量不应超过 100mg。当 Ccr 低于 20ml/min 时，应避免使用苯溴马隆，因为它缺乏疗效。鉴于全球范围内报告的暴发性肝炎病例为数不多，中国台湾卫生和福利部已要求在产品标签中添加有关肝毒性的警告，并在治疗的前 6 个月进行定期肝功能检查。应建议患者在出现表明肝脏不良事件的症状（如厌食和全身不适）时中断治疗并立即就医。然而，中国台湾尚未报告过严重肝炎。此外，尿石症患者相对禁忌使用促排药。为避免促排药引起的尿石症，应进行适当的泌尿道管理，包括充足的液体摄入，必要时进行尿液碱化。基线时的尿酸清除率可能有助于选择合适的候选者进行排尿酸治疗。

（4）磺吡酮：一种具有抗血小板作用的促尿酸排泄剂。磺吡酮的起始剂量通常为 50 ~ 100mg，每天两次口服。最大剂量 800mg/d，分 2 ~ 3 次服用。副作用包括胃肠道不适、皮疹、尿酸性肾结石及少见的血细胞减少，因此建议对接受磺吡酮治疗的患者进行常规全血细胞计数检测。磺吡酮可能会抑制磺脲类药物代谢，导致低血糖。同时服用华法林的个体应观察出血迹象。

13. 饮食控制只能将 sUA 水平降低约 60μmol/L，通常无法通过饮食控制将 sUA 水平降低到 < 360μmol/L，大多数患者需要降尿酸药物来有效控制 sUA 水平，结合低嘌呤饮食可以减少降尿酸药物的剂量（LoE）：推荐等级（GoR）：一致同意程度（agreement）。

水果、蔬菜和奶制品及淀粉（如谷物和马铃薯）的嘌呤含量相对较低。海藻、肉类（如内脏）和海鲜的嘌呤含量较高，应限制其摄入量。海参和海蜇是痛风患者可能食用的少数低嘌呤海鲜选择。虽然脂肪和油不会影响 sUA 水平，但它们可能会提高游离脂肪酸水平并导致急性痛风发作。豆制品一般不具有高嘌呤含量，因此对 sUA 水平影响很小或没有影响。综上所述，痛风患者应避免食用动物内脏、海鲜和酒精等高嘌呤食物，尤其是啤酒。已证明适量食用豆类和豌豆对痛风患者是安全的，除非他们之前曾引发过个人痛风发作。

14. 痛风患者的生活方式和饮食建议。

（1）保持健康的体重和腰围。

（2）将体力活动增加到中等水平。

（3）保持水化。

（4）避免酒精和甜味饮料，以及动物源性高嘌呤食物，如内脏和海鲜（LoE：3；GoR：B；agreement：9.10±0.77）。

诸如禁食之类的激进减肥措施可能会导致大量细胞破坏和随后的尿酸产生，从而引发痛风发作。因此，对于超重患者，以 1kg/ 月的速度逐渐减轻体重是合适的。由于已证实高尿酸血症患者的体力活动增加与死亡率降低之间存在显著相关性，因此应建议患者进行适度有效的运动。脱水可能引发痛风发作；尽管如此，在适当补液的情况下 sUA 水平通常可以在 3～4d 恢复到正常水平。保持水化是预防痛风发作、抗肿瘤化疗引起的急性痛风发作或 MSU 结晶形成的关键措施。

三、讨论

痛风在中国台湾原住民高发，并带来严重健康负担，因此受到更多重视。中国台湾学者制定的本多学科共识大量采纳了中国台湾本土来源的数据和证据，结合科学的循证共识制订方法，并融合了高尿酸血症和痛风两个疾病状态制定了较为完整、适合中国人的推荐意见。共识关注了痛风或高尿酸血症的多种合并症，包括心血管病、慢性肾脏病、尿石症、代谢综合征、糖尿病、甲状腺功能障碍和银屑病。对降尿酸药物别嘌醇、非布司他、苯溴马隆及磺吡酮提出了适合中国人种的推荐意见并做了详细说明。对患者教育、生活方式调整及饮食控制也做出了符合文化偏好的全面、细致的推荐。图 21-4-1 总结了共识关于高尿酸血症和痛风的治疗策略。

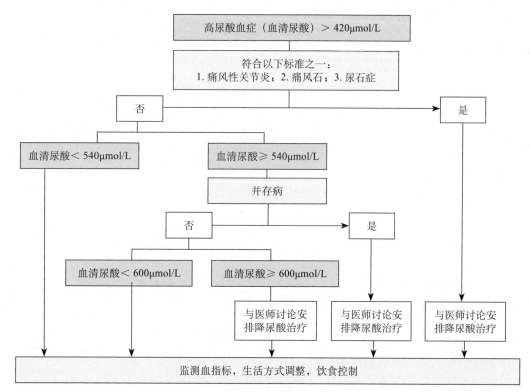

图 21-4-1　痛风和高尿酸血症的治疗策略

（李　华　孙明姝）

参考文献

FitzGerald J D, Dalbeth N, Mikuls T, et al. 2020 American college of rheumatology guideline for the management of gout. Arthritis Rheumatol, 2020, 72(6):879-895.

Neogi T, Jansen TL, Dalbeth N, et al. 2015 Gout classification criteria: an American college of Rheumatology/European league against rheumatism collaborative initiative. Ann Rheum Dis, 2015, 74(10):1789-1798.

Richette P, Doherty M, Pascual E, et al. 2018 updated european league against rheumatism evidence-based recommendations for the diagnosis of gout. Ann Rheum Dis, 2020, 79(1):31-38.

Yu K H, Chen D Y, Chen J H, et al. Management of gout and hyperuricemia: Multidisciplinary consensus in Taiwan. Int J Rheum Dis, 2018, 21(4):772-787.

下篇　健康教育篇

第 22 章
痛风患者教育及管理

痛风是一种代谢性疾病，需要包括生活方式干预、药物在内的综合治疗。其中生活方式管理是痛风管理的基础。饮食和运动是生活方式管理的重要组成部分，然而依从性是生活方式管理效果的决定性因素。

第一节　痛风患者的饮食管理

一、痛风与饮食的关系

嘌呤代谢紊乱和尿酸排泄障碍是引起高尿酸血症的重要原因，血尿酸持续异常升高若未得到及时治疗，部分高尿酸血症患者会出现尿酸盐结晶沉积，导致较严重的关节炎及畸形，表现出原发性痛风的临床症状，若未及时进行医疗干预，尿酸盐晶体可在肾脏沉积引发急性肾病、肾结石等泌尿系统疾病。

嘌呤的来源：分为内源性嘌呤，80% 来自核酸的氧化分解；外源性嘌呤，主要来自食物摄取，占总嘌呤的 20%，因此，饮食因素在痛风发作过程中起着重要作用，可通过影响尿酸生成及肾脏排泄尿酸进而引起血尿酸水平的变化。近年来研究人员发现膳食平衡与防止血尿酸过高关系密切，因此需要患者控制饮食，做好科学饮食管理，其中首先需要了解各类食物的酸碱性及嘌呤含量，以便进行针对性饮食指导。下面就常见食物的嘌呤和酸碱性进行总结和归类。

二、不同食物的嘌呤含量

嘌呤（purine）是一种杂环芳香有机化合物，是新陈代谢过程中的一种代谢物，在人体能量代谢等过程中发挥重要作用，嘌呤核苷酸分解代谢反应基本过程是核苷酸在核苷酸酶的作用下水解成核苷，进而在酶作用下成自由的碱基及 1- 磷酸核糖，嘌呤碱最终分解成尿酸，随尿排出体外。

在各类食物中，高嘌呤食物会增加嘌呤摄入，不利于控制血尿酸，根据科学研究表明，各类食物的嘌呤不尽相同，根据嘌呤含量高低可将食物分为：低嘌呤食物、中嘌呤食物及高嘌呤食物三大类。

1. 高嘌呤食物　高嘌呤食物是指每 100g 食物中含嘌呤 150 ～ 1000mg，常见的高嘌呤食物如下。

（1）豆类及蔬菜类：黄豆、扁豆、紫菜、香菇。

（2）肉类：家禽家畜的肝脏、肠、心与胃、肾脏、肺、脑、胰等内脏，肉脯，浓肉汁，肉馅等。

（3）水产类：鱼类（带鱼、鲶鱼、沙丁鱼、凤尾鱼、鲢鱼、鲱鱼、鲭鱼、小鱼干）、贝壳类、虾类。

（4）其他：酵母粉、各种酒类，尤其是啤酒。

2. 中嘌呤食物　中嘌呤食物是指每 100g 食物含嘌呤 25 ～ 150mg，常见的中嘌呤食物如下。

（1）豆类及其制品：豆制品（豆腐、豆腐干、乳豆腐、豆奶、豆浆）、干豆类（绿豆、红豆、黑豆、蚕豆）、豆苗、黄豆芽。

（2）肉类：家禽家畜肉：熏火腿、猪肉、牛肉、牛舌、小牛肉、鸽子、鸭、鹌鹑、羊肉、鹅、兔肉、鹿肉、火鸡。

（3）水产类：鳕鱼、大比目鱼、草鱼、鲤鱼、黑鲳鱼、鲈鱼、螃蟹、鳗鱼、鳝鱼、香螺、鲍鱼、鱼丸、鱼翅及贝壳类。

（4）蔬菜类：菠菜、笋（冬笋、芦笋、笋干）、豆类（四季豆、青豆、菜豆、豇豆、豌豆）、海带、金针、银耳、蘑菇、菜花。

（5）油脂类及其他：花生、腰果、芝麻、栗子、莲子、杏仁。

3. 低嘌呤食物　低嘌呤食物是指每 100g 食物含嘌呤小于 25mg，常见的低嘌呤食物如下。

（1）蔬菜：紫菜头、卷心菜、胡萝卜、芹菜、黄瓜、茄子、冬瓜、菠菜、山芋、莴苣、葱头、白菜和南瓜等。

（2）土食：米、麦、面类制品、淀粉、高粱、通心粉、马铃薯、甘薯、山芋等，精制谷类（富强粉、精磨稻米、玉米）。

（3）奶类：牛奶、乳酪、冰琪淋等。

（4）水产类：青鱼、鲱鱼、鲑鱼、金枪鱼、白鱼、龙虾。

（5）水果类：水果上基本上是低嘌呤食物。

（6）饮料：咖啡、茶、果汁饮料、豆浆、蜂蜜、苏打水、汽水、可乐、矿泉水、咖啡、麦乳精、巧克力及果冻等。

（7）其他：各种油脂和糖类（本身虽不含嘌呤，但是应当适当选用），蜂蜜、猪血、鸡血、鸭血、海蜇、动物胶或琼脂制的点心及其调味品。

因此，对痛风患者有必要严格限制或避免高嘌呤食物，但有些食物嘌呤含量并不低却并非痛风的禁忌，痛风患者可以食用，例如含嘌呤丰富的蔬菜、坚果及豆制品，总的来说，痛风患者应当坚持低嘌呤食物的摄入，但并不提倡坚持低嘌呤饮食，因为长期低嘌呤饮食会造成患者营养不良，降低患者的生活质量。但具体的做法应当遵循医嘱，并视个人病情而定。

三、不同食物的酸碱性

食物的酸碱性是根据食物完全燃烧后产生的灰分溶于水后溶液的酸碱性划分的，酸性食品是指食品灰分溶于水后溶液呈酸性的食物，碱性食品是指食品灰分溶于水后溶液呈碱性的食物。酸碱食物摄入不平衡有使血 pH 偏离正常值范围的倾向，但人体内的体液缓冲系统可以很好地抵消这种倾向，维持 pH 始终维持在 7.34～7.45。

常见的酸性食物包括：①强酸性食品，包括蛋黄、乳酪、甜点、白糖、金枪鱼、比目鱼；②中酸性食品，包括火腿、培根、鸡肉、猪肉、鳗鱼、牛肉、面包、小麦。③弱酸性食品，包括白米、花生、

啤酒、海苔、章鱼、巧克力、空心粉、葱。

常见的碱性食物包括：①弱碱性，包括红豆、萝卜、苹果、甘蓝菜、洋葱、豆腐等；②中碱性，包括萝卜干、大豆、红萝卜、番茄、香蕉、橘子、番瓜、草莓、蛋白、梅干、菠菜等；③强碱性食品，包括海带、四季豆、西瓜、萝卜、茶、葡萄、柠檬等。

常见的中性食物包括加工淀粉（大米淀粉、玉米淀粉、木薯淀粉等）、蔗糖、糖浆、葡萄糖、果糖、普通糖果、黄油、猪油、植物油、茶、咖啡、白酒、食盐、醋酸（食醋主要成分）、柠檬酸（饮料酸味剂）等。

简单来说，动物性食品中，除牛奶外，多半是酸性食品；植物性食品中，除五谷、杂粮、豆类外，多半为碱性食品；而盐、油、糖、咖啡、茶等，都是中性食品，但也有少数例外。痛风及高尿酸血症患者应减少酸性食品的摄入，增加碱性食品的摄入，同时患者可通过监测尿 pH 来确定饮食中酸碱食物的比例是否合理，对于调整了饮食结构仍不能达到理想尿 pH 者可通过药物调节。在碱化尿液的同时需要注意充分水化，否则会增加肾结石的发生风险。

四、痛风的饮食原则

饮食是造成痛风加剧或引发痛风的主要原因，因此控制饮食是预防痛风疾病及缓解病情的有效措施。痛风病患者不适合长期服用嘌呤含量高的荤类食物和过油脂。另一方面，酸碱搭配方面也要有所注意。痛风疾病的患病原因是患者的血尿酸升高或尿酸盐的累积，而过多地食用酸性食物就会造成这两项指标的变化。因此痛风患者的饮食应以碱性食物为主，少食或不食酸性食物。

既往认为严格限制嘌呤摄入可以降低血尿酸水平及减少痛风急性发作的次数。然而，过分严格限制嘌呤的摄入会增加糖类及脂肪酸的摄入，不仅可促进胰岛素抵抗，间接升高血尿酸水平，还可增加代谢综合征及心血管疾病的发生率。因此，美国风湿病学会（ACR）痛风治疗指南继 2012 年颁布后，时隔 8 年，指南再次更新，此次更新内容不仅包括一线用药的变更、尿酸控制目标值，并回答了降尿酸治疗的疗程问题，而且对饮食管理原则进行了更新，ACR 指南明确指出饮

食对降尿酸的作用有限但饮食不当会诱发痛风发作，所以仍建议痛风患者要进行饮食管理。ACR指南鼓励低脂、低糖、富含蔬菜和纤维的平衡饮食习惯，限制高嘌呤食物，鼓励饮食中包含脱脂奶和（或）低脂奶、黄豆和蔬菜来源的蛋白质、樱桃。痛风患者同时还应避免过度摄入酒精，研究发现在24h内饮用超过1～2份酒精饮料与未饮酒的患者相比，痛风发作的风险高出40%，且与剂量相关；还需限制高果糖饮料，主要是每千克体重摄入1g果糖可在摄入后2h内使血尿酸浓度增加1～2mg/dl；饮用人工增甜碳酸饮料与较高的血尿酸水平有关；大量食用高果糖玉米糖浆与痛风发病风险更高相关。对于有尿石症病史的痛风患者，建议每天饮水量应超过2L，对于肥胖患者鼓励患者减重，研究表明痛风患者通过减肥手术或饮食减肥时，痛风发作频率降低。除此之外，对维生素C补充问题做了明确交代，对于痛风患者，无论疾病状态如何，有条件的不推荐补充维生素C。由于服用维生素C的痛风患者血尿酸浓度在临床上无显著变化，故投票小组达成共识，关于维生素C使用的数据不足以支持其在痛风患者中持续使用。

1. 避免摄入的食品

（1）动物内脏：动物内脏指的是动物内部的各个身体器官，其含有大量的脂肪、胆固醇和蛋白质，同时富含人体所必需的维生素A、维生素B和维生素D等，也含有锌、铁等微量元素。但在本章节里，特别强调的是动物内脏中含有丰富的嘌呤，属于高嘌呤食物，一次性食用大量动物内脏可导致血中的尿酸浓度显著高于关节液，可导致大量尿酸盐进入关节内形成结晶盐，从而诱发关节的炎症反应，引起痛风急性发作。另外，动物内脏中含有大量胆固醇，经常食用动物内脏可提高血液中胆固醇含量，进而患上高胆固醇血症，而高胆固醇血症是引发动脉血管粥样硬化、冠状动脉粥样硬化性心脏病、心肌梗死等疾病的重要诱因。而痛风的主要发病人群为肥胖的男性及绝经后女性，这些患者也是高脂血症及心血管疾病的好发人群。因此，对于痛风患者，尤其是合并心血管疾病的痛风患者应避免食用动物内脏。因此对于这一部分人群，无论是从预防心血管疾病，还是痛风发作的角度，均应忌食动物内脏。

（2）高果糖浆甜化的饮料：高果糖浆又称果葡糖浆，是食品甜味剂的一种，一般为无色或者浅黄色的透明液体，是以玉米淀粉、木薯淀粉、菊粉或蔗糖等为原料，经一系列转化和浓缩制得的一种甜味剂，其中果糖含量约为42%，为主要成分。它被广泛应用在碳酸饮料、果汁饮料、运动饮料及小吃、糖浆、果冻和其他含糖产品中。果糖的代谢过程，是经肠道吸收进入肝脏，被果糖激酶磷酸化，这个过程没有负反馈机制，会消耗细胞内的磷酸盐及三磷酸腺苷（ATP），转化为单磷酸腺苷（AMP），然后代谢为尿酸。此外，果糖还可减少尿酸排泄，促进内源性尿酸合成。研究发现，果糖可降低9.8%的尿酸清除率，其机制是果糖引起胰岛素抵抗，可以看到果糖的这种代谢过程会影响胰岛素的耐受性；还有研究指出，果糖，特别是经由饮料摄入的增加，可以引起脂肪过量沉淀，带来肥胖、脂肪肝、高血糖等一系列健康问题。可见果糖不单对痛风患者不利，它也是代谢综合征的危险因素。因此，2020年ACR指南中提出，痛风患者应避免食用玉米高果糖浆甜化的饮料或食物。

（3）酒类：随着痛风发病率的提高，很多患者都是在暴饮暴食或者饮酒之后突然出现了痛风的症状，剧烈的疼痛让他们难以忍受，甚至无法继续正常的生活和工作。由于痛风容易在饮酒后发作，现代研究已证实，酒精是痛风重要的饮食危险因素，它常独立于其他危险因素，与痛风的发病密切相关。长时间大量喝酒，可导致酒精在代谢过程中产生大量乳酸，若体内乳酸含量过多，将会严重抑制肾脏对尿酸的排泄，而且乳酸会降低尿酸的溶解度，并促使单钠尿酸盐的形成。此外，酒精进入人体后会促使腺嘌呤核苷酸转化，更会加快体内腺嘌呤核苷三磷酸的分解速度，这也是促使尿酸增加的原因之一，如果说已经患上了高尿酸血症，还在不加节制地饮酒，则患上痛风的概率将会更大。

饮酒对痛风的影响还与酒的种类有关，啤酒、白酒、黄酒等最容易出现痛风，啤酒中含有鸟嘌呤核苷酸，经过机体的代谢会生成嘌呤，嘌呤在酶的代谢下会形成尿酸，导致血尿酸水平增高，若长期大量饮用，容易出现痛风。白酒中含有大量酒精，经过机体代谢后会生成乳酸，乳酸会抑制肾小管对尿酸的排出，导致血尿酸水平增高，容易引起痛风。而适量饮用红酒并不增加痛风的发病率。因此2020年ACR痛风指南指出，避免过度饮酒（即男性摄入酒精不超过36ml/d，女性不超过18ml/d），所有痛风患者均应限制啤酒，也包括烈酒和红酒等酒类摄入；尤其是处于关节炎急性发作期的痛风患者及药物未完全控制的痛风和慢性痛风石性关节炎患者应避免酒精摄入。

2. 限制避免摄入的食品

（1）红肉：红肉是营养学上的词，指的是在烹饪前呈现出红色的肉，如猪肉、牛肉、羊肉、鹿肉、兔肉等所有哺乳动物的肉都是红肉。研究发现，红肉的摄入与血尿酸水平存在一定关联，红肉摄入越多，血尿酸水平升高越显著，痛风的发病率越高。一项大规模前瞻性队列研究共纳入47 150例无痛风病史的男性，随访12年，730人诊断为痛风，发现摄入红肉较多的群体痛风发病的相对危险度是红肉摄入较低群体的1.41倍！主要机制是红肉除了富含大量嘌呤外，还有丰富的饱和脂肪酸，后者与胰岛素抵抗呈正相关，可减少肾的尿酸排泄。此外，红肉还富含胆固醇，其升高低密度脂蛋白的作用比升高高密度脂蛋白的作用更明显，可增加心血管疾病的风险。所以，在各国的痛风指南中，红肉被列为限制摄入的食品。

（2）海鲜类食物：海鲜属于高嘌呤食物，海洋生物的细胞结构中核酸较多，因此在体内代谢后容易生成更多的嘌呤，特别是以鲢鱼、三文鱼、草鱼、龙虾、牡蛎、生蚝等为代表的海鲜的嘌呤含量最高，食用这类海鲜会增加尿酸水平，导致人群中痛风的发病率增加，有研究发现，摄入海鲜量最高五分位的男性群体发生痛风的相对风险值是最低五分位的1.51倍。这一作用在青岛及中国台湾等沿海城市尤为明显，其高尿酸血症及痛风的发病率明显高于内陆地区，特别是在喜爱喝啤酒吃海鲜的人群中尤为显著。与内脏相似，部分患者进食海鲜后会诱发痛风急性发作。

然而，并非所有的海鲜嘌呤含量均高，有部分海鲜嘌呤含量中等甚至较低，比如青鱼、鲱鱼、鲑鱼、鲥鱼、金枪鱼、白鱼、龙虾、蟹、牡蛎等嘌呤含量就比较低。因此，在各国的痛风指南中，仅仅只是推荐限制高嘌呤海鲜的摄入，而并非避免食用所有海鲜。痛风急性发作期绝对要忌口高嘌呤海鲜，但如果处于缓解期，可适量吃，1d食用量控制在120g以内为好，而且不要一餐吃完。此外，已经有确切的研究表明，海鲜对心血管有显著的益处，尤其是富含不饱和脂肪酸的油性鱼类。而心血管疾病是高尿酸血症和痛风最为致命的并发症之一。因此，痛风患者根据自身的健康情况及海鲜的种类来食用适量的海鲜，对痛风及其并发症的控制有潜在帮助，而且并不会升高痛风的发生风险。

（3）含糖饮料和果汁：含糖饮料和橙汁等富含果糖的饮料，果汁中含糖量较高，会导致尿酸增加，并进入关节部位，导致关节肿胀和剧痛，进而导致痛风危险大增，不仅可在体内代谢产生尿酸合成旁路途径的底物单磷酸腺苷，促进尿酸合成增加，还可增加胰岛素抵抗及循环胰岛素水平，减少尿酸排泄，从而可能诱发痛风发作。一项大规模前瞻性队列研究共纳入46 393例无痛风病史的男性，随访12年，755例诊断为痛风，发现摄入含糖饮料每周5～6份（1份约355ml）、每日1份、每日2份的男性痛风发病的RR值分别为摄入少于每月1份的1.29、1.45及1.85倍，含果糖丰富的水果（例如苹果、橙子）与痛风发病率的增加呈正相关。另一项前瞻性队列研究共纳入78 906例无痛风病史的女性，随访22年，778例诊断为痛风，发现每日饮用含糖苏打1份、2份的女性痛风发病的RR值分别是<1份/月者的1.74及2.39倍，饮用橙汁的相应风险分别为1.41及2.42倍。上述2项研究结果均未发现不含糖饮料的摄入与血尿酸水平及痛风的患病率有相关关系。

果糖除了升高尿酸外，还可升高血TG水平，摄入每日推荐热量10%的高果糖浆可升高TG（0.25±0.09）mmol/L，而摄入每日推荐热量25%的高果糖浆可升高TG（0.42+0.06）mmol/L。果糖的代谢不直接引起血糖升高，因此既往认为果糖在预防及控制糖尿病上优于蔗糖，被称为"健康糖"。但果糖代谢过程不受三磷酸腺苷的负反馈调控，也不受胰岛素、瘦素的调节，因此进食者不会有饱腹感产生。此外，果糖与葡萄糖相比，可增加大脑的食欲。目前的研究证据显示果糖已成为代谢综合征、糖尿病、高血压、脂肪肝这些痛风常见的伴发病或合并症的重要危险因素。

此外，与新鲜水果相比，果汁制作过程中去

掉了其中的膳食纤维和部分保健成分，其中的维生素 C 和抗氧化物质受到很大损失，很多对机体有益的营养成分也会丢失。因此 2020 年 ACR 痛风指南推荐，痛风患者应同时限制无添加果汁及含糖饮料的摄入。

3. 鼓励摄入的食品

（1）奶制品：奶制品指的是使用牛乳或羊乳及其加工制品为主要原料，加入或不加入适量的维生素、矿物质和其他辅料，奶制品过去认为对于痛风患者是禁止食用的，因其来源于动物蛋白。但现在普遍认为它们是低嘌呤食物，奶制品中的嘌呤不会导致痛风发作。低脂奶和低脂肪奶制品甚至可以降低痛风发作风险超过 40%。痛风发作时，低脂奶可能有助于通过排尿去除体内多余的尿酸。奶制品的降尿酸作用可能与以下几方面有关，奶制品降尿酸作用可能所含维生素 D、酪蛋白及乳清酸有关。有研究显示，痛风患者的维生素 D 水平降低，而在使用降尿酸药物治疗后，维生素 D 水平显著升高。牛奶中的蛋白质含量为 3% ～ 3.5%，其中 80% 为酪蛋白、20% 为乳清蛋白。目前认为，奶制品中的酪蛋白和乳清蛋白具有促尿酸排泄作用。健康受试者摄入牛奶蛋白质后的血尿酸水平降低。乳清酸是一种能促进尿酸排泄的物质，其机制是与尿酸竞争肾小管的尿酸 / 阴离子转运通道、从而减少尿酸的重吸收。Dalbeth 等的研究表明，乳清酸含量高的脱脂奶的排尿酸作用优于其他奶制品。此外，Dalbeth 等的研究发现，各种奶制品均可促进肾脏排泄尿酸前体黄嘌呤，并且观察到在摄入牛奶 1 ～ 2h 后黄嘌呤的排出量即大幅增加可达 200%。笔者认为，牛奶的降尿酸作用可能是由于增加了黄嘌呤的排泄、从而减少了尿酸底物的生成所致。

（2）蔬菜：大多数蔬菜仅含少量嘌呤，对尿酸、痛风的影响小。富含嘌呤的蔬菜并不增加血尿酸水平及痛风发生率，甚至还能促进尿酸排泄。所以，痛风是可以食用各种蔬菜的。不过，还有一些蔬菜富含草酸，比如菠菜，而草酸会减少尿酸排泄，因此食用前焯水减少草酸还是有必要的。而蔬菜正是超重或肥胖痛风患者一个不错的饮食选择。蔬菜不仅热量低，而且含有丰富的膳食纤维，膳食纤维可以增强饱腹感，从而控制食物的摄入量。人体内的矿物质中，钾的含量仅次于钙、磷、居第三位。对痛风患者来说，钾可减少尿酸沉淀，有助于尿酸排出。人体可通过食用富含钾的食物来补充钾，而蔬菜是含钾大户，有利于尿酸的排出。因此，2020 年 ACR 痛风指南鼓励痛风患者摄入蔬菜。

4. 其他

（1）咖啡：咖啡是一种碱性的饮品，进入体内之后能够起到中和的作用，使体内的酸碱度达到平衡。虽然咖啡碱代谢之后会生成甲基尿酸盐，但这种物质与普通的尿酸盐并不一样，二者的分子结构是完全不一样的，并不会对痛风患者造成影响，此外适当的饮用咖啡还能够对尿液的排泄产生有利的影响，使一部分尿酸盐随着尿液排出体外，对缓解痛风有一定的效果。痛风患者体内的尿酸水平升高时，游离的尿酸则会与多余的钠离子结合在一起，形成尿酸钠结晶沉积于体内，最终诱发痛风，而咖啡则能够帮助人体排出多余的钠离子，避免因钠离子与尿酸结合而增加痛风的发生概率。咖啡当中有一种特殊的物质叫作咖啡多酚，这种物质能够改善细胞的通透性，促使细胞内的氧化代谢产物能够快速地排出体外，使尿酸的生成量和排泄量能够达到平衡。此外，咖啡多酚还能够与食物当中的蛋白质和嘌呤结合在一起，并一起排出体外，促使体内的嘌呤含量降低，使尿酸维持在正常的水平之内。因此，对于习惯饮咖啡的痛风患者不必限制咖啡的摄入，建议痛风患者在喝咖啡的时候不要加糖和奶精，却不利于体重和血脂的控制，而且糖类和奶精进入体内分解之后还会产生一定量的嘌呤，使尿酸升高促使痛风发作。

（2）茶：茶起源于中国，为日常生活中主要的饮料之一。这种饮料呈弱碱性，适量饮用有利于尿酸盐从尿液中排除，对病情是有利的。但是茶叶中含有少量的嘌呤成分和兴奋剂咖啡碱，而痛风则正是由于人体每日所摄入的嘌呤物质过多，最终导致人体内嘌呤的物质的新陈代谢发生紊乱，尿酸排出减少，引起痛风。但茶同时还有类似咖啡的降尿酸机制，二者作用相互抵消，饮茶对血尿酸水平无显著影响。

茶叶中含有多种对人体有益的化学成分，如茶多酚、咖啡碱、茶多糖等。国内外的研究表明，这些植物化合物能降低心血管疾病、2 型糖尿病、脑卒中和某些癌症等疾病的发生风险。因此痛风患者可根据自己的喜好选择是否饮茶。习惯饮茶的患者通常会大量饮水，这样也可达到充分水化的目的，有利于尿酸从肾脏排泄，间接利于痛风病情缓解。

（3）水果：大部分水果属于低嘌呤食物，且大多数新鲜水果属于碱性食物，适量摄入可碱化尿液，升高尿 pH，促进尿酸盐溶解、预防尿酸盐结晶形成，有利于尿酸排泄，而且水果能提供机体所需的维生素，是对痛风病情控制的有利因素。其中樱桃、苹果、梨及西红柿等水果具有较高的降尿酸价值，樱桃中含有丰富的花色素、维生素 E 及花青素等物质，具有很强的氧化作用，可以起到促进血液循环、缓解痛风病的效果，对帮助尿酸排泄、提高关节炎抵抗力也会有很好的效果。苹果是碱性水果，含有丰富的维生素 C 和较多的钾盐，水分多，嘌呤偏低。多吃苹果不仅有美容减肥的作用，还能促进人体内尿酸的排泄。除此之外，还有助于降低血清尿酸，预防关节肿胀；而苹果中的铬元素，也可调节体内糖代谢，起到预防痛风发作的作用。梨也属于碱性水果，多汁、多水分，基本不含嘌呤。梨不仅具有清热解毒、清喉润肺的作用，还有利大小便，对防止便秘也有很大的帮助。除此之外，煮熟的梨有助于肾脏排泄尿酸，对预防痛风发作有一定好处，也是很适合痛风患者食用的水果之一。西红柿中含有食物纤维、果胶、柠檬酸、苹果酸、维生素、钾、磷等丰富的营养成分，具有各种不同的功效。多吃西红柿，不仅能清肠、解热，改善高血压，还可以碱化尿液，促进尿酸溶解。但有证据显示摄入含糖丰富的水果可增加血尿酸水平及痛风的发病率，摄入苹果或橙子＞1 个／日者其痛风发病的相对风险是摄入苹果和橙子＜1 个／月者的 1.64 倍。因此，痛风患者应注意选择水果的种类，尤其是合并代谢综合征的患者更应选择含糖量较低的水果。

（4）坚果：坚果为干果类果实，是植物的精华部分，营养物质丰富，蛋白质、矿物质、维生素等均为其营养组分。坚果能供给人体营养所需，并能促进人体的生长发育、体质的增强及疾病的预防，益处良多。因为大部分坚果属于碱性或中性食品，对维持体内酸碱平衡有很大帮助，且大部分坚果中嘌呤含量较低，对痛风患者的病情不会有太大影响。除此之外，坚果中的不饱和脂肪酸、各类维生素、白藜芦醇等其他营养物质能减少人体对胆固醇的吸收，从而起到降脂降压、降胆固醇、软化血管，避免心血管疾病发生的作用。因此，痛风患者是允许食用坚果的。

（5）果脯：果脯虽由新鲜水果加工而成，但其中含水量仅在 20% 以下，含量最多的是糖，低糖果脯的含糖量为 40%～55%，高糖果脯含糖量多在 60% 以上。即便是低糖果脯，其含糖量也已经让人咋舌。如果痛风和高尿酸血症患者长期进食果脯，除了会增加血尿酸生成以外，还可使人体对胰岛素的敏感度显著下降，导致胰岛素抵抗。而胰岛素抵抗是一系列代谢性疾病的发病基础，包括糖尿病、肥胖症等，这些代谢性疾病和高尿酸血症之间互相影响，相互促进，从而加重痛风病情。因此，痛风患者最好少吃果脯，而应多吃新鲜水果。

5. 不同疾病分期应注意的事项　上述痛风饮食控制的基本原则是针对痛风患者，而非基于疾病分期制订的，因为无论患者痛风病情处于何种阶段，适当的饮食控制均是必不可少的。痛风发作的急性期饮食应严格限制嘌呤在 150mg/d 以下，蛋白质每日 50～70g。禁用含嘌呤高的动物肝脏、肾脏、胰、鲭鱼、沙丁鱼、小虾、肉汁、肉汤、扁豆、黄豆及菌藻类。可选用下列含嘌呤很低的食物，以牛奶、鸡蛋（特别是蛋白）、谷类为蛋白质的主要来源。脂肪不超过 50g，可用碳水化合物补足热量的需要。液体的摄入量不少于每日 3000ml。在缓解期，膳食要求是正常平衡膳食，以维持理想体重。蛋白质每日以不超过 80g 为宜。禁用含嘌呤高的食物，限量选用含嘌呤中等量的食物，其中的肉、鱼、禽类每日 60～90g，还可将肉类煮熟弃汤后食用。扁豆、黄豆及菌藻类等蔬菜可少量选用；另外可自由选用含嘌呤很低的食物。

对于痛风性肾病肾功能已严重受损的患者，上述饮食原则可能并不适用，对于这部分患者优质低蛋白膳食才是最重要的，因此应建议这类患者到肾内科或营养科就诊，由专科医师制订详细的膳食计划。

五、痛风饮食的误区

有些患者认为痛风的饮食原则就是要尽量少

吃嘌呤含量高的食物，对每日总能量的摄入没有特别要求。但随着相关研究报道的相继发表，一些旧的观念逐渐被更正，一些新的观念渐渐被提出并重视。例如，有些高嘌呤食物对痛风及高尿酸血症的控制并无不利影响（如豆制品、富含高嘌呤的蔬菜），反之，一些低嘌呤食物则不利于痛风及高尿酸血症的控制（如富含果糖的饮品及水果等）。另外，一些新的危险因素及保护因素相继被发现。对于这些临床尚未重视或认知错误的观点进一步强调如下。

1. 海鲜　众所周知，海鲜属于嘌呤含量高的食物，长期、大量进食势必增加高尿酸血症及痛风的发病风险。食物对人体的好坏也是"对立统一的"，海鲜对于人体的营养价值高，且优于肉类，有利于人体健康。同时，海鲜尤其是鱼类含有丰富的不饱和脂肪酸，是人体不饱和脂肪酸的主要来源，其对心血管系统具有保护作用。而痛风患者又是心血管疾病的高发人群；加之部分海鲜嘌呤含量并不高，因此，痛风患者并不应"一刀切"地忌食海鲜，而应根据不同海鲜嘌呤含量而定，忌食嘌呤含量高的海鲜，而适当进食低/中等嘌呤类海鲜，嘌呤含量中等的海鲜有鲤鱼、鳕鱼、大比目鱼、鲈鱼、梭鱼、鳗鱼及鳝鱼等。嘌呤含量较低的海鲜有青鱼、鲱鱼、鲑鱼、金枪鱼、白鱼、龙虾、蟹、牡蛎等。尤其是在痛风缓解期，对人体健康而言利大于弊。

2. 豆类及豆制品　因豆类（包括扁豆、黄豆、大豆）及豆制品所含嘌呤成分较高，所以一直以来广大痛风患者及医务人员均认为豆类可增加痛风的发病率，且豆类具有诱发痛风急性发作的潜在危险。为了日后不再承受痛风之痛，广大痛风患者与豆类及豆制品"划清界限"。豆类的嘌呤含量与瘦肉类相近，比如黄豆嘌呤含量在豆类中相对较高，但每100g黄豆含嘌呤116.5mg，而每100g瘦猪肉含嘌呤122.5mg。黄豆所含为植物嘌呤，肉类所含为动物嘌呤。最新权威医学研究证明，含嘌呤食物导致痛风的风险不尽相同，含植物嘌呤的食物远比含动物嘌呤的肉类和鱼类安全。目前国外相关研究已经证明，豆类对血尿酸水平无明显影响；反之，豆制品（包括豆浆、豆腐）等还可降低血尿酸水平及痛风的发病率。主要原因是豆类虽然嘌呤成分含量相对丰富，但它同时也含有促进肾脏排泄尿酸的物质，且以后者的作用更显著，甚至目前多项临床研究已经证实，豆类食品的摄入总量与高尿酸血症的患病率呈负相关，也就是说在一定程度上摄入的豆类食品越多，诱发血尿酸升高的可能越小。此外，最新研究发现豆类植物中含有丰富的蛋白质、纤维素、维生素及矿物质，可降低冠心病、脑卒中、某些恶性肿瘤及2型糖尿病的发病风险，因此适度进食豆类及豆制品对痛风患者不但无害反而有益。

3. 水果　水果中丰富的维生素对机体有益，需要指出的是部分富含果糖的低嘌呤水果却是痛风患者的"禁区"，原因是水果含糖量高，通过血糖、脂肪代谢可合成嘌呤，从而升高血尿酸水平；同时可增加血清胰岛素的水平及减低机体对胰岛素的敏感性，从而导致痛风及代谢综合征的发病率增加。有研究表明，富含果糖水果的摄入量与痛风的发病率升高相关，每天摄入1个橙子者其痛风的发病率是每月少于1个者的1.64倍。所以痛风患者千万别被低嘌呤的水果"迷惑了双眼"，因为很多含糖量高的酸性水果混杂其中，痛风患者要学会甄别，以免不知不觉"引痛风上身"。首先，含糖分高的酸性水果，如橙子、菠萝、桂圆、水蜜桃等，只要不是大量进食，水果代谢所产生的嘌呤完全可以通过体内调节排出，不会造成不良影响，但每天应控制在200g之内；此外，并不是所有含糖量高的水果都会导致尿酸增高，如西瓜的利尿功能可促进尿酸排泄。其次，有研究表明，碱性水果如苹果、葡萄、梨、樱桃等对痛风患者具有很好的作用，可适量多吃。痛风患者可以食用新鲜水果，但应该注意挑选含果糖成分较低的水果，如青瓜、西瓜、椰子水、青梅、葡萄、樱桃、草莓、橄榄、李子等；而不宜过多食用香蕉、柚子、橙子、石榴、荔枝、柿子、桂圆、杨梅、无花果等含果糖成分较高的水果。

4. 蔬菜　蔬菜是我们日常饮食中必不可少的食物之一，是一种绿色食品。蔬菜可提供人体所必需的多种维生素和矿物质等营养物质。人体必需的维生素A、维生素C大多数来自蔬菜。此外，蔬菜中还有多种多样的植物、化学物质，是人们公认的对健康有益的成分，目前果蔬中的营养素可以有效预防慢性、退行性疾病。一般来说，蔬菜中嘌呤成分含量较低，加之蔬菜中的膳食纤维有助于减肥，尤其适合超重或肥胖的痛风患者，因为大多数蔬菜不仅热量低，而且含有丰富的膳食纤维，膳食纤维可以增强饱腹感，控制食物的摄入量，同时可减轻饥饿感。此外蔬菜可提供维生素 C，且热量极低；蔬菜中所含的钾有助于尿酸的排泄，所以蔬菜是痛风和高尿酸血症患者适宜进食的一类食物。少数蔬菜中的嘌呤含量较多，主要包括黑木耳、香菇、菠菜、韭菜、大叶蔬菜、青椒等。另外菌类蔬菜是微生物的子实体，细胞较为密集，嘌呤含量也较高。理论上说摄入含嘌呤高的蔬菜应该会升高体内血尿酸水平，因此过去的观点认为含高嘌呤的蔬菜，痛风及高尿酸血症患者应尽量减少摄入，目前也有研究证实进食这些嘌呤含量丰富的蔬菜并不增加患者急性痛风发作的频率及人群中痛风的发生率。可能原因是这类蔬菜中不仅嘌呤含量丰富，同时还含有促进尿酸排泄的营养物质，而且后者的作用更加显著，因而总体上这类蔬菜并不增加血尿酸水平，也不会诱发痛风急性发作。因此日常生活中只需限制嘌呤摄入总量即可。大多数蔬菜仅含少量嘌呤。

5.含糖饮料　含糖饮料中含有大量果糖，果糖的甜度是葡萄糖的 2 倍、白糖的 1.7 倍，温度越低，甜度越大。而且果糖的甜味感来得快，消失得也快，不会遮掩食品的其他口味。饮料中不含嘌呤，但饮料中的果糖通过促进 ATP 降解为一磷酸腺苷再生成尿酸，所以喝饮料可以升高血尿酸。美国的一项大数据研究也证实，每天喝 2～3 罐饮料者，比不喝饮料者患痛风的风险高 85%。这只是一项研究结果，还有其他研究，也得出了类似结论：饮料升高尿酸，诱发痛风。《中国高尿酸血症诊疗多学科专家共识》明确指出：痛风患者避免果糖类饮料的摄入，避免就是不要吃。

值得注意的是，苏打水和市面上所出售的苏打水有着明显的区别，前者里面含有大量的碳酸氢钠，还有微量元素，能够有效促进尿酸的溶解，将尿酸快速从体内排出，有效控制痛风的病情，也可以减少痛风的发作，因此对于痛风人群来说，多喝一些天然苏打水是很有帮助的。国内市售的通常所谓"苏打水"也属于碳酸饮料，但是这些苏打水基本上都是人工合成的，虽然也同样含有碳酸氢钠，但里面更多的是糖分、调色剂及调味剂等，这些对于痛风人群来说没有任何好处，反

而会导致病情受到一定影响，所以也必须要引起重视。因此，饮用碳酸饮料应注意选用不含糖的种类，同时建议痛风患者不要长期大量饮用碳酸饮料。

6.奶制品　奶制品包括鲜奶（即消毒奶）、奶粉（全脂奶粉、脱脂奶粉）、炼乳（淡炼乳、甜炼乳）和酸奶等，甚至一些食物，如蛋糕、饼干、奶茶、某些菜肴中都有奶制品的影子。首先，可以明确所有乳制品都不会增加痛风的风险，尤其是处于急性期患者需要限制嘌呤的摄入，故嘌呤含量低的奶类及蛋类是这些患者所需优质蛋白质的理想来源。这些都是有循证依据的。美国马萨诸塞州总医院和哈佛大学进行了一项乳制品与痛风具有里程碑意义的研究。这项前瞻性队列研究历时 12 年，追踪了 4.7 万多名无痛风男性，以出现痛风为终点（730 例）。结果发现，那些食用乳制品多的人一生中患痛风的可能性要比乳制品进食少的人低 42%。原理可能与乳制品中含有乳糖、酪蛋白、乳清蛋白、乳清酸有关。另外一项为期 3 个月的随机双盲对照试验中，研究者将 120 例难治顽固的痛风患者随机分为 3 组摄入以下奶制品：乳糖粉对照组、脱脂奶粉（SMP）对照组和 G600 乳脂提取物强化组 [SMP/ 糖皮质肽（GMP）/ G600]。研究期间，三组患者的痛风发作频率都低于基线，提示富含 GMP 和 G600 的 SMP 可降低痛风复发的频率。可能与乳制品摄入后促进黄嘌呤排泄相关。但进食过多的全脂奶制品可导致冠心病发病率增加，因此推荐痛风患者宜增加低脂 / 脱脂奶制品的摄入，而不宜过多食用全脂奶制品。

7.咖啡与茶　茶是我们中国传统饮品之一，中国历史上有很长的饮茶记载，因茶叶中含有茶多酚等有益成分，饮茶有降低胆固醇和血压、减低心脑血管发病和死亡风险，以及缓解压力和抗焦虑等诸多保健作用。咖啡是世界三大饮料之一，含有咖啡因等物质，咖啡可防止心血管疾病、改善肝功能及消除疲劳、利尿除湿。过去茶、咖啡曾长期被列为痛风患者禁忌饮食之列。因为以前的研究认为茶、咖啡中分别含有茶叶碱、咖啡碱，其分子结构均是甲基黄嘌呤，人们认为茶叶碱、咖啡碱在体内代谢后，会转变为尿酸，从而升高血尿酸水平，故而过去痛风患者只能无奈地将茶、咖啡"打入冷宫"，近年来大量研究发现，甲基黄

嘌呤在人体内代谢后变为甲基尿酸盐,与尿酸盐是两种不同的物质,其不会在肾脏和关节等处沉积,也不会形成痛风石。日本一项流行病学调查表明:饮茶习惯与痛风风险无关;尽管喝茶不能预防痛风,但痛风患者喝茶也是无害的,喝咖啡却似乎对痛风有益,咖啡的好处很可能在于其中的大量钾元素,此外咖啡还含有降尿酸物质。另外,这两种饮料都呈弱碱性,若适量饮用,反而有助于碱化尿液和促使尿酸排出,因此目前认为痛风患者是可以饮用茶及咖啡的。

最后,需要注意的是,上述研究是基于大规模群体的研究结论,也就是说大多数人食用豆制品、豆类、富含嘌呤的蔬菜等不会诱发痛风发作,但并不适用于所有痛风患者,目前尚无确切机制解释这一现象。因此一般不建议患者严格限制含嘌呤丰富的蔬菜、豆制品及豆类等摄入,但对于明确可诱发痛风急性发作的食物,则建议避免进食。

(徐鑫淼 张 琨)

第二节 痛风患者的体重管理

痛风是一种常见的炎性关节炎,是血清尿酸(sUA)水平慢性升高导致的尿酸钠(MSU)晶体沉积在关节处导致的关节疾病,给身体带来严重的损伤,使生活质量下降。当前临床对于痛风的管理原则是通过药物或其他手段使 sUA 水平降低,MSU 晶体溶解,从而缓解痛风的急性发作,消除痛风石,并可能治愈痛风。影响痛风的因素很多,其中包括饮食、环境和生活习惯。随着生活水平的提高和饮食结构的改变,痛风合并肥胖患者数量也在显著增加,而肥胖与痛风之间的关系密切,是痛风的重要危险因素之一,肥胖人群患痛风的风险高于从未肥胖者。肥胖痛风患者首次发病的年龄比非肥胖痛风患者早约 5 年,而且肥胖可能使痛风的发病年龄提前。

肥胖和痛风之间的关联可能归因于胰岛素抵抗,胰岛素抵抗直接作用于肾脏的近曲小管细胞,使表面泵的活性亢进,导致水钠潴留和尿液的酸化,肾脏排泄尿酸减少,从而出现高尿酸血症。这也是肥胖痛风患者血尿酸水平高于非肥胖痛风患者的重要原因。除此之外,肥胖痛风患者更易合并高血压、高血脂及糖代谢异常等疾病,因此,控制肥胖的发生发展是早期预防和控制痛风的一项重要措施。美国风湿病学会指南也建议将体重管理作为肥胖痛风患者健康管理的重要手段。

一、减重对痛风合并肥胖患者的益处

1. 减重降低尿酸生成 人体尿酸中约有 80% 的尿酸属于内源性的,即来自体内细胞新陈代谢过程中细胞内核酸的分解代谢。而超重或肥胖人群能量摄入大于能量消耗,过多的脂肪沉积于皮下、腹部和内脏器官,相应的核酸总量增加。因此,肥胖程度越严重的人,新陈代谢产生的内源性尿酸就越多。另一方面,脂肪在分解供应能量时,体内酸性产物增多,抑制尿酸排泄,导致血尿酸水平升高。大量的研究已经证实,减轻体重,可以降低血尿酸水平,这与尿酸内源性生成降低有关。

2. 减重增加尿酸肾排泄 肾脏是人体排出尿酸的主要器官,而大部分痛风及高尿酸血症患者存在尿酸的肾排泄障碍,导致尿酸在血液中聚集。痛风合并肥胖患者的尿酸排泄分数低于非超重痛风患者,且以尿酸排泄减少型为主,肾小球尿酸负荷高,说明肥胖的痛风患者体内存在比非肥胖痛风患者更严重的尿酸肾排泄障碍。这可能与肥胖基因的产物——瘦素有关。瘦素是脂肪细胞分泌的脂肪因子,与高尿酸血症呈显著正相关,可直接抑制肾小管对尿酸的排泄,其机制可能与瘦素通过兴奋交感神经,导致肾血管收缩、肾血流量减少、尿酸清除率下降有关。另外,肥胖造成的内脏脂肪堆积也可能会影响肾脏血流量,从而使尿酸的肾脏排泄减少。体重的减轻,减少了抑制肾脏排泄尿酸的因素,增加了尿酸的肾脏排泄。

3. 减重改善胰岛素抵抗 肥胖可导致胰岛素抵抗,主要与脂肪细胞分泌的多种脂肪因子有关,其中脂联素和瘦素可以导致内皮功能障碍和影响肾脏对尿酸的清除,从而引起尿酸增高。此外,胰岛素抵抗还可以直接作用于肾脏近曲小管,使其表面泵的活性增强,促进肾小管 Na^+ 和 H^+ 的交换增加,从而使尿液中 Na^+ 重吸收和 H^+ 排泄增强，导致钠水潴留和尿液酸化，尿液中的 H^+ 通过阴离子交换系统来吸收有机酸等阴离子，后者再通过尿酸盐阴离子转运体来吸收尿酸，进而使尿酸重吸收增加而出现高尿酸血症。另外，胰岛素抵抗状态下机体可激活肾素 - 血管紧张素 - 醛固酮系统，引起肾脏血流量减少，从而导致尿酸排泄减少使机体血尿酸增高。可见，胰岛素抵抗是联系痛风和肥胖的中间桥梁，减轻痛风伴肥胖患者的胰岛素抵抗，将有利于尿酸水平的下降。

4. 减重改善炎症反应状态 现代科学研究发现肥胖患者体内血液中白细胞介素 6、肿瘤坏死因子和 C 反应蛋白等炎症因子的浓度明显高于健康人群，说明机体存在着慢性炎症反应状态。这些炎症因子绝大部分是由脂肪细胞产生和释放的。学术界认为，肥胖形成慢性炎症反应，而炎症反应状态可能是形成胰岛素抵抗和代谢综合征（肥胖也属于代谢综合征的一种）的重要原因。高浓度炎症因子的存在又加剧了痛风急性炎症的发生，因为只有沉积在痛风患者关节内的炎性尿酸结晶才会参与痛风的炎症反应过程。减重可以减少体内脂肪含量，降低炎症因子水平，改善炎症反应状态和胰岛素抵抗，这些因素有利于控制痛风的发生与发展。

二、痛风合并肥胖患者的体重管理策略

1. 体重的自我监测 定期监测体重变化是预防肥胖的重要措施之一，要经常关注自己的体重，预防体重增长过多过快。成年后总的体重增长最好控制在 5kg 以内，超过 10kg 则可导致相关疾病的危险增加。对已有超重和肥胖的个体应控制体重增长或降低体重，但同时要避免体重增长或降低过快。对于痛风合并肥胖的患者，过多的脂肪沉积于皮下，当脂肪分解供应能量时，体内酸性产物增多，从而抑制尿酸排泄，使血尿酸水平升高，不利于痛风的康复。在进行体重的自我监测时，可借助记笔记、APP、可穿戴设备等进行每日体重的记录，也可根据前面所介绍的肥胖评价指标如 BMI、腰围、腰臀比等进行监测。一方面可以详细直观地了解自己体重的变化，另一方面可以有效激励减重计划的实施。对于减重的范围，需在医师的指导下制订个性化的减重方案。

2. 合理饮食 痛风是人体嘌呤代谢紊乱所引起的疾病，人体内的嘌呤约有 20% 来自于食物，而这些从食物中摄取的嘌呤却很少能被人体所利用，其中绝大部分转化成尿酸。暴饮暴食，尤其是大量食用富含嘌呤的食物是痛风发病的主要诱因之一。因此，合理的饮食是健康人群预防痛风和痛风患者配合治疗的重要途径。有研究发现，红肉、海鲜、酒精和果糖的摄入与高尿酸血症和痛风的发生风险成正比，乳制品、素食、高纤维食物则能够降低血尿酸水平和痛风风险。而对于合并肥胖的痛风患者更应注意饮食的合理性，除了控制富含嘌呤食物的摄入、限制饮酒外，还要减少高脂、高糖食物的摄入。

痛风合并肥胖患者可选择地中海饮食，不仅可以减轻体重，降低 BMI 和腰围，还可以降低血尿酸水平，改善代谢综合征，降低痛风发生风险。地中海饮食的膳食结构特点是以植物性食物为主，包括全谷类、豆类、蔬菜、水果、坚果等；鱼、家禽、蛋、乳制品适量，红肉及其产品少量；食用油主要是橄榄油；适量饮红酒。其营养特点是脂肪供能比为 25% ～ 35%，其中饱和脂肪酸摄入量低（7% ～ 8%），不饱和脂肪酸摄入量较高。地中海饮食模式中植物性食物大多属于偏碱性食物，可以增加人体内碱的储备，使体液 pH 呈偏碱性状态；使关节液和尿液中 pH 上升，关节中的尿酸成游离状态，难以形成尿酸盐结晶。此外蔬菜和水果中含有少量钾元素，可以促进肾脏排出尿酸，减少尿酸盐的沉积。同时饱和脂肪酸摄入量低，减少身体的热量和脂肪的形成。

3. 运动干预 缺乏身体活动是超重 / 肥胖的重要危险因素之一，运动的作用是通过增加能量消耗达到身体的负能量平衡。运动减重存在显著的剂量 - 效应关系。超重和肥胖个体每周至少150min 中等强度运动以达到适度减重的效果；如果要达到减重 ≥ 5% 的效果，每周运动时间应达到 300min，运动强度应为中、高强度运动量或运动量消耗达 2000kcal/ 周及以上。在运动方式的选择上，中国超重 / 肥胖医学营养治疗指南建议以有氧运动结合抗阻训练的方式进行减重。有氧运动通过增加能量消耗、脂肪供能比来减少体内脂肪的蓄积。而抗阻运动通过增加瘦体重的比例提高代谢率或增加瘦体重和肌肉力量。因此有氧运动 + 抗阻训练的运动方式优于单纯的有氧运动，

更适合于痛风合并肥胖患者。但要以有氧运动为主，抗阻运动为辅。因为肌肉训练及无氧运动会分解ATP，容易造成乳酸堆积，乳酸大量蓄积也会抑制尿酸的排泄。

除了减重，运动对于痛风患者来说还能增强体质，增强机体对疾病的防御能力，而且对减轻和缓解关节疼痛、防止关节挛缩及肌肉失用性萎缩大有益处。同时运动可以减少内脏脂肪的生成，减轻胰岛素的抵抗性，从而降低血糖和血脂等，起到降低血尿酸水平和预防痛风发作的目的。所以说，痛风合并肥胖的患者更应注重运动，减少生活中的久坐，但在运动方式和运动强度的选择上应因人而异、因病情的分级和分期而异。如痛风急性发作期、糖尿病并发急性感染、痛风合并严重心、肾并发症等情况下不宜运动。另外，要注意千万不要急于求成地使运动过量，运动过量会引起血尿酸水平急剧升高，诱发痛风的急性发作。运动过程中和运动后要多补水。

4.其他　科技的发展让现代人的生活发生了很大的改变，工作压力大、电子产品的使用时间长、熬夜、饮食模式的转变都在影响着人们的健康。对痛风合并肥胖的患者来说，这些无疑都是使病情加重的风险因素。因此，除了"管住嘴，迈开腿"的主要策略之外，避免久坐、规律作息、避免熬夜、调节压力（必要时可寻求心理医师的帮助）、多饮水等，也是有效防治痛风和肥胖的手段。

痛风形成的直接原因是尿酸代谢失常导致血液中尿酸过高，临床表现为急性或慢性痛风性关节炎的反复发作。但归根而言，痛风是遗传因素和环境因素共同作用的结果。也就是说，肥胖是痛风的重要风险因素，但不是导致痛风的"唯一"或"直接"因素。科学研究表明，减重有利于痛风的防治，但体重的减轻到达一定程度后，血尿酸下降的效益就不再明显。相反，减重过快，会引起脂肪的快速分解，产生大量酮体，诱发痛风的急性发作。因此，痛风合并肥胖的患者，应在医师的指导下，通过科学的手段将体重降低并维持在理想水平。

（师咏勇　赵　影）

第三节　痛风患者的运动管理

痛风的治疗，重在止痛，降尿酸，绝大多数人忽视了运动对痛风的预防作用。如果说饮食控制是从源头预防和遏制痛风及其发展，那么运动疗法则是从身体内部发动的消灭痛风的"战役"。虽然现在还没有研究直接证实运动本身能降低痛风患者体内尿酸水平，然而运动疗法可以减少内脏脂肪，减少胰岛素抵抗，增强体质和机体抵抗力、缓解关节疼痛、防止关节挛缩及肌肉失用性萎缩等已得到越来越多医学专家的认同。同时，适宜的运动配合药物治疗、饮食控制，对于高血压、高血脂、高胆固醇和糖尿病等合并疾病都有很大的帮助。

生命在于运动，运动促进健康。而对于痛风患者来说，关键在于运动是否适宜、是否科学。应科学地选择适宜自己的运动方式和运动量，掌握科学的运动规律，使之达到预期的强身健体和改善缓解病情的目的。运动不足，就达不到预期的治疗和健身效果；运动过量，则会诱发痛风性关节炎的急性发作或加重病情。因此，对于痛风患者，运动一定要"因人而异"。由于每个人的体质、生理特性、病程、年龄和生活环境等诸多方面的差异，其运动方式、运动量也会不同。鉴于此，痛风患者一定要遵从医嘱，根据自身情况选择适宜的运动方式和运动量，切忌盲目、跟风运动。

一、关于运动

1.适度的运动有益于降低血尿酸　痛风是因嘌呤代谢紊乱，造成体内尿酸增多所致的代谢性疾病。意大利学者对耐力运动员和缺乏运动者进行了比较，结果发现耐力运动员的血尿酸水平显著低于缺乏运动的健康对照者。加拿大学者的研究发现，高强度运动可以引起血尿酸浓度升高，而相同运动量的低强度运动（有氧运动）并不升高血尿酸浓度，这可能与高强度运动使嘌呤核苷分解增加有关。计步运动量与血尿酸水平呈负相关，即步行数量的越多，血尿酸水平越低，说明运动对降低血尿酸水平是有益的。

运动可以使脂肪消耗增加，降低血糖、血脂、血压，有助于减轻体重，减少了抑制肾脏排泄尿酸的因素，从而可以间接降低尿酸浓度，尤其是血脂的降低，会使肾脏代谢血尿酸的功能加强，对预防痛风急性发作有一定作用。

2. **剧烈或过度运动导致体内尿酸含量上升** 从事剧烈或高强度的运动时，肌肉的能源物质 ATP-CP 和磷肌酸会大量耗尽，因此 ATP（腺嘌呤核苷三磷酸）大量分解，浓度会大量减少。其分解产物 AMP 增加，AMP 可通过去磷酸化形成腺苷和经脱氨基形成次黄嘌呤两条途径使尿酸生成增多。

剧烈运动时出汗增加，血容量减少，导致尿量减少，由于尿酸是随尿液排泄的，因此尿酸排泄就会减少，尿酸存积在体内的量就会增加。由于人体内尿酸的总含量约 1.2g，每天约有 1/2 会因新形成及排泄而更新；排泄的方式，2/3 由尿液排出，1/3 由肠道排出。人体在水分充足状况下，尿酸的排泄会增加；但在缺少水分的状况下，会使尿酸的再吸收增加。因此，剧烈运动后，最关键的是要补充足够的水分，使血液中的尿酸溶解于尿液中，并迅速排出体外。

此外，运动过度，或者进行剧烈的运动后，作为疲劳的代谢产物——乳酸，会积聚在体内，阻碍尿酸的正常排泄，使尿酸不易排出而存积在体内，使尿酸值急剧上升。因此，专业运动员患痛风的概率高于正常人，日本职业棒球选手的平均尿酸值比平常人高 136.9μmol/L，同时其痛风发生率为平常人的 10 倍。

由此可见，剧烈运动或长时间体力劳动会引起血尿酸的暂时升高，这对于痛风患者控制病情稳定和血尿酸水平是百害而无一利的。剧烈或过度运动容易引起疲劳，关节损伤，导致尿酸盐脱落，这也成为痛风性关节炎的三大诱因之一。故痛风患者不宜选择快跑、足球、篮球、溜冰、登山等剧烈运动项目，以及长时间做俯卧撑等加强腹肌和背部运动及用体育器械等锻炼肌肉的器械运动，否则不仅易损伤关节，而且会大量出汗带走水分，使尿量减少，影响尿酸排出，导致血液中尿酸浓度增高，引起痛风的急性发作。对痛风患者而言，选择适合自己的中、低强度的有氧运动才是正确的。

二、运动对痛风患者的影响

1. **运动改善痛风患者的心肺耐力** 心肺耐力是人体长时间进行有氧工作的能力，心肺耐力水平主要与呼吸系统摄入氧气、心血管系统运输氧气和肌肉组织利用氧气的能力有关。如果心肺耐力低下，发生心血管疾病的危险性就会显著增加，而提高心肺耐力则可提高人们的生活质量，提高从事体力活动的能力，降低由于静坐少动的生活方式所造成的患心血管疾病和代谢性疾病的概率。

痛风患者由于对病情反复和加重的恐惧，对运动升高血尿酸水平的误读，不少患者选择远离运动，选择静坐少动的生活方式，导致心肺耐力水平下降。有规律的有氧运动可以显著提高痛风患者的心肺耐力，主要表现为：①通过对心血管中枢的良好调节作用减少心肌耗氧量，对呼吸功能的良好调节增加了氧气摄入量；②通过增加骨骼肌毛细血管密度、改善骨骼肌代谢机制，增加骨骼肌利用氧气的能力；③降低同等负荷运动中和安静时的心率和血压。

2. **运动改善痛风患者的身体成分** 身体成分指的是身体脂肪组织和非脂肪组织的含量在体重中所占的百分比。只有各成分之间以合理的比例存在，才能维持机体的正常结构和功能，保持健康的体魄。身体成分会影响到人体的血液成分，与糖尿病、高血压、高血脂、冠心病等疾病关系密切，而这些疾病常与痛风并肩而行，加重痛风病情。

痛风患者因饮食、久坐或其他代谢性疾病的影响，导致体重增加，而这种增加，绝大部分是脂肪的增加，尤其对中老年人而言脂肪更易在腹部堆积，造成向心性肥胖，肥胖又是痛风的危险因子之一。大量的运动科学研究表明，有氧运动可以明显控制体重，减少体内脂肪的含量。适度的运动不仅可以增加对过剩热量的消耗，还可以改善心血管功能。有氧运动还可以增加肌肉含量，因此，带来痛风患者身体成分的极大改善，降低心血管疾病的发生率。

3. **运动改善痛风患者的运动功能障碍** "因为有痛风，关节的疼痛让我对运动产生强烈的畏惧心理。我总是不敢使劲跑、使劲动。生怕因为运动加剧了病情，所以只有不运动，心里才觉得安全。可是，看着朋友们在运动场上矫健的身影，心里别提多羡慕了……"这是很多痛风患者的心声。

痛风尤其是痛风性关节炎患者因痛风石或认识误区导致身体活动减少，出现关节活动度障碍，限制了患者的运动水平，降低了生命质量。痛风除了能引起局部关节剧烈疼痛外，还可以导致受累关节的骨质破坏，甚至引发骨折，长期不运动导致肌肉萎缩、骨质疏松，易发生骨折。

软组织反复多次或持续一定时间的运动则会对关节周围软组织产生较多的塑性展长，恢复或改善软组织的弹性，同时也改善了关节活动度和功能，使得关节软组织更加健康，关节可以保持润滑和灵活，缓解关节和肌肉的疼痛，防止关节挛缩及肌肉失用性萎缩。适度的运动还能促进全身血液循环，促进皮肤和血管的通透性，促进肌肉摄取血尿酸。同时血液循环加速能延缓和减少尿酸盐在骨关节沉积的概率，阻碍高尿酸向痛风转化的进程，有助于痛风的康复。

三、痛风患者的运动策略

1. 痛风患者运动的基本原则

（1）个性化原则：每个痛风患者的病因、病程和身体损害程度各有不同，不同性别、年龄、个人习惯、体质状况亦不相同。因此，痛风患者在运动时应考虑到自身状况、兴趣爱好、运动条件、经济能力等客观因素，结合医师的建议，选择适合自己的运动方式和运动量。对于日常生活中由于工作繁忙而没时间运动的人，则建议其将交通工具改为自行车或步行；对于年龄较大、体重较重、体质较弱的患者尽量选择低强度的有氧运动；对于病情较轻或痛风高发人群进行治疗和预防时则可以增大有氧运动的强度。运动时还应严格区分病程分期，并不是所有痛风患者都适宜进行运动，如急性痛风期则应以止痛和降尿酸治疗为首要目标，宜静卧休息。

（2）适宜负荷原则：适宜负荷原则是在运动辅助治疗过程中给予痛风患者相应量度的负荷，以取得理想的治疗效果。通风患者忌剧烈或过度运动，这会引起尿酸升高，容易引发急性痛风的发作，不利于痛风的发作。这是因为剧烈或过度运动会加速新陈代谢，使尿量减少、乳酸堆积等，均为升高尿酸水平的重要因素。因此，痛风患者在运动过程中，建议选择有氧运动，使用偏低的运动强度。同时，伴有高血压、高血脂、肥胖及糖尿病等疾病的患者，宜适当延长运动时间，但应注意防止疲劳。

（3）循序渐进原则：循序渐进原则是指运动时运动负荷安排要由小到大，逐渐增加；动作由简单到复杂，由易到难；休息次数由多到少、休息时间由长到短；动作重复次数由少到多。在运动初期，运动负荷和运动量要小，经过锻炼、身体适应后再逐步增加并达到适宜的运动负荷和运动量。在每次运动前，应进行充分的准备活动，使得运动时身体感到发热，从而减少肌肉与韧带的黏滞性，增加弹性，并促使关节囊分泌更多的滑液，以减小关节摩擦力，加大关节灵活性。这些变化可以加大人体运动的幅度，提高速度、力量、灵敏和柔韧性等，从而预防肌肉、韧带和关节的损伤。

（4）适时调整原则：人体的生理功能及承受运动负荷的能力会因时间、环境、天气、身体状况的变化而发生变化。对痛风患者尤为如此，病情会受饮食、用药、作息的极大影响，且病情容易反复。因此，痛风患者在进行运动时，应根据上述因素进行一次或多次调整。如身体状况下降，则运动量也应做相应下调，或者运动时间进行相应缩短；如痛风发作，则应停止运动，并配合医师做相应的治疗；如身体功能提高，病情出现明显好转，则原来设定的运动时间或运动负荷会相应变小，为继续保持锻炼效果，就必须提高运动强度或延长运动时间；如果觉得运动方式单一，也可以选择运动量相当的其他运动方式。

（5）重视"健心"原则：痛风的发生不仅与生理应激有关，还与精神状态和心理应激有关，紧张、愤怒、焦虑、郁闷等强烈的精神刺激都是诱发痛风性关节炎急性发作的重要因素之一。因此，应加强心理疏导，减慢行为节奏，设法消除各种心理压力，保持心情舒畅。笔者建议，除了"自我修养"在主观上控制个人情绪外，运动是一个释放情绪垃圾的绝好途径。选择自己喜欢的运动方式，在运动中使得紧张的情绪得以放松，愤怒、焦虑、郁闷的情绪得以宣泄，从而获得精神上的愉悦。运动对于情绪上的舒缓和减压，以及运动在精神层面上带给人们的轻松和愉悦，在"疾病的精神疗法"中不可取代的作用，早已得到运动心理学家和医学专家的肯定。

2. 痛风不同阶段运动策略

（1）痛风急性发作期运动策略：痛风急性期发病，起病急骤，来势迅猛，数小时内症状发展至高峰，关节及周围软组织出现明显红、肿、热、痛和功能障碍，单侧踇趾及第 1 跖趾关节最常见；其余依次是踝、膝、腕、指和肘关节。其疼痛堪称疼痛之冠，"灼烧啮咬，生不如死"，令患者难以忍受。

痛风急性发作期应注意早期给药，在刚出现急性发作征兆时即控制发作。同时注意避免运动、合理饮食和大量饮水，待症状缓解后再进行。但要掌握方法和运动量，循序渐进，从被动的徒手牵张训练开始，即用徒手的外在力量拉长或缩短受累关节周围软组织，逐步过渡到关节主动性牵张训练。若发现关节有痛风结石，只要皮肤表面不破溃，无心血管并发症，肾功能良好，关节功能正常，急性发作后可适当做一些气功等保护性轻微活动，以不增加发作部位负荷为度。

（2）痛风缓解期运动策略：痛风缓解期是痛风性关节炎反复急性发作之间的一种缓解状态，急性关节炎缓解后，一般无明显后遗症，进入可持续数月或数年的间歇期，少数患者仅有一次单关节炎，以后不再发作，但多数患者在一年内复发。随着尿酸盐在关节内的沉积增多，炎症发作进入慢性阶段而不能完全消失，引起关节骨质侵蚀缺损及周围组织纤维化。

急性痛风性关节炎发作时患者应卧床休息，或遵医嘱降尿酸，注意保暖，不建议运动，待病情好转后可做轻微运动。如病情进一步稳定，则可正常活动。

（3）痛风慢性期运动策略：痛风慢性期，病程迁移多年，持续高浓度的血尿酸水平是不注意控制病情的后果，痛风石形成或关节炎症持续不能缓解是典型的临床特点。痛风石和炎症易累积在关节部位，如指关节、膝关节、髌骨和脊椎等，导致关节软骨及骨质侵蚀、破坏、增生，关节周围组织纤维化，出现持续性关节肿痛、强直、畸形、甚至骨折。

运动可以增进或维持关节活动度，改变关节腔及周围韧带、肌肉等的血液循环，加速局部新陈代谢及验证物质的消除，从而减轻疼痛和关节肿胀，即所谓的"以动防残"。每次活动先从受累影响的关节柔韧性练习开始（拉伸练习），再做神经肌肉功能练习，再做有氧运动（心肺耐力）。运动初始阶段，应采用低强度和短时间的渐进方法。对于功能较差的患者应采用 5～10min 的间歇性练习方法，如出现异常或疲劳、关节活动范围缩小、关节肿胀加重等情况，应停止运动。有氧运动推荐传统的运动疗法：太极拳、五禽戏、八段锦等，具有"调身、调息、调心"相结合的特点。每天练习 1～2 次，每次 15～30min，间隔时间在 30min 以上。

（4）痛风性肾病期运动策略：痛风性肾病又称慢性尿酸性肾病，是体内嘌呤代谢紊乱、血尿酸增高、尿中尿酸排量增多造成的慢性肾损害，早期仅表现为轻微的尿常规检查变化，最终发展为慢性肾衰竭。痛风性肾病主要由高尿酸血症引起，因此，治疗以降低尿酸为主，并使其维持在 300～330μmol/L 以下。

此阶段，应避免节奏较快或剧烈的运动，如跑步、羽毛球 / 网球等对抗性较强的运动项目，宜采用较轻缓的运动，如散步、练气功、打太极拳等，每次 10～30min，适当减少每周锻炼次数，可运动一天休息一天。避免运动后大量饮水或产生乳酸，加重肾脏负担。

（师咏勇　赵　影）

第四节　痛风患者依从性管理

一、概述

近年来，随着生活水平的提高和饮食结构的改变，痛风及高尿酸血症的患病率急剧上升，已成为仅次于糖尿病的第二大代谢性疾病。痛风的发病率约为 2%，是发达国家炎症性关节炎的主要病因。在全球范围内，特别是在社会人口指数较高的国家，痛风发病率还在不断上升，若不治疗，痛风很有可能发展到慢性阶段，包括关节破坏等问题。此外，痛风与各种代谢性及心脑血管疾病之间的关联也是公认的：痛风是心血管疾病发病率和死亡率的一个独立预测因子。因此，多个风湿病学会已经提出了关于痛风治疗的建议。痛风治疗的主要目的之一是通过降尿酸治疗（urate-lowingtherapy，ULT）降低血尿酸水平，目前指南推荐对痛风反复发作和痛风石患者启动 ULT 治疗，但在临床工作中仍然经常见到痛风反复发作的患者，这与患者因担忧药物副作用而拒绝起始 ULT 或依从差密切相关。Scheepers 等 2017 年的一篇系统评价显示，痛风患者起始 ULT 治疗 1 年内依从性为 3%～78%，而 1 年后非坚持率为 54%～87%。

痛风是一种慢性病，ULT 治疗旨在将血清尿酸水平维持在 360μmol/L 以下。其治疗不仅需要药物治疗，还需要改变生活方式和减肥。非药物治疗对痛风患者的治疗至关重要：①痛风的患病率与肥胖、腰臀比和体重增加有关；②存在痛风时，代谢综合征的患病率增加；③在没有痛风史的健康个体中，胰岛素抵抗的程度与血清尿酸浓度相关，与尿尿酸清除率呈负相关；尿尿酸清除率与血清尿酸浓度呈负相关。这些观察结果与胰岛素抵抗的高尿酸血症效应、减肥和运动对抗胰岛素抵抗一致。因此，当前指南建议痛风患者改变生活方式。而当前的问题在于，并非所有的痛风患者都能采纳饮食和锻炼等建议。

既往发表的系统评价和荟萃分析表明，痛风患者不依从治疗的发生率很高，这种现象与预后密切相关。治疗依从性差降低了血清尿酸水平达标率，增加了痛风发作风险，并增加了治疗期间痛风发作次数。此外，痛风控制差可导致严重的关节和器官损伤，并与生活质量受损和高经济成本相关。因此，提高痛风患者依从性是痛风治疗中一个亟待解决的问题。本书将从以下几个方面来讲述患者依从性的管理：①对于痛风的常见误解（例如，痛风不是一种严重疾病，是生活方式引起的）是提高痛风治疗依从性的重要障碍，因此，对患者的教育是依从性管理的核心；②此外，患者之间的交流可以提升他们对疾病的认知，因此，以患者为主体的团体组织的成立有利于患者依从性的改善；③患者作为治疗的主体，其自我管理能力与治疗的效果及依从性密切相关，在患者参与下制订相应的诊疗方案，是患者自我管理的体现，也有利于提高患者对管理方案的长期依从性，配合医务人员达到预防痛风及控制尿酸水平的目的；④强调社区在患者管理中的作用，痛风患者

除在医院中接受有关疾病知识的教育和治疗外，更多的时间是在社会上生活，建立适合中国国情的以人群为基础、社区患者为中心、社区 - 医院一体化痛风防治管理模式，可以督促患者定期监测血尿酸水平，增加依从性。

2018 年，英国对护士主导的痛风患者教育和管理进行了研究，结果表明：与常规治疗模式相比，护士主导下增加患者教育和患者参与的治疗模式可以显著提高患者 ULT 的依从性，增加患者的治疗达标率，痛风发作频率、痛风石明显减少，生活质量显著改善。这项研究强调了教育和患者参与疾病管理的重要性，除了对痛风患者的临床益处外，还可以降低治疗成本，带来经济效益。健康教育可以促进人们改变不健康的生活方式，降低致病的危险因素，有效防治疾病，促进健康。在维护人们健康的同时，健康教育也将极大地降低医疗费用。成本效果分析表明，作为预防和控制慢性病的一项重要措施，健康教育具有投入少、产出高、收效大等特点。美国医药协会指出，每在患者健康教育中投入 1 美元，能够节省相当于 6 美元的医疗费用开支。虽然相对于其他慢性病的患者教育，痛风的患者教育起步较晚，但在一些国家的调查中发现，很多医务人员都希望通过加强健康教育，改变痛风发病率日益增长的现状，预防痛风的发生，并建议患者在痛风确诊后，开展自我病情监测的教育。

传统的医患点对点进行疾病诊疗及被动治疗模式效果欠佳，而患者与患者之间的交流沟通对于疾病防治的学习提高是比较有效的，病友之间反复的交流，加上社区医师耐心的讲解，使得居民对于痛风的危害、诊治、预防、达标重要性等各个方面均有不同程度的认识，并且也能更加重视自己的疾病，提高执行力和依从性。因此，以患者为主体的团体组织的建立可以增加痛风患者之间及患者和医护人员之间的交流，使痛风患者感到被关心、被理解、被尊重、被支持，进而增强了痛风患者战胜疾病的信心和勇气，提高患者的依从性。目前，很多人对痛风的了解还不够，大部分患者认为只要关节不痛，血尿酸水平再高也不用管它；一部分接受痛风治疗的患者或患有痛风还未治疗的患者认为治疗痛风的药物肝肾毒性大，能不吃尽量不吃，以至于延误了痛风治疗

的最佳时期；还有些患者认为痛风是吃出来的，因此通过单纯的饮食控制，就能完全把痛风控制住，不必药物治疗；甚至还有部分人认为急性痛风性关节炎发作时，静脉滴注一些药物几天就好了，秋水仙碱的不良反应大，不能服用。以患者为主体的团体组织让更多的痛风患者在一定时间聚在一起，俗话说"同病相怜"，痛风患者都有各自不同的患病根源、痛苦感受和治疗经历，患者之间及亲属之间相互交流在生活、治疗及康复中的体会，使痛风患者得到更多的信息；而医护人员则更多地为患者提供疾病治疗、康复、护理相关知识，使患者成为直接获得医疗信息的受益者。通过双方共同的努力，并不断宣传教育，影响身边的人，让患者更好地认识痛风，不断走出认识误区，进而提高治疗依从性。

来自英国基尔大学关节炎研究初级保健中心的 PriyankaChandratre 等进行的一项系统回顾研究发现：痛风的病理特点及合并症与患者较差的健康相关生活质量有关，即痛风患者的自我管理较差。在临床工作中，痛风患者对于这一疾病的理解与实际情况存在很大差距，痛风患者要获得较好的健康相关生活质量，需要痛风专家及专业护士的指导，为患者提供痛风健康教育，让患者对疾病及自身状况有充分的了解，并积极参与到疾病的治疗中。患者健康状况、自我管理和痛风尿酸控制的情况与他们居住的国家、人口统计学和疾病特征及健康管理特点有关，管理模式的设计要有效调动患者的积极性，让其更多地参与治疗方案的制订，从而有利于提高患者对管理方案的长期依从性，配合医务人员达到预防痛风及控制尿酸水平的目的。

痛风患者除在医院中接受有关疾病知识的教育和治疗外，更多的时间是在社会上生活。社区是开展痛风健康教育和管理的重要场所。社区痛风患者及其家属的健康教育应从影响行为的因素着手，帮助患者掌握痛风知识，建立良好的遵医行为，取得最佳治疗效果。建立适合中国国情的以人群为基础、社区患者为中心、社区 - 医院一体化痛风防治管理模式，即痛风患者的日常基本保健服务和定期随访由社区卫生服务机构承担，诊断和疑难情况的治疗和处理由综合医院承担。通过在不同地区的试点，力求制订和论证可以在全国推广应用的痛风规范管理操作指南，规范综合医院和社区卫生服务机构、疾病预防控制机构医务人员痛风防治行为。通过培训，提高试点地区医师、护士、慢性病防治专业人员的痛风防治知识和技能。另外，通过建立痛风患者信息管理软件，制订管理手册以明确综合医院、社区卫生服务机构、疾病预防控制机构在痛风规范化管理中的职责和任务，保证患者的有效管理，进而提高依从性。

患者对治疗的依从性，是治疗达标的有效保证，而目前国内痛风治疗的依从性仍较差，研究显示：痛风患者疾病间歇期规律就诊者仅 25%，规律监测尿酸者仅 30.1%，按医嘱服药者不足 50%，不依从者高达 69.9%，提示依从性差为疾病控制不佳的一个重要因素。因此目前提高患者依从性的问题亟待解决，然而，迄今，不论在发达国家还是发展中国家，如何提高患者依从性还是一个值得深思的问题。近年来，山东省痛风病临床医学中心积极根据患者需求，先后开发和建立了痛风专病门诊、痛风患者管理经验门诊交流会、名医与患者面对面、痛风自我管理问题讨论会等专病门诊教育形式。组织开展相关模块的健康教育，临床医师在整个教育体系中负责总体指导和对患者临床治疗的效果进行评估，鼓励患者家属参与，指导患者自身在痛风治疗中发挥更加积极的作用。组织开展患者经验交流会，患者的现身说法更能引起其他患者的共鸣。完善的痛风健康教育体系设计可以很好地提高患者的参与度，增加患者对临床治疗和教育的信心，达到较好的效果。

二、痛风患者教育

痛风是一种终身性疾病，它的治疗可比喻为"三驾马车"，即饮食管理、运动疗法和药物治疗，患者只有很好地驾驭这"三驾马车"，才能很好地控制尿酸，减少痛风急性发作及减少急、慢性并发症的发生与发展。近年来，将患者自我病情监测和痛风教育加入，并称之为"五驾马车"。其中，痛风教育尤为重要，它不仅决定其他几项治疗的成效，而且必须贯穿患者的一生。一个完整的痛风教育计划应首先确立治疗和教育的目标，然后可根据不同需要设计痛风教育课程。最后，教育须由专业团队来指导完成，关注教育中出现的问题，通过多方面的评估来巩固和提高痛风患者的教育成效。

1. 成立痛风专业教育团队的必要性和职责　在痛风治疗中没有任何一个成员可以满足痛风治疗的所有需求，故建立一个痛风治疗和健康教育团队至关重要。团队可分为核心成员和周围人员，其中团队核心成员包括专业医师、专职健康教育护士、营养师、心理学家、运动生理学家、社会工作者；团队周围成员主要是那些在痛风治疗中有特定作用，但不如核心成员那样在治疗中密切接触的人员，如肾病科、骨科、影像科和心血管等科室医师。痛风患者应被作为治疗团队的中心，其他所有成员应紧紧围绕患者这一中心，相互嵌入、影响，发挥各自独特的作用，任何一块组成部分的缺失都会严重影响整体质量及与其他组成部分的连接。换而言之，即会影响到痛风患者病情的控制。

痛风治疗和健康教育团队的组成可根据各国家和地区具体情况而定。各医疗机构应充分利用现有医疗资源，正确分担各自职责，针对某些特殊并发症，建立多学科、多科室的联合服务措施，发挥各自的作用。按目前中国的实际情况，要组成如此庞大的多元化联合治疗和教育的形式难度较大。专家团队可先以痛风医师、专职健康教育护士和营养师作为施治和施教的核心，通过加强对痛风保健教员的培训，达到使这些成员能"一专多能，兼顾其他方面"的目的。所谓"一专"，即指该成员本身的专业，可以是医疗、护理或营养，"多能"是指该成员除掌握本身专业外，还需要熟悉其他两个专业的知识，"其他方面"包括思想工作、社会工作、运动指导的诊治等。

在由谁决定痛风患者治疗和健康教育问题上，目前存在两种不同的观点，一种观点认为，因痛风医师和痛风健康教育团队的其他医务人员是该疾病治疗的专家，故在患者治疗过程中应在以他们为中心的前提下取得患者合作，并使之遵守专家团队制订的各项方案；另一种观点则认为痛风患者是该疾病的承受者和受害者，其经历着疾病所致的各种困苦，又因为痛风患者是治疗和健康教育团队的对象，故他们有权也有责任对其自身疾病的治疗做出选择，故这种观点主张让患者自己取得痛风治疗和教育的主要目标，让他们自己做出重要决定，以做参考。在实际工作中，应将以上两种观点相结合，对一个新诊断的痛风患者而言，更需要的是医务工作者对他们进行耐心、细致的疾病知识和相关技能传授，并帮助他们解决在治疗中所遇到的困难。实际上，在这一时期的患者本身也更愿意接受医务人员的指导。经过一段时间的培训，患者基本掌握了这些知识，则应逐渐过渡为让患者自己提出对治疗和教育的意见，提出他们的不同看法，这不仅有益于专家团队了解患者在实际疾病控制中所遇到的问题，而且可使每个治疗方案更加个体化和具体化，更适合于患者个人。除此之外，还可以使专家团队改进他们在治疗和教育中的不足。痛风治疗和健康教育团队必须与患者建立紧密的伙伴关系，这样才能取得比较好的效果。

2. 痛风专业教育人员培训的课程设计　医学科技发展日新月异，痛风治疗及健康教育团队成员有必要学习该疾病治疗的新方法和新技术，不断提高自身业务水平，以适应该疾病在防治中的需求。在以往的慢性病教育和治疗中，团队组长往往是该学科专家，而现在团队成员中的专职护士正在健康教育中发挥着巨大作用。在国外，她们从事的是以往被认为是专业医师的工作，如患者教育和疾病控制指导等。由于痛风患者，尤其是新诊断的痛风患者，他们常需要咨询各方面的建议和指导，往往会感到不知所措、无所适从。各医疗机构的痛风治疗和健康教育团队成员多而且分散，在一起协调工作相当困难。在实际工作中，没有经过专门培训的痛风工作人员很可能对共同的治疗目标不明确或对某一问题说法不统一，这些都会导致患者在疾病认识上产生较大的差异，并因此引起概念上的混淆。如何使各专家团队每个成员提出的各种观点更为合理和统一，这就对加强痛风治疗和健康教育团队成员的培训和交流提出了更高的要求。

青岛大学附属医院是全国较早对这一领域进行实践探索的单位。自 2006 年成立青岛市痛风病重点实验室以来，该院在 2008 年就比较早地建立起痛风患者教育课程，对门诊患者、青岛及周边社区居民进行宣传教育，坚持每月 1 次进行痛风患者教育。近三年又将这一模式开展到哈尔滨、南充等地。该项目目前已对近万例痛风患者进行了宣传教育。

痛风健康教育是一项复杂和困难的工作，要争取一切机会，与各种类型的痛风患者进行交谈，往往一位患者需要反复的健康教育和关怀，在获得患者及其家属的信任后，才能使健康教育工作收到成效，故痛风保健教员既需要有丰富的专业知识，又要耐心细致，才能成为患者的良师益友。一个合格的痛风工作者并不等于是一个好的痛风保健教员。优秀的痛风保健教员需要有对该项工作的满腔热诚和较强的做思想工作和社会工作的能力，并了解患者的思想情况、心理状况、存在的困难、待解决的问题，往往还要与合作的家属联系、合作，如生活自理有困难的老年患者的子女和儿童、少年患者的父母。凡此种种，都要求保健教员懂得一些心理学知识和做社会工作的能力。除以上方面外，痛风教育要获得令人满意效果的关键是健康教育技巧。

痛风保健教员的健康教育技巧必须通过有经验的教员来培训及其个人长期的经验积累才能获得。传统健康教育的经典教育模式多将患者作为知识的被动接受者，施教者努力把自己掌握的医学知识灌输给患者。然而，患者往往对这种健康教育方式不够满意，而且，患者实际能接受和掌握的内容少得可怜，对改变痛风患者的生活方式和习惯作用也不大。作为痛风保健教员，除了需要将自身知识传授给患者外，还应帮助患者理解自己的病情和治疗方案，以相互交流的教育模式，让患者主动参与，循序渐进，并鼓动患者积极配合。

因此，作为一名痛风教员，除了必须对痛风的基本知识有比较全面的掌握外，还必须更多地了解痛风患者的自我管理技能，进一步强化作为一名痛风教员必须坚持"一技多能，兼顾其他"的理念，必须坚持感同身受地从患者的角度去理解和认识痛风自我管理，所有患者教育的开展应该紧紧围绕以解决患者问题为核心。

国家和地区医疗机构和组织应该对痛风教员系统开展资质认定和评估。在痛风教育中，除了要探索各种有效的痛风教育模式外，还必须关注痛风教育的内涵，尤其要对实施痛风教育后的效果进行客观、科学的评价。这些评估内容主要包括：作为一名合格的痛风教员，掌握对不同患者及其病程的不同阶段需要何种痛风知识和技能、

其所给予患者诊断和治疗解释的准确性和合理性等。痛风患者教育专业培训地点可以设在痛风专科实力雄厚的医院或医学中心。建立中国痛风教员培训计划，完善相关教材，可促进痛风教员的职业化发展更加规范，中国医疗机构和医学组织需要为此做出积极努力和探索。

3. 开展患者教育过程中应注意的问题　长期开展痛风患者教育，有利于病情的控制。某研究机构招募了 106 例痛风患者，由 1 位专业护士进行指导，包括患者教育、个体化生活方式的建议和适当的降尿酸治疗。1 年后，92% 的患者血尿酸达标（sUA ≤ 360μmol/L）；85% 的患者 sUA ≤ 300μmol/L，生活质量评分明显提高。该研究提示痛风患者教育的重要性。

痛风教育重在沟通，一些研究结果表明，沟通的效果 7% 取决于文字，38% 取决于语调，55% 取决于肢体语言。一些消极的沟通方式将严重影响痛风教育效果。在施教过程中，强迫患者接受医师的想法、用各种并发症和不良后果吓唬患者或使用消极的词句等做法，难以取得满意的痛风教育效果。因此，一名合格的临床医师或护士并不一定就是一名合格的痛风教员。痛风患者教育的过程需要很多技巧。作为一名合格的痛风教员必须牢记以下四方面的问题。

（1）正确对待患者的叙述：许多研究显示，患者和医师对治疗方法的认识和理解常有较大差异。患者的诉说常带有主观性，而医师所表达的内容更具有客观性，医师正确的解释不一定都会被患者所接受。如医师仅将医学信息强授予患者，则不可能达到相互交流的目的。痛风保健教员在与患者交流时必须给予患者足够的时间以表达其自身的想法、对病情的认识和所担心的问题。同时，还必须认真分析患者叙述的内容并观察患者在讲述这些话语时的表情，捕捉患者的思想和情感内容，给予最热心的安慰。就像哲学家在分析一个事件时，透过现象看清本质。在为患者治疗时，保健教员必须向其讲述病情、并发症、治疗方法、治疗依据和疗效估计。但医师没有足够的时间对患者做详细的解释工作，这一点由于分工不同，应被保健教员充分认识。在做解释工作时还必须考虑到不同的对象和其理解程度。根据每个对象的知识水平、理解力和接受力，采取适当的方

法进行解释。既往的一项研究分析了 800 个医师对 4 种不同人群讲课时的解释情况，包括在校医学生、学术讨论会上的医学同道、通过媒体接受医学知识的公众、听取疾病情况和治疗方法的患者，研究的目的在于分析医师在针对有医学知识和无医学知识的不同听众时，是否根据听众背景而采取相应的解释。结果显示，若不考虑听众情况，医师均采取相同的生物医学逻辑分析法进行讲解，这种解释对患者的帮助不大。

在与患者交流时，为让他们认识到他们的话正在被认真倾听，保健教员可采取重复患者诉说的方法，即用另一种更为准确、精练的表达方式来重复患者所说过的话，这种语言加工不但要精准，而且要富有同情心。重述并非是一种自发反应，它是咨询指导中的主要策略，其最大益处在于使患者意识到自己所要表达的内容已被理解。这种技巧有助于更好地调整医患之间的对话气氛，使医患之间能更好地交流和相互理解。

（2）注意专业语言的使用：特殊的医学专业词汇是随着医学科技的发展而产生的，许多研究证实，医师使用专业术语为患者讲解病情与患者通过自身理解后，对这些内容的认识和理解存在较大差异。痛风保健教员在使用专业语言与患者交流时必须注意这一点。痛风保健教员在与病患交流中应尽量避免提一些专业性强的问题，如"肾的生理功能是什么"，比较恰当的提问应为"根据您的经验，肾对尿酸有什么作用"。对于一些较难理解的医学问题应尽可能地用通俗的语言来表达，如把痛风的易感性比作体内潜伏着的痛风的"种子"，喝酒相当于"浇水"，吃海鲜和肉类相当于"施肥"，喝酒、吃海鲜、吃肉类后就会长出痛风的"庄稼"，这样的比喻可使患者较为直观地理解遗传因素和环境因素对痛风发病的影响。除此之外，一些自认为能清楚、准确理解医师专业术语的患者实质上其理解的内容不一定完全正确。保健教员必须清楚地认识这些问题，这关系到患者对治疗的依从性。青岛大学附属医院痛风专病门诊在开展痛风饮食教育中通过食物模型展示和烹饪专家对菜肴现场制作减少了患者对痛风饮食管理的恐惧感和对专业知识的枯燥感，提高了痛风教育的趣味性和亲和力。

（3）采用生动的健康教育形式：在整个健康教育过程中的主角应该是痛风患者，传统的课堂式教学方式，即教师口授，有时借助黑板或幻灯等教具传授知识的做法等于让患者"上课 - 听 - 记录 - 接受 - 记忆"。这种教学方法，对患者的实际效果差，有效性受到许多特定条件的限制。因为一个没有医学知识的患者的思维方式与受过专门医学逻辑训练的医师存在较大的差异。

为了更好地提高患者教育的有效性，痛风患者教育可以借鉴其他慢性病患者教育模式，如开发痛风人体模型、痛风健康教育挂图、痛风生活指导板、痛风健康教育跳棋等一系列教具，在痛风饮食教育中，可以比较多地采用食物模型，甚至健康厨房、现场讲解食物等形式，在日常生活管理中，开发全程生活日记，以帮助患者自我管理。出版更加生动的痛风健康教育科普书，也有助于提高痛风患者对健康教育的兴趣。

痛风教员必须学会用一般性语言来表达专业知识，并且用生动的教育形式来让患者尽可能正确地掌握疾病知识。患者在学习中的主观意愿对学习结果影响很大。患者从初学到实观所学目标，必须克服种种困难。除此之外，讲课的速度和信息量也需要注意，如果语速太快，患者会跟不上讲课速度，而逐渐产生厌倦，注意力分散。这些都可根据患者在听讲时的表情，如困倦、打哈欠、不耐烦等来观察到；信息量不能太多，因患者在听讲时精力最集中的时间受到年龄、智力、疲劳程度、病情轻重和心理状况等因素的影响。采用医学院校的授课方式，患者仅能记住讲课内容的 10%，故不适合于患者的教育。痛风保健教员只有将患者置于教育中的主动地位，使设计的课程形式生动，更具吸引力，分段完成，才能引起患者足够的兴趣。

（4）正确对待患者在治疗和学习中所误解的问题：因受到社会文化和环境等因素的影响，患者对病情的理解和自我解释与其对自身生理功能的科学认识程度有关。患者在疾病治疗和教育过程中，往往存在许多不正确的看法，如认为痛风就是由于喝酒、吃海鲜引起的；降尿酸药物不良反应很大不能长期服用等。这些错误的观念，长期以来在患者的思想意识中根深蒂固。医务人员应对此观念予以纠正，思想上予以疏通。既不能强烈指责，也不能漠然置之。保健教员应首先思考出现误解的原因所在，并与患者共同讨论治疗和教育中应该如何正确对待问题。对某些拒绝接受治疗建议的患者，如有的患者不肯改变饮食习惯，不肯服用降尿酸药物等，只有使他们切实体会到合理饮食和药物治疗的明显疗效，才能改变其原有的看法。可以为患者定期召开疾病知识讨论会，请获益的患者现身说法。可将年龄层次、文化背景和生活方式不同的患者组织在一起，通过他们之间的相互交流和对不同观点的讨论，使患者重新审视自己原有的观点。

保健教员在讨论会中应起到仲裁的作用，积极鼓励患者之间的交流，引导患者对某些共同容易误解的问题进行争论，然后向患者提出正确的处理措施。总之，在痛风患者教育中，应该尽可能地采用鼓励性的沟通方法，尽量避免与患者争论一些生活和治疗上的细节问题，对患者的做法尽可能地给予肯定，对患者面临的困难尽可能地给予同情，通过有效沟通，消除患者对临床治疗中可能存在的抵触情绪，帮助患者发现治疗和自我管理之间的问题和差距，并共同解决这些困难等。只有以患者需求为导向，以临床治疗的实际需要为基础，在合适的时间、地点、采用合适的方式开展痛风患者教育，才能最终取得事半功倍的效果。

4. 痛风患者教育的目标　正如 Mager 所言"人们在没有统一和明确目标之前，是不会实现它的"。痛风医师、肾病医师、心血管医师、护士和痛风患者在尿酸控制及并发症防治等问题上，各专业内部的看法差异很大。这些差异必将影响患者对疾病的认识。通过痛风保健教员培训可以有效统一专家小组各成员在疾病教育和治疗中的不同看法。在痛风治疗中，患者本身也是痛风保健小组的重要一员，其本人就是医师和护士的"得力助手"，故专家小组有必要与患者在治疗和教育目标上达成共识，共同明确所要达到的目标。除此之外，由于治疗痛风的长期性，对患者最初的教育和治疗方案很可能在长期病程中不能适应每个阶段的病情，需要随着时间的推移而有所改变，专家小组需要在疾病的不同阶段明确相应的治疗和教育目标。这些目标可以被分为近期、中期和长期。

近期教育目标主要针对新诊断的痛风患者，由于这些患者对疾病知识和控制某些病情的技能一无所知或知之甚少，故必须在较短时间内让其掌握正确的降尿酸理念及一些日常知识，如日常饮食、适宜的运动方式、监测尿酸等，这些教育目标应当非常具体和详尽，除让患者可以对疾病有一个大致了解外，更应着重于使患者在某些特定情形下（如痛风急性发作时）来应付这些问题。中期教育目标是在以上阶段之后的数周至数月中使患者对原有知识有所巩固和提高。长期教育目标即终身目标，是让患者能充分掌握疾病发生的来龙去脉，并能独立完成病情的自我监测和自我保健。通过罗列教育目标可使痛风健康教育小组和患者统一对疾病的认识。对于不同的痛风患者或同一患者治疗的不同阶段，所制订的教育目标应有所不同，而且，对于一些特殊的痛风患者教育目标要尽可能详尽和具体。这些目标不但要与实际情况相适应，而且要使患者可接受，这可以避免不必要的疏漏和错误的发生。另外，痛风教育目标的确立也有利于对其进行系统的评价和采取适当的调整，这些目标的反馈信息对帮助患者更好地顺应治疗方案具有重要意义。

在中国，国家对痛风健康教育教程的设置没有严格规定。山东省痛风病临床医学中心患者教程包含痛风基础知识、运动、饮食、药物治疗、自我管理和急慢性并发症等教育。理想的痛风保健教材应具备科普性、全面性、实用性和科学性，教材中应包含患者疾病控制应掌握的主要知识点、控制目标及操作方法，图文并茂的形式更便于患者的理解和接受。

5. 痛风患者教育的形式　在明确痛风教育目标后，就可以开始设计痛风教育课程，在设计中必须考虑一些重要因素，如患者痛风类型、就诊方式、专家小组时间和人员的合理安排、上课环境和地点的选择和布置等，以适应不同个体的需要。痛风健康教育宜采用媒体宣传教育、集体教育、小组教育和个体化教育等方法。痛风的理论指导应主要采取媒体宣传教育、大组教育和小组教育，而行为指导和健康咨询则多应采用单人教育的形式。

（1）媒体宣传教育：媒体宣传教育主要用于提高全民对痛风的认识，对预防和早期发现痛风具有一定作用，也为患者提供一个良好的疾病管理环境。在美国，全国范围内的痛风健康教育活动通过网络、广播电视、报刊杂志、指导手册和传单等形式进行。在我国，目前痛风还没有像其他疾病一样设置疾病日，若能由政府部门、专业学会和大型医疗机构发起"痛风日"、媒体广泛响应、患者积极参与等活动，对痛风的相关主题进行宣传和普及，将很好地引起全社会对痛风的关注。

（2）大组教育：大组教育是目前国内采用比较多的一种痛风教育形式。其主要方式为采取讲座或大班授课的形式，对患者、家属及高危人群进行教育。其最大的优点是能在有限的时间里使更多的人获得痛风相关知识。参加人数从数十人到上百人不等。以往由于大组教育以课堂式教育为主，形式比较单一，参加的患者人数众多，所讲的主题针对性差，医患互动较少，尤其是许多主讲的医生未经过痛风教员培训，比较多地使用专业词汇，容易使患者产生"似懂非懂"的感觉，教育效果不理想。近年，青岛大学附属医院通过积极改良，使得这种教育方式重新焕发出新的活力。青岛大学附属医院痛风病临床中心通过先后多次组织患者春游（吃樱桃）活动，解决一些疾病控制中的实际问题，如他们会相互监督饮食控制的情况，了解樱桃对痛风的益处，这是一种寓教于乐的患者教育方式。在该中心举办的患者年终茶话会上，邀请痛风控制良好的老患者交流与痛风做斗争的经验和体会，为痛风新患者战胜疾病树立榜样。在以后的患者教育中，该中心将通过开展痛风知识竞赛，评选"克痛风明星"等形式，更好地激发痛风患者在参与大组教育时的积极性。

（3）小组教育：小组教育是痛风健康教育的一个重要形式，一般根据个体差异将患者分成接受程度不同的几组，通过小班上课或小组讨论的形式对患者进行教育。这种方法的优点是可以针对不同人群制订不同的方案，同时通过患者间的交流巩固教育成果。在此期间不管是医生、护士、营养师及其他医务人员，在参与时都较易合理安排时间，也节省了医疗费用。为防止因人数过多而导致在教育中有部分患者不能充分参与，故每次小组教育人数不宜太多，应限制在 8～15 人，可积极鼓励患者的配偶和其他一些关系密切的亲友参加小组教育，尤其对于一些学习和教育不太主动的患者，家属的参与对这些患者有督促和帮助作用。小组教育是痛风教育的必经阶段，它可

使每一位患者的心理和实际需求被特别对待。

小组教育可分为多种不同的方式：①课堂教育形式：由痛风健康教育专家小组的成员为患者授课；②患者讨论会形式，由患者自行座谈，其间专家小组成员参与指导。Nottingham 在研究中指出，小组教育虽然有以上诸多益处，但教育效果会在施教后 6 个月左右逐渐淡化，故有必要在这类教育之后的一段时间内进行加强教育，以巩固原有教育效果。尽管如此，经典小组教育课程最主要的不足在于教育内容难以适合每一位患者的需求，对改变患者的生活方式和习惯帮助不大。专题讨论会小组教育形式使参加教育的每一位患者都可以自由交换对疾病治疗的看法和实际操作中的经验。有些患者在单独与医务人员接触时，常害怕暴露自己思想意识中对疾病的不正确认识，故不能畅所欲言。但在小组讨论会时，这些患者完全可以大胆地陈述自己在实际操作中所犯的错误，而这些错误往往也会引起其他患者的共鸣。

（4）个体化教育形式：对于有一定疾病知识和技能基础的患者，可根据他们各自的实际需求和本身理解的能力，采取个体化指导教育的形式，制订更为适宜的治疗方案，并针对这些患者在治疗和教育中遇到的具体问题，动态地调整教育和治疗方案。因此这种教育形式更为自由，灵活性更大。

部分患者（特别是年轻患者）在被确诊为痛风之后的反应可能是吃惊、愤怒或忧虑，应针对患者所持的不同态度和实际条件采取相应的教育方案，对新诊断的患者，不能在一开始就过多过快地灌输疾病知识，因为这样反而会加重患者的思想负担，并引起某些概念的混淆，不利于其正常接受教育和治疗。痛风个体化教育除能适应患者各自对疾病知识不同的需求外，对培养患者自我监测和保健技能亦十分有效。

痛风个体化教育形式明显受到时间、专家小组和健康教育人员的精力及其他多项因素的制约。如此详尽的疾病知识健康教育会花费相当长时间。保健教员有时为取得一个患者的配合，需要深入患者家庭、单位。解决患者在教育和治疗中的各种困难和矛盾需要教育者投入大量人力、财力和物力。个体化教育强调的是患者与教员之间的交流。它可以针对患者个体情况进行教育，强化教育的

效果。在国内外许多研究中，这种方法常用于低收入、年龄较大或有语言障碍的患者或高危人群。针对文化程度低或语言障碍者，教员需要进行反复耐心的教育，同时用患者听得懂的语言来讲解，才能取得比较理想的效果。

（5）网络教育和视听媒介教育：近年来，计算机技术发展迅速，国外许多医院和诊所大量采用一些由患者直接操作或由医务人员帮助指导下使用的患者教学软件。这些软件由大量生动的文字和图画构成，适应患者不同的知识层次。一些培训软件在教育内容后还有许多帮助患者理解和记忆的小提问。患者被要求在限定时间内完成这些问题，这对患者复习和巩固所学知识有较大帮助。除计算机程序外，视听媒介如电视、光盘、公益广告和疾病知识阅读物等的宣传作用亦不容忽视。这些传播媒体的内容涉及公众健康的一般问题，针对的人群较为广泛，如设计结构和内容适宜，对帮助和改善患者的疾病知识结物有一定帮助。

保健教员在利用这些媒介工具时应注意不宜过多过滥，需要考虑以下几方面：①选择的方式和内容必须符合患者个体情况；②与教育和治疗目标相一致；③陈述和表达的内容正确；④与患者实际能力相适应，有可操作性。虽然有这些媒体工具的帮助，但保健教员绝不能对它们产生依赖性，不能用它们代替小组教育和个别教育。一些专家认为在候诊室里反复播放疾病知识磁带对患者无多大益处，因为这时患者的心思并不在此，故通过视听媒体工具改变患者实际生活方式和习惯的作用很有限。

（6）不同健康教育模式的综合运用

1）痛风健康教育的策略：根据调查结果显示，我国目前约有 1700 万例痛风患者，还有很多高危人群。面对如此庞大的患病群体，如何有效开展痛风健康教育迫在眉睫。从总体策略而言，我国痛风健康教育工作仍应分多个步骤开展。

第一步：大规模宣传和普及痛风知识。因我国痛风患者人数多，而且易患痛风的高危人群人数亦很多，大多数患者医学知识水平较低，对该疾病一无所知或知之甚少，故可充分利用大众媒体，包括电视、电台、报纸、公益广告和疾病知识阅读物等，向广大人民群众大规模普及疾病知识，并经常组织上百、上千人的大组教育，以达到对痛风知识扫盲的目的。

第二步：在大规模教育基础上建立小组教育和个别教育。进一步普及痛风知识，纠正患者对疾病原有不正确的认识。各级医疗机构和痛风中心建立痛风治疗和健康教育小组，使参加过大组教育的患者陆续加入小组教育中，使患者与专家小组在治疗和教育目标上达成共识，向患者传授痛风控制的基本知识和技能，包括配制合理饮食、制订运动计划等，并对经过小组教育后的患者进行个别教育、巩固加强教育和长期随访。

第三步：在小组和个别教育基础上培养患者对病情自我监测、自我保健的能力。鼓励患者在痛风治疗和健康教育小组指导下，完成定期尿酸监测任务，根据具体情况科学、合理地调整治疗方法，改善和提高患者的生活质量，延缓和防止急、慢性并发症的发生发展。

2）痛风健康教育实践：在开展痛风健康教育工作中，尤其应注重多种方式的综合运用，发展系统的痛风健康教育项目，才能收到事半功倍的成效。系统的痛风健康教育应该包括大组、小组、个体、强化、视听、电话、网络等多种教育形式。如小组教育中组织一次由营养师指导的痛风标准午餐，在进餐时，营养师具体讲解饮食疗法与痛风控制的关系。小组教育结束后，使这些患者轮流接受痛风个别教育。由专职健康教育护士逐个指导患者在疾病控制中的一些基本技能。痛风医师负责调整患者的治疗方案，使患者在个别教育结束时尿酸控制基本稳定，且有一个较为适宜的治疗方案。以后由专职健康教育护士加强与患者的电话指导，并根据各代谢指标的需要，定期复查和随访。为巩固加强教育，每半年至一年组织以上患者进行疾病知识和经验讨论交流会。在患者开始进入健康教育计划时即建立完整的信息化病史，并在长期随访中不断增加资料。近年来，山东省痛风病临床医学中心积极根据患者需求，先后开发和建立了痛风专病门诊、痛风患者管理经验门诊交流会、名医与患者面对面、痛风自我管理问题讨论会等生动的专病门诊教育形式。在痛风教育体系中痛风专职健康教育护士扮演着非常重要的角色，由她们负责进行门诊痛风患者的登记和分类管理，并统一建立痛风资料库，了解患者所关心的问题，而后再以问题为导向，组织开展相关模块的健康教育，临床医师在整个教育体系中负责总体指导和对患者临床治疗效果进行评估。这种教育模式鼓励患者家属参与，指导患者在痛风治疗中发挥更加积极的作用。加强电话随访和信函随访是巩固痛风患者教育效果的主要手段。尤其是对于长期接受健康教育和随访的患者群体，如何不断发现更好的自我管理经验，使这些患者成为其他初发病患者学习的榜样非常重要。以一些具有良好自我管理经验的痛风患者为核心，健康教员为指导，组织开展患者经验交流会，往往能起到很好的效果。患者的现身说法更能引起其他患者的共鸣。完善的痛风健康教育体系的设计可以很好地提高患者的参与度，增加患者对临床治疗和教育的信心。但组织开展这一模式的健康教育，需要对痛风健康教员进行非常专业的培训，才能很好地配合临床治疗，达到预期效果。

（7）痛风教育课程中的特殊问题：在痛风教育中对于某些特殊而又经常接触的问题应给予特别对待。

1）尿酸监测：尿酸监测是确保患者自我保健、提高生活质量的重要基础。尤其对于初次应用降尿酸治疗及慢性持续性痛风的患者，加强尿酸监测是帮助患者理解治疗、拟定合理综合治疗方案的重要工具。对于尿酸测定结果，医务人员必须认真分析，合理解答，告诉患者降尿酸治疗中的"滴定"原则，使患者充分理解尿酸监测在综合治疗中的作用。

2）饮食指导：饮食治疗是痛风基础治疗中的重要环节。许多患者在被确诊为痛风后，对饮食问题相当关心。在饮食教育中，营养师应利用患者这一心理，采用多种形式丰富生动地进行讲解。然而，在实际教育中，大多患者被要求熟背食物嘌呤含量。这些在非营养专业的医务人员看来也是较复杂的问题，其对患者的难度可想而知；而且许多患者在学习 6～9 个月后，逐渐淡化饮食管理的内容，故必须在首次健康教育后 2～4 周加强教育一次。在饮食指导中要收到较为满意的教育效果还需要具体了解患者的生活和饮食习惯，多组织患者参与由营养师指导的集体用餐会，使患者在一个较活跃和生动的气氛中学习和讨论，以提高他们对饮食治疗的兴趣和信心。

3）慢性并发症：在一些患者确诊为痛风时，其全身各器官可能已存在一定程度的慢性并发症，痛风慢性并发症包括多系统、多脏器的病变如肾脏、心脏、脑、血管、神经等，其中每种病变的发生和治疗都是一个相当复杂的问题。与患者讨论慢性并发症的时机十分重要，过早会加重患者对它们的恐惧而影响正常的治疗和教育，过晚则于事无补。故痛风健康教育小组应根据每个患者各自的特点，循序渐进、有的放矢地将各个并发症——介绍，并通过长期的巩固加强教育，强化血糖监测管理、遵循治疗原则，有效防止这些并发症的发生与发展。

6.痛风患者教育效果的评估　同药物治疗一样，痛风教育课程必须通过严格、正确的评价，才能明确它是否有效和合理，健康教育必须有明确的目标，必须进行持续性评估、干预和再评估。评估的方法可以分为集体评估和单人评估。医务人员测定患者的静脉血检测空腹尿酸值，在教育结束时通过问卷的形式对患者接受效果进行集体评估。同时，健康工作者也应对一些生活经历和病情等方面比较特殊的患者进行单人评估，并为他们制订个人教育计划。

目前，国际上尚无权威机构制订痛风教育评估表。参考其他慢性疾病评估表，痛风教育评估表应对患者的随访情况、生活方式、痛风自我管理情况、尿酸控制情况和各项检查结果等进行评估，通过比较教育前后的指标变化情况，对患者健康教育接受效果进行综合评价。国内痛风中心在开展患者教育前，应对患者基线情况进行评价。通过比较健康教育前后的评估结果、尿酸等，对教育效果进行评价。国内临床机构应积极探索适合于中国痛风患者在健康教育中使用的评价量表。

对于痛风患者教育效果的评价可从以下几方面着手：①对痛风治疗的作用，即对痛风本身及并发症情况和进展的作用；②患者本身的改变，即患者在经过痛风教育后对疾病的认识、相关知识、控制技能和生活乃至行为方式的转变。由于痛风治疗是一个动态过程，应根据不同阶段患者病情的变化而改变，痛风教育亦需要与此相适应，制订不同阶段的教育目标，如新诊断的患者应以传授基本疾病知识为主；在小组教育和个别教育后的患者，则其主要教育目标是培养患者尿酸监测和自我保健的能力。

除此之外，还需要评估教育对患者病情演进过程的影响，该项评价对及时修正和重新设计教育目标和健康教育计划十分必要。保健教员可在健康教育的各阶段抽取对象做比较，除可通过各种生化指标了解患者代谢控制情况外，还可以通过无记名问卷的形式了解患者在治疗和教育过程中的态度、认识和满意度，以及对疾病知识的掌握状况。另一些重要指标如急性痛风发生率对评价健康教育的质量亦有重要意义。总之，我国痛风患者的教育效果系统评价还需要更加深入地探索和研究。

7. 影响患者痛风教育效果的因素 痛风患者对治疗和教育接受情况除取决于保健教员施教的优劣外，很大程度上还取决于患者本身。改变患者生活方式如饮食结构、饮酒、吸烟等习惯，较单纯让患者服药更为困难。

（1）患者在被确诊为痛风时的心理过程：痛风是一种慢性病，患者一旦被确诊，会背上沉重的思想包袱，并会产生一系列心理防御过程，以抵抗其焦虑的心理状态。该心理防御过程历经数个阶段，主要包括以下几方面。

1）对诊断结果将信将疑（不，我没有痛风，大概诊断错了）。

2）厌恶、反感（为什么会发生在我身上）。

3）"讨价还价"（好，我接受治疗，但请再等几天，因为……）。

4）意志消沉，对能否控制病情缺乏信心（我确实有痛风，我需要治疗，但我能应付这些吗？）。

5）完全接受疾病教育和治疗。

以上心理防御过程的每个阶段在不同患者间反应强度和持续时间差异较大，在诊断最初，要使患者完全听从教育和治疗相当困难，这主要是由于这些患者开始时完全否认自己患有痛风，故不会重视疾病知识的教育和治疗；而后，处于第二、第三阶段的患者很容易曲解和对疾病产生错误的认识；在意志消沉、情绪不稳定阶段，虽然患者表现出较强烈的对痛风知识求知的愿望，但在这时，医务人员易忽视他们的这些欲望，导致教育和治疗的延误。在最后一个阶段，患者完全接受了诊断结果和治疗方案，并听从医务人员的指导，积极配合，把治疗和教育计划付诸实施。痛风保健教员必须充分认清这些心理变化，帮助患者一

起度过这些阶段，根据患者不同的心理，采取相应的措施。

（2）患者在教育和治疗中的服从情况：许多影响因素包括社会、生活环境、患者心理状态都将影响患者对治疗的顺应程度，现代医学主张对痛风这种复杂的慢性病施以综合治疗，而过去传统治病仅仅为给药。对于患者在疾病治疗和教育中的服从情况也不能简单地归纳为有或无，因为许多患者可能对某些医疗措施做得相当好的同时，对另一些治疗可能完全忽略，如患者对服药相当服从，但他们可能对教育与否、饮食和运动控制觉得可有可无。一些学者指出，患者对治疗和教育的服从情况主要基于他们对疾病和治疗的认识，即所谓"健康信任"。故在让患者接受教育和治疗前应先使他们相信以下几点：①他们已患了痛风，且可能受到该疾病各项并发症的威胁；②使患者充分认识到这些并发症的严重后果；③使患者认识到这些并发症是可以被治疗和控制的；④患者在治疗该疾病时要承担一定的经济负担和机体负担，但控制良好所带来的益处远远大于各种并发症导致的不利方面。

只有充分认识痛风患者教育的各种因素，使保健教员与患者之间建立相互信任、相互合作的医患关系，根据患者的具体情况，制订出合乎患者个体需要的教育计划，才能取得更好的健康教育效果。

三、以患者为主体的团体组织的成立

以患者为主体的团体组织应当是一个以关注痛风患者身心健康、促进痛风患者康复的公益组织，是对痛风患者进行社会支持的具体体现。通过以患者为主体的团体组织，使痛风患者感到被关心、被理解、被尊重、被支持，增强了痛风患者战胜疾病的信心和勇气，提高了痛风患者生存质量，使痛风患者能勇敢面对、快乐生活。山东省痛风病临床医学中心 2009 年正式成立痛风患者联谊会，组织会员参加《东方痛风论坛》等学术会议及赏花、吃樱桃等活动，增强了患者之间及患者和医护人员的交流。自 2009 年至今，该中心痛风患者联谊会会员超过 2000 人。

1. 以患者为主体的团体组织让痛风患者获取知识和信息 痛风患者从疾病发现到确诊再到临

床治疗往往需要 1 ～ 2 年甚至更长的时间，因为在痛风发病前可能仅为无症状性高尿酸血症期，而这一时期如果没有及时发现，并且进行有效的饮食控制或降尿酸药物治疗，很可能发展为痛风，造成痛风性关节炎的急性发作，痛风发作持续数天至数周可自然缓解，不留后遗症而完全恢复，而后出现无症状阶段，此后可再发，约 60% 的患者 1 年内复发，间歇期也有长达 10 余年者。因而，有些患者仅在痛风急性期予以药物治疗，缓解后停药，容易造成痛风的反复发作，未经治疗或治疗不佳的患者，尿酸盐结晶沉积在软骨、肌腱、滑囊液和软组织中，尿酸盐在关节内沉积增多，炎症反复发作进入慢性阶段而不能完全消失，引起关节骨质侵蚀缺损及周围组织纤维化，使关节发生僵硬畸形，活动受限。随着炎症的反复发作，病变越来越重，严重影响关节的功能。

让患者认识并了解痛风的发生原因和发病过程及如何早期发现并防治高尿酸血症，可以减轻患者的痛苦和家庭负担。在这方面，山东省痛风病临床医学中心创立的痛风患者联谊会发挥了很大的作用。患者在专题讲座时获得直观的、系统的疾病知识后，就自己存在的问题和困惑与医护人员面对面交流，以获得医疗信息支持。同时，患者也可从联谊会上发放的疾病知识手册以及与病友之间相互交流中获取更多的知识和信息，从中也得到一些有用的启示与帮助。因此，100% 的患者认为定期举办患者教育很有意义，这种形式给他们带来了知识、信心、勇气和力量。

2. 以患者为主体的团体组织让痛风患者不断地走出对痛风的认识误区　目前，大部分人对痛风的了解还不够，多数患者认为只要关节不痛、血尿酸水平再高也不用管了；一部分接受痛风治疗的患者或是得了痛风还未治疗的患者认为治疗痛风的药物肝肾毒性大，能不吃尽量不吃，因而延误了痛风治疗的最佳时期；还有些患者认为痛风是吃出来的，因此通过单纯的饮食控制，就能完全把痛风控制住，不必药物治疗；甚至还有部分人认为急性痛风性关节炎发作时，静脉滴注几天就好了，秋水仙碱不良反应大，不能服用。痛风患者联谊会让更多的痛风患者在一定时间聚在一起，俗话说，同病相怜，痛风患者都有各自不同的患病根源、痛苦感受和治疗经历，患者之间及亲属之间相互交流在生活、治疗及康复中的体会，使痛风患者得到更多的信息；而医护人员则更多地为患者提供疾病治疗、康复、护理相关知识，使患者成为直接获得医疗信息的受益者。通过双方共同的努力，并将其不断地宣传教育，影响身边的人，让人们更好地认识痛风，不断走出认识误区。

3. 以患者为主体的团体组织构建起一个医患之间交流沟通的平台　这种平台加强了患者战胜痛风的信心与决心，作为医生可以从临床角度在患者的倾诉和提问中获取有价值的临床信息和治疗依据，并据此改进、完善和及时调整治疗方案，增加临床实践经验；作为患者，则可以在获取有效信息后，可以积极主动地配合，互助互惠。

四、增强患者的自我管理能力

大量研究表明，改变人类不健康的生活方式，严格控制患者的血尿酸、血糖、血压及血脂到临床建议的目标值，是降低痛风发病率，控制痛风并发症的发生、发展及大幅降低患者致残率和病死率的有效手段，然而，在临床实践中要达到并长期维持这样的目标值是很困难的。目前，无论在美国、欧洲，还是在中国，痛风治疗的达标率均很低，尿酸持续达标的概率更低，研究者们认为，理想与现实之间存在较大差距，是因为临床医师对这一既"古老"又"新兴"的疾病缺乏充足的认识，并且能按照专家建议进行治疗的患者不多。Reaves 等在痛风高发的新西兰毛利人中调查发现，大多数痛风患者只是在痛风急性发作期检测到血尿酸，而在间歇期，平均每年 1 次的血尿酸检测也未能达到。

来自英国基尔大学关节炎研究初级保健中心的研究者进行了一项系统回顾研究发现，痛风的病理特点及合并症与患者较差的健康相关生活质量有关。简言之，痛风患者的自我管理较差。在临床工作中，痛风患者对于这一疾病的理解与实际情况存在很大差距，对于痛风患者需要最优的管理模型，患者教育至关重要，因为只有痛风患者了解自身疾病后才有可能让他们服从管理及坚持治疗。痛风患者要获得较好的健康相关生活质量，需要痛风专家及专业护士的指导，只有他们都参与进来，才能为患者提供痛风健康教育，尤其是护士及社区医院基层人员，他们有更多的时间与患者交流，是更好的聆听者，能给患者以安全感和希望。他们更了解患者，可以从社会心理方面给予其支持。理解社会心理学治疗的必要性和重要性将有利于其在痛风管理实践中的大力推广，也是改善痛风管理效果的有利保证。患者关于健康状况、自我管理和痛风尿酸控制的情况与他们居住的国家、人口统计学和疾病特征及健康管理特点有关，管理模式的设计要有效调动患者的积极性，让其更多地参与治疗方案的制订，从而有利于提高患者对管理方案的长期依从性，配合医务人员达到预防痛风及控制尿酸水平的目的。

痛风属于嘌呤代谢性疾病，当患者长期存在嘌呤代谢障碍、血尿酸升高的问题，则会引起机体组织受损，形成高尿酸血症、关节僵硬、痛风性关节炎等，此外，痛风患者多伴有如高血压、高血脂、糖尿病、冠心病等疾病，导致生活质量下降。有研究表明，痛风的发生与饮食的关系密切，特别是高嘌呤、高脂肪食物的摄取。此外，摄取碱性食物、多饮水有助于尿酸离子化，可防止尿酸沉淀，降低结石疾病的发生。对于嗜酒人群，特别是常喝啤酒的群体，酒精会消耗人体大量水分，并产生大量嘌呤，故而必须做好饮食自我管理。

药物治疗与生活方式的改变对于痛风患者血尿酸水平的控制至关重要，在接受患者教育的基础上，提升患者的自我管理意识与能力，特别是在饮食上要节制，认识到痛风的危害性，以及保持良好的作息饮食习惯，防止疾病的发作。目前，互联网在慢性病管理中的优势逐渐凸显，因此，可以通过网络对患者进行就诊提醒、饮食指导，还能实现居家尿酸检测结果上传，让患者在居家期间也能够得到专业、持续性护理服务，由此帮助患者克服心理问题，及时解答疑惑，让患者在安心、放心的护理支持下，遵从医嘱、坚持健康的生活方式，控制体重，保持较强的自我管理意识，严格限制嘌呤含量高的食物的摄入，加强运动锻炼。

五、痛风管理的社区化与数字化

痛风患者除在医院中接受有关疾病知识的教育和治疗外，更多的时间是在社会上生活。痛风教育网络应包括 3 个方面：医院中的教育、社区教育和整个社会大环境中的痛风教育。社区是开展痛风健康教育的重要场所。一些学者主张提高全社会的医学知识水平，通过宣传积极实施对社区痛风患者及其家属的健康教育。

社区痛风患者及其家属的健康教育应从影响行为的因素着手，帮助患者掌握痛风知识，建立良好的遵医行为，取得最佳治疗效果。一些学者主张建立社区健康教育宣传栏，出黑板报，定期宣传痛风的防治知识，发放健康教育处方，宣传治疗、护理上的进展等。

国际上常见的社区患者教育组织框架有 3 种：一对一的单人教育模式（one-to-oneeducational model）、团队模式（a multi-professional team model）及多形式、多渠道、多层面的教育模式。

第一种模式强调的是每名患者与健康教育者之间的交流。这种模式主要适用于年龄较大或文化程度较低的人群。由于这些社区居民常行动不便或有语言和阅读等方面的障碍，集体教育对他们的效果并不理想。在一对一的单人教育模式中，每名患者都有自己的健康教育医生或护士。这可以大大加强医生与患者之间的交流，让患者真正了解痛风和自己的病情。同时，教育者也可以根据患者的具体情况进行相应调整，因而效果比较明显。大多数社区的健康教育都是以团队的形式进行人员配置的。这个团队一般包括全科医师、护士、营养师、有执照的健康教育者、手足外科医师、眼科医师和牙医等。这种模式对慢性病患者的教育效果最佳。团队中的医务工作者可以根据患者的不同并发症，及时进行教育和药物调整，从而有效地控制病情。

在一些学者的研究中，中国不同地区的医疗机构，如在经济发达地区和欠发达地区的痛风就诊患者，其对疾病认知存在差异。痛风教育和治疗不仅需要医患双方在院内密切配合，因患者更多的时间是在社区，在自己的生活环境中活动，这部分时间对患者病情的影响不容忽视，必须加强医院与这些社区基层医疗机构如保健站、红十字站、地段医院的合作。基于这些观点，一些学者提出了大型医疗机构痛风专科与社区卫生服务机构在痛风教育领域应采取多形式、多渠道、多层面合作的想法，以进一步提高痛风患者及其家属对该病的认识，建立良好的遵医行为，提高治疗质量和效益。

随着现代科技的发展，一些较发达地区可采取新形式的社区痛风教育模式，比如计算机远程教育模式。如设计一套对患者进行痛风教育和进行信息交流的软件，临床医师可以通过它为患者提供治疗和饮食疗法的建议，患者也可以通过它在自己的临床资料的基础上，进行模拟化调整治疗和饮食方案操作。这套软件工具既可以在个人电脑或手机上使用，也可以通过浏览器在互联网上登录、查询和使用，它为医患之间、医务人员之间、患者之间增加了一条全新的沟通途径，医疗机构可充分利用这一高科技产物，通过计算机网络向患者传授疾病知识并做出治疗指导。

通过有效创建区域性计算机网络平台，利用痛风管理软件，可以加强三级医院对区域中其他医院在痛风管理中的指导和质量评价，大型医疗机构除可为这些社区基层医疗机构培训保健教员外，还可帮助他们建立家庭病床。培训大量痛风专职健康教育护士，并充分发挥健康教育护士的作用，可以使她们成为社区痛风医疗保健工作的主力军，这对全面推进包括痛风在内的各种慢性病在全社会层面的群防群治，都有相当积极的作用。

近 10 年来，中国痛风教育领域在痛风精细化管理、教育技巧、分级合作、痛风教育的国际化等方面仍处于起步阶段，但中国的痛风教育事业在痛风基本教育队伍的建立、教育模式的发展和完善、痛风教育效果评价的起步、痛风教育相关研究的开展等方面已经做了很多有益的探索。可以预见，随着现代医学技术的进一步发展及全社会对痛风防治工作重视程度的提升，在全国痛风教育工作者的共同努力下，中国痛风健康教育事业将取得更加飞速的发展！

我国是痛风高患病率、低知晓率、低治疗率和更低的规范治疗率和控制率以及高并发症发生率的国家之一。这除了因为痛风患者的卫生服务需求未能得到充分体现外，传统的痛风保健模式不能为痛风患者提供科学、适宜的保健服务是另一重要原因。为了应对这一严峻挑战，在国家卫生健康委员会的领导下，中国疾控中心慢病中心引入了痛风防治的先进理论和实践方法（建立患者信息数据库、加强患者教育、开展患者定期随访等），实施开展了中国痛风管理模式探索项目，目的是探索、建立适合中国国情的以人群为基础、以社区患者为中心、社区 - 医院一体化痛风防治管理模式，即痛风患者日常基本保健服务和定期随访由社区卫生服务机构承担，诊断和疑难情况的治疗和处理由综合医院承担。

六、我国痛风管理模式的初步探索

通过在不同地区的试点，力求论证和制订可以在全国推广应用的痛风规范管理操作指南，规范综合医院和社区卫生服务机构、疾病预防控制机构医务人员痛风防治行为。通过培训，提高试点地区医生、护士、慢性病防治专业人员的痛风防治知识和技能。另外，通过建立痛风患者信息管理软件，制订本项目管理手册以明确综合医院、社区卫生服务机构、疾病预防控制机构在痛风规范化管理中的职责和任务，保证项目的顺利进行。

但是，痛风的低知晓率与低治疗率决定了与其他慢性病如糖尿病、高血压等的管理模式有所不同，因此并非所有慢性病干预模式都是行之有效的。在互联网技术发达的今天，不断有学者尝试利用互联网实施痛风患者自我教育和管理。Heinrich 等的研究显示，通过互联网可促进健康知识的掌握，但同时也发现只有不到 50% 的患者在治疗过程中能够从互联网的健康教育中获益。由于痛风患者教育的复杂性及教育效果的不确定性，其形式也多种多样，从大课堂教育到小组教育、个体化教育、同伴支持教育再到基于互联网及手机短信平台的教育形式。国际上，以看图对话为代表的各种痛风教育形式也在不断出现。但是否有一种教育形式或工具适合所有人群或一种教育形式适用于全部痛风患者？哪种教育形式能够持久地影响患者从而改变其生活方式？现代化的高科技教育形式效果一定是最好的吗？回答并不是一致和肯定的。即使患者接受了痛风相关知识教育，参加了学习，并不代表可以按照管理要求去做，一些固有的不良生活习惯难以改变。这与痛风患者教育方式和持续时间有很大关系。除此以外，痛风降尿酸药物治疗中如何正确服药及检测不良反应和并发症等均需要进行知识传授。

因此，需要对痛风教育的内容、方式进行多

中心随机对照研究，这正是痛风临床工作中所欠缺的。为了提高痛风教育管理水平，让更多的患者能够进行有效的自我管理，改善痛风防治效果，进而改善患者的生活质量，我们应该联合起来，在全国范围内开展高质量的多中心研究，找到针对不同患者群体的痛风教育模式，在探索中不断提高我国痛风防治水平，造福广大痛风患者，减轻家庭及社会负担。

青岛人学附属医院内分泌与代谢性疾病科李长贵教授团队自 2004 年初就开始进行痛风管理新模式的探索，在 2012 年联合北京大学附属第三医院、复旦大学附属华山医院、交通大学、中国台湾高雄大学等 26 家著名医疗和研究机构，经山东省卫生厅组织专家论证，成立了山东省痛风病科技创新联盟，共同合作，加强对痛风患者的管理。痛风管理新模式包括：①建立由痛风专家、护士（1：2）共同组成的专业诊疗小组，对每位患者做好自身及家庭成员的随访；②根据痛风治疗的效果，制订了初诊和复诊的诊疗常规，对患者实施按痛风分级、分期确定复诊的周期及随访计划，每次复诊及随访均需要对其并发症进行筛查和监测药物不良反应。③模仿糖尿病信息管理系统（diabetes management in formation system, DIMS），开发并建立痛风信息管理系统，进行痛风患者信息的收集录入并进行总结、统计分析。④定期开展痛风患者教育并鼓励家属参与，教育内容包括痛风的饮食、运动及认识误区等。自 2009 年开始，每月进行 1 次痛风患者教育活动，最初参加教育的只有几十人，通过激励机制及宣传教育，目前参加宣教活动的患者及其家属已近万人，患者教育已见成效。⑤加强痛风患者的自我及相互管理，成立国内首个痛风之友联谊会，增进患者间的交流与沟通，增强对疾病的认识，从而更好地进行自我管理。⑥建立痛风网络平台，在这一平台上患者可以获取最准确最真实的疾病信息及健康教育的时间、内容及形式。总结近 20 年的临床经验，我们发现，长期的痛风患者教育是痛风管理的基础和重要组成部分，应用计算机系统实行标准化信息管理是痛风管理的有效手段，结合自身实际情况，制订统一的规范诊疗及随访方案是推动痛风患者教育的必由之路，不断提高医护人员的专业素质是痛风管理得以贯彻的保证，

临床与科研结合，是推动痛风管理向更科学的方向发展的动力。

总之，痛风是一种慢性病，而慢性病的防治和管理是一个庞大的社会问题。如何更好地完善痛风等慢性病管理模式，同时将循证医学研究成果融入临床实践中，从而最大限度地控制痛风的发生发展，预防给人民生活和国家经济带来不利影响，还有待深入探索；如何通过科学管理痛风及患者教育使对痛风不甚了解的患者认识并学会合理管理自己，是摆在临床医师和痛风患者面前的重要问题。解决这一问题的关键是动员全社会，才能改善痛风管理的现状，造福人民。

（王　灿）

参考文献

Chandratre P, Roddy E, Clarson L, et al. Health-related quality of life in gout: a systematic review. Rheumatology (Oxford), 2013, 52(11):2031-2040.

Doherty M, Jenkins W, Richardson H, et al. Efficacy and cost-effectiveness of nurse-led care involving education and engagement of patients and a treat-to-target urate-lowering strategy versus usual care for gout: a randomised controlled trial. Lancet, 2018, 392(10156): 1403-1412.

Heinrich E, de Nooijer J, Schaper N C, et al. Evaluation of the web-based Diabetes Interactive Education Programme(DIEP)for patients with type 2 diabetes. Patient Educ Couns, 2012, 86(2): 172-178.

Hui M, Carr A, Cameron S, et al. The british society for rheumatology guideline for the management of gout. Rheumatology(Oxford), 2017, 56(7):1246.

Kampe R T, Boonen A, Jansen T L, et al. Development and usability of a web-based patient-tailored tool to support adherence to urate-lowering therapy in gout. BMC Med Inform Decis Mak, 2022, 22(1): 95.

Kott A, Habel E, Nottingham W, Analysis of behavioral patterns in five cohorts of patients retained in methadone maintenance programs. Mt Sinai J Med, 2001, 68(1): 46-54.

McCormick N, Choi H K. Racial disparities in the modern gout epidemic. J Rheumatol, 2022, 49(5): 443-446.

Reach G, Treatment adherence in patients with gout. Joint Bone Spine, 2011, 78(5): 456-459.

Reach G, Chenuc G, Maigret P, et al. Implication of character traits in adherence to treatment in people with gout: a reason for considering nonadherence as a syndrome. Patient

Prefer Adherence, 2019, 13: 1913-1926.

Reaves E, Arroll B. Management of gout in a South Auckland general practice. J Prim Health Care, 2014, 6(1):73-78.

Rees F, Hui M, Doherty M, Optimizing current treatment of gout. Nat Rev Rheumatol, 2014, 10(5): 271-283.

Sautner J, Sautner T. Compliance of primary care providers with gout treatment recommendations-lessons to learn: results of a nationwide survey. Front Med(Lausanne), 2020, 7:244.

Scheepers L E J M, van Onna M, Stehouwer C D A, et al. Medication adherence among patients with gout: a systematic review and meta-analysis. Semin Arthritis Rheum, 2018, 47(5): 689-702.

Yin R, Li L, Zhang G, et al. Rate of adherence to urate-lowering therapy among patients with gout: a systematic review and meta-analysis. BMJ Open, 2018, 8(4): e017542.

Yu K H, Chen D Y, Chen J H, et al. Management of gout and hyperuricemia: Multidisciplinary consensus in Taiwan. Int J Rheum Dis, 2018, 21(4):772-787.